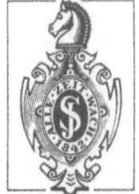

Alfred Grotjahn

Soziale Pathologie

Dritte Auflage

Reprint

Springer-Verlag Berlin Heidelberg New York

Reprint 1977

ISBN-13: 978-3-642-93040-9   e-ISBN-13: 978-3-642-93039-3
DOI: 10.1007/978-3-642-93039-3

Softcover reprint of the hardcover 3rd edition 1923

SOZIALE PATHOLOGIE

VERSUCH EINER LEHRE VON DEN SOZIALEN BEZIEHUNGEN DER KRANKHEITEN ALS GRUNDLAGE DER SOZIALEN HYGIENE

VON

PROFESSOR Dr. MED. **ALFRED GROTJAHN**

DRITTE · NEUBEARBEITETE AUFLAGE

MIT BEITRÄGEN VON

SANITÄTSRAT Dr. MED. **C. HAMBURGER**
Dr. MED. ET RER. POL. **R. LEWINSOHN**
SANITÄTSRAT Dr. MED. **A. PEYSER**
Dr. MED. **W. SALOMON**
Dr. MED. **G. WOLFF**

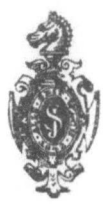

BERLIN
VERLAG VON JULIUS SPRINGER
1923

Vorwort.

Mit einem Gefühl der Freude und der Genugtuung darüber, daß wieder eine neue Auflage dieses Versuches einer Lehre von den sozialen Beziehungen der Krankheiten des Menschen erforderlich wurde, übergebe ich dieses Buch der Öffentlichkeit und hoffe, daß diese Neubearbeitung ihm neue Freunde unter Medizinern und Nichtmedizinern zuführen wird. Auch dieser Auflage sind die Erfahrungen zustatten gekommen, die der Verfasser seit seiner Bestellung als Leiter der von C. FLÜGGE im Jahre 1912 am hygienischen Institut der Universität zu Berlin errichteten Abteilung für soziale Hygiene, die im Jahre 1920 durch Beschluß des preußischen Landtages in eine ordentliche Professur für soziale Hygiene umgewandelt wurde, zu machen ohne Unterbrechung Gelegenheit hatte. Die Bearbeitung ist unter dem Gesichtspunkte vorgenommen, daß die Hörer der Vorlesungen des Verfassers und die Teilnehmer der von ihm abgehaltenen seminaristischen Übungen das, was dort nur in großen Zügen vorgetragen werden kann, durch die Lektüre des vorliegenden Buches zu ergänzen vermögen.

Die eingestreuten kurzen Bemerkungen über das Wesen der einzelnen Krankheiten, die dem Mediziner vielleicht überflüssig erscheinen, durften auch diesmal nicht fortgelassen werden, weil die bisherigen Erfahrungen die Erwartung rechtfertigen, daß auch das neubearbeitete Buch von Volkswirten und Verwaltungsbeamten gelesen werden wird. In den beiden voraufgegangenen Auflagen hatte der Verfasser noch gewagt, sämtliche Sonderfächer selbst zu bearbeiten. Angesichts der bedeutenden Entwicklung, die die soziale Betrachtung in manchen Sonderfächern der Medizin in den letzten Jahren erfahren hat, schien es jedoch richtiger, wenigstens die wichtigsten von ihnen von spezialistischer Seite bearbeiten zu lassen. Ich bin daher den Herren CARL HAMBURGER, R. LEWINSOHN, A. PEYSER, W. SALOMON und G. WOLFF dankbar, daß sie sich dieser Aufgabe unterzogen haben, und zwar in so besonnener Weise, daß die Einheit des Ganzen kaum gelitten haben dürfte. Für die Anordnung des Stoffes sowie für die Schlußfolgerungen allgemeiner Art übernimmt nach wie vor der Verfasser die alleinige Verantwortung. Letzteres gilt auch für die

Inhaltsverzeichnis.

Einleitung von A. Grotjahn 1

A. Besonderer Teil.
Seite

I. Akute allgemeine Infektionskrankheiten. Von
A. Grotjahn 21
1. Pocken 22
2. Typhus 29
3. Flecktyphus 35
4. Rückfalltyphus 37
5. Ruhr 38
7. Cholera 39
8. Grippe 41
9. Tollwut 42
10. Milzbrand 43
11. Allgemeine Bemerkungen zur sozialen Pathologie der
akuten Infektionskrankheiten 44

II. Chronische allgemeine Infektionskrankheiten.
Von A. Grotjahn 47
1. Tuberkulose 47
2. Malaria 93
3. Kretinismus 96
4. Gelenkrheumatismus 97
5. Allgemeine Bemerkungen zur sozialen Pathologie der
chronischen Infektionskrankheiten 98

III. Geschlechtskrankheiten. Von A. Grotjahn 102
1. Syphilis 102
2. Gonorrhöe 108
3. Ulcus molle 113
4. Allgemeine Bemerkungen zur sozialen Pathologie der
Geschlechtskrankheiten 113
5. Die Prostitution 122

IV. Hautkrankheiten. Von A. Grotjahn 125
1. Ekzem 125
2. Krätze 127
3. Lupus 131
4. Lepra 132
5. Das Volksbadewesen 133

V. Krankheiten des Herzens und der Blut-
gefäße. Von R. Lewinsohn 136
VI. Krankheiten der Atmungsorgane. Von
R. Lewinsohn 141

VII. Verdauungs- und Stoffwechselkrankheiten. Von R. LEWINSOHN 146
1. Magen- und Darmerkrankungen 146
2. Wurmkrankheiten 150
3. Leber- und Gallenblasenleiden 151
4. Zuckerkrankheit 151
5. Fettsucht 153
6. Pellagra 153
7. Skorbut 154
8. Blutarmut und Unterernährung 154
VIII. GewerblicheVergiftungen. Von A. GROTJAHN 160
1. Bleikrankheit 160
2. Die übrigen gewerblichen Vergiftungen 163
3. Allgemeine Bemerkungen zur sozialen Pathologie der
gewerblichen Vergiftungen 165
IX. Rheumatismus. Von A. GROTJAHN 167
X. Frauenkrankheiten und Gebärtätigkeit.
Von R. LEWINSOHN 169
1. Krankheiten der äußeren Geschlechtsorgane . . 172
2. Unfruchtbarkeit 174
3. Überfruchtbarkeit 176
4. Krankheiten der Gebärmutter und der Adnexe . . 180
5. Menstruation 182
6. Schwangerschaft 182
7. Fehlgeburt 184
8. Abtreibung 187
9. Künstliche Fehlgeburt 194
10. Frühgeburt 197
11. Totgeburt 199
12. Mehrlingsgeburt 202
13. Geburt und Wochenbett 203
XI. Säuglingskrankheiten. Von W. SALOMON . . 211
XII. Kinderkrankheiten. Von W. SALOMON . . . 236
1. Masern 238
2. Scharlach 238
3. Diphtherie 240
4. Keuchhusten 243
5. Skrophulotuberkulose 244
6. Rachitis 246
7. Unglücksfälle im Kindesalter 248
8. Kinderfehler 249
XIII. Nerven- und Geisteskrankheiten. Von
A. GROTJAHN 256
1. Krankheiten der peripheren Nerven 256
2. Krankheiten des Rückenmarkes 258
3. Erworbene Nervosität 259
4. Alkoholismus 263
5. Morphinismus [5] 294
6. Epilepsie 295
7. Hysterie 303
8. Neurasthenie 306

Seite

9. Basedowsche Krankheit 309
10. Paralyse. 310
11. Dementia praecox 312
12. Melancholie 313
13. Manisch-depressives Irresein und Manie 314
14. Paranoia 315
15. Idiotie 316
16. Schwachsinn 319
17. Die Irren 320
18. Die Psychopathen 335
19. Selbstmord 337

XIV. Chirurgische Krankheiten. Von G. WOLFF . . 356
1. Wunden und Verletzungen 356
2. Abszesse, Entzündungen und Eiterungen 357
3. Verletzungen der Knochen und Gelenke 358
4. Allgemeine Bemerkungen zur sozialen Pathologie der
    chirurgischen Erkrankungen 360
5. Das Krüppelwesen 367

XV. Krebs. Von R. LEWINSOHN 373

XVI. Augenkrankheiten. Von C. HAMBURGER. . . 377
1. Bindehautentzündungen 377
2. Augeneiterung der Neugeborenen 377
3. Trachom 378
4. Die übrigen Augenkrankheiten 379
5. Brechungsfehler 381
6. Blindenwesen 385

XVII. Hals- und Ohrenkrankheiten. Von A. PEYSER. 390
1. Rachenerkrankungen, Krankheiten der oberen Luft-
    wege 390
2. Ohrenerkrankungen und Hörfehler 393
3. Schwerhörigkeit und Taubheit 396

B. Allgemeiner Teil.

I. Die soziale Wertung der Krankheitsgruppen
    und ihre soziale Bedingtheit. Von A. GROTJAHN   401
II. Der soziale Wert der ärztlichen Betätigung.
    Von A. GROTJAHN   435
III. Der soziale Wert der hygienischen Betäti-
    gung und die soziale Hygiene. Von A. GROTJAHN 446
IV. Der soziale Wert des Krankenhaus- und An-
    staltswesens. Von A. GROTJAHN 454
V. Die qualitative Rationalisierung der
    menschlichen Fortpflanzung. Von A. GROTJAHN   468
VI. Die quantitative Rationalisierung der
    menschlichen Fortpflanzung. Von A. GROTJAHN   483

Sachverzeichnis 533

Einleitung.

Von

A. Grotjahn.

Die sorgfältige Beachtung der sozialen Gesichtspunkte bei
den wissenschaftlichen Erörterungen medizinischer und hygienischer Fragen ist die jüngste Phase der an wohlcharakterisierten
Entwicklungsstufen so reichen neuzeitlichen Medizin. Zwar hat
die praktische Ausübung der Heilkunst selbstverständlich seit
den Anfängen der geschichtlichen Zeit stete Verbindung mit den
gesellschaftlichen und wirtschaftlichen Zuständen der jeweiligen
Kulturvölker gehabt, aber zum Gegenstand theoretischer
Erörterungen sind diese Beziehungen wohl nur selten und dann
meist von Nichtmedizinern gemacht worden. Auch der unerhörte Aufschwung, den die Medizin in Verbindung mit den
Naturwissenschaften im Verlaufe des 19. Jahrhunderts nahm,
hat gerade wegen dieser engen Verknüpfung mit den Naturwissenschaften die Erforschung der Beziehungen der Krankheiten
zu den gesellschaftlichen Verhältnissen nicht begünstigt.
Mehr als die eigentliche Medizin hat die Hygiene den Zusammenhang mit dem sozialen Leben gewahrt. Erst über diesen Umweg
ist dann endlich auch die gesamte Medizin im Laufe der letzten
Jahrzehnte dazu gekommen, sich nicht nur bei der praktischen
Ausübung, sondern auch bei der wissenschaftlichen Erörterung von sozialen Gedankengängen berühren, an einzelnen
Stellen sogar führen zu lassen.

Aber auch die Hygiene stand bis in die neueste Zeit noch vorwiegend im Zeichen der messenden, wägenden, kasuistisch be-
obachtenden, rein biologischen Methoden. Die Fortschritte, die
die Hygiene nach dieser Richtung hin gemacht hat, treten am
deutlichsten in das Bewußtsein des Zurückblickenden, wenn er
etwa das an der Wende des 18. und 19. Jahrhunderts entstandene
Werk I. P. FRANKS, das den für die damalige Zeit bezeichnenden
Titel eines „Systems einer vollständigen medizinischen Polizei"
führt, mit einem der hygienischen Sammelwerke unserer Zeit
vergleicht. Aber diese großen Fortschritte liegen vorwiegend auf
physikalisch-biologischem Gebiete. Während diese Epoche die
hygienischen Beziehungen von klimatischen Faktoren, Wohnung,

Kleidung, Nahrung, Spaltpilzen usw., zu dem biologisch um-
schriebenen Individuum mit einem außerordentlichen Aufwande
von Fleiß und Scharfsinn erforschte, versäumte sie es, die Einwirkungen der gesellschaftlichen Verhältnisse und der sozialen Umwelt, in der die Menschen leben, in den Kreis der
Beobachtungen einzubeziehen. Es bedurfte erst starker, aus der
allgemeinen sozialpolitischen Atmosphäre des letzten Drittels
des 19. Jahrhunderts stammender Anregungen, um auch Ärzte
und Hygieniker darauf aufmerksam zu machen, daß zwischen
dem Menschen und der Natur die Kultur steht und diese gebunden ist an die gesellschaftlichen Gebilde, deren Wesen und
Zusammenhang uns nur durch die Anwendung geisteswissenschaftlicher Methoden offenbar werden. Erst jetzt stellte sich das
Bedürfnis heraus, die physikalisch-biologische Betrachtung
durch eine soziale zu ergänzen.

Dieses gilt nur von der Hygiene als Wissenschaft, nicht von
ihrer praktischen Ausübung, der Gesundheitspflege, die seit
Jahrtausenden auf Grund einer naiv-empirischen Erkenntnis
der gesundheitsschädlichen und gesundheitsförderlichen Einflüsse
der Umgebung des Menschen geübt worden ist. Insbesondere
bei den alten Völkern des Ostens ist die praktische soziale
Hygiene im weitgehenden Maße zur Anwendung gekommen[1]).
Die medizinischen und hygienischen Bestrebungen der alten
Kulturvölker des Mittelmeeres kamen in den Jahrhunderten
der Völkerwanderung und der Bildung der germanischen Staaten
fast vollständig zum Stillstande. Erst das Mittelalter brachte
es wieder in den engen Städten zu bescheidenen Ansätzen auf
diesem Gebiete. Wir verdanken dieser Zeit die völlige Beseitigung
des Aussatzes durch die streng durchgeführte Absonderung der
Leprösen in eigenen Anstalten. Dagegen stand man im Mittelalter den von außen plötzlich hereinbrechenden Seuchen vollständig ratlos gegenüber. Hier war die Neuzeit glücklicher, da
schon in den Staaten der italienischen Renaissance ein wirksames
System der öffentlichen Gesundheitspflege ausgebildet worden
ist, das sich von dort aus auf die übrigen europäischen Staaten
verbreitete.

Das klare Bewußtsein vom Zusammenhange der Medizin
und Hygiene mit den gesellschaftlichen Zuständen
dürfte dagegen erst neueren Ursprungs sein. Einen lebhaften

---

[1]) Nossig, A.: Einführung in das Studium der sozialen Hygiene.
Geschichtliche Entwicklung und Bedeutung der öffentlichen Gesundheitspflege. Stuttgart 1894.

Ausdruck fand es in Deutschland zuerst in der Mitte des 19. Jahrhunderts bei einigen temperamentvollen Ärzten, die die Ideen einer politisch bewegten Zeit auch auf ihr berufliches Sondergebiet zu übertragen strebten. So findet sich in einer Schrift des Berliner Arztes S. NEUMANN [1]) der erste deutliche Hinweis auf die Wichtigkeit der sozialen Verursachung krankhafter Zustände. „Daß der größte Teil der Krankheiten, welche entweder den vollen Lebensgenuß stören oder gar einen beträchtlichen Teil der Menschen vor dem natürlichen Ziel dahinraffen,‟ schreibt S. NEUMANN, „nicht auf natürlichen, sondern auf gesellschaftlichen Verhältnissen beruht, bedarf keines Beweises. Die medizinische Wissenschaft ist in ihrem innersten Kern und Wesen eine soziale Wissenschaft, und solange ihr diese Bedeutung in der Wirklichkeit nicht vindiziert sein wird, wird man auch ihre Früchte nicht genießen, sondern sich mit der Schale und dem Schein begnügen müssen. Die soziale Natur der Heilkunst steht über allem Zweifel.‟ Die nämlichen Anschauungen vertritt mit besonderem Nachdruck der junge RUDOLF VIRCHOW in der in den Jahren 1848 und 1849 von ihm herausgegebenen Wochenschrift [2]). „Die Ärzte‟, sagt er im Einführungsartikel, „sind die natürlichen Anwälte der Armen, und die soziale Frage fällt zum größten Teil in ihre Jurisdiktion.‟ Und ein andermal: „Die öffentliche Gesundheitspflege hat, indem sie in ihren Forschungen den Lebensverhältnissen der verschiedensten Volksklassen nachgeht und die feinen, gleichsam geheimen Schwankungen des Massenlebens verfolgt, bei den meisten sozialen Schwierigkeiten eine entscheidende Stimme. Allein darauf beschränkt sich ihre Wirksamkeit nicht. Von Zeit zu Zeit werden jene Schwankungen größer, zuweilen ungeheuer, indem einzelne Krankheiten in epidemischer Form auftreten. In solchen Fällen wird die öffentliche Gesundheitspflege souverän, der Arzt gebietend. Die Geschichte hat es mehr als einmal gezeigt, wie die Geschicke der größten Reiche durch den Gesundheitszustand der Völker bestimmt wurden, und es ist nicht mehr zweifelhaft, daß die Geschichte der Volkskrankheiten einen untrennbaren Teil der Kulturgeschichte der Menschheit bilden muß.‟ Doch diese Worte verklangen in der politisch aufgeregten Zeit, ohne unter den Ärzten Widerhall zu finden. Auch RUDOLF VIRCHOW selbst

---

[1]) NEUMANN, S.: Die öffentliche Gesundheitspflege und das Eigentum. Berlin 1847.
[2]) Die Medizinische Reform. Eine Wochenschrift, erschienen vom 10. Juli 1848 bis zum 29. Juni 1849, herausgegeben von R. VIRCHOW und R. LEUBUSCHER. Berlin.

hat in seiner weiteren Laufbahn für eine Durchdringung der medizinischen und hygienischen Fragen mit sozialwissenschaftlichen Gedankengängen wenig mehr getan. Zwar hat er noch zahlreiche Abhandlungen über Gegenstände der öffentlichen Gesundheitspflege veröffentlicht, aber diese lassen ein Eingehen auf allgemeine Gesichtspunkte vermissen und erstrecken sich vorwiegend auf besondere Fragen der Städteassanierung, des Krankenhausbaues und ähnliche Sonderfragen. Überhaupt nimmt die Gesundheitstechnik und die Besserung der hygienischen Zustände nach englischem Vorbilde in den rasch wachsenden Städten bald alle Kräfte der für hygienische Fragen Interessierten in Anspruch. Die hochentwickelte Technik, der Aufschwung der physikalisch-chemischen Wissenschaften und namentlich das Emporblühen der Bakteriologie begünstigen diese Richtung, für die die Arbeit im chemischen oder bakteriologischen Laboratorium bezeichnend ist.

Erst der sozialpolitische Wind, der in den Jahren um die Jahrhundertwende wehte, brachte diese Einseitigkeit ins Wanken und verhalf der Anschauung zum Durchbruch, daß die Laboratoriumtätigkeit zwar eine wichtige Vorbedingung, nicht aber der allein maßgebende Kern der hygienischen Forschung sei. Nach unserer Ansicht, die wir uns eingestandenermaßen und mit vollem Bewußtsein an der Volkswirtschaftslehre und den Sozialwissenschaften orientiert haben, können die gewiß großartigen Ergebnisse der rein naturwissenschaftlich betriebenen Hygiene erst dann zu verallgemeinernden Normen verarbeitet werden, wenn kulturhistorische, psychologische, nationalökonomische und politische Erwägungen in die Erörterung einbezogen werden, die damit zu einer sozialhygienischen wird. Die Notwendigkeit dieser Ergänzung ergibt deutlich das Beispiel etwa der Hygiene der Ernährung. Hier hat die physikalisch-biologische Betrachtung den Einfluß von Menge, Nähr- und Verbrennungswert, Schmackhaftigkeit und Verdaulichkeit der Nahrungsmittel auf den Stoffwechsel des menschlichen Körpers zu untersuchen und Normalkostmaße festzustellen, unter die die Ernährung ohne Schaden für den Körper und seine Funktionen nicht sinken darf. Die sozialhygienische Betrachtung vergleicht damit die Ernährungszustände, wie sie die Verbrauchsstatistik, die Haushaltungsrechnungen und andere der Volkswirtschaftslehre entlehnte Daten sich uns im wirklichen Leben unterschieden nach der sozialen Lage der betreffenden Bevölkerungsschicht zu erkennen geben. Auch bei der Wohnungshygiene — um ein weiteres Beispiel zu nehmen — ist das physikalisch-biologische vom sozialen Moment scharf zu trennen, wenn nicht eine Verwirrung in Fragestellung, Forschungsmethode und Darstellung Platz greifen soll. Die physikalisch-biologische Betrachtung gibt uns Aufschluß über die Beziehungen der Feuchtigkeit, der Wärmeökonomie, der Heizung, Lüftung, Beleuchtung, Reinigung des Wohnhauses, der Fabrik, des Krankenhauses, des Gefängnisses usw. auf die Gesundheit des Menschen und kommt so zu gewissen Mindestforderungen, die erfüllt werden müssen, wenn die Gesundheit keinen Schaden nehmen soll, und stellt weiterhin ideale Forderungen, deren Erfüllung, wenn nicht unbedingt notwendig, doch wünschenswert und der Gesundheit förderlich sein würde. Die soziale Betrachtung dagegen beschreibt die Wohnungen, wie sie in der Wirklichkeit sind, in ihrer unendlichen Verschiedenheit nach Stadt und Land, Größe und Belegungsziffer, insofern diese Verschiedenheit auf die Gesundheitsverhältnisse der Bewohner von Einfluß ist. Die Orientierung der Ärzte, die das soziale Moment in Medizin und Hygiene mit Bewußtsein literarisch pflegen, an den Sozialwissenschaften liefert allein die Gewähr, daß ihre Anschauungen sich dereinst zu einer wirklichen Theorie der sozialen Hygiene verdichten und diese wie alle älteren Wissenszweige einen sicheren Schatz anerkannter Wahrheiten sammeln wird, den sie dann der sozialen Praxis wieder ihrerseits zur Verfügung stellen kann.

In den letzten Jahren ist es üblich geworden, die gesundheitliche Fürsorgetätigkeit [1]), die die Kommunalverwaltungen in steigendem Maße nicht nur von besonders dazu angestellten Ärzten und Fürsorgepersonen, sondern auch von Mitgliedern der Wohlfahrtsvereine ausüben lassen, mit dem Ausdruck „soziale Hygiene" zu bezeichnen. Es ist dagegen um so weniger einzuwenden, als der Personenkreis, der dieser Art besonderer sozialhygienischer Fürsorgetätigkeit dient, in Zukunft wohl auch der Träger der allgemeinen sozialhygienischen Anschauungsweise sein wird. Nur muß vor der Ansicht gewarnt werden, als ob in dieser Fürsorgetätigkeit sich die soziale Hygiene erschöpfe. Vielmehr ist daran festzuhalten, daß das eigentliche Wesen der sozialen Hygiene darin besteht, alle Dinge des öffentlichen Lebens und der sozialen Umwelt im Hinblick auf ihren Einfluß auf die

---

[1]) Über das sozialhygienische Fürsorgewesen vgl. A. GOTTSTEIN und G. TUGENDREICH: Sozialärztliches Praktikum, Leitfaden für Verwaltungsmediziner, Kreiskommunalärzte, Schulärzte, Säuglingsärzte, Armen- und Kassenärzte. 2. Aufl. Berlin: Julius Springer 1920. (496 S.)

körperlichen Zustände zu betrachten und auf Grund dieser der
sozialen Hygiene eigentümlichen Betrachtungsweise Maßnahmen
zu finden, die keineswegs immer einen rein ärztlichen Charakter
zu haben brauchen, sondern sehr häufig in das Gebiet der Sozialpolitik oder Politik überhaupt hinübergreifen.

Das erlaubt auch eine Betrachtung der Hygiene nach ihren
Beziehungen zu den großen wirtschaftspolitischen Epochen, wobei
sich bemerkenswerte Unterschiede ergeben. Der Feudalismus,
metaphysisch orientiert und in seiner kirchlichen Gebundenheit
auf das Jenseits eingestellt, vernachlässigte die Gesundheitspflege. Nur unter furchtbaren Menschenopfern vermochte er sich
durchzusetzen. Kriege, Seuchen und Hungersnöte erzeugten im
steten Wechsel eine ungeheure Sterblichkeit, der zu begegnen
weder ein Wille noch ein Weg vorhanden war. Der Kapitalismus
macht zwar durch die ihm eigentümliche, imposante Entfaltung
der Produktivkräfte die Länder des europäischen Kulturkreises
reich und läßt die Sterblichkeit erheblich sinken, erzeugt aber
durch die Zusammenpressung großer Bevölkerungsmengen auf
beschränktem Raume und durch ungesunde Arbeitsbedingungen
neue gesundheitliche Gefahren, die sich besonders in der Verbreitung chronischer Erkrankungen und in einer Verkümmerung
des Nachwuchses des industriellen und städtischen Proletariats
äußern. Erst der Sozialismus — diese Bezeichnung im weitesten
Sinne verstanden — dürfte die während der kapitalistischen
Epoche errungene Gesundheitstechnik zum Gemeingut aller
werden lassen und die Verallgemeinerung der hygienischen
Kultur auf die Gesamtheit der Volksgenossen selbstverständlich
machen. Die Sozialisierung, in deren Anfängen wir uns befinden,
wird in allen Phasen von den Maßnahmen der sozialen Hygiene
begleitet sein müssen.

Es ist eine bezeichnende und zugleich erfreuliche Erscheinung,
daß in Deutschland im Laufe der letzten Jahrzehnte förmliche
„Bewegungen" zur Erreichung von besonderen, auf die physische
Wohlfahrt der Bevölkerung-gerichteten Zielen entstanden sind.
Es sei nur an die Bestrebungen zur Bekämpfung des Alkoholismus,
der Geschlechtskrankheiten, der Säuglingssterblichkeit, der Tuberkulose usw. erinnert. In allen diesen Bewegungen treiben gemäßigte und radikale Elemente eine mehr oder weniger tem-
peramentvolle Agitation, stellen Forderungen an Staats- und
Kommunalbehörden und versuchen Sitten, Lebensgewohnheiten
und Gesetzgebung in ihrem Sinne zu beeinflussen. Wenn diese
Bewegungen zu dauernden und erfreulichen Ergebnissen kommen
sollen, bedarf es ordnender Leitsätze, die nur die planmäßige

Erforschung der sozialen Beziehungen liefern kann, die Hygiene, Medizin und Pathologie in so verwirrender Fülle aufweisen.

Einen weiteren mächtigen Anreiz, sich mit sozialwissenschaftlichen Fragen zu befassen, hat für Ärzte und Laien auch die Ausdehnung des sozialen Versicherungswesens geboten. Ihre ursprüngliche Aufgabe der Rentengewährung an kranke, verunglückte und invalide Arbeiter ist längst dadurch erweitert, daß es sich auch in den Dienst der Verhütung von Krankheit, Unfall und vorzeitiger Invalidität gestellt hat. Ferner hat das soziale Versicherungswesen und die mit ihm verknüpfte vollständige Umwandlung der Stellung des Arztes zum größten Teile der Bevölkerung auch über den Umweg der von wirtschaftlichen Interessen natürlich niemals freien Beschäftigung mit den Standesangelegenheiten zur Betätigung auf sozialem Gebiete angehalten. Die Ärzte sind jetzt genötigt, auf der Wahrung dieser Interessen ebenso sorgsam zu bestehen wie andere Erwerbsstände. Aus diesem Grunde mußte die karitative Tätigkeit, die die alten Ärzte für eine Standespflicht hielten und auch unter patriarchalischen Verhältnissen ohne allzugroße Opfer ausüben konnten, nach und nach überall eingestellt werden. Glücklicherweise scheinen aber die Ärzte einzusehen, daß diese Einstellung zu Mißdeutungen führen würde, wenn dafür nicht ein Ausgleich in Gestalt einer zielbewußten sozialen Betätigung seitens des Arztes dem Volksganzen und der Gesellschaft geboten wird. Es gilt nicht mehr, den unteren Volksschichten die Wohltat unentgeltlicher ärztlicher Behandlung gnädig zu gewähren, sondern durch Anteilnahme am öffentlichen Leben und Beeinflussung öffentlicher Faktoren auch auf medizinischem und hygienischem Gebiete an einem Rechtszustand und einer Gesellschaftsordnung mitzuarbeiten, in der die Rechte und Pflichten des einzelnen dem Volksganzen gegenüber sorgfältig abgewogen und auf diese Weise das Volksganze mehr als gegenwärtig in den Stand gesetzt wird, das Individuum durch seine Organe nicht nur vor wirtschaftlichem, sondren auch vor körperlichem Schaden zu bewahren. Diese Betätigung auf sozialem Gebiet, die die frühere karitative ablöst, kann von einem akademisch gebildeten Stande, der wie der ärztliche auf die ständige Kontrolle der praktischen Wirksamkeit durch die theoretische Forschung von jeher den größten Wert gelegt hat, natürlich nur dann mit Nachdruck vor sich gehen, wenn sie sich auf Beziehungen zu den Sozialwissenschaften gründet. So sehen wir, daß selbst von der einseitigen Beschäftigung mit wirtschaftlichen Standesangelegenheiten her ein gerader Weg zur theoretischen Beschäftigung mit der sozialen Pathologie und der sozialen Hygiene führt. Hoffentlich wird er in Zukunft von zahlreichen Ärzten beschritten werden.

Die Hygiene gehört nicht zu den Wissenschaften, die ihr Gebiet nach einem ihnen eigentümlichen Stoffe abgrenzen, auch nicht zu solchen, die durch eine besondere Forschungsmethode bestimmt sind, sondern zu jenen, die ausschließlich durch eine Zielvorstellung gekennzeichnet werden. Das Ziel der Hygiene ist die Fernhaltung der gesundheitlichen Schädigungen in negativer und die Vervollkommnung der Körperkonstitution in positiver Hinsicht. Solche im eigensten Sinne des Wortes angewandte Wissenschaften pflegen sich aus Bausteinen aufzubauen, die den verschiedensten Fächern entnommen sind. Und gerade die Hygiene ist so sehr abhängig von ihren Hilfswissenschaften, daß sich ihre Unterabteilungen außer nach ihrer besonderen Fragestellung am besten danach kennzeichnen lassen, welche Hilfswissenschaften sie in erster Linie zur Beantwortung der Sonderfragen heranziehen.

Die Abhängigkeit der Gesundheit von klimatischen Faktoren, dem Wohnort und der Nahrung hat zunächst dazu geführt, die hygienischen Beziehungen der Luft, des Wassers, des Bodens, des Klimas, der Wohnung und der Nahrungsmittel zu erforschen: Physik, Chemie, Physiologie und Bakteriologie kommen hier als Hilfswissenschaften in erster Linie in Frage. In der für die Naturwissenschaften bezeichnenden Weise werden die Individuen entweder als gleichartig angenommen oder nach Alter, Geschlecht, also nach biologischen Eigenschaften unterschieden. Dieser Teil der Hygiene läßt sich daher als physikalisch-biologische Hygiene bezeichnen und damit scharf gegen die soziale Hygiene abgrenzen. Die Methoden der Forschung sind hier die der Naturwissenschaften überhaupt: die makro- und mikroskopische Beobachtung und besonders das Experiment am toten und lebenden Material im physikalischen, chemischen und bakteriologischen Laboratorium.

Soweit die Hygiene eine Naturwissenschaft ist — und daß sie das in erster Linie sein muß, wird auch der Sozialhygieniker nicht bestreiten —, kann sie absehen von den gesellschaftlichen Gebilden und der Umwelt, in der der Mensch lebt. Doch damit kann sie sich weder in der Theorie noch in der Praxis auf die Dauer begnügen. Zwischen dem Menschen und der Natur steht die Kultur, und diese ist gebunden an die gesellschaftlichen Gebilde, in denen allein der Mensch wirklich Mensch sein kann. Die Hygiene muß daher auch die gesundheitlichen Wirkungen dieser gesellschaftlichen Verhältnisse und der sozialen Umwelt, in der die Menschen geboren werden, aufwachsen, arbeiten, genießen, sich fortpflanzen und sterben, sorgfältig berücksichtigen. Damit wird sie zur sozialen Hygiene, die der physikalisch-biologischen als notwendige Ergänzung zur Seite tritt. Die Notwendigkeit der Ergänzung der naturwissenschaftlichen Forschung nach der sozialen Seite hin entspringt namentlich aus der Forderung der Verhütung der verbreitetsten Volkskrankheiten. Hier genügt es offenbar nicht, vielgestaltige Krankheitszustände, sei es auf einen Erreger wie bei der Tuberkulose, sei es auf ein Gift wie beim Alkoholismus zurückzuführen, sondern es gilt hier, Ursachenforschung im erweiterten Sinne zu treiben und die Krankheitsursachen über ihre biologisch und pathologisch faßbaren Anfänge hinaus zurückzuverfolgen auf die sozialen Faktoren, die sie bedingen, oder deren Verbreitung, Verlauf und Ausgang sie verändern.

Die soziale Hygiene hat eine deskriptive und eine normative Seite. Als deskriptive Wissenschaft ist es ihre Aufgabe, den jeweiligen Status praesens hygienischer Kultur zu schildern, als normative betzweck sie die Verallgemeinerung der hygienischen Maßnahmen, die zunächst in der Regel nur einer bevorzugten Minderheit zugute kommen, auf die Gesamtheit und somit eine fortschreitende Verbesserung des jeweiligen Status praesens. Mehr noch als nach der deskriptiven ist sie nach der normativen Seite hin den Naturwissenschaften entrückt und geisteswissenschaftlicher Betrachtungsweise unterworfen: Kulturhistorische, psychologische, volkswirtschaftliche, politische und überhaupt sozialwissenschaftliche Gedankengänge treten zur sozialhygienischen Synthese zusammen.

Die soziale Hygiene beschränkt sich aber nicht auf eine Verallgemeinerung der bei den wirtschaftlich Bevorzugten erprobten hygienischen Maßnahmen auf die Gesamtheit der Bevölkerung, sondern sie erstreckt sich auch auf die zukünftigen Generationen und hat als Endziel nichts mehr und nichts weniger als die ewige Jugend der eigenen Nation. Denn allein die soziale Hygiene ist imstande, durch ihre Untersuchungen das Rätsel zu lösen, warum so manches große Kulturvolk vom Erdboden hat verschwinden müssen, und aus derartigen Untersuchungen Maßnahmen abzuleiten, die einem Volke, das in Sitte, Gesetz und Verwaltung diesen Regeln folgt, mit Sicherheit ermöglichen, die körperliche Grundlage seiner Kultur, seine Volkskraft, dauernd unversehrt zu erhalten. Ihrer sozialen Bedeutung stellt sich daher die nationale zur Seite.

Demnach läßt sich die soziale Hygiene definieren: 1. Die soziale Hygiene als deskriptive Wissenschaft ist die Lehre von den Bedingungen, denen die Verallgemeinerung hygienischer Kultur unter der Gesamtheit von örtlich, zeitlich und gesellschaftlich zusammengehörigen Individuen und deren Nachkommen unterliegt. 2. Die soziale Hygiene als normative Wissenschaft ist die Lehre von den Maßnahmen, die die Verallgemeinerung hygienischer Kultur unter der Gesamtheit von örtlich, zeitlich und gesellschaftlich zusammengehörigen Individuen und deren Nachkommen bezwecken.

Für die Bezeichnung „soziale Hygiene" läßt sich also wohl eine zureichende Begriffsbestimmung finden. Von dem Ausdrucke „soziale Medizin" kann man das jedoch nicht behaupten. Diese Bezeichnung findet sich in Deutschland zuerst in dem Aufsatz, mit dem der junge RUDOLF VIRCHOW im Jahre 1848 die erste Nummer seiner Wochenschrift „Medizinische Reform" einleitete, und bezeichnete damals das, was heute öffentliche Gesundheitspflege genannt wird. Der Ausdruck hat sich nicht durchsetzen können und verschwand, bis die Beschäftigung mit den medizinischen Angelegenheiten der Kranken-, Unfall- und Invaliditätsversicherung eine Literatur schuf, für die sich dann der Name „soziale Medizin" eingebürgert hat. Es führt nur zur Verwirrung, dieser Bezeichnung, wie einige versucht haben, wiederum eine allgemeine Bedeutung zu geben. In der Beschränkung auf die Beziehungen der Medizin zum sozialen Versicherungswesen hat sie sich als brauchbar erwiesen, obgleich sie auch hier im Laufe der Zeit wohl besser durch die anspruchslosere, abei deutlichere Bezeichnung „Versicherungsmedizin" ersetzt werden dürfte.

Die Meinungsverschiedenheiten über die Begriffsbestimmungen der sozialen Medizin und der sozialen Hygiene sind hier nur erwähnt worden, um die Anstrengungen zu zeigen, die in den letzten Jahren von Ärzten gemacht worden sind, auch ihrerseits zu dem heiß umstrittenen Begriff „sozial" das ihrige beizutragen. Leider wird gegenwärtig dieses Adjektivum häufig gerade von Ärzten und Vertretern der privaten Wohlfahrtspflege auch an unrechter Stelle angewandt. So heißt beispielsweise „sozial" niemals schlechthin nützlich im wirtschaftlichen Sinn; denn viele Dinge sind nützlich und wirtschaftlich, ohne das Prädikat „sozial" zu verdienen. Das Wort ist auch nicht gleichbedeutend mit „wohltätig für die unteren Bevölkerungsschichten", denn das könnte auch eine Volksküche oder eine Poliklinik sein, die kein Soziologe als soziale Einrichtungen bezeichnen würde. Auch die

„soziale Betätigung" in einer „sozialen" Frauenschule ist zwar lobenswert, würde aber ihrer Bedeutung besser entsprechen, wenn sie in einer „Frauenschule für Wohlfahrtspflege" gelehrt würde. Gar der „Sozialarzt" ist eine bedauerliche Sprachbildung, die den schlichten Fürsorgearzt hoffentlich niemals verdrängen wird. Angesichts solcher sprachlichen Mißbräuche muß man wirklich noch daran erinnern, daß das Adjektivum sozial sich von dem lateinischen Wort sozius ableitet und stets eine gesellschaftliche, gemeinschaftliche oder genossenschaftliche Beziehung voraussetzt.

Nicht unbedenklich ist es auch, wenn die Ärzte von einer „sozialen Indikation" etwa zu irgendeiner Operation an einem einzelnen Kranken sprechen. Den Gedankengang, das Myom einer auf schwere Handarbeit angewiesenen Wäscherin unter eine andere Indikation zu stellen als das nämliche Leiden bei einer wohlhabenen Dame, wird man natürlich gern gelten lassen, aber es muß hier heißen „wirtschaftliche" Indikation; denn es ist doch nur von privatwirtschaftlicher Stellung der Patientinnen die Rede, während ihr Verhältnis zu den übrigen Menschen, mit denen sie gesellschaftlich verbunden sind, kaum berührt ist.

Milder zu beurteilen ist dagegen der zunehmende Brauch der Irrenärzte, von „unsozialen" Elementen zu sprechen. Eigentlich kann ein von der menschlichen Gesellschaft und Gemeinschaft losgelöster Irre, den deshalb auch die Griechen einen ἰδιότης nannten, weder als sozial noch als unsozial bezeichnet werden; aber es kommt doch hier in der Bezeichnung unsozial treffend zum Ausdruck, daß er aus dem sozialen Leben ausgeschaltet werden muß, weil er sich in ihm nicht zurechtfindet oder ihm als gemeingefährlich gegenübersteht.

Alles das sind jedoch Kleinigkeiten im Vergleich zu der Verwirrung, die sich um das Wort „sozialpathologisch" herumrankt. Manche Soziologen und ihnen nachfolgend auch der allgemeine Sprachgebrauch bezeichnen das gesellschaftliche Gefüge gern als einen Organismus, reden von einem organischen Staatsleben und sprechen von Gliedern dieses Organismus und dessen Funktionen. Es soll damit zum Ausdruck gebracht werden, daß die menschliche Gesellschaft oder der Staat ein kompliziertes und doch einheitliches Gebilde ist. Das mag so lange angehen, als der Autor sich und die Leser nicht im Zweifel darüber läßt, daß hier nur Analogien gebraucht werden, keineswegs aber Identitäten vorliegen. Nicht wenige Volkswirte haben aber diese Analogien zwischen dem biologisch erfaßbaren Körper des Menschen und dem nur sozialwissenschaftlich erforschbaren Körper des Staates oder der Gesellschaft sehr weit getrieben. Das mag seine didaktischen Vorzüge haben; aber es muß gefordert werden, daß diese Analogien nur dort herangezogen werden, wo Mißverständnisse ausgeschlossen sind. Wenn SCHÄFFLE, das Haupt dieser organizistischen Soziologen, die Beamtenschaft als das Skelett des Staates bezeichnet, oder auf medizinischer Seite VIRCHOW das Körpergewebe mit einem Zellenstaat vergleicht, so kann eine mißverständliche Auffassung schwerlich Platz greifen. Bei dieser Gelegenheit haben nun aber auch Nichtmediziner das Wort „sozialpathologisch" geprägt, indem sie es zunächst nur im übertragenen Sinne anwandten und etwa eine Handelskrise als einen pathologischen Zustand bezeichneten. Dann woben die Soziologen etwas Medizinisches hinein, indem sie etwa die Prostitution oder ähnliche Grenzgebiete nach der Seite der Medizin hin der sozialpathologischen Sphäre zuwiesen. Noch bedenklicher wurde dieser Sprachgebrauch, als v. LISZT das Verbrechen als sozialpathologische Erscheinung behandelte, weil sich bei dieser Erörterung Beziehungen ergaben, bei denen man nicht weiß, ob der Autor das Wort im übertragenen soziologischen Sinne oder nach Medizinerart in der wirklichen Bedeutung gebraucht hat.

Dieser soziologischen Terminologie müssen wir Ärzte das Wort wieder abjagen. Es liegt kein Grund vor, weshalb wir auf das Wort „soziale Pathologie", das so bezeichnend für die wissenschaftliche Beschäftigung mit den sozialen Bezeichnungen der menschlichen Krankheiten ist, verzichten sollen. Nachdem die Pathologie vom anatomischen, klinischen, histologischen, bakteriologischen und anderen Gesichtspunkten eine so bis ins einzelne gehende Durcharbeitung erfahren hat, müssen wir Ärzte nun endlich die Krankheiten der Menschen systematisch und nicht mehr, wie gegenwärtig noch, vereinzelt und gelegentlich einer Betrachtung von sozialen Gesichtspunkten aus unterziehen.

Zwanglos können wir die Beziehungen jeder Krankheit zur sozialen Umwelt in folgende sechs Punkte zusammenfassen, auf deren nähere Betrachtung die folgenden Untersuchungen aufgebaut werden sollen.

Die Bedeutung der Krankheit vom sozialen Gesichtspunkte aus wird in erster Linie bestimmt durch ihre Häufigkeit. Ein krankhafter Zustand kann noch so gefährlich, noch so qualvoll für das betreffende Individuum oder noch so lästig für die Umgebung sein: er wird für unsere Betrachtung nicht in Frage kommen können, wenn er nur selten angetroffen wird. Umgekehrt werden leichte Erkrankungen allein durch ihre Verbreitung auch eine große soziale Bedeutung gewinnen können. Hier zeigt sich schon ein wichtiger Unterschied zwischen der sozialpathologischen Betrachtung auf der einen und der pathologisch-anatomischen und klinischen auf der anderen Seite. Für letztere ist die Häufigkeit einer Erkrankung ziemlich gleichgültig. Mit besonderer Vorliebe hat sie sich zu allen Zeiten sogar den seltenen und seltensten Fällen zugewandt.

Selbstverständlich kann sich eine soziale Pathologie nur auf die Ergebnisse der nach exakten naturwissenschaftlichen Methoden arbeitenden kasuistischen Medizin aufbauen. Ohne eine vorausgegangene sorgfältige Bemühung der pathologischen Anatomie und der Klinik am einzelnen Fall würde eine verallgemeinernde sozialpathologische Betrachtung jeder Zuverlässigkeit entbehren. Der Vorrang der kasuistischen Medizin ist also durchaus anzuerkennen und nur zu verlangen, daß sie von der statistischen Beobachtung ergänzt wird, was gegenwärtig leider noch keine überflüssige Forderung ist.

Die medizinische Statistik ist demnach die Grundlage jeder sozialpathologischen Betrachtung, da sie die krankhaften Erscheinungen der Menschen sowohl nach deren biologischen Verschiedenheit, wie Alter, Geschlecht usw., als nach ihrer sozialen Differenzierung ermittelt. Leider wird sie gerade von Ärzten heute vielfach in unzureichender Weise angewandt. Die Schwierigkeit liegt darin, daß es sich bei der medizinischen Statistik nicht um eine naturwissenschaftliche, sondern um eine geisteswissenschaftliche Betätigung handelt und das Naturwissenschaftlich-Medizinische nur darin zum Ausdruck kommt, daß die zu zählenden Gegenstände so eigenartig sind, daß sich nur medizinisch und naturwissenschaftlich Vorgebildete auf diesem Gebiete zurechtfinden können. Hier werden sich also nur solche Forscher ersprießlich betätigen können, die entweder Statistiker von Fach sind und dabei die Fähigkeit haben, sich in die medizinischen und hygienischen Einzelheiten einzuarbeiten, oder solche Ärzte, die sich in die mathematische Disziplin und die geisteswissenschaftliche Logik zu schicken wissen. Der Siegeslauf, den die Bakteriologie in den letzten Jahrzehnten nahm, hat die medizinische Statistik, die vor dieser Zeit besser entwickelt war als gegenwärtig, in den Hintergrund gedrängt. Glaubte man doch eine Zeitlang in den Kreisen der Hygieniker, daß das Wesen der großen Volksseuchen auf rein bakteriologischem Wege zu ergründen sei. Man braucht der Bakteriologie kein Blatt aus ihrem Ruhmeskranze zu rauben,

wenn man betont, daß diese Auffassung falsch ist. Zahlenmäßige
Erfassung ist gerade auf dem Gebiete der Seuchenlehre nach
wie vor unerläßlich. Es ist erfreulich, daß diese Ansicht wieder
zum Durchbruch gekommen ist und sich damit für die medizinische
Statistik die Hoffnung auf ein allgemeineres Interesse als bisher
eröffnet. Das zeitweise Zurücktreten gilt aber nur für ihre Stellung
als Wissenschaft. In der praktischen Verwaltungstätigkeit sowohl
als auch als Zugabe zur klinischen Beschreibung krankhafter
Zustände hat man immer fleißig Statistik getrieben, aber mit
Recht machen die Statistiker von Fach dieser Art von Medizinalstatistik den Vorwurf, daß sie nicht selten unter Vernachlässigung
der einfachsten Methoden gehandhabt wird. In der Tat kann
man gar nicht genug jedem Kliniker, den der Stoff zwingt, mit
Zahlen zu operieren, zu bedenken geben, daß die Statistik eine
wohlfundierte Wissenschaft ist, deren Methoden man genau
kennen muß, wenn man nicht zu Fehlschlüssen geführt werden
will. Man wird dann die Fehler vermeiden lernen, die heute
noch ganz allgemein gemacht werden. Es werden dann nicht
mehr Zahlen miteinander verglichen werden, ehe man sich genau
darüber unterrichtet hat, wie diese Zahlen zustande gekommen sind,
und ob das Material, aus dem sie gewonnen wurden, überhaupt
vergleichbar ist, und man wird aufhören, aus der Parallelität
von Zahlenreihen ohne weitere Bedenken auch auf eine Kausalität
zu schließen. Vor allen Dingen wird man dann auch aufhören,
die gegenwärtig leider sehr beliebte Statistik der ,,Besserungen"
chronischer Erkrankungen in die Erörterung der ernsthaften
Medizinalstatistik einzubeziehen. Statistisch behandeln kann
man nur konkrete Dinge oder allenfalls noch Zustände, die sich
in eindeutiger Weise bestimmen lassen. Man kann Todesfälle
zählen, Beinbrüche, Typhuserkrankungen, auch Heilungen, aber
die Besserungen etwa der Lungenspitzenkatarrhe oder der neu-
rasthenischen Zustände als einen der Statistik zugänglichen Gegenstand zu behandeln und womöglich in prozentualer Berechnung
in die Erörterung als starkes Beweismittel einzuführen, ist völlig
unzulässig. Es hieße zu viel fordern, wenn man verlangen wollte,
daß jeder Mediziner auch in den Methoden der medizinischen
Statistik ausgebildet sein sollte. Aber wohl muß jeder sich ge-
wöhnen, quantitativ zu denken und damit den Gefahren einer
ihm in der Klinik angewöhnten, gar zu weit getriebenen
kasuistischen Denkweise zu begegnen. Statistik ist Massen-
beobachtung; sie lehrt Vernachlässigung des Zufälligen und
Heraushebung des Typischen. Die Aufgaben der medizinischen
Statistik sind so außerordentlich zahlreich, daß es unnötig ist,

ihre Grenzen zu überschreiten. Diese Grenzen zu kennen, ist nicht unwichtig. Sie liegen ungefähr dort, wo das Gebiet der reinen Bevölkerungsstatistik anfängt. Zwischen Geburt und Tod liegt das Gebiet der medizinischen Statistik. Die Statistik der Geburten aber und die der Todesfälle bleiben besser dem mathematisch geschulten Statistiker von Fach überlassen, denn gerade die Bevölkerungsstatistik birgt Klippen, auf die sich schon mancher Medizinalstatistiker ahnungslos festgefahren hat [1]).

Um den Wert, aber auch die Begrenzung der medizinischen Statistik richtig zu verstehen, muß man sich ferner vergegenwärtigen, daß die Statistik überhaupt (nach der Begriffsbestimmung RÜMELINS) eine allgemeine methodologische Hilfswissenschaft der Erfahrungswissenschaft vom Menschen ist. Infolgedessen kann sie und somit auch der Teil, den wir Medizinalstatistik nennen, nur gewisse Regelmäßigkeiten im Vorkommen medizinisch oder hygienisch wichtiger Tatsachen feststellen, nicht aber kausal erklären. Diese wesentliche Beschränkung muß allen Medizinalstatistikern entgegengehalten werden, die einer besonderen sozialmedizinischen und sozialhygienischen Forschungsweise mit der Begründung ablehnend gegenüberstehen, daß die medizinische Statistik allein ausreiche, um die sozialen Momente der Medizin und Hygiene hinreichend zu würdigen.

Eine Krankheit erhält noch nicht allein durch ihre Häufigkeit soziale Bedeutung. Es muß vielmehr das zweite Kennzeichen des Kollektivbegriffes dazukommen: die Gleichartigkeit des sich abspielenden Vorganges bei den zahlreichen nebeneinander bestehenden Einzelfällen. Es erhebt sich also zweitens die Frage nach der Form, in der die betreffende Krankheit am häufigsten vorkommt. Auf den ersten Blick scheint diese Frage überflüssig, da die charakteristische Form eigentlich schon von der klinischen her bekannt sein sollte. Aber die charakteristische Form der klinischen Pathologie, der Schulfall, ist in der Regel nicht die Form, in der die Krankheit am häufigsten vorkommt oder am meisten durch soziale Verhältnisse bedingt ist oder letztere

---

[1]) Zur Einführung in die medizinische Statistik vgl. F. PRINZING: Handbuch der medizinischen Statistik, 1906, 580 S., KISZKALT: Einführung in die Medizinalstatistik, 141 S., 1919, F. PRINZING: Die zukünftigen Aufgaben der Gesundheitsstatistik, 1920, 39 S., A. GOTTSTEIN: Abschnitt „Statistik" im Gottstein-Tugendreichschen sozialärztlichen Praktikum. 1920. — Die spezielle medizinalstatistische Literatur vgl. alljährlich in den GROTJAHN-KRIEGELschen bibliographischen Jahresberichten über soziale Hygiene und Demographie.

selbst wieder bedingt. Es ist daher durchaus erforderlich, neben dem klinischen und pathologisch-anatomischen Krankheitsbilde bei allen pathologischen Zuständen, die einer Untersuchung auf ihre Beziehungen zum Gesellschaftsleben überhaupt wert erscheinen, auch ihre sozialpathologisch typische Form festzustellen.

Wie wir bei der Betrachtung der einzelnen Krankheiten sehen werden, ergibt sich dann bei den bemerkenswertesten krankhaften Zuständen das überraschende Ergebnis, daß die Abortivfälle wegen ihrer Menge, ihrer Unauffälligkeit und der daraus entspringenden Unachtsamkeit der Umgebung in sozialer Hinsicht viel wichtiger sind als die ausgeprägten Krankheitsfälle mit ihren ins Auge fallenden und zur Beseitigung und Bekämpfung nachdrücklich herausfordernden Erscheinungen.

Die wichtigsten Beziehungen zwischen krankhaften Zuständen und den sozialen Verhältnissen liegen natürlich drittens auf ursächlichem Gebiete. Wenn wir gelernt haben, vielgestaltige Krankheitszustände auf einen Bazillus wie bei der Tuberkulose oder auf eine toxisch wirkende Flüssigkeit wie beim Alkoholismus zurückzuführen, so haben wir zwar die klinische und pathologische Forschung nach der ursächlichen Seite hin zu einem gewissen Abschluß gebracht, aber damit das eigentliche Gebiet der Ursachenforschung doch eben erst betreten, nicht etwa erschöpft. Denn mit der Kenntnis der pathologisch-anatomisch oder bakteriologisch nachweisbaren Ursache eines krankhaften Zustandes ist unser Kausalitätsbedürfnis ebensowenig befriedigt wie das Zustandekommen des krankhaften Zustandes selbst erklärt. Mit großem Nutzen für unsere Erkenntnis hat sich daher die Ursachenforschung im steigenden Maße der Erforschung der physikalischen Einflüsse, denen der einzelne auch bezüglich seines pathologischen Verhaltens unterworfen ist, dann der allgemeinen Körperkonstitution, infolge deren das Individuum den krank machenden Agentien entweder entgegenkommt oder widersteht, und endlich den besonders wichtigen sozialen Faktoren, wie sie sich aus der Vergesellschaftung der einzelnen untereinander ergeben, zugewandt. Die Aufgabe dieser Ursachenforschung im weiteren Sinne ist die quantitative Bestimmung des Anteils, den die verschiedenen einzelnen Faktoren am Entstehen des krankhaften Zustandes haben; sie muß sich hüten, einen Faktor auf Kosten der übrigen zu bevorzugen oder gar unter- statt nebenzuordnen. Die Notwendigkeit, die ursächlichen Gesichtspunkte zu vermehren, erwächst aus der Erkenntnis, daß die Verhütung der verheerendsten Krankheiten sich nur auf die

Kenntnis der Ursachenforschung im weitesten Sinne aufbauen läßt. Was nützt es in prophylaktischer Hinsicht, zu wissen, daß sich die und die Krankheitsbilder auf den Genuß von Alkohol zurückführen lassen, wenn wir nicht die Bedingungen kennen, durch die das Individuum zum übermäßigen Alkoholgenuß getrieben wird? Zeigt uns doch die Ätiologie im weitesten Sinne, daß einerseits Zustände des inneren Menschen, wie psychopathische Konstitution oder epileptische Anlage, und andererseits Zustände der Außenwelt, wie Klima, Rassenzugehörigkeit, Gestaltung des geselligen und öffentlichen Lebens, Form der Spirituosenproduktion und soziale Umwelt in ganz verschiedener Weise als Komponenten wirken können, um als Resultante dann den Alkoholmißbrauch als Massenerscheinung zu erzielen.

Leider erscheint der Medizin unserer Tage häufig die klinische Einheit schon als ausreichender Beweis gemeinsamer Ätiologie, womit einer weit ausgreifenden selbständigen ursächlichen Forschung die Berechtigung abgesprochen und lediglich die Kasuistik der Klinik an die Stelle gesetzt wäre, wohin die Erforschung der hygienischen, physikalischen, bakteriologischen und sozialen Krankheitsbedingungen von Rechts wegen gehört. In den seltensten Fällen ist ein krankhafter Zustand die Folge einer Ursache, meist, ja man kann sagen in der Regel, ist er die Folge einer Vielheit von Ursachen, die quantitativ in verschiedener Weise beteiligt sein und doch durch Zusammenwirken immer dasselbe Ergebnis haben können. Dieselbe klinische Form des Alkoholismus kann einmal entstehen, wo die individuelle Anlage sehr klein und die Anreize zum Mißbrauch in der äußeren Umgebung sehr groß sind, ein andermal dort beobachtet werden, wo umgekehrt die Veranlagung sehr mächtig und die Wirkung der Mittel verschwindend klein ist.

Die sozialen Umstände wirken häufig nicht unmittelbar krankmachend und krankheitsvermittelnd, sondern indirekt durch das Mittel der konstitutionellen Minderwertigkeit, mag diese nun erworben oder ererbt sein. Wenn z. B. eine Person von durchschnittlicher Rüstigkeit im Verlaufe einer langjährigen Zuchthaushaft körperlich herabkommt und vorzeitig stirbt oder einem Siechtum anheimfällt, so war seine körperliche Minderwertigkeit durch die ungünstigen Einflüsse der Umwelt erworben, ein Vorgang, den man zweckmäßig als „Depravation" bezeichnet. Wenn aber jemand unter den hygienisch und erzieherisch denkbar besten Bedingungen aufwächst und trotzdem ein Schwächling bleibt, so handelt es sich um eine ererbte konstitutionelle Minderwertigkeit, die man am besten als „Degeneration" von der oben erwähnten Depravation unterscheidet. Ungünstige soziale Zustände können ohne weiteres Depravation verursachen und dadurch Krankheiten den Boden ebnen. Forterben wird sich die Depravation (Verkümmerung) für gewöhnlich nicht, da individuelle Veränderungen des menschlichen Körpers wohl nur dann auf den Vererbungsvorgang von Einfluß sind, wenn sie die Keimsubstanz in Gestalt sogenannter Defektmutationen selbst verändern. Jedenfalls ist die Verkümmerung, die Entstehung der allgemeinen konstitutionellen Minderwertigkeit, die Depravation infolge ungünstiger sozialer Zustände eine sozialpathologisch höchst wichtige Erscheinung, auch wenn sie sich nicht auf die Nachkommen fortsetzt.

Ganz anders verhält sich die soziale Umwelt zu der ererbten konstitutionellen Minderwertigkeit, der Schwäche e degeneratione. Die mit ihr Behafteten werden durch ungünstige Verhältnisse der Außenwelt schnell dahingerafft werden, während eine günstige Umwelt die Schwächlinge sorgfältig erhält und sie womöglich sich noch fortpflanzen läßt. Diese Beziehungen werden bei der Erörterung der Frage der körperlichen Entartung noch eingehend zu besprechen sein. Hier ist ihrer nur kurz gedacht, um zu zeigen, wie wichtig die Unterscheidung der erworbenen Minderwertigkeit e depravatione von der ererbten Minderwertigkeit e degeneratione in sozialpathologischer Hinsicht ist.

Nicht nur entstehen viele Krankheiten primär aus sozialen Ursachen, sondern ungleich mehr werden sekundär durch begleitende soziale Nebenumstände in ihrem Verlaufe entweder günstig oder ungünstig entscheidend beeinflußt. Am zweckmäßigsten hält sich deshalb die ursächliche Betrachtung an folgendes Schema: 1. Die sozialen Verhältnisse schaffen oder begünstigen die Krankheitsanlage. 2. Die sozialen Verhältnisse sind die Träger der Krankheitsbedingungen. 3. Die sozialen Verhältnisse vermitteln die Krankheitserregung. 4. Die sozialen Verhältnisse beeinflussen den Krankheitsverlauf. Die Einwirkung der sozialen Verhältnisse ist wieder verschieden nach der Stabilität und Qualität der allgemeinen sozialen Lage. Letztere ist zu unterscheiden nach der Art der Ernährung, der Wohnung, der Kleidung, der Arbeit, des Lebensgenusses, der Kinderaufzuchtsbedingungen und der Volksbildung.

Nicht nur werden krankhafte Zustände durch soziale Verhältnisse in Entstehung und Verlauf bedingt, sondern sie beeinflussen auch ihrerseits wieder die sozialen Zustände, besonders Bevölkerungsbewegung, Wehrkraft und Arbeitsleistung. Die Rückwirkung der Krankheiten auf das Leben der Menschen in ihrer Gemeinschaft und Vergesellschaftung, mögen sie nun aus den **sozialen** Verhältnissen heraus oder aus anderen Ursachen (z. B. klimatischen, bazillären usw.) entstanden sein, muß daher als ein **vierter** Gesichtspunkt in unserer Betrachtung berücksichtigt werden.

Besonders durch ihren **Ausgang** wirken die Krankheiten auf die gesellschaftlichen Zustände ein. Dieser Ausgang kann bestehen in: 1. Tod, 2. Heilung, 3. Verkümmerung, 4. Siechtum, 5. Veranlagung für andere krankhafte Zustände, und endlich 6. in Entartung, d. h. in Verursachung einer Minderwertigkeit, die sich auf die Nachkommen vererbt.

Die gesellschaftlich wichtigste Beziehung ist ohne Zweifel der Einfluß der Krankheiten auf die menschliche Fortpflanzung. Er verdient daher eine besondere Betrachtung, die aber am zweckmäßigsten beim sechsten und letzten der Punkte, von denen unsere Erörterungen ausgehen, angestellt wird, weil so allein die notwendige enge Verbindung zwischen der sozialen Hygiene und der Eugenik gewahrt bleibt.

Die Menschen haben mit leidlichem Erfolge versucht, die krankhaften Zustände durch Maßnahmen zu beseitigen, die sie zunächst auf naiv-empirische, später auf wissenschaftliche Erfahrungen stützten. Sind die Krankheiten für das Gesellschaftsleben von Bedeutung, so wird es auch ihre Beseitigung durch ärztliche Betätigung sein, soweit diese überhaupt möglich ist. Ein **fünfter** Punkt unserer Betrachtung wird daher sein, ob bei einer sozialpathologisch wichtigen Krankheit die ärztliche Behandlung überhaupt wesentliche Erfolge aufzuweisen hat und in welchem Maße sie die Bedeutung der Krankheit im sozialen Leben zu verändern imstande ist.

Diese und ähnliche Betrachtungen sind auch dadurch von Nutzen, daß sie uns ermöglichen, den Wert ärztlicher Maßnahmen auf Grund eines objektiven Maßstabes zu bestimmen. Im allgemeinen bestimmt man den Wert eines therapeutischen Eingriffes nach seinem Nutzen im einzelnen Falle. Daher kommt es, daß häufig die ärztliche Kunst angestaunt wird, wenn ganz seltene und darum auffallende Fälle geheilt werden, und es uns unbegreiflich kühl läßt, daß alltägliche Erkrankungen, an die wir uns gewöhnt haben, jeder Behandlung trotzen. Führt man eine mehr **soziale** Betrachtung ein, so erhält man ein Maß dafür, was die ärztliche Fürsorge überhaupt für die menschliche Gesellschaft bedeutet; besonders die Beurteilung, ob die Behandlungsweise bei den häufig vorkommenden und für die soziale Struktur wichtigen Krankheiten von Nutzen ist, wird dieses Maß bestimmen.

Endlich ergibt sich **sechstens** als selbstverständlicher Abschluß die Erörterung der Frage: Wie können wir krankhafte Zustände durch s o z i a l e Maßnahmen in ihrem Verlaufe beeinflussen oder verhüten? Die Beantwortung dieser Frage führt die sozialpathologische Erörterung zu den Maßnahmen der sozialen Hygiene, deren Aufgabe, wie bereits erörtert, in der Verallgemeinerung der hygienischen Kultur und ihrer Ausdehnung auf die Gesamtheit der Bevölkerung gegeben ist.

Nach diesen sechs Punkten sollen im folgenden zunächst die einzelnen Krankheiten betrachtet und zum Schluß in einem kürzeren allgemeinen Teil einige Folgerungen, die sich aus den Tatsachen des speziellen Teiles ziehen lassen, angedeutet werden.

A. Besonderer Teil.

I. Akute Infektionskrankheiten.

Von

A. Grotjahn.

Überblickt man über ein Jahrtausend hin zurück die Linie
der mutmaßlichen Sterblichkeit, die uns keine Statistik kündet,
sondern höchstens einige vereinzelte geschichtliche Überlieferungen
ahnen lassen, so ergibt sich doch mit einer an Gewißheit grenzenden
Wahrscheinlichkeit eine stete Abnahme der Sterblichkeit an
epidemischen und endemischen Krankheiten, die im engen
Zusammenhange mit der kulturellen Entwicklung der Völker
des westeuropäischen Kulturkreises steht. Noch bis an die
Schwelle der Neuzeit waren die akuten Infektionskrankheiten
wohl die häufigste Todesursache überhaupt, während sie heute
von diesem Platze weit entfernt sind. Eine graphische Darstellung, in der E. Roesle auf dem internationalen Dresdener
Hygienekongreß im Jahre 1911 die bis auf das Jahr 1500 zurück-
reichende Sterblichkeit der Stadt Augsburg nach ununterbrochen
erhaltenen Kirchenbüchern dargestellt hat, zeigt deutlich, wie
die Linie des Todes den Charakter des zackigen Auf- und Ab-
steigens, den ihr die stets sich wiederholenden Seuchen aufdrücken, allmählich verliert, um erst im neunzehnten Jahrhundert
die ruhige Stetigkeit anzunehmen, die uns heute selbstverständlich
erscheint. Die Burgen und befestigten engen Städte der Feudalzeit, die in kurzen Abständen immer wieder entweder bei wirklichen Belagerungen oder noch häufiger bei Alarm und Fehde-
bereitschaft von flüchtendem Landvolk und deren Vieh über-
flutet zu werden pflegten, wurden zu ständigen Herden von mehr
oder weniger ausgedehnten Epidemien, die so viele Opfer forderten,
daß ihre Zahl in keinem Verhältnis zu den eigentlichen Kriegs-
todesfällen stand. Die drei apokalyptischen Reiter, Krieg,
Hungersnot und Seuche, die zwar unserer Zeit auch noch nicht
ganz fremd sind, aber doch nur in langen Zwischenräumen uns
heimsuchen, verließen während der Jahrhunderte der Feudalzeit
die Länder Mitteleuropas überhaupt nicht und sorgten dafür,
daß trotz ungehinderter Fruchtbarkeit der Frauen die Bevölkerung

nur sehr dünn gesät blieb. Nichts zeigt wohl so deutlich die Wandlungen der Zeiten, als daß z. B. die beiden Belagerungen Nürnbergs während des Dreißigjährigen Krieges im Jahre 1632 und 1633 der Stadt zwar nur wenige hundert infolge der kriegerischen Ereignisse getötete Landsknechte, dafür aber 37 000 an Seuchen Verstorbene kostete, während umgekehrt der Weltkrieg unserer Zeit zwar 11 Millionen Gefallene, aber nur eine unerhebliche Zahl an ansteckenden Krankheiten Verstorbener aufweist.

Mit der Überwindung der fehdereichen Feudalzeit und der Einkehr des Landfriedens wenigstens während der Zwischenräume zwischen den Kriegen der großen Militärmächte sank ganz allgemein die Sterblichkeit an akuten Infektionskrankheiten erheblich ab. Die Entfestigung der meisten städtischen Siedlungen trug dazu wesentlich bei. Als nun gar im ersten Drittel des neunzehnten Jahrhunderts von England ausgehend eine planmäßige Städtehygiene einsetzte und sich im weiteren Verlaufe des Jahrhunderts die meisten Städte mit einwandfreier Wasserzuführung, Kanalisation und anderen Einrichtungen der Städteassanierung versahen, wurde der Ausbreitung der akuten Infektionskrankheiten noch mehr der Boden entzogen.

Schließlich gab ausgangs des neunzehnten Jahrhunderts die Kenntnis der eigentlichen Krankheitserreger mit Hilfe der bakteriologischen Untersuchungsmethoden eine wissenschaftlich fundierte Grundlage, die Infektionskrankheiten wirksam zu bekämpfen. Man war dadurch in den Stand gesetzt, die ersten auftretenden Fälle sicher zu erkennen und sie bei der steigenden Durchsetzung des Landes mit Krankenhäusern so rechtzeitig abzusondern, daß die früheren Seuchenzüge gar nicht erst auftraten. Wie verhältnismäßig wenig, gemessen an früheren Zeiten, uns heute noch die akuten Infektionskrankheiten bedrohen, hat uns der Krieg gelehrt. Obgleich während seiner Dauer an unzähligen Orten einzelne Fälle und kleine lokale Epidemien von Cholera, Pocken, Fleckfieber usw. vorkamen, gelang es doch stets, einen eigentlichen Seuchenzug größeren Stiles, wie sie früher bei und nach allen Kriegen selbstverständlich waren, zu verhüten.

1. Pocken.

Obwohl auch die Pocken zu jenen Infektionskrankheiten gehören, die für uns ihre Schrecken verloren haben und aus Deutschland so gut wie vollständig verschwunden sind, erfordern sie dennoch unsere Aufmerksamkeit. Denn aus den unmittelbar angrenzenden Ländern, namentlich des Ostens,

droht uns immer noch ein Übergreifen, das vielleicht zu größeren
Epidemien führen könnte, wenn wir die Schutzimpfung ganz
aufgeben oder in der Aufspürung und Absonderung der vereinzelten
Fälle unachtsam würden. Die zurzeit vorkommenden Fälle
beschränken sich auf die Grenzgebiete, in die hier und da die
Krankheit eingeschleppt wird, ohne daß bei der allgemeinen
Durchimpfung der Bevölkerung und der rechtzeitigen Absonderung
eine epidemische Ausbreitung erfolgt. Die letzte große Pocken-
epidemie forderte in den Jahren 1870—1872 allein in Preußen
129000 Opfer und trug wesentlich dazu bei, daß im Jahre 1874
der Impfzwang in Deutschland gesetzlich eingeführt wurde.

Nicht nur bestehen die Schädigungen der Pocken darin,
daß sie in großer Anzahl die Erkrankten unter quälenden Erscheinungen zum Tode führen, sondern es bleiben auch bei zahlreichen Genesenden verhängnisvolle dauernde Körperfehler zurück.
So pflegt in den Ländern, in denen die Pocken häufig vorkommen,
auch die Zahl der Blinden groß zu sein, da ein erheblicher Bruchteil
der von den Blattern genesenden Kranken ihr Augenlicht einbüßt.

Noch in der letzten großen Epidemie, die Deutschland heimsuchte, konnte festgestellt werden, daß die Pocken die ärmere
Bevölkerung in höherem Maße heimsuchte als die wohlhabende.
So ergab in Duisburg im Jahre 1871 eine Statistik der Sterbe-
und Krankheitsfälle an Pocken nach Steuerstufen folgendes
beachtenswerte Ergebnis [1]:

Steuerstufen	Von 1000 Lebenden erkrankten	starben
Höchste Stufe (Einkommensteuer)	21	3
Klassensteuer 10—24 Taler	49	8
,, 6—10 ,,	83	14
,, 2—5 ,,	93	19
,, ½—1 ,,	116	21

Von je 100000 Einwohnern starben an den Pocken in
Preußen:

im Jahre	in der Zivilbe-völke-rung	im Heere	im Jahre	in der Zivilbe-völke-rung	im Heere	im Jahre	in der Zivilbe-völke-rung	im Heere
1825	15,4	9,9	1829	19,3	27,0	1833	60,1	75,0
1826	14,4	13,1	1830	24,1	22,1	1834 [2]	49,1	28,1
1827	25,4	18,8	1831	11,9	75,0	1835	27,1	3,5
1828	19,0	28,7	1832	30,3	66,7	1836	18,8	6,4

[1] KELLER: Korrespondenzblatt des Niederrheinischen Vereins für
öffentliche Gesundheitspflege. 1872. Bd. 2. S. 176.
[2] Einführung der Impfung im Heere durch Order vom 16. Juni 1834.

im Jahre	in der Zivilbevölkerung	im Heere	im Jahre	in der Zivilbevölkerung	im Heere	im Jahre	in der Zivilbevölkerung	im Heere
1837	15,3	2,4	1863	33,8	0	1889	0,5	0
1838	16,8	5,5	1864	46,3	0,5	1890	0,1	0
1839	14,5	1,6	1865	43,8	0,5	1891	0,666	0
1840	16,1	2,4	1866	62,0	3,1	1892	0,30	0
1841	14,5	1,6	1867	43,2	0,8	1893	0,44	0
1842	22,4	1,6	1868	18,8	0,4	1894	0,25	0
1843	28,3	2,4	1869	19,4	0,4	1895	0,076	0
1844	27,0	2,4	1870	17,5	0	1896	0,02	0
1845	15,9.	0,8	1871	243,2	27,8	1897	0,02	0
1846	15,3	0,8	1872	262,4	5,4	1898	0.04	0,2
1847	9,5	0	1873	35,7	3,4	1899	0,08	0
1848	13,7	0,8	1874¹)	9,5	0,4	1900	0,14	0
1849	10,8	0,8	1875	3,6	0	1901	0,16	0
1850	15,7	0,8	1876	3,1	0	1902	0,04	0
1851	13,0	2,3	1877	0,3	0	1903	0,04	0,2
1852	18,9	0.8	1878	0,7	0	1904	0,047	0
1853	39,5	0,8	1879	1,3	0	1905	0,027	0
1854	43,6	2,3	1880	2,6	0	1906	0,08	0
1855	9,7	0	1881	3,6	0	1907	0,061	0
1856	7,3	0	1882	3,6	0	1908	0.161	0
1857	13,3	0,7	1883	2,0	0	1909	0,06	0
1858	26,4	0	1884	1,4	0	1910	0,06	0
1859	19,6	1,4	1885	1,4	0,2	1911	0,07	0
1860	19,0	?	1886	0,5	0	1912	0,05	0
1861	30,2	?	1887	0,5	0			
1862	21,1	0,5	1888	0,3	0			

Die Jahre der Einführung des Impfzwanges (1834 und 1874) lassen also deutlich ein starkes Abfallen erkennen, womit allerdings immer noch nicht gesagt zu sein braucht, daß hier ein zwingender Beweis für ein bestehendes Kausalverhältnis gegeben ist. Durch Order vom 16. Juni 1834 wurde der Impfzwang eingeführt. Im selben Jahre 1834 betrug die Zahl der auf 100000 Soldaten an Pocken Verstorbener 28,1 gegen 75,0 im Jahre 1833, um im Jahre 1835 auf 3,5 zu sinken, 1836 wieder auf 6,4 zu steigen, jedenfalls aber überaus niedrig zu bleiben, während in der Zivilbevölkerung die Zahl der Todesfälle noch sehr hoch blieb. Aber eine in der Mitte des Jahres 1834 getroffene Maßnahme kann schwerlich bereits das Absinken von 75 im Jahre 1833 auf 28 im Jahre 1834 verursacht haben; höchstens das Absinken nach 1835 kann auf die Wirkung des Impfzwanges zu beziehen sein. Wenn aber das viel stärkere Absinken von 1833 auf 1834 bestimmt

---

¹) Erlaß des Reichsimpfgesetzes, das am 1. April 1875 in Kraft trat.

nicht darauf zurückzuführen ist, sondern eine Phase der nach einer uns unbekannten inneren Gesetzmäßigkeit ablaufenden Epidemie darstellt, so kann das mit dem gleichen Rechte auch vom Absinken von 1834 auf 1835 behauptet werden. Eine zwingende Notwendigkeit, den Abfall lediglich der Einführung des Impfzwanges zuzuschreiben, ergibt also selbst diese, angeblich jeden Widerspruch ausschließende Statistik nicht. Man kann das hervorheben, ohne den Wert der Schutzimpfung an sich dadurch herabzusetzen. Gar nun das Absinken der Sterblichkeit bei der Zivilbevölkerung von 1873 auf 1874 kann nicht durch die Einführung des Impfzwanges herbeigeführt worden sein, da das Gesetz erst im April 1874 in Kraft getreten ist und es mehrere Jahre bedurfte, die Impfung überall durchzuführen.

Es dürften also noch andere Faktoren als die Einführung des Impfzwanges mitgewirkt haben, die furchtbare Seuche wie gleichzeitig in anderen Ländern so auch in Preußen zum Verschwinden zu bringen.

Die große Pockensterblichkeit, die uns aus dem achtzehnten Jahrhundert berichtet wird, enthält in ihren Zahlen wohl kaum nur Todesfälle an echten Pocken. Es ist mehr als wahrscheinlich, daß auch zahlreiche Todesfälle an Masern, Scharlach und Windpocken in diesen Zahlen mitlaufen. Scheint doch selbst in der Gegenwart die statistische Trennung von Pocken und Windpocken in der Morbiditätsstatistik noch nicht überall durchgeführt zu sein [1]). Die staatliche Regelung des Impfwesens im neunzehnten Jahrhundert hat in den Ländern, in denen sie wie bei uns mit bureaukratischer Gewissenhaftigkeit durchgeführt worden ist, nicht wenig zur Bereinigung der Pockenstatistik beigetragen und schon dadurch die Erkrankungs- und Sterblichkeitszahlen kleiner werden lassen.

Sodann ließ im achtzehnten Jahrhundert bis tief in das neun-

---

[1]) So z. B. nicht in den Vereinigten Staaten von Nordamerika. Denn sonst könnte nicht SIEVEKING in der Dtsch. med. Woch., 1922, S. 266, mitteilen, daß in 24 Staaten Nordamerikas mit zusammen 64 Mill. Einwohnern im ersten Halbjahr 1921 18374 Fälle von Pocken ohne jeden Todesfall zur Meldung kamen, während in der entsprechenden voraufgehenden Berichtszeit 16311 mit 1 Todesfall gemeldet wurden. Diese Letalität von 1 zu 34000 ist nur verständlich, wenn man annimmt, daß nicht alle gemeldeten Fälle echte Pocken gewesen sind, mindestens die Windpocken miteingerechnet wurden. Wenn solche Pockenstatistik noch im Jahre 1922 herausgegeben und weiterberichtet wird, was mag wohl in früheren Zeiten an nicht hierher gehörigen Krankheitsfällen mit untergelaufen sein!

zehnte hinein die Ansicht, daß ein Überstehen der als unvermeidlich geltenden Pocken in der Jugend besser sei als eine Erkrankung im höheren Alter, die Eltern ihre Kinder häufig nicht nur nicht vor einer Ansteckung bewahren, sondern sie ihr absichtlich aussetzen, ein Gedanke, der bei Masern leider heute noch nicht ganz ausgestorben ist. Durch diese Unsitte, die das Gegenteil der Absonderung der einzelnen Fälle bedeutet, ist die Verbreitung der Pocken früher stark gefördert worden.

Im Gegensatz zu diesem Verfahren hat im neunzehnten Jahrhundert, begünstigt durch die Entwicklung des Krankenhauswesens, die sorgfältige Isolierung der Fälle Platz gegriffen. Bei jeder durchgreifenden staatlichen Regelung ist auf Meldepflicht und Isolierung Wert gelegt worden, und nirgends ist der Impfzwang eingeführt worden, ohne daß auch zugleich die Isolierung erneut betont und erleichtert wurde. Wenn nach der mitgeteilten Tabelle Mitte der dreißiger Jahre des neunzehnten Jahrhunderts die Pocken im Heere verschwinden, so kann das neben der Einführung der Zwangsimpfung sehr erheblich auch durch die bei diesem Anlaß neu eingeschärfte Pflicht, jeden ersten Fall sorgfältig zu isolieren, sowie auf die gerade in jener Zeit einsetzende bessere Hygiene der Kasernen und Übungsplätze beruhen. Denn endlich gehören die Pocken auch zu den Schmutzkrankheiten, denen zunehmende Reinlichkeit, Volksbildung und allgemeine Assanierung der Wohnplätze den Boden ihres Gedeihens haben abgraben helfen. Es ist wahrscheinlich, daß der allgemeine Aufstieg der Nationen des westeuropäischen Kulturkreises schon ohne spezifisches ärztliches Zutun die Kraft der Seuchenzüge gebrochen hat. Es wäre in der Tat auch nicht das erstemal in der Seuchen- und Weltgeschichte, daß mörderische Infektionskrankheiten ganz von selbst sich abschwächen und schließlich verschwinden. Der schwarze Tod, der englische Schweiß, die Pest, der Aussatz, der Flecktyphus sind solche Krankheiten. Es ist wahrscheinlich, daß auch die Pocken zu solchen Unkulturkrankheiten gehören und der Impfzwang ihr Verschwinden wohl begleitet, vielleicht auch beschleunigt, aber nicht ausschließlich verursacht hat. Diese aus einer sozialpathologischen Erwägung heraus aufgestellte Behauptung heißt noch nicht den Impfschutz und den Wert der Impfung an sich leugnen. Die Erfahrungen der Ärzte und das Tierexperiment scheinen ihn zu beweisen, allerdings auch nur in einer Begrenzung, über die die Ansichten der Sachverständigen noch gegenwärtig auseinandergehen. Die fast zu einem ärztlichen Dogma erstarrte Anschauung, als ob bewiesenermaßen lediglich durch den Impfzwang die Seuche zum Verschwinden gebracht worden sei, ist jedenfalls nicht haltbar. Soll sie aufrechterhalten bleiben, so würde die Impffrage daraufhin in umfassenderer Weise wissenschaftlich überprüft werden müssen, ob das noch für die letzten Jahrzehnte gilt, in denen man in ärztlichen Kreisen den Impfzwang als etwas Selbstverständliches anzusehen sich gewöhnt hat.

Ergibt eine solche erneute gründliche Prüfung, daß die Zwangsimpfung in der bei uns üblichen rigorosen Form zur Fernhaltung der etwa aus dem Auslande drohenden Pocken unerläßlich ist, so ist es auch richtig, wie bisher über die Impfschädigungen und die Bewegung der Impfgegner zur Tagesordnung überzugehen. Denn das Wohl der Gesamtheit muß hier höher bewertet werden als das Risiko vereinzelter Schädigungen. Nur sollte auch dann folgerichtig die Entschädigungspflicht des Staates bei nachgewiesener Impfschädigung gesetzlich festgelegt werden, was bisher bedauerlicherweise noch nicht der Fall ist. Zeigt sich jedoch bei einer Überprüfung unserer offiziellen Anschauungen, daß andere Länder von gleicher Kulturstufe es ohne rigorosen Impfzwang erreichen, daß Seuchenzüge der Pocken trotz gelegentlicher Einschleppung nicht wieder entstehen, so dürfen wir allerdings den Impfgegnern unter unseren Volksgenossen auch eine Milderung des Impfzwanges und seiner Handhabung schuldig sein. Denn Zwang sollte in der Gesundheitspflege nur in unerläßlichen Fällen Platz greifen. Der menschliche Körper und ärztliche Eingriffe, die ihn betreffen, bildet eine Individualsphäre, von der

---

[1]) An der Entscheidung dieser Frage hat über die praktisch-aktuelle Seite hinaus die sozialpathologische und sozialhygienische Forschung ein besonderes Interesse. Denn diesbezügliche statistische Untersuchungen würden die medizinische Statistik, die unter der bakteriologisch-kontagionistischen Ära bei uns stark vernachlässigt worden ist, auch in der Seuchenlehre wieder in die Stellung einsetzen, die ihr hier gebührt. Schon einmal hat GOTTSTEIN in einer klassischen Arbeit (Die Periodizität der Diphtherie, 1906) nachgewiesen, daß die Veränderung der Sterblichkeit an akuten Infektionskrankheiten Gesetzen folgt, die von der spezifisch ärztlichen Betätigung unabhängig sind. Später hat FRIEDBERGER (Zur Frage der Typhus- und Choleraschutzimpfung, Ztschr. f. Immunitätsforschung, 1919, Bd. 28) den Beweis erbracht, daß die Behauptung des günstigen Einflusses der Schutzimpfung gegen Typhus und Cholera im Kriege einer statistischen Prüfung nicht standhält, sondern nur vorgetäuscht wird. Es ist nicht völlig auszuschließen, daß eine Untersuchung der Pockensterblichkeit nach ähnlichen kritischen Grundsätzen uns lehren wird, daß Impfzwang und Verschwinden der Pocken in manchen Ländern Parallelerscheinungen sind, zwischen denen kein kausaler Zusammenhang besteht.

staatlicher Zwang grundsätzlich ferngehalten werden sollte. Bricht sich die Überzeugung Bahn, daß sorgfältige Überwachung der östlichen Grenze und rechtzeitige Absonderung der ersten Fälle im Verein mit der freiwilligen Impfung zur Abwehr der Seuche genügen, so sind wir nicht mehr berechtigt, uns über die doch unleugbar vorkommenden, keineswegs immer harmlosen Impfschäden und die große Beängstigung, die zahlreiche Eltern infolge falscher kausaler Beziehung bei vermeintlichen Impfschäden empfinden, kaltherzig hinwegzusetzen.

In England, dem für die Entwicklung des Impfwesens klassischem Lande, ist seit 25 Jahren die Gewissensklausel eingeführt, d. h. die Eltern können dort durch eine schriftliche Erklärung ihre Kinder von der Impfung befreien, falls sie diese als mit ihrem Gewissen nicht verträglich ansehen. In den ersten Jahren nach der Einführung, als die Erklärung in der umständlichen Form eines amtlichen Termins abgegeben werden mußte, machten nicht sehr viele Gebrauch davon. Als jedoch die Abgabe dadurch erleichtert wurde, daß die Eltern nur ein ihnen bei der Anmeldung der Geburt eingehändigtes Formular zu unterschreiben brauchten, stieg die Zahl so sehr an, daß heute etwa die Hälfte aller Kinder in England nicht geimpft sind. Dennoch ist die Seuche trotz nicht seltener Einschleppung einzelner Fälle nicht wiedergekehrt. Denn es wurden Todesfälle an Pocken gezählt auf 100000 Einwohner in

	Deutschland (Impfung und Wieder-impfung)	England (nur Impfung, aber Erleichterung durch Gewissensklausel)	Österreich (nur Impfung in den Schulen)	Schweiz (nur Impfung in 6 Kantonen, Impfung und Wiederimpfung in 2 Kantonen)
1906 . . .	0,08	0,06	0,14	0,39
1907 . . .	0,10	0,03	0,15	0,22
1908 . . .	0,10	0,03	0,05	0,05
1909 . . .	0,04	0,06	0,05	0,08
1910 . . .	0,05	0,05	0,03	0,05
1911 . . .	0,06	0,06	0,03	0,32
1912 . . .	0,06	0,03	0,07	0,08
1913 . . .	0,02	0,03	—	—

Ein Unterschied in der Sterblichkeit, je nachdem die einzelnen Länder strengen Impfzwang oder einen solchen mit Gewissensklausel oder überhaupt keinen allgemeinen Impfzwang haben, war also hiernach in Ländern mit gut entwickelter öffentlicher Gesundheitspflege nicht mehr festzustellen. Das deutet darauf hin, daß wir manche Erleichterungen, wie Einführung der Ge-

wissensklausel oder Aufhebung der Wiederimpfung, zulassen
dürfen, ohne ein Wiederaufflackern der Pocken befürchten zu
müssen [1]).

2. Typhus.

Der Unterleibstyphus gehört zu den Infektionskrankheiten,
die nicht nur als Epidemie plötzlich verheerende Wirkungen
ausüben, sondern auch als Endemie eine ständige Ursache
des vorzeitigen Todes eines nicht unerheblichen Teiles der Bevölkerung sein können. Das gilt namentlich von Völkern, die
kein ausgebildetes öffentliches Gesundheitswesen haben, und
bei denen die Städteassanierung noch im argen liegt. Wie ausschlaggebend die von der Bevölkerung erreichte Kulturstufe für
die Typhussterblichkeit ist, erhellen besonders die Zahlen, die
in den verschiedenen Landesteilen Österreichs ermittelt worden
sind. In den Jahren von 1895—1900 starben auf 100000 Einwohner
in Nieder- und Oberösterreich nur 9, in den Karpathenländern
dagegen 52 Personen an Unterleibstyphus. Die absolute Zahl der
Typhustodesfälle in Deutschland beträgt jährlich ungefähr 3500;
die Zahl der Erkrankungen etwas das Zehn- bis Elffache. In den
Orten Deutschlands mit 15000 und mehr Einwohnern starben
auf 100000 Einwohner an Typhus jährlich im Durchschnitt der
Jahre 1877/81 43,6 Personen, im Durchschnitt der Jahre 1897/1901
dagegen nur noch 10,4 Personen. In Preußen starben im Jahre
1911 nur 6 auf 100000 Einwohner. Es starben an Unterleibstyphus [2]) auf 100000 Einwohner:

---

[1]) **Anm. b. d. Korr.** Gegen obige Auffassung wenden sich einige
kürzlich erschienene Arbeiten, so von A. GINS und von F. PRINZING
(D. m. W. 1912, Nr. 48), ohne jedoch durch das beigebrachte statistische
Material, das durchweg mit für epidemiologische Zwecke zu kleinen
Zahlen arbeitet, überzeugen zu können. Das gilt namentlich auch
von einer Arbeit von B. HEYMANN und A. GAEDERTZ (Zeitschr. f.
Hyg., 1922, Bd. 98), die ein umfangreiches Material über die Handhabung des Impfgeschäftes aller wichtigen Staaten sammelt und
übersichtlich anordnet. Im Gegensatz zu den Ansichten der Verfasser
dürfte jedoch eine voraussetzungslose und ungezwungene Deutung
des dargebotenen Materials die Skepsis über die ausschlaggebende
Bedeutung des Impfzwanges bei der Austreibung der Pocken aus
den führenden Kulturländern nur vergrößern und die Zulässigkeit
der Gewissensklausel zur Milderung der deutschen Zwangsimpfung
billigen helfen. Gerade von diesem Gesichtspunkte aus ist die Lektüre
der umfangreichen Arbeit auch an dieser Stelle angelegentlich zu
empfehlen.

[2]) FISCHER, A.: Grundriß der sozialen Hygiene. 1913. S. 306.

Jahr	Land	
1909	Deutsches Reich	4,2
1909	Österreich	12,8
1909	Schweiz	3,2
1909	Belgien	9,3
1910	Holland	5,2
1910	Rußland	30,3
1909	Frankreich (nach dem Material von 72 Städten mit mehr als 30000 Einwohnern)	17,0
1910	England (nach dem Material der 77 größten Städte)	5,4
1910	Spanien (nach dem Material der 49 größten Städte)	35,3

Erst in neuerer Zeit ist es der medizinischen Forschung gelungen, die typhösen Erkrankungen, die früher unter einen Sammelbegriff zusammengefaßt wurden, voneinander genau zu unterscheiden und den Unterleibstyphus als durch eine ganz bestimmte Art von Erregern verursacht zu erkennen. Der schleichende Anfang, die schweren Bewußtseinsstörungen und der häufige Ausgang in Tod haben dem Typhus oder, wie man früher sagte, dem Nervenfieber, die Anteilnahme der Bevölkerung und der öffentlichen Gesundheitspflege wachgehalten und seine Bekämpfung durch Assanierung der menschlichen Wohnorte niemals einschlafen lassen.

Eine starke unmittelbare Beeinflussung der Typhushäufigkeit durch die sozialen Verhältnisse einer Bevölkerungsschicht läßt sich nicht nachweisen. Weder schaffen die sozialen Verhältnisse eine zum Typhus besonders disponierende Anlage, noch sind sie in erkennbarer Weise Träger von Krankheitsbedingungen, noch vermitteln sie das Haften des Erregers. Endlich kann man noch nicht einmal sagen, daß der Krankheitsverlauf je nach der sozialen Stellung des Kranken eine gesetzmäßig auftretende Veränderung aufwiese. Wenn daher in einem Bevölkerungskreise sich die Typhusfälle häufen, so ist dieser Bevölkerungskreis in der Regel nicht sozial abzugrenzen, sondern geographisch, indem manche Städte oder Landschaften infolge mangelhafter Wasserversorgung oder ungünstiger Abfallbeseitigung oder mangels der erforderlichen gesundheitlichen Maßregeln einen besseren Boden abgeben für die Verbreitung als andere, die diesen Bedingungen entsprechen. Gleichgültig ist allerdings die soziale Lage der Bevölkerung nicht; denn in der Regel wird die reichere Stadt auch besser assaniert und sorgfältiger verwaltet sein. Insbesondere kommt hier in Frage, ob der betreffende Landesteil oder Ort auch genügend mit Krankenhäusern versehen ist und dafür gesorgt wird,

daß eine möglichst große Zahl der entstehenden Typhusfälle
in die Krankenhäuser gebracht und durch die damit verbundene
Absonderung als weitere Ansteckungsquelle ausgeschieden wird.
In der Zeit seines stärksten Abfalles in Deutschland haben sich
die Todesfälle an Unterleibstyphus auch dort vermindert, wo Wasser-
leitung und Kanalisation nicht eingeführt worden ist. So starben
nach KRUSE (Ztschr. f. Hyg., Bd. 25, S. 139) in Preußen auf 10000
Lebende in

	Land- gemeinden	Klein- städten	Mittel- städten	Groß- städten
1876	6,2	8,1	6,4	6,0
1881	5,4	6,5	5,1	3,2
1891	1,9	2,4	2,3	1,4

Also scheint auch die Verminderung der Typhussterblichkeit
auch eine allgemeine, den kulturellen und wirtschaftlichen Aufstieg
begleitende Erscheinung zu sein, nicht bloß die Folge der Assanierung
der Städte, womit selbstverständlich der letzteren keineswegs der Wert
abgesprochen werden soll.

Mehr Einfluß als auf die Sterblichkeit hat die soziale Lage auf
die Letalität, d. h. den tödlichen Ausgang der Erkrankung. Diese
betrug nach S. ROSENFELD [1] in Wien 1891—1900:

in den reichen Bezirken I und IV . . . 16,5 und 19,74 %,
„　„　armen　„　V „ X . . . 24,61 „ 22,19 %.

Nach der Zusammenstellung, die der französische Statistiker
BERTILLON [2] über den Einfluß der Wohlhabenheit auf die Sterblichkeit in Paris, Berlin und Wien gemacht hat, starben von
100000 Einwohnern in jeder Gruppe an

	Typhus			Lungentuberkulose		
	in Paris	in Berlin	in Wien	in Paris	in Berlin	in Wien
reich	31,3	11,2	4,8	266,1	213,9	321,8
wohlhabend .	33,4	11,7	6,3	414,7	318,3	421,7
arm	32,8	9,7	5,9	522,3	305,1	558,0

Überaus deutlich gibt sich aus dieser Tabelle der sozialpathologische Unterschied des Typhus und der Lungentuberkulose
zu erkennen. Bei jenem ist fast kein Unterschied der Zahlen
nach der wirtschaftlichen Lage, wohl aber ein bedeutender nach
der geographischen, bei dieser ein starkes Ansteigen der Sterblichkeitsziffer mit dem Sinken des Einkommens zu erkennen.

---

[1] ROSENFELD, S.: Der Einfluß des Wohlhabenheitsgrades auf die
Infektionskrankheiten in Wien. Zentralbl. f. allg. Gesundheitspflege.
23. Jahrg. 1904.
[2] BERTILLON: Sterblichkeit nach Wohlstandsstufen. Bericht der
achten Sektion des Internat. Kongresses f. Hygiene u. Demographie
in Berlin 1907.

Um ihrerseits die sozialen Zustände zu beeinflussen, dürfte die Typhussterblichkeit selbst dort zurzeit nicht hoch genug sein, wo sie zu den beachtenswerten Todesursachen gehört. Eine Ausnahme macht nur das Anschwellen der Typhussterblichkeit, das früher nach Kriegen oder während Belagerungen von Festungen ziemlich regelmäßig in den europäischen Ländern beobachtet worden ist. Hier kann es vorkommen, daß der Typhus das Vielfache der Zahl der Soldaten, die den feindlichen Waffen erliegen, dahinrafft. Auf seiten der deutschen Truppen erkrankten im Feldzuge 1870/71 73000 Mann, mehr als 9 % der Kopfstärke, am Typhus, von denen fast 9000 der Seuche erlagen. In dem südwestafrikanischen Aufstande 1906/07 fielen auf seiten der deutschen Truppen durch Waffengewalt 262 Mann, während 691 Mann, davon 533 allein an Typhus, Krankheiten erlagen.

Im Weltkrieg ist es weder auf deutscher Seite noch bei den Heeren der westeuropäischen Nationen zu größeren Typhusepidemien gekommen. Rechtzeitige Erkenntnis der ersten Fälle mit Hilfe der bakteriologischen Untersuchungsmethoden und ihre sofortige Isolierung haben diesen Erfolg gezeitigt.

Die ärztliche Behandlung des Typhus ist rein symptomatischer Natur. Sie ist zwar als solche von großem Werte für den Kranken; aber für den Verlauf des Falles dürfte sie ziemlich gleichgültig sein. Auch der Ausgang in Tod oder in Heilung hängt wohl kaum von der Kunst des Arztes ab. Die Kenntnis des krankheitserregenden Spaltpilzes und seiner Lebensbedingungen hat hieran nichts geändert; doch ist diese Kenntnis von großer Bedeutung für die Verhütung der Verbreitung des Typhus geworden. Die Unschädlichmachung der Absonderung des Kranken und andere Maßnahmen können einen Typhusfall als weitere Ansteckungsquelle vollständig ausschalten, und diese Ausschaltung ermöglicht zu haben, ist der eigentliche Triumph der neuzeitlichen Typhusforschung und Typhusbekämpfung. Die Absonderung und Ausschaltung ist bei dem überwiegenden Teil der Bevölkerung nur durch eine sofortige Verbringung des Erkrankten in ein Krankenhaus zu erzielen.

Im Versicherungswesen spielt der Unterleibstyphus keine erhebliche Rolle. Nach der Leipziger Krankheitsstatistik [1]) kamen unter 100000 ein Jahr lang beobachteten männlichen Versicherungspflichtigen nur 125 Fälle von Typhus vor, von denen 8 tödlich endeten, und die zusammen 4135 mit Arbeitsunfähigkeit einhergehende Krankheits-

---

[1]) Unter „Leipziger Krankheitsstatistik" sind hier und im folgenden immer die im Statistischen Amte des Reiches unter P. MAYET bearbeiteten und im Jahre 1910 in vier Bänden herausgegebenen „Untersuchungen der Krankheits- und Sterblichkeitsverhältnisse nach Geschlecht, Alter und Beruf in der Ortskrankenkasse für Leipzig und Umgegend" zu verstehen, die nahezu eine Million männlicher und mehr als eine Viertelmillion weiblicher Personen während der Beobachtungszeit eines Jahres umfassen.

tage beanspruchten. Bei den weiblichen Versicherungspflichtigen wurden 110 Fälle mit 6 Todesfällen und 3798 Krankheitstagen gezählt.

Es gibt zwei Gruppen von Maßnahmen, durch deren Anwendung wir hoffen können, den endemischen Typhus bald völlig zum Verschwinden zu bringen. Das ist einmal die Versorgung der Bevölkerung mit gesundheitlich einwandfreiem Trinkwasser unter gleichzeitiger Einrichtung einer zuverlässigen Kanalisation und sodann die Hospitalisierung aller an Abdominaltyphus erkrankten Personen.

So betrug nach einer Zusammenstellung von EWALD [1] „in Frankfurt a. M. z. B. die Typhusmortalität bis in die Mitte der siebziger Jahre 30—100 jährlich auf 100000 Lebende und war durchschnittlich etwa 80. Die Entwässerungsanlagen, die 1866 begonnen wurden, schritten nur langsam vorwärts, so daß 1874 erst 21 % der Häuser angeschlossen waren, 1875 schon 31, 1876: 42, 1883: 70 %. Sobald mehr als 30 % der Häuser an die Kanalisation angeschlossen waren, war der Einfluß auf die Typhusmortalität offenbar, die 1875 auf 41, 1876 auf 34 sank, um dann bald unter 20 bis auf 3,6 (1906) herunterzugehen und dauernd zu bleiben. In Berlin wurde schon im Jahre 1856 eine zentrale Wasserversorgung eingeführt, ohne aber einen erheblichen Einfluß auf die Typhusmortalität auszuüben. Als jedoch 1875 mit der Kanalisation begonnen wurde, änderte sich allmählich das Bild: Die Typhusmortalität sank von durchschnittlich 80—85 vorher auf 42 in dem Jahrfünft 1875—1879, weiterhin auf 38 im nächsten Jahrfünft, dann auf 15, 8, 5 und schließlich 4 in dem Zeitraum von 1900—1902. Diese Verringerung stand in direktem Verhältnis zu der Zahl der Hausanschlüsse an die Kanalisation. Bei 57 Hausanschlüssen im Jahre 1875 zeigte sich noch eine Mortalität von 83, bei 10000 Anschlüssen eine solche von 30, bei 15000 eine solche von 15, bei 20000 von 10, bei 25000 (im Jahre 1899 waren es 25087) eine solche von 4. Ebenso wird aus anderen Großstädten berichtet: In München sank die Typhussterblichkeit von 235 im Jahre 1872 allmählich auf 3 im Jahre 1902, in Wien von 147 im Jahre 1871 auf 8,2 im Jahre 1900, in Zürich von 80 im Jahre 1880 auf 3 im Jahre 1900."

Da in den engbevölkerten Industriegegenden des westlichen Deutschlands der Typhus als Endemie noch eine beachtenswerte Rolle spielt, hat man regierungsseits für diese Gegenden besondere Typhuskommissionen errichtet, die nach obigen Grundsätzen die Endemie planmäßig bekämpfen.

Diese auf die Initiative von R. K o c h eingerichtete „direkte" Typhusbekämpfung durch Ausspüren und Absondern der einzelnen Kranken war auch von gutem Erfolge begleitet. Mit Recht ist aber dagegen Verwahrung eingelegt, daß sie in einseitiger Weise angewandt und nicht überall auf allgemeine gesundheitliche Maßnahmen der nämliche Wert gelegt wird.

---

[1] EWALD, W.: Soziale Medizin. Berlin 1911. Bd. I. S. 379.

So schreibt G. Kühnemann [1]: „Unterwerfen wir die Erfolge der organisierten Typhusbekämpfung einer kritischen Betrachtung, so ergeben sich folgende Tatsachen: Im Bezirk Trier sank die absolute Zahl der Typhusfälle von 1116 im Jahre 1904 auf 590 im Jahre 1909, auf 10000 Einwohner berechnet, von 12,0 auf 6,2; im Bezirk Unter-Elsaß von 580 im Jahre 1904 auf 244 im Jahre 1909 bzw. von 8,4 auf 3,6; im Bezirk Lothringen von 827 im Jahre 1904 auf 265 im Jahre 1909 bzw. von 14,04 auf 4,8; in Elsaß-Lothringen zusammen von 1407 im Jahre 1904 auf 509 im Jahre 1909 bzw. von 10,8 auf 3,9; im Gebiete der gesamten Typhusbekämpfung von 3542 im Jahre 1904 auf 1288 im Jahre 1909, bzw. von 10,8 auf 4,0. Diese Zahlen reden eine deutliche Sprache: sie führen uns die großen Erfolge der nach Kochschen Grundsätzen ins Leben gerufenen Typhusbekämpfung vor Augen. Doch ist die Bedeutung jener Zahlen insofern einzuschränken, als sich ergibt, daß im Bezirk Ober-Elsaß, wo bis April 1909 eine Typhusbekämpfung nicht existierte, die Zahl der Typhusfälle sich ebenfalls während derselben Zeit ganz bedeutend vermindert hat. Die Typhusmorbidität sank nämlich dort von 413 im Jahre 1904 auf 265 im Jahre 1909 bzw. auf 10000 Einwohner berechnet von 8,0 auf 4,2. Also hier dieselben Verhältnisse ohne Typhusbekämpfung! Diese Abnahme im Ober-Elsaß erklärt sich aber daraus, daß seit Einführung der Typhusbekämpfung in den übrigen Bezirken auch im Ober-Elsaß in bezug auf Verbesserung der allgemeinen hygienischen Verhältnisse dieselben Maßnahmen getroffen worden sind wie beispielsweise im Unter-Elsaß und in Lothringen. Wir ersehen daraus ganz klar, daß die Hebung der allgemeinhygienischen Verhältnisse die bei weitem größte Rolle bei der Bekämpfung der Seuche spielt."

Es ist müßig zu streiten, ob die unmittelbare Typhusbekämpfung [2] durch Hospitalisierung der einzelnen Fälle oder die mittelbare durch Assanierung der Wohnplätze die wichtigere ist. Es ist erforderlich, beide zur gleichen Zeit und an den gleichen Orten anzuwenden. Dann dürfen wir hoffen, daß in absehbarer Zeit der Typhus völlig aus den Kulturländern verschwindet.

Dagegen scheinen die von serologischer Seite empfohlenen Massen-Schutzimpfungen nicht zu den wirksamen Mitteln der Typhusbekämpfung zu gehören. Wenigstens hat Friedberger [3] in einer seuchenstatistisch mustergültigen Arbeit gezeigt, daß die behauptete Herabminderung der Mortalität und Letalität an Typhus zu Beginn und Verlauf des Weltkrieges auf Täuschung und falscher Ursachenbeziehung beruht. In sorgfältigen Untersuchungen stellt er fest, daß „die Außerachtlassung aller bestehenden Unterschiede in den

---

[1] Kühnemann, O.: Neuere Erfahrungen über Epidemiologie und Bekämpfung des Typhus. Zeitschr. f. Medizinalbeamte. 1911. Nr. 3.
[2] Koch, R.: Die Bekämpfung des Typhus. Veröffentl. a. d. Gebiete d. Militärsanitätswesens. 1903. H. 21.
[3] Friedberger, E.: Zur Frage der Typhus- und Choleraschutzimpfung. Ergibt sich auf Grund der jetzt vorliegenden authentischen Zahlen ein Erfolg der Impfungen gegen Typhus und Cholera im Krieg? Zeitschr. f. Immunitätsforschung. Bd. 28. H. 3/5. 1919.

äußeren Lebensbedingungen den rein zahlenmäßig errechneten Ergebnissen", jenen mit Triumph überall verkündeten Statistiken, die die geringe Sterblichkeit an Typhus den Impfungen zuschreibt. „jeden Wert nimmt". Er kommt abschließend zu folgender Ansicht: „An der Abnahme des Typhus und der Cholera in diesem Kriege sind diejenigen Momente in erster Linie schuld, die bereits im Frieden ohne Impfung einen beträchtlichen Rückgang dieser Infektionen bedingt haben. Sie haben in gleicher Weise im Krieg sowohl diejenigen Darmkrankheiten, gegen die geimpft wurde (Typhus und Cholera), als auch jene, gegen die nicht geimpft wurde (Ruhr), auf einen niedrigen Stand gebracht. Aber nicht nur bei den Darmkrankheiten sind größere Epidemien ausgeblieben; auch bei anderen epidemischen Krankheiten ist es dank der prophylaktischen Maßnahmen und mehr noch dank der vortrefflichen hygienischen Einrichtungen und der größeren Reinlichkeit, der sich die weitesten Kreise unseres Volkes im Vergleich zu früheren Jahrhunderten erfreuen, der Fall gewesen, sobald die entsprechende Organisation bei der Truppe, die zu Anfang des Krieges noch völlig mangelte, geschaffen war. Auch andere Erkrankungen, gegen die nicht geimpft wird, und deren epidemische Verbreitung vorwiegend durch enges Zusammenwohnen, durch Schmutz und Unkultur begünstigt wird, wie Diphtherie, Meningitis cerebrospinalis und Fleckfieber, haben eine epidemische Verbreitung innerhalb der Truppen im Felde nur in Ausnahmefällen erfahren. — Inwieweit die Schutzimpfung gleichwohl eine aktive Rolle spielt, darüber will ich nicht urteilen. Es fehlen dafür einstweilen die Unterlagen. — Die bis heute vorliegenden authentischen Zahlen lassen einen Nutzen der Impfung nicht erkennen."

3. Flecktyphus.

Noch mehr als vom Unterleibstyphus gilt vom Flecktyphus, daß ein besonders gehäuftes Auftreten sich an katastrophale Erscheinungen wie Kriege oder Hungersnöte oder Erdbeben anschließt. Die Zahl der im Krimkriege von 1853—1856 an Flecktyphus Gestorbenen berechnet man auf 16000 Engländer, 80000 Franzosen und 800000 Russen. Endemisch kommt er nur in kulturell zurückgebliebenen Ländern vor. Vor dem Kriege starben in Irland jährlich etwa 5 Personen auf 100000 Einwohner an Flecktyphus. Auch im außerdeutschen Polen, in Rußland und in den Balkanländern kommt die Seuche ständig vor, während sie in Deutschland nur in vereinzelten Fällen und auch dann in der Regel nur in den östlichen Provinzen beobachtet wird. Das Auftreten von Flecktyphus ist so sehr an einen kulturellen Tiefstand der Bevölkerung gebunden, daß man es geradezu als ein Zeichen außergewöhnlicher Unkultur betrachten kann. Mit Recht nennt daher A. Hirsch [1]) „die Geschichte des Flecktyphus die Geschichte des menschlichen Elends".

---

[1]) Hirsch, A.: Handbuch der historisch-geographischen Pathologie. 2. Aufl. 1881.

Wahrscheinlich ist die Verbreitung des Erregers an Ungeziefer wie Kleiderläuse und ähnliche gebunden. Auch die Bezeichnung Hungertyphus, die man dieser Krankheit beilegte, ist, wenn auch nicht für die Entstehungsweise, doch für das Vorkommen unter Landstreichern und fahrendem Volk bezeichnend für diesen Zusammenhang. In den Orten Deutschlands mit 15000 und mehr Einwohnern starben auf 100000 Einwohner jährlich am Flecktyphus im Jahrfünft 1877—1881 2,6 Personen. Im Jahrfünft 1897—1901 war diese Zahl auf 0,06 gesunken. Im Jahre 1909 betrug die Zahl 0,03, während sie in Rußland noch 11, in Spanien 5,2 betrug.

Während des Krieges hat der Flecktyphus durch Kriegsgefangene und ausländische Wanderarbeiter an einzelnen Stellen, auch in Deutschland, zu Ausbrüchen von begrenzter Ausbreitung geführt. Einige solcher Fleckfieberepidemien in Pommern hat E. FRIEDBERGER [1]) in einer Abhandlung beschrieben, die wegen ihrer sorgfältigen Berücksichtigung der sozialen Umwelt der Erkrankten für die Darstellung auch anderer epidemischer Krankheiten vorbildlich werden sollte. So schildert E. FRIEDBERGER die hygienischen Wohnungsverhältnisse der Wanderarbeiter auf den großen pommerschen Gütern folgendermaßen: „Zur Verbesserung der sanitären Verhältnisse geschieht dort im allgemeinen leider so gut wie nichts, im Gegenteil, die Unterbringung dieser Leute ist meist eine höchst mangelhafte. Die Quartiere sind schlecht und viel zu dicht belegt; Waschgelegenheiten sind allenfalls nur höchst mangelhaft, Badegelegenheiten überhaupt nicht vorhanden. Die Aborte befinden sich meist in einem Zustande, daß sie nicht benutzt werden können. Die Umgebung der Quartiere strotzt daher von Kothaufen. Es fehlt offenbar nicht nur bei diesen Leuten, sondern leider auch bei den Arbeitgebern und ihren Organen vielfach das elementarste Verständnis für die hygienischen Aufgaben und Pflichten, so daß irgendeine erzieherische Einwirkung in dieser Richtung auf die Schnitter nicht statthat. Früher waren die Leute nur den Sommer über bei uns. In den Zeiten, in denen eine Reihe gefährlicher Epidemien, wie Cholera, Typhus und vor allem Fleckfieber, ihre alljährlichen Gipfel zu erreichen pflegten, d. h. im Spätherbst, waren sie aus vielen Gegenden bereits wieder in ihre Heimat abgewandert, um erst zum Frühjahr wiederzukehren." Über die Verlausung, von der noch nicht feststeht, ob sie ursächlich an der Krankheit beteiligt ist oder nur ihr ständiger Begleiter ist, sagt FRIEDBERGER: „Die Verlausung ist eine Folge der Unkultur, des sozialen Tiefstandes und des Elends, in dem die Bevölkerung im Osten vielfach lebt. Die zeitweilige Beseitigung der Läuse ändert nichts an den äußeren Bedingungen, unter denen diese Leute zu vegetieren gezwungen sind und unter denen auch die Verlausung nicht aufhört. Erst wenn sich da die Verhältnisse von Grund auf ändern, wird die Verlausung ganz von selbst und ohne besondere Maßnahmen schwinden, wie sie bei

---

[1]) FRIEDBERGER, E.: Fleckfieberepidemien in Pommern. Zeitschr. f. Hygiene u. Infektionskrankheiten. Bd. 57. 1919.

uns ja auch im Laufe der Jahrhunderte aufgehört hat. — Man mag sich gegenüber der Theorie der ausschließlichen Übertragung des Fleckfiebers durch die Läuse verhalten, wie man will, jedenfalls steht doch das eine fest, daß die Läuse einen entsprechenden Indikator für ungenügende hygienische Bedingungen darstellen. Die Schaffung von Verhältnissen, unter denen die Leute läusefrei werden und läusefrei bleiben, sind schon im allgemeinen geeignet, den Gesundheitszustand günstig zu beeinflussen." Das beste Mittel gegen den Flecktyphus liegt also in einem angemessenen Kulturstande der großen Masse der Bevölkerung.

4. Rückfalltyphus.

Erst seit Beginn der sechziger Jahre ist der Rückfalltyphus (Febris recurrens), der mit dem eigentlichen Typhus nur durch den Namen verwandt ist und sich im übrigen von ihm sowohl durch das klinische Bild als durch die Art seines Erregers wesentlich unterscheidet, in Deutschland als Endemie bekannt geworden. Er ist die typische Krankheit der Verwahrlosung, wie sie bei Landstreichern, Wanderarmen und Herbergsgästen Platz greift.

5. Ruhr.

Ähnlich wie der Rückfalltyphus kommt auch die Ruhr in den meisten deutschen Ländern nur vereinzelt vor. Eine größere Verbreitung gewinnt sie in den von polnischer Bevölkerung bewohnten Landesteilen sowie in dem rheinisch-westfälischen Industriebezirk, in dem zahlreiche aus den östlichen Provinzen zugewanderte Bergarbeiter leben. Im südöstlichen Österreich-Ungarn, in Rußland und den Balkanländern zeigt sie noch den Charakter einer beachtenswerten Endemie. Aus ihrer geographischen Verbreitung geht schon hervor, daß sie mit zunehmender Zivilisation verschwindet.

Die letzte größere Epidemie, die Deutschland erlebte, herrschte in den Jahren nach dem deutsch-französischen Kriege. Es starben noch im Jahre 1875 in Preußen nicht weniger als 8000 Personen an der Ruhr, die dann allerdings von Jahr zu Jahr bis zum vollständigen Verschwinden abnahm. In größerer Ausdehnung zeigte sich die Seuche erst wieder um die Wende des Jahrhunderts, und zwar im rheinländisch-westfälischen Industriebezirk, wohin sie durch polnische Arbeiter eingeschleppt worden war. So hatte z. B. die Stadt Barmen in den Jahren 1899—1903 etwa 2000 Ruhrfälle mit 200 Todesfällen. Die Ruhr ist eine Saisonkrankheit, die nur im Sommer und Herbst vorkommt. Der größte Wert ist auf eine möglichst schnelle Hospitalisierung aller Kranken zu legen.

In den Jahren 1875—1911 hat die Verbreitung der Ruhr [1]), ohne
daß ein spezifisches Heilmittel gefunden wäre, spontan sich auf den
dreißigsten Teil vermindert; denn von 10000 Lebenden starben
jährlich an Ruhr im Durchschnitt:

1875—1879	. . . 1,6	1900—1904	. . . 0,2
1880—1884	. . . 1,6	1905—1909	. . . 0,06
1885—1889	. . . 0,5	1910	. . . 0,03
1890—1894	. . . 0,3	1911	. . . 0,05
1895—1899	. . . 0,4		

Auch die Ruhr gehört zu den Krankheiten, die in einem zivili-
sierten Lande in normalen Zeiten eigentlich nicht mehr vorkommen dürfen. Sie stellt sich aber auch gegenwärtig noch
unfehlbar überall dort ein, wo unhygienische Zustände unter
dicht zusammengedrängten Menschenmassen herrschen. So
namentlich in Kriegszeiten. Im Deutsch-Französischen Kriege
erkrankten auf deutscher Seite noch 38000 Soldaten mit 2400
Todesfällen an Ruhr, im südafrikanischen Kriege 25000 Engländer
und bei der chinesischen Expedition 900 deutsche Soldaten.
Auch unter den im Jahre 1901 auf dem Döberitzer Übungsplatze
zusammengezogenen Truppen wurden noch 400 Fälle festgestellt.
Im Weltkriege erkrankten ebenfalls noch zahlreiche Soldaten
an Ruhr. Doch war die Letalität erheblich geringer als in den
früheren Kriegen.

6. Genickstarre.

Die epidemische Genickstarre tritt in Deutschland nur in
den östlichen Landesteilen auf, aus denen die wenigen vereinzelten Fälle, die in den übrigen Gegenden beobachtet werden,
in der Regel eingeschleppt worden sind. Die Erkrankung beschränkt sich auf das jugendliche Alter und sucht mit Vorliebe
Kasernen, Korrektionsanstalten und andere Massenquartiere heim.
Es ist unbedingt erforderlich, daß bereits die ersten Fälle einer
Epidemie, die zur ärztlichen Beobachtung kommen, in einem
Krankenhause isoliert werden. Seit dem Jahre 1905 ist in Preußen
die bisher unbedeutende Zahl der Erkrankungen gestiegen. Es
wurden nach EWALD (a. a. O. S. 349) Erkrankungen festgestellt:

	1909	1908	1907	1906	1905	1904	1903	1902	1901
Ostpreußen . .	48	21	20	18	28	6	7	8	8
Westpreußen .	3	6	3	7	26	12	4	9	3
Brandenburg .	59	66	93	61	84	14	5	3	13
Pommern . . .	25	76	22	60	14	6	7	4	7
Übertrag:	135	169	138	146	152	38	23	24	31

---

[1]) FRIEDBERGER, E.: Zur Frage der Typhus- und Choleraschutzimpfung. Ztschr. f. Immunitätsforschung. 1919. S. 140.

	1909	1908	1907	1906	1905	1904	1903	1902	1901
Übertrag:	135	169	138	146	152	38	23	24	31
Posen	23	74	119	174	37	2	2	4	6
Schlesien . . .	93	177	403	1011	3317	26	13	9	28
Sachsen. . . !	14	10	17	22	47	3	14	9	4
Schlesw.-Holst.	14	28	74	15	21	8	10	11	11
Hannover . .	28	28	63	33	28	11	6	4	5
Westfalen . .	245	328	1059	363	70	8	18	20	18
Hessen-Nassau .	23	16	26	25	26	10	26	6	9
Rheinprovinz .	382	459	692	340	61	12	9	8	9
Sigmaringen .	—	—	—	—	5	—	—	1	—
Staat	957	1284	2591	2029	3764	118	121	125	121

In einer für „Unkulturkrankheiten" bezeichnenden Weise
sehen wir hier die Seuche zunächst im oberrheinischen Industriegebiet sowie in der Provinz Posen eine große Verbreitung gewinnen, die erst dann auf den rheinisch-westfälischen Industriebezirk, deren Arbeiterscharen zum größten Teil aus dem Osten
stammen, sich ausdehnt. Die Erkrankung ist sehr bösartig.
60 % enden tödlich, weitere 30 mit Zurückbleiben von Gebrechen
wie Lähmungen, Geistesschwäche, Augen-, Hör- und Herzfehler.
Rechtzeitige Hospitalisierung ist für die Kranken sowohl wie für
den Schutz der übrigen Bevölkerung die einzig zweckmäßige
Maßnahme.

7. Cholera.

Die in der Bevölkerung so gefürchtete Seuche tritt in Europa
nur als Gast auf, erregt dann allerdings durch die Plötzlichkeit
ihrer Verbreitung und die Zahl ihrer Opfer das größte Aufsehen. Ihrem mehrmaligen Auftreten innerhalb des 19. Jahrhunderts verdanken wir wichtige Impulse für die Assanierung
der Städte, so daß ohne Übertreibung gesagt werden konnte, daß
die Cholera hierdurch mittelbar mehr Menschenleben gerettet
als dahingerafft hat. Selbst die Choleraepidemien, die, wie
noch die Hamburger im Jahre 1892, zahlreiche Opfer gefordert
haben, vermochten kaum die Bevölkerungsbewegung merkbar
zu beeinflussen.

Im Laufe des 19. Jahrhunderts hat die Cholera fünf große
Züge von ihrer Heimat Indien aus unternommen. Der letzte
umfaßte die Jahre 1892—1894 und forderte in Rußland etwa
800000 Opfer, in Deutschland ungefähr 9000, von denen mehr
als 7000 auf die Stadt Hamburg allein entfielen. Außerhalb
Hamburgs zeigte sich die Epidemie von 1892—1894 noch vereinzelt
in 300 Orten Deutschlands mit zusammen 3200 Erkrankungen,
von denen etwa 1600 tödlich endeten. Die kleine Epidemie im

Weichsel- und Odergebiet im Jahre 1905 erforderte nur 88 Todesfälle bei 218 Erkrankungen. Der Krankheitserreger ist der von R. Koch in Indien entdeckte Kommabazillus. Die Cholera ist eine Verschleppungskrankheit, die hauptsächlich den großen Verkehrswegen folgt. In der Bekämpfung und Verhütung der Cholera hat die Bakteriologie ihren größten Triumph gefeiert, da sich die Abwehrmaßnahmen genau auf die Kenntnis der Lebensbedingungen des Krankheitserregers aufbauen lassen.

Eine besondere Gefahr der Einschleppung aus dem Osten bietet die Holzflößerei auf der Weichsel. Ewald (a. a. O. S. 200) zitiert hierüber eine Schilderung Friedheims, die die Rolle treffend beleuchtet, welche die überaus ungünstige soziale Lage der russischen Flößer bei der Krankheit spielt. „Der größte Teil des eingeführten Holzes, das bei Schillno die deutsche Grenze passiert, gelangt auf der Weichsel nicht über Brahmemünde hinab, da es zum Teil in Schulitz, dem Haupthandelsplatz für Eisenbahnschwellen, verbleibt, zum Teil in den Bromberger Kanal hineinschwimmt. Das übrigbleibende Fünftel bis Viertel legt, mit Ausnahme geringfügiger Mengen, den ganzen Weg bis nach Danzig zurück. Welchen Wert das Holz repräsentiert, mag daraus erhellen, daß allein hierher jährlich für 10—13 Millionen Mark Hölzer gebracht werden. Im schroffsten Gegensatze zu dem Werte des Gegenstandes, der ihnen anvertraut ist, steht die Menschenklasse, welche den Transport des Holzes besorgt. Die ganze Lebenshaltung, Kleidung und Ernährung der „Flissaken" ist so elend und dürftig, daß es für jeden Kenner dieser Verhältnisse als selbstverständlich erscheinen muß, daß sie bei Ausbruch einer Seuche derselben keinen Widerstand leisten können. Menschen, die Wochen und Monate lang halb nackt bei Wind und Wetter auf dem Strom hausen, deren elende von Schmutz und Ungeziefer starrende Strohhütte mit ihrem dürftigen Strohlager keinerlei gesicherte Unterkunft gewährt, die, mangelhaft ernährt, zu großen Exzessen im Essen und Trinken neigen, denen der Schnaps kein genügendes Reizmittel mehr ist, und die ihn durch Äther und „Pain expeller" ersetzen, solche Menschen bieten naturgemäß einer Seuche wie der Cholera das beste Angriffsobjekt, und der rapide Verlauf der Erkrankungen bei ihnen zeigt am deutlichsten, wie sehr sie für die Seuche prädestiniert sind. Berücksichtigt man ferner noch, daß zwischen ihnen und ihrem Kassierer, dem polnischen Juden, ein dauernder Kampf besteht, daß sie betrogen und geschädigt werden, wo es nur irgend möglich ist, daß sich um ihr leibliches Wohl und Wehe niemand kümmert (es kam wiederholt vor, daß schwer kranke Flößer hilflos am Ufer ausgesetzt wurden), so muß man zugeben, daß mit dem Eintritt der rund 20000 Flößer, welche alljährlich bei Schillno die Grenze passieren, Westpreußen in sanitärer Beziehung einer viel größeren Gefahr ausgesetzt ist wie irgendeine andere preußische Provinz. Tatsächlich haben die Flößer auch bei den früheren Epidemien eine der Hauptrollen bei der Verbreitung der Cholera in der Provinz Westpreußen gespielt, und der Weg, den sie auf ihrer Rückwanderung nach Polen einschlugen — die Flößerstraßen — bezeichnete fast genau den Gang der Seuche im Regierungsbezirk Marienwerder."

Ist die Seuche erst einmal ausgebrochen, so spielen die sozialen Verhältnisse insofern mit, als die proletarischen Schichten ganz unverhältnismäßig schwerer betroffen werden als die wohlhabenden. Auch bei der Hamburger Epidemie ist das unzweifelhaft hervorgetreten.

Dort kamen im Jahre 1892 auf je 1000 Steuerzahler [1]:

bei einem Einkommen von	Erkrankungen	Todesfälle
10000—25000 M.	18,03	9,62
5000—10000 „	30,98	15,58
3500—5000 „	39,67	22,04
2000—3500 „	47,10	26,75
1000—2000 „	100,25	55,30
800—1000 „	113,94	61,86

Lehrreich ist in dieser Tabelle, daß zwar die Erkrankungshäufigkeit bei den unteren Schichten fast dreimal so groß ist wie bei den höheren, während auf den Verlauf der Krankheit die wirtschaftliche Lage anscheinend keinen Einfluß hat; denn die Letalität, d. h. die Sterblichkeit bezogen auf die Erkrankungsziffer, ist in allen Schichten die nämliche, da überall etwa die Hälfte der Erkrankten stirbt. Diese auffallende Tatsache erklärt sich vielleicht dadurch, daß damals in Hamburg fast alle Erkrankten im Krankenhaus behandelt wurden, somit der Einfluß der sozialen Umwelt künstlich ausgeschaltet war.

Die beste Verhütung der Cholera ist neben einwandfreier Trinkwasserversorgung die schnelle Hospitalisierung der ersten Fälle und ein sorgfältiger Überwachungsdienst der Eingangspforten, wenn im Nachbarlande Cholerafälle vorgekommen sind. Die Maßnahmen erfordern reichliche Geldmittel. Sie werden vielleicht leichter geopfert, wenn man bedenkt, daß eine regelrechte Choleraepidemie außer den Menschenopfern auch sehr große Geldmittel verschlingt. Allein in den drei Monaten August, September und Oktober verausgabte der hamburgische Staat mehr als drei Millionen Mark für die Cholerabekämpfung.

8. Grippe.

Zu den allgemeinen akuten Infektionskrankheiten gehört auch die Influenza. Sie ist im Vergleich mit den bisher genannten Krankheiten zwar insofern harmlos, als in normalen Zeiten nicht viele Menschen an ihr unmittelbar zugrunde gehen. In sozialer Beziehung gewinnt sie jedoch eine gewisse Bedeutung, als sie eine große Anzahl von Personen für kürzere oder längere Zeit arbeitsunfähig macht. Damit hängt auch zusammen,

---

[1] Die Gesundheitsverhältnisse Hamburgs im 19. Jahrhundert. Hamburg 1901.

daß sich Influenzaepidemien in den finaziellen Verhältnissen der Krankenkassen unliebsam bemerkbar zu machen pflegen.

Nach der Leipziger Krankheitsstatistik kamen unter 100000 ein Jahr lang beobachteten männlichen Versicherungspflichtigen 2828 Fälle von Influenza vor, von denen 15 tödlich endeten, und die zusammen 44417 mit Arbeitsunfähigkeit einhergehende Krankheitstage beanspruchten. Bei den weiblichen Versicherungspflichtigen wurden 2838 Fälle mit 11 Todesfällen und 50242 Krankheitstagen gezählt. Das ergibt also eine bedeutende Inanspruchnahme von Aufwendungen für Arzt, Apotheker und Krankengeld aus Kassenmitteln. Hierin wie in der Mattsetzung eines großen Bruchteiles der erwerbstätigen Bevölkerung beruht die nicht zu unterschätzende wirtschaftliche Bedeutung der Grippe. Insgesamt sterben in Preußen alljährlich ausweislich der amtlichen Todesursachenstatistik etwa 5000 Personen an Influenza.

Der Charakter der Grippe ändert sich, sobald aus der Endemie eine jener Pandemien wird, wie wir sie in Abständen von einigen Jahrzehnten durch die Länder eilen sehen. Der letzte dieser Züge raffte im Jahre 1918 allein in Deutschland etwa 250000 Menschen hinweg, wenn man die durch die Grippe verursachte Mehrsterblichkeit an Lungenentzündung hinzurechnet. Als eigentliche Kriegsseuche ist die Influenzaepidemie von 1918 kaum anzusprechen, da auch die neutralen Länder keineswegs in geringerem Grade ergriffen wurden.

9. Tollwut.

Nach der amtlichen Tollwutstatistik wurden im Jahre 1909 in Preußen 406 Verletzungen von Menschen durch tolle oder tollwutverdächtige Tier gemeldet (gegen 295 in 1908). Die meisten Fälle kamen in Schlesien (133), Ostpreußen (98), Rheinprovinz (64), Posen (56) und Westpreußen (41) vor. Die stärkste Beteiligung zeigen also auch hier die östlichen Provinzen. In Westfalen, Sachsen und Hannover wurden keine Fälle gemeldet. Trotz ihrer relativen Seltenheit hat die Tollwut von jeher mit Recht die Aufmerksamkeit der Öffentlichkeit und der Behörden auf sich gelenkt, da die heftigen Krämpfe bei bis zum Schluß erhaltenem Bewußtsein, unter denen die schwereren Fälle verlaufen, sie zu einer sehr quälenden Krankheit macht. Eine besondere Empfänglichkeit einzelner Bevölkerungsschichten ist nicht festzustellen.

Die ärztliche Betätigung, die früher ganz erfolglos war, ist durch das PASTEURsche Impfverfahren zwar wirksamer geworden, aber sie ist doch nur in einem Teil der Fälle von Erfolg begleitet, so daß auf die Verhütung der Krankheit nach wie vor der größte Wert gelegt werden muß. Zur Behandlung nach dem PASTEURschen Verfahren ist die schleunige Verbringung der von wutverdächtigen

Tieren gebissenen Personen in eine eigens für diesen Zweck bestimmte Anstalt erforderlich, wie sie zurzeit in Paris, Berlin, Budapest und anderen Orten bestehen.

Eine Verhütung und gänzliche Ausrottung der Seuche ist nur möglich, wenn die Zahl der Hunde überhaupt eingeschränkt und bei der Feststellung eines erkrankten Tieres die für diese Tierseuche vorgeschriebenen Maßnahmen der Anzeige, Tötung und Verhängung der Hundesperre schnell und rücksichtslos durchgeführt werden. In Deutschland sind auf diese Weise in den letzten Jahren gute Erfolge erzielt worden. Nach Schüder [1]) kamen bei uns vor dem Kriege durchschnittlich 3,4 mal weniger wutkranke Hunde als in Frankreich, 3,6 mal weniger als in Österreich und 6,6 mal weniger als in Ungarn vor. Nach dem nämlichen Autor starben in Preußen in den Jahren 1800—1810 jährlich über 100 Menschen, 1820—1834 71, 1864—1867 noch 17 und 1877—1881 noch 13 Menschen jährlich an Tollwut, während in den Jahren 1882—1901 diese Zahl auf noch nicht ganz 3 Todesfälle im Jahre zurückgegangen ist. In Bayern, wo 1865—1872 jährlich 25 und 1874 und 1875 noch 29 bzw. 25 Personen der Tollwut erlegen waren, sind 1882—1901, also in 20 Jahren, nur noch 8 Menschen an Wut gestorben. Wir dürfen demnach hoffen, in absehbarer Zeit die Tollwut völlig aus den Grenzen Deutschlands verschwinden zu sehen.

10. Milzbrand.

Wie die Ansteckung durch Tollwut verdankt der Mensch auch den Milzbrand dem Umgang mit Tieren. Glücklicherweise steht die Verbreitung des menschlichen Milzbrandes in keinem Verhältnis zu der des tierischen. Während in den Jahren 1893—1899 in Deutschland 30000 Erkrankungen von Rindern an Milzbrand gezählt wurden, erkrankten in dem folgenden gleichen Zeitraume nur 604 Menschen, von denen 96 starben.

Der Erreger ist dadurch berühmt geworden, daß Robert Koch seine für die gesamte Bakteriologie bahnbrechenden Forschungen an ihm begonnen hat. Die Übertragung auf den Menschen geschieht entweder durch Berührung, indem an der betreffenden Stelle ein Karbunkel entsteht, oder aber seltener durch Einatmen von infektiösem Staub beim Sortieren und Zerreißen der Lumpen. Im letzteren Falle entsteht die gefährliche Gewerbekrankheit des Lungenmilzbrandes, auch Hadernkrankheit

---

[1]) Schüder: Über Tollwut. Aus: Volksseuchen, vierzehn Vorträge, herausgegeben vom Zentralkomitee für das ärztliche Fortbildungswesen. Jena 1909.

(woolsorters disease) genannt. Namentlich die Angehörigen der
Berufe, die mit tierischen Häuten, Lumpen und Hadern zu tun
haben, sind einer gelegentlichen Milzbrandansteckung ausgesetzt.
Der Nachdruck der Milzbrandbekämpfung liegt in der Verhütung der Erkrankungen. Diese ist wiederum an die Tierheil-
kunde und ein ausgebildetes öffentliches Veterinärwesen geknüpft. Bei den gefährdeten Berufen sind Desinfektionsmaß-
nahmen des Rohmateriales vor seiner Verarbeitung unter behördlicher Kontrolle vorzunehmen und auf gesetzlichem Wege
den Unternehmern gleichmäßig zur Pflicht zu machen. Die Erkrankten selbst sind im Krankenhause abzusondern.

11. Allgemeine Bemerkungen zur sozialen Pathologie der akuten Infektionskrankheiten.

Die besprochenen Infektionskrankheiten haben das gemeinsam, daß sie innerhalb der führenden Kulturvölker im raschen
Schwinden begriffen sind. Ein geregeltes Gesundheitswesen und
eine Verallgemeinerung der Krankenhauspflege haben an diesem
großen Erfolge den ausschlaggebenden Anteil. Die Maßnahmen
der öffentlichen Gesundheitspflege stützen sich dabei mit leidlicher
Sicherheit auf die Ergebnisse der bakteriologischen Forschung,
deren Ergebnisse sich bei den akut verlaufenden Seuchen viel
schneller für eine Verhütung ausnutzen ließen als bei den chronischen Infektionskrankheiten, wie wir im folgenden des näheren
sehen werden. Für die Erklärung dieses auffallenden Verhaltens
ist es nicht gleichgültig festzustellen, daß die akuten Infektionskrankheiten gegenwärtig nicht mehr so sehr abhängig sind von
den sozialen Bedingungen wie die chronischen[1]).

[1]) In Dänemark hat Th. Sörensen in einer Arbeit, die im folgenden
noch mehrmals erwähnt werden wird (De ökonomiske Forholds og
Beskjæftigelsens Indflydelse paa Dödeligheden. I—II. Kopenhagen
1884, stets hier zitiert nach Westergaard, Lehre von der Mortalität
und Morbidität. (Jena 1901), die dänische Bevölkerung in drei Wohl-
habenheitsgruppen zerlegt und danch die Todesursachen gruppiert.
Nach Westergaard (S. 477) hat er „in der ärmsten Arbeiter, Gesinde, Personen in Armenpflege zusammengefaßt, in der zweiten
subalterne Beamte und Offizieren, Lehrer, Kontoristen, Handels-
gehilfen, Kleinhändler, Handwerksmeister, in der dritten endlich
höhere Beamte und Offiziere, Ärzte, Anwälte, Großhändler, Rentiers
usw. Diese Teilung führte er nun durch, indem er die offizielle Volkszählung von 1870 und die Totenscheine von 1865—1874 bearbeitete;
die Sterblichkeitskoeffizienten fand er, indem er die zehnfache Volkszahl als angenähert richtigen Ausdruck der durchlebten Zeit auf-
faßte. Im ganzen lagen für Kopenhagen 20847 Todesfälle vor, für die
Provinzstädte 22129.“ Nachdem Westergaard die Tabelle über
die epidemischen Krankheiten nach der Statistik Sörensens mit-

Es gehört zu den traurigen Sonderbarkeiten der Kulturgeschichte, daß uns die Bakteriologie das Wesen der großen Volksseuchen erst kennen gelehrt hat, nachdem diese selbst ihre eigentliche Stoßkraft bereits eingebüßt hatten. Schon vor der bakteriologischen Zeit haben die europäischen Kulturländer, an ihrer Spitze England, auf rein empirischem Wege durch Städteassanierung die Seuchen wirkungsvoll eingeschränkt. Mit dem Aufschwung der Bakteriologie hat dann Deutschland die Führung in diesem Kampfe übernommen, der zurzeit so gut wie entschieden ist. Wo heute die oben erwähnten Seuchen auftreten, liegt es niemals mehr an der Unfähigkeit der Medizin und Hygiene, sondern nur an der der Verwaltungsbehörden und dem Kulturstande des betreffenden Landes, wenn sie zu einem mehr als vereinzelten Vorkommen gelangen. Mit diesem verhältnismäßig günstigen Verhalten der allgemeinen akuten Infektionskrankheiten kontrastieren unangenehm die akuten Infektionskrankheiten des Kindesalters (Masern, Diphtherie, Scharlach und Keuchhusten), die leider noch nicht annähernd mit diesem Erfolge zurückgedrängt worden sind, wie wir in dem Abschnitt über die Kinderkrankheiten sehen werden.

Am wirkungsvollsten werden die akuten Infektionskrankheiten dadurch bekämpft, daß möglichst zahlreiche Fälle aus der allgemeinen Bevölkerung und dem freien Verkehr herausgenommen und in den Krankenhäusern untergebracht werden. Sowohl der' medizinische als auch der hygienischen Indikation wird dadurch entsprochen. Wenn die Krankenhäuser diese wichtige sozialhygienische Rolle bei der Bekämpfung der Seuchen ausfüllen sollen, so müssen sie natürlich mit den erforderlichen technischen Einrichtungen versehen sein. Aber auch die Bevölkerung muß so vernünftig sein, die Krankenhäuser wirklich aufzusuchen, bzw. es müssen gesetzliche Bestimmungen getroffen werden, die Widerstrebende nötigenfalls hineinzwingen können. Bei aller Achtung vor der persönlichen Freiheit und dem indi-

---

geteilt hat (S. 480), resümiert er: „Trotz der vielen Unregelmäßigkeiten wegen der starken Begrenztheit des Materials gewinnt man doch den Eindruck, daß die epidemischen Krankheiten die sonst bevorzugten Klassen nicht besonders verschonen. Unterscheidet man die 2. und 3. Gruppe, so erhält man für Männer zusammen in der 2. Gruppe 306 berechnete Todesfälle und genau ebensoviele beobachtete, in der 3. Gruppe 127 bzw. 130, also ebenfalls fast dieselben Zahlen; für die Frauen hat man in der 2. Gruppe 426 beobachtete, 447 erwartete Fälle, in der 3. 216 bzw. 194." Wie wir später sehen werden, sind nach der Statistik von SÖRENSEN bei anderen Krankheiten die Unterschiede in den Wohlhabenheitsklassen bedeutend größer.

viduellen Selbstbestimmungsrecht in Dingen, die den Körper
angehen, kann doch verlangt werden, daß der einzelne sich hier
dem Wohle des Ganzen unterordnet. Ein Krankenhauszwang
bei gewissen akuten Infektionskrankheiten ist daher gerechtfertigt.

Es ist erfreulich, daß die Seuchengesetzgebung der Neuzeit
diesem Gesichtspunkte so weit Rechnung getragen hat, als es
nur immer die auf die Absonderung gemeingefährlicher Kranker
noch nicht hinreichend vorbereitete öffentliche Meinung zuließ.
Das Reichsgesetz, betreffend die Bekämpfung gemeingefährlicher Krankheiten, vom 30. Juni 1900 trifft im § 14 derartige
Bestimmungen über die Absonderung Kranker und krank-
heits- oder ansteckungsverdächtiger Personen. Das Reichs-
seuchengesetz erstreckt sich allerdings nur auf die Abwehr von
Pest, Cholera, Pocken, Fleckfieber, Aussatz und Gelbfieber, also
auf Volksseuchen, die innerhalb der Grenzen des Deutschen
Reiches nur ausnahmsweise und in Form eingeschleppter Fälle
vorkommen. Aber auch die landesgesetzlichen Vorschriften,
die in den Gliedstaaten die Bekämpfung der einheimischen akuten
Infektionskrankheiten regeln, sehen die Absonderung der ansteckenden Kranken vor. Deutlich kommt dieses Bestreben im
preußischen Gesetz, betreffend die Bekämpfung übertragbarer
Krankheiten, vom 28. August 1905 zum Ausdruck. Das Gesetz
gestattet die behördliche Überführung in ein Krankenhaus bei
Rotz, Rückfallfieber und Typhus sogar schon bei krank-
heitsverdächtigen Personen. Bei Kranken ist sie zulässig
bei Diphtherie, Genickstarre, Rotz, Ruhr, Rückfallfieber, Scharlach, Tollwut und Typhus. Je mehr die
Erinnerung an die teilweise grauenerregenden Zustände, die in
früheren Zeiten in den Krankenhäusern herrschten, dem Volksbewußtsein entschwindet, desto mehr werden die Erkrankten
freiwillig und gern die Krankenhäuser aufsuchen. Eine Vorbedingung dafür ist allerdings, daß noch mehr als bisher Wert
darauf gelegt wird, den Kranken dort nicht nur eine objektiv
mustergültige Behandlung zuteil werden zu lassen, sondern
auch ihrem subjektiven Behagen Rechnung zu tragen.

Eine Verallgemeinerung der Krankenhäuser bis zur vollständigen Deckung des Bedürfnisses ist also auch vom Standpunkte der Bekämpfung der akuten Infektionskrankheiten, die
durch eine immer mehr Erkrankungsfälle umfassende Hospitalisierung wie durch kein anderes Mittel an der Verbreitung gehindert werden, ein dringendes sozialhygienisches Gebot selbst
für unser verarmtes Land.

II. Chronische allgemeine Infektionskrankheiten.

Von
A. Grotjahn.

Ungleich wichtigere und innigere Beziehungen zu der sozialen Umwelt als die akuten weisen die chronischen Infektionskrankheiten auf, da sie seit Jahrtausenden mit der Bevölkerung der Kulturländer verwachsen sind und diese sich leider mit ihnen wie mit etwas Unvermeidlichem abzufinden gewöhnt haben. Wir beginnen mit der für diese Krankheitsgruppe am meisten charakteristischen Lungentuberkulose.

1. Tuberkulose.

Die Tuberkulose, besonders in der Gestalt der Lungentuberkulose oder Schwindsucht, gehört neben der Syphilis und dem Alkoholismus zu jenen Volkskrankheiten, die die größte sozialpathologische Bedeutung überhaupt haben, sowohl nach der Richtung hin, daß sie in einem erheblichen Teil ihres Ursachenkomplexes durch soziale Zustände bedingt sind, als auch besonders dadurch, daß sie selbst wieder diese in hohem Grade beeinflussen. Das ist seit langem bekannt und von manchen Autoren lebhaft betont worden. Hat man doch die Tuberkulose ganz allgemein als Proletarierkrankheit schlechthin bezeichnet, während andere sie wieder nur für eine bestimmte Seite wirtschaftlicher Ungunst in Anspruch nehmen und als die Krankheit der ungünstigen Wohnungs- oder Werkstättenverhältnisse ansprechen. Tatsächlich sind die Beziehungen außerordentlich verwickelt, und sie werden dadurch nicht einfacher, daß Ansteckung auf der einen, ererbte Minderwertigkeit des Körpers auf der anderen Seite bei der Entstehung eine wichtige Rolle spielen und die soziale Umwelt mehr das Bindemittel zwischen diesen Polen abgibt. Es ist notwendig, diese verwickelten Beziehungen, so gut es geht, in ihre Bestandteile aufzulösen, da man nur dann imstande sein wird, die Aussichten der zur Verhütung und Bekämpfung vorgeschlagenen Maßnahmen richtig zu beurteilen.

An Lungentuberkulose leiden in Deutschland schätzungsweise
600000 Einwohner, von denen sich ungefähr der vierte Teil
im vorgeschrittenen, offenen, ansteckenden Stadium befindet.
Es sterben in Deutschland erheblich mehr Menschen an Lungentuberkulose als an Masern, Diphtheritis, Scharlach, Typhus und
Ruhr zusammen.

Nach einer Zusammenstellung des Reichsgesundheitsamtes [1])
starben von je 100000 Einwohnern an:

	Lungen-tuber-kulose	Tuber-kulose anderer Organe	Lungen-entzün-dung	Lungentuber-kulose und Krankheiten der Atmungs-organe
Deutsches Reich	163,8	25,5	138,2	402,4
Schweiz	183,5	71,8	—	370,8
England und Wales . . .	114,0	46,5	134,4	390,3
Belgien	107,5	30,3	173,2	387,1
Niederlande	130,8	43,5	83,7	287,7
Die 343 größten Orte des Deutschen Reiches . . .	197,7		—	—
18 größere städtische Ge-meinden der Schweiz . .	201,4	95,9	--	361,7
72 Städte Frankreichs (mit mehr als 30000 Einwoh-nern)	313,6	62,4	92,6	635,7
49 Städte Spaniens	244,3	65,5	109,1	761,4

In den einzelnen Gliedstaaten des Deutschen Reiches geben
sich erhebliche Unterschiede in der Tuberkulosesterblichkeit
zu erkennen [2]). Es kamen auf 100000 Einwohner Sterbefälle an
Tuberkulose aller Organe in:

	1892—95	1896—1900	1901—05	1906—10	1911	1912	1913
Baden . .	284	256	235	224	201	193	184
Bayern . .	313	292	280	245	210	193	177
Hessen . .	323	299	278	221	185	170	164
Württemb.	237	229	212	180	160	150	143
Preußen .	242	208	191	161	152	145	136
Sachsen. .	239	221	182	155	142	139	129

Die Verbreitung nach den einzelnen Altersklassen zeigen
folgende Zahlen über Tuberkulosesterblichkeit in Preußen im
Jahre 1910:

---

[1]) Statistisches Jahrbuch für das Deutsche Reich. XXX. Jahrg.
1909.
[2]) Nach Roesle, zit. nach Fischer, A.: Tuberkulose und soziale
Umwelt, Karlsruhe 1921.

			männl.	weibl.	üb.
von	0— 1	Jahr	231	187	209
„	1—2	„	162	140	151
„	2—3	„	100	87	94
„	3—5	„	58	62	60
„	5—10	„	38	48	43
„	10—15	„	40	69	55
„	15—20	„	121	149	134
„	20—25	„	205	206	207
„	25—30	„	181	205	193
„	30—40	„	198	211	204
„	40—50	„	244	164	203
„	50—60	„	308	170	235
„	60—70	„	285	197	237
„	70—80	„	186	162	172

Die Abnahme in den letzten Jahrzehnten vor dem Kriege und die Zunahme während der Kriegsjahre erhellt folgende Tabelle:

Es starben in Preußen auf 100000 Einwohner an Lungentuberkulose:

1890 . . . 283,5	1906 . . . 172,6
1891 . . . 267,2	1907 . . . 171,6
1892 . . . 250,1	1908 . . . 164,6
1893 . . . 249,6	1909 . . . 155,9
1894 . . . 238,9	1910 . . . 152,9
1895 . . . 232,6	1911 . . . 151,2
1896 . . . 229,6	1912 . . . 145,8
1897 . . . 218,1	1913 . . . 136,5
1898 . . . 200,8	1914 . . . 138,7
1899 . . . 207,1	1915 . . . 144,5
1900 . . . 211,3	1916 . . . 157,6
1901 . . . 195,4	1917 . . . 205,2
1902 . . . 190,4	1918 . . . 230,0
1903 . . . 197,0	1919 . . . 215,4
1904 . . . 192,1	1920 . . . 158,0
1905 . . . 191,3	

Die Wirksamkeit ungünstiger sozialer Faktoren, namentlich der Unterernährung und der Überarbeit, gibt sich deutlich in der Steigerung der Sterblichkeit während der Kriegsjahre zu erkennen. Sie setzt besonders früh in der Stadt ein und erreicht hier eine besonders steile Höhe, weil eben die Unterernährung in der Stadt erheblich empfindlicher sich geltend machte als auf dem Lande. Es starben von 100000 Lebenden in Preußen an Lungentuberkulose:

	Stadt	Land
1914 . . .	160,1	118,8
1915 . . .	169,0	121,6
1916 . . .	184,3	132,7
1917 . . .	248,9	164,6
1918 . . .	282,6	181,2

Bezeichnend ist auch, daß die Sterblichkeit der Frauen, die in Friedenszeiten hinter der der Männer zurückblieb, während des

Krieges nicht nur wie die der Männer anstieg, sondern sie noch überholte. Denn es starben auf 100000

	Männer	Frauen
1913 . . .	142,2	131,0
1914 . . .	144,7	132,9
1915 . . .	149,9	139,2
1916 . . .	155,0	157,3
1917 . . .	209,0	201,5
1918 . . .	229,0	231,0

Ihre Erklärung findet diese Tatsache wohl auch darin, daß die
Frauen bezüglich ihrer Lebens- und Arbeitsverhältnisse während des
Krieges den Männern ähnlich gestellt waren.

Die Form, in der die Lungentuberkulose am häufigsten vorkommt und vor allen Dingen die größte soziale Bedeutung gewinnt, zeigt einen erheblichen Unterschied gegenüber jener, die
der praktische Arzt nach dem augenblicklichen Stande der
klinischen Forschung im Auge zu haben pflegt. Denn diese hat
uns gelehrt, daß die Tuberkulose nicht schlechthin eine so unheilbare Krankheit ist, wie man früher geglaubt hat. Diese Erkenntnis
hat nun aber wieder zu derartig übertriebenen Hoffnungen auf
Heilbarkeit der Lungentuberkulose geführt, daß man in der
Bekämpfung der Tuberkulose als Volkskrankheit falsche Bahnen
eingeschlagen hat. Demgegenüber kann gar nicht genug betont
werden, daß in sozialpathologischer Hinsicht die Lungentuberkulose gegenwärtig noch in demselben Maße eine unheilbare Krankheit darstellt wie früher. Denn die echten Heilungen
sind so selten, daß sie im Vergleich zur ungeheuren Zahl der
dahinsiechenden Kranken völlig verschwinden. Bei der Untersuchung der Fragen, inwiefern Verbreitung und Verlauf von den
sozialen Zuständen abhängen und andererseits diese wieder
von der Krankheit beeinflußt werden, können wir von der Tatsache vollkommen absehen, daß beginnende Lungenkatarrhe
tuberkulösen Ursprunges in einigen Fällen in dauernde und vollständige Heilung übergehen. Unter Heilung ist hier natürlich
die dauernde Beseitigung eines in klinischem Sinne krankhaften
Zustandes gemeint. Der Ausdruck „soziale Heilung", dem man
gerade bei der Bewertung der Maßnahmen gegen die Lungentuberkulose häufig begegnet, und der die Wiedererlangung einer
dauernden Erwerbsfähigkeit beim Fortbestehen der Krankheit
selbst bedeuten soll, ist wie bei allen übrigen Krankheiten als
sachlich irreführend und formell dem exakten ärztlichen Sprachgebrauch widersprechend abzulehnen. Denn es liegt kein Grund
vor, den Ausdruck „soziale Heilung" an die Stelle der klaren

Bezeichnung „voraussichtlich dauernde Erwerbsfähigkeit" zu setzen.

Außer in den Lungen können sich die Krankheitserreger in fast allen Körperteilen festsetzen und dort bedeutende krankhafte Erscheinungen hervorrufen. Eine besondere sozialpathologische Betrachtung verdienen diese Erkrankungen aber kaum, da sie entweder zahlenmäßig nicht in das Gewicht fallen oder, wie die häufigere Kehlkopf- und Darmtuberkulose, in der Regel mit der Lungentuberkulose vereint vorkommen. Eine bemerkenswerte Ausnahme macht hier wohl nur die Tuberkulose der Knochen und Gelenke, die im jugendlichen Alter nicht selten vorkommt und nach langwieriger Behandlung durch Licht- und Freiluftkuren auszuheilen pflegt.

Die sozialpathologischen Beziehungen der Lungentuberkulose auf ursächlichem Gebeite sind äußerst mannigfach und verwickelt, nicht nur, weil die verschiedenartigsten sozialen Verhältnisse auf die Krankheit wirken können, sondern auch die Entstehung der Krankheit augenscheinlich noch von zahlreichen anderen Faktoren abhängt, die in einer schwer entwirrbaren Weise ineinandergreifen.

Der Erreger der Tuberkulose ist zwar der von ROBERT KOCH [1]) im Jahre 1882 entdeckte Tuberkelbazillus; aber die Hoffnung, daß eine ausschließlich auf die Lebensbedingungen des Erregers sich aufbauende Bekämpfung und Heilweise zur Bekämpfung der Tuberkulose ausreichen würde, hat sich als trügerisch erwiesen. Vielmehr muß eine planmäßige Verhütung der Lungenschwindsucht als Volkskrankheit den ursächlichen Beziehungen im weiteren Sinne, die auf dem Gebiete der sozialen Verhältnisse und dem der Erblichkeit liegen, sorgfältig Rechnung tragen. Es kann dieses geschehen unbeschadet der Anerkennung des Tuberkelbazillus als Krankheitserregers und der großen Verdienste, die sich die Bakteriologie um die Klärung der Tuberkulosefrage erworben hat.

Schon von alten Zeiten her ist es bekannt, daß die Veranlagung zur Erkrankung an Lungenschwindsucht keine allgemeine ist, sondern sich auf einen bestimmten, allerdings ausgedehnten Kreis der Bevölkerung beschränkt. Diese an sich richtige Beobachtung hat die Veranlassung zur Annahme der Erblichkeit der Krankheit als solche gegeben, eine Anschauung, die selbst das bakteriologi-

---

[1]) KOCH, R.: Verhandlungen der physiologischen Gesellschaft. Berlin 1882. 7. Jahrg. — Die Ätiologie der Tuberkulose. Mitteilungen des Kaiserl. Gesundheitsamtes. 1884. Bd. 2.

sche Zeitalter nicht gänzlich hat ausrotten können. Wenn diese
Ansicht nun auch irrig ist, wie die Erkenntnis der Tuberkulose
als Infektionskrankheit einwandfrei festgestellt hat, so sind auch
jene im Unrecht, die ·in der Ansteckung den alleinigen Faktor
in der Krankheitsentstehung sehen wollen und die Anlage als
Krankheitsbedingung entweder überhaupt nicht anerkennen
oder doch als unerheblich vernachlässigen zu dürfen glauben.
Eine Betrachtung der Tuberkulose vom sozialen Gesichtspunkte aus wird nach beiden Seiten die Einseitigkeit vermeiden
müssen, wenn sie für eine zweckentsprechende Verhütung und
Bekämpfung dieser schrecklichen Krankheit fruchtbar sein will.

Festzuhalten ist vor allen Dingen dieses: Die Lungentuberkulose
ist die Krankheit der körperlich minderwertigen Personen,
mag diese Minderwertigkeit nun in Gestalt eines schmalen oder
fehlerhaft gebildeten Brustkastens oder anderer anatomischer
Eigentümlichkeiten (Minderwertigkeit des Herzens nach BENEKE)
unmittelbar angeboren oder mag sie durch langwierige Verkümmerung des Körpers infolge Ungunst der Umwelt
erst entstanden sein. Diese Auffassung kann auch nicht dadurch gestürzt werden, daß man in einigen Fällen die körperliche
Minderwertigkeit nicht unmittelbar nachweisen kann. Man wird
sich es so vorstellen müssen, daß unter besonderen Umständen
die einfache Übertragung des Krankheitserregers auch bei
kräftigen Personen zur Erkrankung führen kann, daß aber in
der Regel der normal gebaute, in gesunder Umwelt lebende
Körper den Krankheitserreger entweder überhaupt nicht haften
oder ihn nur zu einer so unvollkommenen Entwicklung gelangen läßt, daß es nicht zu einer wirklichen Erkrankung an
Lungentuberkulose im klinischen Sinne kommt. In dieser Grund-
anschauung haben wir einen Ausgangspunkt für die Wirksamkeit
sozialer Faktoren gefunden, aber auch zugleich die Begrenzung
dieser Wirksamkeit zugegeben.

Es ist ohne weiteres klar, daß die Art der Beschäftigung
und weiterhin die Beschaffenheit der Werkstätten, in der die
berufliche Tätigkeit vor sich geht, auf die Verbreitung der
Tuberkulose nicht ohne nachhaltigen Einfluß bleiben kann.
Einmal kann der Beruf durch das mit seiner Ausübung verbundene
Einatmen von Stoffen, die die Lungen in einen der Ansteckung
günstigen Reiz- oder Entzündungszustand versetzen, eine gesteigerte Erkrankungsgefahr verursachen, ein andermal kann
ein an und für sich gesundheitlich einwandfreier Beruf durch die
mit ihm überlieferungsgemäß verbundenen Begleitumstände,
wie besonders übermäßig ausgedehnte Arbeitszeit in überfüllten

Räumen, Zustände mit sich bringen, die das Entstehen der Tuberkulose begünstigen. Für das Wirken der beruflichen Schäden kann die Statistik natürlich nur Anhaltspunkte geben, da sich dieser Faktor in den Zusammenstellungen der Tuberkulosesterblichkeit mit der Berufsangehörigkeit nicht rein darstellt, sondern die Ergebnisse dieser Statistik den Einfluß der außerberuflichen Lage mitspiegeln. Auch darf nicht außer Betracht bleiben, daß manche Berufe deshalb mit Tuberkulösen überhäuft erscheinen, weil gerade ihnen die Schwächlichen und Kränklichen zuströmen, und andere trotz ihrer unhygienischen Verhältnisse verhältnismäßig frei sind, weil ihre Angehörigen den Beruf bei den ersten Anzeichen oder Vorboten des Lungenspitzenkatarrhs verlassen müssen und dann ihr Tod in anderen Erwerbszweigen mitgezählt wird.

Nach der verschiedenen Art der Einwirkungen unterscheidet KRIEGER [1]: 1. Berufstätigkeiten, welche eine erhöhte Wahrscheinlichkeit der Ansteckung bedingen; als Beispiel kann die Krankenpflege gelten; 2. Berufstätigkeiten, welche Katarrhe, Verstopfung der feineren Luftröhren oder Verletzungen und hierdurch eine örtliche Empfänglichkeit für den Krankheitserreger hervorrufen (Überladung der Lunge mit Staub, Verletzungen mit scharfkantigem oder ätzendem Staub); 3. Berufstätigkeiten, welche während der Arbeit eine derartige Haltung des Körpers bedingen, daß die Atmung fast nur durch die unteren Teile der Lungen erfolgt, so daß durch die geminderte Luft- und Blutzirkulation in den oberen Teilen ebenfalls eine örtliche Empfänglichkeit hervorgerufen wird; 4. Berufstätigkeiten, bei welchen wie bei der sitzenden Lebensweise infolge zu geringer Muskeltätigkeit und Bewegung eine Schwächung des Gesamtorganismus insbesondere des Herzens, und damit ein allgemeiner Nachlaß der Widerstandsfähigkeit des Körpers eintritt.

Man kann noch hinzufügen, daß es besonders gefährlich für die Ausbreitung der Tuberkulose in diesem Sinne ist, wenn zahlreiche schon an und für sich Schwächliche in derartigen Berufen tätig sind.

In seinen Ausführungen über Hygiene der Wohn- und Arbeitsräume auf dem Berliner Tuberkulosekongreß im Jahre 1899 nahm M. RUBNER folgende Stufenleiter der Gefährdung durch Tuberkulose im Gewerbebetrieb an: 1. Gruppe etwa 18—7$^0/_{00}$ Mortalität durch Schwindsucht: Glasschleifer, Buchbinder, Handschuharbeiter, Metallschleifer, Drechsler, Müller. 2. Gruppe (etwa 7—3$^0/_{00}$): Textilindustrie, Appreteure, Weber, Spinner, Metalldreher, Schuster, Schreiner, Zimmerleute, Wagner und Maschinenbauer, Glaser, Steinmetze. 3. Gruppe (3—0$^0/_{00}$): Maurer, Schmiede, Töpfer, Fleischer, Bäcker, Wäscher, Kaufleute, landwirtschaftliche Arbeiter.

---

[1] KRIEGER: Beziehungen zwischen den äußeren Lebensverhältnissen und der Ausbreitung der Tuberkulose. Bericht des Berliner Tuberkulosekongresses. 1899. S. 71.

Auf Grund eigener und bereits in der Literatur vorliegender Ermittelungen hat auch TH. SOMMERFELD [1]) die Berufe nach dem Anteil der Lungentuberkulose an der Gesamtsterblichkeit in folgender Tabelle angeordnet. Auf 1000 Todesfälle kamen solche an Lungentuberkulose im Berufe der

Steinhauer	900	Steindrucker u. Lithographen	446
Metallschleifer	739	Buchdrucker u. Schriftsetzer.	444
Kürschner	679	Tapezierer	440
Hutmacher	664	Posamentierer	439
Griffelmacher	642	Tafelschieferarbeiter	431
Graveure u. Ziseleure	621	Sattler	425
Drechsler	611	Allgem. gewerbliche Arbeiter	
Zigarrenmacher	598	und Arbeiterinnen	421
Porzellanarbeiter	591	Schlosser	413
Buchbinder	575	Bildhauer	409
Mechaniker	571	Gastwirtsangestellte	406
Klempner	568	Goldschmiede	403
Schneider	563	Maurer	382
Schuhmacher	563	Schmiede	378
Tischler	557	Glasarbeiter	375
Bäcker	555	Maschinenbauarbeiter	369
Maler	552	Photographen	369
Vergolder	548	Zimmerer	342
Nadler u. Siebmacher	539	Weber und Wirker	322
Metalldreher	521	Gelbgießer	300
Böttcher	510	Stellmacher	300
Glasschleifer	500	Schlächter	294
Feilenhauer	482	Brunnenbauer	286
Bierbrauer	470	Kupferschmiede	279
Dachdecker	468	Lackierer	160

Alle Beobachter sind sich darüber einig, daß die mit starker Staubentwicklung einhergehenden Berufe ungemein gefährdet sind, was ja auch ohne weiteres verständlich ist. Nach TH. SOMMERFELD kamen Todesfälle

auf je 100000 Lebende mit Staubarbeit . . . 542
„ „ 100000 „ ohne „ . . . 239

Es starben dann weiterhin von 1000 Verstorbenen durch Tuberkulose:

mit Staub 480,
ohne Staub. . . . 381.

KERN [2]) fand in zwei annähernd gleich großen Dörfern Württembergs eine ganz verschiedene Sterblichkeit, weil in dem einen vorwiegend Steinhauer ihren Wohnsitz hatten. Es starben hier von 190 Todesfällen 91 = 48 % an Lungentuberkulose, während in dem zum Vergleich herangezogenen Nachbardorfe, das vorwiegend Land-

---

[1]) SOMMERFELD, TH.: Die Schwindsucht der Arbeiter, ihre Ursache, Häufigkeit und Verhütung. Berlin 1910.
[2]) KERN: Tuberkulose bei Steinhauern. Zeitschr. f. Tuberkulose. 1900. Bd. 1.

wirtschaft betreibt, unter 194 Todesfällen nur 23 = 12 % an Lungentuberkulose gezählt wurden.

Ein bezeichnendes Beispiel für die Wirksamkeit ungünstiger Arbeitsverhältnisse bei der Entstehung der Lungentuberkulose bieten auch die Schleifer. Nach den Mitteilungen von STRATMANN und MORITZ auf dem Berliner Tuberkulosekongreß starben in Solingen von 100 über 14 Jahre alten Männern an Lungenschwindsucht bei den Schleifern 73 %, bei der übrigen männlichen Bevölkerung nur 35 %. Unter 1250 Schleifern, die MORITZ untersuchte, befanden sich 78 objektiv nachweisbar Kranke. Unter den Gabelschleifern war keiner über 45, unter den Schwertschleifern keiner über 50 Jahre alt. STRATMANN sieht den Grund hierfür 1. in der Einatmung des Staubes der Schleifsteine, der geschliffenen Stahlwaren und der Schleifstoffe, von denen der Wiener Polierkalk wegen seiner die Schleimhäute der Luftwege austrocknenden Eigenschaft am gefährlichsten ist; 2. in dem Mangel an ausreichendem Stoffwechsel in den Lungen selbst, da die Schleifer vornübergebeugt vor den Schleifsteinen hocken und häufig die zu schleifenden Gegenstände gegen den Schleifstein andrücken; 3. in dem ungewöhnlich hohen Branntweingenuß, dem die Schleifer ausnahmslos bei der Arbeit und in den Arbeitspausen fröhnen. Der nämliche Autor forderte zur Herabminderung der Schwindsuchtssterblichkeit der Schleifer: 1. die Schaffung besserer äußerer Lebensbedingungen, besserer Wohnungen und einer vernünftigeren Lebensweise; 2. eine Verbesserung der Verhältnisse in den Schleifwerkstätten, die häufiger und energischer gereinigt und gelüftet werden müssen, und in denen die Schleifsteine so eingebaut werden können, daß die Arbeiter eine normale Körperhaltung einnehmen; 3. die Verhinderung des Branntweingenusses während der Arbeit und 4. eine sorgfältige Auswahl der Schleiferlehrlinge, zu denen nur kräftige Individuen genommen werden sollten. Ferner empfiehlt STRATMANN eine geeignete Belehrung der Schleifer selbst „über das Gefährliche ihrer Lage und die Mittel und Wege der Verbesserung oder Vermeidung derselben. Für noch so gut gemeinte Verordnungen der Polizei oder der Verwaltungsbehörden sind die Schleifer nicht besonders empfänglich und setzen denselben vielfach Mißverständnis und passiven Widerstand entgegen. Am besten würde es für die Schleifer werden, wenn sie dazu kämen, eine Art Gesundheitsrat unter sich zu wählen und denselben mit der Durchführung der wohlbegriffenen und mit dem richtigen Verständnisse aufgenommenen Mittel und Maßregeln zu betrauen." Mit der Verwirklichung dieses vortrefflichen Vorschlages eines in der Psychologie des Arbeiterstandes wohlerfahrenen Praktikers könnte man auch bei zahlreichen anderen Arbeiterschichten in ähnlichen Verhältnissen hygienischen Nutzen stiften.

Sodann hat der bayerische Landesgewerbearzt KOELSCH [1]) in einer eingehenden Arbeit den Einfluß der Arbeit auf die Entstehung der Tuberkulose geschildert. Er stützt sich dabei auf die bayerische Todesursachen- und Berufsstatistik. Seine Ergebnisse verdienen trotz der kleinen Grundzahlen besondere Be-

---

[1]) KOELSCH: Arbeit und Tuberkulose. Arch. f. soziale Hygiene. Leipzig 1911. Bd. 6. H. 1.

achtung, weil sie an einem übersichtlichen Beobachtungsmaterial gewonnen wurden. KOELSCH fand, daß bei den männlichen Berufen:

I. mehr als dreifachen Durchschnitt (über 10 Todesfälle auf 100000 Lebende der Berufsklasse) aufweisen:

Tagelöhner [1]) und Gelegenheitsarbeiter . . 8310
Steinhauer, Steinschleifer 2685
Goldschläger 1718
Ausgeher, Hausmeister, Boten, Diener . . 1660
Schreiner 1337
Maurer 1023
Verschiedene Holzarbeiter 1006

II. doppelte bis dreifache Mortalität über den Durchschnitt (6 bis 10 Todesfälle auf 100000 Lebende) zeigen:

Musiker 864
Ingenieure, Architekten . . 857
Hausierer 811
Schlosser 803
Händler, Krämer 788
Kellner, Wirte 745
Tüncher, Maler 728

Hafner, Töpfer 721
Drahtgewerbe 713
Wassertransport (Flößer) 710
Pflasterer 667
Holzhauer 616
Schmiede 609

III. bis zum doppelten Durchschnitt (4—6 Todesfälle auf je 100000 Lebende):

Schäffler 570
Schauspieler 567
Kutscher,Verkehrsgewerbe . 564
Verschiedene Beamte . . . 554
Dachdecker 545
Stukkateure 538
Glaser 534
Meßner 534
Blechwarenfabrikarbeiter . 529
Zimmermann 520
Drechsler 519
Spängler 511
Schneider 494
Buchdrucker 490

Käser, Schweizer . . . 488
Müller 469
Korbmacher 460
Bader, Friseure . . . 451
Posamentierer 446
Brunnenmacher . . . 426
Bergleute 417
Sattler. 410
Metzger 407
Schornsteinfeger . . . 406
Verfertiger v.Schußwaff. 406
Porzellanarbeiter . . . 406
Abdecker 403

[1]) Allerdings hat F. PRINZING hier eingewandt, daß die Aussonderung nach dem Beruf bei der Volkszählung und dann wieder bei der Zählung der Todesfälle zu verschiedenen Ergebnissen führen muß. Dadurch erscheine namentlich die Tuberkulosesterblichkeit der Tagelöhner und Gelegenheitsarbeiter zu hoch, weil von dieser Berufsgruppe bei der Berufszählung erheblich weniger als in den Sterbelisten erfaßt werden dürften. (Jahrbücher f. Nationalökonomie. 1912. S. 847.)

IV. ungefähre Durchschnittssterblichkeit zeigen (2—4 Todesfälle
auf je 100000 Lebende):

Messerschmiede	383	Tabak- usw. Arbeiter	324
Glasarbeiter	381	Lithographen	322
Tapezierer	376	Postbedienstete	299
Schuster	363	Kaufleute, Reisende	297
Buchbinder	362	Agenten	280
Mälzer	356	Wagner	280
Gärtner	337	Bäcker, Konditoren	280
Bürsten-, Pinselmacher	334	Seiler	257
Bierbrauer	325	Gerber	255
Uhrmacher	325	Bahnbedienstete	246
Gasarbeiter	325	Kunstmaler	233

V. eine Sterblichkeit erheblich unter dem Durchschnitt (0—2 Todesfälle auf je 100000 Lebende) zeigen:

Ärzte, Tierärzte, Zahntechniker	192	Mechaniker	128
Landwirtschaft	182	Dienstknechte	107
Weber	172	Gürtler	105
Feld- und Waldhüter	168	Baumwollspinner	96
Lehrer	140	Eisengießer	95
Gendarmen, Grenzaufseher } Gemeindediener, Polizisten}	137	Ziegeleiarbeiter	93
		Bauunternehmer, Straßen- wärter	35

Über den prozentualen Anteil der einzelnen Altersklassen bei
10 ausgewählten männlichen Berufsarten gibt KOELSCH in
folgender Tabelle Auskunft.

Es starben an Tuberkulose:

Berufe	auf 100 000 Lebende des Berufes	im Alter von					
		15—19	20—29	30—39	40—49	50—59	60—69
Tagelöhner usw.	8310	160	1117	1768	1715	2127	1423
Steinhauer usw.	2685	68	420	752	762	478	205
Schreiner . . .	1337	48	382	414	223	119	151
Maurer	1023	27	174	253	182	253	132
Tüncher u. Maler	728	33	234	174	160	80	47
Zimmerer . . .	520	17	67	134	112	84	106
Schneider . . .	494	52	141	138	65	40	58
Schuster	363	32	90	73	73	65	30
Kaufleute . . .	297	29	104	73	46	26	19
Landwirtschaft .	182	13	24	27	31	46	41

Eine übermäßig anstrengende Berufstätigkeit begünstigt die Verbreitung der Lungentuberkulose besonders beim

weiblichen Geschlechte. Es kann vorkommen, daß die Sterblichkeit des männlichen Geschlechts an Tuberkulose durch starke Industrialisierung und die damit verbundenen günstigen Erwerbsverhältnisse sinkt, während gleichzeitig diese Sterblichkeit bei den Frauen steigt, die zum Schaden ihrer Gesundheit in die industrielle Betätigung hineingezogen werden.

Ein deutliches Beispiel bietet Berlin dar. Hier stellte A. KAYSERLING [1]) folgendes fest: „In der Altersklasse von 20—25 Jahren ist beim männlichen Geschlecht in Berlin ein Rückgang zu verzeichnen; es starben im Jahre 1898 von je 10000 Lebenden 22, im Jahre 1907 19, 1908 20. Beim weiblichen Geschlecht haben wir auch in dieser Altersklasse eine Zunahme der Sterbefälle zu verzeichnen; es starben im Jahre 1898 von je 10000 Lebenden 18, im Jahre 1907 20, 1908 sogar 23. In den letzten beiden Jahren ist auch hier ein ähnliches Verhältnis bei Vergleich des männlichen und weiblichen Geschlechts eingetreten wie in der Altersklasse von 15—20 Jahren; während bis zum Jahre 1905 mehr Frauen als Männer starben, ist es vom Jahre 1907 an umgekehrt, es starben mehr Frauen als Männer; im Jahre 1908 von je 10000 lebenden Frauen 23, von je 10000 lebenden Männern 20. Wie läßt sich dieses Ansteigen erklären und dies ganz außergewöhnliche Verhalten, daß, während früher mehr Männer als Frauen starben, jetzt mehr Frauen als Männer sterben? Ich glaube, in dieser Zunahme müssen wir eine Reaktionserscheinung des weiblichen Organismus auf die erhöhte und vermehrte Berufstätigkeit erblicken."

Wie richtig die Vermutung war, ergab die Angleichung der weiblichen Tuberkulosesterblichkeit an die männliche während des Krieges.

Die obenerwähnte Arbeit von KOELSCH stellte für die weiblichen Berufe in Bayern folgendes fest:

I. Höhere Sterblichkeit als dreifacher Durchschnitt (über 12 Todesfälle auf 100000 Lebende) weisen auf:

Tagelöhnerinnen 3490
Berufslose Ledige und Ehefrauen . 1342
Mägde, Köchinnen 1386

II. Erheblich über dem Durchschnitt (6—12 auf 1000 Lebende) bleiben:

Katholische Ordensfrauen . . 737
Diakonissinnen 760
Blumenmacherinnen 666
Schneiderinnen 648

III. Alle übrigen weiblichen Berufe bleiben unter dem Durchschnitt (4,07):

Stickerei 267
Verkäuferinnen 243

---

[1]) KAYSERLING, A.: Die Tuberkulose-Assanierung Berlins. Vortrag, gehalten in der Gesellschaft für soziale Medizin zu Berlin. Zit. nach den Berichten dieser Gesellschaft. Arch. f. soziale Hygiene. N. F. der Zeitschr. f. soz. Med. Bd. 6. S. 111. Leipzig 1910.

Bürsten- und Pinselfabrikation 241
Wäscherinnen, Büglerinnen . . 227
Kellnerinnen 160
Lehrerinnen 155
Bauernstand 143
Zigarrenarbeiterinnen 138
Händlerinnen 95
Spinnerei, Weberei 27

Die angeführten Zahlen lassen deutlich die starke Belastung
einzelner Berufe erkennen.

Die Verbindung des Einflusses der Erwerbstätigkeit mit dem
noch wichtigeren der ungünstigen Wohnung kommt besonders
treffend in folgenden Ausführungen KAYSERLINGS [1]) zum Ausdruck: „Sobald sich der Übergang in das erwerbsfähige Alter
vollzieht, beginnt das außerordentliche Anschwellen der Sterblichkeit, beim männlichen Geschlecht um mehr als das Vierfache, beim
weiblichen Geschlecht um mehr als das Dreifache. In diesem
Alter führen die Infektionen, die im Kindesalter erworben werden,
zu deutlichem Krankheitsausbruch und, wie die Statistik zeigt,
auch häufig zum Tode. Wie kommen diese Ansteckungen im
Kindesalter zustande? oder welche Verhältnisse begünstigen sie?
Die Antwort auf diese Frage kann nicht anders lauten als: die
Wohnverhältnisse der Schwindsüchtigen. Wie diese in Berlin
beschaffen sind, darüber gibt eine Statistik einigen Anhalt, welche
von dem Statistischen Amt der Stadt Berlin seit dem Jahre 1903
über die Zahl der Personen geführt wird, die mit einem Schwindsüchtigen bis zu dessen Tode im gleichen Zimmer gewohnt haben,
eine Statistik, welche von HIRSCHBERG auf meine Anregung
im Jahre 1903 aufgemacht wurde und von seinem Amtsnachfolger
SILBERGLEIT in dankenswerter Weise fortgeführt wird. Von den
in Berlin in den drei letzten Jahren an Schwindsucht Gestorbenen
waren zur Zeit ihres Todes:

1906: 1902 in Wohnungen, 1934 in Anstalten,
1907: 1855 „   „   1931 „   „
1908: 1807 „   „   2018 „   „

Von den in ihren Wohnungen Gestorbenen bewohnten 40,6 %
Einzimmerwohnungen, 41,7 % Zweizimmerwohnungen, 11,3 %
Dreizimmerwohnungen und 6,4 % Vier- und mehr Zimmer-
wohnungen. Als die Hauptherde der Infektion müssen wir die
Einzimmerwohnungen betrachten, in denen dies eine Zimmer
von einem Phthisiker mit anderen Personen geteilt wird. Und es
erhebt sich nunmehr die Frage, mit wieviel Personen haben die

---

[1]) KAYSERLING, a. a. O. ;S. 119.

in den Einzimmerwohnungen Gestorbenen die Wohnung bis zu ihrem Tode geteilt? Das waren in den bezeichneten 3 Jahren insgesamt 8229 Personen: also von diesen Personen wissen wir, daß sie der höchsten Ansteckungsgefahr ausgesetzt waren. In Krankenhäusern sind 1967 jährlich gestorben, also vom Herde der Infektion entfernt, wird man schließen. Um aber diesen Schluß ziehen zu können, muß man wissen, wie lange die Aufenthaltsdauer der in den Krankenhäusern sterbenden Phthisiker ist. Hierüber lagen bisher keine sicheren Angaben vor; ich habe daher für ein Jahr eine Auszählung über die Aufenthaltsdauer sämtlicher in Berliner Krankenhäusern behandelten Phthisiker nach den im Preußischen Landesamt vorhandenen Zählkarten veranlaßt. Aus dieser Statistik ergibt sich nun die folgende bemerkenswerte Tatsache: Durchschnittlich bleiben die Phthisiker, die sterben, 45 Tage im Krankenhaus. Vergleichen Sie damit die Dauer der Krankheit, so ersehen Sie daraus mit voller Evidenz, daß auch die in den Krankenhäusern Sterbenden die Hauptzeit ihrer Krankheit im Hause durchmachen.''

Von den in der „inneren" Stadt Leipzig in den Jahren 1880 bis 1904 vorgekommenen 1386 Sterbefällen an Tuberkulose kamen nach Hasse [1]) auf 100000 Einwohner im Erdgeschoß 146, im ersten Stock 272, im zweiten 294, im dritten 243, im vierten und höheren 338 Todesfälle an Tuberkulose. Die Ursache dieser Steigerung sieht Hasse mit Recht nicht in der höheren Lage an sich, sondern in den „Formen der Minderwertigkeit der Wohnungen selbst und des mechanischen und sozialen Zusammenwohnens der Bewohner".

Die Ortskrankenkasse für den Gewerbebetrieb der Kaufleute veranstaltete seit dem Jahre 1902 unter Leitung ihres sozialhygienisch lebhaft interessierten Geschäftsführers A. Kohn [2]) alljährlich eine Wohnungsaufnahme, in der den an Lungentuberkulose erkrankten Mitgliedern besondere Beachtung geschenkt wird. Den Heften sind eindrucksvolle Abbildungen nach photographischen Aufnahmen an Ort und Stelle angefügt, die im Verein mit den angeführten Daten das grauenhafte Elend der großstädtischen Wohnungsverhältnisse kennzeichnen. Im Jahre 1906

[1]) Hasse, E.: Tuberkulose und Wohnungsverhältnisse. Bulletin de l'Institut international de statistique. London 1906. Bd. 15.
[2]) Kohn, A.: Unsere erste Wohnungsenquete. Im Auftrage des Vorstandes der Ortskrankenkasse für den Gewerbebetrieb der Kaufleute, Handelsleute und Apotheker. Berlin 1902. Verlag dieser Krankenkasse. Seither jährlich. Später sind andere Krankenkassen (in Breslau, Magdeburg usw.) diesem Beispiel gefolgt.

erstreckten sich die Erhebungen im ganzen auf die Wohnräume von 12617 Patienten, und zwar 6754 männlichen und 5863 weiblichen. Von ihnen wohnten 5236 männliche und 4992 weibliche (zusammen 10228) in ihren Familien, und 2389 (1518 bzw. 871) in Schlafstellen. 1237, das sind 9,1 % der Erkrankten, wohnten in dunklen Räumen, von denen 114 sogar nicht einmal ein Fenster besaßen. Legen wir als Forderung für Wohnräume 16—20 qm Bodenfläche zugrunde, so würden sich von den geprüften Räumen bei 4104 Männern (= 60,8 % aller Männer) und 3569 Frauen (= 60,9 %) die Krankenzimmer nicht als Aufenthaltsräume eignen. Der Mindestforderung der Berliner Baupolizeiordnung von 2,80 m Höhe entsprachen 1942 = 28,7 % der bei männlichen und 1453 = 24,8 % der bei weiblichen Kranken besichtigten Wohnungen nicht. Von den Kellerwohnungen erreichten 254 = 43,7 % das verlangte Höhenmaß nicht; ebensowenig war dies bei 184 = 57,3 % der Dachwohnungen der Fall. Von sämtlichen gemessenen Räumen blieben 971 = 7,7 % noch unter 2,50 m Höhe. 47 der erkrankten Mitglieder dieser Kasse wurden in Räumen getroffen, die noch nicht einmal 2 m hoch waren. Der Bericht stellt fest, daß 3454 Männer (= 51,1 % aller) und 2713 Frauen (= 46,3 %) Räume bewohnen, die den genügenden Luftraum nicht haben. Es stellt sich ferner heraus, daß von den in Vorderhäusern wohnenden Kranken 1506 = 49 % Männer und 1393 = 45,6 % Frauen weniger als 20 cbm Luftraum zur Verfügung haben, in Hinterhäusern gar 1948 = 53 % Männer und 1322 = 47 % Frauen. Noch unter 10 cbm Luftraum, dem im preußischen Wohnungsgesetzentwurf vorgesehenen Mindestmaß, blieben die Aufenthaltsräume in 927 Vorderhäusern und 966 Hinterhäusern (= 15 %). Im Jahre 1907 fanden die Kontrolleure 71 Lungenkranke und an Erkrankung der Atmungsorgane leidende Kassenmitglieder in Räumen, die nicht heizbar waren.

Im Jahre 1912 wurde der Aufenthaltsraum von ungefähr 14000 erwerbsunfähigen Mitgliedern dieser Krankenkasse untersucht. 800 Kranke wohnten in Räumen oder richtiger gesagt Löchern mit höchstens 10 qm Bodenfläche, von denen 38 sogar ohne Fenster. Mehr als 1200 Kranke, d. h. der zehnte Teil aller von der Untersuchung erfaßten erwerbsunfähigen Mitglieder, hausten mit 4 und mehr Personen in einem Raume, unter diesen wieder 56 Kranke mit je 7 und mehr. Von den Kranken, die ihren Aufenthaltsraum mit anderen teilen mußten, hatten rund 2400 nicht einmal 5 qm Bodenfläche zur Verfügung. Etwa 10 % aller besuchten Handlungsgehilfen und Handelshilfsarbeiter bewohnten Räume, die nicht einmal 10 cbm Luft boten. Mit noch weniger

als 5 cbm Luftraum mußten sich 174 begnügen. Unter den in
der Familie lebenden Kranken befanden sich 1100 Lungenkranke,
die mit mehreren Personen, in 133 Fällen sogar mit mehr als
5 Personen ein und denselben Schlafraum benutzten. Mit Recht
sagt A. KOHN: „Hier kann keine Rede von Häuslichkeit mehr sein,
Bewegung ist kaum möglich, und die Beschaffenheit der Luft
in solchen Räumen muß die Bewohner aufs schärfste gefährden.
Beachten wir, daß unter den oben erwähnten 174 Kranken sich
16 Lungenkranke befanden, so mögen wir ermessen, wie ungeheuer groß die Gefahr der Krankheitsübertragung ist" [1]).

Das sind wahrhaft traurige Einzelheiten, wenn man bedenkt,
daß es sich nicht um Arme, sondern um in geordneter Tätigkeit
und Lohn stehende Mitglieder einer „kaufmännischen" Kasse
handelt. Ähnliche Zustände beobachtete FREUDENBERGER [2])
bei 304 von ihm besuchten tuberkulösen Kassenangehörigen in
München. Mehrfach fand er bis zu 6 und 7 Personen den nämlichen Raum mit Schwindsüchtigen bewohnend. 45 Wohnungen
erwiesen sich als feucht, 41 als dunkel. In 10 Fällen mußten die
Tuberkulösen mit einer anderen Person das Bett teilen.

Aber nicht nur in den schnell wachsenden Riesenstädten finden
sich derartige, die Tuberkulose begünstigende Wohnungszustände.
Auch aus Städten von weitläuftigem Bau wird Ähnliches berichtet.
So hat O. BURKARD [3]) über die Beschaffenheit der Wohnungen
tuberkulöser Arbeiter in Graz lehrreiche Ermittlungen angestellt.
Die Einzelheiten, die man in der Arbeit selbst nachlesen möge,
sind erschreckend, obgleich Graz eine von Arbeiterkasernen
freie, von großen Plätzen und Gärten durchzogene Stadt ist.
50 % der Tuberkulosen wohnten in den ältesten und teilweise
baufälligen Häusern. Die Miete war kaum weniger hoch als in
den übrigen Häusern, woraus hervorgeht, daß bei der baulichen
Entwicklung die Bedürfnisse der Arbeiterbevölkerung nach
kleinen Wohnungen in ungenügender Weise gedeckt werden.
80 % der Familien verfügten über höchstens einen Wohnraum,
obgleich ein großer Teil kinderreich war. 56 % der Wohnungen
verfügten über weniger Schlafstellen, als sie Personen beherbergen.
50 % der Wohnungen enthielten Aftermieter. 33 % der Tuber-

---

[1]) KOHN, A.: Unsere Wohnungsenquete im Jahre 1912. Berlin 1912.
Verlag der Ortskrankenkasse für den Gewerbetrieb der Kaufleute.
   [2]) FREUDENBERGER: Über die Lebensverhältnisse arbeitsunfähiger
tuberkulöser Mitglieder der Münchener Ortskrankenkasse. Münchener
med. Wochenschr. 1910.
   [3]) BURKARD, O.: Erhebung über 250 Wohnungen tuberkulöser
Arbeiter in Graz. Zeitschr. f. soziale Medizin. Leipzig 1905. Bd. 4.

kulösen schlafen mit anderen Familienmitgliedern in einem Bette. In einer Dachwohnung schliefen 7 Erwachsene, von denen 2 hochgradig tuberkulös waren, in zusammen 4 Betten, so daß jedem etwa 6 cbm Luftraum zur Verfügung standen. „Der Kampf gegen diese Art des Wohnens ist der Kern des Kampfes gegen die Tuberkulose," schließt BURKARD seine eingehende, mit zahlreichen Tabellen versehene Arbeit. Auch F. KÖHLER [1]) berichtet aus dem Rheinland, daß von 636 von ihm beobachteten verheirateten Tuberkulösen nur 24 % ein Bett für sich allein zur Verfügung hatten; auch von 364 unverheirateten lungenkranken Männern verfügten nur 76 % über ein eigenes Bett.

Eine durchgreifende Wohnungsreform haben daher die Hygieniker mit Recht als Grundlage jeder wesentlichen Tuberkulosebekämpfung gefordert.

Auch auf dem platten Lande herrschen an manchen Orten Wohnungsmißstände, die mit der Tuberkulosehäufigkeit in unmittelbare Beziehung gesetzt werden müssen. So hat P. JAKOB noch auf Anregung von R. KOCH und mit behördlicher Unterstützung den Kreis Hümmling im Regierungsbezirk Osnabrück, der seit Jahren die höchste Sterblichkeit an Tuberkulose in ganz Preußen aufwies, eingehend untersucht und ist dabei zu der Überzeugung gekommen, daß die Hauptschuld die Wohnungen der bäuerlichen Bevölkerung neben deren persönlicher Unsauberkeit tragen.

Er fand bei einer Gesamtbevölkerung von 9640 Erwachsenen, von denen 1277 fast ausnahmslos gesunde Dienstboten waren, 148 Fälle von offener Tuberkulose unter 7363 Bauern und Bäuerinnen. Über die Beziehungen von Tuberkulose und Wohnungen schreibt P. JAKOB [2]): „Es gehört hier sogar zu den Seltenheiten, daß ein Lungenkranker die letzten Wochen vor seinem Ende in einem besonderen Raume untergebracht ist, da ein solcher oft gar nicht im Hause zur Verfügung steht; meist schläft der Lungenkranke bis zu seinem Tode in einer Kammer mit seinen Familienangehörigen und teilt mit einzelnen derselben oft sogar das Bett bzw. die Butze. Die in dieser Richtung im Kreise Hümmling angestellten Erhebungen ergaben folgende Resultate: Während des Jahres 1910 wurden im ganzen 148 Lungenkranke im Kreise Hümmling ermittelt. Von diesen sind 2 von auswärts zugereist und im Krankenhause verstorben. Von den übrigen 146 Lungenkranken schliefen 100 mit je 1, 17 mit je 2, und 2 mit je 3 Angehörigen in einem Bett. Demnach hatten von 146 Lungenkranken 119 = 81,6 % für sich ein Bett nicht zur Verfügung. Von den 146 Lungenkranken bewohnten 46 eine Butze; von den übrigen 100 schliefen 62 in hygienisch völlig

[1]) KÖHLER, F.: Wohnungsreform und Tuberkulosebekämpfung. Zeitschrift f. Tuberkulose. 1909. Bd. 14. H. 8.
[2]) JAKOB, P.: Die Tuberkulose und die hygienischen Mißstände auf dem Lande. Berlin 1911. S. 40.

ungenügenden Räumen. Unter den gesamten 146 Lungenkranken schliefen nur 2 (zur Zeit der von uns vorgenommenen Untersuchungen) allein in einwandfreien
Kammern. Diese 146 Patienten stellten keineswegs leichte Fälle
dar, sondern sie litten fast durchweg an offener Tuberkulose, d. h. sie
waren Bazillenverstreuer. Von den 146 Kranken sind überdies 51
während des Jahres 1910 an Lungentuberkulose verstorben. Von
diesen 51 schliefen bis zu ihrem Tode oder bis kurze Zeit vorher
35 mit 1, 6 mit 2 Angehörigen in einem Bett; 17 Tuberkulöse sind
in einer Butze verstorben. So kann man wohl mit Sicherheit annehmen, daß von den 146 Lungenkranken, welche im Jahre 1910
im Kreise Hümmling lebten, mindestens 144 ihre Familienangehörigen
mit Tuberkelbazillen infizierten und die von ihnen bewohnten
Räume zu schweren Brutstätten der Tuberkulose gestalteten."

Nicht nur die unhygienischen Zustände in Werkstätten und
Wohnräumen kommen bei der Tuberkuloseverbreitung in Frage.
Alle Häufungen von Menschen in geschlossenen Räumen sollten
sich mehr als bisher unter hygienischen Vorsichtsmaßregeln
abspielen. Insbesondere gibt die Zusammenpferchung der Kinder
in den Schulen, unter der wir noch ganz allgemein leiden, zu
schweren Bedenken Anlaß. Leider sind wir über die Rolle, die
der Aufenthalt in der Schule auf die Ansteckungsmöglichkeit
an Lungentuberkulose ausübt, nur mangelhaft unterrichtet. Aber
schon gegenwärtig muß außer hygienischer Salubrität der Schul-
räume gefordert werden, daß durch die Achtsamkeit der Lehrer
und Schulärzte die Kinder, die an vorgeschrittener Lungentuberkulose, an Skrophulose oder Lupus leiden, rechtzeitig heraus-
gefunden und vom öffentlichen Schulbesuch zurückgehalten
werden.

Bekannt ist die Häufigkeit der Tuberkulose in Irrenanstalten und in den Gefängnissen. Im Irrenwesen wird
sie geringer, desto mehr man zur Behandlung in Kolonien und
zur Familienpflege übergeht. In den Strafanstalten fordert sie
dagegen infolge der ungünstigen Lebensbedingungen, die mit dem
Strafvollzuge verknüpft sind, nach wie vor zahlreiche Opfer.

Verzichtet man darauf, den Einfluß spezieller Seiten ungünstiger wirtschaftlicher Zustände im einzelnen zu ermitteln,
und begnügt sich damit, den sozialen Tiefstand im ganzen mit
der Häufigkeit der Tuberkulose in Verbindung zu setzen, so gewinnt man eine noch lebhaftere Vorstellung von der dieser Krankheit eigentümlichen sozialen Bedingtheit und versteht, wie man
sie als „Proletarierkrankheit" schlechthin hat bezeichnen können.

Schon Sörensen [1]) berechnete auf 100000 Personen jeder
Altersklasse an Tuberkulosetodesfällen:

---

[1]) Über Methode und Aufbau der Statistik Sörensens s. S. 44.

Alter in Jahren	Kopenhagen				Provinzialstädte			
	Männer		Frauen		Männer		Frauen	
	untere Gruppe	die oberen beiden Gruppen	untere Gruppe	die oberen beiden Gruppen	untere Gruppe	die oberen beiden Gruppen	untere Gruppe	die oberen beiden Gruppen
20—25	430	340	190	260	330	370	210	340
25—35	450	330	260	270	310	300	320	350
35—45	600	310	400	240	360	230	330	270
45—55	880	340	440	220	480	290	280	240
55—65	1330	340	450	220	530	330	280	210
65 u. dar.	1060	290	450	130	600	200	310	190

Aus diesen Zahlen erhellt bereits, was spätere Untersuchungen noch deutlicher gemacht haben, daß der Unterschied in der Tuberkulosesterblichkeit bei arm und reich sehr erheblich ist und er stärker im erwerbstätigen Alter und bei der städtischen Bevölkerung, schwächer auf dem Lande und bei den Frauen zum Ausdruck gelangt.

Mit großer Genauigkeit fällt und sinkt die Sterblichkeit an Schwindsucht mit dem Einkommen. Nach dem Bericht über das Gesundheitswesen des hamburgischen Staates für das Jahr 1905 betrugen auf 100000 Lebende:

bei einem Einkommen von	und einer Zahl von Steuerpflichtigen von	die Sterbefälle au Lungenschwindsucht 1901—1905
900—1200 M.	71 526	482
—2000 „	48 855	447
—3500 „	21 397	274
—5000 „	8 342	252
darüber	14 323	120

Für Charlottenburg ermittelte A. GOTTSTEIN [1]) im Durchschnitt der Jahre 1908—1912 bei einem

Einkommen	Zahl der Lebenden	Sterbefälle au Tuberkulose auf 100000 Lebende
unter 900 M.	70040	163
900—3000	166790	92
3000—6500	28710	45
über 6500	18450	33

Derselbe Autor teilt eine Tabelle mit, die aus einem englischen Parlamentsbericht vom Jahre 1909 entnommen ist, und deren

---

[1]) GOTTSTEIN, A.: Tuberkulose und Hungersnot. Klinische Wochenschrift. 1922. Nr. 12.

Indexrechnung den Abfall der allgemeinen Sterblichkeit und den erheblich größeren der Schwindsuchtssterblichkeit mit der Abnahme der Preise und der Zunahme der Löhne in Vergleich setzt. Danach betrug in England

	Gesamt-sterblichkeit	Schwindsuchts-sterblichkeit	Maß der Verarmung	Lebensmittel-preise	Lohn-höhe
1869 .	100,0	100,0	100,0	100,0	100,0
1870 .	102,9	102,6	100,2	98,0	102,6
1875 .	102,9	94,0	72,8	98,0	123,4
1880 .	92,9	79,7	68,5	89,8	113,8
1885 .	89,0	75,4	61,6	73,4	114;2
1890 .	91,9	71,0	58,8	73,4	123,4
1895 .	88,1	57,9	57,1	63,2	121,7
1900 .	86,7	54,3	53,9	76,5	136,6
1905 .	72,4	46,3	56,5	74,4	132,5
1907 .	71,4	46,3	55,8	81,6	138,9

Nach PELLER (Wien. klin. Woch. 1920, Nr. 41) kamen in Wien Todesfälle an Lungentuberkulose auf 100000 Einwohner

	männlich		weiblich	
	1913	1919	1913	1919
Bezirk I (reich) . . .	67	172	110	227
„ X (arm) . .	317	648	419	637

Auch die Unterschiede in der Sterblichkeit nach der Konfession sind auf solche in der sozialen Lage zurückzuführen. So starben nach LENZ (Menschliche Auslese und Rassenhygiene, 1921) an Tuberkulose in Wien 1894—1900 auf 100000 bei den Juden 180, bei den Protestanten 330 und bei den Katholiken 500. Das gleiche gilt im wesentlichen wohl auch vom Unterschied nach der Rassenzugehörigkeit. Es starben nach der gleichen Quelle in den Südstaaten Nordamerikas um 1900 auf 100000 bei den Weißen 170 und bei den Negern 430.

Selbst bei einer so streng ausgelesenen Personengruppe, wie es die in einer privaten Lebensversicherung versicherten Personen sind, äußert sich der Unterschied in der Sterblichkeit nach den wirtschaftlichen Verhältnissen, in diesem Falle gemessen an der Versicherungssumme. Nach FLORSCHÜTZ [1] betrug die Sterblichkeit an Lungentuberkulose, wenn man die durchschnittliche Gesamtsterblichkeit gleich 100 setzt, bei einer

Versicherungssumme	
bis 3000	131,8
3000—6000	95,2
über 6000	65,6

Der Einfluß der Ungunst sozialer Zustände auf die Schwindsucht geht aus diesen Zahlen wohl deutlich genug hervor. Alle Beobachter, die die Schichten der Bevölkerung nach dieser

---

[1] FLORSCHÜTZ: Allgemeine Lebensversicherungsmedizin. 1914.

Richtung miteinander verglichen, stimmen in der Anerkennung dieser Tatsache überein. Es widerspricht ihr auch nicht, wenn bei großer Sterblichkeit in einzelnen, wirtschaftlich besonders ungünstig gestellten Schichten die Tuberkulosesterblichkeit im ganzen Volke abnimmt. Das ist z. B. regelmäßig bei dem Übergang eines in rein agrarischen Zuständen lebenden Volkes zum überwiegenden Industriestaate der Fall. Der mit diesem Vorgang verknüpfte Kulturfortschritt, das Reicherwerden der gesamten Nation und das Aufsteigen zahlreicher Angehöriger der unteren Stände in den Mittelstand, bringt im Gesamtergebnis eine Überkompensation der Mißstände hervor, die sich auf bestimmte Schichten des ländlichen und städtischen Proletariats beschränken. Die Verminderung der Tuberkulosesterblichkeit bei den wohlhabenden Industrievölkern ist also ein Beweis für, nicht etwa gegen die Abhängigkeit der Schwindsuchtsverbreitung von der wirtschaftlichen Ungunst der Umwelt.

In Deutschland ist ähnlich wie Jahrzehnte vorher in England diese Abnahme der Tuberkulosesterblichkeit infolge Industrialisierung und Reicherwerden der Nation sehr deutlich.

Es starben in den Orten Deutschlands von 15000 und mehr Einwohnern an Lungenschwindsucht von je 100000 Lebenden nach den Mittelwerten für die Jahrfünfte:

1877—1881 357,7
1882—1886 346,2
1887—1891 304,0
1891—1896 255,5
1897—1901 218,7

Besonders erfreulich ist die Abnahme der Tuberkulosesterblichkeit in den folgenden Jahren.

Im Jahre 1902 betrug die Zahl 199,9
  „   „   1903   „   „   „   194,3
  „   „   1904   „   „   „   192,7

Vom Jahre 1905 hat man statt „Lungenschwindsucht" „Tuberkulose", d. h. Lungentuberkulose und alle sonstigen Formen der Tuberkulose, erhoben und daher natürlich höhere Werte erhalten.

Im Jahre 1905 betrug diese Zahl 222,6
  „   „   1906   „   „   „   202,7
  „   „   1907   „   „   „   197,7
  „   „   1908   „   „   „   192,17

Sehr deutlich ist der Rückgang in dem hochindustriellen, dichtbevölkerten Sachsen.

In Preußen ist die Sterblichkeit an Schwindsucht, bezogen auf 100000 Lebende, von 320 im Jahre 1875 auf 136 im Jahre 1913 allmählich gefallen. Wenn auch ein in seiner Größe nicht festzustellender Teil des Abfalles der besseren Diagnosestellung zu-

zuschreiben ist, da weiter zurück desto mehr Fälle mit unbekannter Todesursache auf „Schwindsucht" gebucht worden
sind, so ist doch trotzdem die Besserung erheblich. Es ist wohl
kaum richtig, sie mit dem Auffinden des Erregers durch R.
Koch im Jahre 1882 oder der um 1884 beginnenden sozialen Versicherungsgesetzgebung oder gar der vor einigen Jahrzehnten
entstandenen Bewegung zur Gründung von Heilstätten für
Leichterkrankte der unteren Bevölkerungsschichten unmittelbar in Verbindung zu setzen, wie das mehrfach getan worden ist,
wenn auch keineswegs der günstige Einfluß, wenigstens der beiden
ersten Kulturtaten, geleugnet werden soll.

   In einer sorgfältigen Arbeit hat HILLENBERG [1] die preußische
Tuberkulosesterblichkeit der Jahre 1886—1888 mit der in den Jahren
1903—1905 nach den einzelnen Regierungsbezirken untersucht. Im
gesamten Preußen betrug die Abnahme $31\frac{1}{2}$ %, aber in den westlichen
Regierungsbezirken war sie in der Regel bedeutend höher als in den
östlichen. Denn sie betrug im

Reg.-Bez.	Arnsberg .	. 59,09 %	Reg.-Bez.	Minden .	. 45,89 %
„	Düsseldorf	. 50,84 %	„	Osnabrück	42,44 %
„	Köln .	. . 50,37 %	„	Trier .	. . 41,94 %
„	Aachen	. . 48,65 %	„	Potsdam	. 41,93 %
„	Stade .	. . 48,29 %	„	Wiesbaden	41,11 %
„	Koblenz	. . 48,28 %	„	Hannover	. 36,21 %
„	Schleswig	. 47,58 %	„	Aurich	. . 32,96 %
„	Münster	. 46,07 %	„	Kassel	. . 31,69 %

Dagegen bewegen sich unter der durchschnittlichen Abnahme:

Reg.-Bez.	Breslau	. mit 31,35 %	Reg.-Bez.	Frankf. a. O.	mit 24,64 %
„	Erfurt	. „ 30,49 %	„	Marienwerder,.	24,62 %
„	Oppeln .	. „ 30,43 %	„	Köslin	. „ 19,46 %
„	Magdeburg	., 29,02 %	„	Bromberg	„ 18,91 %
„	Liegnitz .	. „ 28,68 %	„	Danzig .	. „ 18,51 %
„	Lüneburg .	„ 28,48 %	„	Stettin .	. „ 16,17 %
„	Merseburg.	„ 26,59 %	„	Hildesheim	„ 15,01 %
„	Posen .	. „ 26,16 %	„	Stralsund .	„ 13,97 %
„	Gumbinnen	., 24,89 %	„	Königsberg	„ 9,91 %

   Hier sieht man deutlich den Einfluß der wohlhabenden
Industriegegenden und des Westens der Monarchie sich günstig
abheben.

   Über den großen Einfluß sozialer und wirtschaftlicher Faktoren
auf die Verbreitung der Lungentuberkulose kann demnach kein
Zweifel bestehen. Und doch hieße es die Frage falsch auffassen,

---

[1] HILLENBERG, B. W.: Die Abnahme der Tuberkulosesterblichkeit
in den einzelnen Regierungsbezirken Preußens während der Jahre
1886—1905 und ihre Ursachen. Zeitschr. f. soziale Medizin. 1909.
Bd. 4. Leipzig.

wenn man an dieser Stelle nicht auch die Begrenzung der Wirksamkeit sozialer Ursachen eingestände. Diese liegt in der Veranlagung zur Erkrankung an Lungentuberkulose, die ihrerseits wohl wieder in den meisten Fällen auf einer ererbten körperlichen Minderwertigkeit beruht. Hierher gehört ein Mißverhältnis der Größe und Leistungsfähigkeit des Herzens zum Gesamtkörper (BENEKE) und vor allem ein Mißverhältnis der Größe und Leistungsfähigkeit der Lungen zum Körperganzen, wie es sich bei schmalem Brustkasten und lang aufgeschossenem Körperwuchs findet, dem deshalb schon von den alten Ärzten so benannten Habitus phthisicus. Zahlreiche Beobachtungen haben festgestellt, daß Lungenkranke einen geringeren Brustumfang im Verhältnis zur Körpergröße haben als die übrigen Personen. So hat A. GOTT-STEIN [1]) aus dem Material einer Versicherungsgesellschaft von 600 Fällen männlicher Versicherten, von denen trotz der sorgfältigen Aufnahmeuntersuchung später 100 an Lungentuberkulose starben, folgende Tabelle zusammenstellen können:

Der Brustumfang, gemessen nach Prozenten der Körpergröße, betrug

in den Altersklassen	20—30 J.,	31—40 J.,	41—50 J.,	insgesamt
bei den Tuberkulösen . .	51,8 %	52,2 %	54,0 %	52,3 %
„ „ Nichttuberkulösen	53,0 %	55,5 %	55,7 %	54,9 %

Es bleibt also der Brustumfang derer, die später an Lungentuberkulose erkranken, im Durchschnitt um fast 5 cm hinter den übrigen zurück. Diese Angaben sind deshalb lehrreich, weil es sich um Personen handelt, die ausgesucht rüstig sind, und bei denen man, da alle von dem untersuchenden Arzte als schmalbrüstig Erkrankte schon bei der ersten Untersuchung zurückgewiesen werden, eigentlich gar keine Veranlagung zur Lungentuberkulose vermuten sollte. Bei der Gothaer Lebensversicherungsbank ist nach einer Veröffentlichung von GOLLMER [2]) die Tuberkulose mit 28 % an der Sterblichkeit beteiligt. Auch hier nimmt die Sterblichkeit mit dem Jahre 1881 ab,. wie GOLLMER ausdrücklich ausführt, wohl wegen der größeren Sorgfalt bei der Aufnahmeuntersuchung und der allgemeinen Hebung der wirtschaftlichen und hygienischen Zustände, nicht aber infolge unmittelbarer Bekämpfung des Erregers.

---

[1]) Sitzung der Gesellschaft für soziale Medizin in Berlin vom 9. März 1905. Zitiert nach den Berichten aus der Gesellschaft. Zeitschr. f. soziale Medizin. 1906. Bd. 1. S. 75. Leipzig.

[2]) GOLLMER: Die Todesursachen bei den Versicherten der Gothaer Lebensversicherungsbank auf Grund der Beobachtungen von 1829 bis 1896. Zeitschr. f. Versicherungswissenschaft. 1906. H. 9.

Die am meisten in die Augen fallende und am leichtesten
nachweisbare Art, in der die Lungentuberkulose auf die gesellschaftlichen Zustände einwirkt, ist die Veränderung, die sie in
der Bevölkerungszahl dadurch hervorruft, daß sie in einem Maße
wie wenig Krankheiten zur Todesursache wird. Sterben doch
in Deutschland an Tuberkulose jährlich um die Hälfte mehr als
an allen anderen Infektionskrankheiten zusammen.

Aber dieser Einfluß auf die Bevölkerungsbewegung ist doch
in sozialer Hinsicht nicht annähernd so groß wie der, der dadurch entsteht, daß eine so ungeheuere Zahl von Menschen Jahre
und Jahrzehnte hindurch Arbeitsfähigkeit, Genußfähigkeit und
Bewegungsfreiheit verlieren, ehe sie endlich dahingerafft werden;
kann man doch rechnen, daß bei uns zu Lande etwa durchschnittlich sieben Jahre vom ersten deutlichen klinischen Nachweis bis
zum Eintreten des Todes vergehen.

Der wirtschaftliche Schaden ist deshalb so bedeutend, weil
die Tuberkulose gerade im erwerbstätigen Alter die meisten
Opfer fordert. Denn nach PRINZING starben im erwerbstätigen
Alter von 15 bis 60 Jahren von je 10000 Lebenden dieser Altersklassen an:

Krankheiten	England 1891—1900	Deutschland 1892—1901
Tuberkulose total	22	29
Lungentuberkulose	20,2	27,7
Tuberkulose anderer Organe	1,8	1,3

Besonders leiden die Mittel der Versicherungskörperschaften
unter den riesigen Summen, die sie an Krankengeldern, Kranken-
hauskosten und Renten für die Tuberkulösen ausgeben müssen.
Die Statistik der Krankenkassen ermöglicht uns eine Vorstellung
über den Umfang der Arbeitsunfähigkeit der tuberkulösen Kassenmitglieder. Nach der Leipziger Krankheitsstatistik kamen unter
100000 ein Jahr lang beobachteten männlichen Krankenkassenmitgliedern 771 Fälle von Tuberkulose aller Art vor, von denen
233 tödlich endeten, und die zusammen 62047 mit Arbeitsunfähigkeit einhergehende Krankheitstage beanspruchten. Bei
den weiblichen Kassenmitgliedern wurden 631 Fälle mit 211 Todesfällen und 50806 Krankheitstagen gezählt [1]). Außerdem kamen

---

[1]) Über die Leipziger Krankheitsstatistik vgl. die Anmerkung
auf Seite 32. In diesem Material kamen außerdem unter 100000 ein
Jahr lang beobachteten männlichen Versicherungspflichtigen noch
1173 Fälle von Lungenleiden ohne nähere Angabe, ob tuberkulös
oder nicht, vor, von denen 18 tödlich endeten, und die zusammen
41252 nicht mit Arbeitsunfähigkeit einhergehende Krankheitstage
beanspruchten. Bei den weiblichen Versicherungspflichtigen wurden
1125 Fälle mit 10 Todesfällen und 46987 Krankheitstagen gezählt.

unter 100000 ein Jahr lang beobachteten männlichen Versicherungspflichtigen 187 Fälle von Lungenblutungen vor, von denen 5 tödlich endeten und die zusammen 6391 mit Arbeitsunfähigkeit einhergehende Krankheitstage beanspruchten. Bei den weiblichen Versicherungspflichtigen wurden 149 Fälle mit 3 Todesfällen und 6076 Krankheitstagen gezählt.

Hier handelt es sich um Kassenmitglieder, die nach längerem Kranksein ausgesteuert werden, und doch geben die Zahlen schon eine Anschauung von dem Umfange, in dem die Tuberkulose die arbeitende Bevölkerung matt setzt. Eine sehr große Zahl von Arbeitern fällt alljährlich infolge der Lungentuberkulose der Invalidität anheim. Eine im Jahre 1898 veröffentlichte Statistik des Reichsversicherungsamtes weist nach, daß von 151083 berücksichtigten Rentenempfängern nicht weniger als 44819 durch Lungenkrankheiten invalide geworden waren, also 264 auf je 1000 Rentenempfänger.

Nach einer etwa 1500 Fälle umfassenden Erhebung der Landesversicherungsanstalt Berlin über die Rentenbezugsdauer der in den Jahren 1906, 1907, 1908 in Berlin gestorbenen lungenschwindsüchtigen Rentner dauert der Rentenbezug bei den männlichen Kranken durchschnittlich 687 Tage, bei den Frauen 613 Tage, bis sie der Tuberkulose völlig erliegen [1]. Der Zeitpunkt der Invalidisierung dürfte etwa auf den Übergang des zweiten zum dritten Stadium der Erkrankung nach dem üblichen Einteilungsschema fallen. Anschaulich hat KOELSCH (a. a. O. S. 39) die durch Invalidisierung infolge Tuberkulose entstehende wirtschaftliche Einbuße folgendermaßen berechnet: ,,In Deutschland wurden in den 9 Jahren 1891 bis 1899 161409 Männer vor ihrem 60. Lebensjahre durch Invalidenrenten unterstützt. Mit Hilfe der Daten der allgemeinen deutschen Sterbetafel läßt sich berechnen, daß durch diese frühzeitige Invalidität 1842413 Arbeitsjahre verloren gegangen sind, durchschnittlich pro Rentner also 11,4 Arbeitsjahre.

38 Rentner waren erst 20 Jahre alt — Verlust also 1280 Arbeitsjahre
1097　　,,　　,,　　,, 21 ,,　　,: — 　　,:. 36062　　,,
1910　　,,　　,,　　,, 30 ,,　　,, —　　,,　　,, 48602　　,..
　　　　　　　bis zum Schlusse des 60. Lebensjahres usf.

Nun war aber die Tuberkulose Invaliditätsursache 1897—1900 in 13,3 % aller Fälle; demnach wären in obigen 9 Jahren rund 239210 Arbeitsjahre infolge Invalidität wegen Tuberkulose verloren gegangen.''

Nach A. FISCHER [2] war bei der Landesversicherungsanstalt Baden die Invaliditätsursache in 100 Fällen:

	1891/95	1896/99	1900/04	1905/09	1910/11
Tuberkulose der Lungen . .	22,4	22,0	20,3	19,2	17,5
,,　　anderer Organe	2,8	2,7	2,0	2,5	2,6

[1] KAYSERLING: a. a. O. S. 110.
[2] FISCHER, A.: Invaliditätsbedingungen und Invaliditätsursachen. Veröffentlichungen aus dem Gebiete der Medizinalverwaltung. 1914. Bd. 3. H. 10. S. 44.

Leider erschöpfen die bisherigen Ausführungen noch nicht
das Maß der Schädigungen, die die Lungentuberkulose dem gesellschaftlichen Organismus zufügt. Es gibt vielmehr eine Art
von unheilvoller Wirksamkeit, die die oben behandelten Schädigungen noch an Bedeutung übertrifft, wenn sie bisher auch nur
wenig Gegenstand medizinischer oder soziologischer Forschung
geworden ist. Das ist der Einfluß, den die Lungentuberkulose
auf die Fortpflanzung der Menschen ausübt, und die Beziehung,
in der sie zur Frage der körperlichen Entartung steht. Das
Sonderbare, das derartige Betrachtungen so ungemein erschwert,
liegt darin, daß die Tuberkulose die Fortpflanzung sowohl günstig
wie auch ungünstig beeinflussen kann. Es ist daher erforderlich,
beide Seiten zu betrachten und dann abzuwägen, welcher Einfluß
der größere ist, und welches Endergebnis aus dem Gewähren-
lassen der Tuberkulose im Hinblick auf die Entartung zu erwarten steht.

Ungünstig wirkt die Tuberkulose vom Standpunkt der
Eugenik gesehen unzweifelhaft dadurch, daß eine große Zahl
von Früchten entweder von tuberkulösen Vätern erzeugt oder
von tuberkulösen Müttern ausgetragen wird. Die ungeheuere
Verbreitung der Krankheit und die außergewöhnliche Langsam-
keit, mit der die Krankheit fortschreitet, sprechen unzweifelhaft
dafür, daß ein erheblicher Bruchteil der heranwachsenden Jugend
eines Volkes aus Ehen hervorgeht, in denen ein oder gar beide
Teile tuberkulös sind.

Selbst das letzte Stadium der Tuberkulose scheint weder die
Mütter am Gebären noch die Väter am Erzeugen von Kindern
zu verhindern. Nach WEINBERG [1]) starben in Stuttgart von
369 verheirateten tuberkulösen Frauen, die innerhalb ihres
letzten Lebensjahres eine Geburt durchgemacht hatten, an
Tuberkulose

in der	1.— 4.	Woche nach der Entbindung	63
„ „	5.— 8.	„ „ „ „	46
„ „	9.—12.	„ „ „ „	34
„ „	13.—16.	„ „ „ „	28
„ „	17.—20.	„ „ „ „	18
„ „	21.—24.	„ „ „ „	20
„ „	25.—28.	„ „ „ „	30
„ „	29.—32.	„ „ „ „	19

[1]) WEINBERG, W.: Die Fruchtbarkeit der Phthisiker beiderlei
Geschlechts. Vortrag, gehalten am 21. Mai 1908 in der Gesellschaft
für soziale Medizin in Berlin. Zitiert nach den Berichten aus der Gesellschaft in der Zeitschrift für soziale Medizin. 1909. Bd. 4. S. 405.
Leipzig.

in der 33.—36. Woche nach der Entbindung 17
„ „ 37.—40. „ „ „ „ 14
„ „ 41.—44. „ „ „ „ 26
„ „ 45.—48. „ „ „ „ 21
„ „ 49.—52. „ „ „ „ 33

Von verheirateten Männern starben nach derselben Quelle an
Tuberkulose:

im 7.—9. Monat vor der Geburt ihres letzten Kindes 7
„ 4.—6. „ „ „ „ „ „ „ 38
„ 1.—3. „ „ „ „ „ „ „ 63
„ 1.—3. „ nach „ „ „ „ „ 71
„ 4.—6. „ „ „ „ „ „ „ 90
„ 7.—9. „ „ „ „ „ „ „ 100
„ 10.—12. „ „ „ „ „ „ „ 85

In einer späteren Arbeit, die sich auf die Zahl und Sterblichkeit der ehelichen Kinder der von 1873—1902 in Stuttgart an
Tuberkulose Gestorbenen erstreckte, stellte W. WEINBERG [1])
fest, daß die Kinderzahl der Ehen Tuberkulöser durchschnittlich 3,43 betrug, also keineswegs überdurchschnittlich, aber doch
recht erheblich ist. Zum eigenen Ersatz reichte diese Zahl nicht
aus, denn die Zahl der Nachkommen, die das zwanzigste Jahr
vollendeten, erwies sich kleiner als die der Eltern. Auch hier
erwies sich die soziale Schichtung von deutlichem Einfluß auf
die Sterblichkeit der Nachkommen Tuberkulöser. Denn es starben
vor dem zwanzigsten Lebensjahre auf das Hundert:

	bei Tuberkulose des Vaters	der Mutter
in der Oberschicht	37,0	38,8
„ „ Unterschicht . . .	48,1	50,2

Wenn es auch einwandfrei festgestellt ist, daß die Tuberkulose
als solche nicht erblich ist, so dürfte doch kaum einem Zweifel
unterliegen, daß Personen, die mit einer so konsumierenden Krankheit behaftet sind, nicht zu den fortpflanzungstüchtigsten Elementen der Bevölkerung gehören. Wenn man nun gar noch
hinzunimmt, daß die Tuberkulösen sich in der Regel auch durch
Mißverhältnisse innerer Organe, mangelhaften Brustkasten u ägl. m.
sich von anderen unvorteilhaft unterscheiden, so wird man sie
als zum Fortpflanzungsgeschäft ungeeignet bezeichnen müssen,
da diese Regelwidrigkeiten auf dem Wege des Erbganges an die
Nachkommen übertragen zu werden pflegen. Genaue Untersuchungen hierüber liegen leider noch nicht vor. Es wäre dringend
wünschenswert, daß die von vorgeschrittenen Tuberkulösen erzeugten oder geborenen Kinder sorgfältig daraufhin beobachtet

[1]) WEINBERG, W.: Die Kinder der Tuberkulösen. Leipzig 1913.

würden, in welchem Maße sie nach Sterblichkeit, Krankheiten und vor allen Dingen nach allgemeiner Körperkonstitution hinter dem Durchschnitt der Bevölkerung zurückbleiben.

Günstig wirkt die Tuberkulose dagegen auf die Fortpflanzung insofern, als sie die typische Krankheit der körperlichen Minderwertigkeit schlechthin ist, der Dekrepidität, der allgemeinen Hinfälligkeit, mag diese nun angeboren oder durch ungünstige Umwelt, Alkoholismus, Pellagrismus, Malaria, Diabetes, der Pflege entbehrendes Alter u. a. m. erworben sein. Es ist auffallend, wie wenig Schwindsüchtige an interkurrenten Krankheiten zugrunde gehen und wie viele Sieche umgekehrt an interkurrenter Tuberkulose sterben. Dieser ausmerzende Einfluß wird natürlich dann am wirksamsten sein, wenn die Tuberkulose schnell verläuft und die soziale Umwelt eine derartig ungünstige ist, daß möglichst wenig ärztliche Fürsorge und Pflege die Krankheit aufhält. Die Beantwortung der Frage, ob die Tuberkulose in höherem Grade die Fortpflanzung günstig beeinflußt, oder ob sie als ausjätende Krankheit diese mehr im Sinne einer Verhütung ihrer Verschlechterung beeinflußt, hängt davon ab, ob die große Masse der Bevölkerung in guten oder in schlechten sozialen Verhältnissen lebt. Nur im letzteren Falle wird die eugenische Wirkung zur Geltung kommen, während mit der Hebung der sozialen Verhältnisse, wie wir oben gesehen haben, die einzelnen Fälle überaus langsam verlaufen und ein großer Teil von Lungenkranken, die sonst schnell dahingerafft worden wären, das fortpflanzungsfähige Alter erreichen und eine nicht unbeträchtliche Zahl minderwertiger Kinder der Bevölkerung zuführen. Aus dieser Überlegung ergibt sich ein höchst beachtenswerter Widerspruch zwischen der aus ärztlichen und humanen Rücksichten gebotenen Bekämpfung der Tuberkulose und der damit einhergehenden Vorschubleistung des der Tuberkulose innewohnenden dysgenischen Momentes. Gesetzt den Fall, es gelänge uns, die soziale Umwelt der unteren Volksschichten derartig zu heben, daß sich die Zahl der Neuerkrankungen um die Hälfte oder mehr verringerte, und es gelänge uns weiterhin, die wirklich Erkrankten durch sorgfältige Pflege und ärztliche Behandlung, wie es auch nach dem Stande der jetzigen Tuberkuloseforschung bereits möglich ist, mehrere Jahrzehnte lang am Leben zu erhalten, so würden wir mit dieser an und für sich so erfreulichen Leistung doch dazu beitragen, daß zahlreiche körperlich Minderwertige der menschlichen Gesellschaft erhalten bleiben, ihre Minderwertigkeit vererben und zur allgemeinen Entartung beitragen.

Mit steigender Kultur und durchgreifender Hebung des Volkswohlstandes wird also die eugenische Wirkung sinken und der dysgenische Einfluß der Tuberkulose steigen, weil sowohl mehr Schwächlinge zur Fortpflanzung kommen, die in früheren Zeiten vorher von der Tuberkulose dahingerafft wären, als auch mehr Tuberkulöse in einem so hohen Grade gebessert werden, daß sie in ebenso ausgedehntem Maße wie die Rüstigen sich an der Fortpflanzung beteiligen können. Daraus darf natürlich nicht ein Verdammungsurteil der Kultur und des sozialen Fortschritts oder eine Rechtfertigung der Unkultur und des wirtschaftlichen Tiefstandes der großen Masse gefolgert werden. Sondern es soll durch diese Überlegung nur auf die dringende Notwendigkeit von Maßnahmen aufmerksam gemacht werden, durch die eine Weitervererbung von körperlicher Minderwertigkeit auch dann verhindert wird, wenn die rohen Hemmungen dieser Weitervererbung, die in Unkultur und sozialem Tiefstand bestehen, allmählich in Fortfall kommen. Diese Maßnahmen können natürlich nur dahin zielen, den Geschlechtsverkehr tuberkulöser Elemente am Hervorbringen von Nachkommen zu verhindern. Sie bestehen in der Anwendung von Präventivmitteln oder in der Einleitung der künstlichen Fehlgeburt, wenn bereits Befruchtung eingetreten ist. Letztere Maßnahme wird auch von klinischer Seite zurzeit lebhaft befürwortet, weil das Austragen der Frucht, Geburt und Wochenbett in der Regel den Zustand einer tuberkulösen Frau sehr ungünstig beeinflußt. Die Frage der künstlichen Fehlgeburt bei vorgeschrittener Tuberkulose ist zurzeit vielumstritten und bedarf noch der völligen Klärung. Jedenfalls ist daran festzuhalten, daß derartige Frauen schon aus Rücksicht auf die Hygiene der Fortpflanzung von der Produktion von Kindern abgehalten werden müssen. Dafür kann den Gegnern der künstlichen Fehlgeburt zugestanden werden, daß es nicht angängig ist, jedem Arzte das Recht einzuräumen, bei einem geringfügigen oder gar nur vermuteten Spitzenkatarrh schon die Fehlgeburt einzuleiten. Die künstliche Unterbrechung der Schwangerschaft tuberkulöser Frauen muß, wenn die Maßnahme nicht zu grobem Unfug ausarten soll, an bestimmte gesetzliche Vorschriften gebunden werden und am besten auf die Vornahme in einem öffentlichen Krankenhause, in dem allein die Vorbedingungen einer sicheren Diagnose, unschädlichen Ausführung und sauberen Umgebung gewährleistet werden können, beschränkt bleiben.

Das Bestreben, eine spezifische Behandlung der Lungentu berkulose zu finden, is bis jetzt trotz der großen, darauf gerichteten Mühen nicht von Erfolg gekrönt worden. Wenn uns auch die unmittelbare ärztliche Behandlung bei der Bekämpfung der Tuberkulose noch im Stich läßt, so ist die mittelbare der Beeinflussung der Tuberkulösen durch die natürlichen Heilfaktoren der frischen Luft, der guten Ernährung und der Versetzung in eine allen hygienischen Anforderungen entsprechende Umgebung, wie sie die Sonderheilanstalten für Lungenkranke bieten, von deutlich wahrnehmbarer Wirkung. Bei den im Frühstadium befindlichen Kranken können die Krankheitsvorgänge sogar vollständig ausheilen doch sind diese Fälle seltener, als der Optimismus der Ärzte und des Publikums zurzeit anzunehmen geneigt ist. Zahlenmäßig fällt die Zahl der echten Heilungen gegenüber der Verbreitung der Tuberkulose keinesfalls ins Gewicht; dagegen gelingt es der ärztlichen Kunst und der sorgfältigen Pflege, bei einer großen Anzahl von Kranken den Krankheitsverlauf Jahre bis Jahrzehnte aufzuhalten.

Insbesondere haben BREHMER und seine Schüler uns gelehrt, durch eine vorwiegend diätetische Behandlung in Sonderanstalten die Lungentuberkulose günstig zu beeinflussen und in einzelnen Fällen sogar zur Heilung zu bringen. Da die Tuberkulose bis dahin für eine unheilbare Krankheit gehalten worden war, erregten diese Heilungen unter Ärzten und Laien ein ungeheueres Aufsehen, das schließlich zu einem schrankenlosen Optimismus geführt hat. Ein derartiger Optimismus ist unschädlich, solange er dazu dient, die Gleichgültigkeit, die sich leicht bei Behandlung und Bekämpfung vermeintlich unheilbarer Krankheiten einstellt, zu beseitigen und durch eine rege Betätigung zu ersetzen; er kann aber bedenklich werden, wenn er die Unterlage für unverhältnismäßig weit ausgreifende Maßnahmen abgibt und dann zu einer Kräftevergeudung führt, die durch den Erfolg nicht gerechtfertigt wird. So wurde der Glaube an die Heilbarkeit der Lungentuberkulose im Anfangsstadium zum Ausgangspunkt der Lungenheilstättenbewegung, die in Deutschland um die Wende des Jahrhunderts und den kurz darauf folgenden Jahren ihre Blüte erlebte. Diese Bewegung hat dazu geführt, daß gegenwärtig in Deutschland sowohl in Privatanstalten für die bemittelten Patienten, als auch in öffentlichen Heilanstalten, die in ihrer Mehrzahl den Landesversicherungsanstalten gehören, zahlreiche Plätze für Kranke im Anfangsstadium zur Verfügung stehen. Viele Landesversicherungsanstalten haben eigene Lungenheilanstalten von großem Um-

fange erbaut, besonders in jener Zeit, als man noch hoffte, daß
die Zahl der Heilungen, die in den Heilstätten erzielt werden,
so bedeutend sein würde, daß sie den Gang der Tuberkulose als
Volkskrankheit zu beeinflussen imstande wären. Wenn diese
Hoffnung sich auch als trügerisch erwiesen hat, tun die Versicherungsanstalten dennoch recht daran, den Versicherten die
Wohltat einer Anstaltsbehandlung im Frühstadium angedeihen
zu lassen. Doch muß man sich abgewöhnen, in diesen Verschickungen etwas anderes als eine zweckmäßige Maßnahme der
Behandlung oder gar, wie man zeitweise geneigt war, ein Mittel
zu sehen, die Tuberkulose als Volkskrankheit zu bekämpfen.
Diese Verschickungen gehören also eigentlich zu den Aufgaben
der Krankenkassen, nicht der Anstalten der Invalidenversicherung.
Der Bruchteil regelrechter Heilungen der Lungentuberkulose
dürfte 4—5 % kaum überschreiten. Die Angaben über dauernde
Besserungen durch längeren Anstaltsaufenthalt schwanken
zwischen 30 und 70 % je nach dem Maßstabe, den die Bericht-
erstatter anlegen. Eigentlich schwebt ja jede Besserungsstatistik
in der Luft, da der Zustand der Besserung durchaus dem subjektiven Urteil unterliegt. Eine positivere Ermittlung liegt schon
eher in der Ermittlung des Bruchteiles jener von den Landesversicherungsanstalten in die Lungenheilstätten geschickten
Kranken, die noch fünf Jahre nach der Kur arbeitsfähig und nicht
invalidisiert waren. Diese Zahl beträgt angeblich 30—40 %,
wobei allerdings zu bemerken ist, daß die in die Heilstätten
verschickten Kranken in einem so frühen Stadium ihrer Krankheit sich befinden, daß die meisten von ihnen auch ohne die Ver-
schickung nach fünf Jahren bei Voraussetzung leidlich günstiger
Arbeits- und Lebensbedingungen noch arbeitsfähig gewesen sein
würden. Da die Lungentuberkulose so überaus häufig ist, wird
die wünschenswerte Verallgemeinerung der Anstalten für Lungenkranke natürlich große Kosten verursachen. Um so wichtiger
ist es, hier zu verlangen, daß die Erreichung des Zweckes unter
Aufwendung der geringsten Mittel geschehe. Auf keinen Fall
darf das Grundgesetz jeder sozialhygiensichen Maßnahme vernachlässigt werden: man suche den billigsten, aber gerade
noch den vorgesetzten Zweck erzielenden Typus und
verallgemeinere ihn, ohne seine Verallgemeinerungs-
möglichkeit durch Verfeinerung der einzelnen Einrichtungen zu beeinträchtigen. Leider ist dieses wichtigste
Gesetz von der Ausbildung und dem Festhalten des billigsten
Typus und von der Bevorzugung der Verallgemeinerungsmöglich-
keit vor der Verfeinerung in der Lungenheilstättenbewegung

vor dem Kriege gröblich vernachlässigt worden. Es ist gewiß
kein Zufall, daß die Bewegung zur Errichtung von Lungenheilstätten gerade zu einer Zeit abflaute, in der einige Landesversicherungsanstalten so üppige und in Bau und Betrieb so teuere Anstalten gründeten, daß mit bescheideneren Mitteln arbeitende
Vereine und Behörden kleinmütig gemacht und vom Bau einfacher Anstalten abgeschreckt worden sind. Höchste technische
Vollkommenheit, die den Kranken gewiß jeder gönnt, die aber
doch nicht unbedingt zur Erreichung des Zweckes erforderlich
ist, kann infolge der damit verbundenen Verteuerung geradezu
zum Hindernisgrund der Verallgemeinerung der Anstalten für
Lungenkranke werden.

Wirksamer als die Heilstätten erwiesen sich die gegenwärtig
in zahlreichen Orten eingerichteten Fürsorgestellen für
Tuberkulöse, in denen diese sich Rat, Belehrung und auch
bescheidene Zuwendungen von Milch, Betten und ähnlichem
holen können, und von denen auch die häuslichen Verhältnisse
der Kranken, so gut es geht, im Sinne der Verhütung der Weiterverbreitung unter den Familienangehörigen durch Fürsorgeschwestern betreut zu werden pflegen.

Es darf nicht wundernehmen, daß eine Krankheit, die in
einer solch engen Beziehung zur Gunst oder Ungunst der sozialen
Verhältnisse steht, in Verbreitung und Verlauf in hervorragendem
Maße durch Hebung der sozialen Umwelt einer Bevölkerung
beeinflußt zu werden vermag. In welchem Maße das bereits in
den im aufsteigenden Wohlstande sich befindenden Industrieländern geschehen ist, wurde bereits erwähnt. Außer der Hebung
der gesamten Lebenshaltung dürften insbesondere alle auf
Wohnungsreform und Assanierung der Werkstätten gerichteten Bestrebungen die Ausbreitung der Tuberkulose eindämmen helfen. Auch eine bessere Einsicht in das Wesen der
Krankheit und eine weite Verbreitung der Regeln, die der
Erkrankte beobachten muß, um eine Ansteckung seiner Mitmenschen tunlichst zu verhüten, dürfte von den sozialen Bedingungen, in denen sich die zu beeinflussende Bevölkerung bewegt, nicht unabhängig sein.

Da der Krankheitserreger nur im menschlichen oder tierischen
Körper die Bedingungen für sein Dasein und Vermehrung findet
und außerhalb des Körpers bald zugrunde geht, so lassen sich
allerdings manche treffliche hygienische Regeln für das persönliche
Verhalten der Schwindsüchtigen geben, bei deren Befolgung
namentlich die Übertragung durch das beim Auswurf in kleine
Bläschen eingehüllte Ansteckungsmaterial (FLÜGGE's Tröpfchen-

infektion) in zahlreichen Fällen zu vermeiden wäre. Es unterliegt keinem Zweifel, daß der Tuberkulöse, der über Natur und Wirksamkeit des Erregers sowie über die daraus abzuleitenden Vorsichtsmaßregeln genau unterrichtet ist, der die Willensstärke und Achtsamkeit hat, diese Maßregeln aufs peinlichste zu beobachten, der keine Arbeit zu verrichten hat, die ihm diese ihrer Natur oder ihrer Dauer nach unmöglich macht und der imstande ist, so zu wohnen, daß seine Familie sich nicht in unmittelbarer Nähe seiner Person aufzuhalten braucht, wohl fähig ist, die Ansteckungsgefahr für seine Mitmenschen auf ein Geringes zu beschränken. Aber diese Aufzählung schon beweist, daß sich solche Bedingungen nur bei einer verschwindend geringen Anzahl von wirtschaftlich ungewöhnlich günstig gestellten Personen finden können.

Und doch gibt es ein Mittel, durch das mit einem Schlage auch dem ärmsten Tuberkulösen diese für ihn und seine Mitmenschen dringend notwendigen Lebensbedingungen geschaffen werden können. Dieses Mittel ist eine Überführung in eine Heil- oder Pflegeanstalt. Das Anstaltswesen für Lungenkranke im vorgeschrittenen Stadium verdient daher auch an dieser Stelle eine besondere Berücksichtigung. Denn es bedeutet in der Tat eine große Gefahr für den gesunden Teil der Bevölkerung, daß in ihr ein so großer Bruchteil von Ansteckungskeime aushustenden und ausspuckenden Kranken verstreut ist. Dieser Gefahr stehen wir immer noch viel zu teilnahmslos gegenüber. Das gilt nicht nur von der Tuberkulose, sondern von fast allen chronischen Infektionskrankheiten und steht im auffallenden Gegensatz zu der Bazillenangst, mit der uns die akuten Infektionskrankheiten wie Cholera, Genickstarre und andere Seltenheiten erfüllen. Die Erkenntnis, daß Tuberkulöse im vorgeschrittenen Stadium, in dem sie aber noch imstande sind, sich herumzubewegen, zu reisen, zu arbeiten, zu heiraten usw., eine große Gefahr für ihre Umgebung bedeuten, ist uns eben erst seit wenigen Jahrzehnten durch die bakteriologische und klinische Forschung zur Gewißheit geworden und hat noch nicht Zeit genug gehabt, in die Massenpsyche als unverlierbarer Besitzstand einzugehen.

Es ist schon oben ausgeführt worden, daß die Heilstätten für Fälle im Frühstadium vom Standpunkte der ärztlichen Behandlung aus sich als nützlich erwiesen haben, da eine erhebliche Anzahl der Kranken dort wesentlich gebessert und einige sogar geheilt werden können. Damit ist aber über ihren sozialhygienischen Wert noch nichts bewiesen. Zur Bekämpfung der Lungentuberkulose als Volkskrankheit haben die Heilstätten,

an die man gerade in dieser Beziehung im blinden Vertrauen
auf die Heilbarkeit der Tuberkulose so große Hoffnungen gesetzt
hat, in der Tat wenig beigetragen. Doch sollte diese Enttäuschung
nicht dazu führen, überhaupt darauf zu verzichten, die Schwindsucht auf dem Anstaltswege zu bekämpfen. Vielmehr muß
sie uns veranlassen, in Zukunft die Asylisierung der vorgeschrittenen Fälle, die allein die bösartigsten Ansteckungsquellen aus Familie, Werkstatt und Schule
fortschaffen kann, ebenso nachdrücklich zu betreiben wie bisher
die Hospitalisierung der leicht Erkrankten. Schon zur Zeit,
in der die Lungenheilstättenbewegung hohe Wellen schlug, haben
sachkundige Forscher nach dieser Richtung hingewiesen, ohne
daß man ihnen Beachtung geschenkt hätte.

So sagte kein Geringerer als ROBERT KOCH [1]) in einer Rede, die er
bei der Empfangnahme des Nobelpreises hielt: „Was soll nun mit den
als gefährlich anzusehenden Kranken geschehen, sobald sie zur Kenntnis gekommen sind? Wenn es möglich wäre, sie sämtlich in Krankenhäusern unterzubringen und dadurch verhältnismäßig unschädlich zu
machen, dann würde die Tuberkulose sehr rasch abnehmen. Aber
daran ist wenigstens zurzeit gar nicht zu denken. Die Zahl der Tuberkulösen, für welche Krankenhausbehandlung erforderlich sein würde,
ist beispielsweise für Deutschland auf mehr als 200000 berechnet.
Es würde unerschwinglicher Mittel bedürfen, um eine derartige Zahl
von Kranken in Anstalten unterzubringen. Nun ist es aber auch gar
nicht notwendig, daß sofort alle Tuberkulösen in Krankenhäuser gebracht werden. Wir dürfen auf eine Abnahme der Tuberkulose, wenn
auch eine langsamere, rechnen, wenn ein erheblicher Bruchteil dieser
Kranken Aufnahme in geeigneten Anstalten findet. Ich erinnere in
dieser Beziehung an das so außerordentlich lehrreiche Beispiel der
Leprabekämpfung in Norwegen. In diesem Lande hat man auch nicht
alle Leprösen isoliert, sondern nur einen Bruchteil derselben, darunter
aber gerade die besonders gefährlichen, und man hat damit erreicht,
daß die Zahl der Leprösen, welche im Jahre 1856 noch fast 3000
betrug, zurzeit auf etwa 500 herabgesunken ist. Nach diesem Vorbilde sollte man auch in der Tuberkulosebekämpfung verfahren." Und
an anderer Stelle des nämlichen Vortrages führt der große Tuber-
kuloseforscher aus: „Die Heilstätten werden gegründet in der Erwartung, daß in ihnen ein großer, vielleicht der größte Teil der
Schwindsüchtigen geheilt werden könne. Wenn diese Voraussetzung
richtig wäre, dann würden die Heilstätten entschieden eine der besten
Waffen im Kampfe gegen die Tuberkulose sein. Aber über die Erfolge
der Heilstätten ist viel hin und her gestritten. Von der einen Seite
wurde behauptet, daß sie bis zu 70 % Heilerfolge hätten, von der
anderen Seite wurde ihnen jeder Erfolg abgestritten. Nun muß
zugegeben werden, daß die 70 % Erfolge sich nicht auf eigentliche
Heilungen, sondern nur auf die Wiedergewinnung der Erwerbsfähigkeit beziehen. Vom Standpunkte der Prophylaxis ist das aber
kein Gewinn, da ein Kranker, welcher nicht vollkommen geheilt,

---

[1]) Deutsche med. Wochenschr. 1906. S. 89.

sondern nur soweit gebessert ist, daß er für einige Zeit wieder erwerbsfähig wird, später in den Zustand der offenen Tuberkulose gerät und allen Folgen derselben, wie sie früher geschildert wurden, anheimfällt."

Schon früher als der Entdecker des Tuberkelbazillus haben erfahrene Kliniker sich im ähnlichen Sinne ausgesprochen. So kam B. v. Fetzer [1]) bereits im Jahre 1900 zu dem Schlußurteil, daß „die Heilstätten für Lungenkranke, auch wenn sie in großem Maßstabe eingeführt werden, zur Verminderung der Infektionsgefahr der Tuberkulose.für die Gesamtheit des Volkes nichts oder nur in sehr geringem Maße beizutragen vermögen, ferner, daß selbst bei günstigen Erfolgen der Heilstättenbehandlung ein erheblicher nationalökonomischer Gewinn nicht zu erwarten steht, während durch die Schaffung von Volksheilstätten in einigermaßen zureichender Menge dem Volksvermögen sehr beträchtliche Opfer zugemutet werden, und endlich, daß der — a priori nicht zu leugnende — erzieherische Wert der Heilstättenbehandlung voraussichtlich kein großer sein wird, demnach die Heilstättenbehandlung, so hoch die humanitäre Bedeutung für die Erkrankten selbst anzuschlagen ist, für das soziale Erwerbsleben und das hygienische Wohl des Volkes doch nur von beschränkter Bedeutung bleiben wird."

Einige Jahre später schloß sich L. Brauer [2]) dieser Kritik [3]) an und fügte einen Vorschlag bei, der leider auch gegenwärtig

---

[1]) Fetzer, B. v.: Lungentuberkulose und Heilstättenbewegung. Stuttgart 1900.

[2]) Brauer, L.: Der Einfluß der Krankenversorgung auf die Bekämpfung der Tuberkulose als Volkskrankheit. Beiträge z. Klinik d. Tuberkulose. 1905. S. 97.

[3]) Wohl am entschiedensten hat Cornet (Die Tuberkulose. Bd. 2, S. 878, Wien 1907) den Wert der Heilstätten bestritten: „So viel aber ist sicher, die Heilstättenbewegung war nach mehrfacher Richtung verfehlt. Die Heilungen sind verschwindend selten im Verhältnis zu den Verpflegten, selbst die Erwerbsfähigkeit beim Austritt ist zum großen Teil nur ein Scheinerfolg; denn viele waren schon vor der Behandlung erwerbsfähig, bei anderen (Prophylaktikern usw.) ist die Diagnose fraglich, namentlich fraglich, ob sie wirklich (aktiv) tuberkulös waren, und endlich von den Tuberkulösen wären viele nach alter Erfahrung auch ohne die Heilstätten noch jahrelang arbeitsfähig geblieben. Die Heilstätten haben statistisch keine nachweisbare Abnahme der Tuberkulose erzielt, sind also in der jetzigen Form ein untaugliches Mittel zur wirksamen Bekämpfung der Volkstuberkulose. Ihr Nutzen steht in einem krassen Mißverhältnis zu ihren enormen Kosten, um so mehr als ihre Anlagen z. B. über den Zweck hinaus viel zu luxuriös sind. Die Volksheilstätten sind volkswirtschaftlich unrentabel, die Ziele, die sie erstreben, lassen sich auf anderen Wegen besser, billiger, schneller und vollständiger erreichen,

noch nicht die ihm zukommende Beachtung gefunden hat. „Die
Heilstätte ist und bleibt eine humane Einrichtung; sie schafft
einem Teile ihrer Pfleglinge Nutzen, sie verzögert damit für die
Versicherungen die Anzahlung einiger Renten und erhält dem
Staate Arbeitskräfte. Die Heilstätte ist auch, ebenso wie viele
andere Anstalten, befähigt, im Nebenamte sozialen Anforderungen
allgemeiner Art, z. B. der Belehrung, zu dienen. Den wichtigsten
Aufgaben der Antituberkulosebewegung aber dient die Heil-
anstalt nicht. Für die Bekämpfung der Tuberkulose als Volkskrankheit — für die Verhütung stets wiederkehrender neuer Erkrankungen — kommt dieselbe kaum in Betracht. Es wäre sehr
förderlich, wenn man diejenigen Kranken, welche aus dem Hause
oder geschlossenen Fabrikräumen entfernt werden sollen, mit
ihrem Einverständnisse schon vor Eintritt der Erwerbsunfähigkeit
invalidisieren dürfte, und wenn alsdann die Versicherungsanstalt
als Äquivalent für diese vorzeitige Zuwendung von den Kranken
die Übersiedelung in eine Heimstätte, bzw. den Übergang in
einen Beruf verlangen würde, in welchem sie die Gesunden nicht
gefährden. Aus einem so gestalteten Vorgehen würde weiten
Schichten der handarbeitenden ärmeren Bevölkerung ein tat-
sächlicher und beträchtlicher Tuberkuloseschutz erwachsen."

daher ist die Verwendung öffentlicher Mittel, z. B. von Seite der
Versicherungsanstalten, bei der jetzigen Form der Heilstätten un-
gerechtfertigt, da weit fruchtbarere Aufgaben ihrer Lösung harren.
Die Heilstättenbewegung ist auch deshalb eine unglückliche zu nennen,
weil sie die trügerische Hoffnung erweckt, auf dem Wege der Heilung
die Tuberkulose zu vermindern, und dadurch von dem geraden
Wege der rationellen Prophylaxe abgelenkt hat. Noch heute wird
die Sputumprophylaxis, das wichtigste, recht stiefmütterlich behandelt. Es scheint leichter und lohnender zu sein, Millionen für
Heilstätten auszugeben, trotz ihrer problematischen Erfolge, als sich
energisch der unerläßlichen prophylaktischen Forderungen anzunehmen. Freilich tausend Spucknäpfe in Proletarierwohnungen,
Fabriken und dunklen kleinen Werkstätten aufgestellt, um den
Arbeitern die notwendigste Gelegenheit zur unschädlichen Beseitigung ihrer infektiösen Sekrete zu bieten, tausend eigene Betten
für die Kranken, da, wo es nottut, verteilt, wirken nicht so effektvoll,
sie können nicht der Anlaß feierlicher Einweihung und ihrer her-
kömmlichen Konsequenzen werden, sie geben nicht die Gelegenheit,
die Verdienste so bemerkbar zu machen, und haben daher für den
strebsamen Ehrgeiz weit weniger Verlockendes. Hat doch das
dekorative und subjektive Moment bei der ganzen Heilstättenbewegung sich in unliebsamer oder oft widerwärtiger Weise vor-
gedrängt und viele von der tätigen Mithilfe zurückgehalten. Selbst
in manchen Heilstätten kommt diese zum Ausdruck, die eher ein
Repräsentationsgebäude verraten und deren Speisesäle zu Prunk-
gelagen bestimmt scheinen."

Die Hospitalisierung der Leichterkrankten mag einer zweckmäßigen Behandlung dienen; aber die Tuberkulose als solche bleibt durch die Heilstättenbehandlung der im Frühstadium befindlichen Kranken unberührt, da diese in diesem Zustand ohnehin für ihre Umgebung nicht besonders gefährlich sind. Viel wichtiger ist es, die hustenden und spuckenden Patienten in den vorgeschrittenen Stadien aus ihrer Umgebung, die sie stark gefährden, herauszunehmen. Das geschieht schon jetzt in großem Umfange durch die Verbringung der Tuberkulösen in die allgemeinen Krankenhäuser. Zwar empfinden diese die Schwindsüchtigen leicht als eine Last, aber gerade deswegen muß immer wieder betont werden, daß der Tuberkulöse nicht nur seinetwegen am besten im Krankenhaus aufgehoben ist, sondern daß die Krankenhäuser dadurch, daß sie einen immer mehr steigenden Bruchteil der Tuberkulösen aufnehmen und vor allen Dingen in ihren Mauern sterben lassen, eine wirkungsvolle sozialhygienische Aufgabe erfüllen. Aber diese Hospitalisierung der im vorgeschrittenen oder terminalen Stadium befindlichen Kranken, die gegenwärtig in den Städten schon auf die Verminderung der Tuberkulose merkbar Einfluß ausgeübt hat, genügt nicht zu der wünschenswerten Aussonderung der ansteckenden Schwindsüchtigen aus ihrer Umgebung. Sie muß ergänzt werden durch eine Asylisierung, d. h. eine dauernde Festhaltung von Tuberkulösen in eigens dazu bestimmten Anstalten.

Die Landesversicherungsanstalten haben mit den wenigen Invalidenheimen für Tuberkulöse, die sie errichtet und in eigener Verwaltung geführt haben, so wenig Erfolg gehabt, daß sie sie meistens wieder auflösen oder in anders geartete Anstalten umwandeln mußten. Das lag am fehlerhaften Bau und Organisation der Heime selbst, die, um nicht den Charakter von Sterbehäusern anzunehmen, entweder nur als kleine familienhaft organisierte Anstalten oder als Nebenstationen von kleinen Krankenhäusern gedeihen können. Die hanseatische Landesversicherungsanstalt hat mit zwei Invalidenpensionen in einfachen Räumen mehr Glück gehabt als mit der großartigen Anstalt Groß-Hansdorf, die sie als Invalidenhaus auflösen mußte. Die Landesversicherungsanstalt der Rheinprovinz hat das Verfahren ausgebildet, mit kleineren Krankenhäusern Verträge abzuschließen, die sie berechtigen, in ihnen eine Anzahl tuberkulöser Invaliden dauernd verpflegen zu lassen. Dieses Verfahren hat sich bewährt und verdient an anderen Orten Nachahmung. Denn es ist natürlich gleichgültig, ob die Asylisierung der Tuberkulösen im vorgeschrittenen Stadium im Anschluß an Krankenhäuser oder in Sonderanstalten vor sich geht. Die Hauptsache ist, daß es sich nicht um einen zeitweiligen, sondern um einen dauernden Anstaltsaufenthalt handelt. Gegenwärtig tragen allerdings noch zahlreiche Kranke Bedenken, sich auf diese Weise dauernd von Familie und gewohnter Umgebung absondern zu lassen. Das ist so lange kein Wunder, als man im Tuberkulösen die Vorstellung von der Heilbarkeit seiner Krankheit in übertriebenem Maße nährt. Wenn das Bewußtsein von den verhältnismäßig geringen Erfolgen der Heilstätten, die mit einem so riesigen Aufwand von Geld und Begeisterung errichtet sind, erst nicht bloß mehr die leitenden Köpfe, sondern auch die große Masse der Bevölkerung ergriffen haben wird, dann wird auch der einzelne Tuberkulöse wieder bescheidener werden und gern sich der Invalidenheime bedienen.

Die Landesversicherungsanstalt Rheinprovinz hat in dieser Art der Tuberkulösenversorgung und der Tuberkulosebekämpfung am meisten experimentiert und ist mit den gewonnenen Ergebnissen durchaus zufrieden. Ihr Leiter, Landesrat SCHMIDTMANN, schreibt [1]): „Im Jahre 1910 sind über 400 tuberkulöse Invaliden — also alles Lungenkranke vorgeschrittenen Stadiums — gegen Abtretung ihrer Rente verpflegt worden. Die Zahl der lungenkranken Invaliden, die Aufnahme wünschen, ist erfreulicherweise in einem langsamen, aber ständigen Steigen begriffen. Auch ist festzustellen, daß der Aufenthalt der Lungenkranken von einer ständig wachsenden Dauer ist. Zurzeit sind über 50 Sterbefälle jährlich zu verzeichnen. Es kann nicht bestritten werden, daß die Schwierigkeiten der Durchführung einer dauernden Anstaltspflege bei diesen Invaliden besonders groß sind. Meist ist der Lungenkranke nur sehr schwer zu bewegen, sich für immer oder längere Zeit aus dem Kreise seiner Familie zu entfernen und seine Lebensgewohnheiten von Grund auf zu ändern. Besonders häufig machen ihm Nahrungssorgen um seine Familie diesen Entschluß schwer. So lange daher dem Schwertuberkulösen von Gesetzes wegen bei seinem Eintritt in eine Anstalt keine Angehörigenunterstützung gewährt wird, wie dem Leichterkrankten bei seinem Eintritt in die Heilstätte, wird die Sorge um die Familie ein schwerwiegender Grund sein, der den Lungenkranken von einem Eintritt in ein Invalidenheim abhält. Leider ist die wiederholt gegebene Anregung, eine Angehörigenunterstützung nicht nur den heilbaren Kranken, sondern auch den nicht mehr heilbaren invaliden Tuberkulösen, die gegen Abtretung der Rente zur Aufnahme in eine Pflegeanstalt bereit sind, zuzubilligen, bisher auf keinen empfänglichen Boden gefallen. Die Art der Unterbringung bei der Landesversicherungsanstalt Rheinprovinz ist eine dreifache: a) Pflegeheime ausschließlich für vorgeschrittene Lungenkranke, b) Benutzung kleinerer ländlicher Krankenhäuser; c) Spezialkrankenhäuser für Lungenkranke aller Stadien." Und er schließt seine Ausführungen

---

[1]) SCHMIDTMANN: Die Unterbringung vorgeschrittener Lungenkranker. Concordia 1911.

mit den Worten: „Anstalten, die sich bereit erklären, zu geringen Pflegesätzen die Pflege der vorgeschrittenen Lungenkranken zu übernehmen, müssen weitgehendste behördliche Unterstützung finden. Es ist heute allgemein anerkannt, daß die Heilstätten allein, die nur die ersten Stadien aufnehmen, trotz der Aufwendungen von mehr als 12 Millionen Mark jährlich zur wirksamen Bekämpfung der Tuberkulose auf die Dauer nicht ausreichen; es muß vielmehr eine planmäßige Fürsorge für die Schwerkranken damit Hand in Hand gehen. Durch die Unterbringung lungenkranker Invaliden seitens der Landesversicherungsanstalt Rheinprovinz dürfte, so sehr diese Arbeit noch in den Anfängen steht und verbesserungsbedürftig sein mag, doch der Beweis erbracht sein, daß die Durchführung nicht von vornherein als undurchführbar zurückgewiesen werden darf. Ferner ist durch die billige Verpflegung der Invaliden erbracht, daß auch auf billige und einfache Art den Schwerlungenkranken eine sachentsprechende und befriedigende Pflege und Behandlung gewährt werden kann. Die Erfahrungen bei der Landesversicherungsanstalt Rheinprovinz haben ferner gezeigt, daß es möglich ist, auch vorgeschrittene Stadien zum Eintritt in ein Krankenhaus zu bewegen und für längere Zeit dort zu behalten."

SCHMIDTMANN kommt also hier als Mann der Praxis zu derselben Ansicht, die der Verfasser bereits vor Jahren in dem bekannten Streit in der Gesellschaft für soziale Medizin zu Berlin über die Krisis in der Lungenheilstättenbewegung aus rein theoretischen Gründen unter dem lebhaften Widerspruch aller auf diesem Gebiete angeblich „Sachverständigen" geäußert hat [1]).

Daß das Fehlschlagen der Asylisierung bei den Landesversicherungsanstalten, die zu ihrer Durchführung im größeren Maßstabe eigentlich die berufensten Organe wären, bei diesen selbst, nicht in der Maßnahme an sich zu suchen ist, geht schon daraus hervor, daß von privaten und unter geistlicher Leitung stehenden Wohlfahrtsvereinen und neuerdings auch von Kommunalverwaltungen befriedigende Erfahrungen mit Pflegeheimen für Tuberkulöse gemacht worden sind. Es sind gegenwärtig schon mehr als 50 derartige Anstalten in Betrieb. Wenn diese Zahl auch in Anbetracht des großen Bedarfes gering ist, so zeigt sie doch ein bemerkenswertes Einlenken in die einzig zweckmäßige Art, die Tuberkulose als Volkskrankheit mit Hilfe des Anstaltswesens zu bekämpfen.

Die beste Lösung für die Frage der Organisation von Invalidenheimen scheint aber doch in Norwegen gefunden zu sein, einem

---

[1]) GROTJAHN, A.: Die Lungenheilstättenbewegung im Lichte der sozialen Hygiene. Zeitschr. f. soz. Med. Bd. 2, S. 196. 1907. Derselbe: Die Krisis in der Lungenheilstättenbewegung. Med. Reform. Bd. 15, S. 219. 1907. Derselbe: Erwiderung auf den Aufsatz des Herrn Stadtrat SAMTER: „Asyle, Heilstätten und Fürsorgestellen für Tuberkulose". Med. Reform. Bd. 15, S. 411. 1907.

Lande, in dem die glückliche Bekämpfung des Aussatzes auf dem Wege der Asylisierung dazu ermutigte, den nämlichen Weg auch zur Bekämpfung der Tuberkulose einzuschlagen. Die norwegischen Pflegeheime verdienen in der Tat auch für andere' Länder vorbildlich zu werden. Sie fassen höchstens 20 Betten und werden von den staatlichen oder kommunalen Behörden unterhalten. Das Programm dieser Pflegestätten wird von HANSEN [1]) wie folgt geschildert:

„Die Krankenheime sind wesentlich darauf berechnet, die Kranken in der Periode aufzunehmen, wo die Gefahr der Ansteckung am größten und die Fähigkeit der Kranken, dieselbe zu begrenzen, am geringsten ist. Doch darf der Zutritt zu diesen Krankenheimen nicht allzu eng begrenzt werden. Die Krankenheime, für die vorgeschrittenen Fälle berechnet, müssen so viel als möglich dem Daheim der Patienten naheliegen. Man darf voraussetzen, daß die Kranken weder imstande sind noch wünschen werden, eine weitere Reise zu machen; anzunehmen ist auch, daß sie, je näher den Ihrigen, desto weniger Unlsut haben werden, in einem Krankenhause verpflegt zu werden. Man muß es deshalb darauf anlegen, diese Krankenheime so viel als möglich zu verteilen; man muß deren mehrere und kleinere errichten. Bei diesen Anstalten läßt sich dies innerhalb gewisser Grenzen tun, ohne den ökonomischen Rücksichten zu nahe zu treten." Auf der Konferenz im Haag [2]) vervollständigte HANSEN diese Angaben in folgender Weise: „Einige zwanzig dieser Pflegestätten sind jetzt in Betrieb oder ihrer Vollendung nahe. Sie liegen alle auf dem Lande und jede ist nur für den Gebrauch der nächsten Umgebung bestimmt. Daher ist die Zahl der Betten niedrig, von 8—15, einige wenige haben jedoch bis 20 Betten. Diese geringe Bettenanzahl macht eine einfache Administration und Ausstattung möglich. Die Pflegerin ist Administrator, so daß die Anstalt wie ein gewöhnlicher Haushalt betrieben werden kann. Infolgedessen sind auch die Gebäude einfach und billig. Oft sind ältere Wohnhäuser zu diesem Gebrauch angekauft. Wo die Pflegestätten neu aufgebaut sind, belaufen sich die Baukosten inklusive Inventar auf 800—1200 Kr. pro Bett." Die Verpflegungskosten betragen durchschnittlich 1,50 Kr. pro Verpflegungstag. Die norwegischen Pflegeheime sind wegen ihrer Billigkeit, Zweckmäßigkeit und Beliebtheit durchaus geeignet, als Vorbilder für eine weitgehende Asylisierung der Tuberkulösen zu dienen. Von der Vortrefflichkeit der skandinavischen Einrichtungen hat sich später J. KAUP durch den Augenschein überzeugt und darüber berichtet [3]).

Dem Vorschlage einer so weitgehenden Asylisierung der Tuberkulösen, daß dadurch ein merklicher Einfluß auf den Gang der

---

[1]) Tuberkulosis. 1904. Nr. 8.
[2]) Tuberkulosis. 1906. Nr. 6.
[3]) KAUP, J.: Betrachtungen über die Bekämpfung der Tuberkulose in einigen Ländern, namentlich in England, Frankreich, den Vereinigten Staaten, Norwegen, Schweden und Dänemark, und ihre Nutzanwendung für Deutschland. Berlin 1906.

Volkskrankheit ausgeübt wird, hat man entgegengehalten, daß sich schwerlich genug Kranke freiwillig bereit finden würden, für den Rest ihres Lebens in Asyle zu gehen. Demgegenüber muß betont werden, daß es eben ganz auf die Asyle ankommt und daß weiterhin die Bevölkerung mit der Zeit von den falschen Vorstellungen über die persönliche Freiheit eines jeden, seine Familien und Werkstattgenossen mit einer langwierigen Krankheit anzustecken, geheilt werden wird. Es wird dann die Zeit kommen, in der man auf alle Tuberkulösen, die durch ihren Zustand ihre Umgebung gefährden, auch wohl einen gesetzlich festgelegten und natürlich mit den erforderlichen Kautelen versehenen Zwang wird ausüben können.

Sachlich ist die Forderung einer obligatorischen Verpflichtung der Lungenkranken zum Anstaltsaufenthalt von einem gewissen Stadium ihrer Erkrankung an durchaus gerechtfertigt, wenn auch die Verwirklichung dieser unseren Ohren etwas radikal klingenden Forderung von der Gegenwart noch nicht erwartet werden kann. Schon die große Zahl der Kranken und die Unmöglichkeit, schnell die erforderlichen Anstalten herzustellen, verbieten eine baldige gesetzliche Einführung des Anstaltszwanges, der übrigens in dem sonst so frei regierten Norwegen für manche Fälle von Tuberkulose bereits festgelegt ist, ohne daß diese Bestimmungen in der Bevölkerung böses Blut gemacht hätten. Bis die Anstalten für Lungenkranke vermehrt worden sind und die Bevölkerung sich mehr mit der ihr zurzeit noch ungewohnten Vorstellung eines jahrelangen Anstaltsaufenthaltes vertraut gemacht hat, muß es genügen, einen allmählich wachsenden Teil von Tuberkulösen zu veranlassen, freiwillig solche Anstalten aufzusuchen. Das kann am besten dadurch geschehen, daß man die Anstalten so einrichtet und in ihnen den Aufenthalt so angenehm macht, daß die Kranken sie gern aufsuchen. Außerdem kann man dadurch einen mittelbaren Druck ausüben, daß man die zahlreichen hilfsbedürftigen Lungenkranken, die heute mit Hilfe unzureichender Renten der staatlichen Invalidenversicherungs oder von den Almosen der Armenverwaltung ein kärgliches Dasein fristen, auf den Weg der Asylisierung in geeignete Anstalten hindrängt. Auf keinen Fall darf man aber vergessen, daß der Lungenkranke, der häufig über einen hohen Grad von geistiger Frische verfügt, den Aufenthalt in einer Anstalt ebenso schwer als eine Beeinträchtigung seiner persönlichen Freiheit empfindet wie irgendein anderes gesundes und rüstiges Individuum. Mutet man ihm das freiwillige Opfer einer langen oder gar ständigen Aufgabe seiner Bewegungsfreiheit zu, so ist es unbedingt erforderlich, daß man ihm innerhalb der Anstalt jeden Zwang erläßt, der nicht unter allen Umständen durch die Rücksicht der Anstaltsordnung geboten ist. In dieser Richtung haben wir noch außerordentlich viel an den jetzt üblichen Anstaltsordnungen zu verbessern. Ausgehzeit, Empfangszeit für Besucher, Möglichkeit des einzelnen Kranken, für sich allein zu sein usw. — das sind Dinge, die in viel entgegenkommender Weise geordnet sein müssen, als das bisher der Fall war. Da die Anhäufung zahlreicher Menschen auf einen Punkt erfahrungsgemäß Ordnungsmaßregeln erfordert, die den einzelnen auf die Dauer sehr lästig zu sein pflegen, so muß auch schon aus diesem Grunde von großen Anstalten abgesehen werden. Die Zahl der Anstaltsinsassen sollte nicht größer sein, als daß gerade noch dem Ganzen ein familienähnlicher Anstrich bewahrt bleibt. Die Kranken empfinden sich dann nicht als Objekte einer ihnen fremden Beamtenherrschaft, sondern könnten sich in ihrer Anstalt zu einer mehr korporativen, sich selbst verwaltenden Genossenschaft zusammenschließen, deren Oberleitung natürlich einem nichttuberkulösen, in Pflegedienst ausgebildetem Hausvater zufiele.

Von der Regelung dieser Dinge hängt die Durchführbarkeit einer Verallgemeinerung der Heimstätten für Tuberkulöse mehr ab als von ihrer technischen Ausstattung. Es mag ungemein schwer sein, eine Anzahl Personen ohne blutsverwandtschaftlichen Zusammenhang zu einem familienartigen Zusammenleben zu veranlassen. Dennoch muß versucht werden, die Frage auch ohne die Mittel zu lösen, die den kirchlichen Gemeinschaften zur Verfügung stehen, um einen genossenschaftlichen Geist unter einer beschränkten Anzahl von Personen, die ein gemeinsames Unglück zu tragen haben, zu erzeugen und festzuhalten. Man muß sich nur mehr als bisher klarmachen, daß es nicht genügt, Fassaden, Parkanlagen, erstklassiges hygienisches Inventar und andere Errungenschaften der glänzend entwickelten Technik unserer Zeit in einer Anstalt zu konzentrieren, sondern es richtiger ist, durch eine sorgfältige Abmessung von Zwang und Freiheit die Insassen, ihre Leitung und ihre Bedienung zu einem gleichgestimmten Ganzen zu verbinden.

Es mag unendlich schwer sein, den richtigen Typus zu finden für eine Heimstätte, in der Lungenkranke der unbemittelten Volksschichten dauernd verweilen, den ihnen gebliebenen Rest von Arbeitskraft nützlich anwenden und ein bescheidenes Maß von Lebensgenuß eingeräumt erhalten können; aber dieser Typus muß gefunden werden, wenn anders nicht vollkommen darauf verzichtet werden soll, auf dem Anstaltswege die Tuberkulose als Volkskrankheit zu bekämpfen. Es ist noch mit einigen Worten über die Arbeitsfähigkeit der Tuberkulösen zu sprechen. Da in der Regel die Krankheit ein Jahrfünft bis Jahrzehnt braucht, um den Körper vollkommen zur Auflösung zu bringen, pflegen die Kranken, so gut es gehen will, einen Beruf auszuüben, der durch vorübergehende Verschlimmerungen oder Blutungsperioden unterbrochen wird. Eine dauernde völlige Arbeitsunfähigkeit besteht nur in Ausnahmefällen. Der Bruchteil von Arbeitskraft schwankt nach der Eigenart des Erkrankten, den jeweiligen klimatischen Einflüssen und dem Stadium der Krankheit, entzicht sich aber trotz dieser Schwankungen durchaus nicht der Beurteilung des kundigen Arztes. Es wäre an und für sich also wohl denkbar, diese Arbeitskraft durch Zuweisung leichter Arbeitsleistungen ohne Gefahr für den Kranken auszunützen. Doch würde dieses nur im Rahmen einer Anstalt möglich sein, da im freien gewerblichen Leben von jedem beruflich Tätigen die gleiche Arbeitskraft verlangt wird. Erreicht der Arbeiter nicht die durchschnittliche Leistung, so wird er über kurz oder lang aus dem Berufe sanft oder unsanft ausgeschaltet. Denn der Stunden- und noch mehr der Akkordlohn setzt für alle gleiche Arbeitszeiten voraus. Das Arbeitstempo ist unerbittlich und häufig an die Funktion der im Betriebe benutzten Maschinen geknüpft. Infolgedessen sind Lungenkranke gegenwärtig genötigt, ruckweise eine Zeitlang wie Gesunde zu arbeiten, um dann wieder zu vollem Nichtstun aufs Krankenlager geworfen zu werden. Er wäre aber wohl denkbar, daß die oben erwähnten Anstalten für Lungenkranke sich dadurch verbilligen und demnach auch im großen Umfange verallgemeinern lassen würden, wenn in ihnen eine den Kräften der Insassen angepaßte Produktion von landwirtschaftlichen Erzeugnissen oder leicht herstellbaren Fabrikaten der Hausindustrie vor sich ginge. Die Tuberkulösen können dann ohne allzu große Kosten der Allgemeinheit hier unter verhältnismäßig günstigen Bedingungen jahrzehntelang rationell verpflegt und behandelt werden und dabei doch noch den ihnen gebliebenen Rest von Arbeitsfähigkeit unter ärztlicher Aufsicht ausnutzen.

Von welchem Ausgangspunkt man auch kommt, von dem der Hygiene oder dem der besten Versorgung der Kranken selbst oder dem der Wohlfeilheit für die Gesamtheit, immer ergibt sich, daß die zweckmäßigste und humanste Art der Tuberkulosebekämpfung die Verallgemeinerung der Absonderung von Tuberkulösen in Heimstätten ist, Anstalten, in denen sich vielleicht einmal die Idee des Invalidenheims mit der einer Arbeiterkolonie verschmolzen haben wird. Diese Ergänzung des gegenwärtig herrschenden Heilstättenwesens durch ein Heimstättenwesen ermöglicht allein, durch die nämliche Maßnahme zugleich die Empfänglichkeit wie die Ansteckung zu bekämpfen. Denn für diese Maßnahme ist der Streit gleichgültig, ob die Ansteckung oder die Veranlagung der wichtigste Faktor bei der Entstehung der Lungentuberkulose ist. Mit einer möglichst ausgebreiteten Absonderung der Tuberkulösen in Heimstätten können sowohl die reinen Kontagionisten als auch die Dispositionisten zufrieden sein, da durch das Herausziehen der Kranken aus der übrigen Bevölkerung sowohl die Ansteckungsquellen bedeutend vermindert als auch infolge der Ehelosigkeit der Insassen der Heimstätten die Weitergabe der Minderwertigkeit und der Anlage im Wege des Erbganges verhindert wird.

Die Maßnahmen einer zweckentsprechenden Bekämpfung der Lungentuberkulose kann man etwa nach folgendem Schema ordnen: 1. Eine stetige Erhöhung der Lebenshaltung eines Volkes wird ohne weiteres ein erhebliches Sinken der Sterblichkeit der Bevölkerung im Gefolge haben. 2. Weitgehende sozialpolitische Maßnahmen, die sich auf die Sanierung der Arbeitsräume und die Besserung der Arbeitsverhältnisse überhaupt erstrecken und die vor allen Dingen der Arbeiterbevölkerung hygienisch einwandsfreie Wohnungen gewähren, werden diese Sterblichkeitsverminderung noch erheblich zu steigern vermögen. 3. Von einer auf die Kenntnis der Lebensbedingungen des Krankheitserregers aufgebauten besonderen Heilbehandlung (Anstaltsbehandlung der leicht Erkrankten und Tuberkulinbehandlung) ist bis jetzt kein Einfluß auf die Tuberkulose als Volkskrankheit nachzuweisen und für absehbare Zeit auch kaum zu erwarten. Doch stützen sich auf die Kenntnis der Lebensbedingungen des Erregers wichtige Regeln über das persönliche Verhalten der Kranken zu ihrer Umgebung, deren Beobachtung für die Bekämpfung von Wert ist. 4. Die zweckentsprechendste Art der Tuberkulosebekämpfung ist die Asylisierung der im vorgeschrittenen Stadium befindlichen Tuberkulösen, weil dadurch die Ansteckungsquellen ausgeschaltet werden können.

Aber wenn wir alle diese Maßnahmen intensiv und extensiv in vollkommenster Weise durchführen würden, so würden wir damit die Lungentuberkulose keineswegs etwa in dem Maße aus der Welt schaffen, wie uns das mit dem Aussatz oder den Pocken gelungen ist. Ein erheblicher Bruchteil der jetzigen Tuberkulosesterblichkeit und -erkrankungshäufigkeit würde bestehen bleiben, da ja zahlreiche Personen trotz günstigen wirtschaftlichen Umständen erkranken und trotz bester Pflege und sorgfältigster ärztlicher Behandlung dahinsiechen. Diesen Teil der Tuberkulosesterblichkeit können wir nur auf dem Wege der Eugenik, d. h. der Hygiene der Fortpflanzung, bekämpfen, indem wir dafür sorgen, daß die körperliche Minderwertigkeit, die als Anlage zur Tuberkulose neben dem Erreger und den anderen oben besprochenen Krankheitsursachen eine so wichtige Rolle spielt, überhaupt nicht mehr geboren wird, oder wenigstens, wenn sie geboren wird, keine Gelegenheit findet, sich fortzupflanzen. Der gegenwärtig sowohl in ärztlichen Kreisen wie im Laienpublikum herrschenden Anschauungsweise ist diese Vorstellung allerdings noch ungewohnt. Um so wichtiger ist es, sie auch hier mit Nachdruck zu betonen. Es muß allerdings zugestanden werden, daß vorher erst noch das Wesen der Anlage genauer erforscht werden muß, ehe wir zu ihrer Ausschaltung auf dem Wege der Eugenik oder Fortpflanzungshygiene zu gelangen hoffen dürfen. Schon heute weist aber die zunehmende Tendenz, die Lungenkranken in Anstaltsbehandlung zu nehmen, auf einen Weg hin, der allen Anzeigen der Tuberkulosebekämpfung Genüge leisten würde. Wenn es gelänge, die Tuberkulösen in stetig wachsender Zahl in Krankenhäusern und Asylen von der übrigen Bevölkerung rechtzeitig, d. h. vor ihrer Familiengründung, abzusondern und hier dauernd festzuhalten, so würde damit die Weitergabe ihrer körperlichen Minderwertigkeit auf dem Wege der Vererbung durch die mit der Asylisierung verbundene Ehelosigkeit verhindert werden.

Außer dem Zölibat der schon erkrankten, aber noch nicht verheirateten Personen ist von den verheirateten Tuberkulösen die Vermeidung von Nachkommenschaft durch Anwendung der Präventivmaßnahmen oder Vornahme der künstlichen Fehlgeburt zu fordern.

Eine mehr als symptomatische, ernsthafte, dem schrecklichen Übel wirklich an die Wurzel gehende Bekämpfung der Tuberkulose ist nicht aussichtslos, aber sie ist wohl die schwierigste Aufgabe, die die soziale Hygiene überhaupt zu leisten hat.

Eine Volkskrankheit, die so verbreitet ist und dabei derartig im verborgenen ihre Wirkung ausübt, wie die Lungentuberkulose, kann nur dann mit Aussicht auf einigen Erfolg planmäßig bekämpft werden, wenn die einzelnen Fälle frühzeitig nach Wohnung, beruflichem und sozialem Vorkommen bekannt geworden sind. Die gesetzliche Einführung der Meldepflicht ist daher auch für die Tuberkulose zu fordern. Eine solche darf sich jedoch nicht etwa nur auf die Fälle von „offner" Tuber-

kulose oder der „ansteckenden" Kranken beschränken, sondern
muß sich auf jeden Fall mit gesicherter Diagnose, sei
diese bakteriologischer oder klinischer Art erstrecken. Denn wenn
die ansteckenden Kranken, also die vorgeschrittenen Fälle
mit Bazillenauswurf, gemeldet werden müssen, so werden sich
die meldpflichtigen Ärzte oder Haushaltungsvorstände nur schwer
entschließen, den Kranken durch eine Meldung bei einer Behörde
zu einem notorisch gemeingefährlichen Individuum zu stempeln.
Auch der Kranke wird ein lebhaftes Interesse daran haben,
nicht gemeldet zu werden, weil er fürchten muß, daß er zum
Opfer unliebsamen Aufsehens oder gar beruflicher Schädigung
wird. Er wird dieses Interesse kräftig geltend zu machen wissen,
so daß die Zahl der Meldungen auch nicht annähernd den tatsächlichen Verhältnissen entsprechen wird. Dazu kommt, daß
der Begriff des „ansteckenden" Stadiums außerordentlich dehnbar ist und in den meisten Fällen in Intervallen wechselt. Wird
dagegen jeder Kranke mit gesicherter Diagnose, also auch
die leichten Fälle, gemeldet, so fällt jede Brandmarkung und
Verfehmung fort, zumal wenn die Meldung an eine Stelle zu
erstatten ist, von der wie von einer Fürsorgestelle für Lungenkranke bekannt ist, daß sie den Kranken nicht schädigt, sondern
ihm hilft. Der Fürsorgestelle bleibt dann überlassen, diskret
zu beobachten, wann die Gefährlichkeit eintritt, und danach
ihre besonderen Maßnahmen zu treffen. Auf diese Weise lernt
die Fürsorgestelle rechtzeitig durch die Meldungen auch die
ungefährlichen Fälle kennen und kann versuchen, durch Anwendung der ihr zur Verfügung stehenden Mittel das Stadium der
Gefährlichkeit zu verhüten oder wenigstens hinauszuschieben.

Einer immer mehr in den Hintergrund tretenden Auffassung
entspricht es, wenn bei den Bekämpfungsmaßnahmen der Lungentuberkulose noch immer auf die Desinfektion von Gegenständen
Wert gelegt wird, die einmal mit dem Tuberkulösen in Berührung
gekommen sind und an denen vielleicht einige Krankheitskeime
haften könnten. Möbel, Betten, Wäsche, Wände, Fußböden usw.
spielen keine so erhebliche Rolle bei der Übertragung, als der
kranke Mensch selbst und seine Ausscheidungen, die unmittelbar, dauernd und massenhaft — vorwiegend wohl in Gestalt
der Flüggeschen Tröpfchenversprühung — mit dem für die Erkrankung durch ererbte oder erworbene Minderwertigkeit veranlagten Individuum, meist einem Familienmitgliede oder einem
Arbeitsgefährten, in Berührung kommen müssen. Mit Recht
wird daher gegenwärtig auf die sofortige Beseitigung der Absonderungen des Kranken und auf ein die Übertragung ver-

hütendes Verhalten des Kranken selbst und seiner Angehörigen
mehr Wert gelegt als auf einmalige, Aufsehen erregenden, katastrophal über eine Wohnung hereinbrechende Desinfektionsakte,
die in manchen Ländern noch heute namentlich nach Todesfällen an Tuberkulose vorgeschrieben sind [1]).

2. Malaria.

Die Málaria gehört zu den Infektionskrankheiten, die in den
Kulturländern der gemäßigten Zone im Verschwinden begriffen
sind. In Deutschland findet sie sich nur noch in Gestalt vereinzelter vom Auslande eingeschleppter Fälle und in einigen
sumpfigen Niederungen der nördlichen Tiefebene. In Österreich
findet sie sich in den Flußniederungen schon häufiger, um dann
in Italien noch immer den Charakter einer Volksseuche zu zeigen.
In den Jahren 1891—1900 kamen, auf ganz Italien bezogen, auf
100000 Einwohner 46 Malariatodesfälle, die sich allerdings sehr
ungleichmäßig über das Land verteilen, indem die niedrigste Zahl
in Piemont 7, die höchste in Sardinien 255 betrug.

In den Ländern, in denen die Malaria selten ist, wie in Deutschland, Frankreich und England, zeigen auch die einzelnen Fälle
die Neigung zu leichtem Verlauf. Aber auch in den Ländern,
in denen sie wie in Italien zu den zahlenmäßig ins Gewicht
fallenden Todesursachen gehört, kommen auf einen schweren
Fall von Malaria eine große Anzahl leichterer Natur, die aber
nichtsdestoweniger eine soziale Bedeutung haben, weil sie einen
erheblichen Bruchteil der Bevölkerung für einen Teil des Jahres
arbeitsunfähig machen. So schätzt der italienische Malaria-
forscher CELLI die Zahl der jährlichen Erkrankungen in Italien
auf zwei Millionen und ebenso hoch, nämlich auf zwei Millionen
Hektar, den Grund und Boden, der lediglich infolge Malaria
unbebaut bleibt.

Die Übertragung des Krankheitserregers der Malaria ist
anscheinend so sehr an die sumpfige Beschaffenheit des betreffenden Landstriches gebunden, daß soziale Ursachen neben den ört-

---

[1]) Vgl. GROTJAHN, A.: Krankenhauswesen und Heilstättenbewegung
im Lichte der sozialen Hygiene. 1908. 406 S. KRAUTWIG, P.: Der Arzt
in der Tuberkulosefürsorge in GOTTSTEIN-TUGENDREICHS sozialärztlichem Praktikum. 1920. FISCHER, A.: Tuberkulose und soziale
Umwelt. 1920. Fortlaufend vgl. Literatur im Abschnitt III, 1 und
2 der GROTJAHN-KRIEGELschen bibliographischen Jahresberichte
über soziale Hygiene und Demographie. — Auskunft über alle Fragen
der Tuberkulosebekämpfung erteilt die Geschäftsstelle des Zentral-
komitees zur Bekämpfung der Tuberkulose, Berlin, Kaiserin-Augusta-
Straße 7.

lichen nur mittelbare Beachtung verdienen. Auch scheint die
Krankheitsveranlagung mit der sozialen Stellung des betreffenden
Individuums nicht unmittelbar verknüpft zu sein. Dagegen
dürfte es für den Verlauf der Krankheit von ausschlaggebender
Bedeutung sein, in welchen wirtschaftlichen Verhältnissen und
welcher sozialen Umwelt der Kranke lebt, da es hiervon abhängt,
ob der Kranke frühzeitig und ausgiebig der bei dieser Krankheit
so erfolgreichen arzneilichen Behandlung unterzogen werden kann.

In Ländern, in denen die Malaria häufig ist, beeinflußt sie
die soziale Struktur nicht nur dadurch, daß sie eine bemerkenswerte Todesursache ist, sondern im höheren Maße noch dadurch,
daß sie einen großen Teil der arbeitsfähigen Bevölkerung monate-
lang zur vollständigen oder teilweisen Arbeitsunfähigkeit ver-
dammt. Das ist besonders störend bei der modernen Art der
Arbeitsorganisation, die infolge der Arbeitsteilung ein zuverlässiges
Ineinandergreifen der Arbeitskräfte verlangt. So ist es z. B. in
Italien eine stete Sorge der Eisenbahnverwaltung, ihre Angestellten
vor der Malaria nach Kräften zu behüten.

Daß die Malaria in den tropischen Gegenden für Handel und
Wandel vielfach geradezu ausschlaggebend ist, ist allgemein be-
kannt. Doch ist die Schilderung dieser Beziehungen Aufgabe der
Tropenmedizin und Tropenhygiene und kann daher an dieser
Stelle füglich unterbleiben.

Ungünstig wirkt die Malaria auch auf die Fortpflanzung.
Das ist schon in unseren Breiten beobachtet, z. B. in den
Malariagegenden Italiens und Ungarns, die gerade aus diesem
Grunde auffallend schlechte Rekrutierungsergebnisse liefern.
Am deutlichsten gibt sich ein solcher Einfluß der Malaria
in den Tropen kund und hier natürlich am meisten bei den weißen
Einwanderern, denen die relative Immunität der eingeborenen
Bevölkerung fehlt.

Ein anschauliches Bild der Fortpflanzung schwer an Malaria
Erkrankter hat uns ORGÉAS in seiner Beschreibung der demographischen Verhältnisse der französischen Verbrecheransiedelung am
Maroniflusse entworfen. Die landwirtschaftliche Station am Maroniflusse wurde im Jahre 1858 gegründet. Im Jahre darauf hatte sie
die enorme Sterblichkeit von 252 auf das Tausend. Später hielt sich
die Sterblichkeit in der Regel auf 20, stieg aber dazwischen im Jahre
1867 auf 70, 1874 auf 122, 1876 auf 116 auf das Tausend. Die er-
schreckende Höhe dieser Sterblichkeitszahlen wird erst deutlich,
wenn man sich vergegenwärtigt, daß der Altersaufbau der Bevölkerung der denkbar günstigste war. Im Jahre 1859 wurden die ersten
36 Frauen aus Frankreich eingeführt. Im Oktober dieses Jahres
wurde die erste Ehe geschlossen. Die erste Fehlgeburt erfolgte im
Jahre 1860, die erste Geburt im Jahre 1861 im April. Im ganzen

wurden in den nun folgenden 23 Jahren 418 Ehen geschlossen, aus denen 403 Kinder einschließlich der 24 Totgeburten hervorgingen. Fehlgeburten waren außerordentlich häufig, mindestens ebenso zahlreich wie die Geburten, so daß von den 418 Ehen 215 überhaupt ohne lebende Kinder waren. Von den 370 lebendgeborenen Kindern verließen 40 die Kolonie. 238 starben, meist schon in den ersten Lebensjahren. An den 101 am 1. Januar 1882 noch lebenden Kindern konnte ORGÉAS ausnahmslos eine überaus minderwertige Körperbeschaffenheit feststellen, als deren auffallendste Merkmale er hervorhebt: 1. die Zwerghaftigkeit, 2. die schlaffe, blutleere, erdfahle, oft ödematöse Haut, 3. die Verkümmerung der Geschlechtsteile, 4. die Kleinheit der Schädel und 5. das Vorhandensein irgendeiner Mißbildung oder eines körperlichen Fehlers. Die Töchter der Ansiedler wiesen eine etwas bessere Konstitution auf als die Söhne. Von den 10 über 15 Jahre alten Töchtern haben sich 5 verheiratet. Doch nur eine hatte 2 Fehlgeburten und 2 Kinder, von denen am 1. Januar 1882 noch eins am Leben war [1]).

Die ärztliche Kunst ist der Malaria gegenüber in der so seltenen glücklichen Lage, mit Erfolg ein spezifisch wirkendes Mittel, das Chinin, zur Anwendung bringen zu können. Mit Recht ist man daher in Italien bemüht, das Chinin mit Hilfe eines „Staats-Chiningesetzes" auch den sozial tiefstehenden Schichten der Bevölkerung, die es sonst entbehren müßten, zugänglich zu machen. Dank dieser Maßregel ist im Verein mit anderen, die Übertragung der Krankheitserreger verhindernden Maßnahmen die Zahl der Malariatodesfälle beträchtlich zurückgegangen. In der Campagna Romana sind die Beamten des Roten Kreuzes verpflichtet, den Landarbeitern die Chininpastillen aufzunötigen.

Während im Jahre 1901 die tägliche prophylaktische Behandlung sich auf 1176 Bewohner der Campagna ersteckte, umfaßte sie im Jahre 1904 bereits 29693. Die Zahl der neuen Fieberanfälle sank in dem nämlichen Zeitraum von 16 auf 1,3 %. Seit Einführung der Bestimmungen im Jahre 1901, wo noch 13358 Malariatodesfälle amtlich bekannt gegeben wurden und der Staat kein Chinin verkaufte und aus diesem Artikel keine Einnahme hatte, haben sich die Zahlen folgendermaßen geändert: 1904 noch 8501 Todesfälle, Chininverkauf 14171 kg, Einnahme 183382 Lire, 1908 nur 3463 Todesfälle, Chininverkauf 23635 kg, Einnahme 769809 Lire. Sehr bemerkenswert ist der Rückgang namentlich in der Marine, wo statt früher 20 % jetzt nur etwa 4 %, und im Landheer, wo statt wie früher 5 % jetzt nur 1 % von der Krankheit befallen werden.

Außer der staatlich zu organisierenden Abgabe von Chinin wird die Verhütung der Malaria durch Austrocknung der Sümpfe, Kanalisation und Assanierung der menschlichen Wohnplätze

---

[1]) WULFFERT, F.: Die Akklimatisation der europäischen und insbesondere der germanischen Rasse in den Tropen und ihre hauptsächlichen Hindernisse. Volkmanns Samml. klin. Vorträge. 1900. Nr. 279.

und durch Sicherung der Wohnungen und Schlafräume vor dem
Eindringen der die Krankheitserreger übermittelnden Mücken
gefördert. Auch die Malaria gehört zu jenen allgemeinen akuten
Infektionskrankheiten, die in den kultivierten Ländern Europas
im raschen Verschwinden begriffen sind und hier hoffentlich bald
völlig der Vergangenheit angehören.

3. Kretinismus.

Der Kretinismus gehört in klinischer Hinsicht zwar zu den
Krankheitsbildern, die in der Nerven- und Irrenheilkunde ab-
gehandelt zu werden pflegen. Sein offenbar endemisches Auftreten jedoch und sein der Malaria stark verwandter Charakter
lassen es wohl gerechtfertigt erscheinen, ihn unter die chronischen Infektionskrankheiten zu zählen, trotzdem der Krankheitserreger selbst unbekannt ist.

Die Krankheit kommt nur in einzelnen Tälern der Hochalpen
vor, und scheint hier, ähnlich wie die Malaria in den Niederungen,
an stehendes Grundwasser, Sümpfe und schlechtes Trinkwasser
gebunden zu sein. In diesen Gegenden finden sich nicht nur die
Fälle der typischen Kretinen vor, sondern es wird auch bei der
übrigen Bevölkerung eine mehr oder weniger deutliche Neigung
beobachtet, geistig und körperlich Minderwertige hervorzubringen.

Der eigentliche Angriffspunkt der Erkrankung ist die Schilddrüse, durch deren Beeinträchtigung sich ähnlich wie bei dem myx-
ödematösen Krankheitszustand Verblödung, starke Wachstums-
hemmung und allgemeine Verkümmerung fast sämtlicher Organe
des Korpers herausbildet.

Für den ansteckenden Charakter spricht neben dem endemischen Auftreten auch die Beobachtung, daß der Kretinismus
zurückgeht, wenn in den behafteten Gegenden die Sümpfe aus-
getrocknet werden und für hygienisch einwandfreies Trinkwasser
gesorgt wird. Nach dieser Richtung hin liegen denn auch die
Maßnahmen, durch die man den Kretinismus bekämpfen und
schließlich wohl auch gänzlich zum Verschwinden bringen kann.
Leider liegt die Statistik des endemischen Kretinismus sehr im
argen, da diese Kranken zumeist mit den Blöd- und Schwachsinnigen in der nämlichen Rubrik gezählt werden.

Die zuverlässigste Statistik der Kretinen lieferte vor dem Kriege
Österreich, da hier die eigentlichen Idioten nach Möglichkeit ausgeschlossen werden. Im Jahre 1900 wurden auf 100000 Einwohner
an Kretinen gezählt:

Niederösterreich . . .	50	Tirol	138
Oberösterreich . . .	146	Vorarlberg .	92

Salzburg	198	Böhmen	. .	32
Steiermark	149	Mähren	. .	84
Kärnten	242	Schlesien	. .	86
Krain	74	Galizien	. .	54
Görz und Gradiska	84	Bukowina	.	38
Istrien	38	Dalmatien	.	13

Ganz Österreich 67.

Die Verteilung ist also sehr ungleichmäßig, was für den endemischen Ursprung spricht. Sie wird noch ungleichmäßiger, wenn man einzelne Orte beobachtet. Es gibt in Österreich solche mit erschreckender Häufigkeit der Kretinen. So wurden nach der nämlichen Quelle [1]) in Voitsberg in Steiermark 314, in Ampezzo in Tirol 321, in Tione 322, in St. Johann in Kärnten 319, in Zell am See 327, in St. Veit 401, in Liezen in Steiermark 401, in Judenburg 464, in Grybow in Galizien 509 und in Meeran in Steiermark gar 590 auf 100000 Einwohner gezählt.

Sozial bemerkenswert sind besonders die Beziehungen des Kretinismus zur Fortpflanzung. Der ausgesprochene Kretin ist zwar in der Regel unfruchtbar, aber neben ihm gibt es in den befallenen Tälern noch zahlreiche Fälle, in denen die Krankheit nur angedeutet ist, und diese Abortivfälle sind es, die selbst oder durch ihre Nachkommen einer Kretingegend den Charakter einer allgemeinen Verkümmerung aufdrücken.

4. Gelenkrheumatismus.

Der akute Gelenkrheumatismus, der ebenfalls auf einem von außen eindringenden, uns allerdings noch unbekannten Krankheitserreger beruhen dürfte, ist bedeutend häufiger, als die Todesursachenstatistik erkennen läßt, da an dieser Krankheit unmittelbar nur wenig Menschen zugrunde gehen. dagegen eine große Anzahl jährlich erkrankt.

Nach der Leipziger Krankheitsstatistik kamen unter 100000 ein Jahr lang beobachteten männlichen Versicherungspflichtigen 392 Fälle von akutem Gelenkrheumatismus vor, von denen 3 tödlich endeten und die zusammen 11858 mit Arbeitsunfähigkeit einhergehende Krankheitstage beanspruchten. Bei den weiblichen Versicherungspflichtigen wurden 509 Fälle mit 4 Todesfällen und 17942 Krankheitstagen gezählt.

Die Form, in der der Gelenkrheumatismus die größte soziale Bedeutung gewinnt, ist die einer im Laufe von Jahrzehnten mehrmals in unregelmäßigen Absätzen wiederkehrenden Erkrankung, die an den Gelenken zur vollständigen Heilung führt, nicht selten aber einen Herzfehler zurückläßt, der die Kranken

---

[1]) Österr. Statistik. Bd. 68. Wien 1903. Zit. nach PRINZING: Handbuch d. med. Statistik. S. 171.

für zahlreiche Berufe untauglich macht, ihre Widerstandsfähigkeit gegenüber anderen Krankheiten herabsetzt und ihre Lebensdauer abkürzt.

Wie die übrigen akuten Infektionskrankheiten ist auch der Gelenkrheumatismus in seiner Entstehung ziemlich unabhängig von den sozialen Verhältnissen, da er sich gleichmäßig in allen Bevölkerungsschichten vorfindet. Aber die wirtschaftliche Lage der Kranken ist natürlich nicht bedeutungslos für den Verlauf, zumal in der Regel nur die Wohlhabenden in der Lage sind, nach Überstehen der Krankheit sich die für die Vermeidung des Herzfehlers notwendige lange Schonzeit zu gönnen.

Der fieberhafte Gelenkrheumatismus gewinnt seine soziale Bedeutung dadurch, daß er zahlreiche Personen im blühenden Alter erwerbsunfähig macht und einen großen Bruchteil der Genesenden durch den zurückbleibenden Herzfehler nötigt, den Beruf zu wechseln oder später vorzeitig invalide zu werden. Die Ärzte sind in der glücklichen Lage, im Salizyl ein Arzneimittel zu besitzen, das den Krankheitsverlauf spezifisch beeinflußt. Es kommt also darauf an, daß möglichst alle Erkrankten frühzeitig einer nachdrücklichen Behandlung unterworfen werden. In einem Lande, in dem wie bei uns der größte Teil auch der Bevölkerung der Krankenversicherung unterworfen ist, werden sicherlich die meisten Fälle von Gelenkrheumatismus zur rechtzeitigen ärztlichen Behandlung gelangen und infolgedessen die Schädigungen, die der Gelenkrheumatismus mit sich bringt, wesentlich geringer sein als in den Ländern, in denen das Krankenkassenwesen keine derartige Verallgemeinerung erfahren hat.

An die Salizylbehandlung knüpft sich ein massenpsychologisch beachtenswertes Vorurteil. Da bei der Behandlung allgemein von den Ärzten Salizyl angewandt wird und ebenso allgemein, weil in der Natur der Krankheit begründet, Herzfehler zurückbleiben, hat sich in der Bevölkerung der schwer ausrottbare Aberglauben gebildet, daß die Herzfehler durch den Salizylgebrauch entständen. Dieses Vorurteil hindert gegenwärtig noch häufig eine ausgiebige Behandlung seitens des Arztes. Es muß der zunehmenden Aufklärung überlassen bleiben, dieses Vorurteil zu beseitigen und der hier so segensreich wirkenden ärztlichen Betätigung ein freies Feld zu schaffen.

5. Allgemeine Bemerkungen zur sozialen Pathologie der chronischen Infektionskrankheiten.

Die chronischen Infektionskrankheiten zeichnen sich dadurch aus, daß sie neben den Nervenkrankheiten die wichtigsten

Beziehungen zu den sozialen Verhältnissen gewinnen, die wir überhaupt in der Pathologie zu beobachten Gelegenheit haben. Und zwar liegen diese Beziehungen nicht etwa allein auf ursächlichem Gebiete, sondern begreifen in sich auch den Einfluß, den diese Krankheiten auf das soziale Leben ihrerseits wieder ausüben, indem sie die Gesellschaft mit einer großen Anzahl arbeitsunfähiger, schwer leidender und für ihre Umgebung gefährlicher Personen belasten. Endlich gewinnen die chronischen Infektionskrankheiten dadurch eine bisher noch nicht genügend betonte Beachtung, daß sie die menschliche Fortpflanzung ausschlaggebend beeinflussen. Sie ähneln auch darin den Erkrankungen des Nervensystems, wie wir an anderer Stelle sehen werden.

Die chronischen Infektionskrankheiten werden ebenso wie die akuten durch Spaltpilze oder ähnliche niedere Lebewesen erregt. Es lag daher nahe, ihre Bekämpfung auch bei der Vernichtung dieser Erreger einsetzen zu lassen. Unsere sozialpathologische Betrachtung läßt uns aber von vornherein annehmen, daß die unmittelbare Bekämpfung des Krankheitserregers, wenn auch selbstverständlich nicht überflüssig, doch nicht von solchem Erfolg begleitet sein wird wie bei den akuten Infektionskrankheiten. Es muß eben bei der Bekämpfung und Verhütung dieser Krankheiten den sozialen Verhältnissen in größerem Umfange Rechnung getragen werden als bisher.

Als man vor wenigen Jahrzehnten die Entdeckung machte, daß die meisten Seuchen von dem gleichzeitigen Auftreten kleinster Lebewesen in dem erkrankten Körper begleitet zu werden pflegen, war man sofort bereit, diese Keime als die ausschließliche Krankheitsursache anzusehen und nach Mitteln zu suchen, sie vom Körper fernzuhalten oder, falls sie schon eingedrungen waren, im Körper selbst zu vernichten. Diese Bemühungen, die ansteckenden Krankheiten auf mittelbarem Wege zu bekämpfen, waren nur teilweise von Erfolg gekrönt und versprechen auch für die Zukunft nicht alles zu leisten, da die Erreger bei der Entstehung der Infektionskrankheiten wohl einen wichtigen, keineswegs aber einen ausschließlichen, nicht einmal ausschlaggebenden Faktor bilden. Denn der menschliche Organismus widersteht, so lange er im Besitze seiner natürlichen Widerstandskraft ist, auch allen Krankheitserregern, für die er Anziehungskraft besitzt. Schwächende Einflüsse für die Körperkonstitution liegen auf hereditärem und sozialem Gebiete. Sie ermöglichen den Erregern erst die krankmachende Wirkung. Auf Grundlage dieser Anschauungen ist auch bei der Seuchenbekämpfung der Nachdruck zu legen auf Beseitigung der schwächenden Einflüsse, besonders der auf Lebenshaltung, Beschäftigungsweise, Wohnungsverhältnisse beruhenden und unserer Einwirkung zugänglichen.

Die überraschenden Ergebnisse der bakteriologischen Forschung erweckten zeitweise die Hoffnung, die Bekämpfung der Infektionskrankheiten hauptsächlich auf die Vernichtung und Fernhaltung der krankheitserregenden Keime zu gründen. Namentlich hat man nicht aufgehört, unzählige Methoden der Desinfektion zu ersinnen und auszuproben. Aber mehr noch der in der Praxis stehende Arzt als der Medizinalbeamte betrachtet zurzeit die Wirksamkeit der einmaligen, katastrophal über ein Haus und eine Familie hereinbrechenden Schlußdesinfektion, wie sie gegenwärtig geübt wird, mit stets zunehmendem Zweifel. Sie hat wohl auch nur da Sinn, wo der betreffende infektiöse Kranke sofort in ein Krankenhaus verbracht wird und nun die bisherige Wohn- und Arbeitsstätte nach der Desinfektion sogleich dem allgemeinen Gebrauch wieder zugänglich gemacht werden muß. Bleibt der Kranke aber während der gesamten Dauer seiner Krankheit in seiner Wohnung und Familie, so ist in der überwiegenden Mehrzahl der Fälle so häufig Gelegenheit, Ansteckungsstoff der Umgebung mitzuteilen, daß eine abschließende große Desinfektion daran nichts mehr ändern kann und sich die dadurch entstehende schwere Belästigung sowie die nicht unbeträchtlichen Kosten kaum rechtfertigen lassen dürften. Für diese Fälle ist die fortlaufende Desinfektion am Krankenbette viel wichtiger, auf die neuerdings mehr Wert als früher gelegt wird und die, wenn sie mit einfachen Mitteln arbeitet, leicht zum Gemeingut einer kulturell nicht allzu tief stehenden Bevölkerung gemacht werden kann. Denn sie besteht im wesentlichen darin, daß die Wäschestücke nicht vom Krankenbette entfernt werden, ohne daß sie vorher in eine desinfizierende Lösung, etwa von Kresolseifenlösung, verdünnt im Verhältnis von vier zu hundert Teilen Wasser, längere Zeit eingelegt und ferner auf das sorgfältigste alle vom Kranken benutzten Geräte abgesondert aufbewahrt, ausgekocht und gesäubert worden, ferner die pflegende Person sich stets die eigenen Hände mit Seife, Nagelbürste und warmem Wasser sorgfältigst gereinigt, ehe sie sich vom Kranken fort zu einer anderen Beschäftigung wendet. Dagegen sollte die Bevölkerung vor einem übertriebenen Vertrauen zu der Wirksamkeit besonderer chemischer Desinfizientien, die die chemische Industrie im bunten Wechsel mit stets erneuertem Reklameaufwand immer wieder auf den Markt wirft, gewarnt werden. Die besten und zugleich jedem zugänglichen Desinfektionsmittel sind Auskochen aller Gegenstände, die dies nur immer vertragen, Scheuern mit warmem Wasser und Seife, wo Auskochen nicht angängig ist, und schnelle Vernichtung und Beseitigung durch Verbrennen und Vergraben oder, wenn Ausgüsse zur Schwemmkanalisation vorhanden sind, Fortspülung aller Absonderungen des Erkrankten. Es bedarf aber kaum einer besonderen Organisation der Desinfektion und eines besonderen Personals zu ihrer Ausübung. Wirkungsvoller wird es sein, wenn ihre wenigen und einfachen Hauptregeln zur allgemeinen Volkssitte werden.

Die ansteckenden Krankheiten werden sich schon ganz von selbst vermindern, wenn die Menschen sich noch mehr daran ge-

wöhnen werden, voneinander körperlich etwas Distanz zu nehmen,
wie das im Laufe einer Verbreitung verfeinerter Sitten unter der
großen Masse der Bevölkerung auch zu geschehen pflegt. Das
schnelle Umsichgreifen gerade dieser Krankheiten unter den
Kindern ist gewiß auch dadurch mitbedingt, daß Kindern schon
infolge des bei ihnen erfahrungsgemäß mangelhaft ausgebildeten
Geruchssinnes das Verständnis hierfür vollkommen abgeht. In
das Kapitel der allzu engen Berührung fällt auch die gemeinschaftliche Benutzung mancher Gebrauchsgegenstände wie Wasch-
becken, Handtuch, Taschentuch und namentlich des Bettes.

Mit zunehmender Kultur und Wohlhabenheit des Landes
und der großen Masse seiner Bewohner pflegt die Zahl der Opfer,
die die ansteckenden Krankheiten jahraus jahrein fordern, abzunehmen. Das liegt nicht nur daran, daß in diesen Ländern die
öffentliche Gesundheitspflege und die Assanierung der Städte
große Fortschritte gemacht hat, sondern auch nicht zum wenigsten
daran, daß bei zunehmender Wohlhabenheit auch die Lebensgewohnheiten des einzelnen sich in einer Weise ändern, die die
Verbreitung der Infektionskrankheiten hintanhalten. Denn diese
sind alle mehr oder weniger Krankheiten der Unsauberkeit und
der zu engen Berührung der Menschen untereinander sowie der
gemeinschaftlichen Benutzung von intimen Gebrauchsgegen-
ständen, Übelstände, die bei zunehmender Bildung, Wohlhabenheit
und Kultur ganz von selbst abzunehmen pflegen.

III. Geschlechtskrankheiten.

Von

A. Grotjahn.

1. Syphilis.

Trotz ihrer großen Häufigkeit erscheint die Syphilis in der Todesursachenstatistik fast gar nicht. Um sich ein ungefähres Bild von ihrer Verbreitung zu machen, ist man daher gänzlich auf die Krankheitsstatistik angewiesen.

Die sehr unzulängliche allgemeine Zählung der in ärztlicher Behandlung befindlichen Geschlechtskranken, die am 30. April 1900 in Preußen [1]) erfolgte, ergab auf 100000 Erwachsene:

	Primäre u. sekundäre Syphilis	Tertiäre Syphilis
in Ostpreußen	43	16
„ Westpreußen	27	19
„ Berlin.	236	86
„ Brandenburg	36	22
„ Pommern	33	18
„ Posen	17	14
„ Schlesien	39	21
„ Sachsen	36	22
„ Schleswig-Holstein . .	40	23
„ Hannover	37	17
„ Westfalen	17	9
„ Hessen-Nassau . . .	68	26

Nach A. BLASCHKO [2]) erkrankten im Durchschnitt der Jahre 1875—1885 in Kopenhagen 416 Personen an Lues (in den Provinzstädten 80, auf dem platten Lande 14) und in den Jahren 1886 bis 1895 in Kopenhagen 375 (in den Provinzstädten 49, auf dem platten Lande 8) auf 100000 Einwohner an Syphilis. Die bei weitem größere Erkrankungszahl in den großen Städten gegenüber den

---

[1]) GUTTSTADT, A.: Die Verbreitung der venerischen Krankheiten in Preußen. Zeitschr. d. preuß. statist. Bureaus. Ergänzungsheft 20. Berlin 1901.

[2]) BLASCHKO, A.: Verbreitung der Geschlechtskrankheiten. Vortrag, gehalten am 20. Januar 1910 in der Gesellschaft für soziale Medizin in Berlin. Zit. nach den Berichten aus dieser Gesellschaft. Med. Reform. 1910. Nr. 4 u. 5.

Kleinstädten oder gar dem platten Lande findet sich durchweg auch in allen übrigen Ländern.

In den öffentlichen Heilanstalten Preußens sind im Jahre 1908 im ganzen 16700 an Syphilis Erkrankte aufgenommen, d. s. 16°/₀₀ aller Zugänge. Die verhältnismäßig beste Statistik haben noch die skandinavischen Länder. Aus Schweden, wo die Meldepflicht durchgeführt ist, berichtet H. HAUSTEIN [1]), daß in Stockholm im Jahre 1919 auf 10000 jeder Altersklasse erkrankten:

Jahres-klasse	Syphilis		Ulcus molle		Gonorrhöe	
	Männer	Frauen	Männer	Frauen	Männer	Frauen
15—20	92	114	89	39	493	309
20—25	208	109	203	37	874	254
25—30	173	48	135	19	605	142
30—40	84	21	89	11	306	60
40—50	35	11	31	4	105	12

Die ungeheure Verseuchung der großstädtischen Bevölkerung an Syphilis illustriert LENZ [2]) durch folgende Berechnung: Von allen Männern, die 1905—1914 nach dem 30. Lebensjahre in Berlin starben, litten 4,2 % an progressiver Paralyse; nimmt man an, daß 3,5 % aller Syphilitischer an Paralyse erkrankten, so müssen 30 % aller Berliner Männer an Syphilis erkrankt gewesen sein. Selbst wenn hier der Prozentsatz der Paralytiker auf die Zahl der Syphilitiker um die Hälfte zu hoch angenommen wäre, ist doch auch 15 % aller Männer eine furchtbar hohe Zahl. Auch BLASCHKO (Dermatologische Wschr., Bd. 25, 1918) ist der Ansicht, daß in Berlin etwa 20 % aller Männer, 15 % aller Frauen, die über 30 Jahre alt sind, syphilitisch sind. Nach der gleichen Stelle infizieren sich in Berlin und Hamburg von allen Männern zwischen 15 und 50 Jahren im Laufe der Zeit an Gonorrhöe 150 %, an Syphilis 37 %.

Alles in allem kann man sagen, daß uns die Statistik wohl nirgends so im Stich läßt wie bei der Beurteilung der Bedeutung der Geschlechtskrankheiten. Die tägliche Erfahrung des Arztes lehrt sie jedenfalls in einem wesentlich höheren Maße als die hier aus begreiflichen Gründen überaus mangelhaften statistischen Erhebungen. Denn um eine richtige Vorstellung von der Häufigkeit der Syphilis zu bekommen, darf man nicht die gesamte Bevölkerung in Betracht ziehen, sondern nur die im Ansteckungsalter befindlichen Jahresklassen. Dann kommen nach BLASCHKO etwa 25 auf das Tausend dieser Altersklassen in den Großstädten,

---

[1]) HAUSTEIN, H.: Die Lex veneris in Schweden und ihre Wirksamkeit. Zeitschr. f. soz. Hyg. 1921.
[2]) LENZ: Menschliche Auslese und Rassenhygiene. 1921.

und nimmt man aus diesem Alter nun wieder die Männer heraus
und zwar die der höheren Kreise, also Kaufleute, Studierte,
Militärs, Beamte und andere Berufe mit langer Junggesellenzeit,
so ist nach dem nämlichen Gewährsmann diese Zahl mit 10 zu
vervielfältigen, so daß dann von dieser Bevölkerungsschicht
jeder vierte oder fünfte einmal Syphilis und annähernd jeder
einmal Gonorrhöe durchgemacht hat, was ja denn auch der
ärztlichen Erfahrung entsprechen dürfte.

Als um die Wende des 15. zum 16. Jahrhunderts die Syphilis [1])
zuerst in Europa erschien, trug sie einen akut-epidemischen
Charakter, der sich im Laufe der Jahrhunderte, in denen sie sich
über die gesamte Alte Welt ausdehnte, zu der schleichenden
Endemie abschwächte, in der sie uns jetzt entgegentritt. Bezeichnend für die Erkrankung in ihrer typischen und sozial be-
deutsamsten Form ist, daß sie an fast allen Teilen des Körpers
krankhafte Veränderungen zu setzen vermag, die bei entsprechen-
der ärztlicher Behandlung oberflächlich heilen, leicht wiederkehren und alles in allem die gesamte Konstitution des Körpers
so schwächen, daß jahrzehntelang nach der Ansteckung noch
verhängnisvolle Erkrankungen eintreten können, die zwar nicht
mehr rein syphilitischer Natur sind, aber mit der überstandenen
Syphilis ursächlich zusammenhängen. Hierher gehören besonders
die Erscheinungen vom Zentralnervensystem aus: die Rücken-
marksdarre, die Gehirnerweichung und der vorzeitige Schlag-
anfall. Hierher gehört aber auch die Neigung zur Schrumpf-
niere, Aderverkalkung und frühzeitigem Altern überhaupt,
wenn diese letzteren Erscheinungen selbstverständlich auch ohne
vorherige Begünstigung durch überstandene Syphilis vorkommen
können.

Die Quelle der Syphilis ist bei uns fast ausschließlich der
Beischlaf mit einer syphilitischen Person. Denn die Fälle der
Lues insontium, d. h. die Ansteckung, die durch Küsse, Benutzung mit dem Luesgift behafteter Gegenstände oder etwa
der beruflichen Berührung mit luetischen Geschwüren usw. entstehen, fallen zahlenmäßig gegenüber der durch Geschlechtsverkehr entstandenen wenig ins Gewicht.

In einigen Landstrichen, in denen die Bevölkerung in engen
Hütten und Blockhäusern zusammengedrängt wohnt, wie in
Rußland und in den nördlichsten Teilen der skandinavischen
Länder, wird auch heute noch eine Ansteckung von Person zu

---

[1]) Bloch, J.: Der Ursprung der Syphilis. Eine medizinische und
kulturgeschichtliche Untersuchung. Jena 1901.

Person ohne geschlechtliche Berührung in größerem Umfange beobachtet.

Die Anlage zur Syphilis ist so allgemein verbreitet, daß man eine besondere sozial bedingte Veranlagung wohl schwerlich nachweisen kann. Da aber zur Ansteckung ein wirklicher Übertritt des Blutes der kranken Person in das der gesunden erforderlich zu sein scheint, so kann eine Steigerung der Anlage zur Infektion allerdings dadurch eintreten, daß der männliche Partner im angetrunkenen Zustande, in der häufig der Geschlechtsverkehr vollzogen wird, den Vorgang in so gewaltsamer, langwährender und unachtsamer Weise ausführt, daß ungleich leichter kleine Verletzungen und damit häufiger Gelegenheiten zur Ansteckung entstehen, als das vielleicht ohne Trunkenheit der Fall gewesen sein würde. In der Tat liegen hier Beziehungen zwischen Trinkunsitten und erleichterter Syphilisansteckung vor, die zu häufig beobachtet werden, als daß eine Betrachtung der in gesellschaftlichen Verhältnissen liegenden Ursachen der Syphilis daran vorbeigehen könnte.

Auch auf die Krankheitsbedingungen der Syphilis haben die sozialen Verhältnisse keinen nennenswerten Einfluß, da hoch und niedrig, reich und arm in gleicher Weise von ihr bedroht wird.

Eine große Rolle spielen die sozialen Zustände dagegen bei der Vermittlung der Krankheitserregung; denn diese Vermittlung hängt ab von der Häufigkeit des außerehelichen Geschlechtsverkehrs, und diese Häufigkeit ist wieder auf das engste verknüpft mit gesellschaftlichen Zuständen, die eine Anhäufung von geschlechtsreifen Personen, die durch Beruf, Stand, Einkommen usw. am Eingehen einer Ehe gehindert werden, begünstigen. Es ist klar, daß die Anhäufung von Soldaten in den großen Standplätzen, von Seeleuten in den Hafenstädten, von Studenten, jungen Kaufleuten und jungen Arbeitern in den die Bevölkerung so unwiderstehlich anziehenden Großstädten im hohen Grade den außerehelichen Geschlechtsverkehr und damit die Gelegenheit zur Ansteckung begünstigt. In der städtischen Bevölkerung, in den Küstengegenden und in den Dörfern, in denen zahlreiche zugewanderte ledige Wanderarbeiter beschäftigt werden, hat die Syphilis daher eine große Ausdehnung gewonnen.

Eine stete Quelle der Neuerkrankungen liefert die Prostitution, sowohl die polizeilich beaufsichtigte als auch die um das vielfache größere geheime, die sich der behördlichen Überwachung zu entziehen weiß.

Der Krankheitsverlauf wird insofern von der sozialen Umwelt, in dem die Kranken leben, mächtig beeinflußt, als von ihm ja größtenteils abhängt, ob die Erkrankten auch rechtzeitig in die gerade bei dieser Krankheit so wirksame ärztliche Behandlung gelangen und bei jedem Rezidiv eine solche wieder vornehmen lassen können. Die Ausdehnung der Krankenversicherung auf den größten Teil der männlichen Bevölkerung ist in dieser Richtung von bedeutendem Nutzen gewesen, so daß bei uns in Deutschland die schweren, vernachlässigten Fälle selten geworden sind.

Alles in allem kann man sagen, die Verbreitung der Syphilis steigt mit der Anhäufung geschlechtsreifer, unverheirateter junger Männer in den Großstädten und mit der Ausdehnung der Prostitution, die von dieser Anhäufung abhängig ist. Dabei ist sie aber keineswegs proportional dem außerehelichen Geschlechtsverkehr an und für sich. Denn wo sich dieser, wie auf dem Lande und überhaupt bei der arbeitenden Bevölkerung, in der Häufigkeit unehelicher Kinder, die der Ausdruck außerehelichen, aber doch monogamoiden Geschlechtsverkehrs ist, zutage tritt, ist die Syphilis wie die übrigen Geschlechtskrankheiten nicht häufig. So erklärt sich, daß in Süddeutschland mit Ausnahme einiger weniger Großstädte seltener ist als in Norddeutschland und daß sie auch in der rheinisch-westfälischen Arbeitergegend seltener ist als in Berlin und überhaupt im Osten.

Die Zeiten, in denen die Syphilis, wie im 16. Jahrhundert, die Bevölkerungsbewegung dadurch beeinflußte, daß sie unmittelbar zu einer wichtigen Todesursache wurde, sind wohl endgültig vorüber. Dagegen ist sie mittelbar an der Sterblichkeit insofern stark beteiligt, als sie den Boden für zahlreiche Erkrankungen, die unmittelbar mit Syphilis nichts zu tun haben, abgibt und in einem Maße, wie höchstens noch der Alkoholismus, lebensverkürzend wirkt.

Nach einer von der Gothaer Lebensversicherungsbank [1]) erhobenen Statistik, die sich von Anfang der 60er Jahre bis zum Jahre 1905 erstreckt, betrug die Mortalität der Syphilitiker, wenn die Sterblichkeit aller Versicherten auf 100 gesetzt wird, 168, also bestand eine Übersterblichkeit derer, die früher einmal Lues gehabt hatten, von 68 %. Bezogen auf die hauptsächlichsten Todesursachen hatten die Syphilitiker eine Übermortalität an anderen Infektionskrankheiten von 10 %, an bösartigen Neubildungen von 60 %, an Nierenkrankheiten von 64 %, an Krankheiten des Magens und Darms von 84 %, an Krankheiten des Kreislaufapparates von 116 %, an Selbstmord von 122 %, an Apoplexie von 128 %, an Geisteskrankheiten (außer Paralyse) von 145 %, während Paralyse und Tabes mit ziemlicher Sicherheit ausschließlich auf frühere Syphilis zurückgeführt werden

---

[1]) GOLLMER, R.: Die Todesursachen bei den Versicherten der Gothaer Lebensversicherungsbank. 1906.

müssen. Diese Zahlen geben ein anschauliches Bild von der ungeheuren mittelbaren Wirkung der Syphilis.

Diese verhängnisvolle mittelbare Schädigung erstreckt sich aber auch noch auf die Nachkommenschaft der Luetiker. Unter den 17000 Säuglingen seiner mit einer städtischen Säuglingsfürsorgestelle verbundenen Poliklinik fand CASSEL [1]) 1,18 % hereditäre Lues. Außerdem übt die Syphilis auf die menschliche Fortpflanzung einen leider noch nicht hinreichend studierten Einfluß, und zwar sowohl quantitativ, weil sie so überaus häufig zur Unfruchtbarkeit führt, als auch qualitativ, weil es nicht von der Hand zu weisen ist, daß die von syphilitischen Eltern erzeugten oder geborenen Kinder kaum auf der Höhe körperlicher Rüstigkeit stehen dürften, die bei voller Gesundheit der Eltern zu erwarten wäre.

Die Kindersterblichkeit eines Ehepaares, von denen das eine oder beide syphilitisch erkrankt gewesen sind, ist eine ebenso häufig beobachtete wie pathologisch im einzelnen noch nicht ausreichend erklärte Tatsache. Die betreffenden Ehefrauen konzipieren entweder überhaupt nicht oder abortieren häufig oder bringen ·Früchte zur Welt, die lebensuntüchtig sind.

Außer den Ehepaaren, die infolge ihrer Unfruchtbarkeit für die Fortpflanzung überhaupt nicht in Betracht kommen, gibt es aber auch solche, die nach mehreren Fehlgeburten oder auch ohne solche anscheinend ganz normale Kinder zur Welt bringen, die sich auch regelrecht entwickeln. Es ist aber die Frage, ob diese Nachkommenschaft nicht doch weniger kräftig ist, als sie sein würde, wenn keines von den Eltern einmal Syphilis durchgemacht hätte.

Die Möglichkeit, die Syphilis selbst oder wenigstens eine körperliche Minderwertigkeit auf die Nachkommen zu vererben, darf uns nicht veranlassen, jeden Syphilitiker von der Fortpflanzung auszuschließen. Nach dem gegenwärtigen Stande unserer Kenntnis dürfte sowohl die Ansteckungs- wie die Vererbungsfähigkeit bei einem ärztlich regelrecht behandelten Kranken spätestens im Laufe des vierten Jahres nach der Ansteckung schwinden, so daß ihm nach dieser Zeit, vorausgesetzt, daß mindestens ein Jahr lang keine Erscheinungen mehr beobachtet worden sind, die Ehe gestattet werden kann.

Trotzdem der eigentliche Krankheitserreger erst seit kurzem bekannt ist, verfügen die Ärzte schon seit Jahrhunderten im Quecksilber über ein zuverlässiges spezifisches Mittel, dem sich in neuerer Zeit das Jodkalium und dann das EHRLICHsche Arsenpräparat Salvarsan zugesellt hat. Wie an andere spezifische Mittel, z. B. das Salizyl, knüpft sich auch an diese Mittel

---

[1]) CASSEL, J.: Statistische Beiträge zur hereditären Syphilis. Arch. f. Kinderheilkunde. 1909.

das Massenvorurteil der Schädlichkeit und der Volksglaube,
daß manche Spätformen der Syphilis nicht durch die Krankheit
selbst, sondern durch die Verabreichung des Mittels hervorgerufen
würde. Glücklicherweise ist dieses Vorurteil immer mehr im
Schwinden begriffen, und handelt es sich gegenwärtig nur darum,
möglichst frühzeitig und ausgiebig die Angesteckten der ärztlichen Behandlung zuzuführen. Die Maßnahmen, die diesem
Zwecke dienen, sind die nämlichen wie bei den übrigen Geschlechtskrankheiten und daher am Schlusse dieses Abschnittes im Zusammenhange zu besprechen.

In den letzten Jahren hat die bessere Erkenntnis gerade der
Syphilis und die darauf sich gründende Behandlung der Krankheit
einen großen Aufschwung genommen. Aber gerade deshalb muß
hervorgehoben werden, daß durch eine noch so erfolgreiche Behandlung der bereits Erkrankten allein niemals die Bekämpfung
der Syphilis als Volkskrankheit mit Erfolg durchgeführt werden
kann. Weder die Entdeckung des Erregers durch SCHAUDINN,
noch die Verfeinerung der Diagnose durch WASSERMANN, noch
auch die Erfindung des Salvarsans durch EHRLICH können die
Syphilis erheblich zurückdämmen, wenn es nicht gelingt, den
frischen Zuzug durch Vermeidung der neuen Ansteckungen ab-
zuschneiden. Es ist wichtig, das zu betonen. Denn gerade das
EHRLICHsche Mittel hat nach dieser Richtung hin übertriebene
Hoffnungen erweckt. Inzwischen ist reichlich Wasser in diesen
Wein geflossen, und es muß nachdrücklich darauf aufmerksam
gemacht werden, daß in der Bekämpfung der Syphilis gerade
wie bei der Tuberkulose, der Diphtherie und allen anderen Volkskrankheiten in erster Linie die Verhütung der Neuansteckungen
angestrebt werden muß.

Von einer Krankheit, die wie die Syphilis so mancherlei ursächliche Beziehungen zu den sozialen Verhältnissen unterhält,
sollte man annehmen, daß sie auch durch Maßnahmen sozialer
Natur unmittelbar beeinflußbar wäre. Das ist jedoch nicht der
Fall; vielmehr müssen wir uns mit der Tatsache abfinden, daß
mit der Hebung der wirtschaftlichen Wohlfahrt unter sonst
gleichen Umständen zunächst eine Ausbreitung der Syphilis
stattfindet; denn diese Hebung ist stets verbunden mit einer
Ausdehnung des Verkehrs, Anhäufung zahlreicher Personen in
Städten und ähnlichen Umständen, die die Geschlechtskrankheiten nach eindeutiger Erfahrung vermehren.

Den Kranken rechtzeitig der ärztlichen Behandlung zuzuführen,
ist gewiß ein wichtiges Mittel in der Bekämpfung der Syphilis, und
kann durch mancherlei Maßnahmen sozialer Natur erleichtert

werden. Ungleich wichtiger ist aber für die Bekämpfung der Krankheit natürlich die Verhütung der Neuansteckung. Die moderne Technik verfügt in der Tat bereits über Mittel, durch deren Anwendung die Ansteckung auf ein Mindestmaß beschränkt werden kann. Zwar sind dies nicht die unzuverlässigen Waschungen und das noch unzuverlässigere und häufig nicht ganz ungefährliche Einträufeln desinfizierender Lösungen, sondern es ist die Gewöhnung an die ausnahmslose Anwendung der aus Gummi oder noch besser aus Goldschlägerhäutchen angefertigten Umhüllungen des männlichen Gliedes (Blasen). Die Technik ist auf diesem Gebiete bereits derartig entwickelt, daß kaum noch etwas an Zweckmäßigkeit, Sicherheit und Vermeidung jeglicher Störung der Empfindung zu wünschen bleibt. Es kann sich also nur darum handeln, diese Maßnahme zu einer größeren Verbreitung zu bringen und die zahlreichen Vorurteile zu zerstreuen, die der Anwendung dieses Mittels noch entgegengebracht werden.

2. Gonorrhöe.

Die überaus große Verbreitung und die damit gegebene Bedeutung des Trippers lehrt hinreichend die tägliche Erfahrung, so daß es kaum des in jeder Beziehung mit unsicheren Zahlen operierenden statistischen Nachweises bedarf. Wünscht man einen solchen, so kann man ihn, gerade so wie bei der Syphilis, nur in der Krankheitsstatistik suchen.

Bei der Zählung der Geschlechtskranken in Preußen vom Jahre 1900 wurden auf 100000 Erwachsene gezählt Gonorrhöefälle im Durchschnitt von ganz Preußen 99, in Westfalen 33, in Posen 37, in Westpreußen 58, in Hannover 62, in Pommern 64, in Schlesien 65, in Ostpreußen 66, in Sachsen 71, in Brandenburg 71, in Schleswig-Holstein 86, in Rheinland 110, in Hessen-Nassau 119, in Berlin 532. Die Zahlen sind durchaus proportional denen der Syphilis in den nämlichen Bezirken.

Von der Tripperstatistik gilt das nämliche wie von der Syphilisstatistik, nämlich, daß sie höchst mangelhaft ist und nur einen Bruchteil der tatsächlich vorhandenen Kranken erfaßt.

Der wesentliche Unterschied gegenüber der Syphilis liegt bei der Gonorrhöe in ihrem rein örtlichen Charakter, da sie zunächst auf die Geschlechtsteile beschränkt bleibt. Weil zahlreiche Erkrankungen bei guter Behandlung vollständig heilen, nimmt man diese Krankheit leider nicht so ernst wie die Syphilis, obgleich ihre Gefährlichkeit der jener keineswegs nachsteht. Denn wenn auch das Verhältnis der vollständigen Heilungen zur Zahl der Ansteckungen ein ungleich besseres ist als bei der Syphilis, so darf man nicht vergessen, daß die Zahl der Ansteckungen

etwa viermal größer und daher auch die Zahl der mit Komplikationen verlaufenden Fälle beträchtlich ist. Den größten Schaden
aber richtet die Gonorrhöe auf einem Wege an, den gegenwärtig
leider nur das Auge des Arztes verfolgen kann und der sich dem
Laien noch immer verborgen hält. Das sind die schleichenden
Entzündungsvorgänge, die sich in den Unterleibsorganen der
Frauen abspielen, häufig jeder Behandlung trotzen und zu
quälenden, jahrzehntelang währenden Unterleibsleiden führen.
Die klinischen Formen des Trippers sind außerordentlich mannigfaltig; mit ihrer Beschreibung vermag man Bände zu füllen. Für
unsere Betrachtung ist es daher erforderlich, die Formen auszu-
scheiden, welche im sozialen Leben eine größere Bedeutung erlangen. Das ist: 1. der gewöhnliche Harnröhrentripper des
Mannes, der bei Vernachlässigung leicht in ein chronisches Stadium
tritt. Als Komplikationen des männlichen Trippers kommen vor:
Entzündungen der Leistendrüsen, der Blasenschleimhaut, der Vor-
steherdrüse, des Samenstranges und des Nebenhodens, der Gelenke
und der Herzbinnenhaut. So peinlich, ja verhängnisvoll diese Krankheiten für den einzelnen sind, so sind sie doch zu selten, als daß sie
einer sozialen Betrachtung würdig wären. 2. Die gewöhnliche
Gonorrhöe der Frau, bei der im akuten Stadium hauptsächlich
die Schleimhaut des Scheideneinganges, der Scheide und der Harnröhre erkrankt ist. 3. Die chronischen Entzündungen der inneren
weiblichen Geschlechtsteile, welche auf gonorrhöische Ansteckung
zurückzuführen sind. Diese Krankheiten sind nicht nur sehr langwierig, ja häufig unheilbar, sondern sie sind auch die wichtigste
Ursache für die Unfruchtbarkeit der Frauen. 4. Die gonorrhöische
Augenentzündung des Neugeborenen, die die tripperkranke
Frau nicht selten während der Geburt der Frucht übermittelt. Es
entsteht so eine eitrige Entzündung der Augenbindehaut der Neugeborenen, die bei Mangel ärztlicher Behandlung leicht zur vollständigen Erblindung führt. Noch heute ist mehr als ein Drittel
aller Insassen der Blindenanstalten Deutschlands und Österreichs
infolge gonorrhöischer Augenbindehautentzündung der Neugeborenen
erblindet.

Die Gonorrhöe entsteht fast ausschließlich durch geschlechtlichen Verkehr mit einer bereits erkrankten Person. Eine Ausnahme macht nur die Gonorrhöe bei kleinen Mädchen, die durch
unreine Wäschestücke entstehen kann, falls bei einem der Eltern
oder bei beiden die Krankheit besteht. Über die ursächlichen
Beziehungen, die mit den sozialen Verhältnissen in einer Verbindung stehen, gilt bei der Gonorrhöe fast genau dasselbe wie
bei der Syphilis. Auch bei ihr ist die Anlage zur Erkrankung so
allgemein, daß eine soziale Bedingtheit auszuschließen ist, wenn
man nicht genau wie bei der Syphilis die dort schon berührte
Beziehung zwischen Trinksitten und Ansteckung, die natürlich
auch für die Gonorrhöe zutrifft, hierher rechnet.

Die Krankheitserregung geschieht durch die Tripper-

keime, die sich in den Absonderungen vorfinden und leicht auf
der gesunden Schleimhaut der männlichen und weiblichen Geschlechtsteile ansiedeln. Auch unter sonst für sie günstigen
Bedingungen kann die Ansteckung durch Maßregeln hintenangehalten werden, wie große, durch häufige Scheiden-
ausspülungen erzielbare Reinlichkeit seitens der Frau, sorgfältige
Reinigung der Geschlechtsteile nach dem Verkehr und besonders
Umhüllung des männlichen Gliedes mit einem Kondom
aus Gummi oder Goldschlägerhaut (Blase) beim Manne.
Derartige Vorkehrungen schützen zwar nicht zuverlässig; aber
in einer Bevölkerung, in der solche Maßnahmen gewohnheits-
mäßig getroffen werden, wird die Zahl der Infektionen erheblich
geringer sein als dort, wo sie unterlassen werden. Da aber die
allgemeine Anwendung derartiger Maßnahmen immer an eine
gewisse Verbreitung hygienischer Kenntnisse und Aufwendung
einiger Mittel geknüpft ist, gewinnen wir hier eine Beziehung
zwischen Verhütung der Krankheitserregung und allgemeiner
Kulturhöhe, die von Bedeutung ist und in Zukunft von noch
größerer werden wird.

Ausschlaggebend wird diese Beziehung bei der Verhütung der
gonorrhöischen Augenbindehautentzündung der Neugeborenen,
die die Einträufelung einer schwachen Höllensteinlösung nach
CRÉDE mit ziemlicher Sicherheit verhindert. Die ausgiebige
Anwendung dieser Maßregel seitens gut vorgebildeter Hebammen
im Verein mit der sofortigen Überweisung der an Augenentzündung
leidenden Neugeborenen an die in diesen Fällen so überaus dankbare ärztliche Behandlung wird die Blindenzahl in den Kulturländern stetig weiter sinken lassen, wie sie ja auch schon jetzt
gegenüber früheren Zeiten gesunken ist.

Auch die Krankheitsbedingungen werden wohl nur insofern von den sozialen Verhältnissen beeinflußt, als die Angehörigen der unteren Volksschichten häufig nicht in der Lage
sind, sich eingehend ärztlich behandeln zu lassen. Glücklicherweise hat hier ja die soziale Krankenversicherung Wandel ge-
schafft, indem sie die früher bestehenden Ausnahmebestimmungen
für Geschlechtskranke fallen ließ und ihnen die nämlichen Versicherungsleistungen wie den übrigen Patienten gewährte.

Es muß noch hinzugefügt werden, daß die ärztliche Hilfe
bei den mannigfachen Formen, in denen die Gonorrhöe in Erscheinung tritt, zwar außerordentlich segensreich ist, aber doch
nicht mit jener Zuverlässigkeit arbeitet wie bei der Syphilis.

Als Todesursache kommt die Gonorrhöe wohl nur ausnahmsweise vor; dagegen beeinflußt sie das wirtschaftliche Getriebes

dadurch, daß sie eine Anzahl junger Leute über kürzere oder
längere Zeit arbeitsunfähig macht. Ist sie doch etwa fünfmal
häufiger als die Syphilis und vermag sie wie diese die Leistungsfähigkeit ganzer Truppenkörper und Schiffsmannschaften zu
beeinträchtigen.

Auch die Gonorrhöe ist insofern nicht ohne Einfluß auf die
menschliche Fortpflanzung, als sie zahlreiche Ehen entweder ganz unfruchtbar macht oder bei einer geringen Kinderzahl
stehen bleiben läßt. Diese Wirkung beruht weniger häufig darauf,
daß die in manchen Fällen eintretenden Hodenentzündungen den
Mann unfähig machen, als vielmehr darauf, daß sich in den Unterleibsorganen der vom Ehemann angesteckten Ehefrau schleichende
Entzündungen entwickeln, die eine weitere Empfängnis verhindern.
Der Typus einer derartigen Ehe gibt sich nicht selten so zu erkennen, daß ein Kind geboren wird und dann die Ehe kinderlos
bleibt. In diesem Falle waren die Entzündungen noch nicht so
weit vorgeschritten, daß eine Empfängnis unterbleiben mußte,
wie es dann für die spätere Zeit der Fall ist. Bei der ungeheuren
Verbreitung der Gonorrhöe zählt die Verminderung der Geburten,
die auf diese Weise hervorgerufen wird, nach Hunderttausenden.

Die Heiratserlaubnis ist dem Gonorrhöiker ärztlicherseits
nicht früher zu erteilen, als bis das Fehlen der Erreger durch
voraufgegangene mikroskopische Untersuchung nachgewiesen
worden ist.

Während die bezeichnenden und auffallenden Symptome der
Syphilis den Ärzten schon seit Jahrhunderten bekannt sind,
wurden die zahlreichen Komplikationen der Gonorrhöe, die so
vielgestaltige Krankheitsbilder liefern können, erst in den letzten
Jahrzehnten genauer erforscht. Früher hielt man den Ausfluß
aus der Harnröhre des Mannes für die hauptsächlichste Krankheitserscheinung und mit dessen Verschwinden, das auch häufig
ohne ärztliche Behandlung vor sich geht, die Krankheit für erledigt. Diese Auffassung, die von den Ärzten längst überwunden
ist, herrscht leider in der Anschauung der Männerwelt noch immer
und läßt hier die Gonorrhöe als eine harmlose „Kinderkrankheit"
erscheinen. Es ist deshalb danach zu streben, daß der für die
Ärzte jetzt feststehende Zusammenhang der Gonorrhöe mit
Herzkrankheiten, chronischem Gelenkrheumatismus, Hoden-
erkrankungen und besonders den langwierigen Entzündungen
sämtlicher weiblicher Unterleibsorgane mehr als bisher zur
Kenntnis der Öffentlichkeit gebracht wird. Erst dann wird die
Gonorrhöe in der öffentlichen Meinung für ebenso gefährlich
als die Syphilis gelten, und erst dann wird die Bekämpfung sich

auf die Gewissenhaftigkeit des einzelnen mehr als bisher stützen
können. Für eine Bekämpfung der Gonorrhöe vom sozialen Standpunkte aus gilt das nämliche wie von der Syphilis. Auch hier
dürfte die gänzliche Enthaltsamkeit vom außerehelichen Geschlechtsverkehr wenig und die Belehrung möglichst zahlreicher
Personen über den Schutz, den der Coitus condomatus bietet,
alles bedeuten.

3. Ulcus molle.

Von den übrigen Geschlechtskrankheiten, Ulcus molle,
Papillome, Balanitis usw., hat nur das an erster Stelle genannte Leiden insofern eine gewisse Bedeutung, als es zahlreiche
junge Leute, besonders wegen der häufig damit verbundenen
Leistendrüsenabszesse, arbeitsunfähig macht.

Nach der Leipziger Krankheitsstatistik kamen unter 100000 ein
Jahr lang beobachteter männlicher Versicherungpflichtiger 105 mit
Arbeitsunfähigkeit verbundene Fälle von weichem Schanker vor, die
zusammen 2684 mit Arbeitsunfähigkeit einhergehende Krankheitstage
beanspruchten. Bei den weiblichen Versicherungpflichtigen wurden
39 Fälle mit 1375 Krankheitstagen gezählt. In Dänemark erkrankten
im Durchschnitt der Jahre 1875—1885 in Kopenhagen 500 Personen
an weichem Schanker und in den Jahren 1886—1895 in Kopenhagen 251 (in den Provinzstädten 32, auf dem platten Lande 3) auf
100000 Einwohner.

Die bedeutende Abnahme, die auch in anderen Ländern beobachtet wird, ist wohl dem zunehmenden Reinlichkeitssinn und
der schnellen Heilung durch die bei dieser Erkrankung besonders
wirksame ärztliche Behandlung zuzuschreiben.

4. Allgemeine Bemerkungen zur sozialen Pathologie der Geschlechtskrankheiten.

Über die große sozialpathologische Bedeutung der Geschlechtskrankheiten dürfte kein Wort zu verlieren sein. Sie machen
einen erheblichen Bruchteil des Volkes unfähig zur Arbeit und
zur Lebensfreude und schädigen — die Syphilis vorwiegend durch
Beeinträchtigung der Qualität und Quantität, die Gonorrhöe
durch Beeinträchtigung der Quantität der Nachkommen — die
menschliche Fortpflanzung.

Die Verbreitung unter den einzelnen Gesellschaftsschichten ist
sehr verschieden. Die Statistik ist natürlich unsicher und schwierig.
Die zuverlässigsten Angaben hat A. BLASCHKO (meist nach eigenen
Ermittlungen) in folgender Tabelle zusammengestellt:

Soldaten . . .   4—5 %   (Zahlen der Berliner Garnison).
Arbeiter . . .   8 %   (Filiale der Zentralkrankenkasse der
                            Tischler).
Kellnerinnen . a) 13,5 %   (aus den Büchern der Ortskrankenkasse
                            der Gastwirte).
„   b) 30 %   (Angaben der Berliner Polizei über auf-
                            gegriffene, der Prostitution ver-
                            dächtige Kellnerinnen).
Kaufleute . . 16,5 %   (Berliner Zahlstelle des Verbandes deut-
                            scher Handlungsgehilfen).
Studenten . . 25 %   (Studentische Krankenkasse).

Die Verbreitung steigt begreiflicher Weise mit der Größe der
Städte. Nach der am 30. April 1900 in Preußen veranstalteten
Zählung der in ärztlicher Behandlung befindlichen geschlechts-
kranken Männer kamen

in ganz Preußen auf . . . . 10000 Einwohner 28
„ Berlin auf 10000   „   142
„ Städten über 100000 Einwohner auf 10000   „   100
„   „   „   30000   „   „ 10000   „   58
„   „   unter   30000   „   „ 10000   „   45
„ der Armee auf 10000   „   15

Wenn auch diese Zahlen wegen der Mängel der Erhebung an
und für sich viel zu gering sind, so dürfte doch die Proportionalität
ungefähr richtig sein.

Im Jahre 1912 standen in 27 Großstädten Deutschlands mit
zusammen 13 Mill. Einwohnern 75000 Geschlechtskranke, also
55 auf 10000 Einwohner, in ärztlicher Behandlung.

Die von Reichs wegen im Jahre 1919 über das gesamte Reichs-
gebiet veranstaltete Zählung derjenigen Kranken, welche in der
Zeit vom 15. November bis 14. Dezember 1919 wegen einer Geschlechtskrankheit oder wegen Folgekrankheiten der Syphilis in
ärztlicher Behandlung gestanden haben, ergab folgende Zahlen:
(Siehe Tabelle auf Seite 115).

Da die Verbreitung der venerischen Krankheiten von zahlreichen sozialen Momenten abhängt, könnte man versucht
sein, in deren Beseitigung die wichtigste Maßnahme der Bekämpfung der Geschlechtskrankheiten zu sehen. Aber wir können
unmöglich die unserem Kulturzustande anhaftenden, teils unserer
Einwirkung sich entziehenden, teils durchaus notwendigen Begleiterscheinungen wie besonders die Lebhaftigkeit des Verkehrs,
das Wachstum der Großstadtbevölkerung u. a. m. nur deshalb
bekämpfen, weil sie ohne Zweifel die Geschlechtskrankheiten
stark verbreitet haben. Vielmehr liegen die Abwehrmaßregeln
auf anderem Gebiete, sind aber so unmittelbarer Art und so
wirksam, daß wir kaum der indirekten mehr bedürfen.

,au-nde Nr.	L a n d	Orts-anwesende Bevölkerung (nach der Volkszählung vom 8. Oktober 1919)	Zahl der in der Zeit vom 15. November bis 14. Dezember 1919 ärztlich behandelten und gemeldeten Geschlechtskranken	Darunter Militärpersonen	Verhältnis auf je 10 000 orts-anwesende Einwohner	Be-teiligung der Ärzte an den Meldungen in Prozent
1	2	3	4	5	6	7
1	Preußen	37 829 291	83 785	6 937	22,1	50,8
2	Bayern	7 140 333	13 178	919	18,4	66,7
3	Sachsen.	4 663 298	13 304	833	28,5	60,6
4	Württemberg	2 518 773	3 189	163	12,7	55,9
5	Baden	2 208 503	4 001	232	18,1	59,6
6	Thüringen.	1 508 025	2 813	272	18,7	59,8
7	Hessen	1 290 988	1 849	100	14,3	56,9
8	Hamburg	1 050 359	7 026	259	66,9	53,7
9	Mecklenburg-Schwerin	657 330	1 399	218	21,3	61,7
10	Braunschweig	480 599	1 234	---	25,7	67,0
11	Oldenburg	517 765	523	—	10,1	54,4
12	Anhalt	331 258	632	4	19,1	52,9
13	Bremen.	311 266	2 368	28	76,1	57,1
14	Lippe.	154 318	80	—	5,2	53,5
15	Lübeck	120 568	592	68	49,1	51,7
16	Mecklenburg-Strelitz .	106 394	285	---	26,8	68,9
17	Waldeck	66 432	29	—	4,4	71,4
18	Schaumburg-Lippe .	46 357	13	—	2,8	78,9
	Deutsches Reich . .	61 001 857	136 300	10 033	22,3	55,0

Die wichtigste Forderung richtet sich an den einzelnen und verlangt die ausnahmslose Anwendung von Schutzmitteln bei der Ausübung jeder Beiwohnung, der nicht zur Erzeugung von Nachkommen dienen soll. Es liegt ja der Einwurf hier nahe, daß zur Bekämpfung der Geschlechtskrankheiten einfach die Forderung der Unterlassung jeglicher außerehelichen Beiwohnung genügen würde. In der Tat fehlt es ja nicht an Stimmen, die damit die ganze Frage für erledigt halten und an das Individuum die kategorische Forderung richten, den außerehelichen Geschlechtsverkehr zu vermeiden, und von den Behörden verlangen, daß sie jede Gelegenheit dazu unterdrücken. Man kann vielleicht persönlich und auf Grund einer bestimmten Weltanschauung sich dieser Forderung anschließen: als Hygieniker und speziell als Sozialhygieniker kann und darf man sich die Frage nicht in dieser Weise bequem machen; denn wenn auch nicht zu bezweifeln ist, daß eine Anzahl Personen imstande sein werden, ihre Triebe in asketischer Zucht zu halten, so muß dieses doch für die große

8*

Masse der Bevölkerung — und diese, nicht Einzelerscheinungen
sind der Gegenstand der sozialen Hygiene — nach den bisherigen
Erfahrungen verneint werden. Der Geschlechtstrieb ist so
außerordentlich stark und die Möglichkeit der Verheiratung
ist für zahlreiche Personen gegenwärtig so weit hinausgerückt,
daß die Forderung unbedingter Enthaltsamkeit besonders von
dem sexuell aktiveren männlichen Geschlecht kaum in erheblichem
Umfange verwirklicht werden wird. Sind doch allein in Deutschland fast 9 Millionen Männer im Alter von 18—50 Jahren un-
verehelicht. An dieser wie an ähnlichen Beobachtungen der
Massenpsychologie darf der Arzt nicht vorübergehen, sondern
er muß seine Vorschläge auf die durchschnittliche psychische
Widerstandsfähigkeit des normalen Individuums gegenüber dem
Geschlechtstriebe einstellen. Die Forderung des Gebrauches
von Schutzmitteln ist aber ein solcher Vorschlag.

Die Frage der sittlichen Zulässigkeit oder Unzulässigkeit des
außerehelichen Geschlechtsverkehrs gehört natürlich nicht vor
das Forum des Arztes. Aber die Beurteilung einer Handlung
vom Standpunkte der Moral hat mit ihrer Gesundheitsschädlichkeit oder Ungefährlichkeit auch wenig zu tun. Das Stehlen
ist nicht gesundheitsgefährlich und wird trotzdem aus sittlichen
Gründen zu unterlassen sein. Auch wird jemand, der aus moralischen Gründen den außerehelichen Geschlechtsverkehr verwirft, ihn auch dann nicht ausüben, wenn er ihn ohne leibliche
Gefahren ausüben könnte. Wenigstens wäre das eine merkwürdige Art von Moral, die sich dadurch beeinflussen ließe.
Auch ist jemand, der grundsätzlich den außerehelichen Geschlechtsverkehr verwirft, aber in schwacher Stunde eine Entgleisung
erlebt, zu hart bestraft, wenn er diese mit so schweren Erkrankungen wie Syphilis und Gonorrhöe und ihren Nachkrankheiten
büßen muß. Die Kenntnis und Möglichkeit des Kondomgebrauches
als des einzigen einigermaßen zuverlässigen Schutzmittels sind
auch ihm zu gönnen. Gerade diese Fälle sind in der ärztlichen
Praxis nicht selten und führen häufiger zum Selbstmord von
sittlich den Durchschnitt überragenden Personen, als die Fern-
stehenden ahnen. Wer aber umgekehrt den außerehelichen
Geschlechtsverkehr für zulässig hält, der hat ganz besonders die
Verpflichtung, wenigstens dafür zu sorgen, daß er nicht zum
Empfänger und Weiterverbreiter der Geschlechtskrankheiten
wird. Gerade weil ihm im Kondom aus tierischer Haut (Blase)
ein Mittel hierzu geboten ist, wird er sich und anderen gemeingefährlich erscheinen müssen, wenn er seine Anwendung unter-
läßt. Die Kenntnis und Zugänglichkeit dieses Schutzmittels

enthebt ihn jeder Entschuldigung und erhöht die Verantwortlichkeit, während andererseits die Gefährlichkeit des außerehelichen Geschlechtsverkehrs an und für sich seine Verbreitung niemals verhindert oder auch nur hintenangehalten hat. Die medizinische Wissenschaft und die empirische Praxis der Laien kennt eine ganze Reihe von Schutzmitteln. Es kommt gegenwärtig zur Erzielung einer weitgreifenden Wirkung nur darauf an, daß aus der Fülle dieser im Werte sehr ungleichen Methoden eine oder einige wenige herausgehoben werden und dermaßen Verbreitung finden, daß ihre Anwendung nicht mehr ein Akt ausnahmsweise geübter Besonnenheit, sondern eine selbstverständliche Sitte in allen Fällen wird, in denen eine Ansteckungsgefahr nicht völlig ausgeschlossen werden kann. Das einzige Mittel, das eine solche Empfehlung verdient, ist die Umhüllung des Gliedes vor dem Akte mit dem Kondom, und zwar nicht mit dem aus Gummi, sondern mit dem aus feinen Darmhäuten, sog. Goldschlägerhaut, angefertigten Kondom, im Handel auch „Blase“ oder fälschlich „Fischblase“ genannt. Alle anderen Mittel, wie Waschungen, Spülungen, Einträufelungen, Salben usw., verdienen keine besondere Empfehlung, da sie teils unsicher, teils schädlich oder zu umständlich in der Anwendung sind. Denn nach Fromme (Zeitschrift f. Hyg. 1920, H. 3) steckten sich in 243 Fällen Soldaten trotz Anwendung von Kalomelsalbe und Protargoleinträufelung an. Wenn aber jede Beiwohnung, die nicht zur Erzeugung von Nachkommen dienen soll, unter Benutzung des Kondoms [1]) vorgenommen würde, so dürften die Geschlechtskrankheiten binnen kurzem merklich seltener werden und schließlich ganz verschwinden.

Man beziehe solche Waren nur aus reellen Sanitätswarengeschäften, in denen sie unter der Bezeichnung „Blasen“ gegenwärtig zu haben sind. Die Sicherheit des Kondoms aus tierischer Haut gewinnt dadurch sehr, daß zwei Exemplare übereinander gezogen werden. Die Feinheit der Membran erlaubt das durchaus. In der Regel können auch die einzelnen Exemplare wiederholt benutzt werden, was ihre Anwendung verbilligt. Aber selbst bei den besseren Sorten kann nicht mit Sicherheit vorausgesehen werden, wie lange ein Exemplar unbeschädigt bleibt. Deshalb ist es ratsam, in jedem Falle zwei Exemplare nach folgender Gebrauchsanweisung zu benutzen: Es wird eine Blase reichlich mit Wasser befeuchtet und faltig und bequem über das erigierte Glied gezogen; das nämliche geschieht mit einem zweiten Exemplar, das ein wenig einzufetten ist. Nach dem Gebrauch oder wenige Stunden später werden beide Blasen mit kaltem Wasser ausgespült, wobei sie gleichzeitig auf ihre Durchlässigkeit geprüft werden können. Sodann wird jede mit einem glattfaserigen Tuche ausgestopft und in dieser ausgespannten Lage getrocknet. Nach dem Trocknen werden sie vorsichtig abgelöst und auf entstandene

Risse hin im durchscheinenden Lichte geprüft. Sollte hierbei eine
der Blasen einen auch noch so kleinen Riß zeigen, so ist sie gegen
eine neue auszuwechseln. Die moderne Technik hat die Kondome
auch aus dünnem Gummi hergestellt. Doch können diese niemals
die gleichen Dienste wie die aus Goldschlägerhaut gefertigten leisten;
auch ist es unmöglich, der Gefahr des Reißens durch Anwendung
von zwei Exemplaren zu begegnen.

Allerdings läßt sich gegen die Verallgemeinerung des Kondomgebrauches einwenden, daß dieses Mittel, in dem die Hygiene
den wirksamsten Schutz gegen die Verhütung der Geschlechtskrankheiten sehen muß, auch im großen Umfange zur
Geburtenvorbeugung dienen und damit zu dem vom sozialen
und nationalen Standpunkte aus nicht ungefährlichen Geburtenrückgang beitragen kann. Anderseits ist es jedoch
als einen Vorzug der Methode zu bezeichnen, daß sie es ermöglicht,
den Sexualverkehr sowohl unter dem Gesichtspunkte der Erzielung von Nachkommenschaft als auch unter dem der Vermeidung der Befruchtung stattfinden zu lassen und so die menschliche Fortpflanzung der vernünftigen Regelung, der Rationalisierung, zu unterstellen, statt sie wie bisher dem Zufall und den
Trieben zu überlassen. Da die Kenntnis der unzähligen, einfachen
und nicht verbietbaren empfängnisverhütenden Mittel doch nicht
mehr aufzuhalten ist, wird es in Zukunft dem generativen Verantwortungsgefühl der Elternpaare überlassen bleiben müssen,
die Kinderzahl nicht so stark einzuschränken, daß dadurch dem
Volksganzen Schaden erwächst. Wie unten bei der Besprechung
des Geburtenrückganges noch näher ausgeführt werden wird,
ist die Gefahr des Bevölkerungsrückganges schon auszuschließen,
wenn jedes Ehepaar auch nur drei Kinder über das fünfte Lebensjahr hinaus hochbringt. Die Befolgung dieser Regel dürfte keine
allzu große Belastung der Elternpaare sein, namentlich dann
nicht, wenn gleichzeitig der bei allen normalen Menschen vorhandene Wille zum Kinde sowie die Freude am Kinde durch
Forträumung aller der Hindernisse zur Auswirkung gebracht
wird, die gegenwärtig noch die Aufzucht einer Kinderschar zur
drückenden Last machen. Auch ist es unschwer möglich, die
Elternschaft durch Lohn- und Gehaltszahlung nach dem Familienstande, Abstufung der Steuern und des Erbrechtes nach der
Kinderzahl, Elternschaftsversicherung und zahlreiche andere
Mittel zu privilegieren und ganz allgemein kinderreiche Eltern
gegenüber den Ledigen, Kinderlosen und Kinderarmen zu bevorzugen, statt sie wie jetzt hintanzusetzen. Jedenfalls muß
die soziale Hygiene mangels jedes anderen Mittels zur Bekämpfung
der Geschlechtskrankheiten ohne Rücksicht auf Erscheinungen,

die wie der Geburtenrückgang durch Maßnahmen wirtschaftlicher
Natur bekämpft werden können, zum Ausdruck bringen, daß die
Bekämpfung der Geschlechtskrankheiten mit der Verallgemeinerung des Kondomgebrauches steht und fällt und die Kenntnis
dieses Schutzmittels bis zu dem Grade gefördert werden muß,
daß jeder junge Mann sie bereits vor der Möglichkeit des Beginns
eines sexuellen Verkehrs erwirbt. So mündet an dieser Stelle
die Verhütung der Geschlechtskrankheiten in die Frage der
rückhaltlosen geschlechtlichen Belehrung der Jugend
beiderlei Geschlechtes beim Eintritt in das geschlechtsreife Alter
oder am besten noch früher. Man mag gegen diese geschlechtliche
Belehrung Gründe anführen, welche man nur will, der Hygieniker
muß sie verlangen und kann die Verantwortung dafür tragen,
da er allein übersieht, welche großen Opfer die Unkenntnis fordert,
und wie teuer wir es bezahlen müssen, daß selbst der Teil der
Jugend, der gewillt und fähig ist, mit einer gewissen Besonnenheit
sein Leben zu führen, nicht rechtzeitig die richtige Beratung
findet.

Gewiß fallen viele den Gefahren der geschlechtlichen Betätigung
lediglich infolge von Leichtsinn, Willensschwäche und Verführung anheim, manche aber auch nur aus Unkenntnis der
Gefahr oder noch häufiger infolge der Schiefheit und Halbheit
ihres Wissens über die Tatsachen des geschlechtlichen Lebens.
Eine gründlichere Belehrung der heranwachsenden Jugend wird
uns hoffentlich in Zukunft solche Fälle vermeiden lassen. Die
sexuelle Neugierde, die das Kind früh ergreift und ein Jahrzehnt
lang nicht verläßt, ist durchaus natürlich und bedarf der stufen-
weisen, wahrheitsgemäßen Befriedigung, weniger durch das gesprochene, als durch das gedruckte Wort, das man entweder
dem zu Belehrenden empfehlend in die Hand gibt oder ohne
eine solche ausdrückliche Empfehlung wenigstens zuläßt. Ein
Buch, das nach dieser Richtung hin allen Anforderungen genügt,
gibt es leider zurzeit noch nicht; am ehesten verdient hier noch
A. FORELS „Sexuelle Frage“, München, Volksausgabe, 299 S.,
genannt zu werden, und ferner A. GROTJAHN: „Das Gesundheitsbuch der Frau“, Berlin 1922, 150 S. Überhaupt ist die Kenntnisnahme der Einzelheiten des sexuellen Lebens durch das Mittel
trockener, von ärztlich-wissenschaftlicher Seite kommender Bücher
in jeder Beziehung auch in Laienkreisen zu fördern, weil sich
jene literarische Quelle, aus der die jungen Leute beiderlei Geschlechts ihre sexuellen Kenntnisse zu schöpfen pflegen, die
schöngeistige Literatur, nach dieser Richtung hin als denkbar
unzuverlässig erweist.

Nur eine Art Bücher ist auf jeden Fall von jugendlichen
Personen fernzuhalten, nämlich jene Schriften, die die Folgen
der Selbstbefriedigung des Triebes in düsteren Farben schildern.
Zurzeit lassen sich fast sämtliche Krankheiten, die die älteren
Ärzte und Lehrer aus Unkenntnis ihres wirklichen Ursprungs
der Onanie zur Last legten, auf andere Ursachen zurückführen
als auf die gesundheitlich harmlose Übergangsbetätigung des sich
plötzlich stark bemerkbar machenden Triebes. Es ist unnötig,
das tief niederdrückende Gefühl, das sich erfahrungsgemäß nach
dieser Surrogatbefriedigung einzustellen pflegt, auch noch durch
die Zitierung des Gespenstes einer besonderen gesundheitlichen
Gefahr zu vermehren.

Die Belehrung über das Geschlechtsleben in allen seinen
Formen hat in Deutschland in den letzten Jahrzehnten gewiß
Fortschritte gemacht. Aber trotz allem, was bisher geleistet
ist, stehen wir noch in den Anfängen. Die rückhaltlose Empfehlung des oben erwähnten Schutzmittels bis zur vollständigen
Kenntnisnahme durch die gesamte Bevölkerung vom Beginn
der Geschlechtsreife an ist eines von den Zielen, die sich die geschlechtliche Aufklärung stecken muß, wenn sie nicht Schön-
rednerei bleiben will.

Die individuellen Schutzmaßnahmen werden bei manchen Personen durch eine lange oder gar nur mit geringer Öffnung versehene
Vorhaut nicht unerheblich behindert. Überhaupt gibt dieses vollkommen überflüssige Organ, das aus einer menschlichen Entwicklungs-
stufe übriggeblieben ist, deren Lebensbedingungen wir nicht mehr
kennen, schon durch seine Flächenausdehnung dem Haften der
Krankheitserreger einen überaus günstigen Boden ab. Es sollte daher
ernstlich erwogen werden, ob nicht die Sitte der Juden und anderer
orientalischer Völker, die Knaben von diesem den Sexualakt so häufig
störenden, zu Geschlechtskrankheiten und anderen entzündlichen
Erkrankungen disponierenden, im übrigen aber zwecklosen Körperteil
durch Beschneidung innerhalb der ersten Lebenswochen zu befreien,
zu einer allgemein verbindlichen sozialhygienischen Forderung
erhoben werden muß.

Der oben erwähnten Schutzmaßnahme, mit deren Forderung
sich der Hygieniker an das Individuum, und zwar an das
gesunde, wendet, muß sich zwecks Ausrottung der Geschlechtskrankheiten eine zweite zugesellen, die sich auf den bereits angesteckten und erkrankten Menschen erstreckt, und deren
Verallgemeinerung mehr von sozialen Faktoren und dem guten
Willen der gesellschaftlichen Organe, der staatlichen und kommunalen Behörden, abhängt. Sie erfüllt in gleicher Weise sowohl
die Forderung einer gründlichen ärztlichen Behandlung, die ja
gerade bei den Geschlechtskrankheiten so überaus wirksam ist,
als auch der Verhütung der Übertragung, und besteht in der

Krankenhausbehandlung aller oder doch möglichst zahlreicher venerisch Erkrankter während des ansteckenden Stadiums.
Die Zeit der größten Ansteckungsgefahr läßt sich ja für die
schwerste Geschlechtskrankheit, die Syphilis, mit einiger Sicherheit feststellen, während bei der Gonorrhöe die Ansichten der
Fachärzte noch auseinandergehen.

Mit Recht sagt über die Notwendigkeit einer Verallgemeinerung
der Krankenhausbehandlung ein Sachverständiger wie A. BLASCHKO[1]):
,,Bei den venerischen Krankheiten erschöpft sich eigentlich die gesamte
Prophylaxe mit der Krankenhausbehandlung. Der Geschlechtskranke
ist außerstande, seine Krankheit weiter zu verbreiten. Es bedarf
keiner Desinfektion seiner Wohnräume, seiner Betten, seiner Be-
kleidungsstücke; es bedarf nicht irgendwelcher weiteren Eingriffe
der Sanitätspolizei in seine eigentlichen oder seiner Angehörigen
Privatangelegenheiten; es genügt, ihn während der Dauer seiner
Kontagiosität in einem Krankenhaus zu haben, um zu wissen, daß
alles geschehen ist, was überhaupt möglich ist, die Weiterverbreitung
dieser Krankheit von diesem Kranken aus zu verhüten. Es müßte
daher die Aufgabe der öffentlichen Gesundheitspflege sein, die
Krankenhausbehandlung als das zu erstrebende Ziel für jeden einzelnen
Fall von Geschlechtskrankheit zu betrachten und alle Gesetze und
Einrichtungen so zu treffen, daß von den Venerischen möglichst
viele das Krankenhaus aufsuchen.''

Die Durchführbarkeit einer großzügigen Hospitalisierung der
venerisch Erkrankten ist natürlich auch eine Frage von großer finan-
zieller Tragweite. Es muß deshalb immer im Auge behalten werden,
daß die Geschlechtskrankheiten in der Regel das Allgemeinbefinden
der Kranken wenig beeinträchtigen und es daher durchaus möglich
ist, die Kranken in der Anstalt arbeiten zu lassen und dadurch den
Anstaltsbetrieb zu verbilligen. E. SAALFELD[2]) hat einen bemerkenswerten, bis ins einzelne ausgearbeiteten Entwurf zur Errichtung von
Arbeitssanatorien veröffentlicht, der in der Tat verwirklicht zu
werden verdient. Übrigens ist der Gedanke, die Syphilis durch
Hospitalisierung der Kranken zu bekämpfen, bereits so alt wie die
Seuche selbst. Als sich ausgangs des 15. Jahrhunderts infolge des
Erlöschens der Lepra die Aussatzhäuser leerten, suchte man sie,
da sich gleichzeitig die Syphilis mächtig ausbreitete, in den Dienst
der Bekämpfung der neuen Seuche zu stellen. Wie BLASCHKO meint,
verließ man lediglich infolge der Heimlichtuerei, die sich erst ein-
bürgerte, als man den außerehelichen Verkehr als Ursache der
Krankheit erkannte, dieses System, das sich bei der Bekämpfung des
Aussatzes so glänzend bewährt hatte. Dieses Vertuschungsbestreben
hat dann leider Jahrhunderte lang eine vorurteilsfreie Beschäftigung
mit den Geschlechtskrankheiten hintangehalten und beginnt erst
in unseren Tagen langsam zu weichen.

Besorgt gemacht durch die Erfahrungen der Kriegszeit, haben

---

[1]) BLASCHKO, A.: Sonderkrankenanstalten und Fürsorge für
Syphilitische und Lepröse. Handbuch der Krankenversorgung.
Berlin 1898.

[2]) SAALFELD, E.: Über Arbeitssanatorien für Geschlechtskranke.
Berl. klin. Wochenschr. 1903. Nr. 39.

mehrere Landesversicherungsanstalten und auch einige städtische
Verwaltungen Beratungsstellen für Geschlechtskranke
errichtet, in denen diesen Diagnosestellung und Beratung geboten wird; sie dürften jedoch erst dann eine größere Bedeutung
im Kampf gegen die Geschlechtskrankheiten erlangen, wenn auch
fachärztliche Behandlung zu ihren Leistungen gehören wird.
Die Zahl dieser Beratungsstellen, die namentlich von den Landesversicherungsanstalten errichtet worden sind, dürfte sich zurzeit
etwa auf 150 in Deutschland belaufen.

Bedauerlich ist, daß öffentliche Meinung sowohl wie die Anschauung der gesetzgeberischen Stellen sich noch immer nicht
recht damit befreunden können, die bösen Folgen, die der Geschlechtsverkehr venerisch Erkrankter mit Gesunden so überaus
häufig zeitigt, strafrechtlich und zivilrechtlich zu ahnden.
Selbst wenn bei Wahrung des ärztlichen Berufsgeheimnisses
auch nur wenige Fälle zur Anzeige und zur gerichtlichen Ahndung
kämen, würden doch klare Straf- und Haftpflichtbestimmungen
für die gesamte Bevölkerung weithin sichtbare Warnungssignale
abgeben und als solche sicher ihre Wirkung nicht verfehlen.
Derartige Bestimmungen sind um so mehr gerechtfertigt, als die
Schutzmaßnahmen dem Publikum immer mehr bekannt und
zugänglich werden.

Um diesen und anderen Maßnahmen den Weg zu bereiten, ist
eine Spezialgesetzgebung zur Bekämpfung der Geschlechtskrankheiten erforderlich, wie sie die skandinavischen Länder
bereits besitzen und sie bei uns in Vorbereitung ist. In vorbildlicher Weise hat die schwedische lex veneris die allgemeine
Meldepflicht allen Geschlechtskrankheiten auferlegt. Diese
Maßnahme dürfte, obwohl an und für sich an ihrer Zweckmäßigkeit nicht zu zweifeln ist, bei uns noch nicht durchführbar sein,
da die bestehenden Vorurteile noch zu stark sind, um die Betroffenen nicht nach erfolgter Meldung der Verfehlung und
beruflichen Schädigung auszusetzen. Es genügt für die ersten
gesetzgeberischen Versuche die Befugnis der Ärzte zur Meldung
aller, die sich der Behandlung entziehen, oder deren Lebenswandel
Weiterverbreitung fürchten läßt. Auch diese Meldungen sollten
ihren Weg nicht sofort zur Polizei, sondern zunächst zu den
bereits erwähnten Beratungsstellen für Geschlechtskranke nehmen.

5. Die Prostitution.

Die hier betonten Maßnahmen, Einbürgerung des Kon-
domgebrauchs, weitgehende Hospitalisierung der Erkrankten und Verallgemeinerung der Beratungsstellen haben

vor allen Dingen den großen Vorzug, daß sie den Kampf gegen die Geschlechtskrankheiten von einem Felde fortlegen, auf dem die Versuche einer planmäßigen Bekämpfung ebenso häufig wie vergeblich angestellt worden sind, nämlich dem der Prostitution. Daß die gewerbliche Unzucht mit ihrem fortwährenden Wechsel der geschlechtlich Verkehrenden eine sehr große Quelle der Ansteckung ist, liegt vor Augen, und es ist deshalb wohl verständlich, daß man seit Jahrhunderten mit einer gesundheitlichen Überwachung der Prostituierten den Hebel zur Bekämpfung des Übels einsetzen zu müssen geglaubt hat. Leider sind diese Versuche ohne jeden nennenswerten Erfolg geblieben, da die Überwachung nur einen kleinen Kreis der gewerbsmäßig Unzucht treibenden Personen erfassen und auch diesen nur für eine kurze Zeit zwecks Beseitigung der auffallendsten Krankheitserscheinungen durch zwangsweise Einweisung in ein Krankenhaus aus dem Verkehr ziehen kann. Ja, es ist von vielen Seiten die Meinung ausgesprochen und mit guten Gründen belegt worden, daß eine sorgfältige polizeiliche Aufsicht nicht selten das Übel verschlimmert und Personen in der Prostitution festhält, die ohne diese Aufsicht ihr vielleicht nach kurzer Zeit wieder den Rücken gewandt hätten. Insbesondere geht jene Form der Prostitution, die der polizeilichen Reglementierung und gesundheitlichen Überwachung am zugänglichsten ist, das Bordellwesen, mit so traurigen Begleiterscheinungen für die Bewohnerinnen einher und ist so eng mit dem Mädchenhandel verbunden, daß es schon aus Gründen der Menschlichkeit wohl gegenwärtig von allen sachverständigen Beurteilern verworfen wird. Selbst frühere Anhänger der Reglementierung kommen mehr und mehr von ihrem Standpunkt ab.

Die Prostitution vollständig zu unterdrücken, ist niemals gelungen und wird sich auch kaum in absehbarer Zeit ermöglichen lassen. Es kann sich deshalb nur darum handeln, ihr die zahlreichen Giftzähne auszubrechen. Wie die Erfahrung lehrt, ist das eher möglich, wenn man polizeiliche Schikane, Ausnahmegesetzgebung und Reglementierung vermeidet und sich darauf beschränkt, die Erregung öffentlichen Ärgernisses und die Anlockung jugendlicher Personen zu verhindern. Ferner ist für die Prostituierten freier Krankenhausaufenthalt vorzusehen, von dem sie bei ihren zahlreichen Erkrankungen gerne Gebrauch machen werden, wenn die vielfach entwürdigenden Nebenumstände in Fortfall kommen, mit denen gegenwärtig ihre Behandlung in den Krankenhäusern noch verbunden ist. An die Stelle der Reglementierung muß nach dem Vorgange einiger städtischen

Verwaltungen eine unauffällige Fürsorgeorganisation treten, in
der Fürsorgerinnen und Ärzte eine diskrete Überwachung und
eine zugleich ärztliche wie wohlfahrtsgemäße Fürsorge ausüben.
Mit ihrem Gegenpol, der weiblichen Keuschheit, hat die
gewerbsmäßige Unzucht die Kinderlosigkeit gemein. Die schnelle
Erkrankung an unfruchtbar machenden Geschlechtskrankheiten,
die Unbedenklichkeit, mit der im Falle einer eingetretenen
Schwangerschaft zur Abtreibung geschritten wird, und der Gebrauch von Präventivmitteln bringen es mit sich, daß die Prostituierten nur sehr wenig Kinder gebären, die bei den ungünstigen
Aufzuchtsverhältnissen in der Regel auch rasch zugrunde gehen.
Infolgedessen fallen die Frauen, die sich der Postitution ergeben,
für die Fortpflanzung vollkommen aus. Es erhebt sich nun die
Frage, ob dieser Ausfall eugenisch oder dysgenisch wirkt. Nach
dem gegenwärtigen mangelhaften Stande unserer Kenntnis der
körperlichen Beschaffenheit der Prostituierten und ihrer wirklichen
Zahl läßt sich diese Frage noch nicht mit Sicherheit beantworten.
Festzuhalten ist zunächst, daß rein körperlich genommen die
Prostituierten ein gutes Menschenmaterial darstellen, es infolgedessen vielleicht bedauerlich ist, daß sie ihre körperlichen Vorzüge nicht fortpflanzen. Anderseits ist kein Zweifel, daß sich
unter ihnen viele geistig minderwertige und geradezu schwachsinnige Individuen befinden. Wie hoch deren Bruchteil ist,
darüber gehen die Meinungen auseinander. Wäre der Prozentsatz an Psychopathen unter ihnen wirklich so groß, wie von
mancher Seite behauptet wird, so wäre die Kinderlosigkeit der
Prostituierten natürlich ein Vorzug, und die Prostitution eines
jener rohen Mittel, durch die sich der gesellschaftliche Organismus
seiner unbrauchbaren Glieder entledigt [1]).

---

[1]) Einzelheiten über die Bekämpfung der Geschlechtskrankheiten
siehe in dem diesbezüglichen Artikel von A. BLASCHKO im GROTJAHN-
KAUPschen Handwörterbuch der sozialen Hygiene, 1912. GROT-
JAHN, A.: Geburtenrückgang und Gebrutenregelung, 1920, 371 S..
NEISSER, A.: Die Geschlechtskrankheiten und ihre Bekämpfung, 1916.
PAPPRITZ, A.: Einführung in das Studium der Prostitutionsfrage,
1919, 295 S. BLASCHKO, A.: Hygiene der Geschlechtskrankheiten,
Leipzig 1920, 160 S. Vgl. fortlaufende Literatur in den GROTJAHN-
KRIEGELschen bibliographischen Jahresberichten über soziale Hygiene
Abschnitt III, 3. — Auskunft über Bekämpfung der Geschlechts-
krankheiten und der Prostitution erteilt die Geschäftsstelle der
Deutschen Gesellschaft zur Bekämpfung der Geschlechts-
krankheiten, Berlin, Wilhelmstraße 45, und die Geschäftsstelle des
Deutschen Zweiges der Internationalen Abolitionistischen Föderation
in Dresden-N., Angelikastraße 23.

IV. Hautkrankheiten.

Von

A. Grotjahn.

1. Ekzem.

Das vielgestaltige Heer der Hautkrankheiten entbehrt auch
in jenen Formen, die die lebenswichtigen Funktionen des
Körpers nicht bedrohen, insofern nicht einer sozialen Bedeutung, als ihr Vorkommen ein Gradmesser für den kulturellen
Tiefstand und der damit verbundenen Unreinlichkeit der betreffenden Bevölkerung abgeben kann. Hierher gehören alle
jene Ekzeme, die durch Ungeziefer entstehen, und die bei uns
glücklicherweise in größerer Häufung nur noch in den östlichen
Grenzgebieten beobachtet werden. Das Nämliche gilt von den
nässenden Hautausschlägen, die auch in kultivierter Bevölkerung wohl entstehen können, aber doch bei geeigneter Behandlung schnell verschwinden, während sie bei der Vernachlässigung, wie sie bei einer stumpfsinnigen, tiefstehenden Bevölkerung üblich ist, zu verhängnisvollen Folgen führen können.
Mehr oder weniger gilt das für alle Hautkrankheiten, so daß es
nur bei einigen von ihnen einer gesonderten Besprechung ihrer
Stellung in einer Pathologie vom sozialen Standpunkte aus
bedarf.

Daß selbst bei verhältnismäßig hohem Stande der Kultur
trotzdem die Ekzeme nicht ganz selten sind, geht aus den Zahlen
der Leipziger Krankheitsstatistik hervor, bei denen man immer
im Auge behalten muß, daß nur die Fälle gezählt worden sind,
die zu vollständiger Arbeitsunfähigkeit geführt haben. Nach der
Leipziger Statistik kamen unter 100000 ein Jahr lang beobachteten
männlichen Versicherungpflichtigen noch 176 Fälle von Ekzem
vor, die zusammen 3331 mit Arbeitsunfähigkeit einhergehende
Krankheitstage beanspruchten. Bei den weiblichen Versicherungspflichtigen wurden 268 Fälle mit 5099 Krankheitstagen gezählt.

Hautkrankheiten mit den verschiedenartigsten Krankheitsbildern entstehen auch auf der Grundlage von beruflichen Schädigungen. Diese „Gewerbeekzeme" sind überaus hartnäckig
und trotzen häufig jeder ärztlichen Behandlung, solange der

Kranke nicht den Beruf wechselt. Nach A. Blaschko [1]) sind für die gewerblichen Ekzeme bezeichnend 1. das vorwiegende Befallensein der unbedeckten Hautpartien, insbesondere der Hände; 2. das relativ häufige Auftreten von Mischinfektionen (Pustelbildung, Impetiginisation); 3. bei den an den Händen lokalisierten Gewerbeekzemen oft eine charakteristische Veränderung der Haut durch Einlagerung von Farbstoffen, Chemikalien, Schmutz und anderen differenten oder indiferenten Substanzen.

Nach einer Zusammenstellung von R. Herxheimer [2]) entstehen Gewerbeekzeme:

bei Zementarbeitern durch Kalkätzung und beständige Durchfeuchtung der Haut,

bei den Bäckern durch feuchten Teig, starke Zuckerlösungen, Fruchtsäuren und Hitzeausstrahlung des Backofens,

bei den Waschfrauen durch Wasser, Chlorkalk, Soda, Seife.

bei den Baumwollspinnern durch Schmieröle,

bei den Galvaniseuren durch Benzin, Seifen und Zyankaliumbäder,

bei den Gürtlern, Spenglern, Formern durch Säuren und Terpentin,

bei den Druckern durch Kienöl,

bei den Hutfabrikarbeitern durch mit Schwefelsäure angesäuertes Wasser,

bei den Tabakarbeitern durch ätzende Flüssigkeiten beim Entrippen der Tabakbklätter,

bei den Färbern, Beizern, Kalikoarbeitern durch Beiz- und Bleichmittel, durch Mischen der Walkseife, Händereinigen mit Zuckersäure, durch Oxalsäure, Mineralöle, Olein,

bei den Tischlern und Möbelpolierern (Poliererkrätze) durch Schellack, Pyridin, Mineralöl, Paraffin,

bei den Gärtnern durch Primeln, Thuja occidentalis, Rhus toxicodendron, Ostrya virginica, Solanumarten, Arnica montana, Ipomoea imperialis usw.,

bei den Photographen durch Reduktionsmittel (Metol, Rodinal, Pyrogallol),

bei den Ärzten und Pflegerinnen durch Formalin, Karbol, Sublimat usw.,

bei den Arbeitern in Brikettfabriken durch Steinkohlenteer, Sonnenhitze,

in Teerschwelereien durch Teer, Paraffin,

in Kalksandsteinfabriken durch Kalk,

in Kalkwerken durch Kolophonium, Terpentin als Bindemittel zwischen Glimmerplatten zur Herstellung des Isoliermittels Mikanit,

bei Bronzearbeitern durch Beizen mit verdünnter Schwefelsäure,

bei den Arbeitern in Drahtfabriken durch Säuren,

in Gußstahlkugelfabriken durch Schleiföle,

in Maschinenfabriken durch denaturierten Spiritus,

[1]) Blaschko, A.: Gewerbliche Hautkrankheiten. In Th. Weyls Handbuch der Arbeiterkrankheiten. Jena 1908.
[2]) Deutsche med. Wochenschr. 1912. Nr. 1.

in Nähmaschinenfabriken durch Nickelbäder,
in Fahrradfabriken beim Reinigen der zu vernickelnden Gegenstände mit Kalk, durch Nickelbäder, durch Sägemehlstaub und Schmieröl,
in chemischen Fabriken durch Schwefelsalz, Salptersäure, Sodastaub, feuchtes Nickelsulfat, Chlorbenzol, Chininstaub („Chininkrätze") und Opiumpräparate,
in Farbenfabriken durch Anilin, durch Chlorkalkwasser und Azofarbstoffe, durch Binitrobenzol, durch Anthracen usw.,
in Lackfabriken durch Terpentinöl,
in Zündhütchen- und Patronenfabriken bei elektrolytischer Gewinnung von chlorsaurem Kali,
in Kalifabriken durch Rohsalze („Salzflechte"),
in Hasenfellzurichtereien durch chemische Entfernung der Haare,
in Linoleumfabriken durch Rohnaphtha,
in Eiserbahnschwellenimprägnieranstalten durch die Imprägniermittel,
in Perlmutterknopffabriken durch Staub beim Bohren,
in Zuckerfabriken („Zuckerkrätze") durch Zuckersaft, ähnlich durch Zucker und Sirup,
in Konservenfabriken durch Spargelschälen,
in Bautischlereien beim Abreiben des in Kalilösung getränkten Holzes,
in Schuhcremefabriken durch Fett, Harz, Vaselin, Erdwachs, Nigrosin,
in Bijouteriefabriken durch Silberbäder,
in Sprengstoffabriken durch Wachsen, Patronieren, Verpacken,
in Kupferdrahtziehereien durch Öl, Säuren, Metallsalze,
in Chromgerbereien durch ätzende Chromverbindungen,
bei Heringsverkäufern durch Heringslake.

2. Krätze.

In früheren Jahrhunderten war die Krätze eine gefürchtete und verbreitete Krankheit, die in zahlreichen Fällen jeder Behandlung trotzte und . von den Befallenen zeitlebens mitgeschleppt werden mußte. Die neuere Heilkunde hat dieser Krankheit gegenüber einen großen Erfolg erzielt, indem sie als Krankheitsursache eine Milbenart erkannte und im Perubalsam ein wirksames Mittel erfand. Die Krätze ist infolgedessen selten geworden, da sie in der Regel schon beim ersten Auftreten geheilt wird. Die in früheren Zeiten so geläufigen Krankheitsbilder der ekzematösen Ausbreitung des Krätzeschorfes über einen großen Teil des Körpers findet sich gegenwärtig nur noch gelegentlich bei Landstreichern und Verwahrlosten, die dann am besten sofort einem Krankenhause zur Einleitung einer Krätzkur überwiesen werden.

Nach der Leipziger Krankheitsstatistik kamen unter 100000 ein Jahr lang beobachteten männlichen Versicherungspflichtigen

Es wurden Erkrankungsfälle an Krätze in

	überhaupt in		
	1886 bis 1888	1889 bis 1891	1892 bis 1894
Ostpreußen	1293	1269	1266
Westpreußen	1631	1519	1693
Berlin	1741	1794	4806
Brandenburg	1273	1399	3779
Pommern	1625	1828	2833
Posen	998	665	754
Schlesien	6428	4337	7650
Sachsen	2770	3288	6613
Schleswig-Holstein	4331	5515	9831
Hannover	4806	6592	13327
Westfalen	6707	9956	23598
Hessen-Nassau	2767	3257	6892
Rheinprovinz	10627	16974	35599
Hohenzollern	13	23	57
Preußen	47010	58416	118698
Bayern	8469	10252	18386
Sachsen	5210	4588	7674
Württemberg	2639	2500	6282
Baden	2958	4287	8405
Hessen-Darmstadt	1537	2368	4123
Mecklenburg-Schwerin	2274	2403	4387
Sachsen-Weimar	439	497	1037
Mecklenburg-Strelitz	439	331	571
Oldenburg	734	891	2012
Braunschweig	1209	1509	2227
Sachsen-Meiningen	153	144	381
Sachsen-Altenburg	1487	1275	1291
Sachsen-Koburg-Gotha	245	215	603
Anhalt	483	620	985
Schwarzburg-Sondershausen	44	83	178
Schwarzburg-Rudolstadt	113	40	114
Waldeck	38	48	118
Reuß ältere Linie	87	129	149
Reuß jüngere Linie	174	207	358
Schaumburg-Lippe	19	28	42
Lippe-Detmold	79	98	336
Lübeck	344	351	709
Bremen	1234	1873	2971
Hamburg	3418	4096	5687
Elsaß-Lothringen	528	788	2093
Deutsches Reich	81364	98096	189817

den öffentlichen Krankenhäusern behandelt:

den Jahren		pro Tausend der Erkrankungsfälle				
1895 bis 1897	1898 bis 1901	1886 bis 1888	1889 bis 1891	1892 bis 1894	1895 bis 1897	1898 bis 1901
1153	1180	35,0	29,0	23,5	17,9	10,4
1409	1515	37,2	31,0	32,2	24,8	16,9
3675	3239	11,3	9,3	21,7	15,5	9,0
2537	2336	25,4	23,5	51,0	31,3	16,0
2454	2565	38,6	39,1	51,9	40,9	26,2
663	720	31,7	20,0	20,1	15,7	10,5
6657	7127	31,5	21,7	35,0	27,5	18,7
5742	5469	43,9	40,0	64,3	52,8	30,3
7540	6194	99,6	103,6	151,5	121,1	66,9
12275	10413	74,8	83,3	134,4	114,6	60,2
25648	26201	78,4	90,6	153,8	142,9	88,6
6888	6407	49,9	44,6	72,9	72,0	40,7
35185	39926	61,0	75,1	125,7	114,1	75,1
97	59	14,1	17,2	35,6	55,4	23,8
111923	113351	44,7	46,8	78,5	68,0	42,1
17424	14414	28,2	30,3	51,2	45,1	25,5
7001	7093	55,7	41,9	58,5	47,0	28,7
5120	2900	30,1	21,7	64,4	37,6	15,3
6286	4030	37,1	40,0	66,7	46,4	18,6
3165	3140	44,9	53,6	69,2	49,1	29,0
4393	3397	119,1	108,4	159,5	164,3	88,6
822	678	77,0	63,2	113,8	83,6	42,7
595	434	95,4	71,5	108,6	103,5	57,1
1799	1486	59,2	56,9	94,4	77,2	46,3
1697	1615	86,2	85,2	102,6	73,1	40,4
403	319	43,5	36,4	92,0	82,7	38,8
1343	1570	511,0	297,9	261,0	271,3	240,8
475	372	68,1	54,8	116,9	85,4	45,1
671	690	64,7	67,3	97,9	66,1	46,7
148	186	39,6	68,6	93,2	68,5	64,6
86	47	47,9	17,6	42,9	28,9	12,6
101	93	65,5	41,4	73,3	46,5	25,1
103	66	86,1	103,2	108,0	81,1	44,0
287	206	66,2	67,8	111,5	84,4	44,6
51	101	35,9	53,8	74,9	63,0	59,8
281	196	66,4	71,5	128,7	104,5	55,4
653	383	80,3	67,9	110,4	107,6	38,7
2062	1499	78,2	87,3	115,2	75,8	32,1
4281	3455	43,4	42,2	50,1	35,9	18,7
2728	1775	11,0	14,2	31,9	37,6	15,5
173898	163396	43,3	43,7	71,4	60,5	35,8

noch 99 Fälle von Krätze vor, die zusammen 794 mit Arbeitsunfähigkeit einhergehende Krankheitstage beanspruchten. Bei
den weiblichen Versicherungspflichtigen wurden 52 Fälle mit
725 Krankheitstagen gezählt. Zwar hat die Krätze ihre Schrecken
verloren, aber sie ist trotz der sicher wirkenden Behandlung noch
nicht zum Verschwinden gebracht worden. Sie ist in den letzten
Jahrzehnten nicht erheblich seltener geworden. An einigen Orten
hat sie sogar zugenommen. In einer Betrachtung, die die Krätze
zum Ausgangspunkt nimmt, um die Frage nach der Beeinflussung
einer Volksseuche durch die ärztliche Behandlung überhaupt
zu erörtern, hat A. Gottstein [1]) auf Grund der Mitteilungen des
Reichsgesundheitsamtes die Verbreitung der Krätze im Deutschen
Reich und in den einzelnen Bundesstaaten tabellarisch dargestellt:

(Siehe die Tabelle Seite 128/129.)

An derselben Stelle berechnet Gottstein nach den Sanitäts-
berichten der preußischen, sächsischen und württembergischen
Armeekorps die Verbreitung der Krätze in der Preußischen, Sächsischen und Württembergischen Armee
1882—1908 (siehe Tabelle Seite 131):

Mit Staunen sieht man aus diesen Zahlen, daß hier eine vermeidbare und heilbare Krankheit, mit der sich weder öffentliche
Meinung noch allgemeine Gesundheitspflege sonderlich beschäftigt,
gegenwärtig keineswegs im völligen Verschwinden begriffen ist.
A. Gottstein schließt seine Untersuchung mit den Sätzen: ,,Wir
sind also über den großen Umweg der wissenschaftlichen, mit
Statistiken belegten Erörterungen zu einem Schluß gekommen,
den der gesunde Menschenverstand von selbst zieht, daß nämlich
die glänzendsten Entdeckungen der Heilkunde wirkungslos sind,
wenn die von der betreffenden Volksseuche befallenen Schichten
zu unwissend, zu unkultiviert, zu arm sind, um dieser Behandlung
sich zu unterziehen. Neu aber und wichtig ist die weitere Tatsache, daß für die Krätze diese Faktoren der Unkultur mächtig
genug gewesen sind, um alle Fortschritte der Wissenschaft vollkommen wirkungslos zu machen. Das beweist zwingend die
Bedeutung des sozialen Faktors auch für den Erfolg aller thera-
peutisch-hygienischen Maßnahmen. Alle die schönen Errungenschaften der biologischen Hygiene und der experimentellen
Therapie bleiben Theorie, wenn sie nicht die sozialen Faktoren

---

[1]) Gottstein, A.: Die Beeinflussung von Volksseuchen durch die
Therapie, zugleich ein Beitrag zur Epidemiologie der Krätze. Vortrag,
gehalten am 12. Jan. 1911 in d. Gesellschaft f. soziale Med. in Berlin.
Med. Reform. 19. Jahrg. 1911. Nr. 3.

Es wurden gezählt			Darunter an Krätze pro Tausend	
im Jahre	Erkrankungs-fälle	überhaupt	der Erkran-kungen	des durch-schnittlichen Istbestandes
1882—1883	324703	4255	13,1	11,1
1883—1884	317951	3664	11,5	9,6
1884—1885	326286	3905	12,0	10,2
1885—1886	325463	3230	9,9	8,4
1886—1887	312418	2577	8,2	6,7
1887—1888	335405	2853	8,5	6,8
1888—1889	318978	2749	8,6	6,5
1889—1890	375849	2605	6,9	6,2
1890—1891	348916	2716	7,8	6,2
1891—1892	363537	3996	11,0	7,1
1892—1893	348693	2658	7,6	6,1
1893—1894	405239	2895	7,1	6,1
1894—1895	414245	2989	7,2	5,9
1895—1896	385334	2741	7,1	5,3
1896—1897	374143	2511	6,7	4,9
1897—1898	351179	2017	5,7	3,9
1898—1899	355446	1705	4,8	3,3
1899—1900	358869	1374	3,8	2,6
1900—1901	343173	1119	3,3	2,1
1901—1902	326417	1190	3,6	2,2
1902—1903	326399	1398	4,3	2,7
1903—1904	320237	1360	4,2	2,6
1904—1905	331599	1374	4,1	2,6
1905—1906	314807	1793	5,7	3,4
1906—1907	322300	1710	5,3	3,2
1907—1908	318217	2298	7,2	4,2

mit ins Bereich ihrer praktischen Maßnahmen ziehen." Auch für andere gefährlichere Volkskrankheiten gelten diese beherzigenswerten Sätze.

3. Lupus.

Die als Lupus bezeichnete, sehr entstellende und hartnäckige Flechte ist glücklicherweise nicht annähernd so verbreitet wie die ihr verwandte Tuberkulose der übrigen Organe, aber sie ist doch um so verhängnisvoller für die Kranken, als sie die Erkrankten durch die Entstellungen im Gesicht für den Verkehr mit ihren Mitmenschen im höchsten Grade abstoßend macht und sie in ihren beruflichen und auch anderen gesellschaftlichen Beziehungen schwer schädigt. Bis in die neueste Zeit stand man der Erkrankung fast machtlos gegenüber. Erst vor wenigen Jahrzehnten ist es der von Finsen in die Wege geleiteten Licht-

behandlung gelungen, dauernde Heilungen und Verschorfungen
zu erzielen. Die Behandlung ist allerdings sehr zeitraubend und
an kostspielige Vorkehrungen gebunden. Wenn die neuere Lupus-
behandlung zu dem erstrebenswerten Ergebnis führen soll, die
Krankheit ganz verschwinden zu machen, so ist die Mitarbeit
der Ärzte, Behörden und Vereine dringend erforderlich, um die in
einsamen Dörfern und Inseln verstreuten Lupuskranken schon
zu Beginn des Leidens herauszufinden und ihnen Reise nach den
Lichtheilanstalten und Aufenthalt zu ermöglichen. Auch der
Lupus wird dann im Laufe der Zeit der Vergangenheit angehören.

4. Lepra.

Von den übrigen Hautkrankheiten bedarf wohl nur noch
die Lepra einer besonderen Besprechung, nicht weil sie gegenwärtig noch eine Bedeutung hat, sondern weil die Geschichte
ihrer vollständigen Beseitigung durch Asylisierung sämtlicher
Erkrankten uns auch für die Bekämpfung anderer hartnäckiger
Volkskrankheiten noch vorbildlich sein kann. Ob die zahlreichen Aussätzigen, von denen die Chroniken des Mittelalters
berichten, nur an echter Lepra Erkrankte waren, oder ob sich
unter ihnen, wie wahrscheinlich ist, auch zahlreiche an anderen
entstellenden Hautkrankheiten Leidende befanden, mag dahingestellt bleiben. Jedenfalls war der Aussatz im Mittelalter und
wahrscheinlich auch im Altertum eine in ganz Mitteleuropa sehr
verbreitete Endemie. Seit Beginn der Neuzeit hat sich die
schreckliche Seuche bis zum völligen Verschwinden aus Mitteleuropa zurückgezogen. In Deutschland kommt sie nur in vereinzelten eingeschleppten Fällen vor, so daß man hoffen darf,
den Aussatz in absehbarer Zeit auch aus seinem letzten Schlupf-
winkel zu vertreiben. Zurzeit sind im preußischen Staatsgebiete
nur noch wenige Leprakranke bekannt. Der Aussatz hat also
für unsere Zeit seine Schrecken verloren. Sein vollständiges Erlöschen ist nur eine Frage der Zeit. Trotzdem hat er auch
jetzt noch ein großes histroisches Interesse, da er ein beachtenswertes Beispiel dafür abgibt, wie eine furchtbare und hartnäckige
Endemie durch eine mit Konsequenz verfolgte Asylisierung der
Befallenen vollständig zum Erlöschen gebracht werden kann,
obgleich die Kenntnis der Ursache der Krankheit und ihrer
Bedinguneen recht mangelhaft war.

Es gibt durchaus ein falsches Bild, wenn man sich Einrichtungen
und Betrieb der mittelalterlichen Leprosarien grauenhaft vorstellt.
Natürlich hafteten ihnen die hygienischen Mißstände an, die wir in
den engen, schmutzigen Städten jener Zeit überhaupt vorfinden. Das

Leben vollzog sich eben in den Leprosarien genau wie in der freien Bevölkerung in Lebensformen, die uns heute roh vorkommen. Wie es bei den wirtschaftlichen Zuständen jener Zeit nicht anders sein konnte, herrschte in den Leprosarien ein naturalwirtschaftlicher Betrieb. Die Aussätzigen bearbeiteten, so gut ihre Krankheit es gestatten wollte, die häufig sehr ausgedehnten Äcker und Wiesen, die von der Stadtverwaltung bei der Gründung der Anstalt zur Verfügung gestellt oder von wohlhabenden Privatleuten, meistens bei Gelegenheit der Einweisung eines Aussätzigen aus guter Familie, gestiftet worden waren. In der Anstalt selbst genossen die Patienten eine weitgehende Selbstverwaltung. Sie hielten allwöchentlich eine Ratsversammlung, das „Kapitel", ab, in dem die Entscheidungen über den inneren Betrieb durch Mehrheitsbeschluß getroffen wurden. Sie wählten selbst aus ihrer Mitte den Siechenmeister oder die Siechenmeisterin, die im Kapitel den Vorsitz führten, die Verwaltung des Hauses besorgten und dem Rate der Stadt für die genaue Innehaltung der Hausordnung und der bekannten peinlichen Formen im Verkehr der Insassen mit der Außenwelt hafteten. Die Geschlechter waren in der Anstalt durchaus getrennt, falls nicht eigene Anstalten für jedes Geschlecht bestanden. Der geschlechtliche Verkehr der Insassen untereinander, ganz besonders aber der mit Personen der Außenwelt, war unter Verwirkung der im Mittelalter üblichen barbarischen Strafen verboten. Religiöse Zeremonien beim Eintritt und überhaupt bei allen Vorkommnissen und das nach klösterlicher Art geregelte Leben gaben dem sonderbaren, halb anstaltsmäßigen, halb korporativen Gebilde des Leprosariums einen gleichmäßig wirkenden, ideellen Halt. Alles in allem müssen wir der Aussatzbekämpfung des Mittelalters das Lob zuerkennen, daß jene Zeit bei dem geringen Stande der medizinischen Kenntnisse in der Bekämpfung einer chronischen Infektionskrankheit einen Sieg errungen hat, der der Gegenwart trotz der hochentwickelten medizinischen Wissenschaft bisher versagt geblieben ist.

Die Lepra hat ähnlich der Syphilis und der Malaria die Tendenz, die Erkrankten unfruchtbar zu machen. Sind beide Eltern erkrankt, sollen nach Erfahrungen in Tonkin etwa die Hälfte aller Ehen völlig unfruchtbar sein. Auch die fruchtbaren Ehen sollen minderwertige und lebensschwache Nachkommen ergeben [1]).

5. Das Volksbadewesen.

Die Vermeidung der Hautkrankheiten, soweit sie nicht syphilitischen Ursprungs sind, steht und fällt mit der Reinlichkeit und Hautpflege, die ja ihrerseits eng mit dem Kulturstand eines Volkes verknüpft ist. In Deutschland hat die große Masse der Bevölkerung eigentlich erst in den letzten Jahrzehnten begonnen, die nämliche Reinlichkeit, die man der Landessitte gemäß der äußeren Kleidung und den Gebrauchs-

---

[1]) BARBÉZEUX, G.: De la Fécondité chez les Lépreux. La Presse Médicale. 1913. Nr. 51.

gegenständen widmet, auch auf die Haut und überhaupt auf den
Körper auszudehnen. Einen Ausdruck für diese Wandlung haben
wir auch in der Vermehrung der Volksbadeanstalten zu sehen.
Trotzdem ist hier noch ungemein viel nachzuholen. Es ist erstaunlich, wie wenig zahlreich in vielen Gegenden noch die Gelegenheiten sind, ein warmes Reinigungsbad zu nehmen. Nach
SILBERGLEIT (H. 4 der Veröff. d. V. f. Volksbäder) waren im Jahre
1905 im Deutschen Reiche bei 60 641 278 Einwohnern 2847 öffentliche Warmbadeanstalten mit 232 Schwimmbassins, 18 996 Wannen
und 11 111 Brausen vorhanden. Für den Reichsdurchschnitt
ergibt sich hiernach, daß eine öffentliche Warmbadeanstalt auf
rund 21 000 Personen entfällt. Unter den größeren deutschen
Staaten begegnet man Warmbadeanstalten am häufigsten im
Freistaat Sachsen, wo die auf eine derselben durchschnittlich
entfallende Bevölkerungsmenge nur 11 000 beträgt, ferner in
Württemberg und Baden, wo die Zahl 12 000 beträgt; sie steigt
auf 24 000 in Bayern und Hessen, auf 27 000 in Preußen und
Elsaß-Lothringen. Die auf eine Badewanne im Reichsdurchschnitt
entfallende Bevölkerungsmenge beträgt 3200. Nach Ländern
geordnet ist im Vergleich der Zahl der Wannen mit der Be-
völkerungsziffer die öffentliche Warmbadegelegenheit am
häufigsten in Bremen, wo eine Badewanne schon auf 100 Personen
entfällt, die gleiche Ziffer, die auch die Stadt aufweist. Es zeigen
ferner günstigere Verhältnisse als den Reichsdurchschnitt Sachsen
und Württemberg mit 1700, Baden mit 1900, Hamburg mit 2100
und Elsaß-Lothringen mit 2500; dann folgt die Provinz Brandenburg mit 3200 (= Reichsdurchschnitt). Weniger Badegelegenheit
als im Reichsdurchschnitt ergab sich für folgende Länder und
Provinzen: in der Provinz Sachsen kamen auf eine Wanne 3300
Einwohner, in Hannover 3600, in Hohenzollern 3800, im Freistaat Hessen 3900, in Bayern 4000, in Schleswig-Holstein 4200,
in Mecklenburg-Schwerin 4200, in Hessen-Nassau 4500, in
Pommern 4700, in Schlesien 5000, im Rheinland 5200, in Westfalen 5500 und in Ostpreußen 7100.

Die Reinigung des Körpers durch fleißiges Baden ist eine Maßnahme, die eine vollständige Verallgemeinerung unter der gesamten Bevölkerung verdient. Diese Verallgemeinerung kann
wie überall, so auch hier nur erreicht werden, wenn zur Erreichung
des Zweckes die geringsten Mittel, die diesen Zweck noch gerade
erfüllen, aufgewendet werden.

Im Badewesen ist dieser Typus das Brausebad, das den
Zweck der körperlichen Reinigung vollständig erfüllt, und dessen
Verabreichung am wenigsten Kosten verursacht. Leider hat sich

auch im Badewesen häufig die Neigung gezeigt, diesen zweckmäßigen Typus zugunsten üppiger großer Volksbäder, die mit allen Feinheiten des Hallenbades ausgerüstet sind, hintenanzustellen. Man sollte in keiner Stadt aus öffentlichen Mitteln früher Hallenbäder bauen, ehe nicht durch Einführung der Brausebäder, die sich auch in jede Schule oder Fabrik einbauen lassen, den elementarsten Bedürfnissen Genüge geschehen ist. Denn es ist besser, die gesamte Bevölkerung gewöhnt sich daran, regelmäßig mindestens wöchentlich einmal sich durch ein Brausebad gründlich zu reinigen, als daß einige wenige Wasserfreunde täglich im Hallenbad herumplätschern. Das erstrebenswerte Ideal ist die Verallgemeinerung des Badezimmers in den Privatwohnungen selbst. Leider wird man auf die Erfüllung dieser Forderung in absehbarer Zeit nicht rechnen können. Denn selbst wenn auch von jetzt ab der größte Teil der städtischen Wohnungen mit einer Badeeinrichtung versehen würde, was sich tatsächlich nicht durchführen läßt, so würden sich dann auch noch mindestens drei Viertel der gesamten Bevölkerung ohne Badeeinrichtung behelfen müssen, da die alten ohne diese Einrichtungen gebaut worden sind und in manchen Orten, besonders des platten Landes, die Einbürgerung des Badezimmers auch für die unteren Schichten der Bevölkerung undurchführbar ist. Deshalb war es eine überaus verdienstliche Tat, daß der dänische Sportsmann J. P. Müller[1]) alle Welt in eindrucksvoller Weise darauf aufmerksam machte, daß man auch ohne Vollbad mit einer verhältnismäßig geringen Menge Wasser und ohne jede Umständlichkeit den gesamten Körper tadellos rein erhalten kann. Müllers Gymnastik besteht aus einer Reihe von zweckmäßig ersonnenen Übungen, die sich um ein kurzes, allmorgendliches Bad oder eine Abwaschung gruppieren. Gerade die hiermit verbundene Erziehung zur körperlichen Reinlichkeit ist der sozial wertvolle Teil der Müllerei. Seine Vorschriften richten sich zwar ausschließlich an den einzelnen, aber die Tatsache, daß Hunderttausende in Deutschland sich erfreulicherweise von ihm haben beeinflussen lassen, erhebt das Wirken Müllers im Laufe der Jahre zu einem sozialhygienischen Faktor.

---

[1]) Müller, J. P.: Mein System. Zweihundertstes Tausend. Mit 42 Illustrationen. Leipzig.

V. Krankheiten des Herzens und der Blutgefäße.

Von

R. Lewinsohn.

Störungen der Herztätigkeit sind zumeist mit einer Beeinträchtigung des Allgemeinbefindens und der körperlichen Arbeitsfähigkeit verbunden. Die nervösen Erkrankungen des Herzens pflegen dabei die Leistungsfähigkeit der Patienten anfangs stärker zu behindern als die weit gefährlicheren organischen Herzklappenfehler, die in ihrer Mehrzahl als Folge anderer Krankheiten, besonders im Anschluß an Gelenkrheumatismus und Scharlach auftreten, aber oft erst nach Jahren, nicht selten erst nach einem plötzlich eingetretenen tödlichen „Herzschlag" erkannt werden. Nach der großen Leipziger Krankenkassenstatistik kamen auf je 100000 Versicherte etwa 80 Fälle von Herzneurosen und 380 von Herzklappenfehlern, dazu eine kleine Zahl akuter Entzündungen und anderer Herzleiden. Im ganzen sind Erkrankungen des Herzens bei Frauen um etwa 20 % häufiger als bei Männern.

Als Todesursache kommen die Erkrankungen des Herzens namentlich im höheren Lebensalter in Betracht. Nach der deutschen amtlichen Statistik, die leider Sterbefälle an Herzkrankheiten nicht gesondert zählt, bilden die Krankheiten der Kreislauforgane in den höheren Altersklassen die hauptsächlichste Todesursache, und nur bei Personen über 70 Jahre steht in der Todesursachenstatistik „Altersschwäche" an erster Stelle, hinter der in der Regel auch eine Störung der Kreislauforgane sich verbirgt. Von den Krankheiten der Kreislauforgane stellen aber, wie die Statistiken anderer Länder, in Deutschland die Badens und der großen Städte, beweisen, die organischen Herzkrankheiten fast drei Viertel der Todesfälle. Danach kann man von den 106413 Personen — 55425 Frauen und 50988 Männern — die im Jahre 1913 in Deutschland (ausschließlich beider Mecklenburg) an Krankheiten der Kreislauforgane starben, bei mehr als 70000 als Todesursache ein Herzleiden annehmen. Absolut genommen stellen die organischen Herzkrankheiten in den Ländern gemäßigten und nördlichen Klimas überall die häufigste Todesursache dar, während in den warmen Zonen die Darmkrankheiten vorherrschen. Doch stehen in den Städten, wahrscheinlich infolge besserer Diagnosestellung, auch in Südeuropa die Herzkrankheiten unter den Todesursachen an erster Stelle. Auf je 10000 der mittleren Bevölkerung starben im Jahre 1912

in	an Krankheiten der Kreislauforgane	an organischen Herzkrankheiten	Gesamtsterblichkeit
Deutschland (ohne beide			155,5
Mecklenburg)	16,4	—	156,1
Baden	19,2	13,9	265,5
Österreich (1911) . . .	14,3	—	181,5
Italien	21,6	17,2	141,2
Schweiz (191L)	25,2	15,6	195,9
Frankreich (1911) . . .	—	14,1	133,3
England	16,7	13,1	149,2
Belgien	—	15,3	123,0
Niederlande	12,5	8,7	134,6
Norwegen	11,7	8,6	217,9
Spanien.	—	16,7	210,2
Japan (1910)	6,9	6,2	141,6
Vereinigte Staaten . .	18,5	14,1	189,3
Argentinien (1911) . .	18,7	12,2	298,3
Chile	14,5	10,8	112,3
Australien.	14,4	11,3	

In Europa und den auf gleicher Stufe der Hygiene stehenden außereuropäischen Ländern stirbt also etwa der zehnte Teil aller Menschen an Herzkrankheiten. Die Industrieländer scheinen in bezug auf Herzkrankheiten etwas ungünstiger dazustehen als die Länder mit vorwiegend landwirtschaftlicher Bevölkerung, die warmen Länder ungünstiger als die nördlichen.

Die deutsche Statistik läßt Unterschiede der Agrar- und der Industriegegenden nicht deutlich erkennen. Doch ist durch Einzelbeobachtungen und -erhebungen erwiesen, daß industrielle Schwerarbeiter, namentlich Leute, die bei hohen Temperaturen arbeiten, wie Bergarbeiter, Heizer usw., in besonderem Maße Erkrankungen des Herzens und der Gefäße ausgesetzt sind. Der Einfluß der Berufsarbeit auf das Gefäßsystem dürfte auch darin zum Ausdruck kommen, daß bis zum 30. Lebensjahre prozentual mehr Frauen, vom 30. Lebensjahre ab mehr Männer an Krankheiten der Kreislauforgane sterben.

Im Jahre 1912 starben daran in Deutschland auf je 10000 Einwohner im nachstehenden Alter

Alter	Männer	Frauen
0—1 Jahr	27,1	21,9
1—15 Jahre	2,2	2,4
15—30 „	2,8	3,4
30—60 „	15,7	14,8
60—70 „	95,1	84,4
70 und mehr Jahre	179,5	168,0
insgesamt	16,0	16,8

Die Krankheiten der Blutgefäße sind statistisch noch schwerer zu erfassen als die Herzkrankheiten. Das gilt besonders von der sozialpathologisch wichtigsten Gefäßerkrankung, der Arterienverkalkung. Die sehr zahlreichen Fälle, bei denen die Arterienverkalkung mittelbar oder unmittelbar zum Tode führt, werden in der Statistik großenteils als „Altersschwäche" aufgeführt; die Zunahme der Todesfälle an Erkrankungen der Kreislauforgane im letzten Jahrzehnt vor dem Kriege und die gleichzeitige Abnahme der Todesfälle infolge von Altersschwäche sind vornehmlich durch eine bessere Erfassung der Arteriosklerose zu erklären.

Die Arterienverkalkung gilt als eine „Krankheit der Reichen". Ob reichliche Ernährung, besonders zu eiweißreiche Kost zur Arterienverkalkung führt, wie manche Kliniker annehmen, steht noch keineswegs fest. Die Arterienverkalkung ist jedenfalls wie die Herzkrankheiten eine Todesursache des höheren Lebensalters und schon deshalb häufiger bei Wohlhabenden als bei ärmeren Leuten zu finden, die durchschnittlich früher sterben. Dieser Umstand spiegelt sich auch darin wieder, daß in den Quartieren der wohlhabenden Bevölkerung mehr Todesfälle infolge von Herz- und Gefäßkrankheiten vorzukommen pflegen als in den Armenvierteln.

So starben in Wien auf je 1000 Einwohner[1]):
in den reichen Bezirken I und IV 1,55 und 1,64
„   „   armen   „   V „ X 1,31 „ 1,16.
Ein ähnliches, wenn auch nicht so beweiskräftiges Bild zeigen die Vororte von Berlin. Im Jahre 1912 starben an Krankheiten der Kreislauforgane auf je 1000 Einwohner in [2])

Berlin W		Berlin O	
Schöneberg . . .	2,0	Weißensee . .	2,0
Wilmersdorf . .	1,9	Lichtenberg .	2,0
Charlottenburg .	1,8	Neukölln . .	1,3

---

[1]) ROSENFELD, S.: Der Einfluß des Wohlhabenheitsgrades auf die Sterblichkeit in Wien, insbesondere an nichtinfektiösen Todesursachen. Zeitschr. f. Hygiene u. Infektionskrankheiten. 1906. Bd. 53.
[2]) Mediz.-statist. Mitt. Bd. XVIII, S. 234 f., 284 f.

Andererseits sind die nur selten zum Tode führenden, aber sehr lästigen Venenerweiterungen, die Krampfadern und ihre Folgeerscheinungen, die Unterschenkelgeschwüre, vorwiegend eine Krankheit der werktätigen Bevölkerung, besonders eine Krankheit der im Stehen arbeitenden Frauen und Männer.

So fand SCHULTE unter 1255 Arbeitern des Bezirks Schmalkalden Krampfadern bei Arbeitern [1]):

aus stehenden Berufen in	12,7 %
„ stehenden und sitzenden Berufen in	4,0 %
„ mehr sitzenden Berufen in	2,2 %
„ nur sitzenden Berufen in	0,0 %

Unter den sozialpathologisch bemerkenswerten Ursachen der Kreislaufstörungen spielt die unheilvollste Rolle der Alkoholmißbrauch. Der „Bierherz", die Herzverfettung des aufgedunsenen Trinkers, setzt in hohem Maße die körperliche Leistungsfähigkeit herab und führt häufig zum frühen Tode.

Das zeigt sich am deutlichsten bei den im Biergewerbe tätigen Personen, bei denen man den Alkoholismus und seine Folgeerscheinungen geradezu als Berufskrankheit auffassen kann. In England war in den Jahren 1890—1892 die Sterblichkeit der Gastwirte um 64,2 % und die Sterblichkeit der Kellner sogar um 72,5 % höher als die allgemeine Sterblichkeit gleichaltriger Männer. Neben Tuberkulose, Lungenentzündung, Leber- und Nierenleiden wirkt dabei die hohe Zahl der Herzkranken mit. Setzt man die Sterblichkeit aller Männer zwischen 20 und 65 Jahren gleich 1000, so starben [2]):

	Gesamt-sterblichkeit	Sterblichkeit an Krankheiten der Kreislauforgane
alle Männer	1000	132
Gastwirte	1642	193
Kellner	1725	174

Nach den Untersuchungen SENDTNERS [3]) starb der fünfte Teil der Münchener Wirte und Wirtinnen und der sechste Teil der Münchener Bierbrauer an Herzkrankheiten, während sonst nur 11 % der erwachsenen Männer Herzleiden erlagen.

Wie der Alkohol, so wirken auch die anderen als Genußmittel gebräuchlichen Reizgifte, Nikotin und Koffein, in größeren Mengen auf das Herz ungünstig, ebenso übermäßige sportliche Anstrengungen. Die Leistungsfähigkeit des Herzens ist freilich bei den einzelnen Individuen sehr verschieden, und eine Diätetik

---

[1]) HIRSCH, MAX: Leitfaden der Berufskrankheiten der Frau. S. 44. Stuttgart 1919.

[2]) WESTERGAARD, H.: Die Lehre von der Mortalität und Morbidität. 2. Aufl. Jena 1901. Vgl. v. GRUBER und KRAEPELIN, Wandtafeln zur Alkoholfrage. S. 27 f. München, o. J.

[3]) Über Lebensdauer und Todesursachen bei den Biergewerben. Ein Beitrag zur Ätiologie der Herzerkrankungen. 1891.

für den „Normalmenschen" zu schaffen, die gesundheitlichen Schädigungen vorbeugt, ohne den natürlichen und berechtigten Genußtrieb des Menschen zu unterdrücken, ist auf diesem Gebiet noch schwerer als bei den anderen Organsystemen.

Im ganzen nimmt der soziale Faktor bei der ·Entstehung der Krankheiten der Kreislauforgane nur einen verhältnismäßig geringen Raum ein, und dementsprechend ist auch die Aufgabe, die hier der sozialen Hygiene zufällt, begrenzt. Sie wird sich vor allem auf die Bekämpfung des Alkoholmißbrauchs erstrecken müssen, weiterhin auf die Bekämpfung der Krankheiten, die erfahrungsgemäß häufig Herzleiden im Gefolge haben, namentlich des Gelenkrheumatismus und Scharlachs. Aufgabe des technischen Fortschritts wird es sein, mehr und mehr körperliche Schwerarbeiten durch Maschinenkraft zu ersetzen, während eine ärztlich überwachte Berufsauslese jetzt schon dafür sorgen muß, daß schwächliche Personen von übermäßig anstrengenden Tätigkeiten ferngehalten werden.

Ein wertvolles prophylaktisches Hilfsmittel gegen alle Organkrankheiten, besonders aber gegen die Krankheiten des Zirkulationsapparates wäre eine regelmäßige, wenigstens zweimal im Jahre vorzunehmende ärztliche Untersuchung der gesamten arbeitenden Bevölkerung. Denn gerade Störungen des Herzens und des Blutkreislaufs kann der Arzt in der Regel feststellen, ehe sie durch subjektive Beschwerden zutage treten. Die Notwendigkeit derartiger Generaluntersuchungen, die separat und nicht im Stil militärischer Musterungen vorgenommen werden müßten, ist um so dringlicher, als ja die einzige Generaluntersuchung nach der Schulentlassung, die Untersuchung der Zwanzigjährigen beim Aushebungsgeschäft, seit Abschaffung der allgemeinen Wehrpflicht in Fortfall gekommen ist. Im Rahmen der kassenärztlichen Versorgung, die ja nach Einführung der Familienversicherung den größten Teil der Bevölkerung erfassen würde, ließe sich eine regelmäßige Untersuchung auch der unbemittelten Schichten ohne größere Kosten durchführen.

VI. Krankheiten der Atmungsorgane.

Von

R. Lewinsohn.

Die häufigsten Störungen des körperlichen Wohlbefindens werden durch Katarrhe der oberen Luftwege hervorgerufen. Die Beschwerden, Schnupfen, Husten, Heiserkeit, Halsschmerzen, sind meistens so geringfügig, daß nur ein kleiner Bruchteil dieser Fälle zu völliger und längerer Arbeitsunfähigkeit führt, den Ärzten zu Gesicht kommt und von den Krankenkassenstatistiken erfaßt wird. In ihrer Gesamtheit stellen sie aber eine sehr empfindliche Beeinträchtigung der Gesundheit und der Arbeitskraft des Volkes dar, und es wäre nur zu wünschen, daß die wissenschaftliche Heilkunde, deren Interesse einseitig auf den schweren oder gar auf den seltenen Fall gerichtet ist, diesem Gebiet mehr Beachtung als bisher zuwendet.

Die Krankheiten der Atmungsorgane, die zur Domäne des Arztes gehören und die allein von der Medizinalstatistik registriert werden, beginnen erst mit dem Bronchialkatarrh. Auch er ist ein außerordentlich häufiges Leiden. Nach der Leipziger Krankenkassenstatistik kamen unter 100000 männlichen Versicherungspflichtigen im Jahre 2488 Fälle von Bronchitis mit 24 Todesfällen und fast 50000 Krankheitstagen vor, unter 100000 weiblichen Versicherungspflichtigen 2293 Fälle, die 52590 Krankheitstage bedingten, und von denen 20 tödlich endeten. Der Menschenverlust infolge von Bronchitis stellt sich aber in anderen deutschen Gebieten, über die Erhebungen vorliegen, und namentlich im Ausland wesentlich höher, was wohl mit der Registrierung der katarrhalischen Pneumonie und des Lungenemphysems, die in den meisten tödlich verlaufenden Fällen von Bronchialkatarrh die unmittelbare Todesursache bilden, zusammenhängt, und vor allem damit, daß Krankenkassenstatistiken die besonders gefährdeten Jahrgänge des Kindes- und Greisenalters nicht erfassen.

So starben im Jahre 1912 an Bronchitis auf je 10000 der mittleren Bevölkerung [1] in Baden 5,5, in Norwegen 4,9, in Holland 4,1, in

---

[1] Veröffentl. des Kaiserlichen Gesundheitsamts 1915. Nr. 33. Beilage. S. 554 ff.

Belgien 7,3, in Frankreich (1911) 8,3, in England 10,9. Die höchsten
Ziffern weisen Irland mit 15,3, Italien mit 14,2 und Spanien mit 17,7
auf. In den Städten ist die Sterblichkeitsziffer an Bronchitis meist
geringer als im ganzen Lande. Sehr niedrige Ziffern weisen, mit
Ausnahme Japans (1910: 11,7) die außereuropäischen Statistiken auf.
Die gefährlichste unter den nichttuberkulösen Krankheiten
der Atmungsorgane ist die Lungenentzündung. An katar-
rhalischer, kruppöser und hypostatischer Lungenentzündung —
die die deutsche Todesursachenstatistik zusammenfaßt und merkwürdigerweise unter den Infektionskrankheiten aufzählt, obwohl
das Merkmal der anderen Infektionskrankheiten, die Ansteckungsgefahr, hier äußerst gering ist — starben in den letzten Jahren
vor dem Kriege in Deutschland fast ebensoviel Menschen wie an
Lungentuberkulose, im Jahre 1913 (ausschließlieh beider Mecklenburg) 42 090 Männer und 36 460 Frauen, während im selben
Jahre an Lungenschwindsucht 41 187 Männer und 39 580 Frauen
starben [1]).

Ganz abweichend ist bei beiden Leiden die Beteiligung der einzelnen
Altersklassen. Während bei der Lungentuberkulose am gefährdetsten
die 20- bis 65 jährigen sind, bei Frauen die höchste Sterblichkeit
unter den 25- bis 30 jährigen ist, kommen bei der Lungenentzündung
die meisten Todesfälle in den ersten beiden Lebensjahren und bei
Leuten über 70 vor. Die nachstehende Gegenüberstellung aus der
Reichsstatistik für 1912 mag das verdeutlichen. Es starben [2])

im Alter von	an Lungentuberkulose		an Lungenentzündung	
	absolut	auf 10000 Einw. gleichen Alters	absolut	auf 10000 Einw. gleichen Alters
0— 1 Jahren. .	1693	9,6	18 983	102,6
1—15 „ . . .	6474	3,3	18 024	8,7
15—30 „ . . .	28 122	16,8	4 313	2,5
30—60 „ . . .	40 395	19,5	17 947	8,6
60—70 „ . . .	6071	21,4	12 786	38,0
70 u. mehr Jahren	2315	12,8	13 517	74,2
Insgesamt . . .	85 970	13,3	85 570	13,1

Während im letzten Viertel des vorigen Jahrhunderts die
Abnahme der Tuberkulosesterblichkeit durch Zunahme der
nichttuberkulösen Erkrankungen der Atmungsograne völlig ausgeglichen wurde [3]), ist in dem letzten Jahrzehnt vor dem Kriege

---

[1]) A. a. O. S. 532.
[2]) Medizinal-statistische Mitteilungen aus dem Kais. Gesundheitsamt. Bd. XVIII. S. 6*.
[3]) Vgl. RAHTS: Untersuchungen über die Häufigkeit der Sterbefälle
an Lungenschwindsucht usw. Arbeiten aus dem Kais. Gesundheitsamt
1898. Bd. 14. — ASCHER: Tuberkulöse und nichttuberkulöse Erkrankungen der Atmungsorgane in Preußen seit 1875. (Vortrag
auf der 75. Naturforscherversammlung zu Cassel.)

ein Rückgang der Sterblichkeit auf der ganzen Linie zu verzeichnen.

Die Sterbeziffer auf je 10000 Einwohner betrug in Preußen[1]):

pro Jahr	an Lungentuberkulose	an nichttuberkulösen Erkr. d. Atmungsorgane
1875—1879	31	16
1880—1884	31	20
1885—1889	29	22
1890—1894	25	28
1895—1899	21	26
1900	21	31
1906—1910	14,4	23,8
1912	12,9	21,9

Doch stellen die nichttuberkulösen Erkrankungen der Luftwege (ausschließlich Diphtherie, Keuchhusten und Grippe) in Deutschland noch rund den achten Teil aller Todesfälle.

Auf 10000 Einwohner bezogen betrug im Jahre 1912 die Mortalität an Krankheiten der Atmungsorgane [2]):

in den Ländern

Deutschland . . : .	21,8
Schweiz (1911) . . .	17,1
Frankreich (1911) .	27,6
England	23,1
Schottland . . .	24,4
Irland	27,6
Belgien	24,7
Holland	19,0
Norwegen	15,5
Italien	36,9
Spanien	38,6
Japan (1910) . . .	30,7
Vereinigte Staaten .	16,6
Brasilien (1911) . . .	22,4
Uruguay (1911) . . .	16,8
Argentinien (1911)	25,3
Chile	46,6
Australien	11,8

in den Städten

Deutschland	20,2
Schweiz	8,9
Frankreich	30,1
Dänemark	18,1
Schweden	17,6
Rußland	34,4
Finnland (1911) . .	15,8
Ostindien (1911) . .	9,4
Norwegen	19,3
Italien	33,0
Spanien	44,8

Eine größere Sterblichkeit an Erkrankungen der Luftwege in den Städten läßt sich allgemein nicht konstatieren. Doch weisen reine Industriestädte meistens eine höhere Sterblichkeit an nichttuberkulösen Erkrankungen der Atmungsorgane, besonders an Lungenentzündung auf, wofür wohl die Rauchentwicklung, wie Ascher [3]) glaubt, bis zu einem gewissen Grade verantwortlich zu machen ist.

---

[1]) Ascher: a. a. O., Mediz.-stat. Mitteil. Bd. XVIII. S. 71 f.
[2]) Veröffentlichungen des Kais. Ges. 1915. Nr. 33. Beilage. S. 554 ff.
[3]) Der Einfluß des Rauches auf die Atmungsorgane. Stuttgart 1905.

Während die durchschnittliche Sterblichkeit an Lungenentzündung
in Deutschland im Jahre 1912 13,1 auf 10000 Einwohner betrug,
stellte sie sich [1])

in Hamm	. . . . auf	23	in Essen	. . . . . auf	16
„ Bochum	. . . „	23	„ Beuthen	. . . . „	24
„ Herne.	. . . . „	20	„ Zabrze	. . . . „	24
„ Gelsenkirchen	. „	26	„ Bottrop	. . . „	27
„ Hamborn	. . . „	24	„ Recklinghausen	. „	27
„ Mühlheim a. Ruhr	„	15			

Auch in den Industrievororten Groß-Berlins scheinen Erkrankungen der Atmungsorgane etwas häufiger zu sein als in
den Wohnbezirken der wohlhabenden Bevölkerung.
So starben auf 10000 Einwohner an Krankheiten der Atmungsorgane einschließlich Lungenentzündung in

Charlottenburg	. 16	Neukölln . . .	15
Schöneberg . . .	16	Lichtenberg . .	22
Wilmersdorf . .	12	Weißensee . .	22

Ähnlich fand ROSENFELD [2]) in Wien in den reichen Bezirken I
und IV eine Sterblichkeit von 14,4 und 17,7, in den armen Bezirken V und X eine Sterblichkeit von 37,3 und 60,7. Doch
darf man aus derartigen Gegenüberstellungen nicht zu weitgehende Schlüsse auf den Einfluß des sozialen Faktors ziehen.
Die soziale Lage ist wohl bedeutungsvoller für die ärztliche Behandlung und die Pflege, die sich die Kranken angedeihen lassen
können, und daher für den Ausgang der Krankheit als für die
Entstehung und die Häufigkeit der Erkrankungen der Atmungsorgane. Der schädliche Einfluß, den der Rauch und der Staub
der Industriebezirke in früheren Jahrzehnten ausgeübt haben,
ist durch die Assanierung der Städte und durch die hygienische
Überwachung der Gewerbebetriebe zum großen Teil beseitigt.
Gewisse nichttuberkulöse Berufskrankheiten der Atmungsorgane
kommen vor, so bei Bergleuten die Anthrakose oder Kohlenlunge und die Siderose oder Eisenlunge, die durch Einlagerung
von Kohlen- und Eisenstäubchen im Lungengewebe entstehen,
ferner chronischer Bronchialkatarrh durch die Staubentwicklung
bei der Baumwollverarbeitung, Reizung der oberen Luftwege in
Chlor und Schwefel verarbeitenden Industrien usw. Alle gewerblichen Betätigungen, bei denen die Arbeiter bei hohen Temperaturen arbeiten müssen und plötzlichem Übergang vom Warmen

---

[1]) Mediz.-statist. Mitteil. Bd. XVIII.
[2]) Der Einfluß des Wohlhabenheitsgrades auf die Sterblichkeit
in Wien usw. Zeitschr. f. Hygiene und Infektionskrankheiten. 1906.
Bd. 53.

ins Kalte ausgesetzt sind, bringen häufige Erkältungskrankheiten mit sich und führen nicht selten zu Lungenentzündungen. Häufig tritt die Lungenentzündung auch bei Trinkern auf. So starben, nach der englischen Statistik für 1890—1892, fast doppelt so viel Kellner und um 50 % mehr Gastwirte an Lungenentzündung als gleichaltrige Männer anderer Berufe. [1])

Eine ausgesprochen sozial bedingte Krankheit ist ferner die Bronchopneumonie in den ersten Lebensjahren, die vornehmlich schwächliche und rachitische Kinder befällt und in Deutschland jährlich mehr als 30000 Kinder hinwegrafft.

Wo soziale Umstände bei der Entstehung oder Verschlimmerung der Krankheiten mitwirken, wie in den oben angeführten Fällen, wird die Bekämpfung des Grundübels, so die Bekämpfung der Trunksucht, der Rachitis, die hygienische Verbesserung der Betriebe, auch zur Verringerung der Erkrankungen der Atmungsorgane beitragen können. Im ganzen aber ist die Aussicht auf einen erfolgreichen Kampf hier einstweilen noch spärlicher als bei den Erkrankungen der Kreislauforgane. Erst die Erforschung der menschlichen Konstitution und der Krankheitsdisposition muß den Weg bahnen, auf dem Prophylaxe und Therapie weiterschreiten können.

---

[1]) v. GRUBER und KRÄPELIN: Wandtafeln. Tafel VII. München o. J.

VII. Verdauungs- und Stoffwechselkrankheiten.

Von
R. Lewinsohn.

An zwei Punkten berühren sich Medizin und Volkswirtschaft aufs engste: dort, wo mit der Geburt ein neuer Konsument, ein künftiger Produzent ins Leben tritt, und dort, wo es sich um die Ernährung des Menschen handelt. Bei der Gebärtätigkeit und bei den Krankheiten, die durch die Ernährung wesentlich beeinflußt werden, ist daher der soziale Faktor von ausschlaggebender Bedeutung, und unter den „Ernährungskrankheiten" stehen wiederum — neben der Tuberkulose — die Verdauungs- und Stoffwechselkrankheiten an erster Stelle. Wenn in dem Satz Ludwig Feuerbachs: „Der Mensch ist, was er ißt" ein gut Teil Wahrheit steckt, so muß diese Wahrheit sich zuerst bei den Organen, die der Aufnahme und Weiterleitung der Nahrung dienen, zeigen.

1. Die Magen- und Darmerkrankungen.

Am deutlichsten wird der Zusammenhang zwischen fehlerhafter Ernährung und Verdauungskrankheiten bei den akuten Magen- und Darmkatarrhen, die, ebenso wie die akuten Katarrhe der oberen Luftwege, infolge ihrer Häufigkeit sozialpathologisch von nicht zu unterschätzender Bedeutung sind.

Die Krankenkassenstatistiken geben, da sie nur die „krankgeschriebenen" und das sind in der Regel die wenigstens drei Tage arbeitsunfähigen Patienten erfassen, von der Beeinträchtigung des Allgemeinbefindens und der Arbeitsleistung infolge „verdorbenen Magens" kein rechtes Bild. In ihrer Gesamtheit bedeuten die Magen- und Darmkatarrhe einen sehr erheblichen Ausfall an Arbeitskraft. So kamen nach der Leipziger Krankenkassenstatistik unter je 100 000 versicherungspflichtigen Männern jährlich 1394 Fälle von Magenkatarrh mit 25 446 Krankheitstagen und 1945 Fälle von Darmkatarrh, darunter 14 tödlich verlaufene, mit 26 902 Krankheitstagen vor, unter 100 000 weiblichen Pflichtmitgliedern sogar 2059 Fälle von Magenkatarrh mit 38 933 Krankheitstagen und 1988 Fälle von Darmkatarrh, darunter 12 tödlich verlaufene mit 35 312 Krankheitstagen.

Die Bedeutung des Magen- und Darmkatarrhs als Todesurasche erscheint in ganz anderem Lichte, wenn man die Todesfälle im Säuglingsalter mit einschließt, wo neben der angeborenen Lebensschwäche und Bildungsfehlern Darmkatarrh, Enteritis und Brechdurchfall die häufigste Todesursache bilden.

Von den 77 086 Personen — 42 462 männlichen und 34 624 weiblichen — die im Jahre 1912 in Deutschland (ausschließlich beider Mecklenburg) an Magen- und Darmkatarrh und Brechdurchfall starben, standen im Alter von [1])

	männlich	weiblich
0— 1 Jahre	36639	28861
1—15 Jahren . . .	3880	3772
15—30 „	139	179
30—60 „	631	634
60—70 „	588	548
70 und mehr Jahren.	585	630

Hieraus geht hervor, daß auch von Jugendlichen und Erwachsenen jährlich mehr Menschen an Magen- und Darmkatarrh sterben als an der so gefürchteten Blinddarmentzündung, der im selben Jahre 3783 Personen — 2123 männliche und 1660 weibliche — zum Opfer fielen, darunter nur 30 Kinder im ersten Lebensjahr. Neben diesen in der Reichsstatistik besonders aufgeführten Todesursachen und abgesehen von Krebs führten im Jahre 1912 andere Krankheiten der Verdauungsorgane noch in 30000 Fällen zum Tode. Insgesamt stirbt also etwa jeder neunte Mensch und von den im Säuglingsalter zugrunde gehenden jeder vierte an den Verdauungs- und Stoffwechselkrankheiten. Unter je 100 Rentenempfängern der Landesversicherungsanstalten waren in den Jahren 1896—1899 3 wegen Magenleiden, 1 wegen Darm- und Leberleiden, 0,1 wegen sonstiger Verdauungskrankheiten invalide [2]).

Bei den katarrhalischen Erkrankungen des Magens sind, wie bereits erwähnt, Ernährungsfehler aller Art, übermäßige Nahrungsaufnahme, unregelmäßige Mahlzeiten, hastiges. Essen, zu schwere Kost usw. oft an der Entstehung schuld. Eine häufige Entstehungsursache ist ferner Alkoholmißbrauch. Die reichlichere Kost der wohlhabenderen Kreise, die anderen Faktoren bei der ärmeren Bevölkerung bewirken, daß Magenleiden in allen Volksschichten ungemein häufig sind. Eine vorwiegend bei den unteren Bevölkerungsklassen auftretende Krankheit ist das Magengeschwür. Es kommt bei Frauen, besonders jugendlichen Bureauangestellten, etwa 5 mal so häufig vor als bei Männern. Nach der Leipziger Krankenkassenstatistik stehen jährlich 0,6 %, nach dem Verwaltungsbericht der allgemeinen Ortskrankenkasse

[1]) Ergebnisse der Todesursachenstatistik im Deutschen Reich für das Jahr 1912. Medizinalstatistische Mitteilungen aus dem Kaiserlichen Gesundheitsamt. 18. Band. Berlin 1915.
[2]) PERUTZ, F.: Die Belastung der Krankenkassen, Versicherungsanstalten und Berufsgenossenschaften durch die Verdauungs- und Stoffwechselkrankheiten usw. Zeitschr. f. soziale Medizin 1909. Bd. 4, Heft 1. Vgl. PERUTZ: Art. „Verdauungskrankheiten" in GROTJAHN-KAUP, Handwörterbuch der sozialen Hygiene. Leipzig 1912.

München für das Jahr 1915 1,3 % aller weiblichen Versicherungspflichtigen wegen Magengeschwürs in ärztlicher Behandlung.
Eine weitere Magenerkrankung, die sich meist bei der handarbeitenden Bevölkerung, besonders bei Arbeiterinnen der Landwirtschaft, des Bekleidungs- und Reinigungsgewerbes findet, ist
die Magensenkung, die Gastroptose, oder die noch lästigere
Senkung der gesamten Bauchorgane, die Enteroptose. Unter
der männlichen Bevölkerung sind, wie der Verfasser während
des Krieges auf einer Korpsstation für Magen- und Darmkranke
beobachten konnte, Magenleiden bei Landbewohnern erheblich
häufiger als bei Städtern, was wohl in erster Linie auf die gröbere
Kost der ländlichen Bevölkerung zurückzuführen ist; weiterhin auf
den schon in jungen Jahren sehr häufig vorkommenden teilweisen oder völligen Zahnmangel, der nicht wie bei den Städtern
meistens durch künstliche Gebisse ausgeglichen wird, und der
in einer großen Zahl von Fällen den Anlaß zu Magenerkrankungen
gibt. Unter den gewerblichen Berufen rufen besonders Tätigkeiten,
die in sitzender, gebückter Haltung ausgeführt werden, wie
Schneiderei, Bureauarbeit usw. Magenleiden hervor.

Die eminente Bedeutung, die dem sozialen Faktor bei den
Darmerkrankungen im Säuglingsalter und damit bei der
Säuglingssterblichkeit zukommt, ist an anderer Stelle dieses
Buches gewürdigt. Von größtem Einfluß auf die Häufigkeit
und Schwere der Darmerkrankungen im Säuglingsalter, aber auch
bei Erwachsenen ist die Temperatur. Der Sommer ist die
gefährliche Jahreszeit, die schon in normalen Jahren doppelt
und dreifach so viel Todesopfer kostet als der Winter.

So starben an Magen- und Darmkatarrh und an Brechdurchfall
während des Jahres 1913 [1]):

Monat	in Bayern	in Hessen	in Spanien (Städte)	
			im ganzen	unter 1 Jahr
Januar . . .	842	41	503	230
Februar. . .	708	42	371	178
März	877	38	374	208
April	919	51	428	231
Mai	1078	56	549	342
Juni	1249	57	1035	762
Juli	1245	85	1503	1089
August . . .	1397	121	1245	676
September .	1676	121	1009	581
Oktober . .	1523	77	763	406
November. .	1029	57	637	304
Dezember .	815	49	511	203

Heiße Sommer wie der des Jahres 1911 wirken geradezu katastrophal und lassen die Sterblichkeitsziffer ruckartig emporschnellen. So starben an Darmkatarrh, Enteritis und Durchfall auf 10000 Einwohner [1])

	im ganzen		Kinder unter 2 Jahren	
	1911	1912	1911	1912
Deutschland . . .	23,7	11,8	—	—
Österreich	27,0	10,1	—	—
Italien	25,3	17,0	—	—
Schweiz.	—	—	10,9	4,7
Frankreich . . .	—	—	13,5	—
England	—	—	10,7	2,2
Irland	—	—	6,4	2,9
Norwegen	0,7	0,6	—	—
Belgien	—	—	16,2	7,9
Niederlande	—	—	17,1	6,1
Spanien.	—	—	25,6	17,7
Rußland	—	—	12,9	—
Rußland (Städte) .	43,0	—	—	—
Deutschland „	24,3	11,5	—	—
Italien „	—	—	23,6	15,8
Schweiz „	—	—	8,4	3,8
Frankreich „	—	—	14,6	6,7
Dänemark „	2,4	1,7	—	—
Schweden „	4,6	3,5	—	—
Norwegen „	0,7	0,7	—	—
Rumänien „	—	—	9,2	7,9
Spanien „	9,8	8,5	17,6	13,4
Japan (1910) . . .	—	—	20,6	—
Vereinigte Staaten	—	—	7,7	7,0
Brasilien	—	—	27,3	—
Argentinien	—	—	23,0	—
Chile	—	—	9,9	—
Australien.	—	—	5,5	7,0

Aus dieser Übersicht geht ferner hervor, daß die Länder der warmen Zonen ohnehin eine erheblichere Sterblichkeitsziffer an Darmkatarrh haben als die Länder gemäßigten Klimas, während die nördlichen Länder die weitaus niedrigste Sterblichkeit aufweisen. Daneben sprechen, wie die ungeheuere Mortalitätsziffer aus 122 russischen Städten (43 auf 10000 Einwohner!) zeigt, die hygienischen Verhältnisse entscheidend mit.

Bei der Blinddarmentzündung, woran in allen Ländern unter je 100000 etwa 5—10 Menschen jährlich sterben -- in Deutschland 6 auf 100000 — spielt der soziale Faktor anscheinend

---

[1]) Beilage zu den Veröffentlichungen des Kaiserlichen Gesundheitsamts. 1915. Nr. 33.

keine Rolle. Anders bei den Brüchen und der Darmverschlingung, die sich bei Angehörigen der körperlich schwer arbeitenden
Bevölkerung ungleich häufiger finden als bei anderen Schichten,
wenn auch hier nicht die Schwere der Arbeit, sondern die angeborene Bindegewebsschwäche den Ausschlag gibt. Während
des Krieges hat infolge der Ausdehnung der Frauenarbeit die
Häufigkeit der Brüche außerordentlich zugenommen [1]. Als
Todesursache kommen Hernien und Darmverschlingung jährlich
unter 10000 Einwohnern etwa 1 mal vor.

2. Wurmkrankheiten.

Eine besondere Stellung unter den Erkrankungen des Darmes
nehmen die Wurmkrankheiten ein, die teils im Dünndarm, teils
im Dickdarm und Mastdarm ihren Sitz haben. Bandwürmer, Spul-
würmer und Peitschenwürmer sind in Deutschland in allen Volksschichten verbreitet, wenn auch bei den oberen Klassen seltener
als bei der einfachen Bevölkerung, bei Männern seltener als bei
Frauen und Kindern. Während die genannten Wurmkrankheiten
zwar durch Übelkeit, Erbrechen, Leibschmerzen, Afterjucken die
Patienten erheblich belästigen, aber doch im ganzen harmloser
Natur sind, ist die Wurmkrankheit der Bergarbeiter, die Ankylostomiasis, ein gefährliches, nicht selten zum Tode führendes Leiden.
Ihre Erreger, die Ancylostoma duodenalia, saugen sich im Dünndarm fest und verursachen winzige Blutungen und dadurch, vielleicht auch durch Giftwirkungen, mit der Zeit schwere Blutarmut.
Die Krankheit, eine reine Berufskrankheit, ist aus den tropischen
Ländern über Italien nach Mitteleuropa verschleppt; so wurde
sie bei den Arbeitern der großen Schweizer Tunnelbauten sehr
häufig beobachtet, aber auch im Ruhrbezirk litten im Jahre 1904
5 % aller Bergleute daran. Durch energische hygienische Maßnahmen (Desinfektions- und Abortanlagen u. ä.) — der Allgemeine Knappschaftsverein Bochum und die Zechen wandten
in den Jahren 1903 und 1904 5,7 Millionen Mark dafür auf —
gelang es, in den folgenden Jahren die Zahl der Wurmkranken
im Ruhrbergbau von 13861 (1904) auf 1171 (1908) herunter-
zudrücken [2]. — Die früher gefürchtete Trichinose ist infolge

---

[1] Vgl. König, Münchener med. Wochenschrift. 1917. Nr. 5 u. 13.
[2] Das Deutsche Reich in gesundheitlicher und demographischer
Beziehung. Festschrift, herausgegeben vom Kaiserlichen Gesundheitsamt und Kais. Statistischen Amt. Berlin 1907. S. 139. Vgl. die
Denkschrift „Über das Wesen und die Verbreitung der Wurmkrankheit usw. Arbeiten des Kais. Gesundheitsamts. Bd. 23. S. 421.

der sorgfältig durchgeführten Trichinenschau in Deutschland
fast vollkommen ausgerottet.

3. Leber- und Gallenblasenleiden.

Unter den Erkrankungen der Leber beansprucht besonders die
Leberzirrhose sozialpathologisches Interesse. Sie ist eine ausgesprochene Trinkerkrankheit. Nach der englischen Statistik
starben in den Jahren 1890—1892 an Leberkrankheiten unter den
Gastwirten siebenmal und unter den Kellnern zweimal so viele als
andere Männer gleichen Alters [1]. Die Sterblichkeit an Leberzirrhose
betrug im Jahre 1913 in Baden 1,0 auf 10000 Einwohner — für
ganz Deutschland liegen keine Zählungen vor —; höhere Sterblichkeitsziffern haben die südeuropäischen Länder Italien, Spanien,
Rumänien und Frankreich, während die nordischen Staaten auch
hier besonders günstig abschneiden. Als Alkoholikerkrankheit
ist die Leberzirrhose vorzugsweise eine Männerkrankheit. So
waren in Berlin im Jahre 1912 unter 166 an Leberzirrhose Gestorbenen — 0,8 auf 10000 Einwohner — 141 Männer. Umgekehrt finden sich die recht häufigen Gallensteinleiden öfter
bei Frauen. 1912 starben in Berlin 56 Männer, aber 99 Frauen
an Gallensteinen [2].

4. Zuckerkrankheit.

Gallensteinleiden kommen häufiger bei der wohlhabenderen
als bei der ärmeren Bevölkerung vor. Das ist noch in ausgepräg-
terem Maße bei zwei anderen Krankheiten der Fall: bei Zuckerkrankheit und bei Gicht. Zumal die Zuckerharnruhr ist wie
kaum ein zweites Leiden eine Krankheit der Begüterten. Über
ihre Entstehung weiß man jedoch noch immer nichts Sicheres.
Offenbar prädisponiert die eiweiß- und fettreiche Kost zum
Diabetes, wenn man auch gerade bei der Diät der Diabetiker
als Ersatz für die stärkehaltige Nahrung reichlichen Fettgenuß
vorschreibt. Da das Leiden oft lange Zeit unerkannt besteht,
ist es unmöglich, eine brauchbare Morbiditätsstatistik aufzustellen [3]. Der Wahrheit am nächsten kommt wohl eine neuerdings auf Grund der Lebensmittelzulagen während des Krieges

---

[1] Wandtafeln zur Alkoholfrage, herausgegeben von v. GRUBER
und KRAEPELIN. München o. J. Tafel VII.
[2] Statistisches Jahrbuch der Stadt Berlin für 1912—1914. Berlin
1916. S. 143ff.
[3] Vgl. VON NOORDEN: Die Zuckerkrankheit und ihre Behandlung.
7. A. Berlin 1917.

ermittelte Schweizer Berechnung HUNZIKERS [1]), wonach imKanton
Basel-Stadt 1918/19 mindestens 1,5 $^0/_{00}$ der Bevölkerung an
Diabetes litten. Die Krankenkassenstatistiken versagen schon
deshalb, weil die Zuckerkrankheit vornehmlich eine Krankheit
des vorgerückten Alters, der Fünfzig- bis Siebzigjährigen ist.
Auch die Sterblichkeitsstatistik gibt zu niedrige Ziffern, da die
zahlreichen Fälle, in denen andere Krankheiten die unmittelbare
Todesursache bilden, meist nicht berücksichtigt werden.

Nach PRINZING [2]) starben an Zuckerkrankheit von 1891 bis 1900
im Jahresdurchschnitt auf 100000 Sterbefälle in

Preußen 3,3	Italien 2,7	Dänische Städte 8,8
Bayern 4,0	England 7,5	London. . . . 7,9
Baden. 4,7	Schottland. . . 3,5	Neuyork . . . 13,4
		Paris (1901/02) 14,1

Die auffallend hohe Sterbeziffer der Städte gegenüber dem
Lande erhellt auch daraus, daß im Jahre 1912 in Berlin 459,
in dem an Bevölkerung etwa gleich großen Staate Baden nur
175 Personen an Zuckerkrankheit starben. Zum Teil beruht
dieser Unterschied zweifellos auf der besseren Diagnostik in den
Städten, wie auch die überall beobachtete Zunahme der Zuckerkrankheit nur eine Folge der sicheren Erkennung des Diabetes
sein dürfte. Wie weit Unterschiede der städtischen und ländlichen Ernährung mitsprechen, wird sich herausstellen, wenn
die Ergebnisse der deutschen Kriegs- und Nachkriegszeit, die
eine Verarmung der Städte und ein Wohlhabenderwerden der
Landbevölkerung und damit eine weitgehende Umstellung der
Ernährung bewirkt hat, vorliegen werden.

Eine vielumstrittene Frage ist die, ob bei der Häufigkeit der
Zuckerkrankheit, die über die ganze Erde verbreitet ist, Rassen-
eigentümlichkeiten mitsprechen. Namentlich bei den reichen ost-
indischen Hindus und bei den Juden hat man eine den Durchschnitt um ein Vielfaches übersteigende Morbiditätsziffer beobachtet, und zwar, wie HEINRICH STERN [3]) an Neuyorker Material
festgestellt hat, auch bei der ärmeren jüdischen Bevölkerung.
Doch dürfte auch hier die engbegrenzte, hochwertige Nahrungsmittel bevorzugende rituelle Kost von Einfluß sein, während sich
die etwa um das Sechsfache höhere Erkrankungsziffer der westeuropäischen Juden, wie GROTJAHN [4]) hervorhebt, einfach dadurch

---

[1]) Über die Häufigkeit des Diabetes mellitus in Basel. Schweizerische
Medizinische Wochenschrift. 1922. Nr. 7.
[2]) Handbuch der Medizinalstatistik. 1906. S. 397.
[3]) The mortality from Diabetes mellitus in the city of New York
1899. Medical record 17. Nov. 1901. — Vgl. HUNZIKER: a. a. O.
[4]) Soziale Pathologie. 2. A. Berlin 1915. S. 150f.

erklären läßt, „daß die Juden bei uns mit den Vorzügen (niedere
Schwindsuchtssterblichkeit usw.) auch die pathologischen Mißstände einer gut lebenden, vorwiegend geistig arbeitenden Stadtbevölkerung (erhöhte Nervosität, Fettsucht usw.) besonders
deutlich zeigen".

Die andere Stoffwechselkrankheit der Wohlhabenden ist die
Gicht. Auch ihre Ätiologie ist noch keineswegs sichergestellt.
Fraglich ist, ob übermäßiger Fleischgenuß, sicher ist, daß
Alkoholmißbrauch die Entstehung der Arthritis urica begünstigen.
Kellner und Gastwirte erkranken zwei- bis dreimal so häufig
daran als andere Personen, Männer öfter als Frauen. Nach der
Leipziger Krankenkassenstatistik erkrankten unter 100000 männlichen Versicherungspflichtigen jährlich 109, unter 100000 weiblichen Versicherungspflichtigen nur 11 an Gicht. Im Gegensatz
zum Diabetes ist die Gicht keine Städterkrankheit. Unter den
rund 2 Millionen Einwohnern Badens starben im Jahre 1912
24 Personen an Gicht, unter den 2 Millionen Einwohnern Berlins
nur 10. Doch sind bei der oft unsicheren Abgrenzung der Arthritis
urica gegenüber rheumatischen Erkrankungen alle Gichtstatistiken
nur mit Vorsicht zu verwenden.

5. Fettsucht.

In diese Gruppe der Krankheiten der Wohlhabenden gehört
schließlich noch die Fettsucht. Der übermäßige Fettansatz
ist nicht nur lästig für seinen Träger, sondern er führt,
wenn er Herz und Leber ergreift, zu schweren krankhaften
Störungen. Die Fettsucht ist nicht so sehr die Folge überreich-
licher Nahrung als ein Zeichen reichlicher Ernährung bei unzureichender körperlicher Bewegung. Besonders neigen Frauen
zur Fettleibigkeit, vor allem Frauen des begüterten Mittelstandes,
während man in aristokratischen Kreisen von jeher auf die Erhaltung eines schlanken Körpers Wert legte und die unvornehme
Fettleibigkeit, wenn nicht durch Arbeit, so doch durch Sport
bekämpfte. Bekannt ist die Fettsucht der Alkoholiker, der „Bier-
bauch", das „Bierherz", die „Saufleber".

6. Pellagra.

Den Gegenpol zu den Stoffwechselkrankheiten der Wohlhabenden bildet eine andere Gruppe von Krankheiten, die man
mehr oder minder als Krankheiten der ärmeren Bevölkerung
ansehen kann. Eine ausgesprochene Armutskrankheit — die
Italiener nennen sie mit Recht malattia della miseria — ist die

Pellagra, ein mit Verdauungsstörungen, Hautausschlägen und nervösen und psychischen Störungen verbundenes, unter Umständen zur Verblödung führendes Leiden. Sie ist in Europa fast ausschließlich unter der von Polenta und Maisbrot lebenden, ärmlichen Landarbeiterbevölkerung Italiens verbreitet. Um die Jahrhundertwende zählte man in Italien 75000 pellagröse Personen. Die Sterblichkeit an Pellagra betrug in Italien in den Jahren 1887 bis 1890 11,7, in den Jahren 1901 und 1902 8,3 auf je 100000 Einwohner [1]). Durch die 1902 gesetzlich eingeführte scharfe Überwachung des Maishandels hat sie seitdem weiter abgenommen.

7. Skorbut.

Eine andere durch Unterernährung und einseitige Ernährung entstehende Krankheit ist der Skorbut. Er war in früheren Jahrhunderten eine der gefürchtetsten Begleiterscheinungen der großen Hungersnöte, ferner langer Seereisen, wo es an frischem Proviant fehlte. Auch bei der schweren Hungersnot in Rußland im Jahre 1921 hat der Skorbut wieder grassiert. In Mittel- und Westeuropa dagegen ist er so gut wie ausgerottet, wenn auch immer wieder über einzelne Erkrankungsfälle berichtet wird. So weist die Leipziger Krankenkassenstatistik bei insgesamt 960000 männlichen Versicherungspflichtigen 32 Skorbutfälle auf, in Baden starben 1912 3 Personen an Skorbut [2]). Während des Krieges wurde eine häufigeres Vorkommen von Skorbut in geschlossenen Anstalten und in Gefangenlagern beobachtet [3]).

8. Blutarmut und Unterernährung.

Die eigentliche Stoffwechselkrankheit infolge Unterernährung ist in Deutschland die Blutarmut, weniger die mit einer nachweisbaren schweren Veränderung des Blutbildes einhergehende Anämie, die sich bei allen Bevölkerungsschichten findet, als die „Bleichsucht" der städtischen Bevölkerung, wie sie namentlich bei gewerblich tätigen jungen Mädchen auftritt. Dieses Leiden, das mit Schwächegefühl, leichten Ohnmachten, bisweilen mit Störungen der Menstruation einhergeht, stellt, so wenig es klinisch geklärt ist, durch seine große Häufigkeit eine sozialpathologisch außerordent-

---

[1]) PRINZING: a. a. O. S. 397.
[2]) Statistische Mitteilungen über das Großherzogtum Baden. Jahrg. 1913. Sondernummer. S. 31f.
[3]) FLÜGGE, C.; Einige wissenschaftliche und praktische Ergebnisse aus den Ernährungsnöten Deutschlands in den letzten 7 Jahren. Saertryk av Norsk Mag. f. Laeger. Mai 1922. Sonderabdruck. S. 5.

lich wichtige Gesundheitsstörung dar, die dem Wirtschaftsleben Jahr für Jahr eine Unsumme Arbeitskraft entzieht und die Krankenkassen aufs schwerste belastet. So waren nach der Leipziger Krankenkassenstatistik unter 100000 weiblichen Versicherungspflichtigen jährlich 6762 zusammen 176330 Tage wegen Blutarmut, Chlorose und Anämie arbeitsunfähig. Nach der Münchener Ortskrankenkassenstatistik für 1915 betrug die Krankheitsziffer der weiblichen Pflichtmitglieder an Blutarmut 5,82 %. Besonders betroffen sind die in Bureaus, in der Textilbranche und in der Tabakindustrie tätigen Frauen und Mädchen. Nach dem Bericht der badischen Gewerbeaufsichtsbeamten für das Jahr 1913 sind unter 100 Tabakarbeiterinnen 3,8 anämisch, während unter den männlichen Arbeitern nur jeder tausendste Arbeiter an Blutarmut leidet. Nach HIRSCH [1]) finden sich Blutarmut und Bleichsucht bei weiblichen Arbeiterinnen von 15 bis 19 Jahren 15 mal so häufig, nach dem 19. Lebensjahre nur noch 7 mal so häufig als bei Männern gleichen Alters — ein Beweis, daß nicht etwa die Fortpflanzungsvorgänge dabei von Belang sind.

Auch als Todesursache ist die Diagnose „Anämie" nicht selten, wenn sich auch dahinter wohl meistens ein anderes schwereres Leiden verbirgt. Die badische Todesursachenstatistik für 1912 verzeichnet neben 53 Todesfällen an Anaemia perniciosa, 35 an Weißblütigkeit und 6 an Pseudoleukämie 15 Todesfälle an Blutarmut.

Am häufigsten und schwerwiegendsten ist die Blutarmut bei den Schulkindern der städtischen Bevölkerung. Schon vor dem Kriege war sie weit verbreitet. So fand E. QUIRSFELD [2]) selbst unter Kleinstadtkindern, deren Ernährung im allgemeinen besser zu sein pflegte als die der großstädtischen Arbeiterbevölkerung, blutarm:

				Knaben	Mädchen
im Alter von	7—8	Jahren		8,6 %	12,7 %
„ „ „	9—10	„		10,4 %	12,4 %
„ „ „	11—12	„		11,5 %	15,9 %
„ „ „	13—14	„		9,0 %	16,6 %

In den letzten Kriegsjahren und der Folgezeit hat die Zahl der unterernährten, blutarmen Kinder ganz außerordentlich zugenommen. Nach manchen Untersuchungen waren in den größeren Städten beinahe sämtliche Kinder als blutarm zu bezeichnen. Doch ist wie bei allen medizinalstatistischen Angaben aus der Blockadezeit so besonders hier, wo feste, einheitliche

---

[1]) Leitfaden der Berufskrankheiten der Frau usw. Stuttgart 1919. S. 49.
[2]) Ergebnisse einer Schulkinderuntersuchung. Bayer. med. Wochenschrift 1902. S. 590.

Maßstäbe fehlen, gegenüber Zahlenangaben eine gewisse Skepsis geboten. Von der Wiedergabe der vielerorts veröffentlichten Relativzahlen über Anämie infolge der mangelhaften Kriegs- und Nachkriegsernährung sei daher Abstand genommen. Zuverlässiger sind die Aufzeichnungen über Gewichtsabnahmen infolge von Unterernährung in den Jahren 1916—1919. Im ganzen hat bei der in der Heimat verbliebenen städtischen Bevölkerung eine Gewichtsabnahme von 20—25 % stattgefunden [1]). Die gesundheitlichen Schädigungen, die mit der Gewichtsabnahme einhergingen, waren selbstverständlich weitgehend von dem „Friedensgewicht" abhängig. Soweit in der Vorkriegszeit ein Übergewicht oder gar Fettleibigkeit bestand, ist eine Gewichtsabnahme von 10—20 % meistens ohne Schädigung der Gesundheit geblieben, wenn die rasche Entfettung auch subjektiv häufig erhebliches körperliches Unbehagen, ebenso häufig freilich eine angenehm empfundene „Erleichterung" verursachte. Anders lagen die Fälle, wo Männer und Frauen vor dem Kriege nur eben das „Normalgewicht" hatten, d. h. unbekleidet etwa so viel Kilogramm wogen, als sie Zentimeter über einen Meter groß waren. Hier schuf die Gewichtsabnahme über 10 % hinaus oft die Disposition zu infektiösen Darmerkrankungen, zu Lungentuberkulose, zu Anämie, und meistens traten eine empfindliche Schwächung des Körpers und ein Rückgang der Arbeitsleistung ein. Ausgesprochene Hungerkrankheiten traten in der Regel erst bei einem Heruntergehen von 30 und mehr Prozent unter das Normalgewicht auf. Während dank der hygienischen Kultur des deutschen Volkes die früher so gefürchteten Hungerkrankheiten, der Skorbut und der sog. „Hungertyphus" — worunter man um die Mitte des vorigen Jahrhunderts hauptsächlich Flecktyphus und Rekurrensfieber rechnete — in der einheimischen Bevölkerung nur wenig Opfer forderten, wurde das sog. „Hungerödem" nicht selten beobachtet [2]).

Ganz irrig hat sich jedenfalls die im Kriege — um zum Durchhalten anzuspornen — wiederholt aufgestellte Behauptung erwiesen, wir hätten in der Vorkriegszeit durchweg 40 % zu viel gegessen und

---

[1]) Vgl. Hauptbericht der freien wissenschaftlichen Kommission zum Studium der jetzigen Ernährungsverhältnisse in Deutschland. Abgeschlossen 27. Dezember 1918. — RUBNER: Rede bei der Reichsgründungsfeier der Friedrich-Wilhelm-Universität zu Berlin am 18. Januar 1922. Berlin 1922. — FLÜGGE: a. a. O.

[2]) Vgl. FALTA: Über das Kriegsödem. Wiener klin. Wochenschrift. 1917. Nr. 52. — Hauptbericht der freien wissenschaftlichen Kommission usw. Anlage XII i.

würden mit 60 % der bisherigen Nahrung völlig ausreichen [1]). Der Deutsche gehörte auch vor dem Kriege nicht zu don Vielessern. Das ergibt eine Zusammenstellung BALLODS über den Verbrauch verdaulicher Nährstoffe in den einzelnen Ländern [2]). Es wurden pro Kopf und Tag nach Abzug von 10 % für statistische Ernteüberschätzung und ohne Berücksichtigung der alkoholischen Getränke konsumiert:

	Eiweiß	Kalorien
in Rußland	85	2414
„ Österreich	83	2481
„ Italien	97	2607
„ Deutschland	88	2708
„ Frankreich	96	2749
„ Großbritannien	106	2900
„ Nordamerika	100	2925
Mittel	93	2684

Nach RUBNER war der durchschnittliche Konsum in der Zeit vor dem Kriege in Deutschland pro Kopf und Tag:

an Eiweiß . . . . . 89,2 g (1 g Eiweiß = 4,1 Kal.)
„ Fett . . . . . . 61,9 g (1 g Fett = 9,3 Kal.)
„ Kohlehydraten . . 459,6 g (1 g Kohlehydrat = 4,1 Kal.)
insgesamt 2827 Kalorien.

Bei der Rationierung der Lebensmittel während des Krieges entfielen auf den Kopf der städtischen Bevölkerung:

im Sommer 1916 [3]) . . . 1988 Kalorien 54 g Eiweiß,
„ Winter 1916/17 [3]) . . 1344 „ 31 „ „
„ Juni 1917 [3]) . . . . 1100 „ 30 „ „
„ 2. Halbjahr 1917 [4]) . 1460 „ 37 „ „
„ 1. Halbjahr 1918 [4]) . 1620 „ 40 „ „
„ 2. Halbjahr 1918 [4]) . 1464 „ 34 „ „

Nach FLÜGGE kann man im Mittel der letzten Kriegsjahre für die städtische Bevölkerung an rationierten Lebensmitteln 1300 Kalorien und 33 g Eiweiß rechnen. Setzt man den Nahrungsbedarf von 100 Köpfen gleich dem von 75 Erwachsenen, so entfielen auf jeden Erwachsenen 1730 Kalorien und 44 g Eiweiß, d. i. etwa 60 % der Vorkriegsnahrung. Rechnet man die nichtrationierten und die im Schleichhandel erworbenen Nahrungsmittel hinzu, so kommt man nach der Schätzung FLÜGGES auf 2100 Kalorien und 55 g Eiweiß, d. i. 75 % der „Norm", die FLÜGGE mit 2800 Kalorien und 80 g Eiweiß beziffert.

---

[1]) So in der vom Preuß. Kriegsministerium herausgegebenen Schrift „Ernährung im Kriege". Vgl. FLÜGGE: a. a. O.
[2]) Hauptbericht der freien wissenschaftlichen Kommission usw. S. 19.
[3]) FLÜGGE: a. a. O. S. 2.
[4]) In Bonn a. Rh. — BACH: Untersuchungen über die Lebensmittelrationierung im Kriege. München 1920. S. 105.

An dieser Norm wird auch in Zukunft festgehalten, bzw. sie
wird auch in Zukunft erstrebt werden müssen. Denn das Massen-
experiment des Krieges hat bewiesen, daß ein erhebliches Absinken der Nahrung unter die Norm längere Zeit hindurch nicht
ohne Beeinträchtigung der Gesundheit und der Arbeitsfähigkeit
ertragen werden kann. Auch an der Beibehaltung einer gewissen
Eiweißmenge in der Nahrung darf nach den Erfahrungen des
Krieges nicht gerüttelt werden. Freilich wissen wir heute, daß
außer den drei Hauptbestandteilen der notwendigen Nahrung,
Eiweiß, Fett und Kohlehydraten, und neben den Salzen auch noch
andere Stoffe für den Aufbau und ständigen Wiederaufbau des
Körpers erforderlich sind. Eine besondere Stellung unter diesen
„akzessorischen Nährstoffen" nehmen die sogenanntn
„Vitamine" ein, Stoffe, deren chemische Struktur bisher noch
nicht geklärt ist, von denen wir aber wissen, daß sie eine bedeutsame Funktion haben und ihr Fehlen schwere Krankheiten
hervorruft. Anscheinend sind in der Kost des Heranwachsenden,
in der Nahrung des Kindes, mindestens drei Vitamine notwendig:
der Rachitis verhütende „A-Faktor", der gegen Beri-Beri und
Polyneuritis schützende „B-Faktor" und der gegen Skorbut
und Barlowsche Krankheit wirkende „C-Faktor". Die Vitamine
sind vorzugsweise in rohen, frischen Nahrungsmitteln enthalten.

Der gesunde Mensch braucht bei alledem keine Anweisung
zum „richtigen" Essen. Hunger- und Sättigungsgefühl und die
Geschmacksempfindungen weisen ihm den Weg, wie er sich
ernähren soll. Dabei ist allerdings zu beachten, daß auch hier
die „natürliche" Lebensweise, wie wir sie bei den primitiven
Völkern finden, nicht gerade die gesündeste ist. Selbst dort.
wo Nahrungsmittel in ausreichender Menge zur Verfügung stehen
und nicht, wie Bücher [1]) es von den auf niederster Stufe stehenden
Stämmen schildert, Hungern und übermäßige Völlerei abwechseln,
ist die Ernährungsweise nach Menge und Art höchst unzweckmäßig, und Ernährungskrankheiten kommen daher massenhaft
vor und führen zum frühen Tode [2]).

Erst mit zunehmender Zivilisation lernt der Mensch abwägen,
was und wieviel er seinem Körper zumuten kann. Diese wachsende
Erkenntnis hat mehr als alle nachträglichen „Heilmittel" dazu
beigetragen, den Gesundheitszustand des Menschen zu bessern

---

[1]) Die Entstehung der Volkswirtschaft. 12./13. A. Leipzig 1919.
Bd. I. Kap. 1.
[2]) Vgl. Külz: Zur Biologie und Pathologie des Nachwuchses bei
den Naturvölkern. Leipzig 1919. — H. Fehlinger: Die Fortpflanzung
der Natur- und Kulturvölker. Bonn 1921.

und das Leben zu verlängern. Doch bietet sich gerade auf dem Gebiete der Verdauungs- und Stoffwechselkrankheiten auch dem Arzt mehr als bei allen anderen inneren Leiden die Möglichkeit zum erfolgreichen Eingreifen. Während die Bekämpfung der Krankheiten des Zirkulations- und des Atmungsapparates der ärztlichen Kunst bisher nur in geringem Maße geglückt ist, ist bei·den Erkrankungen der Verdauungsorgane der Arzt wirklich ein Helfer der Menschheit. Es spricht viel dafür, daß die relativ niedrige Sterblichkeit in unserer Zeit gegenüber früheren Epochen und gegenüber frühen Kulturstufen überwiegend auf der geringeren Sterblichkeit an Krankheiten der Verdauungsorgane beruht, und daß der Erfolg der modernen Hygiene, wenn wir von der aseptischen Operation absehen, in erster Linie ein Erfolg der „Magen- und Darmhygiene" ist.

Dieser Erfolg könnte freilich auch heute schon um vieles größer sein, wenn den Fortschritten der Hygiene und der Heilkunst die Fortschritte auf ökonomischem Gebiet entsprechen würden, wenn alle Bevölkerungsschichten in der Lage wären, sich die physiologisch notwendige Ernährung zukommen zu lassen. Daß dies trotz der beispiellosen Zunahme der Produktion und der Steigerung der Produktivität in den letzten hundert Jahren noch nicht möglich ist, liegt weniger an einem wirklichen Mangel an Nahrungsmitteln als an den Eigenarten des modernen kapitalistischen Wirtschaftssystems, das mit seinem Wechsel von Hochkonjunktur und Krisen, von Beschäftigungsmöglichkeit und Arbeitslosigkeit weite Teile der Bevölkerung periodisch zur Unterernährung verurteilt.

VIII. Gewerbliche Vergiftungen.

Von
A. Grotjahn.

Es ist hier nicht die Aufgabe, die gewerblichen Vergiftungen
ausführlich abzuhandeln. Ist doch die Lehre von den Gewerbekrankheiten der einzige Teil einer sozialen Pathologie, der bis
jetzt mit einiger Zuverlässigkeit und Aufmerksamkeit angebaut
worden ist. Umfangreiche Lehr- und Handbücher legen davon
Zeugnis ab. Da es vielmehr die Aufgabe dieser Betrachtungen
ist, nachzuweisen, daß die sozialen Einflüsse auch auf die allgemeinen Krankheiten, die ja viel häufiger und viel bedeutender
für das gesellschaftliche Leben sind, stark einwirken, so konnte
von der besonderen Betrachtung der Berufskrankheiten, die mit
Ausnahme der Bleivergiftung der Zahl der Fälle nach nicht sehr
häufig sind, abgesehen werden. Es seien in summarischem Verfahren hier im folgenden nur die wichtigsten dieser Erkrankungen
durchgesprochen, soweit sie von allgemeiner Bedeutung sind
und im Rahmen einer Pathologie vom sozialen Gesichtspunkte
nicht ganz fehlen dürfen. Ihre Häufigkeit erhellt aus der Leipziger
Krankheitsstatistik, die auf 100000 versicherungspflichtige Mitglieder Fälle von gewerblicher Vergiftung ergab:

Bleigießer	75	Buntpapierfabrikarbeiter	16
Maler und Anstreicher	60	Maßstabfabriken	13
Schriftsetzer	43	Buchdrucker	11
Schriftgießer	39	Feilenhauer	10
Porzellanmaler	35	Wachs- u. Ledertucharbeiter	7
Zinkgießer	24	Spengler	5

1. Bleikrankheit.

Die chronische Bleivergiftung kann in allen gewerblichen Be-
trieben entstehen, in denen dauernd Blei oder bleihaltiges
Material verarbeitet oder gehandhabt wird. Sie ist infolgedessen
die ständige Aufmerksamkeit der Gewerbeaufsicht und aller
Ärzte, die mit Arbeitern dieser Gewerbe als Fabrik- oder
Kassenärzte zu tun haben.

Selbst auf die Masse aller übrigen Arbeiter bezogen, ist sie noch
immer als eine häufig vorkommende Krankheit anzusehen. Denn nach
der Leipziger Krankheitsstatistik kamen unter 100000 ein Jahr lang

beobachteten männlichen Versicherungspflichtigen 351 Fälle von Bleivergiftung vor, von denen 3 tödlich endeten, und die zusammen 12 242
mit Arbeitsunfähigkeit einhergehende Krankheitstage beanspruchten.
Bei den weiblichen Versicherungspflichtigen wurden 100 Fälle mit
1 Todesfall und 3055 Krankheitstagen gezählt. Hält man sich nur an
die Berufe, die mit Blei in Berührung kommen, so erhält man natürlich weit anschaulichere Zahlen. TELEKY [1]) hat die Häufigkeit der
Bleierkrankungen bei besonders gefährdeten Gewerben nach den Ausweisen der Krankenkassenstatistik in folgender Tabelle dargestellt:

Beruf bzw. Kassenmitgliedschaft	Jahresdurch-schnittszahl der		Es entfällt	
	Erkran-kungen	Kranken-tage	eine Er-krankung auf Mit-glieder	auf ein Mitglied Kranken-tage
Bleihüttenarbeiter Österreichs 1901—1903 .	43,0	738,6	15,1	1,1
Arbeiter der österreichischen Bleiweiß-Minium- und Bleiglättefabriken 1901—1903	71,6	921,6	2,9	4,3
Anstreicher 1903—1905	169,3	3512,6	12,1	1,7
Lackierer 1903--1905	6,0	125,0	45,3	0,4
Setzer	82,0	2374,6	41,24	0,70
Drucker und Maschinenmeister . .	22,6	611,0	39,34	0,69
Schriftgießer und Stereotypeure . .	16,0	663,0	15,46	2,68
Männliche Druckerei-Hilfsarbeiter .	16,6	420,3	71,77	0,37
Weibliche „ „ .	4,3	62,6	359,20	0,04
„ Gießerei-Hilfsarbeiter . . .	8,6	283,3	10,48	3,85

Nach d. Ausweisen d. Wien. Krankenk. 1904—1906

Die Bleikrankheit zeigt einen überaus schleichenden Charakter
und kann an den verschiedensten Körperteilen in Erscheinung
treten. Das Gift hält seinen Einzug in den menschlichen Körper
durch den Verdauungskanal, aber auch durch die Luftwege.
Die Krankheitserscheinungen ergreifen den Darm als Darm-
kolik, besonders aber die Organe des Nervensystems als Bleilähmung und in Gestalt einer allgemeinen Beeinträchtigung der
Funktionen der Geistes- und Nerventätigkeit, so daß das gesamte
Allgemeinbefinden dauernd und schwer geschädigt wird. Außerdem können noch zahlreiche andere Organe geschädigt werden,
von denen nur noch die Augen und die Nieren erwähnt werden
mögen. Eine weitere Gefahr der Bleivergiftung liegt darin, daß
sie die Kranken auch gegenüber anderen Krankheiten, so namentlich gegenüber der Lungentuberkulose, widerstandsunfähiger
macht.

---

[1]) TELEKY: Die gewerbliche Bleivergiftung in Österreich. Zeitschr.
f. soziale Medizin. 1908. Bd. 3. S. 291.

Besonders die hüttenmäßige Gewinnung macht die bei ihr
beschäftigten Arbeiter bleikrank; so wurden in der Friedrichshütte
zu Tarnowitz in Oberschlesien im Jahre 1905 unter insgesamt
766 Hüttenarbeitern 50 Fälle von Bleikrankheit mit 850 Krankheitstagen gezählt [1]). Die Art und Weise des hüttenmäßigen
Verfahrens ist nicht gleichgültig für die Entstehung der Bleikrankheit. Auch sind nicht alle Hüttenarbeiter gleichmäßig
gefährdet, sondern am meisten die Röst- und Schmelzarbeiter.
Weiterhin entstehen Bleivergiftungen bei der fabrikmäßigen
Verwendung des Bleies zur Herstellung von Bleifarben, Akkumulatoren, Schrotpatronen usw. Überall, wo Blei Verwendung
findet, kann auch Bleikrankheit entstehen, so in der Glas- und
Tonwarenindustrie, Buchdruckerei und besonders im Maler-
gewerbe. In neuester Zeit hat die elektrische Industrie, besonders
die Fabrikation von Akkumulatoren, neue Möglichkeiten, die
Bleikrankheit zu erwerben, geschaffen.

Den Stand der Bleivergiftungen in den gewerblichen Betrieben
Preußens hat J. Kaup [2]) nach Maßgabe der in den öffentlichen
Krankenanstalten behandelten Bleikranken zum Gegenstand einer
Arbeit gemacht. Nach seinen Ermittelungen wurden in „den Jahren
1899—1900 in den preußischen Krankenanstalten 1601 bzw. 1510
schwere Fälle von gewerblichen Bleivergiftungen behandelt, und in
den letzten zwei Jahren 1907 und 1908 waren es 920 bzw. 900. Um
die Wende des Jahrhunderts ist der stärkste Rückgang bei den Arbeitern der Blei- und Zinkhütten eingetreten, in den letzten Jahren,
namentlich vom Jahre 1905 bis zum Jahre 1906, bei den Malern.
Aber noch immer ist die Zahl gewerblicher Bleivergiftungen sehr hoch,
denn wenn wir nach unseren Berechnungen schätzungsweise die
wirkliche Zahl gewerblicher Bleivergiftungen für Preußen angeben
wollen, so ist ein Rückgang vom Jahre 1899 mit 6400 Vergiftungs-
fällen auf 4200 im Jahre 1904 und in den letzten Jahren weiter auf
3600 im Jahre 1908 eingetreten. Beunruhigend wirkt namentlich
die Zunahme der Bleivergiftungen in den Bleiweiß- und Bleifarbenfabriken und weiter die hohe Zahl der Vergiftungsfälle unter den
Malern.

Von 100 Bleivergiftungsfällen entfielen auf:

	1904	1905	1906	1907	1908
Hüttenarbeiter	11,0	14,8	12,8	13,3	13,3
Maler	35,5	35,4	31,8	31,4	28,8
Bleiweißarbeiter	12,2	14,2	17,8	19,6	19,1
Polygraphisches Gewerbe .	5,2	5,2	4,5	6,4	6,1
Sonstige Berufe	36,1	30,4	33,1	29,3	32,7

---

[1]) Nach Laureck in Weyls Handbuch der Arbeiterkrankheiten.
Jena 1908.

[2]) Kaup, J.: Der Stand der Bleivergiftungen in den gewerblichen
Betrieben Preußens. Archiv f. soziale Hygiene. Neue Folge d. Zeitschrift für soziale Medizin. Leipzig 1910. Bd. 6. H. 1.

Innerhalb der Jahre 1905 und 1906 ist der Anteil der Vergiftungsfälle bei.den Malern von 35,4 auf 31,8 % gesunken, aber noch im
Jahre 1908 stellen die Maler 29 % zu den gewerblichen Vergiftungen.
Die Arbeiter der Bleiweiß- und Bleifarbenfabriken zeigten in den
letzten Jahren einen immer höheren Prozentsatz, 12,2 % im Jahre
1904 und 19,1 % im Jahre 1908. Diese Erscheinung steht mit den
absoluten Zahlen in Übereinstimmung, während die geringe Zunahme
bei den Hüttenarbeitern auf den Rückgang bei den Malern zurückzuführen ist."

Die beste Behandlung der Bleierkrankungen, die allein eine
zuverlässige Heilung verbürgt, ist die dauernde Ausscheidung
der Kranken aus den Bleigewerben, solange sich die Krankheit
noch im Anfangsstadium befindet. Allmählich heilen dann alle
Erscheinungen auch ohne besondere ärztliche Behandlung aus.
Die Empfänglichkeit für Bleivergiftung ist bei den einzelnen sehr
verschieden. Es ist wichtig, daß gerade die Empfänglichen durch
einen ärztlichen Überwachungsdienst rechtzeitig erkannt und
ausgeschieden werden. Die besonderen Maßnahmen zur Bekämpfung der Bleigefahr sind für jeden der gefährdeten Berufe
verschieden. Bezüglich ihrer Beschreibung sei auf die umfassende Spezialliteratur hingewiesen.

Die Bleigefahr ist in einigen Gewerben, so besonders beim
hüttenmäßigen Betriebe, so stark, daß sie die Leistungsfähigkeit
ganzer Belegschaften in Frage stellt, da häufig ein erheblicher
Bruchteil arbeitsunfähig ist. Es liegt daher auch im Interesse
der Betriebsleitungen, die Krankheitsgefahr durch Einführung
besserer und unschädlicher Methoden, durch Belehrung der
Arbeiter und durch ständige fabrikärztliche Überwachung zu
bekämpfen.

Auch die Krankenkassen würden durch eine Zurückdrängung
der Bleierkrankungen große Beträge ersparen. Die Berliner
Ortskrankenkasse der Maler gab allein in den Jahren 1904—1909
520000 Mk. für an Bleivergiftungen und Komplikationen erkrankte Mitglieder aus.

2. Die übrigen gewerblichen Vergiftungen.

Die Phosphornekrose gehört zu den bösartigsten Gewerbe-
krankheiten. Die Krankheit äußert sich in Verdauungsstörungen,
Lähmungserscheinungen und geschwürigem Zerfall des Unterkiefers,
der an schlechten Zähnen beginnt und immer weiter um sich greift.
Sie entsteht durch das Einatmen von Phosphordämpfen bei der
Verwendung von weißem Phosphor in der Zündhölzchenfabrikation.
Allmählich haben sich mehrere Länder, u. a. auch Deutschland
im Jahre 1903, dazu entschlossen, die Verwendung des weißen

11 *

und gelben Phosphors bei der Herstellung der Zündhölzer gesetzlich zu verbieten. Es ist dieses der einzige sichere Weg, diese fürchterliche Gewerbekrankheit völlig und dauernd zum Verschwinden zu bringen. Wie sehr die Krankheit in manchen Gegenden verbreitet ist, vermochte TELEKY [1]) zu zeigen, der in einem kleinen, allerdings das Zentrum der böhmischen Zündhölzchenindustrie umfassenden Bezirk das Vorkommen von 1400 Fällen in dem Zeitraum von 1896—1906 nachweisen konnte. Die Quecksilbervergiftung ist glücklicherweise jetzt seltener geworden, da in den Spiegelfabriken, die früher die wichtigsten Quellen dieser Gewerbekrankheit waren, kein Quecksilber, sondern Silber zum Belegen des Spiegelglases benutzt wird. Das Gift gelangt durch Einatmen der Quecksilberdämpfe in den Körper. Die Gefahr der Erkrankung besteht gegenwärtig am meisten für die Arbeiter, die in den Hutfabriken mit der Behandlung der Hasenfelle beschäftigt sind.

Eine Vergiftung durch Fluorwasserstoffsäure entsteht leicht bei der Arbeit in den sogenannten Thomasstahlwerken, in denen bei der Entphosphorung des Eisens das als Düngemittel geschätzte Thomasschlackenmehl gewonnen wird. Die hier entwickelten Säuren, unter denen namentlich die Fluorwasserstoffsäure durch ihre Giftigkeit hervorragt, reizen die Atmungsorgane der Arbeiter bis zur Entstehung von Luftröhrenkatarrhen und Lungenkatarrhen. Es sind Werke bekannt geworden, bei denen mehr als die Hälfte der gesamten Arbeiterschaft an Krankheiten der Atmungsorgane erkrankten und in einem hohen Prozentsatz starben. Durch Einführung von zuverlässig funktionierenden Entleerungsapparaten können diese Gesundheitsschädigungen vermieden werden.

Die Chromvergiftung entsteht durch Einatmen des Chromstaubes bei der Herstellung und dem Verbrauch von Chromfarben und Chrompräparaten, die in der Photographie gebraucht werden. Es bilden sich Geschwüre in der Nase und an den Lippen, die sehr schwer heilen.

Die Anilinvergiftung findet sich bei den in der chemischen Großindustrie beschäftigten Arbeitern. Das Gift wird hauptsächlich in Gestalt der Dämpfe durch die Atmungsorgane, weniger durch Resorption von der Haut aus aufgenommen. Die Erscheinungen liegen zunächst auf nervösem Gebiete und unter-

---

[1]) TELEKY, S.: Ein Beitrag zur Kenntnis der Phosphornekrose in den böhmischen Zündholzfabriken. Wiener klin. Wochenschr. 1906. S. 1063.

graben schließlich stark das Allgemeinbefinden bis zum Entstehen schwerer Kachexie.

Die Kohlenoxydvergiftung ist die Form, in der sich die schlagenden Wetter der Bergwerke katastrophenartig in schlecht gelüfteten Gruben bemerkbar machen.

Die Schwefelkohlenstoffvergiftung findet sich gegenwärtig bei der steigenden Verwendung des Gummis und seiner Surrogate häufiger als früher; sie macht ihre wesentlichen Krankheitserscheinungen auf dem Gebiete des Nervensystems und bedroht die Arbeiter, die einseitig beim Vulkanisieren des Kautschuks mit Schwefelkohlenstoff beschäftigt werden.

3. Allgemeine Bemerkungen zur sozialen Pathologie der gewerblichen Vergiftungen.

An die Spitze jeder Betrachtung der Mittel zur Beseitigung der in einigen Industriezweigen drohenden Vergiftungen ist der Satz zu stellen, daß alle diese Schädigungen größtenteils vermeidbar sind, wenn sowohl von der Betriebsleitung als auch von den Arbeitern, sowohl von den einzelnen Personen als auch von den gesetzgeberischen und verwaltenden Faktoren des Staates alle Maßnahmen zur Anwendung gelangen, die die Gewerbehygiene und die Sozialpolitik schon heute zuverlässig angeben. Manche dieser gefährlichen Industrien, wie die Verarbeitung des weißen und gelben Phosphors oder die Spiegelbelegung mit Quecksilber sind überhaupt überflüssig und daher völlig vom Gesetz zu verbieten. Bei anderen läßt sich die Verwendung des gefährlichen Materials einschränken, wie z. B. die des Bleies zu den Anstrichfarben. Auch hier muß das Gesetz den zögernden Betriebsleitungen zu Hilfe kommen. Die Verwendung aller Mittel aber läßt sich an Vorsichtsmaßnahmen knüpfen, die gar zu mannigfacher Art sind, als daß hier nicht auf die Spezialwerke verwiesen werden müßte. Daß die Verhütung der gewerblichen Vergiftungen nicht besser gelingt als bisher, liegt nicht an der Unfähigkeit von Wissenschaft und Technik der Gewerbehygiene, sondern daran, daß deren Forderungen weder vom Arbeiter, noch vom Arbeitgeber, noch von der Gesetzgebung in die Praxis in hinreichendem Maße übernommen worden sind.

Mit Recht ist für die dauernden Schädigungen des Körpers, die durch die Beschäftigung in den gesundheitsgefährlichen Gewerben gesetzt werden, auch eine besondere Haftpflicht des Arbeitgebers und ein rechtlich gewährleisteter Entschädigungs-

anspruch des Arbeiters gefordert worden. Leider ist dieser Forderung, über deren Berechtigung kaum ein Zweifel bestehen kann,
selbst in Deutschland, wo sich eine sehr gut rentierende chemische
Großindustrie entwickelt hat, noch nicht Rechnung getragen,
während in England ein Gesetz aus dem Jahre 1906 für diese
Gesundheitsschädigungen eine Haftpflicht des Unternehmers eingeführt hat. Die Forderung trifft insofern den Arbeitgeber nicht
hart, als er leicht imstande ist, die Unkosten dieser Versicherung
im Preise des Fabrikates zum Ausdruck zu bringen und auf den
Verbraucher abzuwälzen. Gerade bei den in Betracht kommenden
Gewerben, die in der Regel in den Händen weniger Groß-
industrieller liegen und höchst wertvolle, einen Preisaufschlag
sehr wohl vertragende Güter herstellen, dürfte das keine Schwierigkeiten machen.

Die Entschädigung des Arbeiters für Erkrankungen, die er
sich bei der Ausübung gesundheitsgefährlicher Tätigkeit zugezogen hat, ist aber nicht nur in der hier geschilderten Richtung
von Wichtigkeit. Sie hat vielmehr eine noch größere sozialhygienische Bedeutung, da sie das beste Mittel abgibt, um die
Gewerbekrankheiten überhaupt im größeren Maße zu verhindern,
als das bisher geschieht; denn wenn die Betriebsleitungen erst
ein zahlenmäßig zu berechnendes Interesse daran haben, die
gewerblichen Vergiftungen zu verhindern, so werden sie viel
sorgsamer als bisher auf eine zuverlässige Verhütung bedacht
sein. Aber auch die Arbeiter selbst könnten mehr zur Verhütung
der gewerblichen Vergiftungen beitragen. Es ist zweckmäßig,
durch ihre Organisationen, die Betriebsräte und Gewerkschaften,
in diesem Sinne auf sie einwirken zu lassen, da sie von
diesen Belehrung und Verhaltungsmaßregeln leichter annehmen
als von anderer Seite, auch einzelne Arbeiter in den Betrieben
zur Beaufsichtigung über die Beobachtung der Schutzmaßnahmen
heranzuziehen. Ganz unentbehrlich ist natürlich eine wohlorganisierte staatliche Gewerbeaufsicht, die in die Reihen ihrer
Beamten nach schweizerischem und bayerischem Vorgang ganz
allgemein auch Ärzte aufnehmen muß, um die Bekämpfung der
gewerblichen Vergiftungen und der übrigen Berufskrankheiten
mit Erfolg durchführen zu können.

Vgl. die zahlreichen Abhandlungen über die Hygiene der Arbeit
im Grotjahn-Kaupschen Handwörterbuch der sozialen Hygiene,
703 und 943 S., 1912. — K. B. Lehmann: Kurzes Lehrbuch der Arbeits-
und Gewerbehygiene. 1919. 468 S. — B. Chajes: Grundriß der Berufskunde und Berufshygiene. 273 S. 1919. Fortlaufende Literatur
vgl. alljährlich Abschnitt IV der Grotjahn-Kriegelschen bibliographischen Jahresberichte über soziale Hygiene.

IX. Rheumatismus.

Von

A. Grotjahn.

Die rheumatischen Erkrankungen werden von der Pathologie etwas stiefmütterlich behandelt. Das liegt einmal an der schwachen Ausbeute, die sie in pathologisch-anatomischer Hinsicht bieten, sodann an der geringen Gefahr, die sie, abgesehen von dem akuten Gelenkrheumatismus, der unter den Infektionskrankheiten behandelt worden ist, für das Leben der Befallenen mit sich führen. Nichtsdestoweniger haben die rheumatischen Erkrankungen auch in ihren leichten Formen insofern eine große soziale Bedeutung, als sie unter allen Umständen die am häufigsten vorkommenden Krankheiten sind und zahllose Personen der arbeitenden Bevölkerung für eine längere oder kürzere Zeit arbeitsunfähig machen. Das gilt schon von dem einfachen Muskelrheumatismus und noch mehr von dem chronischen Gelenkrheumatismus.

Der chronische Gelenkrheumatismus, in seinen stärkeren Formen als Arthritis deformans bezeichnet, tritt aus der Harmlosigkeit der rheumatischen Erkrankungen insofern hervor, als er bei manchen Personen aus Ursachen, die uns noch nicht bekannt sind, eine Schmerzhaftigkeit und eine Ausdehnung auf so zahlreiche Gelenke erfährt, daß eine schwere, dauernde Beeinträchtigung des Lebensgenusses und der Arbeitsfähigkeit entsteht. Besonders beklagenswert ist diese „Polyarthritis", wenn es sich um Personen der unteren Volksschichten handelt. Den alten Ärzten fiel dieser Zusammenhang derartig auf, daß sie das ganze Krankheitsbild als Arthritis pauperum bezeichneten; doch finden sich derartige Fälle in allen Bevölkerungsschichten und der oft beobachtete und allen Armenärzten geläufige Zusammenhang von Armut und Arthritis beruht weniger darauf, daß die Arthritis nur unbemittelte und in ungesunden sozialen Verhältnissen Lebende ergreift, als vielmehr darauf, daß die von ihr in größerer Ausdehnung befallenen Kranken infolge der damit verbundenen dauernden Arbeitsunfähigkeit in eine elende und hilflose Lage herabsinken.

Nach der Leipziger Krankheitsstatistik kamen unter 100000 ein Jahr lang beobachteten männlichen Versicherungspflichtigen 590 Fälle

von chronischem Gelenkrheumatismus vor, von denen 4 tödlich
endeten, und die zusammen 19020 mit Arbeitsunfähigkeit einhergehende Krankheitstage beanspruchten. Bei den weiblichen Versicherungspflichtigen wurden 277 Fälle mit 2 Todesfällen und 9970
Krankheitstagen gezählt. Nach Berufen geordnet kamen auf 100 Mitglieder Fälle von Muskel- und Gelenkrheumatismus:

	im Alter von	
	15—34 Jahren	35—54 Jahren
bei den Steinmetzen	4	8
„ „ Bierbrauern	4	12
„ „ Zement- und Kalkarbeitern	10	20
„ „ Papierfabrikarbeitern	7	11
„ „ Holzbearbeitungsfabrikarbeitern	4	7

Daraus geht auf jeden Fall die stärkere Belastung des höheren
Lebensalters hervor, die sich natürlich auch in anderen Bevölkerungsschichten findet.

Häufig führt der Gelenkrheumatismus zur Invalidität. Durch
Gelenkrheumatismus und Gicht waren bei den Männern 62, bei
den Frauen 85 von 1000 Invalidisierungen nach den Ermittlungen
des Reichsversicherungsamtes im Durchschnitt der Jahre 1896 bis
1899 verursacht.

Als wesentlich harmloser ist der Muskelrheumatismus aufzufassen, wenn er auch durch seine überaus große Häufigkeit
jährlich eine große Menge Menschen für einige Zeit brach legt.
Nach der Leipziger Morbiditätsstatistik kamen unter 100000
ein Jahr lang beobachteten männlichen Versicherungspflichtigen
3316 Fälle von Muskelrheumatismus vor, die zusammen 59099
mit Arbeitsunfähigkeit einhergehende Krankheitstage beanspruchten. Bei den weiblichen Versicherungspflichtigen wurden
1816 Fälle und 38708 Krankheitstage gezählt.

Das Wesen der rheumatischen Erkrankungen ist uns noch
unbekannt. Deshalb sind auch die zu ihrer Bekämpfung vorgeschlagenen Maßnahmen in ihrer Wirksamkeit recht zweifelhaft.
Die rheumatischen Erkrankungen sind ziemlich gleich unter den
oberen und niederen Bevölkerungsschichten verbreitet, so daß
es nahe liegt, die wesentliche Verursachung in einer uns noch
unbekannten konstitutionellen Disposition zu sehen. Aber die
handarbeitenden Schichten leiden natürlich unter den rheumatischen Krankheiten ungleich mehr als die höheren, da sie bei
ihren Arbeitsleistungen vorwiegend auf die freie Beweglichkeit
von Muskeln und Gelenken angewiesen sind.

X. Frauenkrankheiten und Gebärtätigkeit.

Von

R. Lewinsohn.

Seit Jahrhunderten gibt es in der Medizin ein ziemlich fest-
umschriebenes Gebiet von „Frauenkrankheiten", denen kein
besonderes Gebiet der „Männerkrankheiten" gegenübersteht.
Aus dieser Tatsache allein kann man den Schluß ziehen, wieviel
mehr die Frau als Geschlechtswesen Krankheit und Siechtum
ausgesetzt ist als der Mann. Nicht die venerischen Krankheiten,
die eine schiefe Terminologie als „Geschlechtskrankheiten" bezeichnet, weil sie meistens beim Geschlechtsverkehr übertragen
werden und an den Geschlechtsteilen ihren Sitz haben, sondern
die Krankheiten, die im Zusammenhang mit der eigentümlichen
geschlechtlichen Funktion des Mannes und der Frau entstehen,
sind die eigentlichen „Geschlechtsleiden". Die Zahl und Häufigkeit dieser Leiden ist beim Weibe um ein Vielfaches höher als
beim Mann. Nach der Leipziger Krankenkassenstatistik kamen
auf je 10000 Pflichtmitglieder Krankheiten der Harn- und Geschlechtsorgane beim Manne 49, bei der Frau 255.

Aber diese Zahlen geben noch kein rechtes Bild der ungleich
stärkeren Beeinträchtigungen der Frau durch Erkrankungen
und Beschwerden ihres Genitalapparates.

Der gewaltige Kräfteverbrauch und die Arbeitsleistung, die
das Fortpflanzungsgeschäft der Frau beansprucht, wird deutlich
aus einer Berechnung, die SELLHEIM [1] aufgestellt hat. Danach
beträgt der Verlust durch Menstruation (12 mal etwa 170 g Blut
usw. = etwa 2 kg im Jahre) während der ganzen Zeit der Gebär-
tüchtigkeit mehr als 50 kg; die Zunahme in der Schwangerschaft
und Verlust unter der Geburt 6 kg (Kind: 3 kg, Nachgeburtsteile 1 kg,
Reduktion der Gebärmutter 1 kg, Blutverlust 1 kg); Laktation
schafft Nährmaterial für Zunahme des Kindes = 6 kg in einem Jahre.
Die Frau verdoppelt also ihr Eigengewicht durch Menstruation
vom 18. bis 45. Jahre (von 50 auf mehr als 100 kg). Die Frau verdreifacht ihr Eigengewicht vom 18. bis 45. Lebensjahre durch 6 Geburten
und Laktationen sowie dazwischen liegende Menstruationen.

---

[1] SELLHEIM: Die Geburt des Menschen. Deutsche Frauenheilkunde. Wiesbaden 1913. Bd. I. S. 291.

Daß auf diese gewaltigen Umwälzungen im Organismus der erwachsenen Frau die äußeren Lebensbedingungen nicht ohne Einfluß sein können, leuchtet ein. Reich und arm stehen sich auch hier keineswegs gleich, und die sozialen Unterschiede fallen in der Häufigkeits- wie in der Sterblichkeitsziffer der einzelnen Frauenkrankheiten erheblich ins Gewicht. Das kommt schon daher, daß das Gebäralter, die Geburtenhäufigkeit, die Pflege, die sich die Frauen angedeihen lassen können, in den verschiedenen Bevölkerungsschichten nicht gleich sind, ferner durch die verschieden starke Ausbreitung der venerischen Infektionskrankheiten, die wohl fast 50 % aller Frauenkrankheiten verursachen, durch territoriale und klimatische Besonderheiten, durch Unterschiede zwischen Stadt und Land und schließlich durch die gewerbliche Tätigkeit der Frauen.

Freilich ist die Frage, wieweit die neuzeitliche gewerbliche Arbeit die Gesundheit der Frau schädigt, noch keineswegs geklärt. Während z. B. AGNES BLUHM [1]) zu dem Ergebnis kommt, daß die Industriearbeit auf die inneren Organe der Frau nicht anders wirkt als auf die des Mannes, glaubt MAX HIRSCH [2]) eine weitgehende Schädlichkeit der Frauenerwerbsarbeit, besonders für die weiblichen Geschlechtsorgane, nachweisen zu können. Eine Gegenüberstellung der allgemeinen Sterblichkeit in Deutschland (nach der allgemeinen deutschen Sterbetafel für 1901—1910) und der Sterblichkeit bei der Leipziger Ortskrankenkasse (1887—1905) zeigt allerdings, daß vom 15. bis 35. Lebensjahr, also in den letzten Entwicklungsjahren und in den Jahren stärkster Fortpflanzungstätigkeit, die weiblichen Krankenkassenmitglieder, also die erwerbstätigen Frauen, eine besonders hohe Sterblichkeit aufweisen.

Auf 100 Männer berechnet betrug die Sterblichkeit der Frauen

im Alter von	nach der deutschen Sterbetafel [3])	in der Ortskranken- kasse Leipzig
15—20 Jahren	92	119
20—25 ,,	99	113
25—30 ,,	104	133

---

[1]) BLUHM, AGNES: Hygienische Fürsorge für Arbeiterinnen und ihre Kinder. WEYLS Handbuch der Hygiene. 2. A. Leipzig 1914. Bd. VII, 1.

[2]) HIRSCH, MAX: Leitfaden der Berufskrankheiten der Frau mit bes. Berücksichtigung der Gynäkologie und Geburtshilfe im Lichte der sozialen Hygiene. Stuttgart 1919. S. 22 ff.

[3]) Die „Allgemeine deutsche Sterbetafel" berechnet freilich die „ideelle Sterbeziffer", d. h. die Sterbeziffer einer stationär gedachten

im Alter von	nach der deutschen Sterbetafel	in der Ortskranken- kasse Leipzig
30—35 Jahren	103	115
35—40 „	90	82
40—45 „	76	99
45—50 „	68	70
50—55 „	71	63
55—60 „	74	66
60—65 „	84	55
65—70 „	90	71
70—75 „	94	73

Aber daraus schon auf eine durch Erwerbsarbeit verursachte „Übermortalität" zu schließen, erscheint nicht angängig. Man muß sich vergegenwärtigen, daß die moderne Erwerbsarbeit zwar eine Umstellung, aber nicht ohne weiteres eine Mehrbelastung für die Frau mit sich bringt. Die Frau hat von jeher in ausgedehntem Maße an der wirtschaftlichen Produktion mitgeholfen. Bei" den primitiven Völkern fällt sogar der Frau der überwiegende Teil der Beschaffung des Lebensunterhalts zu. Die Frau hat für die vegetabilische, der Mann für die animalische Nahrung zu' sorgen [1]). Die Frau hat, nach einem Wort von DER STEINENS, den Ackerbau erfunden. Sie ist auch noch in der mittelalterlichen Hauswirtschaft die Hauptträgerin der Produktion. Erst mit der Ausbildung der Gütererzeugung für den Markt und der feineren Arbeitsteilung geht das Schwergewicht der wirtschaftlichen Produktion auf den Mann über. Der Aufgabenkreis der Frau wird enger, aber er reicht noch bis ins 19. Jahrhundert weit über die bloße Aufziehung der Kinder und die Besorgung des Haushalts, d. h. die Herrichtung der Waren für den unmittelbaren Gebrauch, hinaus. Daneben verlangt der neue gewerbliche Großbetrieb, die Manufaktur nach billiger Frauenarbeit, und seit Ende des 18. Jahrhunderts zieht die Fabrik die Frauen aus dem Hause heraus. Das muß zu einer schweren Kollision der Pflichten und zu einer Überlastung der Frau [2]) führen. Erst seit der Mitte des 19. Jahrhunderts setzt in England, seit den siebziger Jahren auch auf dem Kontinent in der Form des gesetzlichen Arbeiterinnenschutzes eine rückläufige Bewegung ein.

Bevölkerung, und weicht daher in verschiedener Beziehung von der tatsächlichen Sterbeziffer ab. Vgl. v. BORTKIEWICZ: Bevölkerungswesen. Leipzig 1919. S. 35 ff.
[1]) BÜCHER, KARL: Die Entstehung der Volkswirtschaft. 12.—13. A. Leipzig 1919. Bd. I. Kap. 1.
[2]) Vgl. MARX: Das Kapital. Bd. I. Kap. 8.

1. Krankheiten der äußeren Geschlechtsorgane. Konzeption.

Den, wenn man von den venerischen Krankheiten absieht, nicht allzu häufigen entzündlichen Erkrankungen der äußeren Geschlechtsteile der Frau kommt sozialpathologisch keine größere Bedeutung zu. Genauere Untersuchungen darüber, ob die auf Entwicklungshemmungen beruhenden Mißbildungen der Genitalien bei der ärmeren, schlechter ernährten Bevölkerung häufiger vorkommen, als es sonst bei Entwicklungsanomalien der Fall ist, sind noch nicht angestellt worden. Normale äußere Geschlechtsteile sind die Voraussetzung des normalen Geschlechtsverkehrs. Der Geschlechtsverkehr ist aber nicht nur ein physiologischer, sondern auch ein soziologischer Vorgang, und die Verschiedenheit der sexuellen Sitten bei den einzelnen Gesellschaftsklassen ist nicht ohne Rückwirkung auf den Körper der Frau. Ein Sexualleiden, das meistens soziologisch bedingt ist, ist der Vaginismus, d. i. die abnorm erhöhte Reizbarkeit des Scheideneingangs, die das Eindringen des männlichen Gliedes in die Scheide unmöglich macht. Es findet sich, wie J. Veit [1]) hervorgeht, besonders häufig bei den jungverheirateten Frauen der gebildeten Stände, dagegen selten bei den sozial unteren Schichten der Bevölkerung. Der Grund hierfür dürfte in den meisten Fällen die „Angst vor dem Unbekannten in der Hochzeitsnacht" [2]), die Furcht vor der „Termindefloration" sein, wie Grotjahn es nannte.

Tatsächlich wird die Termindefloration nach vollzogener Trauung gegenwärtig nur von einem verhältnismäßig kleinen Teil der Bevölkerung geübt. Auf dem Lande wie in den größeren Städten pflegt bei den unteren Schichten, aber vielfach auch in den höchsten Gesellschaftskreisen, die „prima nox" nicht erst die Hochzeitsnacht zu sein, sondern der Geschlechtsverkehr beginnt im vorehelichen Liebesleben. Daß aber auch im Mittelstand und im Kleinbürgertum, die als die eigentlichen Hüter einer strengen Geschlechtsmoral gelten, der „Verlobtenverkehr" nicht selten ist, beweist eine Statistik des sächsischen Landesamts [3]). Danach waren im Jahre 1908 von 100 ehelichen lebendgeborenen ersten Kindern innerhalb der ersten sieben Monate des ersten Ehejahres geboren, also vorehelich konzipiert:

bei den in der Landwirtschaft Beschäftigten 67,8
„ „ in Handel und Verkehr Beschäftigten 67,8
„ „ in der Industrie Beschäftigten 67,3

---

[1]) Veit, J.: Handbuch der Gynäkologie. Bd. IV. Die Erkrankungen der Vulva. 1910. S. 702.
[2]) Hofmeier: Handbuch der Frauenkrankheiten. Leipzig 1920.
[3]) Zeitschr. d. Kgl. Sächsichen Landesamts. 59. Jahrg. 1914. S. 173.

bei den Dienstboten 52,4
„   „   Angestellten in der Industrie 50,7
„   „   Angestellten in Handel und Verkehr 44,4
„   „   unteren Staats- und Kommunalbeamten 41,0
„   „   selbständigen Landwirten und Pächtern 40,5
„   „   selbständigen Kaufleuten und Gastwirten 38,9
„   „   Handwerksmeistern 37,6
„   „   Rechtsanwälten, Ärzten und Künstlern 30,2
„   „   höheren Beamten, Geistlichen, Lehrern und Offizieren 14,9

An die Mitteilung dieser Zahlen schloß GROTJAHN in der
vorigen Auflage dieses Buches folgende Bemerkungen: „Also
findet die Deflorierung kurz nach der Eheschließung selbst gegenwärtig nur in der Minderheit der Fälle statt. Dieser Bruchteil
steigt bei den höheren Schichten und damit auch das Vorkommen
des Vaginismus und der damit einhergehenden Leiden, Ehe-
verirrungen, Anbahnung von Nervenkrankheiten und unzähligen
Übelständen, die das Eheleben von vornherein beeinträchtigen.
Diese Übelstände dürften sich in Zukunft mit der Verminderung
des vorehelichen Verkehrs und der Verfeinerung des Empfindungs-
lebens, was beides im Sinne der kulturellen Entwicklung liegt,
vermehren.

Die freiere Erörterung geschlechtlicher Vorgänge im Verkehr
zwischen Arzt und Patienten, die gar nicht genug nach dem Beispiel der alten Beichtväter, aber auf Grund des modernen sexual-
wissenschaftlichen Rüstzeuges gepflegt werden kann, führt
glücklicherweise gegenwärtig solche Kranke häufiger als früher
zur ärztlichen Behandlung, die das Hindernis durch geringfügige Manipulationen oder kleine Operationen unter Anwendung
örtlicher oder allgemeiner Unempfindlichkeit so leicht und schmerz-
los beseitigt, daß in allen Fällen, in denen die Defloration Schwierigkeiten macht, ohne weiteres zu diesem Ausweg gegriffen werden
sollte. Dem vorausschauenden Geiste eröffnet sich hier sogar
die Aussicht, daß ärztliche Fürsorge durch Verallgemeinerung
der künstlichen Defloration zur Entbrutalisierung des Frauen-
lebens erheblich beitragen könnte. Wie manche andere belang-
lose Teile (Zirbeldrüse, Ohrläppchen, Weisheitszahn, Tränen-
karunkel u. a. m.) ist das Hymen ein völlig zweckloses Über-
bleibsel einer Entwicklungsepoche, deren Lebensbedingungen wir
nicht mehr kennen, und deren Notwendigkeiten für uns bedeutungslos geworden sind. Es liegt also nahe, die Wegräumung dieses
Hindernisses von vornherein und regelmäßig nicht mehr einer
brutalen Einleitung des geschlechtlichen Verkehrs, sondern
einem einfachen und schmerzlosen ärztlichen Eingriff (event. in
früher Jugend) zu überlassen. Nicht nur die Fälle von Vaginismus,

sondern auch manche Wunden sowohl physischer wie namentlich
psychischer Art würden sich dadurch mit Sicherheit vermeiden
lassen."

2. Unfruchtbarkeit.

Etwa 10 % aller Ehen bleiben kinderlos. Diese im volkswirtschaftlichen Sinne „unfruchtbaren" Ehen sind aber nicht
alle auch im physiologischen Sinne unfruchtbar. Denn ein, wenn
auch geringer Teil der kinderlosen Ehen beruht auf willkürlicher
Geburtenverhütung, in weit mehr Fällen kommt es zu Schwangerschaften, die aber mit Fehlgeburten oder Totgeburten enden.
Die Zahl der „primär sterilen" Ehen, d. h. Ehen, bei denen
keine Konzeption stattgefunden hat, beträgt nach dem Material
der Prager Frauenklinik 7,5 %[1]); nach den Untersuchungen der
Würzburger Universitäts-Frauenklinik[2]) hatten unter 11 500
verheirateten poliklinischen Patientinnen 4,6 %, unter 3500 verheirateten Privatpatientinnen 12,2 % nie konzipiert. Doch dürfte
die auffallend geringe Sterilitätsziffer der poliklinischen gegenüber den Privatpatientinnen nicht so sehr auf der größeren Gebärfähigkeit der ärmeren Bevölkerung beruhen als vielmehr darauf,
daß Privatpatientinnen wegen Sterilität früher und häufiger
den Arzt aufsuchen. Freilich zeigen auch die Kinderlosen-
Statistiken, bei denen zugleich die Ehedauer berücksichtigt ist,
einen höheren Prozentsatz in den wohlhabenderen Kreisen.
So fand Verrijn Stuarts[3]) in Holland Kinderlosigkeit

	Stadt	Land
in den Ehen der Armen in	14,1 %	11 %
„ „ „ „ Wohlhabenden in .	16,2 %	10,9 %
„ „ „ „ Reichen in	16,0 %	12,6 %

Der Grund hierfür dürfte zum Teil die häufigere Fettleibigkeit
unter den Reichen sein, die seit altersher als Ursache der Unfruchtbarkeit angesehen wird[4]), vor allem aber die stärkere Verbreitung der Geschlechtskrankheiten in den wohlhabenden, spät
heiratenden Klassen. Die Wirkung der Geschlechtskrankheiten
spiegelt sich auch in der häufigeren Kinderlosigkeit der groß-

---

[1]) Austerlitz: Prager med. Woch. 1903, S. 279, zit. n. Prinzing,
Handbuch d. mediz. Statistik. 1906. S. 31.
[2]) Krampf, J. D.: Würzburg 1919; ferner Vosswinkel: I.-D.
Würzburg 1907. Vgl. Hofmeier, a. a. O. S. 574 ff.
[3]) Über die Beziehungen zwischen Wohlstand, Natalität und
Kindersterblichkeit in den Niederlanden. Zeitschr. f. Sozialwissensch.
1901. Bd. 4.
[4]) Vgl. Kisch: Die Sterilität des Weibes. 2. A. Berlin.

städtischen Bevölkerung wieder. So blieben unter 100 Ehen von 25 jähriger und längerer Dauer steril [1]) in:

Kopenhagen (1880)	. . . .	12	Oldenburg (1876—85)	. . .	9
Berlin (1885)	. . . . . .	11	Norwegen (1890)	. . . . .	7
Rio de Janeiro (1890)	. . .	11	Neu-Südwales (1891)	. . .	5

Die unmittelbare Ursache der Sterilität liegt in etwa einem Viertel bis einem Drittel aller Fälle auf seiten des Mannes [2]) (mangelhafte oder fehlerhafte Entwicklung der äußeren Geschlechtsteile, Fehlen der Samenflüssigkeit oder der Samenfädchen, psychische Impotenz). Auch auf seiten der Frau bilden öfters Entwicklungsstörungen der äußeren und inneren Genitalien die Ursache der Unfruchtbarkeit, ferner Lageveränderung der Gebärmutter, möglicherweise auch Vorgänge der inneren Sekretion. Die Hauptursache der weiblichen Sterilität — nach dem großen Material der Würzburger Frauenklinik [3]) in 20 % aller sterilen Ehen — sind Entzündungen der Gebärmutter, der Eileiter und der Eierstöcke, und zwar vorwiegend gonorrhoische Entzündungen. Da aber die Gonorrhoe meistenteils vom Manne in die Ehe gebracht wird, so sind wohl 40—50 % der kinderlosen Ehen durch Krankheiten des Mannes begründet. Erb [4]) fand in 400 Ehen früher tripperkranker Männer, daß nur 34 % der Frauen gesund und 12 % der Ehen steril blieben; von anderen Autoren werden noch höhere Krankheits- und Sterilitätsziffern angegeben [5]).

Die Gonorrhöe ist, neben der Syphilis, auch der Hauptgrund der sog. „sekundären Sterilität", d. h. der Ehen, in denen nach einmaliger, gleich nach der Verheiratung eingetretener Konzeption weitere Schwangerschaften ausbleiben. Nach Benzler [6]) führt der Tripper in 12,4 % zur vollkommenen und in 17,7 % aller Fälle zur Einkindersterilität. Auch sekundär sterile Ehen, bei denen der Wunsch nach dem Kinde die Frauen schon seltener zum Arzte treibt, fanden Krampf und Voss-

---

[1]) Prinzing: Artikel „Fruchtbarkeit" im Handwörterbuch der sozialen Hygiene. Herausg. von A. Grotjahn und J. Kaup. Leipzig 1912.
[2]) Kehrer: Beiträge zur experimentellen Geburtskunde Nr. 2. — Fürbringer: Störungen der Geschlechtsfunktion des Mannes 1895. Vgl. Kisch: a. a. O.
[3]) Vosswinkel: a. a. O.
[4]) Münchener med. Woch. 1906. Nr. 48.
[5]) Vgl. Blaschko: Der Einfluß der sozialen Lage auf die Geschlechtskrankheiten. In „Krankheit und soziale Lage". Hrsg. von Tugendreich und Mosse. München 1913.
[6]) Sterilität und Tripper. Archiv f. Dermatologie u. Syphilis 1898.

WINKEL[1]) unter den Privatpatientinnen doppelt so häufig (8 %) als unter poliklinischen Patientinnen (4—5 %). Es liegt auf der Hand, daß allein die Sterilität infolge venerischer Krankheiten einen sehr großen Geburtenausfall bewirkt. PRINZING beziffert den jährlichen Geburtenaufsall infolge venerischer Krankheiten des Mannes allein auf 100000 Geburten. Die Venerikersterilität ist aber ein besonders bedauerlicher Verlust an Volkskraft, weil vielfach durch sie sonst körperlich und geistig rüstige Menschen von der Fortpflanzung ausgeschlossen werden, während hunderttausende mit vererbbaren Gebrechen Behaftete sich fortpflanzen und neue Generationen von Krüppeln in die Welt setzen.

Die Ursachen der Sterilität sind zu einem erheblichen Teil durch verhältnismäßig einfache ärztliche Eingriffe zu beheben, so Fälle von Vaginismus, Stenose, Gebärmutterverlagerungen u. a. Der Hauptkampf aber wird sich gegen die venerischen Krankheiten richten müssen, vor allem durch systematische Volksaufklärung, wie sie in den letzten beiden Jahrzehnten von der Deutschen Gesellschaft zur Bekämpfung der Geschlechtskrankheiten in die Wege geleitet worden ist. Darüber hinaus aber wird der Staat den Gesunden einen besseren Schutz als bisher gewähren müssen, besonders denen, die eine Ehe eingehen. Die notwendigste Maßnahme in dieser Richtung ist die Einführung eines Gesundheitszeugnisses vor der Ehe[2]), das die physische und psychische Reinheit der Ehe erhöhen und tausende Männer und Frauen vor Krankheit und Unfruchtbarkeit bewahren soll.

3. Überfruchtbarkeit.

In einer Zeit, in der die Aufmerksamkeit der Bevölkerungspolitiker fast ausschließlich auf die Bekämpfung der Unfruchtbarkeit und Unterfruchtbarkeit gerichtet ist, ist es notwendig, auf die Gefahren der entgegengesetzten Erscheinung, der Überfruchtbarkeit hinzuweisen. Die „Vielgebärerei" ist zwar die „natürliche" Art der Fortpflanzung. Sie kommt nicht so sehr zur Geltung bei den primitiven Naturvölkern, bei denen vielfach Abtreibung geübt wird und die übermäßig lange Säugezeit (2—3 Jahre) die Konzeptionsfähigkeit herabsetzt, so daß auf eine Frau meistens nur 2—4 Lebendgeburten gerechnet werden[3]). Stärker tritt die Geburtenhäufigkeit bei den primi-

---

[1]) VOSSWINKEL: a. a. O.
[2]) Vgl. Das ärztliche Heiratszeugnis. Herausg. von MAX HIRSCH. Monographien zur Frauenkunde u. Eugenetik. Nr. 2. Leipzig 1921.
[3]) Vgl. FEHLINGER, H.: Die Fortpflanzung der Natur- und Kultur-

tiveren Völkern des christlichen Kulturkreises hervor, namentlich bei den slawischen Völkern. Überall aber, wo sich eine hohe Geburtenziffer findet, sind auch die Verluste an mütterlichem wie an Kindesleben sehr hoch, so daß der „natürliche" Gebärtypus sich sozialhygienisch als wenig erfreulich erweist. Der Geburtenüberschuß ist in den europäischen Ländern mit hoher Geburtenziffer infolge der hohen Sterblichkeit, besonders der Säuglingssterblichkeit, wie aus der folgenden Tabelle hervorgeht, kaum höher als in den Ländern mittlerer Geburtenhäufigkeit. So kamen in den Jahren 1901—1910 auf je 1000 Einwohner jährlich [1]):

Länder	Lebend-geborene	Sterbe-fälle	Geburten-überschuß	Länder	Lebend-geborene	Sterbe-fälle	Geburten-überschuß
Rußland. .	46,7	29,9	16,8	Niederlande	30,5	15,2	15,3
Serbien . .	38,9	23,4	15,5	Preußen . .	33,5	18,4	15,1
Rumänien .	39,8	25,8	14,0	Deutschland	32,9	18,7	14,1
Ungarn . .	37,0	25,7	11,3	Dänemark .	28,6	14,2	14,6
Österreich .	34,7	23,3	11,4	England . .	27,2	15,4	11,8

Daß Fehlgeburt, Frühgeburt, Totgeburt und schwierige Geburten mit der Zahl der vorausgegangenen Schwangerschaften zunehmen, ist bereits in den vorangegangenen Kapiteln dargelegt worden. Nach PRINZING [2]) waren von 100 Geburten totgeboren bei der

	in Zürich 1886—1890	in Berlin (ehel. Kinder) 1900—1902
1. Geburt	5,1	3,3
2.— 3. „	3,8	2,8
4.— 6. „	4,6	3,1
7.— 9. „	5,8	3,8
10.—12. „	7,9	4,1
13. und mehr Geburten	8,4	7,5

Die Unproduktivität der Überfruchtbarkeit wird noch deutlicher, wenn man die Kindersterblichkeit im 1. Lebensjahr berücksichtigt. So berichtet BRUPBACHER [3]) über eine Statistik von über 26000 Geburten, bei denen die Kindersterblichkeit betrug bei Kindern der

1. Geburt . . . 22,0 %	7. Geburt . . . 31,1 %
2. „ . . . 20,0 %	8. „ . . . 33,2 %
3. „ . . . 21,2 %	9. „ . . . 36,2 %

völker. Abhandlungen aus dem Gebiet der Sexualforschung. Bd. III. Heft 4. Bonn 1921. S. 12 ff. — KÜLZ: Zur Biologie und Pathologie des Nachwuchses bei den Naturvölkern. Leipzig 1919. S. 17 ff.
[1]) v. BORTKIEWICZ: a. a. O. S. 28 und 34.
[2]) PRINZING: Die Ursachen der Totgeburt. Allgemeines statistisches Archiv. 1907. Bd. VII. S. 39.
[3]) BRUGBACHER: Kindersegen — und kein Ende? München. 1909. S. 36.

4. Geburt	. . .	23,2 %	10. Geburt	. . .	41,3 %
5. „	. . .	26,3 %	11. „	. . .	51,4 %
6. „	. . .	28,9 %	12. „	. . .	59,7 %

Die Verluste, die Schwangerschaft und Kindersterblichkeit bei Überfruchtbarkeit der Frau verursachen, hat C. HAMBURGER in zwei aufschlußreichen Untersuchungen nachgewiesen. HAMBURGER hat während zweier Jahre (1906—1908) die Fortpflanzungsanamnese von 1042 Berliner Arbeiterfrauen erhoben, die sämtlich wenigstens 10 Jahre verheiratet waren und insgesamt 7261 Schwangerschaften durchgemacht hatten [1]). In einer zweiten Untersuchungsreihe [2]), die sich auf 1047 Ehefrauen mit 6922 Schwangerschaften erstreckt, hat HAMBURGER dann in den Jahren 1909—1913 die Ergebnisse der ersten Untersuchung nachgeprüft und sie in geradezu auffälliger Weise bestätigt gefunden. Die „Verlustziffer", d. h. die Zahl der Aborte und Sterbefälle vor dem 16. Lebensjahre, also vor Beginn der Erwerbsfähigkeit, betrug bei den Ehen mit

	1906—1908	1909—1913
1 Konzeption	23 %	23 %
3 Konzeptionen	31 %	33 %
5 „	40 %	43 %
8 „	51 %	51 %
12 „	56 %	56 %
15 „	69 %	69 %
Gesamtzahl der Fehlgeburten . . .	17,89 %	17,15 %
Gesamtzahl der gestorbenen Kinder .	32,75 %	32,08 %
Gesamtverlust	50,64 %	49,23 %
bei durchschnittlich	6,97 Konz.	6,61 Konz.

Im einzelnen gestaltete sich das Bild der neueren Untersuchungsreihe:

		wurden abortiert	starben unter 17 Jahren	gingen zugrunde
Von 56 Früchten aus	1 geburt. Ehe	3 = 8,9%	8 = 14,3%	13 = 13,2%
„ 158 „ „	2 „ „	14 = 8,9%	30 = 19,0%	44 = 27,9%
„ 348 „ „	3 „ „	50 = 14,4%	67 = 19,2%	117 = 33,6%
„ 444 „ „	4 „ „	55 = 12,4%	102 = 23,0%	157 = 35,4%
„ 530 „ „	5 „ „	75 = 14,1%	153 = 28,9%	228 = 43,6%
„ 678 „ „	6 „ „	110 = 14,7%	177 = 26,1%	277 = 40,8%
„ 686 „ „	7 „ „	113 = 16,5%	187 = 27,3%	300 = 43,7%
„ 576 „ „	8 „ „	117 = 20,3%	179 = 31,1%	296 = 51,4%
„ 621 „ „	9 „ „	128 = 20,6%	192 = 31,0%	320 = 51,5%
„ 650 „ „	10 „ „	130 = 20,0%	226 = 34,8%	356 = 54,8%
„ 363 „ „	11 „ „	46 = 12,7%	132 = 36,4%	178 = 49,0%
„ 540 „ „	12 „ „	103 = 19,7%	204 = 37,8%	307 = 56,8%
„ 844 „ „	13—15 „ „	163 = 19,3%	354 = 46,9%	517 = 61,2%
„ 428 „ „	mehr als 15 „ „	88 = 20,6%	210 = 49,1%	248 = 69,6%
Von 6922 Früchten		1187 = 17,1%	2221 = 32,1%	3408 = 49,2%

[1]) HAMBURGER, C.: Über den Zusammenhang zwischen Konzeptionsziffer und Kindersterblichkeit in großstädtischen Arbeiterkreisen. Zeitschr. f. soziale Medizin. 1908. Bd. 3. S. 121 ff.

[2]) HAMBURGER, C.: Berliner klin. Wochenschr. 1916. S. 1269 f.

Die tatsächliche Produktivität der Gebärarbeit wird ersichtlich, wenn man errechnet, wieviel erwerbstätige Menschen denn aus den Ehen mit zahlreichen Schwangerschaften hervorgehen. Legt man die Erhebungen HAMBURGERS zugrunde, so kommen

aus Ehen mit	1 Konzeption	0,8	Kinder über das 16. Lebensjahr				
,, ,, ,,	2 Konzeptionen	1,4	,,	,,	,,	,,	,,
,, ,, ,,	3 ,,	2,0	,,	,,	,,	,,	,,
,, ,, ,,	4 ,,	2,6	,,	,,	,,	,,	,,
,, ,, ,,	5 ,,	2,8	,,	,,	,,	,,	,,
,, ,, ,,	6 ,,	3,5	,,	,,	,,	,,	,,
,, ,, ,,	7 ,,	3,9	,,	,,	,,	,,	,,
,, ,, ,,	8 ,,	4,0	,,	,,	,,	,,	,,
,, ,, ,,	9 ,,	4,4	,,	,,	,,	,,	,,
,, ,, ,,	10 ,,	4,5	,,	,,	,,	,,	,,
,, ,, ,,	11 ,,	5,6	,,	,,	,,	,,	,,
,, ,, ,,	12 ,,	5,2	,,	,,	,,	,,	,,
,, ,, ,,	13—15 ,,	5,3	,,	,,	,,	,,	,,
,, ,, ,, mehr als 15 ,,		5,7	,,	,,	,,	,,	,,

Berücksichtigt man selbst, daß in allen diesen „Verlustziffern" eine gewisse Zahl von Abtreibungen enthalten ist und in den höheren konzeptionsreicheren Ehen wohl mehr als bei den Ehen mit 1 oder 2 Schwangerschaften, so steht doch außer Zweifel, daß der „Nutzeffekt" der Schwangerschaften bis zu einem gewissen Grade mit ihrer Zahl abnimmt. Aus 3 Schwangerschaften einer Berliner Arbeitersfrau entstehen im Durchschnitt 2 arbeitskräftige Menschen, aus 8 Schwangerschaften einer Frau nur 4 und aus 12 Schwangerschaften meistens nur 5 arbeitskräftige Menschen. Der Nutzeffekt sinkt also von 66 % bei der dritten Schwangerschaft auf 50 % bei der achten und 42 % bei der zwölften Schwangerschaft.

In den wohlhabenden Familien ist dank der geringeren Zahl der Fehlgeburten und Totgeburten und vor allem infolge der wesentlichen niedrigeren Säuglingssterblichkeit der Nutzeffekt der Schwangerschaften im ganzen ein höherer. HAMBURGER fand bei einer Erhebung über 119 wohlhabende Frauen, daß von 416 Früchten 34 abortiert wurden und 41 als Kinder starben, so daß der Gesamtverlust nur 18 % betrug. Doch nehmen auch hier die Verluste mit der Häufigkeit der Schwangerschaften zu. So kommen auf 100 Konzeptionen Fehlgeburten

	bei Arbeiterfrauen	bei Wohlhabenden
bei der 1. und 2. Schwangerschaft . .	7,4	3,9
,, ,, 3. ,, 4. ,, . .	9,7	5,7
,, ,, 5. ,, 6. ,, . .	13,7	6,7
,, ,, 7. u. folgenden ,, . .	20,5	17,4

Zusammenfassend kann man, analog dem Gesetz vom abnehmenden Bodenertrage, geradezu von einem Gesetz vom abnehmenden Konzeptionsertrage sprechen, welches aussagt, daß die Aussicht, ein lebensfähiges Kind zu erzielen

---

[1]) Zeitschr. f. soz. Medizin. a. a. O.

12*

und über das 16. Lebensjahr hinauszubringen, bei jeder folgenden Konzeption geringer ist als bei der vorhergehenden.

4. Die Krankheiten der Gebärmutter und der Adnexe.

Während bei den Krankheiten der äußeren Genitalien das soziale Moment — wenn wir von den venerischen Krankheiten absehen — eine verhältnismäßig unbedeutende Rolle spielt, fällt es bei den Erkrankungen der Gebärmutter erheblich ins Gewicht. Sowohl die entzündlichen Erkrankungen der Gebärmutter und des Nachbargewebes (Parametrium), die unter den 150000 weiblichen Mitgliedern der Münchener allgemeinen Ortskrankenkasse im Jahre 1915 2,6 % aller Krankheitsfälle bildeten, als auch die Lageveränderungen sind zum nicht geringen Teile Folgen schwerer Arbeit oder spezifisch weiblicher Gewerbekrankheiten. So haben Beschäftigungen, bei denen die Frauen lange mit vornüber gebeugtem Oberkörper sitzen müssen, häufig Entzündungen der Uterusmuskulatur und der Adnexe zur Folge. Gutzmann [1]) fand bei Maschinennäherinnen doppelt so häufig Uteruserkrankungen als bei dem sonstigen poliklinischen Material der Charité-Frauenklinik. Die häufigste Lageveränderung, die Retroflexio, findet sich nach Laubenburg [2]) bei im Stehen Arbeitenden dreimal so häufig als bei Frauen, die im Sitzen arbeiten. Weiterhin trägt das frühe Aufstehen und die Verrichtung schwerer Arbeit wenige Tage nach der Geburt, wie sie auf dem Lande, aber auch in der städtischen Arbeiterbevölkerung noch immer üblich ist, zur Entstehung von Gebärmutterverlagerungen bei.

Auf die Entstehung der häufigen Geschwulstbildungen in der Gebärmutter hat die soziale Lage, in der die Frauen sich befinden, sicherlich einen erheblichen Einfluß. Zwar weiß man weder von den gutartigen noch von den bösartigen Geschwülsten die eigentliche Ursache. Aber die Erfahrung lehrt, daß die gutartigen Muskelgeschwülste, die Myome des Uterus, vorwiegend bei besser situierten Frauen vorkommen, während die bösartigen Epithelgeschwülste, der Gebärmutterkrebs (Karzinom), sich besonders bei den ärmeren Schichten der Bevölkerung finden.

---

[1]) Gutzmann: Über den Einfluß der Nähmaschinenarbeit auf die weiblichen Genitalien. I.-D. Berlin 1895.
[2]) Laubenburg: Frauenkrankheiten als Erwerbskrankheiten. Archiv f. Frauenkunde u. Eugenetik. Bd. 3. 1916. Zit. nach Hirsch: Leitfaden der Berufskrankheiten. S. 64.

Nach den Untersuchungen HOFMEIERS [1]) kamen an der Würzburger Universitäts-Frauenklinik vor unter

Krankenmaterial	Myome	Karzinome
14 660 poliklinischen Kranken . .	285 = 1,9 %	—
16 800 poliklinischen Kranken . .	—.	603 = 3,6 %
9 400 Privatkranken	537 = 5,7 %	209 = 2,1 %

Nach einer anderen Statistik [2]) derselben Klinik fanden sich sogar unter 6470 Privatpatientinnen 8,3 % Myomkranke, unter 21 454 poliklinischen Patientinnen derselben Zeit nur 2,7 % Myomkranke.

Selbst wenn man berücksichtigt, daß Frauen wohlhabender Kreise bei den verhältnismäßig geringen Beschwerden, die die Uterusmyome machen, schneller den Arzt aufsuchen als Frauen der unbemittelten Stände, so beweisen doch die Zahlen, daß das Uterusmyom vorwiegend eine Krankheit der Wohlhabenden oder, richtiger, des Wohllebens ist. Gute Ernährung und das Fehlen größerer körperlicher Anstrengungen, vielleicht auch die sitzende Lebensweise und der dadurch erzeugte Blutandrang in der Genitalgegend scheinen die Entstehung von Myomen zu begünstigen. Die wiederholt aufgestellte Behauptung, daß sexuelle Enthaltsamkeit oder geringe sexuelle Tätigkeit zur Myombildung führe, wird durch das umfangreiche Material der Würzburger Klinik nicht bestätigt. Denn hier waren von 945 Myomfällen 741 = 78 % der Frauen verheiratet, und 529 = 56 % hatten im Durchschnitt 3—4 Schwangerschaften durchgemacht.

Für die Entzündungen der Adnexe gilt dasselbe wie für die Gebärmutterentzündungen: auch sie werden durch harte Arbeit und gewisse gewerbliche Schädigungen (Arbeiten in sitzender, gebückter Haltung u. a.) begünstigt. Nach GUTZMANN sind Adnexentzündungen bei Maschinennäherinnen dreimal so häufig als bei den übrigen Patientinnen der Charité. Als eine Folge sitzender Lebensweise bezeichnet LAUBENBURG auch die zystische Entartung der Eierstöcke, die schon bei jugendlichen Fabrikarbeiterinnen so hartnäckige Schmerzen und Arbeitsunfähigkeit bewirken, daß unter Umständen der erkrankte Eierstock entfernt werden muß.

Besonders betont muß werden, daß die Entzündungen der weiblichen Geschlechtsteile sehr häufig, wie einige Frauenärzte annehmen, sogar in der überwiegenden Mehrzahl der Fälle, durch Gonorrhoe hervorgerufen werden, sodaß alles, was in sozialpathologischer Hinsicht an anderer Stelle von den venerischen

---

[1]) HOFMEIER: Handbuch der Frauenkrankheiten. Leipzig 1920. S. 376.
[2]) G. SOMMER: I.-D. Würzburg 1907.

Krankheiten gesagt worden ist, auch von den Entzündungen der weiblichen Geschlechtsorgane gilt.

5. Menstruation.

Ein Leiden, das von der sozialen Hygiene bisher wenig beachtet worden ist, obwohl es unzähligen Frauen Jahre ihres Lebens erschwert, sind Störungen der Menstruation. Schon die physiologische, normale Monatsblutung ist bei den meisten Frauen mit einer Beeinträchtigung des Allgemeinbefindens und Herabsetzung der Arbeitsfähigkeit verbunden. Aber bei einer nach Hunderttausenden zählenden Schar junger Mädchen und Frauen sind die Menstruationsbeschwerden so heftig, daß sie jedesmal zu ein- oder mehrtätiger Arbeitsunfähigkeit führen. Bei der Regelmäßigkeit und Häufigkeit des Leidens pflegen auch die erwerbstätigen Frauen sich deshalb nicht krank schreiben zu lassen; daher geben die Krankenkassenstatistiken über die Häufigkeit dieses Leidens keine ausreichende Auskunft. In manchen Betrieben wird auf die weiblichen Angestellten während der Periode Rücksicht genommen, in anderen aber, besonders in landwirtschaftlichen, müssen sie, ohne Rücksicht auf ihren Körperzustand, schwere Arbeit verrichten. Die Folge davon ist Verschlimmerung des Leidens, Verlängerung und Verstärkung der Menstruation, bisweilen aber auch schwere Entzündungserscheinungen und schließlich Sterilität. Häufig trägt an der mangelnden Rücksicht auf die menstruierenden Frauen nicht böser Wille des Arbeitgebers oder des Vorgesetzten die Schuld, sondern ein falsch geleitetes Schamgefühl der Frauen selbst, die lieber ihre Schmerzen ertragen, als daß sie sie durch Schonung zu mildern suchen.

Die ärztliche Heilkunst steht den Menstruationsbeschwerden, soweit diese nicht auf bestimmten organischen Erkrankungen (Eierstocksentzündungen usw.) beruhen, ziemlich ratlos gegenüber. Um so mehr ist es Aufgabe des sozialen Arbeiterschutzes, hier helfend einzugreifen, den Frauen die nötige Schonung zu sichern und zu verhindern, daß durch unbillige Lohnabzüge die Arbeiterinnen gezwungen oder verleitet werden, trotz ihrer Unpäßlichkeit ihrem Beruf nachzugehen.

6. Schwangerschaft.

In der Schwangerschaft treten wie in keiner anderen Zeit des weiblichen Geschlechtslebens die sozialen Unterschiede der einzelnen Bevölkerungsschichten stark zutage. Während die

Dame der wohlhabenden Gesellschaft von dem Tage an, an dem sie oder der zu Rate gezogene Arzt die Schwangerschaft festgestellt hat, als Halbpatientin betrachtet wird, pflegt die Proletarierfrau bis in die letzte Schwangerschaftszeit hinein ihre gewohnte Arbeit fortzusetzen, und was von den Frauen in der Stadt gilt, ist in noch höherem Maße von dem überwiegenden Teil der Landbevölkerung zu sagen. Schwere Arbeiten werden da bis unmittelbar vor Ausbruch der Geburtswehen verrichtet. Die staatliche Schwangerschaftsfürsorge, die den gewerblichen Arbeiterinnen nunmehr in Deutschland einen Schutz während der letzten sechs Wochen vor der Geburt gewährt, hat zwar eine Besserung geschaffen, aber noch nicht vermocht, diese gesundheitsschädliche Volkssitte auszumerzen.

Daß gewisse gewerbliche Arbeiten die Schwangerschaft besonders ungünstig beeinflussen und zu häufigen Blutungen, Placenta praevia, unstillbarem Erbrechen und anderen Leiden führen, wird von Gewerbeärzten übereinstimmend berichtet [1]. Nach der Leipziger Krankenkassenstatistik wurden bei den freiwilligen Mitgliedern 2,1 %, bei Pflichtmitgliedern dagegen 5,5 % Schwangerschaftskrankheiten behandelt. Die in der Schwangerschaft besonders häufigen auf Bindegewebsschwäche beruhenden Krankheiten wie Bauch-, Leisten- und Schenkelbrüche, Vorfälle, Venenerweiterungen und ihre Folgeerscheinungen, die sehr langwierigen Krampfadergeschwüre, finden sich vornehmlich bei Frauen der Arbeiterklasse. Nach König [2] hat im Kriegsjahr 1915/16 die Zahl der freien und eingeklemmten Brüche um 50 % zugenommen, was auf den Fettschwund und die Ausbreitung der Frauenarbeit zurückzuführen ist. Doch darf man auch hier den schädlichen Einfluß der gewerblichen Arbeit nicht ausschließlich anschuldigen. Auch die häusliche Arbeit, wie Stehen am Herde, beim Waschen und ähnliche, begünstigt, wie die große Zahl der an Krampfadern und Unterschenkelgeschwüren leidenden Hausfrauen beweist, die Erschlaffung des Bindegewebes und die daraus entstehenden Krankheiten. Die Grenze liegt nicht zwischen gewerblicher Arbeit und Hausarbeit, sondern zwischen schwerer und ungeeigneter Arbeit und zweckmäßiger Schonung.

Leider steht noch nicht einmal allen Frauen während der Schwangerschaft eine Hebamme und, trotz der Ausbreitung des Krankenkassenwesens, nur einem verhältnismäßig kleinen

---

[1] Vgl. BLUHM, AGNES: Hygienische Fürsorge für Arbeiterinnen und deren Kinder. WEYLS Handbuch der Hygiene. 2. A. Leipzig 1914. Band VII, 1. S. 8.

[2] Münch. med. Woch. 1917. Nr. 5 u. 13.

Teil der Frauen ein Arzt zur Verfügung. Es muß daher versucht werden, durch sozialhygienische Maßnahmen der Individualhygiene den Weg zu bahnen, d. h. zu bewirken, daß jede Schwangere rechtzeitig, also spätestens im 5. oder 6. Monat, einmal einem Arzt zugeführt wird.

Diese Forderung wird am besten dadurch erfüllt, daß die Fürsorgestellen für Schwangere, die im Laufe der letzten Jahre von vielen Kommunalverwaltungen eingerichtet worden sind, verallgemeinert und nicht bloß für die unehelichen Schwangeren, sondern für alle bereitgestellt werden.

7. Fehlgeburt.

In etwa 15—20 % aller Fälle nimmt die Schwangerschaft ein vorzeitiges Ende. Erfolgt dieses innerhalb der ersten sechs Schwangerschaftsmonate, so spricht man von Fehlgeburt, nach der 28. Schwangerschaftswoche, von wo ab man eine lebensfähige Frucht erwarten kann, von Frühgeburt.

Die Fehlgeburten sind, soweit sich bei dem Mangel an zuverlässigen Statistiken aus den verschidenen Schätzungen und Zählungen ein Bild gewinnen läßt, etwa doppelt bis dreifach so häufig wie die Frühgeburten.

In der Dresdener Frauenklinik[1]) kamen in den Jahren 1911—1919 19465 Geburten und 1767 Fehlgeburten zur Behandlung, also auf 100 Geburten etwa 9 Fehlgeburten. Die Fehlgeburtsziffer anderer Kliniken[2]) schwankt zwischen 10 und 30 auf je 100 Geburten. Eine Budapester Erhebung der Ärzte und Hebammen[3]) ergab für die Jahre 1901—1908 auf je 100 Konzeptionen durchschnittlich 11 Fehlgeburten. Die Leipziger Krankenkassenstatistik verzeichnet auf je 100 Konzeptionen 9,8 Fehlgeburten. Aber alle diese Zahlen dürften hinter der Wirklichkeit zurückbleiben. Denn bei einem nicht geringen Teil aller „Schwangerschaftsunfälle" werden weder Ärzte noch Hebammen zugezogen. Besonders sind es die Fehlgeburten im 1. und 2. Schwangerschaftsmonat, die häufig für den Laien von stärkeren Menstruationsblutungen kaum zu unterscheiden sind und daher von den Schwangeren selbst verkannt werden. Nach der Budapester Statistik[4]) fielen

auf den 1. Monat der Schwangerschaft 26 Fehlgeburten
„   „ 2.   „   „   „   493   „
„   „ 3.   „   „   „   667   „

[1]) Herz, Alice: Die Behandlung des fieberhaften Abortus in der Dresdener Frauenklinik in den Jahren 1914—1919. Arch. f. Gyn. 1920.
[2]) Vgl. Hirsch, Max: Die Fruchtabtreibung. Stuttgart 1921. S. 3.
[3]) Prinzing: Die Statistik der Fehlgeburten. Arch. f. Frauenkunde u. Eugenetik. 1914. Heft 1. S. 23.
[4]) Weinberg: Art. Fehl- und Frühgeburt im Handwörterb. der soz. Hygiene von Grotjahn-Kaup. Leipzig 1912. Band I. S. 345.

auf den 4. Monat der Schwangerschaft 455 Fehlgeburten
„ „ 5. „   „   „   350 „
„ „ 6. „   „   „   318 „

Die Höchstzahl im 3. Monat entspricht der Beobachtung, daß gerade
in dieser Zeit besonders viel Abtreibungen vorgenommen werden.
Überhaupt wird es dadurch, daß auch bei den klinisch beobachteten
Fehlgeburten sehr häufig ein künstlicher Eingriff ohne medizinische
Indikation vorhergeht, unmöglich, auch nur mit annähernder Be-
stimmtheit zu sagen, wieviel Fehlgeburten wirklich pathologisch
bedingt sind.

Fest steht, daß bei den auf krankhafter Grundlage beruhenden
Fehlgeburten das Alter eine ausschlaggebende Rolle spielt. Mit
zunehmendem Alter wächst die Häufigkeit der Fehlgeburten. So kamen
auf 100 Empfängnisse Fehlgeburten [1]):

bei Schwangeren im Alter von	in Budapest 1903—1908	in Magdeburg 1910—1912	Leipziger Orts-krankenkasse 1887—1905
unter 20 Jahren	6,4	7,3	8,4
von 20—25 „	8,1	8,1	8,2
„ 25—30 „.	9,9	11,2	9,7
„ 30—35 „	} 11,8	15,4	12,0
„ 35—40 „		15,7	15,7
über 40 „	13,1	16,8	20,3
Zusammen	10,5	11,6	9,8

Unter den fehlgeborenen Früchten überwiegt das männliche
Geschlecht. Nach den bisherigen Erhebungen hierüber kann
man auf 100 weibliche 160 männliche fehlgeborene Embryonen
annehmen [2]).

Sicher ist ferner, daß die allgemeine soziale Lage auf die
Häufigkeit der Fehlgeburten von wesentlichem Einfluß ist. AGNES
BLUHM ermittelte unter 4418 Konzeptionen „im gebildeten
Mittelstand" 7,6% und bei 186 Konzeptionen in Pastoren-
familien 7,5 % Fehlgeburten, während die Erhebungen in Arbeiterkreisen durchweg höhere Fehlgeburtsziffern ergeben. Nach den
Berechnungen C. HAMBURGERS [3]) ist der Prozentsatz der Fehlgeburten bei Arbeiterfrauen doppelt so hoch (17,9 %) als bei
wohlhabenden Frauen (8,2 %). Auch die Gegenüberstellung der
ehelichen und der unehelichen Geburten zeigt, wieviel häufiger

---

[1]) PRINZING: a. a. O. S. 25.
[2]) PRINZING: a. a. O. S. 26. Vgl. HIRSCH: Über das Verhältnis
der Geschlechter. Zentralbl. f. Gyn. 1913. Bd. 37. Nr. 12.
[3]) HAMBURGER, C.: Über den Zusammenhang von Konzeptionsziffer und Kindersterblichkeit in (großstädtischen) Arbeiterkreisen.
Ztschr. f. soziale Medizin. 1908. Bd. 3. S. 12ff.

bei den unehelichen, meist den ärmeren Schichten angehörenden
Schwangeren Fehlgeburten vorkommen. Nach der eingehenden
Magdeburger Statistik für 1900—1912 kamen auf 100 eheliche
Schwangere unter 20 Jahren 3,3 Fehlgeburten, auf 100 uneheliche
Schwangere der gleichen Altersstufe aber 9,0 Fehlgeburten; auf
100 eheliche Schwangere zwischen 20 und 25 Jahren 6,5, auf
100 uneheliche der gleichen Altersstufe 14,0 Fehlgeburten. Erst
bei den Frauen über 30 wendet sich das Blatt zuungunsten der
Ehelichen, was aber daher rührt, daß in diesen Altersklassen bei
den Unehelichen die Erstgebärenden überwiegen, die Ehefrauen
aber oft schon mehrere Geburten hinter sich haben und die Häufigkeit der Fehlgeburten mit der Zahl der Schwangerschaften zunimmt. Andererseits muß freilich berücksichtigt werden, daß
unter den Unehelichen die Zahl der Abtreibungen größer ist als
bei den Ehefrauen.

Die Ursachen der Fehlgeburten sind sehr mannigfaltig. Unter
den gewerblichen Schädigungen, die zur Fehlgeburt führen, spielt,
wie man seit langem weiß, die Bleivergiftung eine besonders
verhängnisvolle Rolle. Die Fehlgeburtsziffer bei Arbeiterinnen,
die in den Werkstätten mit Blei oder Bleiprodukten in Berührung
kommen, beträgt 20—30 %, wozu noch ein mindestens ebenso
hoher Prozentsatz Früh- und Totgeburten kommt. Aber auch
die Bleivergiftung des Vaters wirkt offenbar sehr ungünstig auf
die Fortpflanzung ein. Nach den Untersuchungen von LUIGI
CAROZZI [1]), dem Vorstand der Klinik für Gewerbekrankheiten in
Mailand, endeten von 4556 Schwangerschaften der Ehefrauen
der Buchdrucker und Setzer 10,1 % mit Abort und 28,1 % mit
Totgeburt.

Die Infektionskrankheiten wirken nicht in gleicher Weise
auf die Entwicklung der Frucht. Während die Tuberkulose nur
selten zu Fehlgeburten führt, erhöhen Malaria und in besonders
hohem Maße die Syphilis ihre Häufigkeit. Nach HOCHSINGER [2])
waren unter 266 Schwangerschaften syphilitischer Eltern 124
(47 %) Fehlgeburten. Nach Erhebungen in Berliner Irrenanstalten [3]) endete in den Familien paralytischer Männer ein
Viertel, in den Familien paralytischer Frauen ein Drittel aller
Konzeptionen mit einer Fehlgeburt.

---

[1]) HOFSTÄTTER: Archiv f. Frauenkunde u. Eugenetik. Bd. III.
S. 113.
[2]) PRINZING: a. a. O. S. 28.
[3]) C. JUNIUS und M. ARNDT: Über die Deszendenz der Paralytiker.
Ztschr. f. d. gesamte Neurologie u. Psychiatrie. 1913. Bd. 17. S. 304.

In ihrer Gesamtheit bedeuten die Fehlgeburten eine große Kräfteverschwendung und Gefährdung der Frauen und zugleich einen beträchtlichen wirtschaftlichen Verlust. Zählte doch die Leipziger Krankenkassenstatistik auf 100000 weibliche Kassenmitglieder bei den freiwilligen Mitgliedern 890 Fehlgeburten mit 29731 Krankheitstagen und bei den Pflichtmitgliedern 642 Fehlgeburten mit 16124 Krankheitstagen.

Die Sterblichkeit nach Fehlgeburten ist, soweit die Schwangere sich rechtzeitig in ordnungsmäßige ärztliche Behandlung begeben, dank der vorgeschrittenen Aborttechnik gering. Nach der Leipziger Statistik betrug sie 0,7 %. Wenn trotzdem überall dort, wo die Todesfälle im Kindbett bei Fehlgeburten und bei normalzeitigen Geburten gesondert gezählt worden sind (in der Schweiz, in Hamburg, Berlin, Magdeburg), von einer Zunahme der Fehlgeburtsmortalität berichtet wird, so ist das auf die Zunahme der kriminellen Aborte und die dabei eingetretenen Infektionen zurückzuführen.

So starben nach den Hamburger Erhebungen [1]) in den Jahren 1911 und 1912 157 Frauen an Fehlgeburten, und zwar:

durch Kindbettfieber . . . . . 126 Frauen
„ Krämpfe . . . . . . 5 „
„ Embolie . . . . . . 5 „
„ Erschöpfung, plötzlichen
   Tod usw. . . . . . 21 „

Die Hinzuziehung ärztlicher Hilfe zum Abort ist um so mehr erforderlich, als auch nach scheinbar gut verlaufenen Fehlgeburten vielfach entzündliche Erkrankungen der weiblichen Geschlechtsteile auftreten. Die Prophylaxe der Fehlgeburten läuft auf eine Bekämpfung der Schädigungen und Krankheiten hinaus, die zur Fehlgeburt führen, besonders auf die Bekämpfung der Syphilis und der gewerblichen Schädigungen.

8. Abtreibung.

Keine Frage der sozialen Pathologie hat in den letzten Jahren so viel Staub aufgewirbelt wie die Frage der Abtreibung. In der Tat handelt es sich hier um ein Problem ganz besonderer Art. Es ist ein in den modernen Kulturstaaten einzig dastehender Fall, daß eine Handlung mit schweren Freiheitsstrafen bedroht wird, doch aber in einem sehr großen Teil der Bevölkerung gar kein Empfinden dafür besteht, daß hier wirklich ein strafwürdiges

----

[1]) Bericht des Med.-Rats über die medizinische Statistik des Hamburgischen Staats. Jahrg. 1911. 1912.

Verbrechen vorliegt, und daß unzählige Frauen, die sonst vor
den Schranken des Strafgesetzbuches größten Respekt haben,
unbedenklich gegen das Verbot verstoßen. Genaue Zahlen über
die Häufigkeit der Abtreibung liegen begreiflicherweise aus keinem
Lande vor. Den Schätzungen nach dürfte sie am verbreitetsten
in den Vereinigten Staaten von Amerika sein. Unter den europäischen Ländern hält wohl Frankreich die Spitze. Der Statistiker
BERTILLON bezifferte im Jahre 1910 die Zahl der jährlichen Abtreibungen in Paris allein auf 50000, MONIN [1]) sogar auf 100000,
und in Lyon soll die Zahl der Fehlgeburten die der Geburten
übertreffen. Für Berlin schätzt BÜRGER [2]) 8000 Abtreibungen im
Jahre. Andere Autoren kommen auch für Deutschland zu sehr
hohen Ziffern. So nimmt BUMM [3]) für ganz Deutschland 300000,
KROHNE [3]) sogar 500000 in der Mehrzahl kriminelle Aborte an.
Nach den Berechnungen von HIRSCH [4]) kommen in Berlin auf
100 fruchtbare Ehen 87 Fehlgeburten, von denen 68 (78 %)
kriminell sind. Ebenso gab OLSHAUSEN [4]) die „Kriminalitäts-
ziffer", d. h. das Verhältnis der Abtreibungen zur Gesamtzahl
der Fehlgeburten, für Berlin auf 80 % an. Nach BUMM sind sogar
neun Zehntel aller Aborte in Berlin kriminell, während andere
Autoren zu etwas geringeren Zahlen kommen. In den Provinzstädten und auf dem Lande ist der Anteil der kriminellen Aborte
wesentlich geringer, zum Teil, weil hier wirklich die Abtreibung
noch weniger verbreitet ist als in den großen Städten, zum Teil
aber auch, weil die Frauen nach der Großstadt fahren, wo sie
sich unauffälliger die Frucht „abnehmen" lassen können. Die
örtlichen Besonderheiten — die Haltung der Ärzte und Hebammen,
die Wachsamkeit der Polizei und Staatsanwaltschaft u. a. —
sprechen dabei wesentlich mit, so daß die Angaben aus dem Reiche
außerordentlichen Schwankungen unterliegen. In ganzen aber
wird man annehmen können, daß wenigstens die Hälfte aller
Fehlgeburten auch in Deutschland krimineller Art ist.

Ohne Zweifel hat die Häufigkeit der Abtreibungen in den letzten
Jahrzehnten erheblich zugenommen. Denn der relative Geburtenrückgang, d. h. der Rückgang der Geburtenhäufigkeit im Ver-

---

[1]) BALARD, P.: La crise de la dépopulation. Théories néo-malthu-
siennes et avortement. Journ. de méd. de Bordeaux. 1913. Bd. 43.
S. 431. Zit. nach PRINZING: a. a. O. S. 30.
[2]) GROTJAHN-RADBRUCH: Die Abtreibung der Leibesfrucht.
Berlin 1921.
[3]) PLACZEK: Künstliche Fehlgeburt und künstliche Unfruchtbarkeit
(Sammelwerk). Leipzig 1918.
[4]) HIRSCH: Fruchtabtreibung. S. 4 ff.

hältnis zur Bevölkerungszahl ist zum Teil auf die häufigere Anwendung antikonzeptioneller Methoden, zum Teil auf Zunahme
der Abtreibung zurückzuführen. Nach Bumm [1]) ist die Zahl der
Fehlgeburten in den letzten Jahrzehnten vor dem Kriege von
10 % auf 20 %, nach Döderlein [2]) von 6 auf 15 % aller Schwangerschaften gestiegen. Doch ist die Abtreibung keineswegs, wie
immer wieder irrtümlich behauptet wird, eine Erfindung „de-
generierter Kulturmenschen“, sondern sie wird bereits von den
meisten Naturvölkern in großem Umfange geübt. Der Wunsch,
die Kinderzahl zu bestimmen und nicht dem Zufall oder der
Fügung zu überlassen, ist also kein Produkt des „klügelnden Ver-
standes“ [3]), sondern dieser Wunsch hat die Menschen beherrscht,
seitdem sie die Schwelle des tierhaften Trieblebens überschritten
haben und zum zweckbewußten Handeln vorgeschritten sind.

Die Abtreibung ist nicht die Ursache, sondern sie ist nur
ein Mittel, die Geburt eines lebensfähigen Kindes abzuwenden.
Die Häufigkeit der Abtreibung ist demnach dort am größten,
wo man kein Kind haben will: einmal bei den Unehelichen, sodann
in den Ehen, in denen bereits mehrere Kinder vorhanden sind.
Die unehelichen Geburten stellen in Deutschland etwa 10 % der
Gesamtgeburtenzahl. Die Zahl der unehelichen Schwangerschaften, die durch Abtreibung der Frucht beendet werden,
beträgt sicherlich, wenigstens in den Großstädten, ein Mehrfaches
der unehelichen Geburten. Trotzdem ist die eigentliche „Domäne“
der Abtreibung auch in Deutschland die Ehe.

Der Anteil der einzelnen Bevölkerungsschichten an der
Abtreibungsziffer dürfte sich die Wage halten. Die unteren
Klassen stellen das Hauptkontingent der unehelichen Abtreibungen. Die geringere Kinderzahl der höheren Gesellschaftsklassen ist zwar in erster Linie auf eine sorgfältigere Anwendung
empfängnisverhütender Methoden zurückzuführen; tritt aber
dennoch die unerwünschte Schwangerschaft ein, so wird ebenfalls
die Abtreibung vorgenommen. Beträchtliche und für die Volksgesundheit verhängnisvolle Unterschiede bestehen aber in der
Ausführung der Abtreibung bei den einzelnen Bevölkerungsschichten. Während die Frauen der sozial höheren Ständen die
Abtreibung fast ausschließlich durch den Arzt vornehmen lassen,

---

[1]) Bumm: Künstlicher Abort. Monatsschr. f. Geburtshilfe u. Gyn.
1916. Bd. 43.
[2]) Nürnberger: Die Stellung des Abortus in der Bevölkerungsfrage. Monatsschr. f. Geb. u. Gyn. 1917.
[3]) Bornträger: Der Geburtenrückgang in Deutschland. Würzburg
1913. S. 23.

wird bei der einfachen Bevölkerung in der Stadt wie auf dem
Lande die Abtreibung noch überwiegend von den Schwangeren
selbst, erfahrenen Nachbarinnen, weisen Frauen oder Hebammen
ausgeführt oder doch eingeleitet. Der Arzt wird erst hinzugezogen,
wenn die Blutung nicht aufhören will, Fieber auftritt oder sonst
eine Komplikation sich einstellt.

Die Fälle, die die Krankenhausärzte zu Gesicht bekommen,
sind überwiegend die verpfuschten. Dieser Umstand hat zur
Folge, daß in den Statistiken der Kliniken die Gefährlichkeit
der Fruchtabtreibung meist überschätzt wird. Würde wirklich,
wie BENTHIN [1]) behauptet, der vierte Teil der Frauen an den Folgen
des kriminellen Aborts sterben, so wäre längst das Frauengeschlecht
oder aber — die Abtreibung von der Erdoberfläche verschwunden.
Gewiß ist die Zunahme der Sterbefälle an Kindbettfieber vor
allem auf die Zunahme des kriminellen Aborts zurückzuführen.
Gewiß sind die Fälle, die zu schweren Infektionen, zu gefährlichen
Blutungen, zu Gebärmutterentzündungen und dauernder Unfruchtbarkeit führen, absolut genommen, zahlreich und stellen
sozialpathologisch eine empfindliche Schädigung der Volksgesundheit dar. Aber im Verhältnis zu der Riesenzahl der jährlichen Abtreibungen ist die Zahl der komplizierten Aborte gering,
und wenn es in dem Erlaß der russischen Sowjetregierung vom
18. November 1920, der die Abtreibung durch Ärzte in öffentlichen
Spitälern freigibt, zur Rechtfertigung heißt, daß bisher infolge
der im geheimen vorgenommenen Abtreibungen 50 % der Frauen
an Blutvergiftung erkrankten und 4 % starben, so dürften diese
Zahlen selbst für Rußland zu hoch gegriffen sein. Sichere Schlüsse
über die Gefährlichkeit der kunstgerechten Abtreibung zu
ziehen, ist unmöglich, solange die Unterbrechung der normalen
Schwangerschaft dem Arzt untersagt ist. Einen Anhaltspunkt
gewinnt man indes aus den in Kliniken aus medizinischen Gründen
vorgenommenen künstlichen Fehlgeburten; und da ergibt sich,
daß selbst bei so strenger Indikation, wie sie in der WINTERschen
Universitäts-Frauenklinik [2]) in Königsberg gestellt wird, wo es
sich also um überwiegend schwerkranke Frauen (fortschreitende
Tuberkulose, dekompensierter Herzklappenfehler u. ä.) handelt,
unter 152 künstlichen Fehlgeburten kein einziger Fall tödlich
verlief [3]). Gewiß bleibt die künstliche Fehlgeburt eine „Operation",

---

[1]) HIRSCH: Fruchtabtreibung. S. 31.
[2]) Vgl. WINTER, G.: Die Indikationen zur künstlichen Unterbrechung der Schwangerschaft. Berlin-Wien. 1918.
[3]) BENTHIN: Groß-Berliner Ärzteblatt 1922. Nr. 17. Vgl. WOLF,
LOTHAR: Zur Prognose der kunstgerechten Abtreibung am Gesunden.
Groß-Berline Arzteblatt 1922. Nr. 32.

und eine absolute Gewähr für die Ungefährlichkeit des Eingriffs läßt sich nicht geben. Die Anwendung unschädlicher empfängnisverhütender Mittel ist daher vom sozialhygienischen Standpunkt aus der Unterbrechung der Schwangerschaft unbedingt vorzuziehen. Allein nur vom medizinischen Standpunkt aus läßt sich das Abtreibungsproblem nicht lösen. Das christliche, aus dem Judentum übernommene absolute Verbot der Abtreibung läßt sich natürlich nicht durch medizinische Einwände widerlegen. Ebenso stehen sich vom ethischen Standpunkt aus zwei Anschauungen gegenüber, die letzten Endes gefühlsmäßig, nicht verstandesmäßig begründet sind. Der liberale Standpunkt verlangt, daß die Frau ein Recht auf ihren Körper und damit ein Recht auf Beseitigung ihrer Leibesfrucht hat. Das sozialistische Prinzip, das freilich ebensowenig von allen Sozialisten folgerichtig eingehalten wird wie das liberale Prinzip von allen „liberalen" Politikern, fordert, daß die Fortpflanzung nicht eine Privatangelegenheit des Individuums ist, sondern Sache der Gesellschaft, und daß infolgedessen auch das Individuum nicht freie Verfügungsgewalt über das Austragen oder Abtreiben der Frucht haben kann [1].

Wie alle Politik, wurzelt auch die Bevölkerungspolitik in Weltanschauungen, und der Raum, den rein verstandesmäßige Erwägungen hier einnehmen, ist noch enger als auf anderen Gebieten der Politik. Immerhin ist eine Frage objektiver Beantwortung zugänglich: Hat die Volkswirtschaft ein Interesse an dem Verbot oder an der Freigabe der Abtreibung? Das führt auf die weitere Frage: Hat die Wirtschaft und hat der Staat ein Interesse an der Hebung der Bevölkerungszahl oder nicht?

Vom wirtschaftlichen Standpunkt aus hat die Antwort zu verschiedenen Zeiten sehr verschiedenartig gelautet. Während der Merkantilismus, die Wirtschaftsanschauung des Frühkapitalismus, des 17. und 18. Jahrhunderts, populationistisch gesinnt war, d. h. in einer möglichst großen Steigerung der Einwohnerzahl eine Steigerung des nationalen Reichtums sah, kamen im 19. Jahrhundert die an den Namen des englischen Geistlichen MALTHUS [2] anknüpfenden Volkswirtschaftler zu dem entgegengesetzten Ergebnis. Sie nahmen an, daß jedes Volk auf die Dauer verarmen und verelenden müßte, wenn man der natürlichen Vermehrungstendenz der Menschen die Zügel schießen

[1] Vgl. LEWINSOHN, R.: Die Stellung der deutschen Sozialdemokratie zur Bevölkerungsfrage. Schmollers Jahrbuch 1922. Heft 3/4.
[2] MALTHUS, TH. R.: An essay of the principle of population. 1798. Deutsch: Abhandlung über das Bevölkerungsgesetz. Jena 1905.

ließe. Während aber MALTHUS selbst die Beschränkung der Geburtenzahl durch Erschwerung der Eheschließungen herbeiführen wollte, kam um die Mitte des 19. Jahrhunderts in England eine Bewegung auf, der sog. Neomalthusianismus[1]), der dasselbe Ziel durch künstliche Geburtenverhütung und -verhinderung erreichen wollte. Als wirtschaftspolitische Bewegung ist der Neomalthusianismus nie über die Bedeutung einer Sekte hinausgekommen. Die Wirtschaftspolitik der letzten Jahrzehnte vor dem Kriege ähnelt wieder in bevölkerungspolitischer Beziehung wie auch sonst den Anschauungen des Merkantilismus — daher auch die Bezeichnung „Neomerkantilismus". Die maßgebenden Wirtschaftsführer sahen in dem relativen Geburtenrückgang, der in West- und Mitteleuropa seit den 80er Jahren des 19. Jahrhunderts, in verstärktem Maße seit der Jahrhundertwende einsetzte, eine schwere Gefahr, während in der nationalökonomischen Wissenschaft die Ansichten geteilt waren. Die Nachkriegszeit zeigt auf bevölkerungspolitischem Gebiete noch kein klares Bild.

Grundsätzlich wird man die Frage, ob der Geburtenzuwachs im Interesse der Volkswirtschaft liegt, dahin beantworten können: Populationismus und Malthusianismus sind als allgemeingültige Prinzipien abzulehnen. Die Geburtenzahl eines Volkes ist vielmehr den jeweiligen Wirtschaftsbedingungen des Landes anzupassen, und zwar unter zwei Gesichtspunkten. Einmal: wieviel Kinder können gegenwärtig aufgezogen werden, ohne daß die Lebenshaltung des Volkes empfindlich sinkt? Sodann: wie groß wird voraussichtlich in 15—20 Jahren, wenn die jetzt geborenen Kinder herangewachsen sind, der Menschenbedarf der Wirtschaft sein? Je nachdem zu einer Zeit und in einem Lande diese beiden Fragen beantwortet werden, wird die Geburtenpolitik und damit auch die Abtreibungsfrage zu regeln sein. Je nachdem man einen Menschenzuwachs für wirtschaftlich geboten hält oder nicht, wäre also die Abtreibung freizugeben oder zu verbieten oder aber wenigstens den Frauen, die eine bestimmte Zahl von Kindern bereits lebend zur Welt gebracht haben, die Abtreibung zu gestatten.

Es bleibt schließlich noch eine letzte, aber sehr bedeutungsvolle Frage zu beantworten: Erfüllt denn das Abtreibungsverbot überhaupt seinen Zweck? In Deutschland wurden auf Grund der Abtreibungsparagraphen (Strafgesetzbuch §§ 218—220) verurteilt:

---

[1]) DRYSDALE, G.: The elements of social science. 1854. Deutsch: Grundzüge der Gesellschaftswissenschaft. 1872.

im Jahresdurchschnitt von 1882—1885: 215 Personen
                     1886—1890: 236 „
                     1891—1895: 339 „
                     1896—1900: 409 „
                     1901—1905: 555 „
                     1906—1910: 814 „
                     1912: 977 „

Trotz der Zunahme der Verurteilungen ist doch die Zahl minimal im Vergleich zu den hunderttausenden strafbaren Abtreibungen, die jährlich in Deutschland vorgenommen werden. Hervorragende Juristen wie Gross [1]. E. v. Liszt [2]), Radbruch [3]) befürworten denn auch die völlige Freigabe der Abtreibung oder doch die Abtreibung innerhalb der ersten Schwangerschaftsmonate, weil das geltende Recht das Ansehen der Rechtsordnung überhaupt schädige und in seiner jetzigen Anwendung nur die Armen träfe. Gegen die Sechswochengrenze Liszts und die Dreimonatsgrenze Radbruchs, innerhalb der die Abtreibung straffrei bleiben soll, lassen sich nicht nur schwerwiegende prozeßrechtliche Bedenken erheben [4]), sondern es ist auch nicht einzusehen, warum man einer Frau, die nach den ersten Zeichen der Schwangerschaft möglichst schnell zum Abtreiber läuft, Straffreiheit zusichert, sie aber ins Gefängnis stecken soll, wenn sie sich die Sache noch überlegt und sich erst im vierten Monat zu dem Eingriff entschließt. Die höhere Gefährdung bei einem künstlichen Abort in den späteren Schwangerschaftsmonaten kann doch nicht bestraft werden, solange man Selbstmordversuche ungestraft läßt.

Einig sind sich heute fast alle Juristen darüber, daß das heutige Strafmaß für Abtreibung — lange Zuchthausstrafen — viel zu hoch ist und dem Empfinden weiter Volkskreise strikt zuwiderläuft. Der Entwurf zum neuen Strafgesetzbuch sieht denn auch eine wesentliche Milderung der Strafen vor. Wenn man unter der Voraussetzung, daß volkswirtschaftliche Erwägungen eine Vermehrung der Geburtenzahl als wünschenswert erscheinen lassen, der Beibehaltung des Abtreibungsverbots zustimmt, so ist damit nicht gesagt, daß man die hunderttausende Frauen, die gegenwärtig Jahr für Jahr gegen das Gesetz verstoßen, hinter Schloß und Riegel bringen will. Es ist auch damit nicht die Erwartung ausgesprochen, daß das Gesetz künftig die Frauen, die fest entschlossen sind, ihre Frucht nicht auszutragen,

[1]) Archiv f. Kriminalanthropologie. Bd. 12. S. 345.
[2]) Die kriminelle Fruchtabtreibung. 2 Bände. Zürich 1910.
[3]) Grotjahn-Radbruch: a. a. O. S. 26 ff.
[4]) Vgl. Goldschmidt: Der Schutz des keimenden Lebens. Arch. f. Kriminologie. 1922. Bd. 74. Heft 2.

daran hindern wird. Die Abtreibung soll vielmehr, wie Grotjahn es ausdrückt, „auf der Verbotstafel"[1] stehen bleiben, um der auch jetzt noch sehr großen Zahl der schwankenden Frauen, die sich durch die Strafe abschrecken lassen, und den Ärzten und Hebammen, die geneigt sind, dem Wunsche nach Einleitung des Aborts nachzugeben, als Hemmung zu dienen[2].

9. Künstliche Fehlgeburt.

Es ist ein allgemein anerkannter Satz der Geburtshilfe, daß das Leben der Mutter dem Leben der Frucht vorgeht. Ist also das Leben der Mutter durch Fortsetzung der Schwangerschaft gefährdet, so muß die Geburt eingeleitet werden, auch wenn noch kein lebensfähiges Kind zu erwarten ist. Das Strafgesetz, das die Abtreibung verbietet, sieht zwar diesen Fall nicht ausdrücklich vor, aber die Rechtsprechung hat das Recht des Arztes, den Eingriff vorzunehmen, anerkannt, wenn die Sachverständigen die Lebensgefahr für die Mutter bestätigen. Wann aber dem behandelnden Arzt dieses Recht einzuräumen ist, darüber gehen die Ansichten der Sachverständigen und damit auch die Urteile der Gerichte weit auseinander. Geht man nach den Berichten der großen Frauenkliniken, so käme dieser sog. „medizinischen Indikation" eine sozialpathologische Bedeutung kaum zu. Franz brauchte unter 55000 Kranken nur in 0,25 %, Winter bei 55000 klinischen Patientinnen nur in 0,56 %, G. Klein unter 30900 Patientinnen nur in 0,3 % aller Fälle die künstliche Fehlgeburt aus medizinischen Gründen vornehmen, andere bekannte Frauenärzte hatten angeblich in jahrzehntelanger Praxis nur wenige Male Veranlassung dazu. Diese Statistiken geben aber ein falsches Bild. Denn der praktische Arzt in kleinen Städten oder auf dem Lande ist unter Umständen gezwungen, rascher zu handeln als der Leiter einer großen Klinik, in der alle Hilfsmittel und jederzeit ärztliche Hilfe zu Gebote stehen.

Vor allem aber stehen die günstigen Berichte der großen Frauenkliniken in Widerspruch zu den Ansichten zahlreicher Ärzte über den ungünstigen Einfluß der Schwangerschaft auf gewisse bestehende Krankheiten, besonders auf die Tuberkulose.

---

[1] Grotjahn-Radbruch: a. a. O. S. 21.
[2] Anm. d. Herausgebers: Die Ansichten des Herrn Mitarbeiters über die vielumstrittene Frage der Straffälligkeit der Abtreibungen decken sich nicht mit denen des Herausgebers, dessen Auffassung weiter unten bei der Besprechung des Geburtenrückganges wiedergegeben werden wird.   A. G.

Nach FELLNER [1]) führt die Schwangerschaft in 68 % zum Wiederaufflackern, nach HEYMANN [1]) in fast ¾ aller Fälle zur Verschlimmerung der Lungenschwindsucht. WINTER [2]), einer der Hauptgegner einer weitgesteckten medizinischen Indikation, berichtet selbst, daß unter 25 Schwangeren mit offener Tuberkulose 9 mal eine Verschlimmerung und 3 mal der Tod eintrat. Nach ESSEN-MÖLLER [1]) stirbt mehr als die Hälfte der tuberkulösen Frauen innerhalb eines Jahres nach der Geburt, während nach WEINBERG [3]) die Steigerung der Tuberkulosesterblichkeit durch die Schwangerschaft 16,7 % beträgt. Aber auch für die Kinder tuberkulöser Mütter sind die Lebensaussichten sehr ungünstig. Nach den Untersuchungen WEINBERGS an württembergischem und sächsischem Material erreichen von den in den ersten Krankheitsjahren der tuberkulösen Mütter geborenen Kindern nur 29 %, von den im letzten Krankheitsjahr der Mutter geborenen sogar nur 12 % das 20. Lebensjahr.

Neben der Tuberkulose erfahren die Nierenerkrankungen durch die Schwangerschaft besonders häufig eine Verschlimmerung. Von den an chronischer Nierenentzündung leidenden Schwangeren sterben etwa 40 % der Frauen während der Schwangerschaft, wenn nicht rechtzeitig der Abort eingeleitet wird [4]).

Eine dritte Gruppe von Krankheiten, die während der Schwangerschaft häufig eine verhängnisvolle Wendung nehmen, sind die Nervenkrankheiten und psychischen Störungen. Die früher verbreitete Ansicht, daß Epilektikerinnen durch Schwangerschaft und Geburt von ihrem Leiden befreit oder gebessert werden, ist durch neuere Beobachtungen widerlegt worden. Nach einer Sammelstatistik NERLINGERS [5]) trat bei 92 epileptischen Frauen in 157 Schwangerschaften in 35 % der Fälle eine Besserung ein und in 36 % eine Verschlimmerung. Auch hier ermutigt das Schicksal der von den Epileptikerinnen geborenen Kinder nicht dazu, die Mütter schweren Gefahren auszusetzen. Nach ECHEVERRIA [6]) gingen von 553 Kindern, die von 136 epileptischen ehelichen Müttern stammten, mehr als ein Drittel (195) in der Kindheit an Krämpfen zugrunde, und von den Überlebenden waren 78 epileptisch, 18 idiotisch, 11 geisteskrank, 39 gelähmt und knapp ein Fünftel der Kinder (105) frei von Störungen des Zentralnervensystems. Nach CASAULVIEILT und BOUCHET [6]) starben von 58 Kindern 14 epileptischer Mütter sogar 37 sehr jung.

---

[1]) HIRSCH: Fruchtabtreibung. S. 56 ff.
[2]) WINTER, G.: Die Indikationen zur künstlichen Unterbrechung der Schwangerschaft. Berlin-Wien 1918. S. 40.
[3]) Kap. „Mutterstatistik" in TUGENDREICH: Kurzgefaßtes Handbuch der Mutter- und Säuglingsfürsorge 1910. S. 53.
[4]) WINTER: a. a. O. S. 113.
[5]) WINTER: a. a. O. S. 153.
[6]) WINTER: a. a. O. S. 160.

Die Minderwertigkeit der Nachkommen von Epileptikerinnen
und anderen an häufig vererbbaren Krankheiten leidenden Personen hat zu der Frage geführt, ob man nicht diesen Frauen das
Recht einräumen sollte, die Schwangerschaft unterbrechen zu
lassen, auch wenn die Austragung der Frucht keine Gefahr für
sie bedeutet. Diese sog. „eugenische Indikation" dient
also nicht wie die medizinische Indikation dem Schutz der Mutter,
sondern hat die Forderung einer gesunden, körperlich und geistig
vollwertigen Nachkommenschaft zum Ziel. Eugenische Bestrebungen dieser Art sind uralt. Die weitgesteckten eugenischen
Programme in den Staatsutopien des PLATO und ARISTOTELES
kennen bereits die eugenische „Indikation", und schon der
Tötung und Aussetzung verkrüppelter und mißgestalteter Kinder
bei den primitiven Völkern liegen vielfach eugenische Motive
zugrunde. Auf allen frühen Kulturstufen wird das Sieche, wirtschaftlich ·Untaugliche und Lästige rücksichtslos ausgemerzt.
Der ·soziale, caritative Schutz der Kranken und Gebrechlichen
ist erst eine Errungenschaft der christlichen Epoche. So sehr
es im Geiste unserer Zeit liegt, die sozialen Einrichtungen auszubauen und auch den Hilflosen, wirtschaftlich Untauglichen
das Leben zu ermöglichen und zu erleichtern, so muß doch die
Frage ernstlich erwogen werden, ob es im Interesse der Allgemeinheit und im Interesse der Kulturentwicklung liegen kann,
durch gesetzliche Maßnahmen zur Vermehrung der Gebrechlichen
beizutragen. In Preußen wurden bei der Volkszählung im Jahre
1910 213000 Gebrechliche (Blinde, Taubstumme, Geisteskranke
und Geistesschwache) ermittelt. Man kann sich leicht vergegenwärtigen, welch ungeheure wirtschaftliche Belastung ein solches
Heer körperlich und geistig Untauglicher für die Volksgesamtheit
bedeutet. Unter Volkswirtschaftlern und Juristen [1]) hat daher
auch der Gedanke der eugenischen Indikation viel Zustimmung
gefunden. Am zurückhaltendsten verhielt sich merkwürdigerweise die Ärzteschaft, die Bedenken hatte, ob der heutige Stand
der Vererbungswissenschaft schon ausreichte, um die Grenzen
der eugenischen Indikation mit Sicherheit festzulegen. Doch ist
auch hier der Kreis der grundsätzlichen Gegner kleiner geworden,
wenn auch über die Anwendbarkeit der eugenischen Indikation
bei den einzelnen Leiden die Ansichten noch weit auseinandergehen. Während die Vertreter der konservativen Richtung die
Unterbrechung der Schwangerschaft höchstens bei einigen schwerer
vererbbaren Nerven- und Geisteskrankheiten zulassen wollen,

---

[1]) Vgl. EBERMAYER: Deutsche med. Woch. v. 9. 12. 1920.

hält HIRSCH [1]) auch bei Syphilis und Tuberkulose die eugenische Indikation für angezeigt. Mag auch die Erbgefährlichkeit mancher Krankheit, so namentlich der Syphilis, noch nicht hinreichend geklärt sein, so gibt es doch eine Reihe von Leiden, an deren häufiger Vererbbarkeit kein Zweifel mehr besteht und bei denen die Unterbrechung der Schwangerschaft auch gesetzlich unbedingt freigegeben werden muß. Doch wird es zweckmäßig sein, die Vornahme der künstlichen Frühgeburt aus eugenischen Gründen nur in öffentlichen Krankenanstalten zu gestatten.

Viel schwerer ist einstweilen die Frage zu beantworten, ob unsere Kenntnisse von der Vererbung schon dazu ausreichen, um von der Genehmigung zum Zwang überzugehen und durch erzwungene operative Eingriffe die Fortpflanzung Minderwertiger zu verhindern, wie es seit ein bis zwei Jahrzehnten bereits in einzelnen Staaten der nordamerikanischen Union geschieht. Abgesehen von der Weltanschauungsfrage, ob die Gesellschaft dem Individuum das Recht auf Zeugung und Empfängnis nehmen darf, muß auch vom medizinischen Standpunkt aus die Frage der Zwangssterilisierung vorläufig verneint werden.

Grundsätzlich muß zu der Frage der eugenischen Indikation betont werden, daß hier wie bei allen bevölkerungspolitischen Maßnahmen nicht ausschließlich das Moment der Qualität den Ausschlag geben darf. Der häufig aufgestellte Satz, daß der gesündeste Nachwuchs auch für die Gesamtheit der zweckmäßigste sei, ist nur bis zu einem gewissen Grade richtig. Auch die eugenische Forderung kann auf Kosten der Volkszahl überspannt werden. Daher wird auch die Fortpflanzungshygiene darauf Rücksicht nehmen müssen, ob die Volkswirtschaft jeweils einen zahlreichen Nachwuchs erfordert oder nicht, ob Übervölkerung oder Untervölkerung herrscht.

10. Frühgeburt.

Die Häufigkeit der Frühgeburten variiert nach den verschiedenen Zählungen zwischen 1 % (Leipziger Ortskrankenkassenstatistik) und 6 % (Hamburg 1905—1909) aller Geburten. Man kann also annehmen, daß in Deutschland jährlich wenigstens 20000 Kinder zwischen der 28. und 38. Schwangerschaftswoche zur Welt kommen.

Fast alles, was von den Ursachen und der Bekämpfung der Fehlgeburten gesagt ist, gilt auch von den Frühgeburten. Zwar

---

[1]) HIRSCH: Fruchtabtreibung. S. 65.

liefern sie ein lebendes Kind, die Schwangerschaft ist nicht umsonst gewesen. Aber trotzdem ist die Frühgeburt, vom Standpunkt der Fortpflanzungshygiene aus, ein durchaus unerwünschter
Gebärtypus. Schon die verhältnismäßig hohe Zahl der Totgeburten unter den Frühgeborenen beweist, wieviel „Gebärarbeit" bei den Frühgeburten nutzlos geleistet wird.

So war der Prozentsatz der Totgeburten [1])

	in Baden 1891—1903	in Hamburg 1901—1903	in Paris 1891—1893
bei frühzeitig Geborenen . .	19,5	22,6	32,2
„ rechtzeitig „ . .	2,1	3,2	2,2

Besonders häufig treten Frühgeburten bei Erstgebärenden und
nach zahlreichen vorausgegangenen Geburten ein, am häufigsten
kommen sie bei sehr jugendlichen Gebärenden vor.

Auch die Säuglingssterblichkeit ist unter den Frühgeborenen
besonders hoch. Nach der Untersuchung von WALL [2]) starben von
183 frühgeborenen Kindern 114 innerhalb des ersten Lebensjahres
und 12 bald nach dem ersten Lebensjahr. Von den 56 Überlebenden
litten 2 an Epilepsie. 7 an Sprachstörungen, bei 8 kamen nächtliches
Bettnässen, Angstzustände, auffallend schlechte Schulleistungen
vor. Die Entwicklungsstörungen der von WALL untersuchten Kinder
wurden zwar sämtlich im Laufe der Entwicklung wieder ausgeglichen.
Nach den Beobachtungen verschiedener Nervenärzte sind aber Früh-
geborene auch in besonders hohem Maße zu Idiotie und Imbezillität
prädisponiert. Zusammenfassend kann man jedenfalls sagen, daß
sie sowohl in ihrer Lebensfähigkeit als auch in ihrer weiteren Entwicklung wesentlich schlechter dastehen als die voll ausgetragenen
Früchte.

Was von den spontanen Frühgeburten gilt, trifft auch auf
die durch künstliche Frühgeburt gewonnenen Kinder zu. Zwar
kann der vor 30 Jahren von dem Gynäkologen ZWEIFEL aufgestellte
Satz, daß von 100 frühentbundenen Früchten am Ende des ersten
Lebensjahres kaum eines am Leben sei, nicht mehr aufrecht-
erhalten werden. Die Fortschritte der Geburtshilfe und der
Säuglingspflege haben auch hier schon ihr Gutes gezeigt.
Immerhin haben auch nach neueren Untersuchungen von
SCHEFFZECK [3]) von 166 in der Klinik vorgenommenen künstlichen
Frühgeburten nur 115 Kinder die Klinik lebend verlassen, und
von den Überlebenden starb auch noch ein Drittel in den ersten

---

[1]) PRINZING: Die Ursachen der Totgeburt, Allgemeines statistisches
Archiv. 1907. Bd. VII, 1. S. 30f.
[2]) WALL: Über die Weiterentwicklung frühgeborener Kinder.
Monatsschr. f. Geburtshilfe u. Gyn. 1913.
[3]) SCHEFFZECK:Über das Schicksal der Frühgeburtskinder. Archiv
f. Gyn. Bd. 75.

Lebensjahren. Andere Kliniken weisen günstigere Ergebnisse aus [1]). Aber noch ungünstiger dürften die Lebensaussichten der Kinder aus künstlichen Frühgeburten sein, denen nicht eine sorgfältige Anstaltspflege zuteil wird. Es muß daher vom sozialhygienischen Standpunkt aus nicht nur energische Bekämpfung aller zur Frühgeburt führenden Krankheiten und Schädigungen verlangt werden, sondern darüber hinaus Anstaltsentbindung und Anstaltspflege der frühgeborenen Säuglinge.

11. Totgeburt.

Als „Totgeburten" verzeichnet die deutsche Statistik die totgeborenen Kinder nach Ende des 6. Schwangerschaftsmonats, von wo ab ein lebendes Kind zu erwarten ist. In Frankreich, Belgien und Holland werden alle Kinder als totgeboren gerechnet, die vor der Anmeldung beim Standesamt, die bis zum dritten Tage nach der Geburt erfolgen muß, gestorben sind. In anderen Ländern ist die Aufzeichnung der Totgeburten noch unzuverlässiger; in England, wo die standesamtliche Meldung erst 42 Tage nach der Geburt zu erfolgen braucht, werden die Totgeburten gar nicht erhoben [2]). Demgemäß fehlen zwischen den einzelnen Ländern die Vergleichsmöglichkeiten.

Die Zahl der Totgeburten ist im Laufe der letzten Jahrzehnte in Deutschland erheblich gesunken [3]).

Im Jahre 1851 kamen auf 100 Geburten 4,0 Totgeburten
,, ,, 1880/81 ,, ,, 100 ,, 3,8 ,,
,, ,, 1900 ,, ,, 100 ,, 3,3 ,,
,, ,, 1911 ,, ,, 100 ,, 2,9 ,,

Wie bei den Fehlgeburten, ist auch bei den Totgeburten der Anteil des männlichen Geschlechts größer als der des weiblichen. Nach Prinzing [4]) kommen auf 100 weibliche Früchte

160 Fehlgeburten männlichen Geschlechts,
130 Totgeburten ,, ,,
105 Lebendgeborene ,, ,,

Ob diese Erscheinung durch eine geringere Widerstandsfähigkeit oder durch größere Ansprüche der männlichen Früchte an die Mutter bedingt ist, ist noch ungewiß.

---

[1]) Vgl. Hirsch: Leitfaden der Berufskrankheiten. S. 85f.
[2]) Prinzing: Totgeburten, Kindersterblichkeit und Geschlechtsverhältnis der Geborenen in England und Japan. Zeitschrift f. soz. Medizin. 1910. Bd. V. S. 297ff.
[3]) Vgl. Prinzing: Handbuch der medizinischen Statistik. 1906. S. 61. — v. Bortkiewicz, Bevölkerungswesen. Leipzig 1919. S. 31.
[4]) Prinzing: Die Totgeburten in Stadt und Land. Deutsche med. Woch. 1917. S. 180.

Von den totgeborenen Kindern sind etwa 60 % bereits vor der Geburt gestorben, während 40 % während der Geburt sterben. Da das Absterben der Frucht im Mutterleibe unter normalen Verhältnissen das Ausstoßen der Frucht zu befördern pflegt, so erklärt sich schon daraus die Häufigkeit der Totgeburten bei frühgeborenen Kindern. In Hamburg waren in den Jahren 1901—1903 von 100 Geborenen 6,5 %, von 100 Totgeborenen 32,6 % frühzeitig geboren.

Die einzelnen direkten Ursachen der Totgeburten beziffert PRINZING [1]) folgendermaßen:

I. Vor der Geburt gestorben . . . . . . ca. 60 %
  1. infolge von Krankheiten und Schwäche der Mutter ca. 10 %
  2. „ „ „ der Placenta . . . . . „ 2—3 %
  3. „ „ Mißbildungen, Gebrechen der Kinder „ 4—5 %
  4. Ursache unbekannt (davon 15 % b. Frühgeburten) „ 40 %
II. Während der Geburt gestorben . . . . ca. 40 %
  1. infolge von abnormer Lage und engem Becken . „ 20 %
  2. „ „ Placenta praevia . . . . „ 3—4 %
  3. „ „ Nabelschnurvorfall . . . . „ 7—8 %
  4. „ „ anderen und unbekannten Ursachen „ 9—10%

Bei etwa 5 % aller Totgeburten ist Syphilis die Ursache [2]). Weiterhin kommen ebenso wie bei den Fehl- und Frühgeburten Malaria, Entzündungen der Gebärmutter und der Adnexe, gewerbliche Vergiftungen, schwere körperliche Arbeit und dergleichen als ursächliche Momente in Betracht. Dementsprechend ist die Häufigkeit der Totgeburten in Stadt und Land, bei der wohlhabenden und bei der ärmeren Bevölkerung, bei den ehelichen und bei den unehelichen Geburten verschieden.

Nach CHAMBRELENT [3]) sollen in Frankreich Totgeburten in der Stadt sehr viel häufiger sein als auf dem Lande. Im Jahre 1910 sollen in Paris 7,8 %, auf dem Lande nur 3,8 % aller Neugeborenen tot zur Welt gekommen sein. Doch ist anzunehmen, daß in den Städten häufig Fehlgeburten zu den Totgeburten gezählt werden. Aber auch in Deutschland, wo früher unter den ehelichen Geburten die Totgeburtenziffer auf dem Lande größer war, ist sie jetzt in den Städten höher. Die Ausbreitung der Syphilis, die Zunahme der Abtreibungen und der gewerblichen Frauenarbeit dürften diesen Vorgang bewirkt haben. Nach HIRSCH [4]) ist der Prozentsatz der Totgeburten unter Frauen, die in schädlichen

---

[1]) Die Ursachen der Totgeburt. A. a. O. S. 36.
[2]) PRINZING: Geburtssterblichkeit und Sterblichkeit an Infektionskrankheiten. Deutsche med. Woch. 1922. Nr. 41.
[3]) PRINZING: Die Totgeburten in Stadt und Land. A. a. O. S. 180.
[4]) HIRSCH: Leitfaden der Berufskrankheiten. S. 35.

Gewerbebetrieben tätig sind, wenigstens fünfmal so hoch als bei den übrigen Geburten.

Überall ist der Anteil der Totgeburten bei den unehelichen Geburten höher als bei den ehelichen.

So kamen in Preußen auf 100 Geburten Totgeburten

	in der Stadt		auf dem Lande	
	eheliche	uneheliche	eheliche	uneheliche
1893—1897 ...	3,1	5,0	3,3	4,3
1901—1905 ...	2,9	4,7	3,0	4,1
1911—1913 ...	2,9	4,6	2,7	4,0

Bei der höheren Totgeburtenziffer der Unehelichen mag die körperliche Unreife mancher unehelicher Mütter mitsprechen. Denn bei den Schwangeren unter 18 Jahren kommen Totgeburten häufiger vor als bei den Frauen zwischen 20 und 30 Jahren. Vor allem aber fällt die meist ungünstigere soziale Lage der unehelichen Schwangeren ins Gewicht. Das beweisen die Untersuchungen über die Häufigkeit der Totgeburten bei den einzelnen Bevölkerungsschichten.

So fand Conrad [1]) in Halle 1870—1874 Totgeburten:

bei den höheren Ständen in 2,1 % aller Geburten
„ „ Handwerkern . . „ 4,1 % „ „
„ „ Arbeitern. . . . „ 5,0 % „ „

Nach Verrijn Stuart [2]) waren in Holland unter 100 Geburten:

bei den Armen . . . . . . 3,16 Totgeburten
„ „ wenig Begüterten . 3,60 „
„ „ Begüterten . . . . 3,82 „
„ „ Reichen . . . . . 2,50 „

Wenn man also häufige Totgeburten auch nicht als Besonderheit der armen Leute ansehen kann, so ist doch gewiß, daß schwere körperliche Arbeit, die von den Ärmsten weniger geübt wird als von „wenig Begüterten", die Totgeburtenquote erhöht.

Die Bekämpfung der Totgeburten, die in ihrer Gesamtheit einen schweren Verlust an Volkskraft bedeuten, wird sich auf die einzelnen Ursachen erstrecken müssen. Ein nicht unerheblicher Teil der während der Geburt absterbenden Kinder dürfte sich durch Verbesserung der geburtshilflichen Einrichtungen, namentlich durch Vermehrung von Entbindungsanstalten auch in kleineren Orten, retten lassen. Daneben muß der Kampf der

---

[1]) Prinzing: Die Ursachen der Totgeburt. S. 91.

[2]) Verrijn Stuart: Untersuchungen über die Beziehungen zwischen Wohlstand, Natalität und Kindersterblichkeit in den Niederlanden. Zeitschr. f. Sozialwissenschaft 1901. S. 649.

Syphilis, der Rachitis als der Hauptursache der engen Becken, der schädlichen gewerblichen und überhaupt der schweren Frauenarbeit gelten.

12. Mehrlingsgeburt.

Ein sozialpathologisch merkwürdiger Fortpflanzungstypus ist die Mehrlingsgeburt, die Geburt von Zwillingen, Drillingen usw. Große Massenerhebungen wie die von Veit über 13 Millionen Geburten und die von Guzzoni über 81 Millionen Geburten aus ganz Europa haben eine gewisse Regelmäßigkeit in der Häufigkeit der Mehrlingsgeburten ergeben.
So kamen:

	auf Geburten	Zwilling	Drilling	Vierling
nach Veit [1]	89 7 910 371 126	1	1	1
nach Prinzing [2]	86 7 142	1	1	
nach Guzzoni [1]	7 104 560 000		1	1

Diese Regelmäßigkeit in dem Auftreten der mehrfachen Schwangerschaften faßt die nach dem Erforscher der Mehrlingsschwangerschaft benannte „Lex Hellin" [3] dahin zusammen, daß

1 Zwilling durchschnittlich auf 80 Geburten kommt,
1 Drilling „ „ $80^2 = 6400$ „ „
1 Vierling „ „ $80^3 = 512000$ „ „

Die Zwillingsgeburt ist also eine verhältnismäßig häufige Erscheinung. In Deutschland werden jährlich mehr als 40000 Zwillingskinder geboren.

Die Zwillingsschwangerschaften stammen, nach Bumm [4], zu etwa 85 % von zwei weiblichen Eizellen, die, jede für sich, befruchtet werden, und zu etwa 15 % aus einer Eizelle, in der es ausnahmsweise zur Bildung von zwei Keimanlagen kommt und deren Früchte dann stets gleichen Geschlechts sind. Die

---

[1] Weber, F.: Mehrfache Schwangerschaft. In Döderleins Handbuch der Geburtshilfe. 1920. Bd. III. S. 195.
[2] Prinzing: Handbuch der Medizinalstatistik 1906. S. 65.
[3] Hellin, Die Ursache der Multiparität der uniparen Tiere usw. München 1895.
[4] Grundriß zum Studium der Geburtshilfe. 11. A. 1917.

Ursachen der Mehrlingsschwangerschaft sind noch wenig geklärt. Möglicherweise sprechen Einflüsse des Klimas, der Ernährung und der Jahreszeit mit. Es gibt Familien, in denen Mehrlingsgeburten sehr häufig sind. Drillingsgeburten stammen vielfach von Frauen, die bereits Zwillinge zur Welt gebracht haben. Die Mehrlingsschwangerschaft ist für die Mutter wie für die Früchte ungünstig. Die Schwangerschaftskrankheiten sind bei ihr wesentlich häufiger als sonst. So tritt in 5—6 % aller Fälle Eklampsie auf [1]), ferner führt die in der Schwangerschaft sehr häufige Stauungsalbuminurie durch die vermehrte Arbeitsleistung der Nieren öfter als sonst zu Nierenentzündungen. Nach BUMM endet der vierte Teil aller Zwillingsschwangerschaften vorzeitig durch übermäßige Dehnung der Gebärmutterhöhle. Frühgeburten sind mindestens fünfmal so häufig, und wie bei allen Frühgeburten ist die Zahl der Totgeburten wenigstens doppelt so hoch wie bei den übrigen Geburten.

Weit ungünstiger als für die Mutter ist also die Prognose für die Mehrlingsfrüchte. Die durch die Mehrlingsschwangerschaft zumeist bedingte Beschränkung im Wachstum während der Schwangerschaft wird nur bei einem Teil der Mehrlingskinder später wieder vollständig ausgeglichen, während ein anderer Teil körperlich und geistig hinter der Norm zurückbleibt. So ist die Kindersterblichkeit der Zwillingskinder doppelt bis dreimal so hoch als die allgemeine.

Das Ziel der sozialen Hygiene muß folglich sein, den unrationellen Typus der Mehrlingsschwangerschaft möglichst auszuschalten. Das wird sich, da wir gegenüber der ,,Anlage" zur Mehrlingsschwangerschaft machtlos sind, nur durch Verwendung von Präventivmaßnahmen bewirken lassen.

13. Geburt und Wochenbett.

Auch die ,,normale" Geburt ist,. sozialpathologisch gesehen, eine ,,Krankheit", während und nach der die Frau Schonung und Hilfe bedarf. Mag die Niederkunft bei den primitiven Völkern auch im ganzen leichter vor sich gehen, mag, wie SELLHEIM [2]) behauptet, ,,der Genuß vom Baume der Erkenntnis", die stärkere Gehirnentwicklung des Kindes und ein Zurückdrängen des richtigen Instinktes bei der Mutter dazu beitragen, daß das

---

[1]) Nach MENGE, DÖDERLEIN, STASSMANN. Vgl. WEBER: a. a. O. S. 220.

[2]) SELLHEIM: Die Geburt des Menschen. Deutsche Frauenheilkunde. Wiesbaden 1913. Bd. I. S. 289.

Gebären den Frauen höherer Kulturstufe schwerer wird, so ist
es Aufgabe des Kulturmenschen, diesen Nachteil durch rationelle
Hilfeleistung auszugleichen. Es ist kein „natürlicher", sondern
ein höchst unerfreulicher Zustand, wenn nach den preußischen
Medizinalberichten in Preußen an 100000 Entbindungen, also
fast der zehnte Teil aller Geburten, ohne Hebamme oder ärztliche Hilfe erfolgen.

Ärztliche Hilfe ist in vielen Fällen unbedingt erforderlich,
um die Gebärende oder um das Kind zu retten. Nach BUMM [1])
waren bei 10800 Geburten die Kinder in 1191 Fällen = 11 %
gefährdet, von denen mehr als die Hälfte (54 %) operativ gerettet
werden konnte. Die Zahl der durch ärztliche Eingriffe beendeten
Geburten hat in den letzten Jahrzehnten zugenommen, was wohl
nicht auf eine Zunahme komplizierter Entbindungen, sondern nur
auf die häufigere Anwendung operativer Methoden zurückzuführen ist.

So wurden von je 100 Gebärenden durch Operation entbunden [2])

in Württemberg	in Bayern	in Baden
1873—1880 . . 6,4 %	1883—1885 . . 4,4 %	1871—1879 . . 5,8 %
1881—1890 . . 6,4 %	1886—1890 . . 4,6 %	1880—1889 . . 7,8 %
1891—1900 . . 7,2 %	1891—1895 . . 4,8 %	1890—1899 . . 8,9 %
1901—1904 . . 7,9 %	1896—1900 . . 5,1 %	1900—1904 . . 9,7 %

Von den etwa 2 % aller Kinder, die während und kurz nach
der Geburt sterben, gehen wohl mehr als die Hälfte an Weichteil-
hindernissen zugrunde, etwa 10000 infolge engen Beckens [3]).
Das enge Becken ist meistenteils die Folge einer in der Kindheit
überstandenen Rachitis, zum kleineren Teil eine Folge von
Osteomalacie. Das spiegelt sich auch wieder in dem weitaus
stärkeren Vorkommen des engen Beckens bei den ärmeren Volksschichten. Nach KIPPING [4]) fanden sich in den vier Verpflegungs-
klassen der Freiburger Universittäs-Frauenklinik in den Jahren
1905—1908:

bei	288	Frauen der	I. Klasse	1,0 %	enge Becken
„	213	„ „	II. „	4,7 %	„ „
„	939	„ „	III. „	17,0 %	„ „
„	1501	„ „	IV. „	20,6 %	„ „

---

[1]) BUMM: Geburtshilfe und Geburtenrückgang. Monatsschr. f.
Geb. u. Gyn. 1917. Bd. 46. S. 63.

[2]) WEINBERG: Art. Kindbettfieber u. Kindersterblichkeit. Hdw.
d. sozialen Hygiene. Herausg. v. A. GROTJAHN und J. KAUP. Leipzig
1912.

[3]) PRINZING: Geburtensterblichkeit u. Sterblichkeit an Infektionskrankheiten. Deutsche med. Woch. 1922. Nr. 41.

[4]) Über die ätiologische Bedeutung der äußeren Lebensbedingungen
für die Häufigkeit des engen Beckens. I.-D. Freiburg 1911.

Die Bekämpfung der Rachitis ist also zugleich das wirkungsvollste Mittel, die Gefahrenquote der Geburt herabzumindern. Mit dem Alter der Mutter nimmt die Zahl der operativen Geburten zu. Nach einer älteren, auf Grund von 39 000 Geburten aufgestellten dänischen Statistik von DITZEL kamen auf 100 rechtzeitige Geburten [1])

beim Alter der Mutter von	abnorme Kinds- lagen	künst- liche Geburten	Wen- dungen	Zangengeburten	
				Erst- gebärende	Mehr- gebärende
unter 20 Jahren	2,1	3,0	} 0,8	} 3	} 0,2
20—25 „	2,3	4,9			
25—30 „	2,7	5,5	1,2	5	0,7
30—35 „	3,9	7,2	2,6	10	0,7
35—40 „	4,7	8,4	3,2	16	1,1
40—45 „	5,4	10,4	4,0	} 22	} 1,5
45 und mehr	7,0	12,0	5,0		
zusammen	3,6	6,9	2,2	5	0,8

Ebenso steigt mit der Zahl der voraufgegangenen Geburten die Häufigkeit der komplizierten Entbindungen. So kamen nach der gleichen dänischen Statistik auf 100 rechtzeitige Geburten

bei der	abnorme Kindslage	künstliche Geburten	Wendung
1. Geburt	2,6	9,2	0,9
2. „	2,4	} 5,0	} 1,6
3. „	3,2		
4.— 5. „	3,9	5,9	2,5
6.— 7. „	5,2	8,0	3,6
8.— 9. „	5,9	9,5	3,7
10.—11. „	4,7	10.3	4,7
12. u. weiteren Geburten	11,7	15,0	6,0
allen Gebärenden	3,6	6,9	2,2

Über das spätere Schicksal der durch operative Eingriffe gewonnenen Kinder ist neuerdings eine aufschlußreiche Untersuchung angestellt worden [2]). Von 357 durch Zange, Wendung und Extraktion, Manualhilfe und Kaiserschnitt in den Jahren 1910—1920 in der Gießener Universitäts-Frauenklinik geborenen Kindern starben nach Abzug der schon in der Klinik verstorbenen

---

[1]) PRINZING: Die Ursachen der Totgeburt. a. a. O. S. 36. — Vgl. WESTERGAARD, H.: Die Lehre von der Mortalität und Morbidität. 2. A. Jena 1901. S. 338ff.
[2]) SEITZ, A.: Das spätere Schicksal nach operativer Geburt. Archiv f. Frauenkunde u. Eugenetik 1922. Heft 4. S. 185ff.

	künstlich entbundenen Kinder	allgemeine Mortalität (in Hessen)
am 1.—10. Tag	5,63 %	—
im 1. Monat	7,35 %	3,35 %
„ 1. Jahr	12,58 %	10,8 %
„ 1.—12. Jahr	17,14 %	—

Ausschlaggebend für die Lebensaussichten der Kinder ist, ob sie lebensfrisch oder asphyktisch zur Welt kommen, ferner das Gewicht bei der Geburt. Die Sterblichkeit ist viel höher bei den Kindern, bei denen die Operation zum Schutze der Mutter vorgenommen wurde, wo die Mutter also an Nierenentzündung, Eklampsie, Lungenentzündung, Placenta praevia oder dergleichen litt, als bei Indikation im Interesse des kindlichen Lebens. Im ganzen sind die Lebensaussichten operativ geborener Kinder nur im ersten Monat nach der Geburt wesentich schlechter als bei der Gesamtheit. Eine spätere Belastung mit Geistes- und Nervenkrankheiten, wie sie bei frühgeborenen Kindern vorkommt, findet sich bei ihnen nicht [1].

Trotz der zweifellos sehr erheblichen Fortschritte, die die Geburtshilfe in den letzten Jahrzehnten gemacht hat, kostet der Geburtsakt noch immer einer großen Zahl von Frauen Leben und Gesundheit. Nach MAYER [2] werden jährlich in Deutschland 40000 Frauen durch die Geburt invalide. Die äußeren Lebensverhältnisse sprechen dabei, wie auf dem ganzen Gebiet der Fortpflanzungspathologie, wesentlich mit und erhöhen die Morbidität in den unteren Volksschichten.

Auch die Zahl der jährlichen Sterbefälle infolge der Geburt ist noch beträchtlich. Im Jahre 1912 starben in Deutschland infolge von Geburten von 1925733 Gebärenden 6562 Frauen = 3,4 $^0/_{00}$. Bringt man die häufigste Todesursache dieser Sterbefälle, das Kindbettfieber, in Abzug, so bleibt eine Mortalität von 1,8 $^0/_{00}$. Seit dem Jahre 1906, von wo ab in allen deutschen Bundesstaaten die Sterblichkeit im Wochenbett einheitlich berechnet wird, bietet sich folgendes Bild: Die Mortalität betrug in $^0/_{00}$ [3]:

im Jahre	im Wochen- bett	an Kindbett- fieber	an anderen Folgen der Entbindung
1906 . . .	3,05	1,25	1,80
1907 . . .	3,09	1,31	1,76
1908 . . .	3,19	1,45	1,74
1909 . . .	3,26	1,50	1,76
1910 . . .	3,16	1,46	1,70
1911 . . .	3,45	1,68	1,77
1912 . . .	3,41	1,61	1,80

[1] Vgl. HANNES: Zur Frage der Beziehung zwischen asphyktischer und schwerer Geburt und nachhaltigen psychischen und nervösen Störungen. Ztschr. f. Geb. u. Gyn. Bd. 68.

[2] MAYER: Med. Klinik. 1922. S. 788.

[3] Medizinal-statist. Mitteilungen aus dem Kaiserlichen Gesundheitsamte. Berlin 1915. Bd. XVIII. S. 86ff.

Das Anwachsen der Gesamtmortalität ist, wie man sieht, auf eine Zunahme des Kindbettfiebers und diese wiederum auf eine Zunahme der künstlichen Fehlgeburten zurückzuführen. Eine scharfe Trennung zwischen Geburts- und Fehlgeburtsmortalität wird bedauerlicherweise nicht in allen deutschen Bundesstaaten vorgenommen. Wo sie durchgeführt wird, wie in Sachsen und in Hamburg, ferner seit langem in der Schweiz, zeigt sich überall eine Abnahme der Todesfälle nach der Geburt, während die Sterbefälle durch Infektion bei den Fehlgeburten, infolge der häufigeren Abtreibungen, allenthalben zugenommen haben.

So waren in der Schweiz [1)]

Jahresdurchschnitt	Gebärende	gestorben im Kindbett überhaupt	davon Abortus
1897—1900 . . .	23385	112,7	24,7
1901—1905 . . .	22299	129,6	39,8
1906—1910 . . .	23950	141,6	54,2
1911—1912 . . .	23354	168,0	78,5

Noch augenfälliger sind die Zahlen für Berlin. Dort starben durch Infektion

	bei normalzeitiger Geburt	bei Fehlgeburt
1885	179	37
1886	165	39
1887	137	40
1895	128	58
1896	123	73
1910	99	151
1911	78	164
1912	68	191

Auch in Berlin und den anderen Großstädten, wo nach der amtlichen Reichsstatistik die Sterbefälle an Kindbettfieber doppelt bis dreimal so häufig sind wie in den Kleinstädten und auf dem Lande, hat also tatsächlich das Kindbettfieber im rechtzeitigen Wochenbett abgenommen. Von den etwa 3000 jährlichen Todesfällen und 15000 Erkrankungen an Kindbettfieber in Deutschland werden wir also nur einen Teil, wohl kaum mehr als die Hälfte als Folge regulärer Geburten ansehen können.

Der Rückgang der Sterbefälle im rechtzeitigen Kindbett ist nicht etwa einem besonderen Heilmittel gegen die Erreger des Kindbettfiebers zu verdanken, sondern der modernen Asepsis. Dem entspricht, daß in den Entbindungsanstalten, wo sich eine strenge Asepsis leichter durchführen läßt, das Kindbettfieber viel seltener auftritt als bei den in ihren Wohnungen entbundenen Wöchnerinnen. Als im Jahre 1847 der Wiener Arzt IGNAZ SEMMEL-

---

[1)] PRINZING: Die Statistik der Fehlgeburten. A. a. O. S. 31f.

WEIS, lange vor Beginn der bakteriologischen Ära, die infektiöse
Entstehung des Kindbettfiebers — das Eindringen von Krankheits-
keimen in die Geburtswunde — bei Vornahme geburtshilflicher
Eingriffe entdeckte, waren die Gebärhäuser die Brutstätten des
Kindbettfiebers und daher berüchtigte Sterbehäuser. Heute
hat sich das Blatt gewendet. Freilich pflegt dort, wo zu Unter-
richtszwecken häufiger Hochschwangere innerlich untersucht
werden, wie in Hebammenlehranstalten, Universitätskliniken u. a.,
trotz allen Vorsichtsmaßnahmen das Kindbettfieber öfter vorzukommen als in anderen Anstalten, in denen die Berührung
der inneren Genitalien auf das medizinisch unbedingt notwendige
Mindestmaß beschränkt wird.

So waren in der Hebammenlehranstalt Hannover in den Jahren
1908—1918 [1]):

	Zahl der Wöchnerinnen	fieberhafte Störungen		infektiöse Todesfälle	
		Zahl	%	Zahl	%
ohne Untersuchung „ Operation „ Dammnaht	5349	663	12,4	3	0,6
innere Untersuchung innerer Eingriff oder Scheidendammnaht	5281	1375	26,0	50	9,4

Die geringere Infektionsgefahr, die raschere und bessere
ärztliche Hilfeleistung bei komplizierten Entbindungen und die
zweckmäßigere allgemeine Hygiene für Wöchnerin und Neugeborene haben zu der Forderung geführt, sämtliche Geburten in die Entbindungsanstalten zu verlegen. Vom
sozialhygienischem Standpunkt aus ist dieser Vorschlag nur zu
begrüßen.

Zweifellos besteht auch, wenigstens in den größeren Städten,
nicht nur in den wohlhabenden, sondern ebenso in den ärmeren
Bevölkerungsschichten in zunehmendem Maße die Neigung, zur
Entbindung in eine Klinik zu gehen. Wenn trotz verheißungs-
vollen Anfängen die Errichtung von Wöchnerinnenheimen, wie
sie in Deutschland zuerst von dem Arzt HUCKENBROICH in Düssel-

----

[1]) PFOTEN, W.: Häufigkeit und Bedeutung der Spontaninfektion
im Wochenbett. Archiv f. Gyn. 1920. Bd. 113. S. 316ff.

dorf und von dem Arzt BRENNECKE [1]) in Magdeburg im Jahre 1888 unternommen wurde, zum Stillstand gekommen ist, so hat daran die wirtschaftliche Notlage Deutschlands Schuld. Das Bedürfnis nach gutgeleiteten, hygienisch einwandfreien öffentlichen Entbindungsanstalten ist gegenwärtig, in der Zeit der Wohnungsnot, dringender als vor dem Kriege, wo jährlich 140000 Entbindungen in Anstalten vorgenommen wurden. Doch besteht wenig Aussicht, daß der Plan, die Wochenstube allgemein in das Wöchnerinnenheim zu verlegen, sich in absehbarer Zeit verwirklichen läßt. Immerhin würde auch schon die Durchführung des Vermittlungsvorschlags DÜHRSSENS [2]), den bestehenden Heilanstalten geburtshilfliche Ambulatorien anzugliedern, aus denen die Frauen 1—2 Tage nach der Geburt entlassen werden, manche Not lindern.

Jedenfalls muß die Geburtshilfe und Wöchnerinnenpflege viel mehr, als das jetzt geschieht, Gegenstand der sozialen Fürsorge werden. Private Wohltätigkeit reichte und reicht erst recht jetzt nicht aus, um die großen Aufgaben, die hier noch der Lösung harren, zu lösen. Nur der Staat kann und muß in großem Maßstabe helfend eingreifen. Eine der Hauptaufgaben der staatlichen Wöchnerinnenfürsorge ist die Regelung des Hebammenwesens. Einen beträchtlichen Fortschritt in dieser Richtung stellt das preußische Hebammengesetz dar, das am 14. Juni 1922 nach langwierigen Verhandlungen vom Preußischen Landtag angenommen und am 1. April 1923 in Kraft getreten ist [3]). Nach dem neuen Gesetz gibt es neben Bezirkshebammen, wie bisher, frei praktizierende Hebammen, deren Niederlassung in einem bestimmten Wohnsitz oder bestimmten Teile der Stadt aber an eine behördliche Genehmigung geknüpft wird. Dadurch soll eine ausreichende und gleichmäßige Verteilung in Stadt und Land gesichert werden. Reicht die Zahl der frei praktizierenden Hebammen in einem Bezirk nicht aus, so können zur Ergänzung festbesoldete Bezirkshebammen eingestellt werden. Aber auch den freien Hebammen wird, wenn die Einnahmen aus ihrer Berufstätigkeit zu gering sind, ein Existenzminimum vom Staate gewährleistet. Auf diese Weise soll zugleich das illegale Abtreibegeschäft unter den Hebammen bekämpft werden.

---

[1]) Vgl. BRENNECKE: Sonderkrankenanstalten und Fürsorge für Frauen. Handbuch d. Krankenversorgung. Berlin 1899.
[2]) Die geburtshilflichen Ambulatorien. Berl. klin. Wochenschrift. 1919. Nr. 6.
[3]) Vgl. HAMMERSCHLAG: Das neue Preußische Hebammengesetz. Deutsche med. Woch. 1922. Nr. 31; ferner Dtsch. med. Woch. 1921. Nr. 47.

Leider ist in dem neuen Gesetz verabsäumt worden, das Hebammenwesen organisch mit der sozialen Krankenversicherung zu verflechten. Auch die Frage der Hebammenausbildung ist noch nicht befriedigend gelöst. Die Vereinigung zur Förderung des deutschen Hebammenwesens hat hierfür vier Leitsätze aufgestellt, die im wesentlichen fordern: 1. statt der bisherigen neunmonatigen eine zweijährige Ausbildungszeit der Hebammen analog der Ausbildung der Kranken- und Säuglingspflegerinnen, 2. Verschärfung der Zulassungsbedingungen und Einführung einer Vorprüfung durch den Kreisarzt und Aufnahmeprüfung durch den Lehranstaltsleiter, 3. dreiwöchige verbindliche Wiederholungs- und Fortbildungslehrgänge für die Hebammen der Praxis, 4, bessere Ausbildung der Hebammen in der Säuglingshygiene und -fürsorge.

Wie die Ausbildung der Hebammen bedarf aber auch die Ausbildung der ärztlichen Geburtshelfer einer gründlichen Reform. Die gegenwärtige Pflichtausbildung des jungen Arztes, die neben zweisemestrigem Klinikbesuch und einer wenig aufschlußreichen Prüfung den Nachweis vier „selbständig" vorgenommener Entbindungen vorsieht, ist für die Ausübung geburtshilflicher Praxis, zu der doch jeder approbierte Arzt berechtigt ist, völlig unzulänglich. Es muß vielmehr eine pflichtmäßige mindestens zwei- bis dreimonatige Famuliertätigkeit in einer großen Frauenklinik gefordert werden.

XI. Säuglingskrankheiten.

Von

W. Salomon.

Die Höhe der Sterblichkeit des Menschen im ersten Jahre nach seiner Geburt ist in weitem Ausmaße bedingt durch seine soziale Lage. Von den rund 200000 Säuglingen, die alljährlich in Deutschland zugrunde gehen, entstammt der weitaus größte Teil den sozial schlecht gestellten Volksschichten.

In den Jahren 1912—1914 betrug die Säuglingssterblichkeit in Preußen bei den Dienstboten 28,6 %, bei den Offizieren, Oberbeamten, Ärzten, Anwälten, Künstlern dagegen nur 7,1 %. Dazwischen liegen die übrigen Berufe. Der Durchschnitt betrug 15,3 % [1]) Nach den Erhebungen von PRAUSSNITZ [2]) starben in Graz 1895—1899 an Darmkrankheiten im ersten Lebensjahre: bei den Notleidenden 59,9%, bei den Armen 35,9 %, im Mittelstand 4,2 %, bei den Reichen 0,0 %. Und endlich wurden 1904 in Berlin bei einer Gesamtsterblichkeit der Säuglinge von 19,6 % der Lebendgeborenen im ersten Lebensjahre dahingerafft in den wohlhabenden Vierteln der Friedrichstadt und des Tiergartens 5,2 %, dagegen in den armen Vierteln des Wedding 42,0 %.

Die Gesamt-Säuglingssterblichkeit eines Volkes setzt sich also zusammen aus einer kleinen Anzahl von Kindern, die der Schicht der Begüterten — und aus einer um das Vielfache größeren, die der Schicht der Notleidenden und Armen entstammt.

Im ganzen starben in Deutschland im Jahre 1916 152862 Kinder im ersten Lebensjahre, d. h. 13 6,% aller Lebendgeborenen und 15,4 % der Gestorbenen überhaupt. (Statist. Jahrb. f. d. Deutsche Reich. 1919.)

Auf 100 Lebendgeborene berechnet betrug die Säuglingssterblichkeit in Deutschland

	überhaupt	bei den Ehelichen	bei den Unehelichen
1901	20,7	19,4	33,9
1902	18,3	17,3	29,3
1903	20,4	19,3	32,7
1904	19,6	18,6	31,4
1905	20,5	19,4	32,6
1906	18,5	17,5	29,4

[1]) Rott. Dtsch. med. Wochenschr. 1920. Nr. 14/15.
[2]) PRAUSSNITZ, Psychologische und sozialhygienische Studien über Säuglingsernährung und Säuglingssterblichkeit. München 1902.

14 *

	überhaupt	bei den Ehelichen	bei den Unehelichen
1907	17,6	16,6	28,0
1908	17,8	16,8	28,5
1909	17,0	16,0	26,8
1910	16,2	15,2	25,7
1911	19,2	18,2	29,9
1912	14,7	13,9	23,2

Innerhalb der Säuglingszeit ist die Sterblichkeitsziffer nicht gleichmäßig über alle Monate verteilt. Je jünger das Kind ist, desto gefährdeter ist es. Im ersten Lebensmonat ist die Sterblichkeit am höchsten. Selbst innerhalb des ersten Lebensmonates sinkt die Mortalitätsziffer im umgekehrten Verhältnis zur Zahl der Lebenstage. Dietrich wies nach, daß ein Neuntel aller Kinder in den ersten 4 Tagen nach der Geburt stirbt. Auf die ersten 15 Tage entfällt ein Fünftel und auf den ersten Lebensmonat ein Drittel der Säuglingssterblichkeit [1]). Diese Daten sind von hoher Bedeutung im Hinblick auf die Dringlichkeit sozialfürsorgerischer Maßnahmen zum Schutze des jungen Säuglings. Auf dem Boden dieser Erkenntnis entstanden die Anfänge der Mutterschaftsversicherung. Ihr Ziel war das Arbeitsverbot für alle Mütter in den ersten 6 Wochen nach der Niederkunft und die Stillung der Neugeborenen.

Von entscheidendem Einfluß auf die Lebensaussichten des Säuglings ist seine eheliche oder uneheliche Abstammung. An der Wiege eines unehelich geborenen Kindes finden sich alle jene mißlichen Umstände gehäuft ein, die das ehelich gezeugte einzeln in geringerer Schwere bedrohen: die natürliche Ernährung an der Mutterbrust kommt dem Neugeborenen einer alleinstehenden unehelichen Mutter wesentlich seltener und, wenn überhaupt, dann auf viel kürzere Zeit zugute als dem ehelich geborenen. Es vereinen sich Trennung von der Mutter, unnatürliche Ernährung von unkundiger und oft liebloser Hand, ungünstige Wohnweise und alle Unsitten einer veralteten Säuglingspflege, um den unehelich geborenen Säugling den Gefahren des Sommers in Gestalt der Ernährungsstörungen und denen des Winters in der Form der grippalen Erkrankungen wenig oder gar nicht gerüstet auszuliefern.

Unter verhältnismäßig günstigeren Bedingungen wächst der uneheliche Säugling auf, wenn er — ohnehin erfolgte Abstillung durch die Mutter vorausgesetzt — gegen ein hinreichendes Entgelt einer erprobten Frau (Pflegefrau, Ziehmutter) in mittlerem Lebensalter zur Aufzucht übergeben und unter Aufsicht der kommunalen Fürsorgeorgane gestellt wird.

---

[1]) Berger: Zeitschr. f. Säuglingsschutz. 1920. S. 396.

Was aber allen diesen Kindern auch heute — bei Anerkennung mancher durch soziale Gesetzgebung und verschärfte Überwachung erzielten Fortschritte — immer noch fehlt, ist eine befriedigende Lösung der Vormundschaftsfrage. Die Sammelvormundschaft, der die Kinder in ihrer großen Mehrzahl unterstehen, ist eine unpersönlich arbeitende Behörde, die zwar für das Kind sehr nützliches leistet, indem sie die Fragen der Alimentation dem Erzeuger gegenüber mit viel größerer Energie und Stoßkraft vertritt — als es ein Privatvormund vermag. Aber ihr zur Seite müßte ein Vormundschaftsorgan treten, das die Durchführung sozialhygienischer und fürsorgerischer Forderungen gewährleistet und zugleich der Mutter in Fragen der Aufzucht und Pflege des Kindes mit Rat und Tat behilflich ist.

Verheißungsvoll ist in diesem Zusammenhange, was das kürzlich verabschiedete Reichsjugendwohlfahrtsgesetz im Abschnitt IV bringt. Dort heißt es, daß mit der Geburt eines unehelichen Kindes das Jugendamt die Vormundschaft erlangt. Und weiter wird gesagt, daß das Jugendamt „die Bestellung einer Einzelperson als Vormund beantragen soll, wenn dies dem Interesse des Mündels förderlich erscheint". Hoffentlich wird die Handhabe, die das Gesetz hier bietet, in allen einschlägigen Fällen im Interesse des Kindes genügend ausgenutzt.

Im Jahre 1916 betrug die Sterblichkeit der ehelich Geborenen im ersten Lebensjahre in Deutschland 12,6 %, der unehelich Gebornen 21,3 % [1]).

Berücksichtigt man, daß eine gewisse Anzahl der unehelichen Säuglinge durch die Heirat der Eltern legitimiert und ihr eventueller Tod in die Rubrik der Ehelichen eingereiht wird, so erhält man ein klareres Bild, wenn man in der Sterblichkeitsstatistik dieser Kinder nur den ersten Lebensmonat in Betracht zieht. In den Jahren 1901—1905 starben [2]) von je 100 Lebendgeborenen im ersten Monat

in den Ländern	bei den Ehelichen	bei den Unehelichen
Österreich	8,01	9,91
Bayern	7,92	11,65
Württemberg	7,20	9,74
Sachsen	5,85	10,10
Bulgarien	5,81	11,28
Preußen	5,35	10,00
Frankreich	4,53	8,63
Finnland	3,86	6,17
Dänemark	3,62	6,57
Niederlande	3,13	5,73
Schweden	2,85	4,90
Norwegen	2,69	5,19

Betrachtet man die Sterblichkeitsziffern der ehelichen und unehelichen Säuglinge innerhalb des ersten Lebensmonats gesondert nach den drei Dekaden dieses Zeitraums, dann ergibt sich einmal

---

[1]) Statist. Jahrb. f. d. Deutsche Reich. 1919. S. 47. Zit. nach WEINBERG: Zeitschr. f. Säuglingsschutz 1921. S. 396.

[2]) Entnommen aus GROTJAHN-KAUP: Handbuch der sozialen Hygiene. Bd. II. 1912. . rtikel „Säuglingssterblichkeit" von A. GROTH.

die starke Belastung der ersten zehn Lebenstage, also der Neugeborenenperiode überhaupt und ferner die mit jeder Dekade proportional zunehmende Verschlechterung der Lebensaussichten bei
den Unehelichen.

Von je 100 Lebendgeborenen starben 1901—1905 (GROTJAHN-KAUP
a. a. O.):

in den Lebens-	in Bayern		in Sachsen		in Schweden	
tagen	ehel.	unehel.	ehel.	unehel.	ehel.	unehel.
1—10	3,99	4,95	2,75	4,28	1,71	2,96
11—20	2,40	3,98	1,83	3,46	0,71	1,24
21—30	1,52	2,71	1,27	2,36	0,43	0,88
1—30	7,92	11,65	5,85	10,10	2,85	5,08

GROTH (a. a. O.) zieht aus diesen Zahlen folgende Schlüsse: „Es
geht daraus mit Sicherheit hervor, daß mit zunehmendem Alter
des Kindes die Unterschiede in der Sterbeintensität der ehelichen
und unehelichen Kinder sich steigern, daß also ein außerhalb des
kindlichen Organismus liegendes Moment fortschreitend an Einfluß
gewinnt. Es ist zweifellos hier die soziale Stellung des Kindes als
das primär Schädliche zu betrachten, aus dem die unmittelbar zum
Tode führenden Schädigungen hervorgehen."

Umweltschäden sind in weiten Grenzen durch die Ernährung
des Säuglings an der Mutterbrust wieder wettzumachen. Und
gerade das trifft den unehelichen Säugling am schwersten, daß
dieser Ausgleichsfaktor für ihn unverhältnismäßig seltener zur
Verfügung steht als für seinen ehelich geborenen Altersgenossen.
Naturgemäß ist die außerhäusliche Erwerbstätigkeit der Frau
nirgends so verbreitet wie unter den Unehelichen, die infolge der
meist geringen Zuschüsse durch den Erzeuger gezwungen sind,
durch eigenen Verdienst ihren und des Kindes Lebensunterhalt
zu bestreiten.

Eine Besserung dieser sozialpathologischen Zustände brachte
die soziale Gesetzgebung. In der Gewerbeordnung heißt es: „Wöchnerinnen dürfen während vier Wochen nach ihrer Niederkunft überhaupt nicht und während der folgenden zwei Wochen nur beschäftigt
werden, wenn das Zeugnis eines approbierten Arztes dies für zulässig
erklärt." Durch dieses Gesetz ist die Gemeinschaft von Mutter und
Kind für die Zeit von mindestens vier, meistens sechs Wochen nach
der Entbindung gewährleistet. Jede Mutter hat — mag sie erwerbstätig sein oder nicht — die Möglichkeit, ihr Neugeborenes mindestens
vier Wochen lang zu nähren, wenn sie sonst dazu befähigt ist. Ein
großer Nutzen, wenn man bedenkt, welche bedeutende Rolle in der
Sterbestatistik der Säuglinge gerade der erste Monat spielt. Sache
der Aufklärung (Hebammen, Säuglingsfürsorgestellen) muß es sein,
dem sehr beliebten Einwand der Mutter zu begegnen, das Anlegen
an die Brust lohne sich gar nicht, da nach sechs Wochen ohnehin
die Abstillung erfolgen müsse. Gerade in diesem Zusammenhang
mit der Mutter innerhalb der ersten sechs Lebenswochen liegt für
den Säugling die größte Bedeutung der Mutterschutzgesetzgebung.

Außer der Arbeitspause wird der Wöchnerin aus Mitteln des Reichs ein Wochengeld auf die Dauer von zehn Wochen gewährt (Reichswochenhilfe). So wichtig diese materielle Beihilfe für die Wöchnerin ist, so kann sie doch dem Säugling selbst solange nicht wesentlich nützen, wie sie in ihrer Höhe nicht imstande ist, der Mutter den Ausfall an Verdienst durch Arbeit auch nur annähernd zu ersetzen und sie zum Verbleiben bei ihrem Kinde und somit zum Nähren fähig zu machen. Der Satz an Wochengeld schwankt gegenwärtig je nach der Höhe der Lohnstufe, in der sich die Arbeiterin befindet. Es ist ein unverzeihlicher Fehler des Gesetzes, daß die Höhe der Wochenbeihilfe nicht entsprechend der Bedürftigkeit der Wöchnerinnen ansteigt, sondern im Gegenteil ihr Maximum bei der höchsten Lohnstufe erreicht, also bei Müttern, die ohnehin durch guten Verdienst vor wirtschaftlicher Not geschützt sind [1]).

Zweifellos besteht ein inniger Zusammenhang zwischen Säuglingssterblichkeit und Wohnart. Und zwar ist es viel weniger die Bauweise der Häuser und Stuben, die das Moment der Gefährdung für den empfindlichen Säuglingsorganismus bilden, als namentlich der knapp bemessene Luftraum, der dem einzelnen Kinde zur Verfügung steht, weil es die Stube mit einer mehr oder weniger großen Zahl älterer Geschwister und mit den Eltern teilen muß. Also die Überbelegtheit der Arbeiterwohnungen ist es in erster Linie, die dem Säugling zum Verhängnis wird. Den durch sie bedingten Schäden erliegt er schnell, wenn in bestimmten Jahresabschnitten eine erhöhte Widerstandskraft von seinem jungen Organismus gefordert wird: im Hochsommer, wenn zu der starken Belegzahl in der kleinen Wohnung die Überwärmung der Luft hinzutritt, die dann besonders häufig bei den widerstandsschwachen unnatürlich ernährten Kindern durch Wärmestauung und Hitzschlag den Verfall und Tod herbeiführt, oder im Winter, wenn die akuten Erkältungskrankheiten unter den zahlreichen Wohnungsinsassen, die mit dem Säugling den dürftigen Raum teilen müssen, die Runde machen. Während sie bei den Erwachsenen unter dem Bilde eines harmlosen Schnupfens verlaufen, bringen sie den Säugling in Lebensgefahr und versetzen seinem meistens bereits durch Rachitis geschwächten Organismus in Gestalt einer Pneumonie den Todesstoß.

Um die Frage des Zusammenhanges zwischen der Sterblichkeit der Säuglinge und der Wohnungsgröße zu prüfen, teilte H. Neumann die verschiedenen Wohnungen je nach der Stubenzahl in Gruppen ein. Mit Gruppe I bezeichnete er eine Wohnung, die aus 1—2 Zimmern und der Küche besteht; zu Gruppe II gehören Wohnungen mit 3 Zimmern, zu Gruppe III solche mit 4 und

---

[1]) Salomon: Zeitschr. f. soz. Hyg. 1922. Nr. 15.

mehr Zimmern. Es starben in Wohnungsgruppe I 17,70 %, in Wohnungsgruppe II 12,79 %, und in Wohnungsgruppe III 7,29 % [1]). Hierbei ist zu betonen, daß in diesen Zahlen fast nur Flaschenkinder enthalten sind, während die Brustkinder den Schäden der Umwelt bis zu einem gewissen Grade zu trotzen vermögen. Getrennt nach Brust- und Flaschenkindern ergaben sich nach der gleichen Quelle folgende Ziffern. Von 100 Brust-kindern starben im ersten Lebensjahre in Gruppe I 4,9 %, in Gruppe II 2,6 %, in Gruppe III 2,6 %. Also vorwiegend die unnatürlich ernährten Kinder werden von den Wohnschäden getroffen, im Verhältnis zu ihnen die Brustkinder in kaum nennenswertem Grade. Immerhin zeigt die deutliche Differenz zwischen der Mortalität der Brustkinder in Wohnungsgruppe I einerseits, II und III andererseits, daß Um-weltschäden auch dem natürlich ernährten Säugling zum Ver-hängnis werden können.

Ähnliche Schlüsse zieht MARIE BAUM [2]) aus einer Untersuchungs-reihe, die sie in den vier Städten München-Gladbach, Rheydt, Barmen und Neuß des Regierungsbezirks Düsseldorf aufgestellt hat. In Neuß herrschte für die natürlich ernährten Kinder wohl-habenderer Eltern eine Sterblichkeit von nur 5 %, für die gleiche Klasse von Kindern bei Einkommen der Väter unter 1500 Mk. da-gegen eine Sterblichkeit von 12 %. „In dieser Differenz" — so folgert MARIE BAUM — „drückt sich sozusagen der Einfluß der von der Ernährungsweise unabhänigen Pflegebedingungen zahlen-mäßig aus; also der Einfluß überhitzter, überfüllter Wohnungen, mangelhafter Körperpflege usw. Es ist kein Zufall, daß diese Differenz in der Stadt Neuß mit verbesserungsbedürftigen Wohnungsverhält-nissen größer ist als in den Städten München-Gladbach und Rheydt, wo das Eigen- und Einfamilienhaus mit seinen wesentlich- besseren Wohnungsmöglichkeiten vorherrscht."

Also auch hier die Tatsache, daß die natürlich ernährten Kinder, wenn auch. nicht in demselben Grade wie die Flaschenkinder, aber immerhin doch deutlich dem Einfluß der sozialen Umwelt unter-worfen sind. Für die Brustkinder der Stadt Neuß bedurfte es nur des mangelhaften Einkommens der Väter sowie schlechter Wohn-und Pflegeverhältnisse, um ihre prozentuale Sterbeziffer von 5 bei den Begüterten auf 12 emporschnellen zu lassen.

In einer lehrreichen Studie über die Düsseldorfer Altstadt be-leuchtet SCHLOSSMANN [3]) die Beziehungen zwischen der Sommer-sterblichkeit der Säuglinge und den Wohnungsverhältnissen, nament-lich unter dem Gesichtspunkt der Wohndichtigkeit. Er gibt zu, daß es bis zu einer gewissen Grenze berechtigt sei, aus der Höhe des Sommergipfels in der Sterblichkeitskurve der Säuglinge einen Rück-schluß auf die Häufigkeit oder die geringe Verbreitung des Nährens

[1]) Zit. nach MOSSE-TUGENDREICH: Krankh. u. soz. Lage. S. 275.
[2]) Grundriß der Säuglingsfürsorge. 1916.
[3]) Zeitschr. f. Säuglingsschutz. 1920. S. 401 ff.

zu ziehen, räumt aber neben der Ernährung auch der Wohnweise einen wichtigen, „oft genug den Ausschlag gebenden Einfluß auf die Lebensaussichten der Säuglinge im heißen Hochsommer" ein. Er fand für das Düsseldorf des ausgehenden 18. Jahrhunderts folgende Zahlen:

Es starben in dem Jahrzehnt 1771—1780
in den Monaten Januar, Februar März . . . . 145 Säuglinge,
„ „ „ April, Mai, Juni . . . . . . 150 „
„ „ „ Juli, August, September . . . 136 „
„ „ „ Oktober, November, Dezember 130 „

Der Sommergipfel fehlt hier also ganz. Ähnlich war es im folgenden Jahrzehnt von 1781—1790. Als aber im letzten Dezennium mit der Invasion der französischen Armee die Besetzung der Stadt mit Einquartierung und Überfüllung der Wohnungen folgte, sich also die Wohnverhältnisse von Jahr zu Jahr durch Überbelegung verschlechterten, trat alsbald die Erscheinung des Sommergipfels wieder deutlich zutage. In dem Jahrzehnt von 1791—1800 starben:

in den Monaten Januar, Februar, März. . . . 185 Säuglinge,
„ „ „ April, Mai, Juni . . . . . 203 „
„ „ „ Juli, August, September . . . 256 „
„ „ „ Oktober, November, Dezember 171 „

Da nicht anzunehmen ist, daß in jenem letzten Jahrzehnt des 18. Jahrhunderts eine Veränderung in den Ernährungssitten im Sinne einer Zunahme unnatürlich ernährter Säuglinge eingetreten ist, die das plötzliche Auftreten des Sommergipfels erklären könnte, bleibt wohl als einzige Ursache die Ungunst der Wohnungsverhältnisse übrig.

Welchen Umfang das Wohnungselend in unserer jüngsten Vergangenheit angenommen hat, zeigt RIETSCHEL in einer Abhandlung über den verderblichen Einfluß der Wohndichtigkeit auf die verschiedensten Erkrankungs- und Todesursachen des Säuglings- und Kleinkindesalters. Seine Ausführungen beleuchten eindrucksvoll die trostlose Lage, in die Krieg, Hungers- und Wohnungsnot die minderbemittelte Bevölkerung der großen Industriezentren versetzt haben [1]. Es gab am 1. Dezember 1910 in Berlin 41 963 Wohnungen mit einem heizbaren Zimmer, die von 5—13 Personen verschiedenen Geschlechts dauernd bewohnt waren. Und die Wohnungszählung 1916 ergab für Groß-Berlin 24 925 Haushaltungen, die gar kein heizbares Zimmer hatten und 393 596 Wohnungen, die nur ein einziges heizbares Zimmer aufwiesen, d. h. von der Bevölkerung Groß-Berlins, von etwa 3¾ Millionen mußten sich rund 1½ Millionen Menschen mit derartigen Wohnungen begnügen. Und ähnliche Verhältnisse finden sich in den meisten deutschen Industrieorten. „Man gehe einmal" — fährt RIETSCHEL fort — „durch die Barackenlager

---

[1] Zeitschr. f. Säuglingsschutz. 1920. S. 495 ff.

und Löcher — Wohnungen kann man sie ja nicht mehr nennen —
unserer Städte, und man wird erschaudern, was für Behausungen
man Menschen heute zumutet.‟
Unter dem Druck unserer wirtschaftlichen Lage wird es in absehbarer Zeit kaum gelingen, die Arbeiterheere einer Millionenstadt
wie Berlin oder der großen Industriezentren des Reiches in
Siedlungen außerhalb der Städte unterzubringen. Immerhin
muß ein Anfang gemacht werden, und vor allem muß durch
gesetzgeberische Maßnahmen verhütet werden, daß in neu entstehenden Häusern der Boden für dasselbe Elend bereitet wird,
das eine profitsüchtige Generation durch hemmungslose Bau-
spekulation verschuldet hat. Und ferner darf nicht geschehen,
was sich nach Schlossmanns Bericht [1]) neuerdings in Düsseldorf
ereignet hat, wo zwar vortreffliche Arbeitersiedlungen entstanden
sind, diese aber mit vorwiegend kinderarmen Familien bevölkert
wurden. Alles Streben muß vielmehr darauf gerichtet sein,
gerade diesen Kinderreichen zu helfen und ihnen die Wohnstätten
zu bieten, die der Größe ihrer Kopfzahl entsprechen.

So sicher es ist, daß die Wohnart starken Einfluß auf Morbidität
und Mortalität des Säuglings ausübt, so abwegig ist es, in diesem
Faktor allein die Hauptursache für die Gesundheits- und Lebensbedrohung im ersten Jahre nach der Geburt zu suchen. Träfe das
zu, dann müßten die Verhältnisse auf dem Lande wesentlich
günstiger liegen als in der Großstadt. Denn mag man immerhin
einwenden, daß auch auf dem Lande die Wohnungshygiene nichts
weniger als gut ist, so ist doch dem entgegenzuhalten, daß in
ländlichen Bezirken die Mietskaserne mit ihren 100 Parteien
auf einem Grundstück fehlt, und daß die Kinder, die auf dem Lande
aufgezogen werden, den unleugbaren Vorteil guter Luft vor den
Stadtkindern voraus haben. In Wirklichkeit fand aber Marie
Baum die höchsten Sterblichkeitsziffern gerade in den rein ländlichen Gebieten Bayerns, Pommerns und Ostpreußens, andererseits auch wieder die niedrigsten im agrarischen Holstein oder
Oldenburg. Sie fand ferner hohe Gefährdung der Säuglinge im
industriellen Sachsen, mittlere im Rheinland, dem Zentrum der
deutschen Industrie, ja in dem Industriegebiet des Bergischen
Landes sogar teilweise die niedrigsten Sterblichkeitsziffern.
Die letzten und entscheidenden Gründe für hohe Säuglingssterblichkeit — ob in der Stadt oder auf dem Lande — sind nach
Marie Baum nur bei Betrachtung der Gesamtheit der wirtschaft-

---

[1]) Dtsch. med. Wochenschr. 1922. Nr. 48.

lichen und kulturellen Verhältnisse zu finden. Im Brennpunkt aller Erwägungen steht die Frage, ob der Zusammenhang zwischen Mutter und Kind erhalten
bleibt oder nicht. „Wo auf dem Lande noch einfache Verhältnisse herrschen, der Boden gute Erträge liefert und die Art
des Anbaues Frauenarbeit nur in normalen Grenzen verlangt,
da ist der Zusammenhang zwischen Mutter und Kind noch wohl-
erhalten und die Gefährdung des Kindes gering; muß aber die
Frau hart mitarbeiten, so tritt an Stelle der mütterlichen Ernährung die unzweckmäßige, oft in unappetitlichster Weise
durchgeführte künstliche, und es sterben die Kinder in Scharen
dahin. Und analog in der Industrie: wo ein lohnender Gewerbe-
zweig dem Mann ausreichenden Verdienst für die Erhaltung der
Familie sichert, ist die Kindersterblichkeit niedrig; sie steigt,
sobald die Frau und Mutter in die Erwerbsarbeit einbezogen
und von ihrem Kinde entfernt wird." (MARIE BAUM: a. a. O.)

Es gibt zwei Möglichkeiten, die Säuglinge außerhäuslich er-
werbstätiger Frauen unterzubringen, soweit sie nicht bei den
Verwandten der Mutter verbleiben: die Familienpflege und
die Anstaltspflege. Solange Säuglinge in Anstalten (Heimen,
Krippen, Asylen, Findelhäusern) verpflegt werden, ist man sich
der Gefahren bewußt gewesen, die für das Kind mit dieser Form
der Aufzucht verbunden sind. In der zweiten Hälfte des 19. Jahrhunderts berichteten PARROT und HENOCH über eine Sterblichkeit
der in Anstalten verpflegten Säuglinge von ungefähr 80 %.
Und in der Säuglingsstation der Charité z. B. starben in den
Jahren 1874—1884 von 4109 Kindern unter einem halben Jahr
3209 = 78 %. In weniger gut geleiteten Anstalten soll die
Mortalität der Säuglinge nach Angabe EPSTEINS bis auf 100 %
gestiegen sein [1].
Diese erschreckend hohen Zahlen sanken in den nach modernen
Grundsätzen eingerichteten Anstalten, die z. B. auch für erkrankte
Kinder Frauenmilch zur Verfügung hatten, auf einen erträglichen
Grad herab. So starben auf derselben Station der Charité von
den Aufgenommenen des Jahres 1898/99 nur noch 40,16 %,
1905/06 nur noch 17,2 % und 1907/08 nur noch 12,1 % (L. F.
MEYER: a. a. O.).
Man hat alle die Schäden, die den Anstaltssäugling zum
Unterschied von seinem in der Familie aufwachsenden Alters-
genossen bedrohen, unter dem Sammelbegriff „Hospitalismus"

---

[1] MEYER, L. F.: Hospitalismus der Säuglinge. 1913.

vereinigt und darunter Ernährungsschäden, Mangel an individueller Pflege und Infektionsgefahr verstanden. Seitdem das Problem der Ernährung dank der Einführung der Frauenmilch als Heilnahrung und dank dem größeren fachärztlichen Können auf dem Gebiete der unnatürlichen Ernährungsweise mehr in den Hintergrund getreten ist, stehen nur noch jene beiden anderen Faktoren im Brennpunkt des Interesses dieser vielerörterten Frage.

Auch bei vorsichtigster Abwägung aller Vorzüge und Nachteile der Anstalts- und der Familienpflege gegeneinander wird man nicht fehlgehen, wenn man die letzte der ersten an Wert überordnet. Nicht zuletzt muß auf die weit geringeren Kosten hingewiesen werden, die sie verursacht.

Die große Bedeutung und die Notwendigkeit des Bestehens gut geleiteter geschlossener Säuglingsanstalten bleibt von diesen Tatsachen unberührt. Für plötzlich verwaiste Säuglinge wird man sie immer benötigen; als Lehr- und Lernstätten werden sie unentbehrlich bleiben und in Zeiten wirtschaftlicher Not, wo Mangel an Pflegefrauen herrscht, wird man ohne sie nicht auskommen. Allerdings lassen solche Zeiten des Mangels an Haltefrauen wie unsere gegenwärtige die Nachteile geschlossener Anstalten besonders fühlbar werden: der Abgang für die Außenpflege reifer Kinder hält nicht Schritt mit dem Zugang neuer, die Häuser sind überbelegt, und der Ausbreitung eingeschleppter Infektionen ist ein günstiger Boden bereitet.

Auch die Familienpflege kann dem Säugling Gefahren bringen. Doch sind sie durch eine straff organisierte Haltekinderaufsicht auf ein wesentlich geringeres Maß zu beschränken als in der bestgeleiteten Anstalt. Das jüngst verabschiedete Reichsjugendwohlfahrtsgesetz bringt in dieser Hinsicht wesentliche Fortschritte. Die Überwachung der Ziehkinder wird in Zukunft überall im Reiche in einer Behörde vereinigt sein. Die Polizei als Aufsichtsorgan wird endlich ausgeschaltet. Die Sorge für diese Kinder wird allein den Jugendämtern zufallen. Die Aufsicht wird sich auch auf alle diejenigen Kinder erstrecken, die nur tagsüber gegen Entgelt in einer Pflegestelle untergebracht sind. Ferner erfaßt das Gesetz erfreulicherweise auch alle Kinder, die gewerbsmäßig von Verwandten verpflegt werden. In allen Fällen, in denen Gefahr für das Leben des Säuglings im Verzuge ist, wird man berechtigt sein, auch den Verwandten des Kindes gegenüber diejenigen gesetzlichen Maßnahmen zur Entfernung des gefährdeten Kindes in Anwendung zu bringen, die bisher nur gegenüber fremden Ziehfrauen möglich waren. Allerdings muß

für solche plötzlich eintretenden Fälle stets eine Anstalt zur
Verfügung stehen, die allen Anforderungen hinsichtlich der allgemeinen
Hygiene, Pflege und Ernährung entspricht.

Solange man sich mit dem Problem der Säuglingssterblichkeit
und ihren Ursachen befaßt, wird auf die Parallelität zwischen
Geburtenzahl und Sterbeintensität der Kinder im ersten Lebensjahre hingewiesen. Man hat diese beiden Zahlengruppen in Beziehung zueinander gesetzt und gefolgert: wo in einer Familie
zahlreiche Kinder geboren werden, kommen die letzten — schlechte
soziale Lage vorausgesetzt — zu kurz. Für die ersten Kinder
reichte der Verdienst des Ernährers hin, um sie genügend zu
verpflegen und ihre Existenz zu sichern. Je größer aber die
Geburtenzahl wird, desto beengter wird der Spielraum für das
einzelne Kind, worunter das widerstandsärmste von ihnen, der
Säugling, am schwersten leidet und mit größerer Wahrscheinlichkeit zugrunde geht, als wenn die Zahl seiner Geschwister eine
kleinere wäre.

Zweifellos sind die Schlußfolgerungen bis zu einem gewissen
Grade berechtigt. Zunächst ist festzustellen, daß die größte
Fruchtbarkeit gerade beim Proletariat — daher sein Name —
anzutreffen ist. Nach den Erfahrungen von FUNK entfielen im
Durchschnitt der Jahre 1901—1910 in Bremen auf 100 der Gesamtbevölkerung bei den Wohlhabenden 0,9 Kinder im Alter von
0—1 Jahr, beim Mittelstand 1,7, bei den Minderbemittelten 2,6,
also bei den Minderbemittelten so viel wie bei den anderen Gruppen
zusammen [1]). Aus H. NEUMANNs Ermittlungen [2]) ergibt sich die
Verteilung der Lebendgeborenen des Jahres 1906 in Berlin
mit 89,5 % auf Wohnungsgruppe   I (1—2 Zimmer und Küche)
„   6,0 % „   „   II (3   „   „   „   )
„   4,5 % „   „   III (4   „   „   „   )

Die Tatsache der größten Fruchtbarkeit in den sozial am
schlechtesten gestellten Volksschichten ist also erwiesen. Der
Zusammenhang zwischen hoher Säuglingssterblichkeit und großer
Kinderzahl einerseits, geringer Säuglingssterblichkeit und niedriger
Kinderzahl andererseits ist jedoch nicht so bedingungslos zu-
zugeben, wie es allgemein gefordert wird. Es darf beim Studium
dieses Problems niemals außer acht gelassen werden, daß in der
Ernährung der Säuglinge an der Mutterbrust von der Natur eine

---

[1]) Mitt. des Bremer statist. Amtes. 1911. Nr. 1. Zit. nach ROTT.
Dtsch. med. Wochenschr. 1920. S. 395.
[2]) Zeitschr. f. soz. Medizin 3. Leipzig 1908.

Art physiologischer Geburtenprävention geschaffen wird. In den Familien, in denen die Kinder ½ Jahr und länger gestillt werden, ist der Abstand zwischen den folgenden Geburten ein größerer als bei den nur wenige Wochen an der Brust oder überhaupt unnatürlich ernährten, weil ein großer Teil aller Stillenden gegen erneute Schwängerung während der Dauer des Nährens geschützt ist. An einem Material von 7962 Geburten konnte MARIE BAUM (a. a. O.) feststellen, daß von 100 9,6 schon vor Ablauf eines Jahres der vorhergehenden Geburt folgten, wenn die Mutter das Kind nicht stillte, während bei einer Stilldauer von mindestens ½ Jahr diese Ziffer auf 1,8, bei längerer Stilldauer auf weniger als 1 sank. „Mehr als die Hälfte der Geburten erfolgte erst nach einer über 2 Jahre währenden Pause, wenn die Mutter das vorhergehende Kind 9 Monate bis 1 Jahr an der Brust behalten hatte; und bei noch längerer Stilldauer stieg dieser Bruchteil sogar auf zwei Drittel aller Geburten an." Diese Familien sind also in zweifacher Hinsicht im Vorteil: der Geburtenabstand ist größer, also die Kinderzahl geringer, und die Sterblichkeit ist niedriger, weil die Säuglinge gestillt werden.

Viele sozial bedingte Schäden, denen der Säugling ausgesetzt ist, können innerhalb weiter Grenzen durch die natürliche Ernährung an der Mutterbrust wieder wettgemacht werden. Aber Stillschwäche und Stillunfähigkeit bei einem Teil der proletarischen Mütter einerseits und die harte Notwendigkeit, sich am Erwerb mit zu beteiligen andererseits, werden der Erfüllung dieses Ideals noch auf lange Zeit hinaus im Wege sein.

Die Stillfähigkeit der Mütter ist eine Zeitlang im Übereifer der Stillpropaganda sicher überschätzt worden. Das ist verständlich als Reaktion gegen die in bedenklichem Grade zunehmende Abneigung der Frauen gegen das Stillgeschäft. Wurden doch nach TUGENDREICH[1]) von 1000 Kindern zur Zeit der Volkszählungen gestillt in den Jahren 1895 432, 1900 326 und 1905 313. Auch HEUBNER führt in seinem Lehrbuch (1911) an, daß in den 5 Jahren von 1895 bis 1900 das Selbstnähren von 44,6 % der Mütter auf 32,8 % gesunken ist. Hinzu kam, daß eine Zeitlang der Rückgang der Zahl stillender Mütter mit einer Degeneration der weiblichen Brustdrüse erklärt wurde. Kein Wunder, daß man bestrebt war, Beweise vom Gegenteil zu erbringen, und dabei über das Ziel hinausschoß. HEUBNER gab für das Jahr 1911 (a. a. O.) an, daß 90 % aller Wöchnerinnen imstande sind, wenigstens

---

[1]) In MOSSE-TUGENDREICH. S. 278.

einige **Monate** zu nähren, „wenn sie sachverständig dazu
angeleitet werden". Wir könnten uns in der Tat glücklich schätzen, wenn alle die
Frauen, die nähren können, auch nähren **wollten.** Gerade in
den **sozial besser** gestellten Schichten ist der mangelnde Still-
wille **anzutreffen.** Hier ein Gegengewicht zu schaffen, wird immer
eine **Pflicht** von Ärzten und Hebammen sein.

Die **Frage,** die GROTJAHN in der letzten Auflage dieses
Buches **an die Kinderärzte** richtet, ob es sich als möglich erweist,
bei **allgemeiner Zugänglichkeit** bester künstlicher Säuglings-
nahrung, **allgemeinem** Übergang zum Wohnen in gut durchlüftbaren, einzeln stehenden Häusern und **ausgiebiger Versorgung** des Säuglings mit mütterlicher oder gleichwertiger
Pflege die künstliche Ernährung völlig gefahrlos und unbedenklich
zu **gestalten,** ist heute noch genau ebenso zu verneinen, wie sie
es **damals** (1912) war[1]).

Hier ist noch jenes Teils in dem Gesetz über die Reichswochenhilfe **zu gedenken,** der sich mit der Gewährung von Stillbeihilfen
befaßt. **Das** Gesetz besagt, daß alle Wöchnerinnen, soweit sie
ihre **Neugeborenen** stillen, ein tägliches Stillgeld in Höhe des
halben **Krankengeldes** erhalten sollen auf die Dauer von
12 **Wochen.** Das Stillgeld wird also in derselben Weise gestaffelt
wie **das** Wochengeld. Diese Staffelung ist bei den nährenden
Müttern ganz besonders bedenklich. Wie will es der Gesetzgeber
rechtfertigen, daß er stillende Frauen in ihrem Werte ungleich
macht, je nachdem sie viel verdienen oder wenig? Er könnte
das nur, wenn er in der Lage wäre, darauf hinzuweisen, daß die
Mütter mit gutem Verdienst wenig erhalten, die mit schlechtem
Einkommen viel. Aber er hat ja gerade umgekehrt verfügt.
Die **einzige** Rettung liegt in der völligen Loslösung der Reichswochenhilfe von dem Schema der Krankenkassengesetzgebung
und in der Gewährung einer einheitlich festgesetzten Beihilfe an
alle Wöchnerinnen und Stillenden.

Die hohe Bedeutung dieses Gesetzes über die Reichswochenhilfe
ist — trotz der aufgezeigten Mängel — über jeden Zweifel er-
haben. Sind die Summen, die den Müttern ausgezahlt werden,
auch noch keineswegs hinreichend, um ihnen in dem Zwiespalt
zwischen Erwerbszwang und Mutterpflicht die Entscheidung
im letzten Sinne zu ermöglichen, so wirken sie doch sehr gut

---

[1]) **Der** Herausgeber kann sich dieser unter den Kinderärzten
gegenwärtig herrschenden Ansicht des Herrn Mitarbeiters nicht
anschließen. A. G.

und machen alle schlechten Einflüsterungen einer gewissenlosen Hebamme zunichte. Außer den erwähnten materiellen Vorteilen für die nährenden Mütter sind mit dem Gesetz über die Reichswochenhilfe auch solche ideeller Art für den Säugling verbunden: die Auszahlung der Stillgelder erfolgt auf den Bureaus der Krankenkassen nur gegen Vorzeigung einer Stillbescheinigung. Diese wird wohl fast überall im Reiche von der zuständigen Säuglingsfürsorgestelle ausgestellt und ist hier an die Bedingung der regelmäßigen Vorstellung des Kindes geknüpft. Somit unterstehen alle diese Säuglinge automatisch der vorbeugenden Fürsorge.

Im Laufe der letzten Jahre ist in allen Volksschichten ein erfreulicher Rückgang des Ammenwesens unverkennbar. Zur Erklärung für die Abnahme des Ammenangebotes fällt die Tatsache ins Gewicht, daß die jungen unehelichen Mütter seit der Durchführung des Mutterschutzes nicht mehr so gänzlich mittellos dastehen und bald nach der Entbindung auf Erwerb angewiesen sind wie früher. Ferner ist die zunehmende psychische Umstellung des Arbeiterstandes im Sinne einer wachsenden Betonung des individualistischen Momentes als Ursache in Betracht zu ziehen.

Über das Ammenwesen sind von kinderärztlicher und sozialhygienischer Seite scharfe Worte gefallen. Heubner nennt in seinem Lehrbuch (1911) den ganzen Handel zwischen Dienstherrschaft und Amme, bei dem das Ammenkind um die Mutterbrust betrogen wird, „widerwärtig" und sieht den einzigen Trost darin, daß der meist hohe Lohn der Amme die Zahlung eines über den üblichen Satz hinausgehenden Pflegegeldes ermöglicht. Dieser Trost ist aber nur ein schwacher. Denn erfahrungsgemäß kommt das Geld, das die meist jungen Mütter verdienen, keineswegs immer auch der Pflege ihrer Kinder zugute. Oft verschleudern sie es selbst für allerlei Tand oder, wenn sie es wirklich der Haltefrau aushändigen, läßt diese es nur zu oft in die eigene Tasche fließen. Hohes Pflegegeld ist durchaus nicht immer gleichbedeutend mit guter Pflege.

Finkelstein tritt mit Nachdruck für den Schutz des Ammenkindes ein. Er weist als Vorbild auf das von Schlossmann inaugurierte Verfahren hin: Aufnahme der frisch Entbundenen mit ihrem Kinde in einem Säuglingsheim, wo sie außer ihrem eigenen Kinde auch anderen der Frauenmilch bedürftigen Insassen ihre Nahrung zugute kommen läßt; Verbleiben im Heim mindestens so lange, bis eine gewisse Gewähr für das weitere Gedeihen des

Ammenkindes gegeben ist; genaue Untersuchung und Beobachtung
der Amme und des Kindes auf ansteckende Krankheiten hin
(Lues, Tuberkulose, Gonorrhöe); schließlich Entlassung in die
Familie unter Vermittlung des Heims, das dann dauernd die
Aufsicht über das in Pflege gegebene Ammenkind führt. Er-
gänzend wäre hier hinzuzufügen, daß mit derselben Strenge,
mit der die genaue Untersuchung der Amme auf übertragbare
Krankheiten gefordert wird, auch auf einer gleich subtilen ärztlichen Begutachtung der Dienstherrschaft und ihres Kindes bestanden werden muß, wenn die Amme vor unabsehbarem Schaden
bewahrt werden soll. Und weiter wäre zu fordern, daß die Dienstherrschaft den Teil des Ammenlohnes, der dem Pflegegeld für
das Kind entspricht, direkt an das Heim entrichtet, das dann
seinerseits die Summe der Haltefrau aushändigt [1]. Durch diese
Art der Vermittlung werden vor allem die gewerbsmäßigen Ver-
mieterinnen ausgeschaltet, welche die Ammen in der gleichen
Weise an Herrschaften vermitteln wie Dienstboten: eine hohe
Gefahr sowohl für die Amme und ihr Kind wie auch für die Dienstherrschaft.

Mit diesen Vorsichtsmaßregeln ist zwar manches im Interesse
der Ammen und ihrer Kinder geschehen, das große soziale Unrecht
ist zwar auf ein gewisses Maß reduziert worden, aber dem Kind
der Amme bleibt trotz allem sein Recht auf die Mutterbrust
verkümmert. Es ist eigentlich nicht einzusehen, warum nicht
längst durch gesetzliche Maßnahmen erreicht worden ist, daß in
jedem Falle von Einstellung einer Amme die Aufnahme des
Ammenkindes als Milchgeschwister zur Bedingung gemacht wird.
Eine Mutter, die aus Bequemlichkeit, Eitelkeit oder ähnlichen
Gründen ihrem eigenen Kinde die Brustnahrung versagen zu
dürfen glaubt, mag im Falle der Ablehnung solchen Zwanges
das Risiko der unnatürlichen Ernährungsweise, das ja heute
bei den mannigfachen Hilfsmitteln, die in solchem Milieu fast
ausnahmslos zur Verfügung stehen, nicht mehr so groß ist wie
früher, in den Kauf nehmen. Diese gesetzliche Klausel kann mit
um so größerer Berechtigung gefordert werden als in den Fällen,
in denen therapeutische Gesichtspunkte für die Anwendung
von Brustmilch maßgebend werden, solche in jeder Mittel- und
Großstadt aus einem Säuglingsheim vorübergehend stets bezogen
werden kann.

---

[1] Vgl. TUGENDREICH in GOTTSTEIN-TUGENDREICH: Sozialärztl.
Praktikum. 1921.

Die Zahl der Kinder, die aus den verschiedensten Gründen mit der Flasche großgezogen werden, ist tatsächlich bedauerlich hoch. Wurden doch nach HECKER[1]) auf Grund einer vor mehreren Jahren (die genaue Zeitangabe fehlt) aufgemachten Berliner Statistik ernährt: mit Muttermilch 16320 Kinder, mit Tiermilch 28560 Kinder und mit Surrogaten 2700 Kinder. Die Sterblichkeit dieser Kinder war in der entsprechenden Reihenfolge: 843 = 5,2%, 4160 = 14,6 % und 933 = 34,2 %. Solche Zahlen beweisen eindringlich die Notwendigkeit intensivster Überwachung aller unnatürlich ernährten Säuglinge. Der Schwerpunkt bei der Erörterung der Frage, wie die Sterblichkeit der unnatürlich ernährten Kinder einzudämmen ist, liegt heute nicht mehr wie früher ausschließlich auf dem Gebiete der Milchhygiene. Es ist zwar selbstverständlich, daß für den Säugling heute genau so wie früher eine Milch gefordert werden muß, die an Sauberkeit, Bakterienarmut und Fettgehalt der allgemeinen Marktmilch überlegen ist. Weiterhin ist zu fordern, daß durch Kontrollmaßnahmen Verwässerungen der Säuglingsmilch sowie schädliche Zusätze verhindert werden, und daß der Transport von der oft weit entfernt gelegenen Stätte der Gewinnung bis zum Verbraucher unter Anwendung aller notwendigen Vorsichtsmaßregeln (Kühlung) vonstatten geht. Und endlich muß jede Gemeinde dafür Sorge tragen, daß die so geschützte höherwertige Säuglingsmilch trotz ihres entsprechend heraufgesetzten Preises auch denjenigen Schichten der Bevölkerung durch beträchtliche Ermäßigung, ja im Notfalle durch unentgeltliche Verabfolgung zugänglich wird, für welche die unnatürliche Ernährungsweise schon an sich einer Lebensbedrohung gleichkommt: für die Unbemittelten. Denn von mindestens der gleichen Bedeutung wie die Milchbeschaffenheit ist bei Erörterung des unnatürlichen Ernährungsproblems die Frage der sozialen Bedingtheit des Säuglings selbst sowohl wie die Zusammensetzung, in der ihm das artfremde Nahrungsmittel gereicht wird: die Ernährungsmethode. Wenn die Säuglinge einer größeren Gemeinde mit ein und derselben Milch gefüttert werden, zeigt es sich immer wieder, daß die Krankheits- und Todesbereitschaft nicht bei allen gleich, sondern grundverschieden ist bei reich und arm: dort niedrig, hier unverhältnismäßig hoch. (Vgl. die Zahlen H. NEUMANNs in den verschiedenen Wohnungsgruppen auf Seite 108). Ähnlich liegen die Verhältnisse bei der Wirkung einer einwandfreien Ernährungsmethode. Sie allein vermag bei einem unter schlechten äußeren

---

[1]) Zeitschr. f. Säuglingsschutz 1922. H. 6.

Pflegebedingungen aufwachsenden Säugling die Schäden nicht wettzumachen, die das normale Gedeihen vereiteln. Das kann nur bis zu einem gewissen Grade die Brustmilch. Andererseits vermag eine nach den Grundsätzen moderner Kinderheilkunde unter Anleitung eines erfahrenen Facharztes durchgeführte Tiermilchernährung, addiert zu einer hochentwickelten Säuglingshygiene im Milieu des Wohlstandes, die Mortalität fast zu derjenigen der Brustkinder hinabzudrücken (vgl. auch FINKELSTEIN a. a. O.).

Da wir wissen, daß unzweckmäßige Ernährungsweise vor allem für das Flaschenkind aus minderbemittelten Schichten verhängnisvoll ist, und daß die meisten Pflegeunsitten und die unrichtigsten Ernährungsmethoden gerade in diesen Volksschichten üblich sind, müssen wir dahin streben, daß der kinderärztliche Rat, der der begüterten Frau jederzeit zur Verfügung steht, zwar in anderer Form, aber mit derselben Eindringlichkeit, ja mit noch größerer, auch der Mutter des proletarischen Säuglings vermittelt wird. Das geschieht jetzt in ganz Deutschland in den öffentlichen Säuglingsfürsorgestellen, die neben einer möglichst intensiven Stillpropaganda die Belehrung der Mütter in den Regeln der Pflege und Ernährung ihrer Kinder zum Ziele haben.

Den Säuglingsfürsorgestellen fällt auch die bedeutsame Rolle des Mittlers bei der Ausführung des Gesetzes über die Reichswochenhilfe zu, indem sie den Müttern die Bescheinigung über die Stillung des Kindes auszustellen haben. Sie tun das nur unter der Bedingung, daß der Säugling in kurzfristigen (10 bis 14 Tage) Abständen dem Arzt der Fürsorgestelle vorgestellt wird. So unterstehen alle diese Säuglinge einer 14 tägigen fachärztlichen Kontrolle in ihren 12 ersten Lebenswochen. Die Stillbeihilfen, welche die Fürsorgestelle selbst aus städtischen Mitteln verabfolgt, sind infolge der Verarmung der Kommunen im Vergleich zu den Summen der Reichswochenhilfe nur verschwindend gering, so daß in dieser Hinsicht leider auch heute noch GROTJAHNS Behauptung aus der zweiten Auflage dieses Buches zutrifft, daß in den Säuglingsfürsorgestellen überreichlich Belehrungen und spärlich materielle Unterstützungen gewährt werden. Dieser Satz gilt aber heute nicht mehr im Hinblick auf die großen Erleichterungen, welche die Säuglingsfürsorgestellen in unserer Zeit der ungeheuerlichsten Milchknappheit und Milchteuerung ihrer Mütterklientel zu bieten vermögen. Durch ihre Vermittlung gelangen die Frauen in den Besitz einer hygienisch kontrollierten Säuglingsmilch zu stark herabgesetztem Preise.

Auch diese Kinder — und sie vor allem — unterstehen der Vorstellungspflicht in kurzen Zeitabständen. Für ihre Mütter muß die ärztliche Beratung ganz besonders eindringlich sein. Von dem Milchküchenbetrieb für gesunde Kinder ist man mehr und mehr abgekommen. Die Herstellung trinkfertiger Milchmischungen in den Säuglingsfürsorgestellen leistet der Bequemlichkeit der Mütter Vorschub und verleitet die noch Stillenden zum Übergang zur mühelosen Flaschenernährung. Trotzdem müssen Milchküchen in einfacher Form vorhanden sein, um erkrankte Kinder, deren Mütter aus irgendwelchen Gründen nicht in der Lage sind, die Heilnahrung zweckmäßig zu bereiten, aus ihnen zu versorgen.

Den Mutterberatungsstellen organisch anzugliedern ist die Fürsorge für die Schwangeren, die sich auf soziale, wirtschaftliche und ärztliche Fragen erstreckt. Von besonderer Wichtigkeit ist die frühzeitige juristische Unterstützung der unehelichen Schwangeren, um rechtzeitig ihre Forderungen dem Erzeuger gegenüber zur Geltung zu bringen und damit auch das künftige Neugeborene vor wirtschaftlicher Not zu schützen. Der Schwangerenfürsorge müssen auch Mittel zu Gebote stehen, um in Fällen von größter Not die Aufbringung der Erstlingsausstattung zu ermöglichen.

Es gab in Deutschland im Jahre 1920 2600 Säuglingsfürsorgestellen [1]). Das Versorgungsgebiet der einzelnen Stellen weicht an Umfang stark voneinander ab. So berichtet Rott, daß in den 25 deutschen Großstädten mit über 200000 Einwohnern die Zahl der Lebendgeborenen, auf die im Durchschnitt eine Fürsorgestelle entfällt, zwischen 440 in München und 2775 in Berlin schwankt (a. a. O.). Vermindert sich in einem unter dem Gesichtswinkel der Säuglingssterblichkeit statistisch betrachteten Bezirk die Zahl der Todesfälle im ersten Lebensjahre, so wird sehr häufig der Schluß gezogen, daß dies dem Wirken der Säuglingsfürsorge zuzuschreiben sei. Solche Schlüsse scheinen jedoch vorerst noch nicht berechtigt zu sein und sollten nur mit größter Zurückhaltung gezogen oder als berechtigt anerkannt werden. Ob irgendwo innerhalb der zwei verflossenen Jahrzehnte, in denen zielbewußt offene Säuglingsfürsorge betrieben wird, die Höhe der Säuglingssterblichkeit nur durch ihre Wirkung herabgedrückt werden konnte, ist eine Frage, die sich der zahlenmäßigen Beantwortung entzieht. Der größte Nutzen der offenen Säuglingsfürsorge ist — von den materiellen Beihilfen abgesehen — in ihrer Aufklärungs- und Belehrungstätigkeit zu suchen, in ihrer Wirkung auf die Mütter in der Sprechstunde durch den Arzt und im Haus

---

[1]) Rott: Zeitschr. f. Säuglingsschutz. 1921. H. 4/5.

durch die Fürsorgerin. Er ist also vorwiegend imponderabiler
Art und läßt sich nicht in den Rahmen einer Statistik zwingen.
Die Lehren, die von den Säuglingsfürsorgestellen ausgehen,
werden gemeinsam mit dem in allen Mädchenschulen einzuführen-
den theoretischen und praktischen Unterricht in der Säuglingspflege eine Müttergeneration heranbilden, die den Fragen der
Säuglingsaufzucht nicht mehr so verständnisarm gegenübersteht
wie zum Teil noch unsere jetzt lebende und in noch stärkerem
Grade die vorigen.

Der hohen Mortalität der Flaschenkinder entspricht die große
Bedeutung, welche die Ernährungsstörungen in der Statistik der
Todesursachen beansprucht. Ihre Bedeutung wächst noch,
wenn man bedenkt, daß zahlreiche Todesfälle, die unter der
Bezeichnung „Lebensschwäche", „Krämpfe" und „Abzehrung"
segeln, in Wirklichkeit ebenfalls durch Ernährungsstörungen
bedingt waren. HEUBNER hat für Berlin im Jahre 1906/07 aus
den rund 8000 Todesfällen im Säuglingsalter 37,8 % errechnet,
die unmittelbar an Ernährungsstörungen eingegangen sind.
36 % entfielen außerdem auf jene drei angegebenen Todesursachen.
Rechnet man mit HEUBNER von diesen nur die Hälfte zu den Ernährungsstörungen, so ergibt sich, daß an Verdauungskrankheiten
in jenem Jahre etwa 55 % aller gestorbenen Säuglinge zugrunde
gegangen sind [1].

Es ist bekannt, daß die größte Zahl der Sterbefälle an Ernährungsstörungen in die Sommermonate fällt (Sommergipfel). Doch gibt
es Jahre, in denen dieser Sommergipfel der Säuglingssterblichkeit
den zweiten Gipfel im Winter, verursacht durch Erkrankungen der
Atmungsorgane, kaum wesentlich überragt. Ja, SCHLOSSMANN wies
1920 für den Regierungsbezirk Düsseldorf auf das Schwinden des
Sommergipfels bei abnehmender Gesamtsterblichkeit hin und zeigte,
daß 1919 lediglich ein Wintergipfel bestand [2]. Es kamen Todesfälle
im ersten Lebensjahre auf je 100 Lebendgeborene:

Im Jahre	Insgesamt	Januar bis März	April bis Juni	Juli bis September	Oktober bis Dezember
1919	10,6	12,7	9,9	8,5	8,2
1920	12,3	12,1	11,0	13,7	12,4
1921	11,6	11,8	8,9	14,0	11,9

[1] HEUBNER: Zeitschr. f. Säuglingsschutz 1920. Nr. 9/10.
[2] SCHLOSSMANN: Dtsch. med. Wochenschr. 1920. Nr. 40 und
Dtsch. med. Wochenschr. 1922. Nr. 28.

Hierbei ist allerdings zu betonen, daß der Sommer 1919 sehr kühl
war [1]). Im heißen Sommer dagegen wächst die Säuglingssterblichkeit
rapid an. So starben in Deutschland in dem berüchtigten heißen
Jahre 1911 im

Januar	. . . .	24384	Juli	. . . . .	38110
Februar	. . . .	23407	August	. . .	67339
März	. . . . .	24459	September	.	46133
April	. . . . .	23291	Oktober	. . .	26041
Mai	. . . . .	22709	November	. . .	19716
Juni	. . . . .	23159	Dezember	. .	20714

Als Ursache für den oft steilen Anstieg der Sterblichkeitskurve in
den Sommermonaten wurde früher allgemein die in der heißen Jahreszeit vielfach anzutreffende zersetzte und saure Milch angeführt.
Dafür sprach vor allem die Beobachtung, daß die Brustkinder an
dieser Sommersterblichkeit in weit geringerem Maße beteiligt sind
als die Flaschenkinder. Es hat sich aber herausgestellt, daß ein
Trugschluß vorlag. Einmal wurde gezeigt, daß gesäuerte Milch an
sich eine deletäre Wirkung auf den Säuglingsdarm gar nicht ausübt
und ohne Bedenken verfüttert werden kann, wenn sie nur sonst den
Mindestforderungen an Sauberkeit (Abkochen) genügt. Ferner
berichtete FINKELSTEIN über Bakterienzählungen in der Milch,
welche ergaben, daß in Außenpflege befindliche Säuglinge bei einer
Milch, deren Prüfung auf Bakteriengehalt „ungeheure Ziffern"
ergab, ausgezeichnet gediehen [2]). In gleichem Sinne verliefen
RIETSCHELS Erhebungen [3]). Diese Untersuchungsergebnisse hatten
zur Folge, daß man der zersetzten Milch als Ursache für das gehäufte
Auftreten der Ernährungsstörungen in der heißen Jahreszeit nur
noch eine untergeordnete Rolle zuerkannte. Vielmehr wurde darauf
hingewiesen, daß dieser Sommerschaden vorwiegend in einer bestimmten Bevölkerungsschicht, nämlich bei den Proletariern und innerhalb
der Großstädte besonders in gewissen Stadtbezirken, nämlich in den
dichtest bewohnten Vierteln mit ihren hohen Mietskasernen, Quer-
gebäuden und Seitenflügeln anzutreffen ist. Als eigentlicher Schädling
wurde die Wärme an sich verantwortlich gemacht und die Wirkung
auf den Säuglingsorganismus derjenigen des Hitzschlages gleichgesetzt.
Experimentelle Untersuchungen an Tieren ergaben, daß unter der
Einwirkung hoher Außentemperaturen die peptische Kraft und das
Labvermögen des Magensaftes herabgesetzt und die Gesamtmenge
desselben sowie die Gesamtazidität und die freie Salzsäure verringert
wird [4]). Ferner zeigte MORO [5]), daß die für die Entstehung der
Gärungsdyspepsien so wichtige „endogene Infektion des Dünndarms"
unter dem Einfluß erhöhter Temperaturen stark gefördert wird.
Der Hitzschlag selbst wird durch einen Komplex widriger Umstände

----

[1]) Auch in den Jahren 1915 und 1916 bestand ein deutlicher
Wintergipfel. Vgl. die Tabelle bei BEHLA, Zeitschr. f. Säuglingsschutz.
1919. H. 11/12.
[2]) Lehrb. S. 199.
[3]) Münch. med. Wochenschr. 1920. Nr. 2.
[4]) SALLE: Jahrb. f. Kinderheilk. 1911. Zitiert nach FINKEL-
STEIN: a. a. O.
[5]) MORO: Jahrb. f. Kind. 1916.

erzeugt: in einer überbelegten Wohnung, unmittelbar unter dem
Dachfirst liegt das jüngste Kind nahe dem Kochherd unter einem
schweren Federbett in einer mangelhaft durchlüftbaren Küche oder
Stube; seine durch Durst bedingte Unruhe erzeugt schon bald nach
der regulären Nahrungsaufnahme erneutes Schreien, das verhängnis-
vollerweise nicht mit Wasser-, sondern mit Milchzufuhr beantwortet
wird. So entsteht in dem ohnehin durch Hitze in der Funktion
beeinträchtigten Magen-Darm-Kanal ein Überangebot an Nahrungs-
mengen, denen die nur noch mit halber Kraft arbeitenden Darmzellen
nicht mehr gewachsen sind, und es entsteht unter der Einwirkung
abnormer Gärungen die Diarrhöe. Wenn auf einem Gebiete, dann muß
hier die offene Säuglingsfürsorge unermüdlich durch Aufklärung in
Wort und Schrift tätig sein. Gerade in dieser Frage vermag sich ihr
vorbeugender Wert am erfolgreichsten auszuwirken.

Aus Untersuchungen SCHLOSSMANNS über die Sommersterblichkeit
der Säuglinge Düsseldorfs [1]) geht hervor, daß der schädliche Einfluß
der Hitze in den Häusern der Großstadt nicht so sehr erzeugt wird
von der Art des Wohnungsbaues als vielmehr von dem Mangel hin-
reichender Lufterneuerung. So fand er zu seiner Überraschung, daß
der Sommergipfel vorwiegend in den Wohnungsvierteln der Neustadt
anzutreffen war, während er in den weit winkliger gebauten Vierteln
der Altstadt fehlte. Eine Erklärung für diese zunächst paradox
anmutende Erscheinung fand SCHLOSSMANN in dem Umstand, daß
der breite Rhein die Altstadt durchströmt und hier wie ein mächtiger
Ventilator wirkend die verbrauchte Luft mit sich fortreißt und
namentlich in den Nächten starke Abkühlung und Lufterneuerung
erzeugt.

Der Zahl und Bedeutung nach an zweiter Stelle rangiert unter
den Krankheits- und Todesursachen im Säuglingsalter jener
Komplex von Symptomen, der beim Erwachsenen als ,,Er-
kältung" schlechthin bezeichnet wird und im allgemeinen harmlos
abläuft, beim Säugling aber infolge der verhängnisvoll engen
anatomischen Nachbarschaft von Nasenrachen und Mittelohr
einerseits und Bronchialbaum andererseits nur allzuoft mit
ernsten Verwicklungen verbunden ist und das Leben des Kindes
bedroht. In jener Berliner Statistik HEUBNERS (a. a. O.) war der
Tod an diesem Komplex mit 13,5 % der Gestorbenen beteiligt.
Im allgemeinen bleibt dieser Wintergipfel an Höhe hinter dem
Sommergipfel der Ernährungsstörungen deutlich zurück, doch
schwankt seine Erhebung in weiten Grenzen je nach der Gunst
oder Ungunst äußerer Einflüsse, namentlich der Witterungs-
verhältnisse.

---

[1]) Zeitschr. f. Säuglingsschutz. 1920. H. 9/10.
[2]) MEYER, L. F.: Dtsch. med. Wochenschr. 1911. Nr. 45.
[3]) Über die Bedeutung der Lungenentzündungen als Todesursache
im Säuglingsalter und ihre Wichtigkeit im Aufgabenkreis der Säuglingsfürsorge vgl. GOTTSTEIN: Zeitschr. f. Säuglingsschutz. 1919.
H. 11/12.

An der hohen sozialpathologischen Bedeutung dieser grippeartigen Erkrankungen, von der nicht selten explosionsartig alle Mitglieder einer Familie befallen zu werden pflegen, kann kein Zweifel aufkommen. Es sind immer wieder die gleichen Faktoren, die dem Säugling des Proletariermilieus verhängnisvoll werden: Ist für das jüngste Kind einer vielköpfigen Familie weder Raum noch Geld für eine eigene Lagerstätte vorhanden, so daß es notgedrungen mit der „erkälteten" Mutter zusammen in deren Bett schlafen muß, so ist bei der hohen Empfänglichkeit der kindlichen Schleimhäute die Infizierung des Säuglings als ziemlich sicher anzunehmen.

Die Bekämpfungsmöglichkeit dieser Winterplage ist im Vergleich zu den Mitteln, die gegen das Sommersterben zu Gebote stehen, viel geringer. Vor allem deswegen, weil die erwachsenen Keimträger — die Eltern sowohl wie die größeren Geschwister — fast immer gezwungen sind, mit dem empfänglichen Säugling den kleinen Raum zu teilen. Alle Ermahnungen, direkte Berührung durch Küssen, Ansprechen usw. zu vermeiden, sind im allgemeinen in den Wind gesprochen und könnten wohl in so bedrohlicher Enge selbst bei gewissenhafter Befolgung die Übertragung nicht verhüten, namentlich wenn man bedenkt, daß doch die pflegende Mutter nicht zu ersetzen ist. Die Theorie zeigt uns zwar den Weg, auf dem wir zu einer Eindämmung der Seuche zu gelangen vermögen, wir können ihn aber nicht gehen, weil die Wohnungskalamität des Großstadtarbeiters ihn uns versperrt. Wo keine Absonderungsmöglichkeiten gegeben sind, breitet sich die Grippe ungehemmt aus. Einigen Unsitten, wie Aufstellung der kindlichen Lagerstätte dicht am Ofen, der ständige Aufenthalt des Kindes in dem mangelhaft gelüfteten Raum (Kohlenersparnis), wird man entgegentreten müssen. Namentlich die offene Säuglingsfürsorge muß die Mütter auf die Bedeutung der frischen Luft auch in den Wintermonaten hinweisen.

Sehr ähnlich liegen die Dinge bei der Tuberkulose. Auch bei ihr ist der Erwachsene als Keimträger die fast einzige Gefahr für den Säugling, solange er sich noch nicht fortzubewegen vermag. Auch hier spielt also die Isolierungsmöglichkeit des Kindes eine entscheidende Rolle im Sinne der Verhütung der Übertragung oder im negativen Falle im Sinne ihrer Begünstigung. Demnach wächst die Gefährdung des Säuglings durch den an ansteckender Tuberkulose leidenden Erwachsenen proportional mit der sinkender Wohnungskultur. Darum sind die Säuglinge der sozial am schlechtesten gestellten Bevölkerungskreise an der Infektion mit dem tuberkulösen Virus in weit größerer Zahl beteiligt als diejenigen der übrigen Volksschichten. Nach SCHLOSSMANN ist in den mittleren und oberen Volkskreisen ein tuberkulöser Säugling eine Seltenheit [1]), und zwar auch dann, wenn er in tuberkulöser Umgebung lebt, in der das Kind der Armen nur ausnahmsweise verschont bleibt. Daß die Nachwehen des großen Krieges in Gestalt der katastrophalen Wohnungsnot und der durch sie bedingten Zusammenpferchung von Menschen in engsten Räumen die Gefahr des Anwachsens auch der Säuglingstuberkulose in Volkskreisen wesentlich gesteigert haben, die bisher weniger davon berührt waren (Mittelstand), ist als ziemlich sicher anzunehmen.

Wesentlich aussichtreicher als der Kampf gegen die Säuglingstuberkulose ist der gegen die angeborene Syphilis, und zwar besonders deshalb, weil dieses Leiden therapeutisch ganz andere Angriffsflächen bietet als die Tuberkulose. Über die Verbreitung der angeborenen Syphilis unter den Säuglingen liegen statistische Angaben nicht vor. Doch dürfte sie in Anbetracht der Häufigkeit der Erwachsenen-Syphilis nicht gering sein. Ihre sozial-pathologische Bedeutung liegt aber weniger in ihrer Häufigkeit als in ihrer Rückwirkung auf die Gemeinschaft. Diese kann eine dreifache sein. Einmal kann ein wenig oder gar nicht behandeltes angeboren syphilitisches Kind zu einem Idioten werden und dadurch dem Staate oder der Gemeinde zur Last fallen, oder es kann — in Pflege gegeben — die Ziehfrau und deren Kinder gefährden, oder endlich es kann, wenn es im Milieu des Wohlstandes zur Welt kommt, eine zu seiner Ernährung gemietete Amme infizieren.

Ob eine frühzeitig — bald nach der Geburt und dem Auftreten der ersten Erscheinungen — einsetzende energische Behandlung dieser Kinder, wie sie sich jetzt mehr und mehr einbürgert, imstande ist, die sog. Spätsyphilis — der jedoch stets eine unerkannt gebliebene Säuglingssyphilis voraufgegangen ist — zum Verschwinden zu bringen und das Kontingent der Idioten auf syphilitischer Grundlage entscheidend zu verringern, kann erst eine spätere Zukunft beurteilen.

Die Gefahr der Übertragung auf Ziehfrauen ist nur dadurch vermeidbar, daß diese Kinder von den Aufsichtsorganen aus-

---

[1]) Münch. med. Wochenschr. 1909. Nr. 8.
[2]) SALOMON: Dtsch. med. Wochenschr. 1921. Nr. 16.

schließlich zu syphilitischen Frauen, im übrigen aber in sog. Welanderheime gegeben werden (das sind Heime, in denen nur syphilitische Säuglinge verpflegt und behandelt werden). Wenn auch die Anstaltssterblichkeit gerade dieser Kinder besonders hoch ist (FINKELSTEIN), so kann andererseits niemand die Verantwortung tragen, wenn eine gesunde Frau von einem syphilitischen Säugling infiziert wird, seien die Fälle auch noch so selten. Die Möglichkeit der Übertragung auf Ammen endlich läßt sich durch ein gutorganisiertes Ammenwesen auf ein Mindestmaß beschränken. Ein Säuglingsheim sollte keine Amme abgeben, ohne den schriftlichen Beweis in Händen zu haben, daß das zu stillende Kind frei von syphilitischen Erscheinungen ist. Die Anstaltsammen dürfen die fremden Kinder nicht an die Brust nehmen, sondern nur die abgespritzte Milch zur Verfügung stellen.

Der Kampf gegen die Krankheit selbst sollte für die unbemittelten Volksschichten mit öffentlichen Mitteln geführt werden. Gerade in dieser Frage würde es sich erweisen, daß die aufgewandten Kosten nicht für eine verlorene Sache angelegt werden, ein Gefühl, von dem man sich bei der Tuberkulosebekämpfung nie ganz frei machen kann. Vorbildlich ist in dieser Hinsicht die Stadt Berlin vorgegangen, indem sie die Behandlung der angeborenen Syphilis für die Säuglingsfürsorgestellen freigegeben hat (1917). Sie erfolgt in ihnen kostenlos für die minderbemittelte Bevölkerung und erstreckt sich über Jahre. Die Erfolge, die schon jetzt mit dieser Methode — frühzeitiges Einsetzen der Behandlung vorausgesetzt — erzielt worden sind, berechtigen zu den größten Hoffnungen für die Zukunft.

Eine besondere Bedeutung kommt während des Säuglingsalters der Neugeborenenperiode zu, jenem Zeitabschnitt nach der Entbindung, der im allgemeinen bis zur Abheilung der Nabelwunde gerechnet wird. Der Tod an Nabelsepsis ist seit der Einführung der Asepsis in Entbindungs- und Findelanstalten seltener geworden. Immerhin spielt er auch heute noch eine beachtliche Rolle. Nach einer Wahrscheinlichkeitsrechnung C. KELLERS entfielen in Berlin in den Jahren 1904 und 1905 nicht weniger als 16,8 % aller aus den ersten 14 Tagen gemeldeten Todesfälle auf die Nabelsepsis als Ursache [1]).

Sehr wichtig in der sozialen Pathologie des Neugeborenen ist die Beantwortung der Frage, ob das Gewicht der Frucht durch die Lebensweise der Schwangeren erheblich beeinflußt wird. An

---

[1]) Zit. nach FINKELTSEIN a. a. O.

8675 Neugeborenen, die zum Teil im Frieden (1913), zum Teil während des Krieges (1917—1919) zur Welt kamen, teils von unehelichen Hausschwangeren, teils von Nichthausschwangeren stammten, die teils Kinder des wohlhabenden Mittelstandes (Sanatoriumsklientinnen), teils solche der landarbeitenden Bevölkerungsschicht waren, hat PELLER[1]) dieses Problem studiert. Er stellte fest, daß bei Gegenüberstellung namentlich von unehelichen Kindern der Nichthausschwangeren der Jahre 1917 bis 1919 und den Friedenskindern des wohlhabenden Mittelstandes das Optimum an Pflege und Ernährung während der ganzen Schwangerschaftszeit einen durchschnittlichen Gewichtszuwachs von etwa 300—350 g zur Folge hat. Schon der Unterschied im Geburtsgewicht der Kinder, die von Nichthausschwangeren stammen — d. h. solchen unehelichen Müttern, die die Gebäranstalt erst kurz vor der Entbindung aufsuchen —, und denjenigen, die von Hausschwangeren geboren wurden, ist deutlich wahrnehmbar zugunsten der Hausschwangeren. Daraus geht hervor, welchen bedeutenden Einfluß auf das Gewicht des Neugeborenen die Ruhe und Pflege der Schwangeren in den letzten Wochen vor der Niederkunft ausübt.

---

[1]) Zeitschr. f. soz. Hyg. 1922. H. 13.

XII. Kinderkrankheiten.

Von

W. Salomon.

Das Kleinkindes- oder Spielalter — die Zeitspanne vom Beginn des zweiten Lebensjahres bis zum Termin der Einschulung — unterscheidet sich sowohl vom individualpathologischen wie auch vom sozialpathologischen Gesichtspunkt aus grundsätzlich vom Säuglingsalter. Die Mortalität sinkt zunächst langsam, dann sehr schnell. Die Gefahren, die dem Kleinkinde drohen, sind in ihrem Wesen grundverschieden von denen, die den Säugling bedrängen. Steht im ersten Lebensjahre die Ernährungsstörung unter den Todesursachen an erster Stelle, so ändert sich das Bild bereits im zweiten, indem nun der Tod an Erkrankung der Atmungsorgane häufiger zu werden beginnt. In den folgenden Jahren treten dann die akuten Infektionskrankheiten (Masern, Scharlach, Diphtherie, Keuchhusten) immer mehr in den Vordergrund und stellen zusammen mit der Tuberkulose das Hauptkontingent der Todesursachen.

Im Jahre 1909 gehörten nach TUGENDREICH [1]) von 1000 Gestorbenen 306,6 dem Säuglingsalter an.

Im 2. Lebensjahre standen nur noch				52,7
„ 3.	„	„	„ „	18,8
„ 4.	„	„	„ „	11,9
„ 5.	„	„	„ „	8,4
„ 6.	„	„	„ „	6,6

Es wäre aber ein Trugschluß, aus solchen Zahlen etwa eine geringere Gefährdung des Kleinkindes herauszulesen. Die Sterbebereitschaft ist zwar im Spielalter stark gesunken, weil die Widerstandskraft des Organismus, und namentlich der Verdauungsorgane, entsprechend gestiegen ist; aber die Erkrankungsbereitschaft ist mindestens die gleiche geblieben wie im ersten Lebensjahre. Was sich zugunsten des Kleinkindes geändert hat, ist der Spielraum zwischen Erkrankung und Tod, der beim Säugling ein erheblich geringerer ist.

Unter der Ernährungsschwierigkeit während des Krieges und der Wohnungsnot nach dem Kriege hat jedoch in erster Linie das Kleinkind gelitten. Nach RIETSCHEL [2]) starben in Preußen

---

[1]) MOSSE-TUGENDREICH: Krankheit und soziale Lage. 1912.
[2]) Zeitschr. f. Säuglingsschutz. 1920. H. 9/10.

1918 gegenüber 1914 13 000, d. h. ein Fünftel der Kleinkinder mehr, „trotzdem durch die niedere Geburtenziffer der Kriegsjahre die absolute Zahl dieser Kleinkinder 1918 sich erheblich verringert hatte, also bei gleichbleibender Sterblichkeitsquote erheblich weniger Kinder hätten sterben müssen. In Mecklenburg-Schwerin ist sie sogar auf das Doppelte gestiegen.‘‘ Das Spielalter ist die Zeit der Kinderkrankheiten, d. h. der akuten Infektionskrankheiten Masern, Scharlach, Keuchhusten und Diphtherie. Aus einer Todesursachenstatistik Bayerns berechnet TUGENDREICH folgende Tabelle [1]).

Im Jahre 1913 starben in Bayern an Masern, Keuchhusten, Diphtherie und Scharlach zusammen:

im 1. Lebensj.	1855 Kinder von	36 705	überhaupt Gest.	= 5,1 %
„ 2. „	1253 „	„ 5 240	„ „	= 23,9 %
„ 3. „	495 „	„ 1 722	„ „	= 28,7 %
„ 4. „	296 „	„ 1 067	„ „	= 27,7 %
„ 5. „	220 „	„ 774	„ „	= 28,4 %
„ 6. „	162 „	„ 597	„ „	= 27,1 %
„ 7. „	132 „	„ 515	„ „	= 25,6 %
„ 8. „	89 „	„ 375	„ „	= 23,7 %
„ 9. „	54 „	„ 326	„ „	= 16,5 %
„ 10. „	44 „	„ 287	„ „	= 15,3 %
„ 15. „	7 „	„ 332	„ „	= 2,1 %

„In Bayern ist also mehr als ein Viertel aller Todesfälle des Kleinkindesalters allein durch die vier Infektionskrankheiten verursacht.‘‘ Nach demselben Autor (a. a. O.) fielen von den im Jahre 1913 in Berlin gestorbenen Kleinkindern 27,6—47,2 % (durchschnittlich 36 %) allein den vier Infektionskrankheiten zum Opfer. Nach dem Einschulungstermin schwillt dieser Anteil sogar bis über 50 % an.

Von den vier Kinderkrankheiten sind hinsichtlich der Mortalität namentlich Masern und Keuchhusten abhängig von der Umwelt. Es starben nach NEEFE [2]) auf 10 000 0—15 jährige Kinder 1881 bis 1890 in Breslau:

in Stadtteilen mit einem Durchschnittseinkommen	Masern	Scharlach	Diphtherie	Keuchhusten
unter 300 Mk.	14	7	38	8
von 300—400 „	9	7	39	9
„ 400—500 „	8	8	35	7
„ 500—600 „	6	6	35	6
„ 600—700 „	7	9	32	6
„ 700—800 „	5	6	28	7
„ 800—900 „	5	7	35	4
über 900 „	4	7	30	4

[1]) Zeitschr. f. Säuglingsschutz. 1917. H. 11.
[2]) Zit. nach PRINZING: Medizin. Statistik 1906.

1. Masern.

Die Masern sind die häufigste Infektionskrankheit. Die Empfänglichkeit für sie ist — abgesehen vom Säugling bis zum vierten Lebensmonat — eine allgemeine. Bevorzugt ist das Alter zwischen dem zweiten und sechsten Lebensjahr. Die Übertragung geschieht auf dem Wege über die Atmungsorgane und erfolgt einige Tage vor Ausbruch des Ausschlages bei dem ansteckenden Kinde, so daß die vorbeugende Trennung jüngerer Geschwister von den erkrankten älteren meistens zu spät kommt. Die Masern sind an sich eine verhältnismäßig gutartige Krankheit.

Die Abhängigkeit vom sozialen Milieu ist — abgesehen vom Keuchhusten — bei keiner Infektionskrankheit so ausgesprochen wie bei den Masern.

In dieser Beziehung sind HEUBNERS [1]) distriktspoliklinische Erfahrungen in Leipzig sehr lehrreich. Die 15 Jahre umfassende Frist seiner Wirksamkeit zerfiel in zwei Perioden, die durch Verschiedenheit der Klientel selbst und ihrer Wohnbedingungen gekennzeichnet waren. In der ersten Periode hatte er Kinder zu betreuen, die in Höfen und Souterrains hausten und einer fast ausschließlich armenunterstützten Bevölkerung entstammten. Hier war die Mortalität bei 278 Kranken = 10,3 %. In der zweiten Periode bestanden die Klienten zu einem erheblichen Teil aus Kindern von Kassenmitgliedern und etwas besser gestellten Arbeitern; außerdem waren durch Anlegung neuer Straßenzüge und Ausmerzung der unhygienischsten Behausungen bessere Wohnverhältnisse geschaffen worden. In diesem Zeitraum betrug die Sterblichkeit bei 316 Kranken nur 3,1 %.

Die Maßnahmen zur Verhütung der Masern beziehen sich nicht auf die Krankheit als solche, da ja von ihr wenig Kinder verschont bleiben, sondern lediglich auf den Zeitpunkt ihres Eintritts. Es ist erwiesen, daß die Masern um so gefährlicher sind, je jünger das von ihnen befallene Kind ist, namentlich dann, wenn es sich um rachitische, pastöse und schwächliche Kinder handelt. In der Münchener Kinderklinik wurden im Durchschnitt der Jahre 1914—1919 jährlich 183 Kinder wegen Masern behandelt. Davon starben 15,1 %. 85 Kinder waren jünger als 2½ Jahre; von ihnen starben 28,8 %. 96 waren älter; von ihnen starben 4,8 % [2]).

2. Scharlach.

Der Scharlach ist weit weniger verbreitet als die Masern und auch weit weniger ansteckend. Während es selten vorkommt, daß bei Erkrankung eines Kindes an Masern die übrigen Ge-

---

[1]) HEUBNER: Lehrb. d. Kinderheilk. S. 319.
[2]) DEGKWITZ: Zeitschr. f. Kinderheilk. 1920. Bd. 25.

schwister verschont bleiben, ist das bei Scharlach oft der Fall.
Der Scharlach besitzt die Eigentümlichkeit, jahrelang nur
sporadisch aufzutreten, ohne jedoch völlig zu verschwinden und
nur alle 5—10 Jahre in größeren Epidemien die Bevölkerung
heimzusuchen. Dasselbe gilt nach HEUBNER für die Bösartigkeit
dieser Seuche: während z. B. in der Stadt Hamburg die Sterblichkeit an Scharlach, berechnet auf je 1000 aller Gestorbenen, sich
jahrelang kaum über 0,2 erhebt, steigt sie etwa alle 10—15 Jahre
auf 1—1,5—2 $^0/_{00}$ an.

Auch zu Zeiten, in denen der Scharlach milde auftritt, bleibt
er eine gefährliche Krankheit wegen der Dauerschäden, die er
an lebenswichtigen Organen verursachen kann.

Diese Gefahren wachsen, wenn für die Kinder durch Armut,
Wohnungsnot, mangelhafte Ernährung und allgemeine Hygiene
Verschlechterung der Pflegebedingungen hinzukommt. So ist die
Mortalität des Scharlachs abhängig von der sozialen Schichtung
der Befallenen. Nach BERTILLON [1] starben von 100000 Ein-
wohnern in jeder Wohlhabenheitsgruppe an Scharlach:

		in Paris	in Berlin	in Wien
bei den	sehr Reichen	6,5	10,0	9,4
„ „	Reichen	7,0	14,3	14,0
„ „	sehr Wohlhabenden .	6,4	20,6	28,7
„ „	Wohlhabenden . . .	7,9	24,5	28,9
„ „	Armen	10,2	27,9	23,6
. „ „	sehr Armen	10,0	34,7	35,0

Das gleiche gilt für die Letalität des Scharlachs. Nach
S. ROSENFELD [2] betrug in Wien von 1891—1900 die Letalität
an Scharlach:

in den wohlhabenden Bezirken I u. IV: 4,23 u. 5,27 %.
„ „ drei ärmsten „ . V, X u. XVI: 11,82, 16,57 u. 10,57 %

Immerhin kommt ein so erfahrener Kliniker wie HEUBNER
nach einer 15 jährigen distriktspoliklinischen Tätigkeit, die den
untersten Volksschichten der Großstadt gewidmet war, zu dem
Schluß, „daß beim Scharlach der Einfluß besserer Lebensverhältnisse eine weit geringere Rolle in bezug auf die Aussichten
der Erkrankung spielt als z. B. bei den Masern (a. a. O.).

Da das Scharlachgift unbekannt ist, bleibt die Therapie auch
hier rein symptomatisch.

---

[1] Bericht d. 8. Sekt. d. Int. Kongr. f. Hygiene u. Demographie.
Berlin 1907.
[2] ROSENFELD, S.: Der Einfluß des Wohlhabenheitsgrades auf
die Infektionskrankheiten in Wien. Zentralbl. f. allg. Gesundheitspflege 1904. 23. Jahrg.

Die Verhütung des Scharlachs kann sich lediglich auf die
Maßregeln beschränken, die den Schutz der Gesunden vor Ansteckung durch einen Erkrankten betreffen. Hierzu gehören
erstens die Isolierungsvorschriften für den Erkrankten selbst,
die am zweckmäßigsten — ganz besonders bei beengten Räumlichkeiten und überbelegten Wohnungen — im Sinne der Überweisung des Kranken in eine geschlossene Anstalt lauten sollten.
Zweitens gilt bei Scharlach die Meldepflicht für jeden Erkrankungsfall, die mit dem Desinfektionszwang verbunden ist. Ob die
Desinfizierung der Räumlichkeiten wirklich erheblichen Nutzen
stiftet, ist fraglich, da sich immer mehr die Anschauung Bahn
bricht, daß auch bei dieser Krankheit der Mensch als Keimträger die Hauptgefahr bildet.

3. Diphtherie.

Wegen der Gefährlichkeit ihrer Komplikationen gehört die
Diphtherie zu den gefürchtetsten Krankheiten des Kindesalters.
Wenn sie auch bei Erwachsenen vorkommt, so fordert sie ihre
Opfer doch fast ausschließlich unter den Kindern und unter
ihnen namentlich diejenigen der ersten Lebensjahre. Die Disposition für Diphtherie ist nicht so groß wie die für Masern und
Keuchhusten. Die Seuche hat ebenso wie der Scharlach Zeiten
starker Verbreitung und Intervalle von Jahren, in denen nur
spärliche Fälle auftreten.

Im Jahre 1911 starben in Preußen [1]):

Altersklassen der Gestorbenen	An Dipht. u. Krupp starben	Von 100 Gestor-benen der Alters-klassen starben an Dipht. u. Krupp	Von 10000 Leben-den der Alters-klassen starben an Dipht. u. Krupp
Von 0—1 Jahr	1105	0,50	10,51
„ 1—2 Jahren	1806	4,81	18,26
„ 2—3 „	1410	10,84	13,88
„ 3—5 „	2331	16,65	11,81
„ 5—10 „	2462	15,45	5,28

Bei der Verbreitungsart der Diphtherie spielt der Mensch als
Keimträger die bedeutsamste Rolle. Und zwar braucht der
Mittler selbst nicht an Diphtherie zu erkranken. Er ist dann nur
„Bazillenträger". Einmaliges Überstehen schützt nicht wie bei
Masern, Scharlach und Keuchhusten vor erneuten Erkrankungen.

---

[1]) v. BEHRING: Dtsch. med. Wochenschr. 1913. Nr. 21.

GOTTSTEIN [1]) fand eine Gesetzmäßigkeit im Verlauf der Diphtherie innerhalb eines Jahrhunderts. Während zweier Jahrzehnte steigt die Kurve zum Gipfel an, sinkt über einen Zeitraum von einigen Jahrzehnten hin in regelmäßigen Schwankungen ab, um dann von neuem anzusteigen. Die Erklärung für dieses Verhalten glaubt GOTTSTEIN in dem Wechsel verschieden empfänglicher Generationen gefunden zu haben. „In denselben Jahren, in denen eine für die Diphtherie außerordentlich hinfällige Generation das Licht der Welt erblickte, lebte eine ältere Kindergeneration mit geringerer Hinfälligkeit und umgekehrt."

Die Angaben über die Abhängigkeit der Seuche von der sozialen Lage sind widersprechend. HEUBNER, FLÜGGE u. a. stellten fest, daß die Frequenz der Diphtherie ungefähr, wenn auch nicht in allen Fällen, mit der zunehmenden Wohndichtigkeit Hand in Hand geht [2]). FEER [3]) fand die Krankheit häufiger bei den Minderbemittelten als bei den Wohlhabenden. Demgegenüber weist REICHE [4]) für Hamburg statistisch nach, daß sich die Diphtherie nicht vorwiegend auf die ärmeren Volkskreise beschränkt, sondern im Gegenteil die Stadtteile der bestsituierten Einwohner bevorzugt. Als einzige Fehlerquelle erkennt er die fragliche Zuverlässigkeit der Meldungen bei den ärmeren Volksschichten an. Auch NEEFE [5]) behauptet, daß ein Einfluß des sozialen Milieus auf die Verbreitung der Diphtherie nicht nachzuweisen ist. Festzustehen scheint aber doch — und das betont auch REICHE —, daß der Verlauf der Krankheit durch schlechte soziale Verhältnisse ungünstig beeinflußt wird. ROSENFELD [6]) fand für Wien in dem Jahrzehnt von 1891—1900 eine Letalität in den beiden wohlhabenden Stadtteilen I und IV von 15,68 und 23,67 %, in den drei ärmsten Bezirken V, X und XVI von 29,65, 35,96 und 26,41 %.

Bei der Behandlung der Diphtherie steht die Verwendung des v. BEHRINGschen Heilserums an erster Stelle. Alle namhaften Kinderärzte, als einer der ersten HEUBNER, sind für die Bedeutung dieses Mittels mit Entschiedenheit eingetreten. Trotzdem sind bis zum heutigen Tage die namentlich von GOTTSTEIN [7]) geäußerten

---

[1]) Die Periodizität der Di. und ihre Ursachen. Berlin 1903.
[2]) HEUBNER, a. a. O.
[3]) Lehrbuch der Kinderkrankheiten. 1912.
[4]) Medizin. Klin. 1913. Nr. 33.
[5]) Zeitschr. f. Hyg. u. Infektionskrankh. 1897. Bd. 24.
[6]) ROSENFELD, S.: Der Einfluß des Wohlhabenheitsgrades auf die Infektionskrankheiten in Wien. Zentralbl. f. allg. Gesundheitspfl. 1904. 23. Jahrg.
[7]) GOTTSTEIN, A.: Beiträge zur Epidemiologie der Diphtherie. Therap. Monatshefte. Dez. 1901.

Zweifel nicht beseitigt, ob wirklich die steile Senkung der Sterblichkeitskurve im letzten Jahrzehnt des vorigen Jahrhunderts
auf den Beginn der Serumbehandlung zurückzuführen sei, oder
ob nicht diese neue Heilmethode in eine Zeit spontanen Rück-
gangs auch der Erkrankungskurve fiel. Betrachtet man unter
diesem Gesichtswinkel die in HEUBNERS Lehrbuch wiedergegebene
Säkularkurve der Diphtheriemortalität in Hamburg von REINCKE,
so kann man allerdings den Hinweis nicht unterdrücken, daß
der spontane Absturz der Mortalitätskurve von 1887—1889
zwar nicht ganz so steil ist wie der nach der Einführung des
Serums (1894/95), daß doch aber Zufälligkeiten sehr wohl möglich
sind. REICHE [1]) weist auf das Antseigen der Letalitätskurve seit
1909 trotz vorgeschrittener Technik der Serumbehandlung hin.
Er betont das Wiederauftreten schwerer Verlaufsformen und
sekundärer Komplikationen, glaubt an die Einführung des Heilserums zu einer Zeit verminderter epidemischer Kraft und hält
die erneute Prüfung der Frage der Serumwirkung für geboten.

Nach THIELE [2]) zeigt Hamburg eine deutliche Steigerung der
Sterblichkeit an Diphtherie. Es starben auf je 10000 Lebende:

1890: 6,41	1905: 1,1	1908: 1,6
1895: 2,17	1906: 1,5	1909: 4,1
1900: 1,6	1907: 1,5	1910: 6,2

Nach demselben Autor zeigt auch in Preußen die Diphtheriesterblich-
keit seit dem Jahre 1907 keine Tendenz zum Absinken mehr, woraus
hervorgeht, ,,daß die Krankheit wieder weitere Verbreitung und auch
schwereren Charakter angenommen hat". THIELE faßt das Ergebnis
seiner Studien über den Einfluß der Serumbehandlung auf das Vorkommen der Diphtherie in Deutschland während der letzten 25 Jahre
dahin zusammen, ,,daß ein erheblicher Rückgang der Sterblichkeit
an Diphtherie in diesem Zeitraum zu verzeichnen ist, der am auf-
fälligsten sich in den neunziger Jahren ziemlich unmittelbar nach
Einführung des Serums zeigte. Diesen Rückgang der Diphtherie-
sterblichkeit allein auf die Wirkung des Serums zu beziehen, erscheint
insofern bedenklich, als bereits früher, vor Einführung des Serums,
besonders seit dem Jahre 1886, eine deutliche Abnahme der Diphtheriemortalität sich zeigte".

Daß auch fürsorgerische Maßnahmen im Kampf gegen die
Diphtherie wirksam sein können, zeigt das Vorgehen der Berliner
Kommunalverwaltung, die in Berlin besondere Diphtherie-
fürsorgeschwestern anstellte. 42,2 % der erforschten Todesfälle
waren nach SELIGMANN[3]) die Folge arger Vernachlässigung. Er

---

[1]) Münch. med. Wochenschr. 1916. Nr. 51.
[2]) Über das Diphtherievorkommen in Deutschland während der
letzten 25 Jahre und über den Einfluß der Serumbehandlung 1921.
[3]) Berl. klin. Woschenschr. 1917. Nr. 23.

hält Belehrung und Aufklärung der ärmeren Volksschichten für dringend erforderlich. Schon im ersten Vierteljahr der Schwesterntätigkeit ist die Letalität in Berlin abgesunken, um dauernd niedriger zu bleiben als vorher.

Zu den vorbeugenden Maßnahmen gegen die Verbreitung der Diphtherie gehört weiterhin die Einführung der Meldepflicht und des Desinfektionszwanges. Gerade bei der Diphtherie hat sich gezeigt, daß die vom Publikum so sehr gefürchtete Schlußdesinfektion bezüglich ihres Wertes in gar keinem Verhältnis steht zu den Ungelegenheiten, die sie den Betroffenen verursacht. Wenn die Desinfektion der Räume und aller Gebrauchsgegenstände noch so gründlich erfolgt war, konnte kurz darauf ein Bazillenträger den Raum betreten und die ganze Prozedur durch Verstreuung neuer Keime illusorisch machen. Darum wird heute bei der Desinfektionsfrage auch im Gesetz viel höherer Wert auf die fortlaufende Desinfektion am Krankenbett gelegt, die die Isolierung des Kranken von der gesunden Umgebung sowie die hygienische Gewinnung und Entfernung der Se- und Exkrete und dergleichen zum Ziele hat. Ist eine erfolgreiche Absonderung innerhalb der Wohnung nicht möglich, so muß dafür Sorge getragen werden, daß das nächstgelegene Krankenhaus zur Aufnahme des Kindes stets befähigt ist.

4. Keuchhusten.

Die Gefährlichkeit des Keuchhustens beruht in erster Linie auf der Tatsache, daß die Empfänglichkeit im Gegensatz zu Masern, Scharlach und Diphtherie bei ihm bereits im frühesten Säuglingsalter beginnt und naturgemäß in diesem Lebensabschnitt, besonders unter den unnatürlich ernährten Kindern, die meisten Opfer fordert.

Der Keuchhusten gehört zu den verbreitetsten Kinderkrankheiten. Er wird in dieser Hinsicht nur von den Masern übertroffen.

Es starben an ihm in Preußen auf 100000 Einwohner [1]):

1901: 40,5	1907: 23,3
1902: 37,9	1908: 27,7
1903: 32,8	1909: 25,3
1904: 33,4	1910: 23,6
1905: 36,2	1911: 20,3
1906: 31,5	1912: 23,1

[1]) NEUMANN, P.: Zeitschr. f. Hyg. u. Infektionskrankh. 1914. Bd. 78.

Von 100 Keuchhustentodesfällen entfielen auf die einzelnen
Altersstufen

	1901	1906	1912
0— 1 Jahr	64,3	64,3	65
1— 2 Jahre.	21,7	23,2 .	22,3
2— 3 „	6,8	6,0	6,3
3— 5 „	4,6	4,4	4,2
5—10 „	1,9	1,8	2,0
10—15 „	0,4	0,1	0,1.

Einmaliges Überstehen erzeugt eine beinahe absolute Immunität gegen Wiedererkrankung. Die Ansteckung erfolgt fast ausschließlich durch direkte Übertragung von Kind zu Kind.
Die Sterblichkeit an Keuchhusten wird zweifellos beeinflußt
von der sozialen Lage. So betrug nach ROSENFELD a. a. O. die
Letalität an Keuchhusten in Wien in den Jahren 1891—1900:
in den wohlhabenden Bezirken I und IV 1,51 und 4,51 %.
„ „ armen Bezirken V, X und XVI 6,95, 9,06 und 6,81 %.

Die Durchführung vorbeugender Maßnahmen zur Verhütung
der Übertragung stößt beim Keuchhusten auf kaum überwindbare
Schwierigkeiten, weil der höchste Grad der Kontagiosität in
eine Zeit fällt, in der das Leiden als solches noch nicht diagnostizier-
bar ist: in die Zeit des Stadium catarrhale, das sich von einer
landläufigen Bronchitis in nichts zu unterscheiden braucht.
Kinder, die sich in diesem Krankheitsstadium befinden, besuchen
die Spielplätze, die Kindergärten, die Bewahranstalten und
stecken ihre Spielkameraden in Massen an. Die Übertragbarkeit
nimmt im Krampfstadium langsam ab, ist aber in seinem Beginn
noch vorhanden. Darum muß unter allen Umständen dafür
gesorgt werden, daß Kinder, deren Husten irgendwie verdächtig
wird, sofort durch Isolierung unschädlich gemacht werden.
Kindergärten und andere geschlossene Anstalten sind unverzüglich
zu schließen.

5. Die Skrophulotuberkulose.

Die Skrophulotuberkulose ist eine ausgesprochene Krankheit
des Kleinkindesalters. Wenn auch ihre letzten Ausläufer noch
im Schulalter bemerkbar sind, so gehört doch der charakteristische
Habitus des skrupholösen Kindes mit der chronischen Entzündung
der Lidränder, der triefenden Nase und den laufenden Ohren,
mit der ständig geschwollenen Oberlippe, den dicken Halsdrüsen
und den unaufhörlich wiederkehrenden Katarrhen der Augenbindehaut (Phlyktaenen) fast ausschließlich dem Spielalter an.
Wie der Name „Skrophulotuberkulose" besagt, ist diese Krankheit
nichts anderes als eine besondere Form der Tuberkulose, deren

Eigenart durch die Lebensweise des Kleinkindes sowohl wie durch bestimmte konstitutionelle Eigentümlichkeiten zahlreicher Kinder bedingt ist. Das Kleinkind kommt in anderer Weise mit dem Tuberkulosegift in Berührung als der Säugling und das Schulkind. Durch Umherkriechen auf Fußböden, durch Laufen in alle Ecken, durch Anfassen aller nur erreichbaren Gegenstände und Einführung derselben in den Mund, die Nase, die Ohren entsteht jene Form der Ansteckung, die mit dem Namen Schmutz- und Schmierinfektion treffend bezeichnet wird. Dadurch erklärt sich die vorwiegende Lokalisierung der Erkrankung im Gesicht an den Übergangsstellen von der Haut zur Schleimhaut und die Anschwellung der zugehörigen Drüsengebiete.

Über die Verbreitung der Skrophulotuberkulose im Kleinkindesalter liegen zuverlässige statistische Daten nicht vor. Schon deshalb nicht, weil die Abgrenzung des Begriffes „Skrophulose" eine unsichere ist und nicht einheitlich gehandhabt wird.

Von je 10000 Lebenden starben 1910 in Preußen an Tuberkulose [1]):

$$
\begin{aligned}
1—2 \text{ Jahre} &\quad . . \quad 15,09 \\
2—3 \quad „ &\quad . . . \quad 9,38 \\
3—5 \quad „ &\quad . . . \quad 5,98 \\
5—10 \quad „ &\quad . . . \quad 4,33
\end{aligned}
$$

Die Skrophulotuberkulose kommt in allen Schichten der Bevölkerung vor. Daß sie aber den günstigsten Nährboden in den Mietskasernen der Armen findet, leuchtet ein. Auch diese Krankheit ist in zahlreichen Fällen ein Produkt des Wohnungselends insofern, als in einer Behausung, die aus einer Stube und der Küche besteht, und die über eine Belegzahl von 5 bis 8 Personen verfügt, unter denen ein unerkannt Tuberkulöser ist, mit fast unentrinnbarer Sicherheit der Ansteckungsstoff auf das Kleinkind übergehen muß und bei vorhandener Disposition zur Skrophulose oder schlimmeren Falles zur miliaren Aussaat im Körper führt. (Miliartuberkulose.) Aus diesem Grunde bleibt alles, was zur Verhütung der Tuberkuloseinfektion im Kleinkindesalter empfohlen wird, nur Stückwerk und Theorie, solange die Wohnungsfrage ungelöst bleibt.

In der Frage der Behandlung der Skrophulose ist ein wesentlicher Fortschritt seit der Einführung der Sonnentherapie zu verzeichnen. Bedauerlich ist nur, daß der unleugbare Heilfaktor, der dem natürlichen und dem künstlichen Sonnenlicht (in Gestalt der Quecksilber-Quarzlampe) innewohnt, nicht entfernt allen Behandlungsbedürftigen zuteil wird. Das wird auch kaum eher der Fall sein, als bis zu diesem Zweck große Behandlungszentralen geschaffen worden sind, die wohl

---

[1]) Rott: Kleinkinderfürsorge 1917.

am zweckmäßigsten den bereits bestehenden Kinderfürsorgestellen anzugliedern wären. Alle größeren Kinder-Genesungs- und -Erholungsheime verfügen jetzt über eine „künstliche Höhensonne". Man sieht die Kinder aus diesen — noch viel zu dünn gesäten, ständig überfüllten — Anstalten nach wochen- und monatelangem Aufenthalt wohlgenährt und gebräunt heimkehren, muß aber mitansehen, wie das häusliche Elend den schönen Erfolg schnell wieder abbaut. Immerhin sind solche Etappen der Resistenzerhöhung doch sicher von Nutzen und sollten in größerem Umfange als bisher der tuberkulösen Kinderwelt ermöglicht werden.

6. Rachitis.

Über die sozialpathologische Bedeutung der Rachitis ist ein Zweifel nicht möglich. Sie gehört zu jenen Erkrankungen, die nicht direkt zum Tode führen, indirekt aber das Schicksal zahlloser namentlich proletarischer Säuglinge und Kleinkinder besiegeln, indem Schädigungen, die ein vollwertiger Organismus überwindet, dem mit Rachitis behafteten Individuum zum Verhängnis werden können. Ganz besonders hoch ist das Kontingent der Todesfälle, das bei Masern, Keuchhusten und grippeartigen Erkrankungen der Atmungsorgane auf die rachitischen Kinder entfällt.

Über die Verbreitung der Rachitis in der Gesamtbevölkerung liegen übereinstimmende statistische Angaben nicht vor. Zuverlässige Daten dürften über diese Krankheit auch schwer zu erlangen sein, da in Anbetracht des schleichenden Beginns und des schwer definierbaren Ausgangstermins der Rachitis der Begriff als solcher dehnbar ist. Ferner wird der eine Beurteiler noch als normal bezeichnen, was der andere schon als rachitisch deutet. Die Zahlen, die vorliegen, entstammen bestimmten Bevölkerungsgruppen, und zwar den proletarischen Schichten der Großstädte. So fand H. NEUMANN in Berlin unter den bis drei Jahre alten Kindern seiner Poliklinik 65 % der Fälle, in Wien KASSOWITZ 89 % rachitisch.

Besseres statistisches Material ist erst zu erwarten, wenn der Vorschlag von M. HAHN [1]), die Impftermine zu statistischen Ermittlungen über Rachitis auszunutzen, häufiger Berücksichtigung findet.

L. F. MEYER [2]) untersuchte 298 im Berliner Waisenhaus eingelieferte Kinder auf ihren Gesundheitszustand hin und fand, daß die Rachitis (frische und abgelaufene) weitaus an erster

---

[1]) HAHN, M.: Statistik auf öffentlichen Impfterminen. Münch. med. Wochenschr. 1904. Nr. 21.
[3]) Zeitschr. f. Säuglingsschutz 1911.

Stelle, unter den Krankheiten stand, selbst wenn man mit der
Diagnose Rachitis recht zurückhaltend war und leichtere Grade
nicht notierte. Es waren unter jenen 298,Kindern 112 = 37,3 %
rachitisch (Kinder von 1 bis 6 Jahren). Leichte Fälle fanden sich
50 mal = 44,6 %; schwere 43 mal = 38,4 % und schwerste,
chirurgische und orthopädische Maßnahmen erfordernde Veränderungen 19 mal = 17,0 %.
Die Rachitis ist die typische Krankheit der minderbemittelten
Stadtbevölkerung. Sie vor allem verleiht der Kinderwelt der
großstädtischen Arbeiterviertel das charakteristische Gepräge:
das mit O-, seltener X-Beinen behaftete Kind mit dem großen
Hirn- und dem relativ kleinen Gesichtsschädel, mit dem watscheln-
den Gang, dem aufgetriebenen Leib und dem engen Brustkorb
(Hühnerbrust). Auch unter den Kindern der Wohlhabenden tritt
die Rachitis in Erscheinung; doch bleibt es hier bei den leichten
Graden.
Die Frage, wodurch die schweren Rachitisformen ursächlich
bedingt werden, ist immer noch nicht ganz geklärt. Doch wissen
wir, daß es abwegig ist, nur ein Moment verantwortlich zu machen.
Es ist weder die mangelnde Besonnung und das Fehlen eines
hinreichenden Quantums frischer Luft allein, also das, was
v. HANSEMANN als Domestikation bezeichnet hat (Berl. klin.
Wochenschr. 1906, Nr. 9, 20 und 21), noch ist es die qualitativ
und quantitativ fehlerhafte Ernährung allein (Auffassung der
Amerikaner von der Rachitis als Avitaminose), sondern es ist eine
Summe widriger Umstände, unter denen den beiden genannten
Faktoren der Wohn- und Ernährungsweise allerdings eine hohe
Bedeutung zukommt.
Erwähnt sei noch der innige Zusammenhang zwischen Rachitis
und Frühgeburt. LANGSTEIN behauptet, daß fast jedes früh-
geborene Kind rachitisch wird [1]. Auch FINKELSTEIN [2] betont
diese Regelmäßigkeit der Rachitis als Folge einer zu frühen
Geburt, und zwar auch bei den Brustkindern.
Die hohe sozialpathologische Bedeutung der Rachitis findet
auch ihren zahlenmäßigen Ausdruck in der Statistik des Krüppel-
wesens. Nach einer im Jahre 1906 von BIESALSKI vorgenommenen
Zählung ergab sich, daß die Gesamtzahl der im Kindesalter
stehenden Krüppel im Deutschen Reiche (außer Bayern, Baden
und Hessen) 75 183 betrug. Davon entfielen 19,8 % auf das
vorschulpflichtige Alter. Von diesen 75 183 Krüppelkindern waren

---

[1] Dtsch. med. Wochenschr. 1921. Nr. 14.
[2] A. a. O.

51 637 heimbedürftig oder haben die Aufnahme in ein Heim
nachgesucht. 18433 von ihnen standen im vorschulpflichtigen
Alter [1]). BIESALSKI errechnete, daß auf 100000 Einwohner etwa
12 jungendliche Krüppel entfallen, deren Zustand auf Rachitis
zurückzuführen ist. Dabei zeigt sich, daß bei der Verteilung
unter den einzelnen Provinzen die Industriegebiete Sachsens
und Rheinland-Westfalens hohe, Berlin die höchsten Ziffern
aufweist, während die Bezirke mit vorwiegend ländlicher Bevölkerung unter dem Durchschnitt bleiben.

Die Behandlung der Rachitis hat in den letzten Jahren durch
Verwendung des Ultraviolettlichtes in Gestalt der Quecksilber-
Quarzlampe eine Erweiterung erfahren [2]). Die Bestrahlung mit
natürlichem oder künstlichem Sonnenlicht wirkt nicht nur heilend,
sondern auch vorbeugend [3]). Die Verwendung der Quarzlampe in
der sonnenarmen Jahreszeit, die zugleich die Blütezeit der Englischen
Krankheit darstellt, wäre vielleicht eine wirksame Waffe im Kampfe
gegen Rachitis und Verkrüpplung. Es wurde zu diesem Zwecke
die Errichtung sogenannter Sonnenheime für rachitische Kinder
empfohlen [4]), in denen die Insassen ausgiebig mit Freilicht, natürlicher und künstlicher Sonnenbestrahlung behandelt werden sollten.
Auch Ambulatorien (Säuglings- und Kleinkinderfürsorgestellen)
müßten über eine Quarzlampe verfügen. Dieses wirksame Vor-
beugungs- und Heilmittel ist noch viel zu wenig erschlossen. Die
Kosten für derartige Einrichtungen würden sich bezahlt machen im
Hinblick auf die Last, die jeder Krüppel dem Staat oder der Gemeinde
auferlegt.

7. Die Unglücksfälle im Kindesalter.

Nicht streng zum Begriff der Krankheit gehörig, aber doch
von hoher Bedeutung für Leben und Schicksal des Kleinkindes
sind die Verunglückungen, die sich in dieser frühen Lebens-
epoche ereignen. GOTTSTEIN führt folgende Vergleichszahlen an [5]):
„In Preußen starben im Jahre 1912 insgesamt in allen Altersklassen an Blinddarmentzündung 2202, an Typhus 1580 Personen;
an Kindbettfieber starben 4051 Frauen; die Genickstarreepidemie
des Jahres 1905, die mit einer Letalität von 67 % verlief, erforderte
2587 Opfer. Die Zahl der tödlichen Unfälle im Jahre 1912 in
Preußen betrug aber allein für das Alter von 0—5 Jahren 2603.
Und diese Zahlen wiederholen sich alljährlich." Die Ursachen
dieser erschreckend hohen Ziffer tödlich endender Verunglückungen

---

[1]) Zit. nach ROTT: Kleinkinderfürsorge 1917.
[2]) HULDSCHINSKY: Dtsch. med. Wochenschr. 1919. S. 712 u.
1920 S. 165. KARGER, Mon. f. Kinderheilk. Bd. 18. S. 21.
[3]) LANGSTEIN: Dtsch. med. Wochenschr. 1921. Nr. 15.
[4]) SACHS: Zeitschr. f. Säuglingsschutz 1920. Nr. 11.
[5]) Zeitschr. f. Säuglingsschutz 1920. H. 9.

im Kleinkindesalter liegen in der Eigenart dieses Lebensabschnittes begründet. TUGENDREICH[1]) definiert sie treffend als „Mißverhältnis zwischen geistiger und körperlicher Entwicklung". Während im Säuglingsalter infolge der Ausschaltung selbsttätiger Fortbewegung die Verunglückungen an Zahl zurücktreten, steigt die Kurve der Todesfälle im zweiten Jahre steil an und sinkt dann „entsprechend der zunehmenden Erfahrung" ab. Das männliche Geschlecht ist schon in diesem frühen Alter stärker beteiligt als das weibliche, „entsprechend seinem größeren Wagemut".

Über den Einfluß der sozialen Schichtung auf die Zahl der tödlichen Verunglückungen im Kleinkindesalter sind wir durch die Statistik nicht unterrichtet. Es dürfte aber keinem Zweifel unterliegen, daß das minder behütete Kind den Gefahren des großstädtischen Verkehrs in weit höherem Grade ausgesetzt ist als das Kleinkind aus dem Milieu des Wohlstandes, über dessen Sicherheit in der Mehrzahl der Fälle eine eigens angestellte Erzieherin zu wachen hat. GOTTSTEIN stellte 1920 fest, daß die Kurve der Verunglückungen im Ansteigen begriffen sei, und führte diese Tatsache auf die Zunahme der Frauenarbeit und die mit ihr notwendig verbundene verminderte Obhut der Kinder zurück.

Daß die Allgemeinheit (Staat und Gemeinde) sowohl wie die einzelne Familie durch Verunglückungen der Kinder, soweit sie nicht tödlich enden, wirtschaftlich in hohem Maße belastet werden, liegt auf der Hand. BIESALSKI (Leitf. der Krüppelfürsorge) betont, daß die beträchtliche Zahl von fast 10000 verkrüppelten Kindern auf die Gefährlichkeit des Verkehrs hinweise. Der dritte Teil der durch Unfall verkrüppelten Kinder hat so schwere Gebrechen, daß er der Heimpflege bedarf. Nach der bereits früher erwähnten, von BIESALSKI veranlaßten Zählung aus dem Jahre 1906 kamen gegen 11 % der Verkrüpplung von Kindern unter 15 Jahren auf Verletzungen.

Die Zahl der Todesfälle durch Verunglückung im Kleinkindesalter, soweit sie durch öffentliche Verkehrsmittel in den Großstädten und Industriebezirken verschuldet sind, durch scharfe Sicherheitsmaßnahmen auf das denkbar niedrigste Niveau herabzudrücken, sollte zu den obersten Pflichten der Gemeinden gehören.

8. Die Kinderfehler.

Der Lebensabschnitt zwischen dem 6. und dem 15. Jahre ist die Zeit der niedrigsten Sterblichkeit. Nach A. FISCHER[2])

---

[1]) Kleinkinderfürsorge. Zit. nach GOTTSTEIN: A. a. O.
[2]) Grundriß der soz. Hyg. 1913.

kommen auf je 10000 Lebende jeden Geschlechts Gestorbene zwischen 5 und 15 Jahren: 82. Der Unterschied zwischen arm und reich ist auch in diesem Alter von maßgebender Bedeutung. Von den 82 Gestorbenen entstammen der Schicht der Wohlhabenden 17, des Mittelstandes 25, der Ärmeren 40. Diese Zahlen galten in der Friedenszeit. Unter den Folgen der Unterernährung und der allgemein verschlechterten Hygiene und Lebensweise während der Kriegsjahre hat unsere Schuljugend schwer gelitten. Rietschel [1]) berichtet, daß sich in dem Zeitraum von 1914 bis 1918 unter den 6- bis 15 jährigen Kindern Preußens die Sterbefälle fast verdoppelt haben (von 25730 im Jahre 1914 auf 50391 im Jahre 1918, d. h. eine Erhöhung von 96 %); in Hessen war ein Anwachsen um 124 %, in Mecklenburg-Schwerin um 128 %, in Oldenburg um 126 %, in Schwarzburg-Rudolstadt sogar um 218 % zu verzeichnen. Trotz dieses hohen Anstiegs während der Kriegsjahre, höher als im Kleinkindes- und Säuglingsalter, bleibt die absolute Sterblichkeit immer beträchtlich hinter derjenigen der übrigen Kindheit zurück.

Unter den Todesursachen im Schulalter kommt der Tuberkulose und den akuten Infektionskrankheiten, deren Häufigkeitskurve allerdings nun bereits im Sinken begriffen ist, die größte Bedeutung zu. Unter jenen 82 Todesfällen (A. Fischer) entfallen:

	bei den Wohlhabenden	beim Mittelstand	bei den Ärmeren
auf die Tuberkulose als Ursache . .	5,3	4,5	12
auf die sonstigen Infektionskrankheiten	2,6	8,9	11,9
auf sonstige Krankheiten und unbekannte Ursachen	9,2	11	16.

Die geringe Mortalität im Schulalter hatte zur Folge, daß man der Pathologie dieser Epoche nur ungenügende Beachtung schenkte. Nur langsam brach sich die Erkenntnis Bahn, daß der niedrigen Sterblichkeitszahl keineswegs auch eine besondere Rüstigkeit und Gesundheit der betreffenden Altersgruppe entsprach. Man erkannte bei näherem Hinsehen und methodischer Untersuchung, daß eine Fülle von Anomalien oder Fehlern gerade am Körper des Schulkindes zehren, die an sich zwar nicht das Leben bedrohen, durch stetiges Fortwirken und allmähliche Verschlimmerung aber jenen Zustand von Verkümmerung und allgemeiner Schwäche herbeiführen, dem man so häufig namentlich unter Schulkindern begegnet. Es ist viel darüber gestritten worden, ob diese ,,Kinderfehler" dem Einfluß der Schule zur Last zu

---

[1]) Zeitschr. f. Säuglingsschutz. 1920. H. 9/10.

legen sind, und ob es berechtigt ist, von Schulkrankheiten zu
sprechen. Zuzugeben ist, daß ein Teil dieser Fehler seinen Ursprung bereits im Kleinkindesalter und noch früher hat und erst
erkannt wird, sobald mit dem Beginn des Schulunterrichtes
Anforderungen an das schon lange fehlerhafte Organ gestellt
werden. Hier ist vor allem an die Sinnesorgane (Augen und
Ohren) sowie an die Haltungsanomalien zu denken. So fand
POELCHAU [1]), daß die Kinder bereits bei der Einschulung überaus
zahlreiche Haltungsfehler aufweisen, die demnach nicht der
Schule zur Last gelegt werden können. Immerhin muß geltend
gemacht werden, daß viele Fehler, die im Keime vorhanden sein
mögen, durch die oft übertriebenen Anforderungen der Schule
erst recht zur Blüte getrieben werden. Namentlich in all den Fällen,
in denen ein allmählicher Übergang vom Kleinkindesleben zur
Schuldisziplin durch vorangegangenen Besuch einer Spielschule
fehlt, bedeutet die Einschulung an sich für viele Kinder einen
seelischen und körperlichen Insult. Der plötzliche Übergang vom
Leben in frischer Luft zum stundenlangen Verweilen in einem
Raum, dessen Atmosphäre von 40 Kindern und mehr benutzt
wird, und der dem bewegungsfrohen Kindeskörper auferlegte
Zwang zum Stillsitzen können an sich schon grundlegende Umwälzungen im kindlichen Organismus bewirken, die namentlich
für Kinder mit labilem Nervensystem nicht ohne nachteilige
Folgen bleiben. In den späteren Schuljahren kommt dann hinzu
die periodenweise sich wiederholende Überbürdung mit Wissensstoff kurz vor den kritischen Versetzungs- und namentlich in der
Zeit vor den Examensterminen. Der widerstandsfähige Organismus
des Schulkindes ist zwar meistens imstande, den eventuell gesetzten
Schaden schnell wieder auszugleichen, sobald die Entscheidung
gefallen ist; nur erscheint die Frage berechtigt, ob solche Krisen
unbedingt erforderlich sind, oder ob sie durch eine vernunft-
gemäße Schulreform dem wachsenden Organismus erspart bleiben
können.

Zu bedenklicher Höhe wachsen die an den kindlichen Körper
gestellten Anforderungen an, wenn sich zu den Leistungen für
die Schule noch solche im Interesse des Lebensunterhaltes hinzu-
gesellen. Die gewerbsmäßige Kinderarbeit ist durch das Kinder-
schutzgesetz vom 30. März 1903 geregelt worden, weist aber
noch empfindliche Lücken auf, indem es z. B. die Beschäftigung
von Kindern durch ihre eigenen Eltern vom 10. Lebensjahre

---

[1]) POELCHAU: Die wichtigsten chronischen Krankheiten des Schulkindes. 1914.

an zuläßt und die Betätigung fremder Kinder vom 12. Lebensjahre an gestattet. Auch die Erlaubnis, Kinder in den Schulferien täglich 4 Stunden lang zur Arbeit heranzuziehen, muß bekämpft werden. Selbst an Sonntagen gestattet leider das Gesetz, Kinder 2 Stunden mit Botengängen zu beschäftigen [1]). In seinem Grundriß der sozialen Hygiene (1913) weist A. Fischer darauf hin, daß bei der letzten deutschen Berufszählung doch immer noch 23402 Knaben und 9050 Mädchen, jeweils unter 14 Jahren, gewerblich tätig gewesen sind. Diese Zahlen dürften während des Krieges wesentlich angewachsen und auch jetzt in Anbetracht der drückenden Wirtschaftslage schwerlich auf den alten Stand zurückgekehrt sein.

Eine Charakteristik der Kinderfehler, eine Schilderung ihrer Häufigkeit und ihrer pathologischen Bedeutung hat Poelchau als Niederschlag seiner langjährigen schulärztlichen Erfahrungen in Charlottenburg a. a. O. gegeben. Seine Untersuchungen galten 1849 Schulrekruten aus den Jahren 1905/06 bis 1912/13 = 8 Schuljahren. Die Kinder entstammten 3 Gemeindeschulen Charlottenburgs mit schlechtem sozialen Milieu und 2 Schulen mit Kindern aus besser situierten Kreisen. Über die Stellung der einzelnen Krankheitsgruppen nach der Häufigkeit ihres Vorkommens bei den Schulrekruten belehrt folgende Tabelle:

Organe

I.	Mund, Nase, Rachen	82,8 %
II.	Wirbelsäule, Muskeln, Knochen und Gelenke	79,3 %
III.	Zähne	61,4 %
IV.	Rachitische Veränderungen	37,2 %
V.	Anämie	36,6 %
VI.	Äußere Augenleiden (inkl. Schielen)	16,2 %
VII.	Herz	10,7 %
VIII.	Nerven(inkl. Intelligenz)	10,2 %
IX.	Skrophulose	9,7 %
X.	Gehör	8,7 %
XI.	Sprache	8,3 %
XII.	Lunge	8,0 %
XIII.	Haut und Haare	7,3 %
XIV.	Sehschärfe	5,2 %
XV.	Ohr	2,5 %

Dieser hohe Prozentsatz schwächlicher Schulanfänger entspricht den auch anderen Ortes gemachten Erfahrungen. So berichtet Hoffa [2]), daß bis 10 % der Schulrekruten infolge körperlicher

---

[1]) Vgl. Mugdan in Gottstein-Tugendreich: Sozialärztliches Praktikum 1920.
[2]) Zeitschr. f. Säuglingsschutz 1920. H. 1.

und geistiger Mängel überhaupt schulunfähig und weitere (etwa 30 %) in ihrer Entwicklung stark gehemmt seien. Diese Zahlen galten bereits vor dem Kriege und entsprachen Erhebungen an verschiedenen Orten Deutschlands, vorwiegend Großstädten und Industriebezirken. Durch den Krieg haben sich die Zustände noch weiter verschlechtert.

Bei den älteren Schulkindern bietet die Verteilung der einzelnen Krankheitsgruppen nach der Häufigkeit der Behandlungsbedürftigkeit geordnet folgendes Bild:

Bei allen Kindern

I.	Blutarmut	5,6	%
II.	Mund, Nase, Rachen (Adenoide).	3,7	%
III.	Sehstörung	3,4	%
IV.	Haut und Haare	2,9	%
V.	Ohrenleiden und Gehör	0,9	%
VI.	Äußere Augenleiden und Schielen	0,9	%
VII.	Lungenleiden und Verdacht auf Tuberkulose	0,85	%
VIII.	Skrophulose	0,78	%
IX.	Magenleiden, Herz usw.	0,4	%
X.	Hernien	0,1	%
XI.	Nerven	0,03	%

Die Skoliosen und Haltungsfehler sind in dieser Tabelle nicht mit enthalten, spielen aber im Schulalter bei weitem die bedeutendste Rolle. Im Schuljahre 1912/13 mußten am orthopädischen Schulturnkursus teilnehmen 13 % der Mädchen und 7 % der Knaben aus den Klassen VI—I.

Sehr eingehende Untersuchungen sind von orthopädischer Seite über die Verkrümmungen der Wirbelsäule an Berliner Gemeindeschulkindern angestellt worden. Böhm [1]) gibt folgende Häufigkeitsziffern bei den Formabweichungen der Wirbelsäule an:

Bei einer Zahl der Untersuchten von 5658 weisen auf:

eine normale Wirbelsäule	Haltungsfehler	seitliche Verbiegungen
70 %	15 %	15 %

Den Unterschied in der Häufigkeit der Haltungsfehler bei den Geschlechtern zu ungunsten der Mädchen leugnet Böhm mit anderen Orthopäden an der Hand statistischer Daten. Auch Böhm weist mit aller Entschiedenheit darauf hin, daß der weitaus größte Prozentsatz der Rückgratverkrümmungen bereits in die Schule mitgebracht wird und nur eine geringe Anzahl erst nach dem 10. Lebensjahre auftritt.

Eine Sonderstellung unter den Kinderfehlern nehmen wegen ihrer hohen Bedeutung noch die Sehstörungen ein. Bereits in der zweiten Hälfte des vorigen Jahrhunderts wies der Breslauer Augenarzt HERRMANN COHN auf die Tatsache hin, daß das kind-

---

[1]) Berl. klin. Wochenschr. 1914. Nr. 16.

liche Auge durch den Schulbetrieb Schaden leide und daß die
Kurzsichtigkeit während der Schulzeit erworben werde. Durch
Untersuchung von 10000 Schulkindern hat er dargetan, daß die
Kurzsichtigkeit in den Dorfschulen nur wenig verbreitet ist,
dagegen in den städtischen höheren Schulen direkt proportional
der Länge der Schulzeit zunimmt, so daß in den höheren Klassen
50—75% und darüber hinaus kurz- und schwachsichtig geworden
sind [1]). Auch nach POELCHAUS Erfahrungen spielt die Kurzsichtigkeit der Schulkinder in den Volksschulen gegenüber den anderen
Sehstörungen keine sehr große Rolle. Dagegen ist die Anzahl
der Kinder, welche eine Herabsetzung der Sehschärfe aufweisen,
in den Gemeindeschulen schon recht groß, wenn sie auch lange
nicht die Höhe erreicht, wie sie in den höheren Schulen seit langem
bekannt ist. Eine regelmäßige Zunahme der Sehstörungen von
den unteren zu den oberen Klassen ist nach POELCHAU nicht zu
bemerken. Bei den Mädchen sind die Sehstörungen fast doppelt
so häufig wie bei den Knaben. Die Ursache ist nicht bekannt.
Herabgesetzte Sehschärfe hatten nach POELCHAU in zwei Gemeindeschulen Charlottenburgs (1912/13):

Knaben	%	Mädchen	%	Kinder zusammen	%
69	9,4	89	12,7	158	11,3

POELCHAU knüpft an diese Tatsachen die Forderung alljähr-
licher systematischer Augenuntersuchungen in den Schulen und
tritt dafür ein, daß etwa nötige augenärztliche Behandlung sowie
die Brillenbeschaffung für Unbemittelte kostenlos erfolgen muß.

Wie für den Säugling und das Kleinkind, ist auch für das
Schulkind die vorbeugende Fürsorge von größter Bedeutung.
Diese Erkenntnis hat sich in Deutschland in den letzten Jahrzehnten in immer steigendem Umfange Bahn gebrochen und in
der Schaffung der Institution des Schularztes und der ihm zur
Seite stehenden Schulschwester ihren sichtbaren Ausdruck gefunden. Leider ist aber die schulärztliche Tätigkeit in der großen
Mehrzahl der Fälle noch viel zu wenig in den Schulorganismus
eingegliedert. Die Einflußsphäre des Schularztes auf den ganzen
Schulbetrieb (Anzahl der Arbeitsstunden; Anlegung des Stunden-
planes; Frequenz der einzelnen Klassen usw.) ist noch viel zu
klein. Auch heute noch gibt es trotz der Anwesenheit von Schulärzten Klassen mit über 50 Schülern, in denen 8—10 jährige
Kinder 5 Stunden verweilen müssen. Den Schulreformbestre-
bungen, die auf einen Abbau des ballastreichen, durch bloße

---

[1]) Zit. nach MEYER, L. F.: Über Schulkrankheiten. Vortrag.

Gedächtnisroutine aufgehäuften Wissensstoffes hinzielen, wird auf unseren Schulen noch viel zu wenig Beachtung geschenkt.

Die dem Kinde einzig gemäße Pflege des Phantasielebens muß vielfach verkümmern im Interesse der Aufspeicherung rein theoretischer Kenntnisse von oft fraglicher Bedeutung. Dem Schularzt eröffnet sich hier ein Feld segensreicher Betätigung. Allerdings müßte er — soll er Nutzbringendes schaffen — Sitz und Stimme im Lehrerkollegium erhalten und zu den Lehrerkonferenzen zugezogen werden. Dann könnte er vielleicht die Zeit mit heraufführen helfen, in der die unteren Schuljahrgänge statt ausschließlich in der verbrauchten Luft der Schulstuben teilweise auch im Freien durch Anschauung unterrichtet würden und neben der rein geistigen Beschäftigung auch Phantasie und Spiel zu ihrem Rechte kämen.

Vgl. im GROTJAHN-KRAUPschen Handwörterbuch der sozialen Hygiene die Artikel „Säuglingsfürsorge" von A. WÜRTZ, „Mutterschaftsfürsorge" und „Stillfähigkeit" von AGNES BLUHM, „Ziehkinderwesen" von EFFLER, „Schulpflichtige Jugend" von GASTPAR; ferner TUGENDREICH, G.: Die Kleinkinderfürsorge, 1919, 200 S.; SELTER, H.: Handbuch der deutschen Schulhygiene, 1914, 759 S.; SCHMIDT, A.: Das Schulkind nach seiner körperlichen Eigenart und Entwicklung, 1914, 141 S. Fortlaufende Literatur vgl. alljährlich in Abschnitt VII der GROTJAHN-KRIEGELschen Jahresberichte über soziale Hygiene. — Über alle Fragen der Säuglingshygiene erteilt Auskunft das Organisationsamt der Reichsanstalt zur Bekämpfung der Säuglingssterblichkeit in Berlin-Charlottenburg, Mollwitzprivatstraße, über alle Fragen der Kleinkinderfürsorge und Schulhygiene das Zentralinstitut für Erziehung und Unterricht in Berlin, Potsdamer Straße 138.

XIII. Nerven- und Geisteskrankheiten.

Von

A. Grotjahu.

Die Scheidung der in der Regel durch äußere Einflüsse entstandenen Nervenkrankheiten mit organisch nachweisbaren krankhaften Veränderungen von den vorwiegend endogen begründeten Neurosen und Psychosen aufrechtzuerhalten, empfiehlt sich auch vom Standpunkte einer sozialpathologischen Betrachtung aus. Die Nervenkrankheiten mit nachweisbar organischen Veränderungen sind in sozialer Hinsicht allerdings nicht annähernd so wichtig wie die anderen. In der Mitte zwischen den beiden Gruppen steht der chronische Alkoholismus. Daß gerade diese sozial so ungemein wichtige Erkrankung sich nicht in die beiden oben erwähnten Gruppen einreihen läßt, zeigt schon, daß diese Einteilung nicht wesentlich begründet, sondern nur zum Zwecke vorläufiger Orientierung konstruiert ist. Diesem Mangel an Genauigkeit in der Einteilung entspricht auch bei den Neurosen und Psychosen die Unsicherheit des Krankheitsbildes, das nur in den in der Minderzahl befindlichen ausgeprägten Fällen scharf abzugrenzen ist, in den überaus häufigen leichten Fällen aber so vieldeutig, verschwommen und mit dem normalen seelischen Verhalten verwandt erscheint, daß sich keine klassifizierbare Erkrankung mehr abhebt, sondern nur eine allgemeine psychische Minderwertigkeit von proteusartiger Gestalt festgestellt werden kann, die mit unklaren Sammelnamen verschiedenster Art belegt wird. Darin, daß die dieser Schicht angehörenden Fälle eine hervorragende sozialpathologische Bedeutung haben, liegt eine besondere Schwierigkeit unserer Betrachtung.

1. Die Krankheiten der peripheren Nerven.

Die krankhaften Störungen der empfindungsvermittelnden Nervenbahnen führen zu den mannigfachsten Krankheitsbildern, die von der neueren Nervenheilkunde bereits eingehend beschrieben worden sind. So lehrreich diese Fälle sein mögen, sind sie doch auch so selten, daß wir sie in unserer Betrachtung vernachlässigen können. Allein die eigentlichen Neuralgien und

hier wieder die häufigste, die Ischias, die Neuralgie des großen
Nervenstammes, der das Bein versorgt, werden häufig beobachtet
und geben Anlaß zu von Zeit zu Zeit sich wiederholenden Schmerz-
anfällen, die lange Arbeitsunfähigkeit mit sich führen.

Nach der Leipziger Krankheitsstatistik kamen unter 100000 ein
Jahr lang beobachteten männlichen Versicherungspflichtigen 477 Fälle
von Neuralgien vor, von denen 2 tödlich endeten, und die zusammen
11329 mit Arbeitsunfähigkeit einhergehende Krankheitstage beanspruchten. Bei den weiblichen Versicherungspflichtigen wurden
439 Fälle mit 1 Todesfall und 3793 Krankheitstagen gezählt. Außerdem kamen unter 100000 ein Jahr lang beobachteten männlichen
Versicherungspflichtigen 45 Fälle von Migräne vor, die zusammen
733 mit Arbeitsunfähigkeit einhergehende Krankheitstage beanspruchten. Bei den weiblichen Versicherungspflichtigen wurden
96 Fälle und 1762 Krankheitstage gezählt.

Die Krankheiten der bewegenden Nerven sind von erheblich
größerer Bedeutung. Die Störungen in der Beweglichkeit bestehen,
soweit das Nervensystem der Sitz ist, in Lähmungen und Krämpfen.
Die Lähmungen können natürlich jedes Muskelgebiet treffen.
In der Regel begleiten sie als Symptome andere Krankheiten.
So gibt es Lähmungen nach Diphtherie, besonders der Augen-
muskeln. Weiter gibt es Lähmungen nach Durchschneidung
oder Verletzung von Nervensträngen infolge Unfall, die trau-
matischen Lähmungen, und solche, die nach Erkältungen auftreten, die rheumatischen Lähmungen. An dieser Stelle ist am
bemerkenswertesten die Bleilähmung, die als eine Erscheinungsform der chronischen Bleikrankheit beobachtet wird. Von ihr gilt
in sozialpathologischer Hinsicht natürlich das nämliche, was
an anderer Stelle über die Bleikrankheit ausgeführt worden ist.
Die Lähmungen sind in zahlreichen Fällen durch ärztliche Tätigkeit
zu beheben oder wenigstens zu bessern. Die Hauptsache ist, daß
sie rechtzeitig in Behandlung kommen, ehe sie sich eingewurzelt
haben. Die soziale Versicherungsgesetzgebung hat nach dieser
Richtung günstig gewirkt und sicher zahlreiche Erkrankte vor
Verkrüppelung bewahrt. Die Ausdehnung der Versicherung
auf die Kinder würde diesen günstigen Einfluß noch wesentlich
erhöhen. Ausgedehnte und lange bestehende Lähmungen sind
in der Regel unheilbar und reihen die Kranken unter die Krüppel
ein, deren soziale Stellung unten besprochen werden wird.

Die Krämpfe sind der Ausdruck einer gesteigerten Reizbarkeit der bewegenden Nerven. Es handelt sich hier nicht um die
allgemeinen Krampfzustände, die wie bei der Epilepsie von
Störungen der Gehirntätigkeit ausgehen, sondern um Zuckungen
in örtlich abgegrenzten Nervengebieten. Hierher gehören die
Gesichtszuckungen, die „Tics", die sehr entstellen können, und

hierher gehören namentlich die Beschäftigungskrämpfe, die
sich bei solchen Beschäftigungsarten finden, die umschriebene
Muskelgruppen unausgesetzt in Anspruch nehmen. Der be-
kannteste Beschäftigungskrampf ist der Schreibkrampf, außerdem wird der Violinspielerkrampf, Uhrmacher-, Telegraphisten-,
Schneider- und Melkerkrampf beobachtet. Bei den befallenen
Personen versagen die für ihren Beruf hauptsächlich in Betracht
kommenden Muskeln, die sonst ganz ungestört funktionieren,
ihren Dienst, wenn sie die für ihren Beruf bezeichnenden Bewegungen ausführen wollen. Glücklicherweise sind diese Zustände
nicht häufig und befallen in der Regel Personen, die auch ohnehin
hochgradig nervös sind. Die Beschäftigungskrämpfe machen die
Kranken für lange Zeit arbeitsunfähig und trotzen mit großer
Hartnäckigkeit der ärztlichen Behandlung, so daß die meisten
Kranken sich nur durch einen Wechsel der Beschäftigung von
ihrem Leiden befreien können.

2. Die Krankheiten des Rückenmarkes.

Krankhafte Veränderungen des Rückenmarkes führen zu
erheblichen Störungen in der Tätigkeit sowohl der empfindenden
wie der bewegenden Nerven, da diese alle im Rückenmark zusammengefaßt werden. Bezeichnend für die Rückenmarksleiden
ist der schleichende Verlauf, der den Erkrankten selten zum Tode,
aber sehr häufig zur vollständigen Verkrüppelung führt. Zahlreiche dauernde Schädigungen entstehen natürlich nach schweren
Unfällen. Von den übrigen Rückenmarksleiden, die von der
neueren Nervenheilkunde mit besonderer Sorgfalt erforscht
worden sind, kommt in einer Häufigkeit, die eine sozialpathologische Beachtung verdient, nur die Tabes vor, im Volksmunde
Rückenmarksschwindsucht genannt. Die Ursache der Tabes
sieht die Nervenheilkunde in einer in der Regel Jahrzehnte
vorher überstandenen Syphilis.

Die Tabiker der wohlhabenden Stände können in der Regel
Jahre, sogar Jahrzehnte lang ihren Berufen nachgehen, während
die Tabiker der handarbeitenden Bevölkerung bald invalide
werden. In den Krüppel- und Siechenhäusern finden sich daher
in der Regel viele Tabiker zusammen. Die Krankheit ist zwar
unheilbar, aber doch insofern beeinflußbar, als die Bewegungsstörungen sich lange Zeit durch geeignete Behandlung ausgleichen
lassen. Die Verhütung der Tabes deckt sich mit der Verhütung
der dem Leiden zugrunde liegenden Syphilis.

In der handarbeitenden Bevölkerung ist die Tabes nicht sehr
häufig. Nach der Leipziger Krankheitsstatistik kamen unter 100000

ein Jahr lang beobachteten männlichen Versicherungspflichtigen 20 Fälle von Tabes vor, von denen 2 tödlich endeten, und die zusammen 1730 mit Arbeitsunfähigkeit einhergehende Krankheitstage beanspruchten. Als Invaliditätsursache waren Krankheiten des Rückenmarkes bei den Männern bei 21, bei den Frauen bei 10 von 1000 Invalidisierungen nach den Ermittelungen des Reichsversicherungsamtes im Durchschnitt der Jahre 1896—1899 beteiligt.

3. Erworbene Nervosität.

Die Häufigkeit jener Nervosität, die nicht auf einer krankhaften Anlage, sondern auf einer Erschöpfung des Zentralnervensystems beruht, dürfte wohl kaum jemand bezweifeln, auch wenn sie durch keine statistischen Angaben verkündet wird. Auch beschränkt sie sich keineswegs, wie man anzunehmen von vornherein geneigt ist, auf die kopfarbeitenden Stände. Denn nach der Leipziger Statistik kamen unter 100000 ein Jahr lang beobachteten männlichen Versicherungspflichtigen 221 Fälle vor, die zusammen 7306 mit Arbeitsunfähigkeit einhergehende Krankheitstage beanspruchten. Bei den weiblichen Versicherungspflichtigen wurden 214 Fälle mit 6836 Krankheitstagen gezählt.

Die Bezeichnung Neurasthenie ist zu dehnbar und zu vieldeutig, als daß man sie zum Ausgangspunkt einer sozialpathologischen Betrachtung machen könnte, da sich unter diese Bezeichnung im ärztlichen Sprachgebrauch alle nervösen Störungen leichter Art, soweit sie das männliche Geschlecht betreffen, geflüchtet haben. Die entschiedene Trennung der erworbenen allgemeinen Nervosität, die sich auf alle Lebensalter erstrecken kann, und die bei den Geschlechtern in nicht gar zu sehr verschiedenen Formen auftritt, von jenen angeborenen nervösen Schwächezuständen, die sich bei den weiblichen und männlichen Personen in einer fast typischen Verschiedenartigkeit äußert, kann allein hier Klarheit bringen. Die erworbene Nervosität ist ein Erschöpfungszustand, der dadurch entsteht, daß die leichten Ermüdungserscheinungen, die zur Ruhe und Erholung drängen, unter dem Einflusse innerer Beweggründe (Strebsamkeit, Ehrgeiz, Geldgier, Pflichtgefühl, Opferwilligkeit) oder infolge äußeren Zwanges nicht beachtet werden bzw. nicht beachtet werden dürfen und so fortlaufend das Zentralnervensystem Anstrengungen unterworfen wird, die nicht mehr hinreichend durch Ruhe und ungestörte, ausreichende Nahrungsaufnahme ausgeglichen werden können. Die Erscheinungen bestehen vorwiegend in Kopfdruck, Schwindel, Schlaflosigkeit, Appetitlosigkeit und besonders einem lähmenden Gefühl allgemeiner Hinfälligkeit. Sie treten je nach der Inanspruchnahme des ge-

17*

schwächten Kranken in Schwankungen vom leichten Unwohlsein
bis zu schwerer Depression und dauernden hypochondrischen
Verstimmungen auf. W. HELLPACH[1]) faßt unter Nervosität „alle
jenen erworbenen Abnormitäten zusammen, die durch ein stärkeres
Hervortreten der Unlsut-, Spannungs- und Erregungsgefühle
und durch eine Beschleunigung des Gefühlskontrastes gekennzeichnet sind". Nach seiner Ansicht ist sie „die Zeitkrankheit
des kapitalistischen Bürgertums im 19. Jahrhundert, d. h. vornehmlich der spät, aber rapid zum Kapitalismus gelangten
Völker, des angloamerikanischen und des deutschen also in
erster Linie".

Über die ursächlichen Beziehungen zur Berufstätigkeit sagt
KRAEPELIN[2]) zutreffend: „Ohne Zweifel liegen wesentliche Ent-
stehungsbedingungen des Leidens in einer Überanstrengung des
Gehirnes. Namentlich scheint es die mit lebhafter gemütlicher
Erregung, mit großer Verantwortung verbundene Tätigkeit zu
sein, welche das Zustandekommen der chronischen Erschöpfung
in besonderem Maße begünstigt. Der stille Gelehrte ist ihr in
weit geringerem Grade ausgesetzt als der Kaufmann, der Offizier
im Kriege, der Politiker, der beschäftigte Arzt. Es liegt daher
in der Natur der Sache, daß vorzugsweise die begabteren, leb-
hafteren und gebildeteren Menschen den Gefahren der Neurasthenie zugänglich sind. Vielleicht ist dabei der Umstand
nicht ganz unbedeutend, daß anscheinend große Übungsfähigkeit
sich häufig mit großer Ermüdbarkeit verbindet. Frauen mit
ihrer großen Erregbarkeit und geringeren Widerstandsfähigkeit
sind etwas stärker gefährdet als das männliche Geschlecht,
namentlich überlastete Mütter, Lehrerinnen, Krankenpflegerinnen.
Anderseits können unzweifelhaft auch regelmäßige körperliche
Überanstrengungen, wie sie im Kriege, in Manövern, aber auch
bei übertriebenen Leibesübungen (Bergsteigen, Rudern, Rad-
fahren) vorkommen, das Bild der nervösen Erschöpfung erzeugen.
Weiterhin ist natürlich die allgemeine Lebensweise und die Ernährung von großer Bedeutung. Ein überlastetes, unregelmäßiges,
ausschweifendes Leben ohne die ausreichende Erholung durch
Ruhe und Schlaf führt auch bei weit geringeren Leistungen viel
rascher zur Neurasthenie als der geregeltere Tageslauf etwa des
Beamten und Lehrers."

Eine sachlich treffende und zugleich der Form nach meister-

---

[1]) HELLPACH, W.: Sozialpathologie als Wissenschaft. Archiv f.
Sozialwissenschaft und Sozialpolitik. 1904. Bd. 21. H. 2. S. 294
[2]) KRAEPELIN: Psychiatrie. 1899. Bd. 2. S. 50.

hafte Schilderung hat W. HELLPACH[1]) von den Beziehungen der
Nervosität zu der kulturellen Entwickelung in folgenden Sätzen
gegeben: ,,Wenn uns auch erst die letzten vier Jahrzehnte dem
Verständnis der Hysterie näher gebracht haben, so ist die Krankheit dennoch uralt, so alt wohl wie die Menschheit. Wir wissen
jetzt, daß alle Epidemien, jene Tragödien des Aberglaubens und
der Zauberei, die uns die Geschichte des Mittelalters meldet,
zum guten Teil auf der Grundlage hysterischer Erkrankung erwachsen sind. Ich kann mich des Eindrucks nicht erwehren,
daß die Hysterie abgenommen hat. Mit der zunehmenden Entfaltung des Individuums und seiner Bewegungsfreiheit, mit dem
Schwinden abergläubiger Vorurteile, mit der Einsicht in das
Wesen der Suggestion werden der hysterischen Veranlagung
viele Handhaben entzogen, an denen sie angreifen konnte. Die
Hysterie ist die Krankheit der Unfreiheit. In diesem Satze liegen
auch ihre sozialen Beziehungen eingeschlossen. Allein in dem
Maße, wie sie verschwindet, sehen wir ein anderes Leiden an ihr
Stelle treten: die Nervosität wird die Krankheit der Freiheit,
der an alle Freiheit geknüpften Unsicherheit und Verantwortung.
Darum ist auch sie kein ausschließlich modernes Leiden. Vielmehr gewahren wir ihre Spuren da, wo Produktion und Handel
in die Formen eines individualistischen Betriebes, des Unter-
nehmertums, einlenken und damit zugleich Reichtum und kom-
fortable Lebensführung sich ausbreiten. Niemals aber ist diese
Entwicklung weiter, entschiedener und dauernder gewesen,
niemals hat sie so sehr die ganze westeuropäische, amerikanische,
japanische Kulturwelt erfaßt, als mit dem Beginn der kapita-
listisch-industriellen Ära. Es sind zweierlei Einflüsse, die sich
zunächst untergrabend auf die gesitige Gesundheit stürzen,
und sie verteilen sich auf die Leiter und auf die Arbeiter im Pro-
duktionsprozeß. Diese umtobt der monotone Lärm der Maschinen-
arbeit; und zugleich mit der ganzen Ruhe schwindet bei einer
bis aufs äußerste getriebenen Arbeitsteilung die Freude an der
Vollendung eines Ganzen, wie sie den Handwerker der kleinbürgerlichen Zeit belohnte. Auf der anderen Seite treibt die freie
Konkurrenz den Unternehmer zu immer größerer Anspannung
seiner Kräfte, zwingt ihn zu unablässiger Beobachtung aller
kleinsten Verschiebungen auf dem Weltmarkte. Ein drittes aber,
und dieses Dritte erscheint mir als das allerwichtigste, gesellt

---

[1]) HELLPACH, W.: Die Grenzwissenschaften der Psychologie.
Die biologischen und soziologischen Grundlagen der Seelenforschung,
vornehmlich für die Vertreter der Geisteswissenschaften und Päd-
agogik. Leipzig 1902.

sich hinzu und beunruhigt den Arbeiter wie den Kapitalisten in gleicher Weise. Es ist das Gefühl von der Unsicherheit der wirtschaftlichen Existenz.

Und alles das wird umflossen von dem eisigkalten Glanze der modernen Aufklärung, mit dem Fehlen all der schönen alten Tröstungen, Hoffnungen und Ideale. Wie ein Alp liegt die Einsicht in die ungeheuere Gewalt der naturgesetzlichen und wirtschaftlichen Notwendigkeit über den Menschen, und noch stehen Kunst und Religion erst bei den Anfängen des Versuches, auch dieser harten Erkenntnis einen verklärenden Schleier zu weben. Dafür aber bietet das Großstadtleben und jetzt auch das der mittleren und kleinen Städte schon eine wahre Flut von auf- und überreizenden Genüssen, von erschlaffenden Raffinements, die den geplagten Menschen für eine Stunde all seine Sorgen vergessen lassen, damit sie, wenn der kurze Rausch der Ernüchterung weicht, desto grauer und quälender auf ihn einstürmen. Auf diesem Boden wuchert in üppigster Fruchtbarkeit die Nervosität." Nirgends ist je in so zutreffender und zugleich geistreicher Weise die Abhängigkeit eines pathologischen Zustandes von der Umwelt geschildert worden.

Keineswegs leiden nur die Angehörigen der besseren Stände an Nervosität, wie das häufig irrtümlich angenommen wird. Vielmehr bieten die Lebensbedingungen der Lohnarbeiterschaft ebenfalls einen Nährboden für die Entstehung der Nervosität. Nicht nur sind hier die besonderen Berufseigentümlichkeiten (Nachtarbeit, Einförmigkeit und Länge der Arbeitszeit) als Ursache anzuschuldigen, sondern auch die allgemeinen Bedrohungen der Existenz des Arbeiters durch die Zeiten der Arbeitslosigkeit, die Unregelmäßigkeit in der Beschäftigung und der Unsicherheit der Lebenslage selbst. Die Nervosität wird so zu einer Massenerscheinung, die dem industriellen Proletariat unserer Großstädte jenen Zug der Verbitterung und Unzufriedenheit verleiht, der der landwirtschaftlichen Arbeiterschaft trotz ihrer durchweg unfreiern Lebenshaltung in der Regel fehlt. Die unerfreulichen Begleiterscheinungen, die besonders in Ländern, die wie Deutschland noch im Übergangsstadium vom reinen Agrar- zum überwiegenden Industriestaat begriffen sind, die unvermeidlichen Streitigkeiten zwischen Arbeitgebern und Arbeitnehmern zu begleiten pflegen und nicht selten das ganze politische und gesellschaftliche Leben eines Volkes vergiften, sind sicher zum großen Teil auf diese Nervosität als Massenerscheinung zurückzuführen.

Die erworbene Nervosität ist im Gegensatz zu den angeborenen nervösen Schwächezuständen heilbar, wenn den Erkrankten zur rechten Zeit ausgiebige Ruhe, am besten außerhalb ihrer gewohnten Umgebung, geboten wird. Die Sanatorien der besseren Stände verdanken diesen Heilungen ihren Ruf. Um auch den Nervösen der unteren Volksschichten die Möglichkeit einer Sanatoriumsbehandlung zu bieten, hat man in den letzten Jahrzehnten auch Volksheilstätten für Nervenkranke gegründet. Die Erfolge würden dort noch besser sein, als in den Anstaltsberichten zutage tritt, wenn man sich hier wirklich auf die Behandlung der erworbenen Erschöpfungsnervosität beschränken würde und von den in der Regel doch vergeblichen Heilversuchen an den geborenen Psychopathen, die aussichtsreichen Fällen den Platz fortnehmen, absehen würde.

4. Alkoholismus.

Über die Bedeutung des mißbräuchlichen Alkoholgenusses auf die Entstehung von Krankheiten und krankhaften Zuständen werden gegenwärtig kaum mehr Zweifel laut. Erst durch das Aufblühen der medizinischen Wissenschaft wurde diese Erkenntnis angebahnt. Es ist das Verdienst der Ärzte, auf fast allen Sondergebieten ihrer Wissenschaft, besonders der Physiologie, der pathologischen Anatomie, der Neurologie und Psychiatrie früher nicht geahnte Zusammenhänge zwischen Alkoholgenuß und Veränderungen des menschlichen Körpergewebes in Bau und Leistung nachgewiesen zu haben. Alle Methoden der exakten Naturforschung, die makro- und mikroskopische Betrachtung, die klinische Beobachtung, das Experiment und der Tierversuch haben diesem Studium, das noch heute nicht abgeschlossen ist, dienen müssen.

Diese Einbeziehung des Alkoholismus in den Geltungsbereich der Medizin und Hygiene datiert erst etwa seit der Mitte des neunzehnten Jahrhunderts. Bis dahin gingen die Erörterungen über den Alkoholismus fast ausschließlich von den Moralisten aus. Geistliche ohne Unterschied des Bekenntnisses beherrschten das Feld. Noch gegenwärtig leiden wir in der Bewegung zur Bekämpfung des Alkoholismus unter dieser zwiespältigen Anschauung, der moralischen und der ausschließlich medizinischen. Namentlich die Beurteilung und Behandlung der auffallendsten Erscheinungen des Mißbrauches alkoholischer Getränke, der Trunksucht, ringt infolge dieses Zwiespaltes noch mit Schwierigkeiten, die erst in letzter Zeit zu weichen beginnen.

Die Ärzte, die sich eingehend mit der Alkoholfrage befaßten, erkannten bald, daß sie neben der biologisch-medizinischen auch

eine soziologisch erfaßbare Seite hat. Es ist gewiß kein Zufall,
daß die erste umfassende Monographie [1]) über den Alkoholismus,
die in deutscher Sprache erschien, auch das erste medizinische
Buch ist, in dem der individuelle Teil vom sozialen räumlich
getrennt behandelt wird. Auch der Verfasser [2]) hat die ihm
eigentümliche Methode, medizinische Fragen im Lichte der Sozialwissenschaften zu sehen, zuerst mit Bewußtsein an der Alkoholfrage erprobt und ausgebildet.

Die ungeheuere Verbreitung des Genusses alkoholischer Getränke kann nur verstehen, wer sich die psychologische Grundlage des Alkoholbedürfnisses klarmacht. Die Empfindungen
und Vorstellungen hören dadurch auf für uns' gleichgültig zu
sein, daß sie von Gefühlen der Lust oder Unlust begleitet sind.
Die Summe aller gerade im Bewußtsein gegenwärtigen Gefühle,
von denen keines in bestimmter Weise hervortritt, macht die
Stimmung aus. In jedem Augenblicke unseres bewußten Lebens
besteht eine Stimmung, bei der entweder mehr die Lustgefühle
oder die Unlustgefühle vorherrschend sind. Die Stimmung ist
deshalb eine freudige, gehobene oder eine gedrückte. Die Stimmung
wird beeinflußt durch in unserer Gedankenwelt entstandene
Vorstellungen, mehr aber noch durch Zustände der Außenwelt
und der Umgebung, in der wir uns gerade befinden, und der wir
Sinneseindrücke entnehmen. Außerdem steht dem Menschen
aber noch ein Mittel zur Verfügung, ganz unabhängig von der
Erregung seiner Sinnesorgane durch Erscheinungen der Außenwelt Lustgefühle hervorzurufen: die Einverleibung der
narkotischen, unmittelbar auf die Großhirnrinde
wirkenden Mittel. Eines der wichtigsten derartigen Mittel
ist eben der Alkohol, der schon in ganz kleinen Gaben diese
Wirkung ausübt. Durch wenige Schluck eines alkoholischen
Getränkes können wir uns eine gedrückte Stimmung weniger
fühlbar machen, ja geradezu in eine gehobene überführen oder
eine gehobene noch steigern. Dieser euphorischen Wirkung hat
der Alkohol in erster Linie seine Verbreitung und Wertschätzung
zu verdanken; denn wir haben in ihm ein schnell wirkendes und
leicht zugängliches Mittel, durch das wir unabhängig von den
der Außenwelt entnommenen Wahrnehmungen augenblicklich
unsere Stimmung günstig beeinflussen können.

. Mit der Stimmung verwandt, aber wohl von ihr zu unterscheiden, sind die Gemeingefühle; sie nehmen ihren Ursprung

---

[1]) BAER, A.: Der Alkoholismus. Berlin 1878.
[2]) GROTJAHN, A.: Der Alkoholismus. Leipzig 1898.

aus dem körperlichen Binnenleben und werden durch Veränderungen in den Körpergeweben hervorgerufen. Die wichtigsten Gemeingefühle sind Hunger, Durst und Ermüdung; sie drängen uns zu Befriedigung eines körperlichen Bedürfnisses hin, der Hunger zum Essen, der Durst zum Trinken, die Ermüdung zur Ruhe. Das Gemeingefühl kann schon stark ins Bewußtsein getreten sein, ohne als Unlust empfunden zu werden. Der Mensch kann sehr ermüdet und trotzdem heiter und vergnügt sein. Bald aber erreicht das Gemeingefühl eine Höhe, bei der es befriedigt werden muß, wenn nicht ein Unlustgefühl, das sich bis zur Unerträglichkeit steigert, eintreten soll. Der Alkohol hat nun die Fähigkeit, einige dieser Gemeingefühle so sehr aus dem Bewußtsein schwinden zu lassen, daß noch eine lange Zeit vergehen kann, ehe das Gemeingefühl so unerträglich wird, daß es unbedingt befriedigt werden muß. So kann man durch Genuß von alkoholhaltigen Getränken bis zu einem gewissen Grade das Gefühl des Hungers zum Schweigen bringen. Noch deutlicher zeigt sich der Einfluß des Alkohols auf das Ermüdungsgefühl. Schon die geringsten Gaben vermögen es zu verscheuchen oder sein Eintreten zu verzögern. Dadurch entsteht der Eindruck einer erhöhten Leistungsfähigkeit, der viel zur Verbreitung der Anschauung von der stärkenden Eigenschaft der alkoholischen Getränke beigetragen hat. Das Gefühl der Ermüdung tritt erfahrungsgemäß früher ein, als der Organismus wirklich zu arbeiten unfähig ist. Das Ermüdungsgefühl ist also eine Vorsichtsmaßregel, die sich bei den Lebewesen herausgebildet hat, um zu verhüten, daß der Mensch zu häufig bis an die Grenze seiner Leistungsfähigkeit geht. Wird nun durch Genuß von Alkohol das Ermüdungsgefühl unterdrückt, so können die Leistungen leicht bis an die Grenzen der Arbeitskraft oder gar über diese hinaus ausgedehnt werden. Es liegt auf der Hand, von welcher Wichtigkeit diese Wirkung auf die Verbreitung der alkoholischen Getränke in der arbeitenden Bevölkerung ist.

Wie allgemein auch das Alkoholbedürfnis und seine mißbräuchliche Befriedigung ist, so herrschen doch innerhalb der einzelnen Rassen, Völker und Bevölkerungsschichten große Verschiedenheiten, und zwar: 1. nach Klima und Rasse, 2. nach den Formen des geselligen und öffentlichen Lebens, 3. nach Umfang und Form der Produktion der alkoholhaltigen Getränke und 4. nach der sozialen Umwelt der Verbraucher.

Einen Überblick über diese Verschiedenheit bietet uns die Alkoholkonsumstatistik der einzelnen Länder, deren Ergebnisse allerdings infolge der recht verschiedenen Art ihrer Erhebung nicht ohne weiteres vergleichbar sind. Die beste internationale Alkoholkonsumstatistik dürfte immer noch die durch E. RÖSLE [1]) zusammengestellte sein. Es seien aus seiner Zusammenstellung hier einige Daten wiedergegeben, die sich trotz mancher Verschiedenheit bezüglich ihrer Zuverlässigkeit, über deren Beurteilung auf die Quelle selbst hingewiesen werden muß, wohl zu einem historischen und geographischen Vergleich eignen.

Auf den Kopf der mittleren Bevölkerung entfielen durchschnittlich jährlich Liter Bier:

In den Jahren	Belgien	Dänemark	Deutsches Zollgebiet	Bayern	Württemberg	Baden	Frankreich	England	Italien	Holland	Norwegen (ohne Schweden)	Oesterreich-Ungarn	Rußland	Schweden	Schweiz	Spanien	Ver. Staaten von N.-A.
1831—1840	137	—	—	—	—	—	—	—	—	—	—	—	—	—	—	—	—
1841—1850	122	—	—	—	—	—	—	—	—	—	—	—	—	—	—	—	—
1851—1855	}130	—	—	—	—	—	16	107	—	—	—	—	—	—	—	—	—
1856—1860		—	—	—	—	—			—	—	—	—	—	—	—	—	—
1861—1865	}146	—	—	—	—	—	19	{111	—	—	—	—	—	—	—	—	—
1866—1870		—	—	—	—	—		{130	—	—	—	.	—	—	—	—	—
1871—1875	171	—	90	—	204	78	19	146	—	—	17	34	—	—	—	—	26
1876—1880	171	—	87	229	186	75	21	150	—	25	20	31	—	—	—	—	27
1881—1885	166	—	87	211	153	78	23	125	0,7	26	17	—	—	—	—	}1,3	{38
1886—1890	171	—	100	218	168	95	22	127	0,8	26	15	32	3,3	26	40		{47
1891—1895	183	87	109	226	177	103	23	135	0,6	28	20	39	3,3	32	52	1,3	58
1896—1900	208	97	123	244	188	155	25	144	0,6	31	20	45	4,3	50	07	—	59
1901—1905	218	95	119	237	172	157	36	133	0,8	31	16	42	4,9	59	64	3,0	67
1906	225	96	118	239	173	161	37	125	1,2	30	—	43	—	62	71	—	76
1907	223	94	118	240	169	158	36	125	—	29	14	45	—	59	72	—	80
1908	213	95	111	235	154	150	38	121	—	27	14	—	—	58	76	—	79
1909	—	—	100	230	—	146	—	117	—	—	—	—	—	—	50	—	75

Aus der Tabelle über den Bierkonsum geht hervor, daß Dänemark, Belgien und die süddeutschen Staaten am meisten verbrauchen und, was nicht allgemein bekannt zu sein pflegt, der Durchschnittsverbrauch in Deutschland niedriger ist als in England. Der Weinkonsum gewinnt in Frankreich eine außerordentliche Höhe. Der Branntweinverbrauch ist in Dänemark am höchsten, aber auch sehr hoch in Belgien, Deutschland, Frank-

---

1) RÖSLE, E.: Artikel: „Alkoholkonsumstatistik" im Handwörterbuch der sozialen Hygiene. Herausg. von A. GROTJAHN und J. KAUP. Leipzig 1912.

Auf den Kopf der mittleren Bevölkerung entfielen durchschnittlich jährlich Liter Wein:

In den Jahren	Belgien	Dänemark	Deutsches Reich	Württemberg Wein	Württemberg Most	Frankreich	Griechenland	Spanien	England	Italien	Holland	Norwegen	Österreich-Ungarn	Rußland	Schweden	Schweiz	Ver. Staaten von N.-A.
1831–1840	2,0	—	—	—	—	—	—	—	—	—	—	—	—	—	—	—	—
1841–1850	2,1	—	—	—	—	—	—	—	—	—	3,0	0,7	—	—	—	—	—
1851–1855	2,3	—	—	—	—	60	—	—	—	—	2,2	0,7	—	—	0,4	—	—
1856–1860		—	—	—	—	95	—	—	1,0	—	2,2	0,4	—	—		—	—
1861–1865	2,9	—	—	—	—	120	—	—	1,1	—	1,9	0,45	—	—	0,4	—	—
1866–1870		—	—	—	—	139	—	—	2,1	—	1,95	0,6	—	—		—	—
1871–1875	3,9	1,4	—	—	—	153	—	—	2,4	—	2,2	0,9	22,4	—	0,8	—	1,6
1876–1880	3,7		—	—	—	117	—	—	2,2	—	2,3	0,9		—		—	1,9
1881–1885	3,4	1,2	—	25,7	—	115	—	—	1,8	72,5	2,6	0,9		—	0,6	—	1,7
1886–1890	3,3		5,8	22,1	43,9	95	—	115	1,7	99,0	2,4	0,9	20,0	—		—	2,0
1891–1895	3,9	1,6	5,4	22,1	36,3	108	—	86	1,7	93,0	2,3	1,2	13,2	3,3	0,6	67	1,5
1896–1900	4,3	1,7	5,9	24,1	51,9	130	—	103	1,8	92,0	2,0	2,5	14,6	3,7	0,7	73	1,4
1901–1905	4,6	1,5	6,6	—	41,8	139	42,2	85	1,6	114,0	1,8	1,6	17,7	4,0	0,6	74	1,8
1906	5,1	—	—	—	—	142	—	—	1,3	85,0	1,6	1,0	—	—	—	55	2,1
1907	4,7	—	4,9	—	—	176	—	—	1,3	—	1,6	1,1	—	—	—	55	2,5
1908	4,6	—	6,0	—	—	166	—	—	1,1	—	1,5	—	—	—	—	70	—
1909	—	—	4,0	—	—	149	—	—	1,1	—	1,4	—	—	—	—	—	—

Auf den Kopf der mittleren Bevölkerung entfiel durchschnittlich ein Branntweinverbrauch nach absolutem Alkohol:

In den Jahren	Belgien	Dänemark	Deutsches Branntweinsteuergebiet	Frankreich	England	Italien	Holland	Norwegen	Österreich-Ungarn	Rußland	Schweden	Schweiz	Spanien	Ver. Staaten von N.-A.
1831–1835	3,45	—	—	—	—	—	5,25	—	—	—	—	—	—	—
1836–1840		—	—	—	—	—	5,05	—	—	—	—	—	—	—
1841–1845	3,05	—	—	—	—	—	4,15	—	—	—	—	—	—	—
1846–1850		—	—	—	—	—	3,5	—	—	—	—	—	—	—
1851–1855	3,1	—	—	2,8	—	—	3,75	3,65	—	—	—	—	—	—
1856–1860		—	—	2,75	2,6	—	3,85	2,75	—	4,1	—	—	—	—
1861–1865	4,0	—	—	2,3	2,75	—	4,0	2,2	—	4,9	5,3	—	—	—
1866–1870		—	—	2,5	2,5	—	3,8	2,4	—	4,3	4,45	—	—	—
1871–1875	3,8	9,3	4,65	2,6	3,0	0,5	4,35	2,85	3,7	4,65	5,9	—	—	3,0
1876–1880	4,6		4,45	3,05	3,0	0,525	4,9	2,45		3,8	5,05	—	—	2,3
1881–1885	4,45	8,9	—	3,9	2,7	1,15	4,7	1,2	3,5	3,4	4,0	—	—	2,65
1886–1890	4,45	7,1	4,25	3,9	2,5	0,6	4,95	1,5	4,4	2,8	3,5	2,9	2,1	2,45
1891–1895	4,85	7,6	4,4	4,25	2,6	0,6	4,45	1,75	5,25	2,45	3,35	3,05	2,85	2,6
1896–1900	4,45	7,4	4,35	4,5	2,75	0,57	4,15	1,35	5,25	2,55	4,0	2,6	—	2,1
1901–1905	3,5	7,5	4,05	3,5	2,6	0,65	3,9	1,6	5,15	2,5	3,8	2,0	—	2,65
1906	—	6,25	3,8	3,55	2,35	0,725	3,7	—	—	2,95	3,6	—	—	2,85
1907	—	5,85	4,0	3,3	2,35	—	3,65	—	—	2,9	3,7	—	—	3,1
1908	—	6,25	3,8	3,45	1,8	—	3,5	—	—	2,8	3,3	—	—	2,7
1909	—	5,8	4,2	—	2,55	—	—	—	—	—	3,0	—	—	2,6
1910	—	—	2,8	—	—	—	—	—	—	—	—	—	—	—

reich, Holland und Österreich-Ungarn. Selbst in den Ländern, in denen die Enthaltsamkeitsbewegung mächtig ist, wie in Schweden, England und den Vereinigten Staaten, ist der Branntweinverbrauch höher, als man annehmen sollte. Allgemein ist aber in diesen Tabellen ein Zurückgehen des Genusses alkoholhaltiger Getränke zu verzeichnen. Es scheint bereits vor dem Kriege der Höhepunkt überschritten zu sein und die Mäßigkeits- und Enthaltsamkeitsbewegung langsam an Einfluß zu gewinnen.

E. Rösle gibt dann weiterhin eine lehrreiche Übersicht über den jährlichen Gesamtalkoholverbrauch der einzelnen Völker, berechnet auf den Kopf der mittleren Bevölkerung im Durchschnitt der Jahre 1901—1905 und bezogen auf den absoluten Alkohol, den die einzelnen Getränke erfahrungsgemäß enthalten. Danach werden Liter absoluten Alkohols in Gestalt von alkoholhaltigen Getränken jährlich getrunken in Gestalt von:

	Bier	Wein	Branntwein	insgesamt
Frankreich	1,4	16,7	3,5	21,6
Italien	0,03	13,7	0,65	14,4
Belgien	8,7	0,55	3,5	12,8
Schweiz	2,6	7,4	2,0	12,0
Dänemark	2,69	0,18	7,05	9,9
England	6,65	0,24	2,6	9,5
Deutschland	4,76	0,66	4,05	9,5
Österreich-Ungarn. .	1,68	2,12	5,15	8.95
Bulgarien	0,68	6,17	0,68	7,5
Ver. Staaten v. N.-A.	3,35	0,27	2,65	6,3
Schweden	1,67	0,13	3,8	5,6
Rumänien	0,04	2,52	2,0	4,6
Rußland	0,18	0,6	2,6	3,4
Norwegen	0,6	0,2	1,6	2,4
Finnland	0,34	0,6	1,4	2,3

Aus dieser Tabelle geht mit besonderer Deutlichkeit hervor, wie weit Frankreich alle übrigen Länder an Alkoholverbrauch übertrifft. Es folgen Italien, Belgien und Schweiz. Etwa in der Mitte stehen Dänemark, Deutschland, England und Österreich-Ungarn. Auffallend ist die niedrige Kopfquote in Rußland, die weniger in der Mäßigkeit der Russen als in ihrer Armut und in dem Mangel an Bier und Wein ihre Ursache hat. Trotz Wohlhabenheit mäßig sind dagegen die nordischen Länder Schweden sowie besonders Norwegen und Finnland. Es ist gewiß kein Zufall, daß gerade Frankreich, das an dem einen Ende dieser Tabelle steht, mit dem höchsten Alkoholverbrauch ungünstige Bevölkerungsbewegung, hohe Irrenzahl, Steigen der Selbstmorde usw. verbindet, während die an dem anderen Ende stehenden

Länder Schweden und Norwegen die denkbar günstigsten Be-
völkerungs-, Krankheits- und Sterblichkeitsverhältnisse aufweisen.
Unter der Bezeichnung „chronischer Alkoholismus" faßt
die medizinische Wissenschaft die Summe aller durch den mißbräuchlichen Genuß alkoholhaltiger Getränke gesetzten dauernden
pathologischen Gewebsveränderungen und die dadurch bedingten
klinischen Erscheinungen zusammen. Diese krankhaften Erscheinungen sind außerordentlich mannigfach. Es gibt kein
Organ des menschlichen Körpers, das nicht durch den Mißbrauch
alkoholhaltiger Getränke erkranken könnte. Aus der Fülle der
Erscheinungen lassen sich jedoch einige fest begrenzte Typen
herausheben, die wegen ihres häufigen Vorkommens ein besonderes
sozialpathologisches Interesse erheischen.

Im Vordergrunde der durch den Alkohol gesetzten Schädigungen stand in früherer Zeit die eigentliche Trunksucht,
wohl deshalb, weil der Alkoholismus in dieser Erscheinung seinen
auffallendsten und zugleich widerwärtigsten Ausdruck findet.

Die Trunksucht ist dadurch gekennzeichnet, daß dem Betreffenden
die Einverleibung beträchtlicher Mengen möglichst konzentrierter
alkoholhaltiger Getränke meist bis zur vollständigen Berauschung
zu einem unabweisbaren Bedürfnis wird, das in stets kürzeren Zeiträumen Befriedigung verlangt. Außer allen möglichen entzündlichen
Erscheinungen bilden sich beim Trunksüchtigen besonders psychische
krankhafte Veränderungen aus. Auf dem Gebiete der intellektuellen
Leistungen beginnt sich schon frühzeitig eine deutliche Herabminderung geltend zu machen, die später geradezu in einen intellektuellen Schwächezustand ausartet; die aus richtigen Sinneswahr-
nehmungen stammenden Vorstellungen treten nicht mehr mit jener
Lebendigkeit in das Bewußtsein und werden dort nicht in dem Maße
festgehalten, wie das in normalem Zustande der Fall ist. Die Verarbeitung der Sinneseindrücke und die Aufspeicherung von Vorstellungen im Gedächtnis ist nur unvollkommen. Das Erinnerungs-
vermögen leidet sehr, besonders das Gedächtnis für zeitlich nahe-
liegende Ereignisse läßt auffallend nach. Die Ideenverknüpfungen
vollziehen sich nicht mehr so genau wie früher. Die geistige Arbeit
ist in jeder Weise erschwert. Die Verstandestätigkeit wird schwächer
und schwächer. Die fortschreitende geistige Schwäche leitet langsam,
aber sicher zu einem Sinken der Urteilskraft hinüber, die für den
Trinker und das Verhältnis zu seinen Mitmenschen verhängnisvoll
wird. Zunächst verläßt ihn der letzte Rest der Einsicht in die schädlichen Folgen des Alkoholmißbrauches. Das Bestreben, den Alkoholgenuß in bestimmten Grenzen zu halten, schwindet mehr und mehr.
Bald bildet sich die Unfähigkeit aus, auch nur für kurze Zeit ohne
Alkohol auskommen zu können: der Trinker wird zum Trunksüchtigen.
Mit dem Sinken der Urteilskraft ist auch einer Abstumpfung
gegen die Gebote des Anstandes und der guten Sitte der Weg ge-
ebnet. Zynische Sprechweise und obszöne Handlungen kennzeichnen
dieses Stadium, das den Übergang zu einem Zustande bildet, in dem
der moralische Defekt alle anderen seelischen Eigentümlichkeiten an

Wichtigkeit übertrifft. Von jetzt ab ist es dem Kranken unmöglich, seinem Hang zum Trinken auch nur die geringsten Zügel anzulegen. Der körperliche Verfall ist dann auch schon so weit fortgeschritten, daß der Trinker sich ohne eine bestimmte Menge Alkohol kaum aufrechtzuerhalten vermag. Die Willensschwäche und Haltlosigkeit in moralischen Konflikten äußert sich zunächst in der Vernachlässigung der aus dem Familienverhältnis erwachsenden Pflichten; später fallen auch andere Pflichtenkreise der Gewissenslosigkeit anheim. In Verbindung mit den großen Affektschwankungen, denen der Trunksüchtige im Rausch unterliegt, führt die moralische Schwäche nicht selten zu zwei besonderen Erscheinungen: zum Selbstmord, herbeigeführt durch Lebensüberdruß und krankhaft gesteigertes Ekelgefühl vor sich und der Welt, und zweitens zu den Gewalttätigkeiten gegen die Umgebung als Ausfluß einer keine Schranken kennenden Zornmütigkeit. Die psychischen Störungen nehmen vorübergehend die bekannte stürmische Form des eigentlichen Säuferwahnsinns an.

Die Trunksucht ist gewiß eine folgenschwere und häufige Erkrankung. Aber in ihr erschöpft sich nicht entfernt der Schaden, den der mißbräuchliche Genuß geistiger Getränke auf dem Gebiete der Volksgesundheit anrichtet. Auch ohne daß es zur Trunksucht kommt, verursacht der gewohnheitsmäßige Genuß von alkoholhaltigen Getränken bleibende Schädigungen des Körpergewebes und dauernde Beeinträchtigung seiner Funktion. Hier ist dann die Regelmäßigkeit oder Häufigkeit des Genusses das eigentliche Schädigende, hinter dem die Höhe der jedesmal eingeführten Menge an Bedeutung zurücktritt. Der chronische Alkoholismus erscheint hier besonders in der Form von entzündlichen Affektionen an fast allen Teilen des Verdauungskanales und an den großen Drüsen des Bauches. Bezeichnend ist daher, daß an den verschiedensten Stellen zu gleicher Zeit krankhafte Veränderungen hervorgerufen werden. Die chronischen katarrhalischen Reizzustände werden besonders dadurch gefährlich, daß sie den Boden für das Entstehen schwerer Krankheit anderer Art abgeben.

Als besonders wichtig verdienen ferner aus der Fülle der Erscheinungsformen des chronischen Alkoholismus die Schädigungen des Herzens und der Blutgefäße hervorgehoben zu werden. Auch wenn sich der Genuß noch in erträglichen Grenzen hält und der Genießende sich, dem Sprachgebrauche nach, noch nicht geradezu als Trinker bezeichnen zu lassen braucht, bilden sich doch durch jahrelange Einverleibung alkoholhaltiger Getränke schließlich ernste Schädigungen der Blutkreislaufsorgane heraus. Besonders ist dies bei den Biertrinkern der Fall, bei denen zu den Schädigungen des Herzens durch den Alkohol noch jene Schädigung hinzukommt, die dem Körper durch den Zwang erwächst, eine so erhebliche Flüssigkeitsmenge zu bewältigen. Der Beziehungen des Alkoholismus zu den Erkrankungen der Kreislauf- und Verdauungsorgane ist bereits bei der Besprechung dieser Krankheiten gedacht worden.

Die bis jetzt geschilderten Erkrankungen lassen sich sämtlich auf die Wirkung des fortgesetzten Alkoholmißbrauches unmittelbar zurückführen. Entweder sind sie typisch für diesen Mißbrauch, oder es sind Krankheiten, die im Alkohol ihre häufigste, wenn auch nicht ausschließliche Ursache haben.

Damit sind aber die Schädigungen nicht erschöpft, die der Alkohol im Körper anrichtet. Es gibt noch eine ganze Reihe von Krankheiten, die zwar nicht nachweisbar die unmittelbare Folge des Alkoholmißbrauches sind, aber die doch nach Übereinstimmung der ärztlichen Beobachter auf diesem Boden besonders häufig vorkommen oder besonders unangenehm verlaufen, wie Lungenentzündung, Nierenleiden, Aderverkalkung und Erkrankungen der Sinnesorgane in den verschiedensten Formen. Bezeichnend ist, daß der Spirituosenmißbrauch krankhafte Veränderungen in den verschiedensten Organen des menschlichen Körpers zur gleichen Zeit hervorruft. Kaum jemals finden wir beim Trinker nur eine der oben beschriebenen Zustände für sich allein ausgebildet, sondern in der Regel zeigt eine ganze Reihe von Organen mehr oder minder ausgedehnte krankhafte Gewebsveränderungen. Jedenfalls unterliegt es keinem Zweifel, daß der gegenwärtig in den europäischen Kulturländern übliche Genuß alkoholhaltiger Getränke auch dann schon Schädigungen der Gesundheit und Kürzung der Lebensdauer herbeiführt, wenn er gerade kein exzessiver ist. Denn wenn in der Schweiz nachgewiesen ist, daß der zehnte Todesfall der erwachsenen männlichen Bevölkerung mittelbar oder unmittelbar auf Alkoholismus zurückzuführen ist, so ist damit nicht bewiesen, daß jeder zehnte Schweizer ein Trinker ist, sondern daß der dort übliche Alkoholgenuß schon ausreicht, bei dem zehnten Teil der männlichen Bevölkerung eine schwere Beeinträchtigung der Gesundheit zu setzen.

Das Alkoholbedürfnis äußert sich individuell in zwei Richtungen, die wohl voneinander zu unterscheiden sind, wenn sie auch häufig ineinander übergehen, einmal in der Neigung zum gewohnheitsmäßigen Genuß kleiner Mengen, sodann als eigentliches Rauschbedürfnis. Je nachdem die eine oder die andere Richtung im Vordergrunde steht, nimmt auch das Trinken, durch das sowohl die Neigung zum gewohnheitsmäßigen Genuß kleiner Mengen als auch das Rauschbedürfnis Befriedigung findet, eine andere Form an.

Die erste, wohl auch älteste Form ist das Trinken bei den Mahlzeiten. Es handelt sich dabei um den Genuß wenig konzentrierter, also in starker Verdünnung kleine Mengen Alkohol enthaltender Flüssigkeiten, die regelmäßig beim Essen getrunken werden. Berauschung findet in der Regel nicht statt. Das Trinken bei den Mahlzeiten dient außer zur Befriedigung des Flüssigkeitsbedürfnisses der Befriedigung der Neigung zum gewohnheitsmäßigen Genuß geringer Mengen Alkohol. Da zu besonderen Gelegenheiten bei den

Mahlzeiten der Genuß kleiner Mengen durch die Einverleibung größerer Quantitäten ersetzt zu werden pflegt, so leitet häufig das Trinken bei den Mahlzeiten über in die zweite Form des Trinkens, das Trinken bei geselligen Zusammenkünften; es tritt bald losgelöst von den Mahlzeiten auf und kann in gleicher Weise zur Befriedigung des Rauschbedürfnisses und der Neigung zum gewohnheitsmäßigen Genuß geringer Mengen Alkohol dienen. Das Trinken bei geselligen Zusammenkünften ist vielfach eng mit den Formen des religiösen und politischen Lebens verknüpft.

Eine dritte Form ist das Trinken zu Heilzwecken, vornehmlich zur Überwindung von Schwächezuständen und Ausgleichung einer infolge eines krankhaften Zustandes darniederliegenden Ernährung; es führt nicht zur Berauschung, kommt aber häufig der Neigung zum gewohnheitsmäßigen Genuß geringer Mengen Alkohol entgegen und beginnt deshalb gegenwärtig mit Recht aus den Empfehlungen der Ärzte zu verschwinden, nachdem es in vergangenen Jahrhunderten eine bedeutende Rolle gespielt hat.

Die vierte Form endlich beschränkt sich auf die körperlich arbeitende Bevölkerung. Es ist das gewohnheitsmäßige Trinken bei der Arbeit und in den Arbeitspausen, durch das der Arbeiter eine ungünstige Lebenshaltung auszugleichen und eine möglichst große Steigerung und Ausdehnung der Arbeitsleistungen zu erzielen bestrebt ist.

Beim Trinken, in welcher Form es sich auch zeigen mag, kann eine gewisse Menge alkoholischer Getränke genossen werden, ohne daß daraus eine sichtliche Schädigung erwächst, sei es, daß die regelmäßig genossenen Gaben das zulässige Maß nicht überschreiten, sei es, daß eine größere Menge nur selten einverleibt wird. Aber bei allen Formen kann auch dieses Maß überschritten werden und so die Einverleibung des Alkohols zu dauernder Schädigung der Körpergewebe führen. Der Genuß wird zum Mißbrauch. Dieser Mißbrauch erreicht seinen höchsten Grad in der ausgeprägtesten Erscheinungsart der Unmäßigkeit im Trinken, der Trunksucht, die dadurch gekennzeichnet ist, daß dem Betreffenden die Einverleibung beträchtlicher Mengen möglichst konzentrierter alkoholischer Getränke meist bis zur vollständigen Berauschung zu einem unabweisbaren Bedürfnis wird, das in stets kürzeren Zeiträumen Befriedigung erheischt.

Somit können wir die Menschen nach der Stellung, die sie zum Alkoholgenuß einnehmen, einteilen in Enthaltsame, die überhaupt keine alkoholischen Getränke genießen, Mäßige, die beim Genuß das zulässige Maß nicht überschreiten, Unmäßige oder Trinker, die diese Grenzen in einer Weise übertreten, daß daraus Schädigungen ihres Körpers entstehen, die aber immer noch ihren Hang zum unmäßigen Alkoholgenuß unter die Herrschaft ihres Willens zu stellen vermögen, und endlich Trunksüchtige, bei denen auch diese Schranke gefallen ist, und die

sich daher widerstandslos der übermäßigen Begierde hingeben
müssen.

Der Mißbrauch der Spirituosen kann sich bei geistig und körperlich Normalen entwickeln; eine besondere Neigung, diesem Schicksal
zu verfallen, zeigt sich aber bei psychisch minderwertigen Personen, die sich aus einem gewissen inneren Drange heraus auf Grund
einer krankhaften Veranlagung dem Trunke ergeben. Die überwiegende Mehrzahl verfällt nicht der Unmäßigkeit oder vollzieht
wenigstens nicht den Übergang von der Unmäßigkeit zur Trunksucht.
Es muß also auch eine im Menschen liegende Ursache den äußeren
Ursachen entgegenkommen. Die Psychologie bleibt uns noch auf
viele hierher gehörige Fragen die Antwort schuldig. Die Irrenheilkunde
gibt uns dagegen Fingerzeige, indem sie uns zeigt, daß zwischen
psychischer Minderwertigkeit oder psychischer Krankheit einer Person
und seiner Stellung zum Alkoholgenuß ein deutlicher Zusammenhang besteht. Die Trunksucht aus psychopathischer Konstitution ist
verbreiteter, als man glaubt. Über ihr Wesen muß man sich klar
werden, ehe man an die Bewertung der in der Umgebung des Menschen
liegenden Ursachen des Alkoholismus herantritt. Außerdem kann
erst die Kenntnis der Rolle, welche die psychopathische Konstitution
beim Alkoholismus spielt, über sein Verhältnis zur Kriminalität, zum
Selbstmord und zur Degeneration das rechte Licht verbreiten.
Die Beziehung zwischen dem Mißbrauch alkoholischer Getränke
und der psychopathischen Veranlagung ordnen sich ungefähr nach
folgendem Schema: 1. Die Unmäßigkeit im Trinken ist Begleiterscheinung einer beginnenden oder schon ausgebrochenen geistigen
Erkrankung. 2. Die Widerstandsfähigkeit gegen Alkohol, die schon
innerhalb der normalen Breite bei den einzelnen überaus verschieden
ist, ist so gering, daß schon Gaben, die beim Nervengesunden kaum
eine Wirkung äußern, die schwersten Rauscherscheinungen hervorrufen. 3. Die psychische Minderwertigkeit, die so gering ist, daß sie
für sich allein keine Erscheinungen machen würde, ist die Ursache,
daß regelmäßiger Genuß mittlerer Gaben Alkohol, die aus anderen
Gründen erfolgt, schließlich in wirkliche Trunksucht übergeht.

Bei der Beurteilung des Wertes, den der Alkohol als Genußmittel hat, fiel schwer ins Gewicht, daß der Mensch durch Einverleibung von Alkohol in der Lage ist, sich schnell und ohne
große Kosten Lustempfindungen zu schaffen, die von den aus
der Außenwelt stammenden Wahrnehmungen unabhängig sind.
Es ist klar, daß Personen, bei denen Umgebung, Beschäftigung,
Wohnung, Lebenshaltung und Zukunftserwartung nur spärliche
Lustempfindungen hervorrufen, sich gerade aus diesem Grunde
besonders zum Genuß der alkoholischen Getränke hingezogen
fühlen werden und somit die soziale Umwelt, in der ein Mensch
zu leben genötigt ist, einen wesentlichen Einfluß auf die Stellung
ausübt, die er zum Alkohol einnimmt. Da aber die Bevölkerungsschichten, in denen die soziale Umwelt die allgemein menschliche
Neigung zum Alkoholgenuß steigert, den bei weitem größten Teil
der Gesamtbevölkerung ausmacht, so wird auch die Zahl jener

in dieser Schicht, die vom mäßigen zum unmäßigen Spirituosen-
genuß fortgerissen werden, absolut genommen sehr groß sein.
In der Tat treten denn auch die Trinker, die ausschließlich durch
eine psychopathische Konstitution zu den Trinkexzessen getrieben werden, oder die, welche infolge der Beschäftigung in den
Alkoholgewerben der Verführung unterliegen, oder die, welche
durch die Trinksitten der höheren und mittleren Stände dem
Alkoholismus verfallen, an Zahl bedeutend hinter jenen zurück,
die aus den Reihen der arbeitenden Klassen unter dem Druck
der sozialen Ungunst dem Trunke verfallen.

Ihre Zahl ist besonders groß innerhalb des modernen industriellen
Proletariats, von dem in vollem Maße das gilt, was ENGELS [1]) schon
vor mehr als 50 Jahren auf Grund seiner Beobachtungen englischer
Arbeiterverhältnisse sagte: „Alle Lockungen, alle möglichen Ver-
suchungen vereinigen sich, um die Arbeiter zur Trunksucht zu bringen.
Der Branntwein ist ihnen fast die einzige Freudenquelle, und alles
vereinigt sich, um sie ihnen recht nahezulegen. Der Arbeiter kommt
müde und erschlafft von seiner Arbeit heim; er findet eine Wohnung
ohne alle Wohnlichkeit, feucht, unfreundlich und schmutzig, er bedarf
dringend einer Aufheiterung. Er muß etwas haben, das ihm die
Arbeit der Mühe wert, die Aussicht auf den nächsten saueren Tag
erträglich macht; seine abgespannte, unbehagliche und hypo-
chondrische Stimmung, die schon aus seinem ungesunden Zustande
entsteht, wird durch seine übrige Lebenslage, durch die Unsicherheit
seiner Existenz, durch seine Abhängigkeit von allen möglichen
Zufällen und sein Unvermögen, selbst etwas zur Sicherstellung seiner
Lage zu tun, bis zur Unerträglichkeit gesteigert, sein geschwächter
Körper, geschwächt durch schlechte Luft und schlechte Nahrung,
verlangt mit Gewalt nach einem Stimulus von außen her: sein ge-
selliges Bedürfnis kann nur in einem Wirtshause befriedigt werden,
er hat durchaus keinen anderen Ort, wo er seine Freunde treffen
könnte — und bei alledem sollte der Arbeiter nicht die stärkste Versuchung zur Trunksucht haben, sollte imstande sein, den Lockungen
des Trunks zu widerstehen? Im Gegenteil, es ist die moralische und
physische Notwendigkeit vorhanden, daß unter diesen Umständen
eine sehr große Menge der Arbeiter dem Trunk verfallen muß. Und
abgesehen von den mehr physischen Einflüssen, die den Arbeiter
zum Trunk antreiben, wirkt das Beispiel der großen Menge, die vernachlässigte Erziehung, die Unmöglichkeit, die jüngeren Leute vor
der Versuchung zu schützen, in vielen Fällen der direkte Einfluß
trunksüchtiger Eltern, die ihren Kindern selbst Branntwein geben,
die Gewißheit, im Rausch wenigstens für ein paar Stunden die Not
und den Druck des Lebens zu vergessen, und hundert andere Umstände
so stark, daß man den Arbeitern ihre Vorliebe für den Branntwein
wahrlich nicht verdenken kann. Die Trunksucht hat hier aufgehört,
ein Laster zu sein, für das man den Lasterhaften verantwortlich
machen kann, sie wird ein Phänomen, die notwendige unvermeidliche
Folge gewisser Bedingungen auf ein wenigstens diesen Bedingungen
gegenüber willenloses Objekt."

---

[1]) ENGELS, F.: Die Lage der arbeitenden Klasse in England. 1845.

Es hat lange Zeit gedauert, bis die ausschlaggebende Bedeutung der sozialen Lage der unteren Klasse für die Ausdehnung des Alkoholismus eine mehr als vereinzelte Anerkennung gefunden hat. Für seine Bekämpfung ist sie von der größten Wichtigkeit; denn nicht zum wenigsten hat ihre Vernachlässigung zu Fehlschlägen beigetragen, die die an und für sich großartige Antialkoholbewegung an manchen Orten ihres Kriegsschauplatzes erlitten hat.

Im Wesen der Arbeit selbst liegen Momente, die beim Arbeiter das Bedürfnis nach Genuß alkoholischer Getränke in einem so hohen Grade zu steigern vermögen, daß eine ungewöhnliche Festigkeit dazu gehört, ihm zu widerstehen. Die Wirkung kleiner Gaben Alkohol muß hauptsächlich zur Erklärung dieser Tatsachen herangezogen werden, denn gerade diese nützt der Arbeiter instinktiv aus, wenn er während seiner Arbeit konzentrierte Spirituosen nur schluckweise oder weniger konzentrierte geistige Getränke in so geringen Mengen genießt, daß die Menge des einverleibten absoluten Alkohols nur einige Gramm beträgt. Das Kraftgefühl, das sich nach dem Genuß alkoholischer Getränke des ermüdeten Arbeiters bemächtigt und die schnellere Auslösung des Willensimpulses durch den Genuß von Alkohol ist besonders dort erwünscht, wo es auf kurzdauernde, starke Leistungen ankommt, die mit Entschlossenheit und Zusammenraffen aller Muskelkräfte ausgeführt werden müssen. Solche Arbeiten kommen am meisten im landwirtschaftlichen Betriebe und im Transportgewerbe vor. Besonders ältere Berufsangehörige schaffen sich häufig erst durch einen Schluck Branntwein eine Schwungkraft, die ihnen sonst abgeht. So sieht man häufig, wie ältere Landarbeiter, bevor sie sich anschicken, schwere Säcke auf den Kornboden zu tragen, einen Schluck Branntwein nehmen. Auch manche Kraftleistungen in der handwerksmäßig betriebenen Schmiederei und Schlosserei, die mit großem Aufwand von Muskelkraft geleistet werden müssen, werden häufig erst nach Genuß von einem Schluck Branntwein ausgeführt.

Aber auch die Fähigkeit, möglichst auszudauern, fällt zusammen mit der Fähigkeit, möglichst lange dem Gefühl der Ermüdung trotzen zu können, und hier muß dann der Genuß geistiger Getränke oder der des Kaffees einspringen. Diese künstliche Verschiebung des Zeitpunktes, in dem das Gefühl der Ermüdung gebieterisch nach Ruhe verlangt, ermöglicht eine Steigerung der Arbeitsleistungen über das zulässige Maß, die für die Konstitution der Betreffenden natürlich schließlich verhängnisvoll werden muß. „Der Branntwein",

sagt schon Liebig[1]), „durch seine Wirkung auf die Nerven, gestattet
dem Arbeiter die fehlende Kraft auf Kosten seines Körpers zu ergänzen, diejenige Menge heute zu verwenden, welche naturgemäß
erst den Tag darauf hätte zur Verwendung kommen dürfen; es ist
ein Wechsel, ausgestellt auf die Gesundheit, welcher immer pro-
longiert werden muß, weil er aus Mangel an Mitteln nicht eingelöst
werden kann; der Arbeiter verzehrt das Kapital anstatt der Zinsen, daher dann der unvermeidliche Bankerott seines Körpers.‟

Die Nebenumstände, unter denen sich die Arbeit vollzieht,
sind häufig derartig, daß sie ganze Berufsklassen zu einem ungewöhnlich hohen Alkoholgenuß verleiten. Dieses gilt in erster
Linie von allen Arbeiten, die unter regelwidrigen Temperatur-
verhältnissen ausgeführt werden müssen. Es leidet dadurch,
mag die Temperatur zu hoch oder zu niedrig sein, das psychische
Befinden, weniger die Arbeitsfähigkeit selbst. Das bei der Arbeit
überaus störende Unbehagen kann entweder durch Regelung der
Temperatureinflüsse (Kleidung, Wohnung, Heizung, Ventilation)
beseitigt werden, oder man kann den Unlustgefühlen durch
reichliches Trinken von geistigen Getränken die Spitze abbrechen.
Daher der eigentümliche Gebrauch, sowohl gegen die große Hitze
als auch gegen große Kälte Alkohol zu genießen, was widersinnig
wäre, wenn der Alkohol spezifisch dem einen oder anderen
Temperaturextrem entgegenwirkte und nicht bloß die Unlustempfindungen, die die regelwidrige Temperatur hervorruft,
milderte. In gleicher Weise sind daher Seeleute, Forstarbeiter,
Fuhrleute bei großer Kälte erhöhter Versuchung zum Trinken
ausgesetzt wie bei hoher Temperatur die Maschinisten, Heizer,
Erntearbeiter. Der Staub, unter dem die unter freiem Himmel
beschäftigten Arbeiter zeitweise, die im geschlossenen Raum
arbeitenden fast immer zu leiden haben, erzeugt durch unmittelbare Reizung der Schleimhäute der Mundhöhle, des Gaumens
und des Rachens in diesen Körperteilen ein höchst lästiges Gefühl der Trockenheit, das zum Trinken von Bier und Branntwein
stark anreizt. Erfahrungsgemäß zeigen daher die Angehörigen
der Berufe, deren Ausübung besonders mit Staubentwicklung
verbunden ist, eine bedenkliche Neigung zum Bier- und Brannt-
weintrinken und zum schnellen Übergang vom mäßigen zum
unmäßigen Alkoholgenuß, so die Maurer, Zimmerer, Tischler,
besonders aber die Schleifer und Steinbrucharbeiter. Die Entwicklung reizender Dämpfe in den chemischen Gewerben wirkt
ähnlich, häufig sogar noch stärker als der gewöhnliche Staub.

---

[1]) Liebig, J.: Chemische Briefe. 1858. S. 308.

Ganz abgesehen von der Art der Arbeitsleistungen und von den die Arbeit begleitenden Nebenumständen kann allein durch eine unnatürlich lange Arbeitszeit das Alkoholbedürfnis gesteigert werden; denn es gibt keine Arbeit, mag sie noch so leicht sein, oder mag sie sogar anregend und angenehm sein, die nicht durch eine bis an die Grenze der Leistungsfähigkeit ausgedehnte Arbeitszeit zur Qual gemacht werden könnte, geschweige denn, daß nicht bei einer anstrengenden oder mit widrigen Nebenumständen verknüpften Beschäftigung erst durch ihre Dauer die dabei entstehenden Unlustempfindungen bis zur Unerträglichkeit gesteigert zu werden vermöchten.

In der übermäßig langen Arbeitszeit liegt auch eine Ursache für die bedeutende Rolle, welche die alkoholischen Getränke im Genußleben besonders des gewerblichen Arbeiters spielen. Das Verlangen, sich von den Anstrengungen des Tages oder der Woche durch wohlfeile Genüsse zu erholen, ist beim Fabrikarbeiter um so berechtigter, als in der geistlosen, eintönigen und vielfach geradezu widerwärtigen Arbeit selbst die spärlichen Anregungen zu Lustempfindungen vermißt werden, welche der handwerksmäßige und landwirtschaftliche Betrieb durch den Wechsel in den Handgriffen und der persönlichen Anteilnahme am selbst geschaffenen Werke darbietet. Zur behaglichen Erholung und zum harmlosen Lebensgenuß gehört vor allem Zeit. Wenn die größere Hälfte des Tages zur Arbeit verwandt werden muß, so bleibt nach Abzug der für Essen und Schlafen notwendigen Stunden keine Zeit mehr für ein Genußleben, das sich mit Beschäftigung mit Weib und Kind, im Verkehr mit Freunden und Verwandten, im Ergehen in Wald und Flur, in Zerstreuung durch Sport und Spiel, im Anhören von Musik, im Lesen von Büchern und Zeitschriften abspielen könnte. Das Genußleben des Arbeiters vollzieht sich daher sehr zu seinem Nachteil in flüchtigen Stunden. Er strebt durch Intensität, d. h. durch Sinnenrausch zu ersetzen, was er an Extensität des Genusses, d. h. an Behagen, Glück und ruhiger Lebensfreude entbehren muß. Kein Wunder, daß unter diesen Umständen die alkoholischen Getränke, die schnell zu jeder Tageszeit und an jedem Orte eine euphorische Wirkung hervorrufen, bevorzugt werden; denn auf weniger zeitraubende Weise als durch Hinunterstürzen einiger Gläser Branntwein oder Bier kann man sich kaum einen Genuß verschaffen. Nichts ist daher unrichtiger als die Behauptung, daß die Unmäßigkeit mit sinkender Arbeitszeit zunehmen würde, da die Arbeiter dann mehr Zeit gewönnen, in der Schenke zu sitzen. Die Vertreter dieser Anschauung gewinnen ihr Urteil aus Beobachtungen, die

sie an den Trinkern der ihnen nahestehenden Kreise täglich zu
machen Gelegenheit haben; denn diese nehmen sich zum Trinken
Zeit, so daß die Menge der genossenen alkoholischen Getränke
hier meist im geraden Verhältnis zu der beim Genuß versessenen
Zeit steht, während der proletarische Trinker hastig die Getränke
hinunterstürzt — bei der Arbeit, in den Zwischenpausen, kurz
nach Feierabend.

Dem Arbeiter fehlt aber nicht nur die Zeit zur Bevorzugung
harmloser Genüsse, ihm fehlt auch der Raum. „Wer keine ordentliche Wohnung hat," sagt G. SCHMOLLER [1]), „wer nur in der Schlaf-
stelle schläft, der muß der Kneipe, dem Schnapse verfallen. Wer alle
Vergnügungen und Zerstreuungen außer dem Hause sucht, der kann
an Weib und Kind nicht den ersten Quell alles Glückes und aller
Freude haben. Alle dauernden und ruhigeren Genüsse umschließt
die eigene Wohnung, alle heftigen und rohen werden außerhalb derselben gesucht." Nichts leistet eben dem Kneipenleben solchen Vorschub, als der Mangel an Kleinwohnungen, von denen aus ein kleiner
Garten leicht zugänglich ist.

Der Mißbrauch alkoholischer Getränke hat sicher auf die
Bevölkerungsbewegung dadurch Einfluß, daß er eine sehr große
Zahl Männer früher zu Krankheit und Tod bringt, als ihnen ohne
Alkoholmißbrauch beschieden wäre. Zahlenmäßig läßt sich diese
Wirkung auf die Bewegung der Bevölkerung allerdings nicht feststellen, da diese verhängnisvolle Wirkung des Alkoholismus sich
aus unzähligen, stets mit anderen Erscheinungen vergesellschafteten Faktoren zusammensetzt und sich deshalb einer zuverlässigen statistischen Erfassung durchaus entzieht. Das ist
natürlich auch der Fall bei der ungeheueren Summe von Elend
und Schmerz, den die Familien der halben oder ganzen Alkoholiker
auszuhalten haben. Die lebenverkürzende, zu unzähligen krankhaften Zuständen an fast allen Teilen des menschlichen Körpers
führende Wirkung des Mißbrauches alkoholischer Getränke
wird wohl von keiner Seite mehr bestritten. Verwickelter ist
schon die Frage, bis zu welchem Grade der Alkoholismus auf die
sozialen Phänomene der Kriminalität, Selbstmord, Vagabundage
und Pauperismus usw. einwirkt; denn hier haben sich gern Mißverständnisse und Übertreibungen ans Licht gewagt, die den
Alkoholismus entweder ganz übersehen oder ihn für alles verantwortlich machen wollen, während zum Verständnis dieser
Erscheinungen unbedingt erforderlich ist, die richtige Mitte
einzuhalten.

Der Einfluß des Alkoholismus auf die Kriminalität ist

---

[1]) SCHMOLLER, G.: Ein Mahnruf in der Wohnungsfrage. Jahrbuch
für Gesetzgebung, Verwaltung und Volkswirtschaft. Bd. 11. 1887.

gewiß bedeutend, aber er darf auch nicht übertrieben hoch eingeschätzt werden, wie das gegenwärtig heute noch in Anlehnung
an die frühere lediglich „moralische" Behandlung der Alkoholfrage vielfach geschieht. Diese Überschätzung des Alkoholmißbrauches als Veranlassung von Vergehen und Verbrechen
hat nicht selten ihren Grund in einer Verwechslung von Begleiterscheinung und Ursache. Die psychopathische Minderwertigkeit
kann nämlich ebensowohl Ursache der Kriminalität als der
Trunksucht sein. Wenn auch die junge Wissenschaft der Kriminal-
psychologie uns noch nicht mit Sicherheit sagen kann, wie groß
die Anzahl dieser Personen ist, wie stark die Anlage sein muß,
um notwendigerweise zu Delikten zu führen, und wie mächtig
der Einfluß der Umwelt, der Erziehung, der sozialen Verhältnisse
ist, so steht doch fest, daß eine beträchtliche Anzahl von Vergehen unter dem Zwange einer psychopathischen Anlage begangen
wird. Die meisten Gewohnheitsverbrecher sind auch trunksüchtig und verführen dadurch den oberflächlichen Beobachter,
die von dem trunksüchtigen Verbrecher begangenen Delikte dem
Alkoholismus auf die Rechnung zu setzen. Die Annahme, daß
bei jedem trunksüchtigen Rechtsbrecher die Trunksucht die
eigentliche Ursache des Vergehens sei,· hat zu starken Übertreibungen und zu ganz unbrauchbaren statistischen Zusammenstellungen geführt. Man vermeidet große Irrtümer, wenn man
die Berührungspunkte zwischen Alkoholismus und Kriminalität
etwa nach folgendem Schema betrachtet: 1. Normal veranlagte,
nicht trunksüchtige Personen begehen im gelegentlichen Rausch
infolge der damit einhergehenden Urteils- und Bewußtseins-
trübung Vergehen. 2. Normal veranlagte, aber durch Mißbrauch
geistiger Getränke trunksüchtig gewordene Personen begehen
infolge des sich im Verlauf der Trunksucht ausbildenden moralischen Defektes Vergehen. 3. Psychopathisch Veranlagte werden
infolge ihrer Konstitutionen sowohl zu Verbrechern als auch zu
Trunksüchtigen. 4. Verbrecher aus psychopathischer Anlage
werden trunksüchtig durch den Einfluß der Umwelt, in der
sie zu leben gezwungen sind. 5. Verbrecher von normaler Veranlagung werden trunksüchtig durch den Einfluß der Umwelt,
in der sie zu leben genötigt sind.

Für die Frage, in welchem Umfange der Alkoholmißbrauch
die Ursache von Verbrechen ist, könnte nur die Zahl der unter
1. und 2. einzustellenden Personen maßgebend sein, während
bei den unter 3., 4. und 5. angeführten Verbrechern die Trunksucht höchstens eine Begleiterscheinung ist, mag sie auch auf
die Art des Verbrechens und seine Ausführung von Einfluß ge-

wesen sein. Leider wird in den statistischen Nachweisen, in denen Kriminalität und Alkoholismus verglichen werden, dieser Unterschied vernachlässigt. Jedenfalls kann als feststehend angesehen werden, daß der Gewohnheitsverbrecher große Aussicht hat, trunksüchtig zu werden, der Trunküsichtige aber weniger Aussicht hat, allein oder vorwiegend durch die Trunksucht zum Verbrecher zu werden.

Auch die Beobachtungen, nach denen ein großer Bruchteil Verbrecher von trunksüchtigen Eltern herstammt, sprechen wohl mehr dafür, daß bei Vorfahren und Nachkommen entweder die gleiche sowohl für Trunksucht oder Verbrechen veranlagende Umwelt oder die gleiche, ebenfalls für Trunksucht und für Verbrechen disponierende psychopathische Konstitution die gemeinsame Ursache abgibt, als daß die Trunksucht der Eltern unmittelbar als Ursache der Kriminalität der Nachkommen angesehen werden könnte.

Ähnlich wie mit der Kriminalität verhält es sich mit dem Selbstmord. Seitdem man sich den Selbstmord weniger als moralische Verfehlung, sondern im wesentlichen als durch psychische Veranlagung bedingt zu betrachten gewöhnt hat, gewinnen die Beziehungen, die zwischen Trunksucht und Selbstmord bestehen, eine andere Bedeutung. So wenig bestritten werden soll, daß der Selbstmord eine unmittelbare Folge der Trunksucht normal veranlagter Personen sein kann, so muß man sich doch hüten, jeden Selbstmord eines Trunksüchtigen als Folge der Alkoholwirkung anzusehen, da auch hier wie bei dem Zusammenhang zwischen Verbrechen und Trunksucht die psychopathische Konstitution für beide Erscheinungen die Ursache abgeben kann. Die Selbstmordstatistik hat bisher diesem Unterschied nicht Rechnung getragen und wohl auch nicht Rechnung tragen können. Daher machen denn auch die Autoren über das Verhältnis von Trunksucht und Selbstmord nur unbestimmte Angaben. Es ist also immer im Auge zu behalten, daß unter Selbstmord infolge Trunksucht eigentlich zu lesen ist Selbstmord eines Trunksüchtigen, wobei die Frage offen zu lassen ist, ob die Trunksucht eigentlich Ursache oder nur zusammen mit dem Selbstmord Folge einer psychopathischen Konstitution ist. Niemals aber tritt die Ursache des Selbstmordes gegen über den anderen Selbstmordursachen so sehr in den Vordergrund, daß in einem Lande Höhe des Alkoholverbrauches und Häufigkeit der Selbstmorde im gleichen Verhältnis stehen. Dagegen trifft bei Vergleichung der einzelnen Landesteile mancher Länder nicht selten Verbrauchsmenge und hohe Selbstmordzahl zusammen, wie regelmäßig in den Großstädten und überhaupt in den gewerblich hoch entwickelten Gegenden. Dieses Zusammentreffen ist gewiß kein Zufall; nur ist hier nicht die Häufigkeit der Selbstmorde eine unmittelbare Folge des Alkoholverbrauches, sondern beide Erscheinungen entspringen dem Kampf ums Dasein, den die Einwohner in den Großstädten und den Industriegegenden in seiner aufreibenden Form durchzukämpfen haben. Ähnlich ist es auch mit der Verursachung der Vagabundage und des Pauperismus durch den Alkoholmißbrauch. Gewiß wird dieser häufig die Ursache und wohl auch die in manchen Fällen alleinige oder hauptsächliche Ursache der Vagabundage und des Pauperismus sein. Aber es heißt doch diese beiden gesellschaftlichen Erscheinungen oberflächlich behandeln, wenn man sie durch den Alkoholismus, der gerade hier sehr häufig mehr Begleiterscheinung als Ursache ist, als hinreichend erklärt ansieht. Beide Erscheinungen und ihre Ursachen sind doch überaus verwickelt. Jeder Landstreicher ist natürlich Alkoholiker, aber vorwiegend deshalb, weil sich sein Genußleben überhaupt gar nicht anders abspielen kann, und der Pauperismus darf besonders dort, wo er gehäuft vorkommt, nicht eher mit der Trunksucht der ihm erliegenden Personen erklärt werden, als bis nicht die umgebenden sozialen Verhältnisse genau untersucht worden sind. Die Schäden des Alkoholismus sind so groß, daß man sie nicht noch zu übertreiben braucht. Es muß festgehalten werden, daß der wichtigste Fortschritt in der Alkoholismusforschung der letzten Jahre darin besteht, daß dem Alkohol als Hauptursache der Kriminalität, der Vagabundage und des Pauperismus eine verminderte, als Ursache von krankhaften Veränderungen im menschlichen Körper eine um so höhere Bedeutung beigelegt wird als früher.

Mit Recht ist der Alkoholismus häufig in Beziehung zur menschlichen Fortpflanzung gesetzt. Zunächst ist die Behauptung aufgestellt worden, daß im Rausche erzeugte Kinder häufig eine körperliche und geistige Minderwertigkeit aufwiesen. Der Beweis dieser Behauptung steht noch aus. Dagegen spricht der Umstand, daß, trotzdem bei den germanischen Völkern die Beiwohnung gewiß häufig im Rausch vollzogen wird und danach Empfängnis der Frau eintritt, hier die Minderwertigen keineswegs zahlreicher sind als in Ländern, die sich durch Mäßigkeit auszeichnen. Anders verhält es sich bei der Zeugung durch trunksüchtige Personen. Hier scheint fortgesetzter Alkoholmißbrauch die Keimzellen der Eltern in der Tat in dem Sinne beeinflussen zu können, daß die Nachkommen geistig und körperlich minderwertig werden. So verfolgte DEMME[1]) die Nachkommenschaft von 10 Familien, die unter dem Einfluß des regelmäßigen Alkoholmißbrauches standen.

Es handelte sich um 57 Kinder.

Erste Gruppe: 6 Familien mit zusammen 31 Kindern. In allen Familien bestand chronischer Alkoholmißbrauch seitens des Vaters und des Großvaters väterlicherseits; in einigen Familien ließ sich die Trunksucht noch in der weiter zurückliegenden Generation nachweisen. Von den 31 Kindern starben

8 Kinder bald nach der Geburt an allgemeiner Lebensschwäche,

7 Kinder während der ersten Monate unter den Erscheinungen von Krämpfen. Die Sektion ergab in den meisten Fällen hochgradige Blutüberfüllung der Großhirnrinde, Wassersucht der Hirnhäute und der Hirnhöhlen,

3 Kinder zeigten angeborene Mißbildungen, nämlich Wasserkopf, angeborenen Klumpfuß und doppelte Hasenscharte,

3 Kinder waren blödsinnig,

2 Kinder lernten das Sprechen spät und schlecht,

2 Kinder zeigten Zwergwuchs,

3 Kinder litten an epileptischen Krämpfen,

2 Kinder endlich waren normal.

Zweite Gruppe: 3 Familien mit zusammen 20 Kindern. Es bestand chronischer Alkoholismus der Väter, doch keine erhebliche Belastung der Vorfahren.

4 Kinder starben an allgemeiner Lebensschwäche,

3 Kinder an Krämpfen innerhalb der ersten Wochen,

2 Kinder waren schwachsinnig,

2 Kinder litten an Veitstanz,

1 Kind zeigte Zwergwuchs,

1 Kind Epilepsie,

7 Kinder waren normal.

Außerdem wurde noch eine Trinkerfamilie beobachtet, bei der sowohl Vater wie Mutter tranken und dazu sich noch erbliche Belastung seitens der Vorfahren nachweisen ließ. Von den 6 Kindern, die aus dieser Ehe hervorgingen, zeigte kein einziges ein normales Verhalten; denn

3 Kinder starben im ersten Halbjahre nach der Geburt an Krämpfen,

1 Kind war blödsinnig,

1 Kind zeigte Zwergwuchs,

1 Kind war epileptisch.

Den Nachkommen dieser Trinker stellt DEMME die Kinder gegenüber, bei deren Eltern weder erbliche Belastung noch chronischer Alkoholismus nachzuweisen war. Von den 61 Kindern, die zusammen 10 Familien entstammten, starben:

3 Kinder an allgemeiner Lebensschwäche,

2 Kinder an Erkrankungen des Magen-Darm-Kanals,

---

[1]) DEMME: Über den Einfluß des Alkohols auf den Organismus des Kindes. 1891.

2 Kinder an Veitstanz,
2 Kinder blieben in der geistigen Entwicklung zurück,
2 Kinder zeigten angeborene Mißbildungen,
50 Kinder waren normal.

Eine umfassendere Aufnahme über den Einfluß des Alkoholismus auf die Nachkommen hat LEGRAIN[1]) geliefert. Seine Beobachtungen an den 810 Nachkommen von 215 Trinkerfamilien stellt H. HOPPE in folgenden Tabellen zusammen:

A.

Von den 819 Deszendenten sind	Prozent
vorzeitig geboren	37 = 4,5 ⎫
tot geboren	16 = 2,0 ⎬ 21,5
früh gestorben (meist durch Krämpfe)	121 = 15,0 ⎭
sehr schwächlich mit phthisischem Habitus . .	38 = 4,5
tuberkulös⁻	55 = 6,7
Summe	267 = 32,7
Körperlich normal	552 = 67,3

B.

Von den 640 überlebenden Deszendenten		In Proz. aller (814)Deszendenten	In Proz. der (640) Überlebenden	In Proz. der (467) Erwachsenen
litten an Krämpfen in der Kindheit	173	21,2	27,0	—
waren Trinker	197	24,2	30,8	42,6
„ degeneriert (Instable, Imbezille, Idioten)	322	39,5	50,3	—
„ moralisch pervers, Verbrecher	62	7,6	9,7	—
„ Epileptiker und Hysteriker (95 + 36)	131	16,1	20,4	31,0
„ Geisteskranke	145	17,8	22,7	

C.

In 50 Trinkerfamilien mit Trunksucht von seiten des Vaters und der Mutter waren		In Proz. der (187)Deszendenten	In Proz. der (135) Überlebenden	In Proz. der (54) Erwachsenen
tot geboren	13 ⎫ 52	7,0 ⎫ 27,8	—	—
vorzeitig gestorben	39 ⎭	20,8 ⎭	—	—
litten an Krämpfen in der Kindheit	51	29,3	37,7	—
waren Trinker	34	18,6	25,2	63,0
„ degeneriert und geistesschwach	77	41,2	57,0	—
„ moralisch pervers, Verbrecher	20	10,7	15,0	—
„ Epileptiker und Hysteriker	30	16,0	22,2	—
„ Geisteskranke	24	12,8	17,7	44,4

[1]) LEGRAIN: Dégénérescence sociale et alcoolisme. 1895. Zit. nach H. HOPPE: Die Tatsachen über den Alkohol. 1901. S. 365.

Diese Beobachtungen berechtigen zu dem Schluß, daß das gehäufte Auftreten von Trunksucht, Mißbildungen, psychopathischen Minderwertigkeiten bei der Nachkommenschaft der Trinker nicht nur die Folge ist einer gemeinsamen in der Familie sich weitervererbenden psychopathischen Anlage, die gewiß in zahlreichen dieser Familien mitspielt, sondern die Trunksucht auch als solche imstande ist, bei den Nachkommen selbständig eine körperliche und geistige Minderwertigkeit hervorzurufen oder mindestens eine schon vorhandene Anlage zur vollen Entfaltung zu bringen.

Das häufige Zusammentreffen von Trunksucht der Eltern mit Trunksucht der Kinder darf nicht zu der Annahme verleiten, als ob die Trunksucht als solche sich vererbe. Daß diese Vererbung nur eine scheinbare ist, geht schon aus den mannigfachen Ursachen hervor, die die Trunksucht bei Eltern und Nachkommen gleichzeitig hervorrufen können. Das Zusammentreffen von Trunksucht des Vaters und Trunksucht des Sohnes kann folgende Ursachen haben: 1. Vater und Sohn sind trunksüchtig auf Grund einer in der Familie erblichen psychopathischen Veranlagung. 2. Der nervengesunde Vater wird aus anderen Ursachen trunksüchtig und zeugt einen Sohn, der infolgedessen psychisch minderwertig ist und auf Grund der Minderwertigkeit trunksüchtig wird. 3. Der nervengesunde Vater wird trunksüchtig; der Sohn, erzeugt, ehe die Trunksucht des Vaters hochgradig war, und deshalb nervengesund, wird infolge des Beispiels und der ungünstigen Umwelt, die das Haus eines Trunkenboldes darbietet, trunksüchtig. 4. Vater und Sohn sind beide nervengesund, werden aber beide trunksüchtig, da sie beide den gleichen, den Alkoholmißbrauch begünstigenden Umständen — Umwelt, Beschäftigung, Trinksitten — unterworfen sind. Das Zusammentreffen der Trunksucht der Eltern mit der Trunksucht der Nachkommen läßt sich also zwanglos erklären, ohne daß man eine Erblichkeit im naturwissenschaftlichen Sinne anzunehmen braucht.

Für die Beurteilung des Einflusses, den der Alkoholismus auf die menschliche Fortpflanzung hat, ist die Frage nach der unmittelbaren Vererbung nicht so wichtig wie die Frage, ob die Trunksucht der Eltern verschlechternd auf die erzeugten Nachkommen wirkt, und diese Frage muß nach den ärztlichen Erfahrungen doch wohl bejaht werden, wobei ganz dahingestellt bleiben darf, ob es sich hier um eine echte Entartung im Sinne der Vererbungsbiologie handelt oder nur um eine im Laufe der Generationen wieder verschwindende Keimvergiftung, was wahrscheinlicher ist.

Die Erörterung des Einflusses des Alkoholismus auf die sozialen und wirtschaftlichen Zustände können nicht abgeschlossen werden, ohne daß daran erinnert wird, welchen ungeheueren Aufwand von Bodenflächen und Arbeitskraft die Befriedigung des Alkoholbedürfnisses erfordert. Nach einer Berechnung von A. ELSTER [1] beanspruchte die Herstellung der alkoholischen

[1] ELSTER, A.: Das Konto des Alkohols in der deutschen Volkswirtschaft. 2. Aufl. 1922.

Getränke vor dem Kriege jährlich 1250000 Hektar landwirtschaftlicher Nutzfläche. Im Dienste der Herstellung, des Vertriebes
und Ausschankes standen etwa 1780000 Personen. Das bedeutet,
daß etwa eine Ackerfläche, wie Württemberg und Hessen zusammen sie haben, für die Herstellung der Rohstoffe zur Bereitung
alkoholhaltiger Getränke verbraucht wird und ebenso viele
Erwerbstätige, wie diese Länder zählen, im Dienste des Alkohols
arbeiten. Während die Bevölkerung Deutschlands vor dem Kriege
insgesamt nur 7 Milliarden Mark jährlich für Nahrungsmittel
ausgab, verbrauchte sie mindestens 3 Milliarden Mark für die
Beschaffung alkoholhaltiger Getränke. Angesichts dieser Zahlen
darf man wohl das Bedenken äußern, ob ein so großer Aufwand
von Arbeit sowie Grund und Boden nicht zweckmäßiger zur
Herstellung von Nahrungsmitteln zu verwenden wäre. Bedauerlich ist auch, daß in den Alkoholgewerben so zahlreiche
rüstige Personen schon von Jugend auf mit dem Alkohol in
Berührung gelangen und damit ein erheblicher Bruchteil der Bevölkerung dem krankmachenden Einflusse des mißbräuchlichen
Alkoholgenusses ausgesetzt wird. Denn darüber, daß gerade
diese Berufe der lebenverkürzenden Wirkung ausgesetzt sind,
sind sich alle ärztlichen Beobachter und Statistiker einig.

Besonders anschaulich beleuchtet die Sterblichkeit der in der
Alkoholindustrie Beschäftigten J. TATHAM im 55. Annual Report of
the Registral-General-Sppl. Part. II, 1897, dessen Daten hier in der
Zusammenstellung, die ihnen M. HOPPE (a. a. O. S. 348) gegeben
hat, mitgeteilt werden mögen. Es starben Männer in den mit
Alkoholmißbrauch verbundenen Berufen, verglichen mit der
(= 100 gesetzten) Sterblichkeit in allen Berufen:

Berufe	Sterblichkeit durch				
	Alkoholis-mus und Leber-krankh.	Alko-holis-mus	Leber-krank-heiten	Lungen-schwind-sucht	Krankheit der Harnorgane (Nierenkrank-heiten)
Bierbrauer	250	315	219	148	190
Gastwirts-bedienstete . . .	420	815	230	257	188
Gastwirte	733	708	744	140	200

Im Vergleich mit der (= 100 gesetzten) Sterblichkeit
aller berufstätigen Männer starben von den in Alkohol-
berufen tätigen Männern an:

Krankheitsursachen	Mälzer	Brauer	Sterblichkeit der			
			Gastwirte, Gastwirtsbediensteten			
			Engl. Wales	London	In- dustrie- bezirke	Länd- liche Bezirke
Alle Ursachen zusammen .	93	150	174	193	204	141
Influenza	91	139	139	158	130	161
Alkoholismus	108	315	723	977	715	531
Gelenkrheumatismus	129	186	229	243	314	114
Gicht	150	500	600	550	500	750
Krebs	139	159	120	152	134	107
Schwindsucht	79	148	168	242	170	124
Diabetes	86	243	271	343	300	114
Krankh. des Nervensystems.	54	152	181	137	222	179
„ der Kreislauforgane	130	155	151	163	175	132
„ „ Atmungsorgane.	112	193	135	174	139	75
„ „ Leber	144	219	644	378	804	626
„ „ Verdauungsorg..	93	168	168	136	261	138
„ „ Harnorgane . .	73	190	210	224	207	222
Unfälle	46	88	82	93	82	89
Selbstmorde	57	121	507	243	193	150
Alle übrigen Ursachen . .	112	101	135	109	164	105

Wenn geistig Minderwertige infolge ihrer psychopathischen Veranlagung dem Alkoholismus verfallen, so ist das nicht halb so schlimm, als wenn körperlich rüstige Männer, wie sie gerade die Alkoholgewerbe brauchen, durch die stete berufliche Berührung mit alkoholhaltigen Getränken zum mißbräuchlichen Genuß mit allen seinen Folgeerscheinungen geführt werden. Schon aus diesem Grunde ist es beklagenswert, daß ein so großer Bruchteil der Bevölkerung mit der Herstellung und dem Vertrieb alkoholhaltiger Getränke beruflich beschäftigt wird.

Solange die Trunksucht lediglich als eine moralische Verfehlung galt, für die der einzelne persönlich verantwortlich zu machen sei, konnte von einer zweckentsprechenden Behandlung der Trunksüchtigen keine Rede sein. Die früher beliebten feierlichen Verpflichtungen der Trunkenbolde, sich zur Mäßigung zu bekehren, mußten ohne Erfolg bleiben, da es ja gerade für den Zustand bezeichnend ist, daß der Kranke die Selbstbeherrschung und damit die Fähigkeit verliert, dem mächtigen Drange widerstehen zu können. Erst allmählich brach sich die Anschauung Bahn, daß man es beim Trunksüchtigen mit einem psychisch Kranken zu tun hat und an Stelle des Appells an die Willenskraft des durch Alkoholmißbrauch willensschwach gewordenen Trinkers die **Entwöhnung** treten muß, durch die in der Tat die Trunksüchtigen in einer Anzahl von Fällen zu einem psychisch normalen Verhalten zurückgebracht werden können.

Die arzneiliche Behandlung der Trunksucht ist ärztlicherseits ganz verlassen worden und lebt nur in den zahlreichen Geheimmitteln fort, die vom leichtgläubigen Publikum immer noch unter schweren Geldopfern erstanden werden. Als **rationelle** Behandlung hat sich in neuerer Zeit die Entziehungskur in geschlossenen Anstalten erwiesen; hier werden die Kranken vom Alkohol entwöhnt, zugleich von ihren psychischen Beschwerden geheilt und einem seelisch normalen Verhalten zugeführt, das sie in einer Anzahl von Fällen befähigt, später auch außerhalb der Anstalt sich der alkoholischen Getränke zu enthalten. Nur so ist es möglich, der wichtigsten Anzeige Genüge zu leisten, nämlich, den Trunksüchtigen aus seiner Umgebung zu entfernen, die ihn entweder unmittelbar zum Trunk verleitet oder doch Gelegenheit bietet, Spirituosen in gewünschter Menge zu erhalten. Es hat sich herausgestellt, daß durch eine, allerdings viele Monate währende Anstaltsbehandlung etwa ein Drittel aller Trunksüchtigen geheilt werden kann. Grund genug, möglichst frühzeitig alle Trinker einer derartigen Entwöhnungskur zu unterziehen. Leider werden zahlreiche als geheilt entlassene Kranke später rückfällig und erweisen sich insofern schließlich doch als unheilbar, als sie zwar im Rahmen der Anstalt nüchtern bleiben können, im freien bürgerlichen Leben aber sofort ihrem inneren Zwange zum Trinken erliegen. Für diese ist die **dauernde** Absonderung in besonderen Trinkerasylen in ihrem eigenen Interesse und dem der Gesamtheit dringend erforderlich. Die erste Trinkeranstalt wurde in den Vereinigten Staaten von Nordamerika errichtet, und zwar im Staate Neüyork, auf Anregung des Arztes TURNER im Jahre 1854. Etwa gleichzeitig traten in Deutschland Irrenärzte (NASSE sen., KOSTER, FORSTER) für die Errichtung von Trinkerheilstätten ein. Die erste wirkliche Gründung ist jedoch ein Verdienst der Inneren Mission, die eine im Jahre 1851 errichtete, für entlassene Strafgefangene bestimmte Anstalt in Lintorf allmählich unter Leitung des Pastors KRUSE zu einer reinen Trinkerheilanstalt entwickelte, die noch heute blüht. Auch in der Folge hat die Innere Mission in der Errichtung von Trinkeranstalten die Führung behalten. Erst in letzter Zeit sind auch Anstalten, die ausschließlich unter ärztlicher Leitung stehen, gegründet worden. Zurzeit dürften etwa 60 Trinkeranstalten in Deutschland bestehen. Diese Zahl befriedigt natürlich in keiner Weise das Bedürfnis, so daß ein schnelleres Tempo in der Errichtung von Sonderanstalten zur Heilung oder Versorgung von Trinkern dringend wünschenswert ist. Zwar würden sehr viele Anstalten erforderlich sein, um nur einigermaßen alle vorgeschrittenen Fälle einer Anstaltsbehandlung oder Anstaltsversorgung zuzuführen. Trotzdem muß an der Notwendigkeit der Verallgemeinerung der Trinkeranstalten bis zur vollständigen Deckung des Bedürfnisses sowohl vom ärztlichen als auch vom volkswirtschaftlichen Standpunkte festgehalten werden. Eine Verallgemeinerung der Sonderanstalten für Trinker würde auch die allgemeinen Krankenhäuser, die Nervenheilstätten und die Irrenanstalten von den Alkoholikern, die dort gegenwärtig wohl oder übel aufgenommen werden müssen, befreien. Das würde die Anstaltsbetriebe erheblich belasten und auch den Alkoholikern selbst dienlicher sein als der gegenwärtige Zustand, der ihnen die Behandlung in einer Sonderanstalt vorenthält. Die Anstalten der Inneren Mission haben den Grundsatz aufgestellt, daß die Insassen zu einer regelmäßigen Arbeit angehalten werden müßten. Auch die moderne ärztliche Anschauung, die in der Trunksucht in erster Linie eine Erkrankung des Nervensystems sieht, kann sich diesen Grundsatz völlig zu eigen machen. In jeder Trinkerheilanstalt, auch wenn sie von ärztlicher und nicht von geistlicher Seite geleitet wird, sollte die Hausordnung eine den Kräften der Insassen angepaßte fünf- bis achtstündige Arbeitszeit unerbittlich vorschreiben, und zwar darf diese Arbeit nicht etwa in einer spielerischen Beschäftigung bestehen, sondern muß einen ernsten wirtschaftlichen Hintergrund haben. Denn wenn die Trinkeranstalten in der vom ärztlichen Standpunkt erforderlichen Weise verallgemeinert werden sollen, so werden die Kosten so groß werden, daß sie nicht mehr von gemeinnützigen Gesellschaften, Behörden und Versicherungskörperschaften getragen werden können, sondern durch die wirtschaftlich produktive Arbeit der Insassen zum großen oder größten Teil aufgebracht werden müssen.

Der Zugang zu den Trinkeranstalten würde größer sein, als er ist, und die Errichtung von Anstalten mehr als bisher beschleunigen, wenn es nicht in der Natur der Trunksucht begründet läge, daß die Kranken eine unüberwindliche Scheu vor der Anstaltsbehandlung haben. Es ist fast in jedem Falle erforderlich, daß von seiten der Familie ein starker Druck auf den Kranken ausgeübt wird, der aber erst wirksam zu sein pflegt, wenn er durch gesetzliche Bestimmungen nachdrücklich unterstützt wird. Nach dem Vorgange der nordamerikanischen Staaten sind derartige Bestimmungen in den letzten Jahrzehnten in der Gesetzgebung aller Länder zutage getreten. In Deutschland bestimmt § 6 Ziffer 3 des Bürgerlichen Gesetzbuches: „Wer infolge von Trunksucht seine Angelegenheiten nicht zu versorgen vermag oder sich oder seine Familie der Gefahr des Notstandes aussetzt oder die Sicherheit anderer gefährdet, kann entmündigt werden". Als eine unmittelbare Folge der Entmündigung kann dann Anstaltsaufenthalt auch wider den Willen des Kranken angeordnet werden. Diese Bestimmungen bieten eine Handhabe zur Asylisierung der Säufer, die hoffentlich in Zukunft noch mehr als bisher benutzt wird. Nur Unverstand und ein falscher Freiheitsbegriff kann in diesen Fällen von einer Freiheitsberaubung sprechen; denn die Freiheit, dem Verbrechen anheimzufallen oder die Familie dem Notstande auszusetzen oder Frau und Kinder zu mißhandeln, kann billigerweise in der menschlichen Gesellschaft keinem gewährt werden.

Aber es bedarf nicht nur eines Asylzwanges für die hoffnungslosen Fälle, sondern ebenso sehr auch eines Behandlungszwanges für die besserungsfähigen Kranken. Denn bei keiner Gruppe von Kranken ist so wenig darauf zu rechnen, daß sie freiwillig einer Heilstättenkur sich unterziehen, als wie bei den Trunksüchtigen. Es ist deshalb von größter Wichtigkeit, daß gesetzliche Handhaben geschaffen werden, mit Hilfe deren man Trinker wider ihren Willen einer Monate währenden Kur in einer Trinkerheilstätte unterstellen kann. Denn der bereits angeführte Paragraph des bürgerlichen Gesetzbuches hat sich als ungenügend erwiesen, der Trinkerheilbehandlung eine größere Verbreitung zu geben, da er nur dann in Frage kommt, wenn Aussicht auf Besserung nicht mehr besteht und die Trunksucht unheilbar ist. In der Tat werden auch nicht viel Trinker wegen Trunksucht entmündigt, kaum 1000 jährlich im gesamten Deutschland — also eine im Vergleich zur Verbreitung des krankhaften Zustandes geringfügige Zahl, die nur vollständig zerrüttete, mit alkoholischen Geistesstörungen behaftete Personen umfaßt. Einer baldigen Gesetzgebung bleibt es vorbehalten, hier Wandel zu schaffen und den Behandlungszwang gesetzlich festzulegen.

Zur dauernden Beobachtung von entwöhnten Trinkern, zur Beratung der Angehörigen und sogar zur ambulant durchgeführten Entwöhnung in dazu geeigneten Fällen haben sich auch die Fürsorgestellen für Alkoholkranke, die einige Kommunalverwaltungen eingerichtet haben, bewährt.

Die Notwendigkeit, gegen den Alkoholismus auf dem Wege der Bekämpfung der allgemein verbreiteten Trinksitten vorzugehen, hat seit Beginn des 18. Jahrhunderts die Anhänger dieser Bewegung veranlaßt, sich in Vereinen zusammenzutun und sowohl auf die große Masse des Volkes als auch auf die leitenden Behörden Einfluß zu gewinnen. Von jeher stellt sich die Bewegung in zwei Formen dar, nämlich als Abstinenz- oder Enthaltsamkeitsbewegung und als Temperenz- oder Mäßigkeitsbewegung. Die Anhänger der ersteren verwerfen den Genuß alkoholhaltiger Getränke in jeder Form und Menge, während die der zweiten zwischen einem erlaubten Genuß und dem Mißbrauch geistiger Getränke unterscheiden und nur gegen diesen ihre Warnungen richten.

Die Zahl der völlig Enthaltsamen steigt erfreulicherweise auch bei uns von Jahr zu Jahr. Es unterliegt wohl kaum einem Zweifel, daß dieser Bewegung die Zukunft gehört. Denn die völlige Enthaltsamkeit ist von gesundheitlichen, erzieherischen und wirtschaftlichen Gesichtspunkten aus gleich empfehlenswert. Aber auch alle, denen ein mäßiger Genuß alkoholhaltiger Getränke im Genußleben des Menschen so wichtig dünkt, daß sie nicht völlig darauf verzichten mögen, sollten wenigstens beherzigen, daß auch die unlustabstumpfende und lustbetonende Wirkung am besten und ungefährlichsten jene ausnutzen, die nur gelegentlich und in längeren Abständen von Wochen und Monaten kleine

Quantitäten zu sich nehmen; denn jeder gewohnheitsmäßige
Genuß, auch wenn er sich zunächst in bescheidenen Grenzen
hält, birgt den Nachteil in sich, daß die euphorische Wirkung
durch die Gewöhnung abgeschwächt wird und deshalb zu immer
höheren Gaben gegriffen werden muß, damit nur die ursprüngliche
Wirkung erzielt werde.

Namentlich Personen mit konstitutionellen Fehlern, die sich
gar nicht einmal in auffallenden krankhaften Erscheinungen zu
äußern brauchen, muß die Enthaltsamkeit dringend empfohlen
werden, also allen, die an Herzleiden, Nervosität, Neigung zu
Katarrhen, Krämpfen usw. leiden oder auch nur Anlage zu solchen
Leiden haben. Weiterhin muß von den schwangeren Frauen
Enthaltsamkeit gefordert werden, da der im Blut kreisende
Alkohol auch in den Kreislauf der Frucht übertritt. Ebenfalls
müssen sich stillende Frauen aller alkoholische Getränke enthalten, da nachweislich der Alkohol aus dem Blut der Mutter
in die Muttermilch übergeht und auf diese Weise dem überaus
empfindlichen Säugling zugeführt wird.

Selbst wer sich scheut, das Genußleben anzutasten, muß
doch unsere törichten Trinksitten auf das schärfste verdammen,
zumal wenn sie sich auf die Angehörigen der höheren Stände
stützen. Gerade hier sollte die Alkoholeuphorie sich durch feinere
und unschädlichere Genüsse ersetzen lassen. Die auf den Exzeß
hinsteuernden Trinksitten sind nur der Ausdruck für den Mangel
an Verfeinerung des Genußlebens und die Unkenntnis der
psychischen und physischen Gefahren, die aus dem Alkoholmißbrauch entspringen. Sollen Mißbräuche im geselligen Verkehr
bekämpft werden, so müssen sie zunächst bei den höheren
Bevölkerungsschichten ausgerottet werden, die vorwiegend für
die Gestaltung der Formen, in denen sich die Geselligkeit eines
Volkes abspielt, verantwortlich sind. Nimmt ja doch selbst eine
niedere Klasse fast regelmäßig auch dann noch die Geselligkeits-
formen der höheren an, wenn sie diese aus ihrer beherrschenden
Stellung verdrängt und aufs heftigste bekämpft hat. So hat
das Bürgertum im großen und ganzen die Formen der Geselligkeit
übernommen, die in der Feudalzeit ausgebildet worden sind,
und wird sie voraussichtlich in abgeänderter Form an die auf-
strebende Klasse, die sich in der Arbeiterbewegung ankündigt,
weitergeben. Gerade in den Arbeiterkreisen, in denen früher
der Genuß geistiger Getränke als ganz unumgänglich notwendig
galt, pflegt das Beispiel der Enthaltsamen stark zu wirken, indem
sie zeigen, daß es sich auch ohne alkoholische Getränke leben und
vergnügt sein läßt. Namentlich in England hat das Beispiel

der Arbeiterführer und Gewerkschaftsleiter, die in ihrer Mehrzahl enthaltsam sind, nicht wenig dazu beigetragen, daß die alkoholhaltigen Getränke aus den Sitzungen der Arbeitervertreter, der Volksversammlungen und der Zusammenkünfte der Gewerkschaften verbannt sind.

Auf gesetzgeberischem Wege und durch Maßnahmen staatlicher und kommunaler Behörden läßt sich manches zur Bekämpfung des Mißbrauches geistiger Getränke tun, wenn auch die Wirksamkeit der hier zu Gebote stehenden Mittel nicht überschätzt werden darf. Besonders durch rein strafgesetzliche Bestimmungen dürften wohl nur einzelne Symptome, wie ärgerniserregende Trunksucht usw., aber nicht der mißbräuchliche Alkoholgenuß selbst hintangehalten werden.

Sehr reformbedürftig sind die Bestimmungen über die Zurechnungsfähigkeit der Berauschten, die gewiß sehr beeinträchtigt oder in manchen Fällen ganz aufgehoben ist. Doch exkulpiert diese Anschauung den Rechtsbrecher keineswegs, da er sich ja nicht in diesen Zustand zu versetzen brauchte. Für den straffälligen Trunksüchtigen sollte Einweisung in eine Anstalt und nach etwaiger Entlassung besondere fürsorgerische Schutzaufsicht rechtlich festgelegt werden.

Zahlreich sind die Versuche, auf dem Wege der Steuergesetzgebung den Verbrauch alkoholhaltiger Getränke zu beeinflussen. Doch hat man weniger aus diesem Grunde als um dem Staat eine reiche und mit Sicherheit eingehende Einnahme zu verschaffen, von jeher die alkoholhaltigen Getränke mehr oder weniger mit Steuern belegt.

Die staatlichen Einnahmen aus dem Alkohol betrugen im Jahre 1909 in

England	. . .	24 %	der gesamten Einnahmen	
Rußland	. . .	28 %	„	„ „
Schweden	. .	13 %	„	„ „
Dänemark	. .	14 %	„	„ „
Belgien	. . .	15 %	„	„ „
Holland	. . .	15 %	„	„ „
Frankreich	. .	10 %	„	„ „
Deutschland	.	4 %	„	„ „

Die einfachste und zugleich nachdrücklichste Form der Branntweinbesteuerung, die auch zur Zeit in Deutschland eingeführt ist, ist das Branntweinmonopol. Es kann sowohl Erzeugung wie Vertrieb des Produktes als vollständiges Monopol umfassen oder die Herstellung oder, wie in der Regel, nur den Zwischenhandel. In diesem Falle kauft der Staat das Fabrikat und bringt es zu erhöhtem Preise in den Verkehr. In der Schweiz wurde im Jahre 1887 durch Bundesgesetz das Branntweinmonopol eingeführt. Die Monopolverwaltung übernimmt käuflich den gesamten innerhalb des Bundesgebietes hergestellten Rohspiritus und verkauft ihn, nach voraufgegangener sorgfältiger Reinigung zu erhöhtem Preise. Der zehnte Teil des aus dem Monopol erzielten Reinertrages muß zur Bekämpfung des Alkoholmißbrauches oder seiner gemeinschädlichen Folgen in Gestalt von Zuwendungen an private und öffentliche Veranstaltungen zu Irren-, Trinker- und Armenpflege benutzt werden. In Deutschland stehen wir noch in den Anfängen der Monopolverwaltung, so daß die Erfahrungen erst abgewartet werden müssen.

Auch das Schankwesen bietet der Gesetzgebung und der Verwaltung Gelegenheit, die schlimmsten Auswüchse des Alkoholismus, die sich vor allem an das Bestehen zahlreicher kleiner Winkelkneipen knüpfen, zu beseitigen. Leider ist gerade bei uns das Kneipenwesen noch außerordentlich entwickelt. Nach den Angaben des statistischen Jahrbuches für den Preußischen Staat waren im Jahre 1905 in Preußen insgesamt 187 000 ständig betriebene Gast- und Schankwirtschaften mit Branntweinausschank vorhanden, wovon die größte Hälfte auf die Städte entfiel. Auch im Jahre 1921 wurden noch 134 000 Schankstellen in Preußen gezählt.

Die radikalste Form der Unterdrückung des Schenkenwesens stellt die sogenannte Prohibition dar, durch die Herstellung, Verkauf oder Lagerung alkoholhaltiger Getränke für das gesamte Staatsgebiet einfach verboten wird. Geht das Verbot nur von den kommunalen Behörden aus, so bezeichnet man es als Local veto. Die Prohibition wurde zuerst im Staate Maine in Nordamerika auf Anregung von Niel Dow im Jahre 1851 eingeführt. Bemerkenswert ist auch das in Schweden und Norwegen häufig angewandte Gothenburger Ausschanksystem, bei dem die Kommunalverwaltung einer gemeinnützigen Gesellschaft die Erlaubnis für den Branntweinausschank überträgt. Die Gesellschaft unterhält dann einige große Ausschankstellen, die unter der Leitung angestellter, am Umsatz in keiner Weise beteiligter Beamter stehen. Das Quantum, das abgegeben werden darf, ist rationiert, in Schweden nach dem System BRANDT, in Norwegen nach dem System MJOEN. Mögen auch diese oder ähnliche Einrichtungen in Deutschland noch in weitem Felde liegen, so ist doch dringend zu wünschen, daß die bei uns überaus laxe Handhabung der Konzessionserteilung und die Leichtigkeit, mit der bei uns die Behörden die Bedürfnisfrage bejahen, bald einer anderen Auffassung weicht.

Die Kriegswirtschaft hat zu einer weitgehenden Beschränkung der Herstellung der alkoholhaltigen Getränke geführt, die leider nicht vollständig nach dem Kriege beibehalten worden ist.

Verbraucht wurden auf den Kopf der Bevölkerung in Deutschland:

	Liter		Goldmark	Papiermark
	1913	1920	1913	1920
Bier	103,3	41,0	40,5	123,0
Branntwein	10,5	1,8	11,7	59,0
Wein	4,5	3,3	10,1	63,9
100 % Alkohol insgesamt	6,8	1,4	62,3	245,9

Insgesamt wurden in Deutschland verbraucht:

	in Millionen Hektoliter		in Milliarden	
			Goldmark	Papiermark
	1913	1920	1913	1920
Bier	68,8	25,0	2,70	7,50
Branntwein	7,0	1,1	0,78	3,60
Wein	3,0	2,0	0,67	3,90
100 % Alkohol insgesamt	4,5	0,85	4,15	15,00

Unter der alkoholarmen Kriegswirtschaft verminderten sich die Wirkungen des chronischen Alkoholismus sehr bedeutend. Besonders deutlich läßt sich das aus der Statistik Dänemarks [1]) nachweisen. Der Alkoholverbrauch in Dänemark betrug nämlich in Litern jährlich auf den Kopf der Bevölkerung:

	1900/1909	1910/1914	1915/1916	1917	1918
Branntwein . . .	11,3	9,2	8,6	2	0,4
Bier	36	33	34	33	21

Dagegen betrugen die Todesfälle des männlichen Geschlechts im Alter von 25—65 Jahren auf 100000 Personen in Kopenhagen

	1900/1909	1910/1914	1915/1916	1917	1918
an Alkoholismus . .	76	57	36	10	1
„ Selbstmord . . .	98	84	72	47	32
„ Unfall	64	55	70	33	27
„ Lungenentzündung	65	75	91	61	47
„ Gehirnkrankheiten	118	118	117	109	61
„ Nierenkrankheiten	72	68	65	68	43
	494	457	451	328	211

Geisteskranke Alkoholiker wurden in preußischen Irrenanstalten behandelt:

1914: 6146	1916: 2469
1915: 3406	1917: 1564

Todesfälle an Alkoholismus wurden in Preußen gemeldet:

1914: 917	1916: 271
1915: 560	1917: 148

---

[1]) HINDHEDE: Sozialhygienische Mitteilungen. 1922. H. 1.

Bedauerlich ist, daß die alkoholarme Kriegswirtschaft leider
immer mehr abgebaut wird und einem steigenden Verbrauch alkoholhaltiger Getränke mit ihren Folgen Platz macht. Nur die Vereinigten
Staaten von Nordamerika haben die im Kriege vollzogene vollkommene
Trockenlegung ihres Landes beibehalten. Denn vom 1. Januar 1920
an wurde dort durch Gesetz Herstellung und Vertrieb berauschender
Getränke verboten; betroffen wurden von diesem Verbot 300 000 Ver-
kaufsstellen, 236 Großdestillationen und 992 Brauereien [1]).

5. Morphinismus.

Die Morphiumsucht ist erst durch die Erfindung der Pravaz-
schen Spritze entstanden, die an sich als eine der größten Wohltaten der medizinischen Technik zu bewerten ist, dürfte also
kaum älter als fünf Jahrzehnte sein. Das Krankheitsbild wird
dadurch gekennzeichnet, daß jemand, dem häufig zur Schmerz-
stillung bei chronischen Erkrankungen Morphiumeinspritzungen
gemacht worden sind, schließlich selbst zur Spritze greift und zur
Erzielung der nach den Einspritzungen entstehenden Euphorie,
die nach einiger Zeit in eine Depression abzuklingen pflegt, zu
immer höheren täglichen Mengen aufsteigt, die schließlich zu
körperlichem und seelischem Verfall führen. Der Morphium-
rausch unterscheidet sich vom Alkoholrausch dadurch, daß er
mehr ein ruhiges, beglückendes Erhobenheitsgefühl anregt, aber
nicht zu lärmender Betätigung drängt. Nicht selten sind es geistig
hochstehende Personen, die dem Morphinismus verfallen. Es
liegt auf der Hand, daß bei der Schwierigkeit, sich Spritze und
Morphium zu verschaffen, es vorwiegend Ärzte, Apotheker und
Pflegepersonen sind, die der Morphiumsucht frönen. Etwa drei
Viertel der Morphinisten sind Männer und von diesen wieder annähernd die Hälfte Ärzte. Der Morphinismus ist in manchen
Fällen heilbar, aber nur durch eine langwierige Entwöhnungskur
in einer geschlossenen Anstalt. Die meisten als „geheilt" ent-
lassenen Fälle werden rückfällig. Um so wichtiger ist es, den
Morphinismus nicht erst entstehen zu lassen. Allen Ärzten ist
daher Sparsamkeit mit der Anwendung von Einspritzungen besonders bei der Behandlung chronischer Krankheiten zur Pflicht

---

[1]) Vgl. GROTJAHN, A.: Der Alkoholismus nach Wesen, Wirkung
und Verbreitung, 1898, 412 S.; GOTTSTEIN, A.: Fürsorge für Alkoholkranke in GOTTSTEIN-TUGENDREICHS sozialärztlichem Praktikum,
1918; WLASSAK, R.: Grundriß der Alkoholfrage, 1922. Fortlaufende
Literatur vgl. alljährlich in Abschnitt III, 5 der GROTJAHN-KRIEGEL-
schen bibliographischen Jahresberichte über soziale Hygiene. —
Auskunft über alle Fragen der Bekämpfung des Alkoholismus erteilt
die Geschäftsstelle des Deutschen Vereins gegen den Alkoholismus in Berlin-Dahlem, Werderstraße 16.

zu machen. Da der Morphinist infolge seiner Reizbarkeit, Aben-
teuerlichkeit, Gewissenlosigkeit und besonders wegen seiner un-
ausrottbaren Neigung zu Schwindeleien fast ansnahmslos eine
Plage für seine Umgebung ist, sollte ähnlich wie beim Trunksüchtigen vorgeschrittenen Grades die Gesetzgebung es ermöglichen, daß er auch wider seinen Willen unverzüglich in eine
Anstalt verbracht und, falls er sich als unheilbar erweist, dort
dauernd festgehalten wird. In der Regel sind die Personen, die
morphiumsüchtig werden, schon stark psychopathisch veranlagt.
Der Morphiummißbrauch steigert aber diese Anlage zu einem
psychischen Verhalten, das in den vorgeschrittenen Fällen an
Geistesstörung grenzt und leicht in eine solche übergeht.

Zu einer Massenerscheinung ist der Morphinismus wohl nirgendwo
geworden. Doch gilt das im hohen Maße vom Opium, aus dem das
Morphium gewonnen wird. Das hauptsächlichste Erzeugungs-, aber
auch Verbrauchsland ist Indien, woselbst in 17000 lizensierten Läden
das Opium an die Bevölkerung frei verkauft wird. Es wurden 1918/19
dort 532 Tonnen im Lande abgesetzt und 741 Tonnen ausgeführt.
Gegen diesen Jahresabsatz von 1273 Tonnen verschwindet der
medizinische Weltbedarf von etwa 3 Tonnen. Bekannt pflegt der
Kampf zu sein, den die chinesische Regierung gegen die Opiumsucht
führt.

6. Epilepsie.

Bei der Lückenhaftigkeit der medizinischen Statistik überhaupt
liegen keine auch nur annähernd zuverlässigen Zahlen über die
Häufigkeit der Epilepsie vor, aber die Schätzungen berufener
Autoren liefern auch schon heute sehr hohe Zahlen.

Die Berechnungen schwanken zwischen 50 und 200 epileptischen
Personen auf 100000 Einwohner. Absolut genommen gibt das für
die Bevölkerung eines ausgedehnten Landes schon beachtenswerte
Zahlen, z. B. für Deutschland bei Annahme der Mindestschätzung
etwa 30000, der Höchstschätzung etwa 120000 Epileptiker. In
Württemberg ergab die Erhebung vom Jahre 1862, die in Gestalt
einer Stichprobe aus fünf Oberämtern gewonnen wurde, 93 Epileptische auf 100000 der Bevölkerung; doch wurden in einer zweiten
Zählung 108 ermittelt. In Mecklenburg-Schwerin wurden durch eine
besonders sorgfältige Zählung 150 festgestellt. Nach der Ansicht
der Sachverständigen dürfte diese Zahl am wenigsten hinter der
Wirklichkeit zurückbleiben. Nach der als zuverlässig anerkannten
Gebrechenzählung in Neu-Seeland vom Jahre 1901 kamen dort auf
100000 Einwohner 178 Epileptische beim männlichen und 120 beim
weiblichen Geschlecht. R. Ammann [1]) schätzt in der Schweiz sogar
500 Epileptiker auf das Hunderttausend der Bevölkerung, von denen
mindestens ein Drittel dauernd erwerbsunfähig ist, während sich etwa

---

[1]) Ammann, R.: Die Erkrankung und Sterblichkeit an Epilepsie
in der Schweiz. Basel 1912.

ein weiteres Drittel verehelicht und so die psychopathische Minderwertigkeit auf Nachkommen vererbt. Nach der Leipziger Krankheitsstatistik kamen unter 100 000 ein Jahr lang beobachteten männlichen
Versicherungspflichtigen 89 Fälle von Epilepsie vor, von denen 2 tödlich endeten, und die zusammen 2663 mit Arbeitsunfähigkeit einhergehende Krankheitstage beanspruchten. Bei den weiblichen Versicherungspflichtigen wurden 105 Fälle mit 1 Todesfall und 3306
Krankheitstagen gezählt.

Für die Betrachtung der Epilepsie vom sozialpathologischen
Gesichtspunkte aus ist besonders die Erkenntnis fruchtbar, daß
das Wesen der Epilepsie nicht durch den plötzlich auftretenden,
auffallenden, mit Bewußtlosigkeit einhergehenden Krampfanfall
gekennzeichnet ist, sondern in einer chronischen Erkrankung des
Zentralnervensystems besteht, dessen sichtbarste Erscheinung
allerdings der Krampfanfall ist. Wie wir später sehen werden,
sind es gerade die psychischen Begleiterscheinungen, die den
Epileptiker in der menschlichen Gesellschaft eine so eigentümliche
Rolle spielen lassen. Es gibt unzählige Fälle, in denen die Krämpfe
vollständig fehlen und doch unzweifelhaft Epilepsie vorliegt.
Hier wird der eigentliche Krampfanfall durch „Äquivalente"
oder Dämmerzustände ersetzt, in denen der Patient unter starken
Bewußtseinsstörungen entweder ruhig vor sich hinstarrt oder in
sich geordnete, aber trotzdem dem Verantwortungsgefühl ent-
zogene Handlungen, die häufig sehr gefährlich werden können,
vollzieht. Bezeichnend für die Epilepsie ist das anfallsweise
Auftreten von Bewußtlosigkeit oder wenigstens starker Bewußt-
seinsstörung.

Die Epilepsie wurzelt wie zahlreiche andere Nerven- und
Geisteskrankheiten in einer angeborenen psychopathischen Anlage. Die sozialen Verhältnisse haben auf diese psychopathische
Anlage insofern einen Einfluß, als innerhalb der wohlhabenden
Bevölkerungsklassen die psychisch minderwertigen Elemente
eher zur Familiengründung und damit zur Fortpflanzung der
Minderwertigkeit kommen als jene der unteren Volksschichten,
die in der Regel durch Vagabundage, Trunksucht, Verbrecher-
laufbahn usw. bereits vor einer Familiengründung untergehen.
Auf die Krankheitsbedingungen der Epilepsie haben die
sozialen Verhältnisse unmittelbar keinen Einfluß, wohl aber
mittelbar über den Umweg der Vergiftungen und Infektionen.
Da von den Intoxikationen die Trunksucht am meisten zur Entstehung der Epilepsie beiträgt, gilt also, was über die Beziehungen
von Alkoholismus und sozialer Umwelt an anderer Stelle
gesagt wurde, auch bis zu einem gewissen Grade von den epileptischen und epileptiformen Zuständen. Die Rolle, die Syphilis,

Skrophulose und die Kinderkrämpfe bei der Entstehung der Epilepsie spielen, ist noch nicht hinreichend ermittelt. Sollten sich die Vermutungen bestätigen, die manche Autoren nach dieser Richtung hin hegen, so würde die mittelbare Einwirkung der sozialen Verhältnisse, von denen jene Erkrankungen so außerordentlich abhängen, noch größer und wichtiger erscheinen als jetzt. Auf den Krankheitsverlauf hat die soziale Umwelt, in dem der Epileptiker lebt, einen bedeutenden Einfluß, besonders in jenen die Mehrzahl bildenden Fällen, in denen das Leiden noch nicht so weit vorgeschritten ist, daß unbedingt Anstaltsbehandlung eintreten muß. In geordneten Verhältnissen, bei guter Ernährung und im Schutze ihrer Familie werden die Epileptiker der wohlhabenden Stände leichter ihren Hang zu Absonderlichkeiten, Vergehen und Ausschweifungen aller Art bemeistern können als jene der unteren Bevölkerungsschichten, die durch ihr Leiden zu anstrengenden und einförmigen Arbeitsleistungen unfähig werden und dann schnell verkommen oder dem Trunke entgegentreiben, um nach einem Durchgangsstadium durch das Lumpenproletariat der Verbrecher, Zuhälter, Prostituierten und Vagabunden in Zuchthäusern und Besserungsanstalten zu enden. Die soziale Umwelt wird dem Epileptiker besonders durch Verleitung zum Alkoholgenuß gefährlich, demgegenüber er sehr wenig widerstandsfähig ist. Kranke, die sich von geistesgesunden Personen fast nicht unterscheiden und vielleicht nur vereinzelt Anfälle haben, werden nicht selten durch den Genuß einiger Gläser Bier in einen Zustand hochgradiger Aufgeregtheit versetzt, in der sie dann leicht impulsive Handlungen von bedenklicher Tragweite begehen. Auch die zeitweilig auftretenden Anfälle von rasender Trunksucht bis zur vollständigen Bewußtlosigkeit sind als ein Zeichen offener oder versteckter Epilepsie erkannt worden. Leider ist das im Laienpublikum noch wenig bekannt, das daher diese „Quartalssäufer" nicht als Kranke, sondern als lasterhafte Personen auffaßt und dementsprechend unzweckmäßig behandelt.

Für das Verhältnis der Epileptiker zu ihren Mitmenschen sind die Charakterveränderungen maßgebend, die sich gewöhnlich bei langer Dauer des Leidens einstellen. Diese Veränderungen gehen nach der Richtung der Abstumpfung der feineren psychischen Funktionen. Es fallen leicht die Hemmungen fort, die zwischen Trieb und Handlung eingeschaltet sind, so daß sich ein unerfreuliches, rücksichtsloses oder gar gewalttätiges Wesen ergibt, das dann durch die gesteigerte Zahl der Streitigkeiten, in die der

Epileptiker mit den Personen seiner Umgebung gerät, immer mehr
sich verschlimmert und die Bahn für eine erhöhte Kriminalität
freimacht.

Zum Verständnis der Beziehungen der Epilepsie zur Kriminalität ist zu unterscheiden, ob die Vergehen und Verbrechen
in den anfallsweise auftretenden Dämmerzuständen begangen
werden oder durch psychische Veränderungen bedingt sind, die
auch in der anfallsfreien Zwischenzeit den Epileptiker zum Begehen strafbarer Handlungen geneigt machen. Die verwickelten
automatischen Handlungen der Dämmerzustände äußern sich
manchmal in der Ausführung von Diebstählen und besonders
im Anlegen von Feuer, gelegentlich aber auch in der Begehung
von Morden. Häufig wiederholt sich das Vergehen in bestimmten
Zwischenräumen und wird jedesmal in der nämlichen Weise vorgenommen. Auch das Fortschreiten der einfachen Epilepsie
zur ausgesprochenen epileptischen Geistesstörung ist nicht selten
von Gewalttätigkeiten begleitet. Aber auch in den leichten
Fällen zeichnet sich das psychische Verhalten der Kranken durch
Streit- und Händelsucht und Neigung zur Intrige aus.

Die Epileptiker stellen ein großes Kontingent zum Heere der
unverbesserlichen Verbrecher. Zuchthäuser, Gefängnisse und
Korrektionsanstalten beherbergen ihrer stets eine große Zahl,
da bei dem heutigen Stande der Rechtsanschauung und besonders
der richterlichen Praxis die krankhafte Wurzel ihres Verhaltens
entweder nicht erkannt oder als für die Freisprechung nicht
genügend erklärt wird. Es ist ein unhaltbarer Zustand, die
kriminellen Epileptiker im Falle der Betätigung dieses krankhaften Hanges entweder zu bestrafen oder sie als unzurechnungsfähig freizusprechen, da beide Methoden der Indikation, die
Kranken unschädlich zu machen, nicht genügen. Hier kann nur
die obligatorische Asylisierung der kriminellen Epileptiker Wandel
schaffen.

Eine weitere Eigentümlichkeit im Gemütsleben des Epileptikers
ist seine Überschwenglichkeit. Sie äußert sich nicht selten als übertriebene Religiosität. Zahlreiche Sekten oder gar weltumspannende
Religionen haben Epileptiker zu Stiftern. Ein typisches Beispiel ist
der Apostel Paulus, dessen Epilepsie von KRENKEL [1]) durch einen
scharfsinnigen Indizienbeweis festgestellt worden ist. Im zwölften
Kapitel des zweiten Briefes an die Korinther sagt der Apostel, daß
ihm gegeben sei „ein Pfahl ins Fleisch, nämlich des Satans Engel,
der mich mit Fäusten schlage, auf daß ich mich nicht überhebe“.
Wie KRENKEL auf dem Wege der Sprachforschung und der Stellen-

---

[1]) KRENKEL: Beiträge zur Aufhellung der Geschichte und der
Briefe des Apostels Paulus. Braunschweig 1890.

vergleichung nachweist, sind damit Krampfanfälle gemeint, die den Apostel bis zu seinem Tode heimsuchten. Mit Recht faßt KRENKEL auch die Bekehrungsszene auf dem Wege gen Damaskus als die Vision eines Epileptikers auf. Der Apostel selbst scheint einen Zusammenhang geahnt zu haben, denn er berichtet zu gleicher Zeit von den Faustschlägen des Satans. Die Empfindungen, die manche Epileptiker vor dem Ausbruch des Anfalles haben, können sich zu wirklichen Halluzinationen erweitern und sind als solche für die Rolle, die Fallsüchtige im religiösen Leben gespielt haben, ohne Zweifel von besonders großer Bedeutung gewesen. Manche Kranke hören seltsam brausende Geräusche, sehen Funken, leuchtende Kugeln, glänzende Gestalten, Größer- und Kleinerwerden der umgebenden Gegenstände usw. Das sind die Vorbedingungen für religiöse Visionen, die um so lebhafter sind, je mehr der Epileptiker schon an und für sich zu religiösen Grübeleien neigt. Die Kranken sehen dann den Himmel offen oder weiden sich am Anblick des Fegefeuers oder sehen den Teufel in leibhaftiger Gestalt. Auch Mohammed gilt nicht ohne Grund als Epileptiker, da er an Krämpfen, Visionen und somnambulen Zuständen gelitten hat, obgleich es nach neueren Forschungen nicht ganz ausgeschlossen ist, daß es sich bei ihm um eine schwere Form der Hysterie gehandelt hat. Aus dem Mittelalter ist der Stifter des Franziskanerordens, der heilige Franz von Assisi, aus der neueren Kirchengeschichte der kluge, aber herrschsüchtige Papst Pius IX. als fallsüchtig bekannt. Aber auch außerhalb der Religionsgeschichte begegnen uns historische Persönlichkeiten, die an Epilepsie litten. Ihre epileptische Veranlagung darf uns nicht mehr wie den älteren Beobachtern als etwas Zufälliges und Gleichgültiges erscheinen, sondern verdient zur Aufklärung über das Verhalten dieser Persönlichkeiten herangezogen zu werden. Da schwere Epilepsie zur Ausübung einer öffentlichen Tätigkeit untauglich macht, kann es sich in diesen Fällen natürlich nur um leichte Erkrankungen handeln; aber gerade in ihnen äußert sich die Rücksichtslosigkeit, Gewalttätigkeit und Grausamkeit des Epileptikers sowie auch seine Neigung zu mystischer Schwärmerei und zum Mißtrauen sehr deutlich. Wird auch die geschichtliche Entwicklung im wesentlichen von anderen Faktoren bestimmt als von den persönlichen Eigenschaften der jeweilig führenden Personen, so sind doch diese für die Form, in der sich das historische Geschehen abspielt, durchaus nicht gleichgültig, besonders wenn es sich um Zeiten handelt, in denen die Machtsphäre des einzelnen unendlich größer war als in der Gegenwart. Der erste Epileptiker, von dem die Geschichte erzählt, war der Perserkönig Kambyses, ein sehr streitbarer Herrscher, gefürchtet wegen seiner Willkür und Grausamkeit von seinen Untertanen und besonders von seinen eigenen Familienangehörigen. Herodot scheint sich über den krankhaften Ursprung mancher Regierungshandlungen des Kambyses klar gewesen zu sein. An der Stelle, wo er über die Verfolgung der Familienmitglieder spricht, sagt er nämlich: „Auf diese Weise wütete Kambyses gegen seine Anverwandten, es sei nun der Apis wegen oder aus einer anderen Ursache, denn vielfachen Leiden sind die Menschen unterworfen. So soll Kambyses von seiner Geburt an mit einer schweren Krankheit, die man die heilige nennt, behaftet gewesen sein, und da wäre es nicht unwahrscheinlich, daß bei einem heftigen körperlichen Leiden auch die Seele mitgelitten hätte.“ Ob Alexander der Große epileptisch war, ist nicht mit

Sicherheit überliefert, doch steht es von seinem Halbbruder Archidäus fest. Dagegen dürfte es sicher sein, daß Julius Cäsar an epileptischen Anfällen gelitten hat. Der Gewährsmann hierüber ist Plutarch: „Von Gestalt war Cäsar hager, von Fleisch weiß und zart, leidend an Kopfschmerz und behaftet mit der Fallsucht; doch benutzte er die Krankheit nicht als Vorwand zur Weichlichkeit, sondern brauchte als Heilmittel das Kriegsleben, indem er durch die mühseligsten Märsche, durch gemeine Kost und Lagern unter freiem Himmel die Krankheit bekämpfte und seinen Leib gegen ihre Angriffe möglichst schirmte." Plutarch teilt auch das Gerücht mit, Cäsar habe während der siegreichen Schlacht bei Thaxus einen epileptischen Anfall gehabt: „Es wird erzählt, er selbst sei nicht in der Schlacht gewesen, sondern ihn habe während der Aufstellung des Heeres in Schlachtordnung seine gewöhnliche Krankheit ergriffen, und er habe sich, da er ihr Herannahen bemerkte, ehe die Besinnung verwirrt und durch das Leiden unterdrückt worden sei, schon in Zuckungen nach einem der nahen Türme tragen lassen und dort die Zeit in Ruhe hingebracht." Unter den Nachkommen der julisch-klaudischen Familie waren viele geistig Gestörte; war es doch den aus diesem Stamm hervorgegangenen Kaisern vorbehalten, das später so bekannt gewordene Krankheitsbild des Cäsarenwahnsinns in reinster Form auszubilden. An Epilepsie litten aus dieser Familie noch die Kaiser Kaligula und Britannikus, der Bruder des Nero. Aus dem Mittelalter liegen wenige zuverlässige Mitteilungen über das Vorkommen von Epilepsie bei historischen Persönlichkeiten vor. Mit Sicherheit wird es von dem angelsächsischen König Alfred dem Großen berichtet. Aus der neueren Geschichte ist Napoleon hervorzuheben. Mehrere Anfälle werden von ihm berichtet, so ein besonders heftiger nach der für ihn unglücklichen Schlacht bei Aspern im Jahre 1809. Übrigens litt auch der in dieser Schlacht siegreiche gegnerische Feldherr Erzherzog Karl von Österreich an epileptischen Anfällen. Es ist gewiß kein Zufall, daß unter den genannten Personen die rücksichtslosen Tatmenschen überwiegen. die ohne Bedenken ihrem Ehrgeiz und ihrer Machtstellung Tausende und aber Tausende von Menschenleben ohne jede Spur menschlicher Empfindung zum Opfer brachten. Man geht wohl kaum zu weit, wenn man hier bis zu einem gewissen Grade eine Äußerung der dem Epileptiker eigentümlichen Gemütsstarre, Hartnäckigkeit und Grausamkeit sieht. Für die bisher erwähnten Personen war die Krankheit kein Hindernis, bedeutende Leistungen zu vollbringen. Ist jedoch die Epilepsie hochgradig, so leidet schließlich die Intelligenz außerordentlich. Auch von solchen Persönlichkeiten weiß uns die Geschichte zu erzählen. Zu den epileptischen Trotteln auf Königsthronen gehörte der Kaiser Karl der Dicke aus dem Hause der Karolinger, der auf dem Reichstage zu Trier abgesetzt werden mußte, nachdem man durch Anwendung von zum Teil barbarischen Mitteln sich vergebens bemüht hatte, ihn von seinem Leiden zu befreien. Auch König Wenzel von Böhmen war Epileptiker. Aus neuerer Zeit sei noch der geistesschwache und epileptische Kaiser Ferdinand von Österreich erwähnt.

Die ärztliche Behandlung hat auf die Fallsucht keinen nennenswerten Einfluß. Allein die Entwöhnung von auch geringen regelmäßigen Dosen alkoholhaltiger Getränke kann in einigen Fällen die Anfälle verschwinden lassen oder sie wenigstens vermindern. Auch die arzneiliche Behandlung durch Brompräparate wirkt vorübergehend günstig, wenn sie auch das Grundleiden selbst nicht beseitigt. Für alle Fälle, die mit dauernder Beeinträchtigung der psychischen Leistungen einhergehen, oder in denen die Krampfanfälle sich häufen, ist vorübergehender oder dauernder Anstaltsaufenthalt erforderlich.

Von einer Verhütung der Epilepsie durch soziale Maßnahmen kann nur insofern die Rede sein, als die Maßnahmen zur Bekämpfung des Alkoholismus, die ja in hervorragendem Maße auf sozialem Gebiete liegen, auch der Verhütung der Epilepsie dienen. Im übrigen aber gehört die Krankheit zu jenen, deren wesentliche Verursachung in der erblichen Belastung liegt, wie denn auch die Epileptiker selbst mit großer Regelmäßigkeit, wenn auch nicht immer die Epilepsie selbst, so doch eine erhebliche geistige Minderwertigkeit an ihre Nachkommen weiterzugeben pflegen. Nach WILDERMUTH[1]) entsteht die Epilepsie in 60% aller Fälle auf dem Boden erblicher Belastung. Er fand bei den Vorfahren dieser Kranken:

Geisteskrankheit . . . . bei 29 %
Trunksucht und moralische Defekte bei den Eltern ,, 21 %
epileptische Zustände . . . . ,, 19 %
andere Neurosen . . . . ,, 18 %
organische Krankheiten des Gehirns . . . . . . ,, 13 %

Folgerichtig bezeichnet deshalb WILDERMUTH als bestes Mittel der Verhütung der Epilepsie, ,,daß konstitutionell Nervenleidende, Trinker und moralisch defekte Menschen sich nicht fortpflanzen." Da ein unmittelbarer Zwang nach dieser Richtung für absehbare Zeit wohl undurchführbar ist, so sei daran erinnert, daß eine möglichst weitgehende Asylisierung dieser Psychopathen durch die mit dieser Versorgung verbundene Ehelosigkeit auch das Erzeugen von epileptischen Personen einschränken würde. Aber auch für die Epileptiker selbst ist das durch Anstaltsversorgung auferlegte Zölibat wünschenswert.

Nach ECHEVIRRA (zit. nach WILDERMUTH a. a. O.) sind nämlich nur 19 % der Nachkommen der Epileptiker frei von degenerativen Erscheinungen. Von 535 Kindern, unter deren Eltern 62 männliche und 74 weibliche Epileptische sich befanden,

---

[1]) WILDERMUTH: Sonderkrankenanstalten und Fürsorge für Nervenkranke, Epileptische und Idioten. Handbuch der Krankenversorgung und Krankenpflege. Berlin 1898.

kamen tot zur Welt	9 männl.,	13 weibl.	
starben als Säuglinge an Krämpfen	89 „	106	„
„ „ „ „ anderen Krankheiten	16 „	11	„
wurden epileptisch	42 „	36	„
„ geisteskrank	5 „	6	„
waren gelähmt	22 „	17	„
„ hysterisch	— „	45	„
erkrankten an Veitstanz	2 „	4	„
schielten	5 „	2	„
waren normal	63 „	42	„

Also nicht nur im Interesse des Epileptikers selbst ist Ehe-
und Kinderlosigkeit zu empfehlen, sondern in noch höherem Grade
von eugenischen Gesichtspunkten aus. Die Nachkommenschaft
der Epileptiker ist so unerfreulich, daß schon zu ihrer Verhütung
das Zölibat und die dieses erst ermöglichende Festhaltung in
Anstalten dringend wünschenswert ist.

Es mag dahingestellt bleiben, ob wir einmal dahin kommen,
feststellen zu können, aus welchen geschlechtlichen Verbindungen
gerade epileptisch Veranlagte hervorgehen, und dann mit Sicherheit diese Nachkommenschaft vermeiden lernen. Zurzeit können
wir es jedenfalls noch nicht. Wir müssen uns also begnügen,
den Epileptiker, soweit er im freien bürgerlichen Leben Unfug
stiftet, unschädlich zu machen, und ihn weiterhin zu verhindern
suchen, seinerseits belastete Nachkommen in die Welt zu setzen.
Beiden Indikationen entspricht allein die Verallgemeinerung
des Anstaltswesens für diese spezielle Art von Nervenkranken.
Leider ist die Zahl der Epileptikeranstalten im Verhältnis zum
Bedürfnis noch verschwindend klein. Der größte Teil der vorgeschrittenen Kranken ist in Siechenhäusern und Irrenanstalten,
die häufig noch nicht einmal eine besondere Abteilung für Epileptische besitzen, untergebracht, obgleich es unter allen Sachverständigen feststeht, daß die Kranken nur in für ihre Bedürfnisse zugeschnittenen Spezialanstalten ein verhältnismäßig be-
hagliches und außerdem nützliches Dasein führen können. Dabei
stellen sich die Kosten für Epileptikeranstalten nach den bisherigen
Erfahrungen erheblich billiger als die Irrenanstalten, da ja der
größte Teil der Kranken bei richtiger Anlage der Anstalt und einer
die ökonomischen Gesichtspunkte sorgfältig im Auge haltenden
Leitung in einer Weise produktiv arbeiten kann, die der Arbeitsfähigkeit der gesunden Personen wenig nachsteht. Da die Fälle
die mannigfachsten Übergänge von solchen mit wenigen Anfällen
und kaum merkbar getrübten Geisteskräften bis zu solchen mit
schweren Verblödungszuständen aufweisen, ist die Arbeitsfähigkeit natürlich bei den einzelnen Patienten sehr verschieden.

Aber die Erfahrung hat gezeigt, daß im Rahmen einer Anstalt selbst Kranke, die außerhalb sich als vollständig arbeitsunfähig erwiesen, doch willige und mit Unterbrechungen auch nützliche Arbeiter abgeben.

Die von geistlicher Seite, namentlich von G. VON BODELSCHWINGH, zu außerordentlicher Blüte gebrachte Anstalt Bethel bei Bielefeld-Gadderbaum hat in geradezu vorbildlicher Weise diesen Erfahrungen Rechnung getragen. Schon bei der Gründung im Jahre 1867 und noch zielbewußter bei der Übernahme durch VON BODELSCHWINGH wurde auf die Arbeit in Landwirtschaft und Werkstätten der größte Nachdruck gelegt. Man versuchte sogar, die Leitung der Werkstätten Kranken anzuvertrauen, hat dies in der Folge aber aufgeben müssen, da der Epileptiker sich nicht zum Vorgesetzten eignet. Bäckerei, Tischlerei, Malerei, Gärtnerei, Schusterei, Töpferei, Sattlerei, Buchbinderei werden in der Anstalt betrieben und haben je ein oder mehrere eigene Gebäude. Es besteht eine eigene Buchhandlung, eine Apotheke, ein Bromversandgeschäft und ein photographisches Atelier, in dem Kranke beschäftigt werden. Die Häuser sind fast alle von den Kranken selbst gebaut. Die Anstalt besitzt drei Ring-öfen zum Brennen der Ziegelsteine. In der Tischlerei sind 40 Hobel- und Drehbänke im Betriebe; sie verfertigt Betten, Stühle, Schränke und Tische für den Anstaltsgebrauch sowie Fenster und Türen für die Neubauten und endlich auch die Särge. Daß in umfassender Weise land-, garten- und forstwirtschaftliche Arbeit geleistet wird, braucht nicht erst betont zu werden. War doch schon das erste Gebäude ein Bauernhaus, zu dem 7,5 ha Acker und Wald gehörten. Dabei ist das Krankenmaterial nicht inmal besonders günstig, da 30 % der neu aufgenommenen Kranken mehr oder weniger ver-blödet sind. Bei einem Bestande von etwa 1300 Kranken sind etwa 400 blödsinnige Epileptiker in ständiger Pflege. Die Anstalt Bethel steht in ihrer Organisation einzig da. Es ist wünschenswert, daß ihr Beispiel noch mehr wie bisher in ärztlich geleiteten Anstalten nachgeahmt wird. Denn das dort ausgebildete System schafft nicht nur eine erhebliche Verbilligung der Kosten der Asylisierung der Epileptiker, sondern auch eine gar nicht hoch genug einzuschätzende Hebung der Stellung des Kranken, der mit ihrer Hilfe zu einem pro-duktiven Gliede der Gesellschaft aufsteigt.

7. Hysterie.

Die Häufigkeit der Hysterie kündet keine Statistik, da ihr Krankheitsbild zu verschwommen und zu wenig vom normalen Verhalten wie auf der anderen Seite von den übrigen Geistes-anomalien abtrennbar ist, als daß die Fälle zum Gegenstand einer zuverlässigen statistischen Erhebung gemacht werden können. Trotzdem dürfte die Behauptung kaum Widerspruch erwecken, daß die Hysterie zu den häufigsten Krankheiten überhaupt gehört.

Nach der Leipziger Krankheitsstatistik kamen unter 100000 ein Jahr lang beobachteten männlichen Versicherungspflichtigen 6 Fälle

von Hysterie vor, die zusammen 190 mit Arbeitsunfähigkeit einhergehende Krankheitstage beanspruchten. Bei den weiblichen Versicherungspflichtigen wurden 77 Fälle und 2536 Krankheitstage gezählt. Doch sind hier nur die in der Minderzahl befindlichen Fälle
gezählt, die arbeitsunfähig und hauskrank waren.

Das nach Art und Schwere proteusartig wechselnde Krankheitsbild läßt sich nicht auf eine kurze Formel bringen. Nach
Möbius und Kraepelin handelt es sich um einen angeborenen
abnormen Seelenzustand, der dadurch gekennzeichnet wird, daß
gefühlsstarke Vorstellungen krankhafte Veränderungen im Körper,
zu dem natürlich auch das Gehirn selbst gehört, hervorrufen
können. Diese Kennzeichnung gibt gut das Wesen der schweren
Erkrankungsformen wieder, versagt aber doch für die leichteren
Fälle, die wegen ihrer Häufigkeit gerade eine sozialpathologische
Betrachtung verdienen. Brauchbarer ist wohl die Beschreibung
Strümpell[1]), der jede Krankheitserscheinung hysterisch nennt,
die ,,auf einer Störung der normalen Beziehungen zwischen den
Vorgängen unseres Bewußtseins und unserer Körperlichkeit
beruht. Tritt in dieser Verknüpfung eine Lockerung, eine Verschiebung, ein falsches Maßverhältnis ein, so entsteht eine nervöse
Störung der Bewegung oder der Empfindung, eine hysterische
Krankheitserscheinung. Dabei liegt aber der Ausgangspunkt
der Störung in letzter Linie stets auf psychischem Gebiete. Allen
hysterischen Erkrankungen, so schwer auch die dabei zutage
tretende nervöse Funktionsstörung erscheinen mag, liegt keine
gröbere anatomische Veränderung im Nervensystem zugrunde.''

Die reizbare Schwäche des Fühlens, Wollens und Vorstellens
äußert sich in schweren Fällen in Empfindungsstörungen bis zur
vollständigen Empfindungslosigkeit und in motorischen Störungen,
wie Krampfanfällen und Lähmungen. In der überwiegenden
Mehrzahl der Fälle bleibt es jedoch bei einer Veränderung der
psychischen Gesamtpersönlichkeit, die Strümpell folgendermaßen
treffend schildert: ,,Die Hysterischen sind reizbar, zu Affekten
geneigt, leicht verstimmt, empfindlich, launenhaft, von einem
Extrem der Stimmung in das andere fallend. Sie sind geneigt,
ihre Leiden zu übertreiben, sind anspruchsvoll gegen ihre Umgebung und ihren Arzt und gefallen sich darin, Mitleid zu erregen.
Auf der einen Seite willensschwach und energielos, sind sie doch
andererseits schlau und hartnäckig, wenn es gilt, irgendeinen
Wunsch oder einen Plan durchzusetzen, doch können sie auch,
wenn sie wollen, sehr liebenswürdig und anziehend sein. Klug

---

[1]) Strümpell, A.: Lehrbuch der speziellen Pathologie und Therapie
der inneren Krankheiten. 1894. Bd. 3. S. 546.

sind sie fast immer. Nur verhältnismäßig selten kommt die Hysterie bei unbegabten und stupiden Personen vor." Die Hysterie entsteht wohl ausschließlich auf dem Grunde einer erblichen Belastung. Wo eine solche nicht erkennbar ist, liegt das wohl mehr in der Unvollkommenheit unserer Beobachtung als in ihrem Fehlen begründet. Zur Auslösung der Krankheit und zur Verschlimmerung der Fälle tragen allerdings besondere Anlässe bei, wie ungünstige Lebensschicksale, Schreck und ganz besonders getäuschte Erwartungen. In der „Unfallhysterie" gewinnt sie eine Form, die ihre Besonderheit durch ihre plötzliche Entstehung infolge Furcht und durch ihr unheilbares Einwurzeln infolge der Einstellung der gesamten Aufmerksamkeit auf die objektiv geringfügigen oder überhaupt nicht erkennbaren Folgen eines Unfalles erreicht. Die Hysterie ist vorwiegend eine Erkrankung des weiblichen Geschlechtes; doch erkennt sie das Auge des geschulten Beobachters auch bei Kindern und Männern. Bei letzteren äußert sie sich hauptsächlich in grillenhaften hypochondrischen Verstimmungen. Die Hysterischen beiderlei Geschlechts sind Kranke, die wohl am meisten das Familienleben beeinträchtigen und die Ursachen für unglückliche Ehen abgeben. Es gibt eine unzählige Menge von Familien, in denen die hysterische Frau oder der grillenhafte Mann oder ein unausstehliches Mitglied aufsteigender oder absteigender Linie sich durch die Äußerungen seines übellaunigen, zanksüchtigen, herrschsüchtigen Wesens zum Familientyrann aufgeschwungen hat und in dieser Stellung dauernd behauptet. Aber auch als psychische Massenerscheinung ist die Hysterie bedeutungsvoll. Als solche hat sie besonders treffend HELLPACH[1]) folgendermaßen geschildert: „Die Hysterie ist als Massenkrankheit hervorgetreten im ausgehenden Mittelalter und in der kapitalistischen Zeit beim Proletariat: hier mit vorwiegend wirtschaftlich-hypochondrischer (Arbeitsunfähigkeit), dort mit ebenso vorwiegend religiöser (visionärer, versündigungswahnhafter) Färbung." In unserer Zeit hat die Hysterie in Gestalt der Unfall- oder Rentenhysterie eine vielbeachtete Rolle zu spielen begonnen. Diese Spielart lehrt uns zunächst, daß die Hysterie nicht, wie die volkstümliche Anschauungsweise irrtümlich annimmt, bloß eine Erkrankung des weiblichen Geschlechtes ist, denn die Unfall- oder Rentenhysterie findet sich in der überwiegenden Mehrzahl bei Männern. Nach einem Unfall, der objektiv keine oder nur

¹) HELLPACH, W.: Sozialpathologie als Wissenschaft. Arch. f. Sozialwissenschaft u. Sozialpolitik. 1904. Bd. 21. H. 2. S. 294.

geringfügige Beschädigungen zur Folge gehabt hat, fühlen sich
die Patienten erschöpft, klagen jämmerlich über den angeblich
betroffenen Teil, sind dauernd unfähig zu jeder Arbeit und zeigen
ganz allgemein das Bild einer hypochondrisch-hysterischen Ver-
stimmung, die mit außerordentlicher Hartnäckigkeit allen Be-
handlungsversuchen Widerstand leistet.

Die Unfallhysterie ist besonders häufig geworden, seitdem ein
großer Teil der Bevölkerung der sozialen Unfallversicherung
unterstellt ist und auch schon bei geringen Unfällen eine dauernde
Rente winken sieht. Die gespannte Aufmerksamkeit, mit der
der Kranke seinen Rechtsanspruch verfolgt, und mit der er die
körperlichen Erscheinungen daraufhin beobachtet, ob sie auch
ja zur Inanspruchnahme einer möglichst hohen Dauerrente Anlaß
geben könnten, läßt den Erkrankten sein Leiden zu einer ungemein
großen Bedeutung anschwellen, so daß es nun auch bald zu
echten hysterischen Empfindungs- und Bewegungsstörungen
kommt.

Der ärztlichen Behandlung sind wohl die Symptome der
Hysterie, aber nicht das Grundleiden zugänglich. Es pflegt bekannt zu sein, was für überraschende Erfolge die mit mystischen
Vorstellungen arbeitende Suggestivbehandlung wenigstens vorübergehend erzielt. Doch ist nicht zu verkennen, daß der moderne
Mensch derartigen Suggestivmethoden immer weniger gläubig
gegenübertritt und voraussichtlich bald ihrer Wirkung völlig
unzugänglich werden wird. An ihre Stelle muß die Einsicht in
die Natur der Krankheit bei den Erkrankten und ihrer Umgebung
treten. Beiden Teilen, Patient und Umgebung, gelingt es bei
geschickter Aufklärung und längerer Übung unter ständiger
Beratung durch einen sachverständigen Arzt nicht selten, stärkere
Ausbrüche der Krankheit zu vermeiden und einen erträglichen
Modus vivendi dauernd festzuhalten. Wenn dieses nicht gelingt,
muß wie bei den übrigen Seelenstörungen zeitweiliger oder
dauernder Anstaltsaufenthalt eintreten.

8. Neurasthenie.

Die angeborene allgemeine Nervenschwäche ist noch weit
häufiger als die oben besprochene erworbene. Das Krankheitsbild ist ungemein verschiedenartig und verschwommen. Es umfaßt Zustände, die sich vom normalen seelischen Verhalten nur
wenig unterscheiden, und solche, die sich als unheilbare, anstalts-
bedürftige Geistesstörungen zu erkennen geben. Gemeinsam ist
den geborenen Neurasthenikern die krankhafte Verarbeitung der

Lebensreize und die Ängstlichkeit, die sich sowohl in der Beurteilung der eigenen Person als in der ihrer Stellung zur Außenwelt bekundet. Die Kranken leiden sehr häufig an allgemeinen nervösen Beschwerden (Kopfdruck, Schlaflosigkeit, Müdigkeit) und schwanken in ihrer Stimmung und in ihren Gemeingefühlen unsicher hin und her. Ihre Ängstlichkeit steigert sich in manchen Fällen zu den bekannten „Phobien" der Platzangst, Grübelangst, Höhenangst und Zweifelsucht, die wunderliche Formen annehmen können. Es ist hier nicht der Raum, um die Vielgestaltigkeit des Krankheitsbildes auch nur annäherungsweise zu schildern.

Die geborenen Neurastheniker entnehmen der sozialen Umwelt zwar häufig die Anlässe zur Steigerung ihres Leidens, die eigentliche Krankheitsursache liegt jedoch in der ererbten psychopathischen Persönlichkeit. Sie liefern starken Zuzug jenem Psychopathenheere, dessen soziale Bedeutung unten noch behandelt werden soll.

Die Neurastheniker stellen ein großes Kontingent zu jenen Unzähligen, die über kurz oder lang beruflich entgleisen, selbst wenn sie vorübergehend eine leidliche Position erlangt haben. Sind sie erst einmal in Verfall geraten, so beraubt sie die niederdrückende Wirkung des Elends viel schneller jeglicher Willensstärke, als das bei Gesunden der Fall ist, so daß sie sich fast ausnahmslos nicht wieder erheben. Stammen sie aus den höheren Kreisen, so verbummeln sie, verarmen, treiben Hochstapelei, bilden die Last und den Schrecken ihrer Familie oder vertrödeln ihr Leben in Anstalten für Nervöse. Kommen sie aus den unbemittelten Bevölkerungsschichten, so helfen sie bald die Armee der Bettler, Vagabunden, Prostituierten und Verbrecher verstärken. Es ist vergebliche Mühe, derartige Personen lediglich vom moralischen Standpunkte anzufassen und Versuche zu machen, sie zu „retten" und zur wirtschaftlichen Selbständigkeit zurückzuführen.

Den Nervenkranken ist es gemeinsam, daß ihr Zustand sich erheblich bessert, wenn sie sich für einige Zeit dem beruflichen Leben oder den häuslichen Reibungen entziehen. Ob diese Besserung in eine dauernde Heilung übergeht, hängt allerdings in erster Linie davon ab, ob das Leiden vorwiegend auf der Grundlage einer erblichen Psychopathie entstanden ist, in zweiter Linie, ob die Umwelt, in die der Gebesserte zurückkehrt, ihn nicht sofort wieder krank macht. Dem Bedürfnis des Nervenkranken, nicht weniger aber dem Bedürfnis seiner Umgebung, ihn einmal eine Zeitlang los zu werden, verdanken zahlreiche Nervenheil-

anstalten und Sanatorien ihre Entstehung. Anfangs erstreckte
sich ihre Benutzung ausschließlich auf die zahlungsfähigen
Schichten. Auf Drängen der Nervenärzte, wie besonders des
Leipziger Neurologen P. J. Möbius[1]) sind in den letzten Jahrzehnten auch Volksheilstätten gegründet worden, deren Verallgemeinerung in der Tat wünschenswert ist. Über die erzielten
Dauererfolge gehen die Ansichten noch auseinander. Die Erfolge
würden ohne Zweifel besser und gleichmäßiger sein, wenn es in
höherem Grade als bisher gelänge, die einer Behandlung und
Heilung zugänglichen nervösen Erschöpfungszustände von den
durch psychopathische Veranlagung verursachten Erkrankungen,
die nur Scheinheilungen ergeben, zu trennen. Zugleich mit der
Forderung der Errichtung von Volksheilstätten hat P. J. Möbius
nachdrücklich darauf aufmerksam gemacht, daß die völlige Ruhe
den Nervenkranken nicht so bekömmlich sei wie eine regelmäßige,
den Kräften angepaßte körperliche Beschäftigung unter ärztlicher
Aufsicht, und man daher in den Volksnervenheilstätten die Kranken
regelmäßig beschäftigen solle. Bei nur vorübergehendem Kur-
aufenthalt ist dies nicht ganz leicht durchzusetzen. Die nach
dieser Richtung bisher gemachten Versuche haben in der Tat auch
nicht zur nennenswerten Produktion von ökonomischen Werten
geführt, sondern sind in Spielereien ausgeartet oder beschränken
sich auf unerhebliche Hilfeleistungen im Anstaltsbetriebe.

Die Arbeit der Nervenkranken würde besonders dann eine
große Bedeutung gewinnen, wenn es sich nicht um Sanatorien
für vorübergehende Kuren, sondern um Asyle handelt, in denen
die Kranken dauernd untergebracht werden. Die gegenwärtig
noch großen Hoffnungen auf dauernde Heilerfolge bei allen
möglichen Nervenkranken werden bald der Einsicht weichen,
daß bei der Mehrzahl der Nervenkranken, den eigentlichen
Neurasthenikern, bei denen eben die erblich überkommene
Psychopathie die Ursache der Erkrankung ist, die Erfolge nur
scheinbar sind und diese Fälle besser in Asyle gehören, da sie
in den eigentlichen Heilanstalten nur stören. Auch die vorgeschrittenen Fälle der organischen Nervenkrankheiten müssen
dauernd asylisiert werden. Angehörige der unteren und mittleren
Bevölkerungsschichten, die nicht an Tabes, Zitterlähmung,
multipler Sklerose usw. leiden, dürfen nicht, wie es jetzt leider
noch häufig geschieht, dem Bettel mit und ohne Musik oder dem
Hausier- und Straßenhandel, der auch nichts weiter als ver-

---

[1]) Möbius, P. J.: Über die Behandlung von Nervenkranken und
die Einrichtung von Nervenheilstätten. 2. Aufl. Berlin 1896.

schleierter Bettel ist, überlassen bleiben. Die meisten dieser
Kranken würden im Rahmen der Anstalt zu einer ihren Kräften
angepaßten Arbeit herangezogen werden und dadurch zur Verbilligung der Asyle beitragen können. Für die Epileptiker hat
v. Bodelschwingh, wie an anderer Stelle bereits erwähnt worden
ist, diesen Grundsatz schon seit Jahrzehnten mit bestem Erfolge
in die Tat umgesetzt. Auch Möbius hat sehr wohl erkannt,
daß für eine große Anzahl von Nervenkranken nicht eine vorübergehende Behandlung in einem Sanatorium oder einer Nerven-
heilstätte, sondern eine dauernde Asylisierung erforderlich ist.
Aus dieser Einsicht heraus hat er den zunächst⁴ abenteuerlich
klingenden Plan ¹) entwickelt, es möchten derartige Personen
sich nach Art der Mönche und Nonnen zu einem gemeinschaftlichen
Leben klösterlicher Art vereinigen. Auch der Ingenieur Grohmann, der in Zürich seit Jahren ein Beschäftigungsinstitut für
Nervenkranke unterhält und, obgleich nicht Arzt, durch seine
ständige Beschäftigung mit psychopathischen Individuen als
Sachverständiger gelten muß, hat diesen Gedanken aufgenommen
und in einer Schrift ²) weiter ausgesponnen. Zur Ausführung
ist dieser Gedanke bis jetzt noch nicht gekommen. Die Zeit ist
wohl auch noch nicht reif dafür. Da aber Männer, die ihre ganze
Tätigkeit in den Dienst der Behandlung psychopathischer Personen gestellt haben, so nachdrücklich für diesen Gedanken eingetreten sind, verdient er nicht für alle Zeiten ins Reich des
Utopischen verwiesen zu werden.

9. Basedowsche Krankheit,

Die für diese Krankheit bezeichnenden Symptome sind
Schwellung der Schilddrüse von kaum merkbarer Größe bis zum
ausgebildeten Kropf, Beschleunigung der Herztätigkeit und
Hervortreten der Augäpfel, das dem Zustand auch den Namen
der Glotzaugenkrankheit eingetragen hat. Trotz dieser körperlichen Veränderungen liegt unzweifelhaft eine Erkrankung des
Nervensystems zugrunde, deren eigentliches Wesen allerdings
noch dunkel ist. Die Erkrankten sind in der Regel auch hochgradig nervös, fahrig und unruhig in ihrem Wesen und offenbaren
fast ausnahmslos hysterische oder hystero-hypochondrische Züge.

---

¹) Möbius, P. J.: Vermischte Aufsätze. Heft 5 der Neurologischen
Beiträge. 1898.
²) Grohmann: Entwurf zu einer genossenschaftlichen Muster-
anstalt für Unterbringung und Beschäftigung von Nervenkranken.
Stuttgart 1899.

Nach der Leipziger Krankheitsstatistik kamen unter 100000 ein Jahr lang beobachteten weiblichen Versicherungspflichtigen 18 Fälle von Basedowscher Krankheit vor, die zusammen 894 mit Arbeitsunfähigkeit einhergehende Krankheitstage beanspruchten. Die Basedowsche Krankheit ist vorwiegend erblich bedingt. Der krankhafte Zustand kann jahrzehntelang im Verborgenen bestehen. Irgendeine Gelegenheitsursache (Schreck, Angstzustand, Erregung, aber auch rein körperliche wie starker Blutverlust) können dann dazu beitragen, die Krankheit in ein akutes Stadium überzuführen. Die Erkrankung findet sich vorwiegend beim weiblichen Geschlechte. Wie bei den meisten erblich begründeten Krankheitszuständen, sind die Kranken imstande, entweder die Erkrankung selbst oder doch wenigstens eine psychische Minderwertigkeit ihren Nachkommen weiterzuvererben. Die mit Basedowscher Krankheit, auch in ihrer leichtesten Form, behafteten Frauen sind also für die Fortpflanzung unerwünscht und blieben besser davon ausgeschlossen. Ohne daß es sich mit Zahlen belegen ließe, hat es den Anschein, als ob die Basedowsche Krankheit in der städtischen Bevölkerung sich bedeutend häufiger findet als in der ländlichen. Der Arzt beobachtet namentlich unter den weiblichen Krankenkassenmitgliedern der Großstadt sehr häufig Mädchen und Frauen mit leichtem Basedow, schlecht gebautem Brustkasten und hochgradiger Blutarmut. Derartige Mädchen werden im Laufe der Zeit nicht selten tuberkulös. Es wird in Zukunft darauf zu achten sein, ob man in dem häufigen Vorkommen der leichten Basedowfälle nicht ein deutliches Anzeichen von Verkümmerung der Bevölkerung vor sich hat.

10. Paralyse.

Ähnlich wie die Tabes hat auch die Paralyse, im Volke mißverständlich Gehirnerweichung oder Größenwahn genannt und wie jene eine Spätfolge der Syphilis, in den letzten Jahrzehnten mit dem Wachsen des Verkehrs und der Vermehrung der städtischen Bevölkerung stark zugenommen.

Nach A. BLASCHKO betrug der Jahreszugang an Paralytikern in den preußischen Irrenhäusern:

	Männer	Frauen
1881—1890	995	222
1891—1900	1524	442
1901—1905	1960	568
1906	2195	614
1907	2279	660

Die Vermehrung in den einzelnen Provinzen erhellt folgende Tabelle:

	Lebende überhaupt 1. Januar 1908	Zugang an Paralytikern 1908 männl.	weibl.	Zugang auf 100000 der Einwohnerzahl
Im Staate	38473129	2858	853	9,6
Ostpreußen.	2046072	72	16	4,3
Westpreußen	1675762	42	15	3,4
Stadtkreis Berlin . .	2878977	680	250	32,3
Brandenburg	2927201	428	88	14,2
Pommern	1706146	96	30	7,3
Posen	2030008	48	12	3,0
Schlesien.	5059427	349	94	8,8
Sachsen	3041772	240	71	10,2
Schleswig-Holstein .	1552388	155	52	13,3
Hannover	2830156	139	61	7,0
Westfalen	3797401	58	18	2,2
Hessen-Nassau . . .	2141499	166	46	10,0
Rheinprovinz . . .	6717512	381	100	8,0

Man beachte den Unterschied im Verhalten Berlins und etwa der Provinz Westfalen.

Bezeichnend für das Krankheitsbild ist die unaufhaltbare Verblödung unter Lähmungserscheinungen und Sprachstörungen, dem in der Regel ein mit Größenvorstellungen verbundenes Stadium der Erregung voraufgeht. Die Krankheit ist unheilbar und führt nicht selten durch die ihr eigentümlichen Anfälle in wenigen Jahren zum Tode. In einigen Fällen endet sie auch in einem jahrzehntelangen vollständigen Blödsinn.

Verursacht wird die Paralyse wie die Tabes, mit der sie überhaupt sehr viel Ähnlichkeit hat, durch Syphilis, die Jahrzehnte vor dem Ausbruch der Geistesstörung überstanden sein kann. Ob auch ohne vorausgegangene Syphilis die Erkrankung an Paralyse möglich ist, ist noch strittig. Die Zahl der Fälle, in denen die Syphilis nicht nachweisbar ist, schrumpft je mehr zusammen, desto sorgfältiger die Erhebungen angestellt werden. Dabei soll nicht bestritten werden, daß auch eine nervöse Veranlagung oder eine besondere Inanspruchnahme des Zentralnervensystems vielleicht erst den Boden schafft, auf dem die Spätsyphilis sich gerade in dieser Form äußert. Durchschnittlich dürften etwa 2 % der Syphilitischen schließlich an Paralyse erkranken. Jedenfalls werden Syphilitiker der höheren Stände und der städtischen Bevölkerung leichter paralytisch als Handarbeiter und Bauern.

In noch höherem Grade wie die Tabes vernichtet besonders bei den Angehörigen des Mittelstandes die Paralyse häufig die ganze Familienexistenz, wenn sie plötzlich den Familienvater befällt, der sich längst von Syphilis geheilt glaubte, eine Stellung geschaffen und eine Familie gegründet hatte. Die Vorstadien, in der die Diagnose noch sehr schwer zu stellen ist, benutzt der Kranke, verführt durch seine Größenideen, nicht selten dazu, seine materiellen Hilfsmittel durch unbesonnene Spekulationen, Geschäftserweiterungen, Hauskäufe usw. zu verschleudern.

Die Krankheit trotzt jeder ärztlichen Behandlung. Der Kranke ist in der Regel anstaltsbedürftig. Es ist von zuverlässigen Beobachtern behauptet worden, daß die Paralyse sich in den letzten Jahrzehnten nicht mehr in so wilden Delirien wie früher, sondern mehr in ruhigeren Formen abspielt. Es mag dahingestellt bleiben, ob dieses wirklich der Fall ist, oder ob die genauere Diagnose diese Verschiebung vortäuscht, die gegenwärtig in manchen Fällen die Paralytiker erkennt, die früher den einfachen Verblödungszuständen zugeschrieben wurden.

Die Paralyse gehört zu den vermeidbaren Geisteskrankheiten. Es ist eben nur erforderlich, daß man die Erkrankung an Syphilis vermeiden lernt. Alle Maßnahmen der Syphilisverhütung, mögen sie nun individueller oder sozialer Natur sein, gelten ohne weiteres auch für die Verhütung der Paralyse.

11. Dementia praecox.

Unter dem Namen der Dementia praecox faßt die neuere Irrenheilkunde unter Führung von KRAEPELIN eine Gruppe von krankhaften Störungen der Geistestätigkeit zusammen, die besonders das gemeinsam haben, daß sie in der überwiegenden Mehrzahl der Fälle im jugendlichen Alter beginnen und dann in mehr oder weniger ausgeprägter Verblödung ihren Ausgang finden. Die Abgrenzung dieser Zustände ist zurzeit noch schwierig, da die Erscheinungen sehr vielgestaltig und mehrdeutig sind. Bezüglich ihrer Schilderung sei daher auf die Spezialwerke der Irrenheilkunde hingewiesen. Es sei hier nur erwähnt, daß KRAEPELIN eine hebephrenische Form, das eigentliche Jugendirresein, von einer katatonischen, für die gewisse sonderbare Bewegungsstörungen, und einer paranoiden Form, für die Wahnideen bezeichnend sind, unterscheidet.

Die Dementia praecox entwickelt sich wohl ausnahmslos auf dem Grunde einer schweren erblichen Belastung. Das Krankheitsbild verläuft in einer subakuten Form, so daß zahlreiche Patienten in den erstenStadien nicht als Kranke angesehen werden und deshalb zu den verschiedenartigsten Störungen im sozialen Leben Anlaß geben. Die Arbeitsfähigkeit der Erkrankten in Schule und Beruf leidet außerordentlich, dagegen sollen sie nach

Eintritt der eigentlichen Verblödung im Rahmen der Anstalt in der Regel gute Arbeiter abgeben. Sich selbst überlassen, stoßen insbesondere zahlreiche Hebephrenische zum Heer der Vagabunden, Arbeitsscheuen und harmlosen Unverbesserlichen. Eine Dementia praecox hat man nach van Vleuten bei dem Dichter Hölderlin, nach Möbius auch bei Schumann und Scheffel anzunehmen.

Die ärztliche Behandlung beschränkt sich auf Überwachung und Behandlung der Erregungszustände. Bei sehr vielen Kranken ist die dauernde Festhaltung in Anstalten erforderlich. Leider verlaufen die Fälle nicht alle so deutlich und ausgesprochen, daß Angehörige, Ärzte und Behörden die Patienten sofort der Anstalt übergeben können. Vielmehr kommt wohl auf jeden ausgesprochenen Fall ein Vielfaches von Erkrankten, die der Laie und wohl auch der nicht psychiatrisch vorgebildete Arzt als solche nicht zu erkennen vermag. Diese Personen helfen dann als Sonderlinge, Widerspruchsgeister, Kriminelle usw. jenes Heer von Psychopathen bilden, dessen eigenartige Stellung im Gesellschaftsleben noch unten im Zusammenhange erörtert werden wird. Eine weitgehende Asylisierung der auch an geringen Graden von Dementia praecox Leidenden ist schon deshalb wünschenswert, um die Rekrutierung dieses Heeres zu vermindern. Diese Asylisierung sollte möglichst frühzeitig geschehen, damit derartige Kranke der Möglichkeit einer Verehelichung entzogen und so an der Weitergabe einer ererbten und weitervererbbaren geistigen Minderwertigkeit gehindert werden.

12. Melancholie.

Die Melancholie oder Schwermut ist eine Geistesstörung des höheren Lebensalters. Tiefe Traurigkeit, Versündigungsgedanken, überschwengliche Religiosität, Hemmung der Bewegungs- und Handlungsfähigkeit sind für das Krankheitsbild bezeichnend. Die Ursachen liegen nicht nur, wie im gewöhnlichen Leben angenommen wird, in traurigen Lebensschicksalen, sondern auch in hohem Grade in einer erblichen Belastung, die erst die krankhafte Verarbeitung trauriger Vorkommnisse ermöglicht. Auch vorgeschrittener Alkoholismus führt in vielen Fällen über vereinzelt auftretende Depressionszustände zur ausgesprochenen Melancholie. Sozial bedeutungsvoll wird die Schwermut dadurch, daß sie ein großes Kontingent zum Selbstmord stellt, und zwar auf jeden Fall ein weit größeres, als die Statistik meldet, da die Melancholischen sich ausgezeichnet zu beherrschen wissen und deshalb

nur die schweren Fälle erkannt und sorgfältig überwacht werden.
Leider kommt es nicht selten vor, daß ein schwermütiger Vater
oder Mutter nicht allein in den selbstgewählten, oft mit furcht-
barer Energie durchgeführten Tod geht, sondern noch eine Anzahl
Familienmitglieder in den Untergang mit hineinzieht. Es erfolgt
dann die im lokalen Teil der Zeitungen so beliebte „Familien-
tragödie", deren Begründung die Reporterphantasie auch gegenwärtig in allen möglichen Zufälligkeiten und traurigen Ereignissen,
niemals aber in der krankhaften Geistesstörung der an erster Stelle
Beteiligten sucht.

Ein erheblicher Bruchteil der Melancholischen wird übrigens
durch einen Anstaltsaufenthalt dauernd geheilt. Bei zahlreichen
anderen Fällen, die so häufig als „geheilt" entlassen werden
und dann durch Selbstmord diese Heilung erweisen, handelt es
sich nur um Pseudoheilungen, wie so häufig in der Irrenheilkunde.

13. Manisch-depressives Irresein und Manie.

Das periodische oder zirkuläre Irresein verläuft in wellenförmigen Schwankungen von Erregungs- und Verstimmungs-
zuständen, deren einzelne Phasen in der Regel mehrere Monate
andauern. Wohl ausnahmslos entsteht es auf Grund einer erblichen Belastung. Auch bei dieser Krankheit gibt es zahlreiche
Abortivformen, die im freien bürgerlichen Leben zu vielen
Störungen Veranlassung geben, ohne daß man daran denkt,
die betreffenden Kranken, deren Benehmen der Umgebung un-
verständlich bleibt oder falsch gedeutet wird, in die Anstalt
zu verbringen.

Von den beiden Phasen fällt natürlich die der Erregung am
meisten auf und kommt häufig allein zur ärztlichen Beobachtung,
während die zwischen den Erregungszuständen liegende Depression
als geistiger Normalzustand eingeschätzt wird. Daher ist es wohl
gekommen, daß die ältere Irrenheilkunde die einfache Manie als
eine häufig vorkommende besondere Geistesstörung beschrieb, die
neuere dagegen unter Leitung von KRAEPELIN die isolierte Manie
als eine Phase des periodischen Irreseins anzusehen geneigt ist.

Von der manisch-depressiven Geistesstörung leitet über die
Abortivformen weg ein deutlicher Faden zur genialen Begabung,
da man im Leben mancher unzweifelhaft genial veranlagten
Person einen periodischen Wechsel von dauernden Zeiten einer
erregten und depressiven Stimmung festgestellt hat, so MÖBIUS
an keinem geringeren als GOETHE. Hierher gehört wohl auch die
Geistesstörung, von der der Entdecker des Gesetzes von der
Erhaltung der Energie, ROBERT MAYER, heimgesucht wurde.

14. Paranoia.

Die Verrücktheit, wie die volkstümliche Ausdrucksweise die Paranoia richtig bezeichnet, ist durch das Festhalten einer bestimmten Wahnidee bei im übrigen geordnetem Verhalten gekennzeichnet. Es handelt sich also im Gegensatz zu den beiden vorher besprochenen Geisteskrankheiten hauptsächlich um eine Störung der Verstandestätigkeit. Die ausgeprägte Verrücktheit mit einem auch dem Laien kenntlichen absurden Wahn ist nicht annähernd so häufig wie die Abortivform, deren Träger als Sonderlinge und Narren unter ihren Mitmenschen einhergehen. Von den schrullenhaften Menschen, die irgendeine wertvolle oder törichte Spezialidee aller Verständnislosigkeit ihren Mitmenschen zum Trotz verfolgen, führt eine ununterbrochene Linie zu jenen sonderbaren Heiligen, die bei voller Ordnung aller Gedankengänge, die sich nicht an ihren Wahn knüpfen, laut und unaufhörlich ihre fixen Ideen verkünden, bis sie im Irrenhause unschädlich gemacht werden.

Auch die Paranoia erwächst auf dem Boden einer erblich überkommenen Anlage. Schon ihre vollständige Unheilbarkeit legt hiervon Zeugnis ab. Von einer sozialen Verursachung oder Bedingtheit kann daher keine Rede sein. Um so mehr bedingt diese Erkrankung durch ihre Abortivformen das soziale Leben. Man kann ohne Übertreibung sagen, daß es keine zweite Seelenstörung gibt, die einerseits so viel Störungen im gesellschaftlichen Leben verursacht, andererseits aber auch in bestem Sinne dem kulturellen Fortschritt dient wie die Paranoia. Denn von den im geringen Grade verrückten Personen sind außerordentlich viele als Religionsstifter, Märtyrer, Agitatoren, Erfinder usw. hervorgetreten und spielen auch gegenwärtig noch in den neuzeitlichen Volksbewegungen eine große Rolle. Bezeichnend für diese Persönlichkeiten ist wohl J. J. ROUSSEAU, der uns in seinen „Bekenntnissen" eine in der Weltliteratur wohl einzig dastehende Selbstschilderung dieses Geisteszustandes hinterlassen hat.

Die paranoische Hartnäckigkeit allein befähigt den Menschen, sich über alle „vernünftigen" Triebe der Selbsterhaltung, des Ehrgeizes usw. hinwegzusetzen und willig, ja mit einer gewissen Wollust den vielen Unzuträglichkeiten von der Lächerlichkeit an bis zum Tode preiszugeben, denen die ersten Vorkämpfer irgendeines reformatorischen Gedankenganges ausgesetzt sind. In diesen Fällen liegen wirkliche Verfolgungen vor, die nicht zu verwechseln sind mit den eingebildeten Gefahren, die in der krankhaften Phantasie bestehen. Immerhin wird es der paranoid gestimmten Persönlichkeit leicht, solche Verfolgungen zu ertragen, weil ihre Seele schon an und für sich mit Beeinträchtigungs- und Verfolgungsideen angefüllt ist und diese auch dann bei ihr auftauchen, wenn ihr kein wirkliches Unrecht geschieht. Er wird dadurch auch einer ihm wohlwollenden Umgebung meist ein unerquicklicher Geselle oder gar ein Querulant, der sein vermeintliches Recht mit allen möglichen und unmöglichen Mitteln zur Verzweiflung der Gerichte und Behörden durch alle nur erdenkbaren Instanzen verfolgt. Von der einfachen Rechthaberei führen hier unzählige Variationen zum ausgesprochenen Querulantenwahn.

Die leichten Formen der Paranoia können sich viele Jahrzehnte, ja das ganze Leben hindurch erhalten, ohne daß eine Steigerung eintritt und dadurch der Zustand von der Umgebung als krankhaft erkannt und dementsprechend behandelt wird. Die schweren Fälle geben sich durch die Unsinnigkeit des Wahnsystems und durch unbegründete Verfolgungsvorstellungen leicht zu erkennen und müssen natürlich in Anstalten dauernd verwahrt werden.

15. Idiotie.

Idiotie oder Blödsinn besteht in einer hochgradigen angeborenen Geistesschwäche. In einem Drittel der Fälle sind die Idioten außerdem krampfleidend. In zahlreichen Fällen bestehen auch körperliche Bildungsfehler und Schwächezustände. Die Zahl der Idioten in Deutschland dürfte sich auf mehr als 75000 beziffern, von denen sich leider höchstens der dritte Teil in Anstalten befindet.

Das für den Idioten Bezeichnende und zugleich sein Verhalten der Außenwelt gegenüber Bestimmende ist die bedeutende Herabsetzung aller seelischen Leistungen, die bis zum fast gänzlichen Aufhören gehen kann. Durchschnittlich sind die Idioten dabei gutmütig, so daß sie nicht selten das wenige, auf das sie eingedrillt werden, automatisch ohne Widerstreben leisten.

Die wichtigste Ursache der Idiotie liegt in der erblichen Belastung. Aber auch Schädigungen, die beim Geburtsakt den Kopf der Frucht treffen, sollen gesund angelegte Kinder idiotisch machen können. Letzteres ist allerdings noch zweifelhaft, da wir diese Schädigungen doch auch sehr häufig einwirken sehen, ohne daß das Gehirn irgendwelchen Schaden nimmt. Endlich will man beobachtet haben, daß sich Idiotie leicht bei den letzten Kindern einer sehr kinderreichen Mutter einstellt. Auch hierfür fehlt noch der einwandfreie Nachweis. Die erworbene Idiotie, die Kraepelin wohl etwas reichlich auf ⅓—¼ aller Blödsinnigen schätzt, kann auch nach Überstehen der Infektionskrankheiten des Kindesalters und des Abdominaltyphus zurückbleiben, allerdings wohl nur in schweren und vernachlässigten Fällen, wie sie in den untersten Volksklassen beobachtet werden. Auch hochgradige Rachitis und hereditäre Syphilis sollen zur Idiotie führen können.

Auf die gesellschaftlichen Zustände selbst haben die Blöd-sinnigen keinen anderen Einfluß, als daß sie einen Ballast bedeuten, den die menschliche Gesellschaft mit sich herumschleppt. Am wenigsten Belästigung verursachen sie, wenn sie in Anstalten abgesondert werden; dadurch werden auch gemeingefährliche Wutausbrüche und die rohe Art der Befriedigung des etwa hervortretenden Geschlechtstriebes verhütet. Die Blödsinnigen sind natürlich unzurechnungsfähig im Sinne des Strafgesetzes. Mit Recht bezeichnet Sollier [1]) die Idiotie als extrasozial. Viele können in der Anstalt zu einfachen Arbeiten herangezogen werden und so einen Bruchteil ihres Lebensunterhaltes selbst erarł .ten.

Ärztlicher Einwirkung entzieht sich die Idiotie als krankhafter Zustand durchaus; dagegen vermag eine pädagogische Leitung bei einer Anzahl von Idiotenkindern die spärlichen Anlagen so weit auszubilden, daß sie sich reinlich halten, eines beschiedenen Lebensgenusses teilhaftig und zu einer noch bescheideneren Arbeitsleistung fähig werden.

Allen blöden und in höherem Grade schwachsinnigen Kindern, die bezüglich Anstaltserziehung den Blöden gleichzustellen sind, sollte durch gesetzliche Bestimmungen der Anstaltszwang auferlegt werden. Diese Forderung ergibt sich schon als eine Ergänzung des Schulzwanges, der eben bei Kindern, die wie die Taubstummen, Blinden und Blödsinnigen dem gewöhnlichen Schulunterricht nicht folgen können, die Form des Anstaltszwanges annehmen muß. Die Kosten müssen natürlich von den Behörden getragen werden. Sie kommen jedoch angesichts der Tatsache, daß allein die Anstaltserziehung diese Kinder vor einer vollständigen Vertrottelung bewahren und ihnen das Maß von Kenntnissen und Arbeitsfähigkeit verschaffen kann, zu dem sie überhaupt noch fähig sind, kaum in Betracht. Diese unumgänglich notwendigen Bestimmungen über obligatorische Anstaltserziehung sind leider gegenwärtig selbst in den kulturell vorgeschrittensten Staaten noch unzureichend und unklar, falls sie nicht überhaupt fehlen.

---

¹) Sollier: Der Idiot und der Imbezille. 1891. Übers. von Brie.

Eine spezialgesetzliche Regelung des Idiotenwesens ist aber nicht nur deshalb erforderlich, um aus allen idiotischen Kindern herauszuholen, was von sachkundigen Erziehern und Irrenärzten aus ihrem mangelhaften Intellekt herauszuholen ist, sondern sie ist noch viel wichtiger, um die erwachsenen Idioten zu schützen und sie in der Anstaltsfürsorge festzuhalten. Die Verallgemeinerung dieser Festhaltung auf möglichst alle Blödsinnigen ist die einzig richtige Lösung der Idiotenfürsorge überhaupt. Während gegenwärtig noch die Mehrzahl der Blöden, selbst wenn sie in der Jugend Anstaltserziehung genossen haben, im Bettel und vollständiger Verwahrlosung verkommen, könnten sie im Rahmen der Anstalt noch bis zu einem gewissen Grade nützliche, produktive Arbeit leistende Glieder der menschlichen Gesellschaft abgeben.

Die Zahl der Anstalten hat erfreulicherweise in den letzten Jahrzehnten zugenommen. Es sind meistens Erziehungsanstalten für Kinder und Jugendliche, während die ebenso dringend notwendigen für erwachsene Idioten nur vereinzelt vorhanden sind. Die gegenwärtig bestehenden Anstalten streben danach, den Blöd- oder Schwachsinnigen zur Ausübung einer handwerkerlichen Tätigkeit auszubilden und ihn womöglich fähig zu machen, seinen Lebensunterhalt durch Ausübung des Handwerkes selbst zu verdienen. Zum nicht geringen Stolz der Anstaltsleiter macht denn auch eine erhebliche Anzahl von Zöglingen bei der Entlassung den Eindruck, als ob ihnen dieses auch wirklich möglich wäre. Leider kommt es im sozialen Leben aber nicht nur darauf an, irgendeinen Beruf erlernt zu haben, als vielmehr darauf, sich in den schwierigen Verhältnissen des Arbeitsmarktes zurechtzufinden. Nach dieser Richtung hin versagen aber die Blöden und ihre Angehörigen vollkommen. Man wird hoffentlich in den Kreisen der Idiotenlehrer immer mehr einsehen, daß diesem Übelstande in keiner anderen Weise begegnet werden kann, als daß man auch die ausgebildeten Patienten dauernd in Asylen arbeiten läßt, die sich dadurch billig gestalten lassen. Nur auf diese Weise wird man die Früchte der mit so viel Hingabe und Scharfsinn betriebenen Idiotenerziehung ernten können.

In den Idiotenanstalten müssen Arzt, Lehrer und Handwerksmeister Hand in Hand arbeiten. Die Leitung gebührt natürlich einem psychiatrisch ausgebildeten Arzte und nicht einem Geistlichen, wie das gegenwärtig noch in der Hälfte aller bestehenden Anstalten der Fall ist.

16. Schwachsinn.

Auch für den Schwachsinn ist der Defekt in psychischen
Leistungen bezeichnend. Aber er ist nie so vollkommen wie bei
der Idiotie, meistens betrifft er vorwiegend nur eine Seite des
seelischen Vermögens, während die übrigen ein normales Verhalten zeigen oder doch vortäuschen. Der Schwachsinnige ist in
seinen Lebensäußerungen durchaus nicht automatenhaft wie der
Idiot. Für sein soziales Verhalten sind außer Unbeständigkeit
noch besonders Mangel an Überlegung und Urteil im allgemeinen,
Leichtgläubigkeit, Sorglosigkeit und Dünkel wichtig. Die Triebe,
die beim Idioten verkümmert sind, sind beim Imbezillen meist
nur verändert; sie sind nicht selten pervers oder exzessiv. Besonders gilt dieses vom Geschlechtstrieb.

Über die Ursachen des Schwachsinnes gilt das nämliche wie
beim Blödsinn. Woher es kommt, daß einmal bei der gleichen
starken erblichen Belastung ein Idiot, ein andermal nur ein leicht
Schwachsinniger oder ein sonst geistig Minderwertiger oder gar
ein Durchschnittsmensch resultiert, ist noch vollständig unbekannt.

Im Gegensatz zum Idioten, dem Extra sozialen, gewinnt der
Schwachsinnige im Gesellschaftsleben des Menschen eine ganz ungewöhnliche Bedeutung, und zwar meist eine unügnstige, da er
fortwährend mit seinen Nebenmenschen in Konflikte gerät.
Doch heißt es zu weit gehen, den Imbezillen mit Sollier geradezu
als antisozial zu bezeichnen.

Infolge der fortwährenden Reibungen mit seinen Mitmenschen
fällt der Schwachsinnige in zahlreichen Fällen einer hartnäckigen
Kriminalität anheim. Ist in diesen Fällen der Intellekt, nach dem
der Laie in der Regel immer noch ausschließlich die geistigen
Fähigkeiten und die Zurechnungsfähigkeit beurteilt, gut erhalten,
und beschränkt sich die gesitige Schwäche vorwiegend auf die
moralische Sphäre, so wird der krankhafte Ursprung der Kriminalität von Erziehern, Familie, Umgebung, Lehrherren, Richtern und
Vorgesetzten durchweg verkannt. Die Patienten werden dann
nach moralischen Gesichtspunkten beurteilt und demgemäß
behandelt oder besser gesagt mißhandelt. Kein Wunder daher,
daß sich unter den rückfälligen Verbrechern, Vagabunden und
Prostituierten ein hoher Bruchteil Schwachsinniger befindet.
Leider ist dieser Zusammenhang dem Publikum und der Presse
noch immer nicht geläufig, während er erfreulicherweise unter
den Juristen steigende Beachtung gefunden hat. Das Strafrecht
und der Strafvollzug müssen immer mehr auf die Verursachung
zahlloser Vergehen und Verbrechen durch die Imbezillität Rück-

sicht nehmen. Es geht nicht länger an, daß der schwachsinnige Kriminelle in einer ausschließlich die Extreme berücksichtigenden Weise nur wegen völliger Unzurechnungsfähigkeit freigesprochen oder unter voller Verantwortung wie der geistig normale Angeklagte verurteilt wird. Auch die vollständige Freisprechung infolge Unzurechnungsfähigkeit ist natürlich so lange keine Lösung, als man den kriminellen Schwachsinnigen wie bisher frei herumlaufen läßt und nicht seine dauernde Festhaltung in einer Anstalt gleich durch richterliche Entscheidung verfügt.

Eine Verhütung des Schwachsinns ist nur auf dem Boden einer entwickelten Hygiene der Fortpflanzung denkbar, welche die Gegenwart allerdings noch vermissen läßt. Ließe sich im steigenden Maße die Fortpflanzung von Geisteskranken, Trinkern und Epileptikern verhindern, so würde damit der Entstehung Schwachsinniger im erheblichen Maße vorgebeugt werden, umgekehrt müssen natürlich auch die Blöd- und Schwachsinnigen aus der menschlichen Fortpflanzung ausgeschaltet werden. Gegenwärtig geben weniger die Blöden, die teils durch völlige Impotenz, teils durch ihr augenfälliges Leiden von der Fortpflanzung ferngehalten werden, als vielmehr die Schwachsinnigen noch häufig auf dem Wege der Vererbung ihre geistige Minderwertigkeit weiter. Auch diese Quelle könnte man sowohl durch eine weitgehende Asylisierung der Schwachsinnigen als auch durch ein Eheverbot verstopfen.

17. Die Irren.

Die vorstehenden Geisteskrankheiten sind nicht deshalb so verhältnismäßig kurz behandelt worden, weil sie in sozialer Hinsicht nicht wichtig genug wären, sondern weil eine sozialpathologische Betrachtung der Geisteskrankheiten fruchtbarer ist, wenn sie sich an diese Krankheitsgruppe im allgemeinen anstatt an die einzelnen Krankheitsformen anschließt. Die besonderen Krankheitsbilder der Irrenheilkunde sind eben noch sehr vieldeutig und umstritten. Sie beziehen sich nur auf Fälle, die aus der großen Masse herausragen, so daß die Mehrzahl sehr zum Unterschiede von den übrigen Krankheiten nur mit Mühe sich rubrizieren und subsumieren läßt. Auf der anderen Seite haben aber gerade für eine sozialpathologische Betrachtung die Geisteskrankheiten untereinander so vieles gemeinsam, daß man sich fortwährend wiederholen müßte, wenn diese Ausführungen nach Krankheitsbildern getrennt würden.

In der folgenden Darstellung sind zwei Gruppen von psychisch Defekten und Kranken unterschieden, die sich sozial grundverschieden verhalten, die vollständig Geistesgestörten, die Irren, und die nur leicht geistig anormalen Personen, die Psychopathen.

Bei der Volkszählung vom 1. Dezember 1910 wurden auf 100000 Einwohner des preußischen Staates 196 Geisteskranke und 196 Geistesschwache (Blödsinnige, Schwachsinnige usw.) gezählt. Unter Geistesschwachen sind hier jene zu verstehen, deren Geistesschwäche mindestens einen solchen Grad erreicht, daß er als Entmündigungsgrund in Frage kommt, nicht aber sind inbegriffen alle Geistesschwachen im ärztlichen Sinne, für die dieses noch nicht zutrifft. In Anstalten befanden sich von solchen Kranken auf 100000 Einwohner 152 Geisteskranke und 51 Geistesschwache. Mit anderen Ländern sind diese Zahlen nicht ohne weiteres vergleichbar, da der Begriff der Geistesstörung weit und eng gefaßt werden kann und infolgedessen die Ergebnisse der statistischen Aufnahmen sehr verschieden sind, ohne daß man daraus schon Schlüsse zu ziehen berechtigt ist. In Schweden zählte man im Jahre 1901 337 Geistesgestörte und in England im nämlichen Jahre auf 100000 Einwohner 258 Irrsinnige und 150 Blödsinnige, also insgesamt 408 Geisteskranke. Zählungen in der Schweiz, die unter ärztlicher Mitwirkung stattfanden, ergaben gar 850 Geistesgestörte für den Kanton Bern, 970 für den Kanton Zürich [1]).

Es ist behauptet worden, daß sich die Geisteskranken in den letzten Jahrhunderten oder gar Jahrzehnten stark vermehrt hätten. Bewiesen oder auch nur beweisbar ist diese Ansicht jedoch nicht. Wahrscheinlich handelt es sich hier um eine Täuschung, die durch die größere Achtsamkeit auf geistige Regelwidrigkeiten und durch die gesteigerte Asylisierung von Geisteskranken entstanden ist.

Ein genauer Kenner des mittelalterlichen Städtewesens, KARL BÜCHER [2]), der die bevölkerungsstatistischen Überlieferungen der Stadt Frankfurt an das Licht zog und viele irrige Vorstellungen über Größe und Zusammensetzung der Bevölkerung mittelalterlicher Städte berichtigte, ist der Ansicht, daß Geisteskrankheiten im Mittelalter sehr verbreitet waren: ,,Was die letzten betrifft, so weiß ich wohl, daß unter den Statistikern und wohl auch in der Psychiatrie die Ansicht vorherrscht, die moderne Zeit mit ihrem wahren Verbrauch der Lebenskraft, der aufregenden Hast und ihren schroffen sozialen Gegensätzen sei der Zunahme der Geisteskranken besonders günstig gewesen. Allein wenn man mit kritischem Sinne die dafür angegebenen Zahlen prüft, so muß man sich sagen, daß der Beweis für diese Zahlen keineswegs erbracht ist. Vielmehr spricht vieles dafür, daß die steigenden Ergebnisse der Zählungen auf die wachsende Genauigkeit derselben zurückzuführen sind. Und wenn man dann einmal in der Ätiologie der Geisteskrankheiten physische und psychische Faktoren nebeneinander gelten läßt, so überzeugt uns geringes Nachdenken, daß in beiden Beziehungen das Mittelalter größere Ge-

---

[1]) KRAEPELIN, L.: Psychiatrie. Bd. 1. 8. Aufl. S. 13. Leipzig 1909.
[2]) BÜCHER, K.: Die Entstehung der Volkswirtschaft. 1893.

fahren bot als die Gegenwart. Die schroffen Wechselfälle lagen im
Leben der Menschen hart nebeneinander: Überfluß und Mangel,
Völlerei und Darben, Genuß und Entsagung. Der Anblick blutiger
Greuelszenen, Gewaltakte aller Art, Belagerungen, Hinrichtungen,
Bürgerzwiste, Pestzeiten, Hungersnöte, all das verbunden mit religiöser
Superstition und einer grausamen, oft ungerechten Justiz mußte die
Gemüter der Menschen aufs tiefste erschüttern. Das ruhige Behagen
einer in festen Linien sich bewegenden stetigen Entwicklung war
dem Mittelalter fremd. Welche Folgen diese Dinge für den Geistes-
zustand der Menschen hatten — wer möchte wagen, das zu ermessen?
Wenn wir aber bei den Chronisten lesen, wie in den letzten Jahrhunderten des Mittelalters wahre Geistesepidemien ganze Schichten
der Bevölkerung ergriffen, wenn wir von dem Eindruck hören, den
der schwarze Tod auf die Gemüter machte, von den Kinderkreuz-
zügen, den Geisterfahrten, den Judenschlächtereien, der Tanzwut
in den rheinischen Städten, so können wir nicht umhin, zwischen den
zwei Erscheinungsreihen einen Zusammenhang zu suchen. Und
damit stimmt es, daß wir in den Frankfurter Verwaltungsakten von
nichts häufiger lesen als von den ‚Toren‘, von denen, die ‚nit wohl
bei Sinnen‘ gewesen. An dreißig verschiedene Ausdrücke kommen für
den Begriff geisteskrank vor. In den Stadtrechenbüchern bilden die
Kosten für die Versorgung einheimischer und die Austreibung fremder
Irrsinniger einen stehenden Posten. Die ersteren werden in Türmen,
öffentlichen oder privaten Gefängnissen eingesperrt; 1477 wurde
sogar beim Spital ein besonderes Gebäude für sie aufgeführt.‘‘

Man hat die höhere Kultur schlechthin angeschuldigt, eine Vermehrung der Geisteskranken zu bewirken. Es liegt gewiß nahe,
anzunehmen, daß heute, da an die Leistungen der menschlichen
Großhirnrinde ungleich größere Anforderungen als früher gestellt
werden, dieses auch eher geschwächt und krank machenden Einflüssen gegenüber weniger widerstandsfähig wird. Dagegen kann
man aber annehmen, daß in früheren Jahrhunderten bei der
allgemeinen persönlichen Unsicherheit, der Übermacht der
Naturgewalten, den großen Kriegen, Hungersnöten usw. die
gemütlichen Erschütterungen ungleich mehr die Menschen heimsuchten. Es sei hier nur an die psychischen Epidemien des Mittelalters erinnert.

Die Statistik läßt uns bei der Entscheidung der Frage, ob die
Geisteskranken bei zunehmender Kultur sich vermehren, vollkommen im Stich. Zwar zählt man im westlichen Europa mehr
Irre als im Osten, aber das liegt an den besseren Auszählungen
in den Kulturländern. Auch die große Zahl der Geisteskranken
innerhalb der städtischen Bevölkerung kann nicht ohne weiteres
zum Beweis dienen. Viele leichte Irre werden in der Landbevölkerung mit durchgebracht, ohne daß sie auffallen, während
in der Stadt die Kompliziertheit der Lebensverhältnisse und die
Beschränktheit der Wohnungen auch schon in leichten Fällen
zur Überführung in eine Irrenanstalt zwingt. Eine bessere Kennt-

nis der Psychosen ist überhaupt erst seit kurzer Zeit Gemeingut der Ärzte. Die Zählungen werden daher sorgfältiger und täuschen so eine Vermehrung der Irren vor.

Ursächliche Zusammenhänge zwischen Irresein und sozialen Zuständen lassen sich wohl nur über die Brücke des Venerismus und Alkoholismus feststellen. Vielleicht trägt die besondere Art der Arbeitsleistungen mancher Berufe bei Personen, die eine Anlage zu geistigen Erkrankungen mit auf die Welt gebracht haben, zum Ausbruch oder zur besonderen Heftigkeit der Erkrankung bei.

Diesen Einfluß der Berufstätigkeit auf die Entstehung der Geisteskrankheiten schildert KRAEPELIN (a. a. O. S. 172) folgendermaßen: „Da die überwiegende Zahl der psychischen Störungen nicht durch greifbare äußere Schädlichkeit erzeugt wird, haben wir es zumeist nur mit Einwirkungen zu tun, die eine allgemeine Beeinträchtigung des seelischen Gleichgewichtes nach sich ziehen; die persönliche Widerstandsfähigkeit und besonders die Veranlagung zu bestimmten Erkrankungen ist vielfach wichtiger als die Gefahren des Berufes. Mangel an Schlaf soll die Bäcker und die Setzer großer Tageszeitungen besonders schädigen. Geistige Überanstrengung kann bei Gelehrten oder im jugendlichen Alter bei Schülern gefährdend wirken, vielleicht auch auf anderweitig vorbereitetem Boden dem Ausbruche des Irreseins Vorschub leisten. Auffallend häufig sieht man junge Leute hebephrenisch erkranken, die sich auf der Schule besonders ausgezeichnet haben, ohne daß sich jedoch ein ursächlicher Zusammenhang sicherstellen ließe. Gemütliche Erregungen spielen bei Soldaten im Kriege, bei Börsenmännern, bei Künstlern, bei Erzieherinnen ihre verderbliche Rolle. Starke gemütliche Spannung und ständige Verantwortlichkeit, verknüpft mit Nachtwachen und körperlichen Anstrengungen, bilden die Gefahren der Krankenpflege; sie bedrohen erfahrungsgemäß im hohen Grade das Personal der Irrenanstalten, sei es wegen des besonders aufreibenden und angreifenden Verkehrs mit den Geisteskranken, sei es, weil dieser Tätigkeit vielfach schon psychopathisch veranlagte Personen zuströmen. Dagegen drückt der Fluch der Not, der Entbehrung, der Nahrungssorgen, gesundheitlicher Mißstände hauptsächlich die handarbeitenden Massen der Bevölkerung. Körperliche Überanstrengungen, Nachtwachen, große Verantwortlichkeit schädigen im Verein mit den vielleicht nicht ganz gleichgültigen beständigen Erschütterungen des Fahrens den Eisenbahnbediensteten. Matrosen. Kellnerinnen, Prostituierte sind dem Einflusse der Ausschweifungen, dem Trunke und der Syphilis ausgesetzt; auch Studenten und Kaufleute, besonders Reisende haben darunter zu leiden. Den in den Alkoholgewerben tätigen Personen, Brauern, Weinhändlern, Schnapsbrennern, Likörfabrikanten, Wirten und Kellnern drohen die Gefahren des Alkoholismus, die nicht nur ihr Leben verkürzen, sondern auch die ganze Reihe der alkoholischen Geistesstörungen mit sich bringen. Eine Berufskrankheit der Ärzte, Apotheker, Krankenpflegerinnen und ihrer Angehörigen ist der Morphinismus und Morphikokoainismus.

Wärmebestrahlung, Kopfverletzungen, Vergiftungen verschiedener
Art (Blei, Quecksilber) sind weitere Gelegenheitsursachen, denen
wieder andere Berufsarten vorzugsweise ausgesetzt zu sein pflegen."
Immerhin ist auch hier das Wort „Gelegenheitsursachen"
zu betonen. Die wahre Ursache des Irreseins liegt in der Erblichkeit, was natürlich nicht so zu verstehen ist, daß Geisteskranke von geisteskranken Eltern abstammen müssen, sondern
dahin, daß das Zusammentreffen gewisser Eigenschaften der
Eltern und Voreltern bei einer Anzahl von Nachkommen zu einer
geistigen Minderwertigkeit führt, die sich sofort oder im späteren
Leben als Irresein offenbart. Daß dieser Vorgang uns noch sehr
unklar ist und dringend der wissenschaftlichen Aufklärung bedarf, muß immer wieder Veranlassung sein, auf seine Wichtigkeit
in der Verursachung aller Geisteskrankheiten, auch der scheinbar
auf äußere Anlässe zurückzuführenden, hinzuweisen.

Die große Zahl der Geisteskranken bildet einen toten Ballast
von erheblichem Gewicht, den der Volkswohlstand mit durch-
schleppen muß. Welche Aufwendungen für das Irrenwesen gemacht werden müssen, geht aus folgender Tabelle über die Entwicklung der öffentlichen Fürsorge für Geisteskranke in Bayern
hervor. Es betrug im Königreich Bayern:

	1880	1910
Einwohnerzahl	5 270 000	6 800 000
Zahl der bestehenden Kreisanstalten . . .	10	14
Zahl der im Bau begriffenen Kreisanstalten .	—	4
Summe:	10	18 [1])
Zahl der vorhandenen Normalplätze . . .	3 481	9 079
Plätze in Neubauten	—	2 726
Summe:	3 491	12 183
Zahl der Plätze auf je 100 000 Einwohner	65	179
Zahl der Angestellten	755	2 173
Krankenstand am 1. Januar	3 495	9 107
Zahl der jährlichen Aufnahmen	1 243	3 401
Zahl der Verpflegungstage	1 305 581	3 228 419
Durchschnittsbestand	3 567	9 360

[1]) Außer den Kreisanstalten hat Bayern:

2 psychiatrische Universitätskliniken (München und Würzburg) mit	180	Betten
2 Stadtasyle (Würzburg und Bamberg) mit	212	„
3 Privatirrenanstalten (Neufriedenheim und Obersend-ling bei München, Herzogshöhe bei Bayreuth) mit	230	„
Summe:	622	Betten

Im Jahre 1909 wurden in diesen sieben Anstalten 3718 Kranke
mit 194 571 Verpflegungstagen verpflegt, was einem Durchschnitts-
stand von 533 Kranken entspricht.

Summa der Gesamtbetriebsausgaben . . .	2421425	7279270
Ausgabe pro 1 Verpflegungstag . . . Mk.	1,855	2,255
Eigene Einnahmen pro 1 Verpflegungstag	1,650	1,848
Betriebszuschüsse der Kreise . . . . Mk.	528870	1959705
d. i. pro 1 Verpflegungstag . . . . Mk.	0,405	0,607

Dabei ist auch hier das Bedürfnis nach Anstaltspflege noch keineswegs völlig gedeckt.

Größeren Schaden aber als durch diese Belastung richtet sie dadurch an, daß ein erheblicher Bruchteil von ihnen gemeingefährlich ist und diese in der Regel erst viel Unfug anrichten, ehe sie in Anstalten dauernd festgelegt werden.

Es ist erstaunlich und zugleich tief bedauerlich, mit welchem Gleichmut die in manchen Dingen so empfindliche öffentliche Meinung und ihr Sprachrohr, die Presse, sich mit der Tatsache abfindet, daß gegenwärtig noch eine große Anzahl von gemeingefährlichen Irren in voller Freiheit sich unter den übrigen Bevölkerung bewegt. Mit der Gleichgültigkeit gegenüber den Greueltaten dieser Kranken steht die Aufregung in seltsamem Gegensatze, die entsteht, wenn in irgend einem Falle eine zwangsweise Detention in einer Anstalt dem Laienurteile nicht ganz gerechtfertigt erscheint.

„Es bedarf nur eines Blickes in unsere Tageszeitungen," sagt Kraepelin (a. a. O. S. 634), „um einen klaren Begriff von der Größe des Unheils zu gewinnen, welches noch jetzt tagtäglich Geisteskranke in der Freiheit über sich und ihre Umgebung heraufbeschwören. Rechtzeitige Fürsorge für diese Unglücklichen könnte ohne Zweifel einen großen Teil der sich immer wiederholenden Selbstmorde, Familientötungen, Angriffe, Brandstiftungen, der Geldverschleuderungen und geschlechtlichen Ungeheuerlichkeiten verhüten, die wir als etwas ganz Selbstverständliches hinzunehmen pflegen. Wer den traurigen Mut findet, diese unerschöpfliche Summe menschlichen Elends noch vergrößern zu wollen, der beweist dadurch nur, daß er keine Ahnung von dem zerstörenden Einflusse besitzt, den schon ein einzelner Geisteskranker auf die Familie ausübt, die für ihn zu sorgen gezwungen ist. Gewiß sind nicht alle Geisteskranken gefährlich, aber es gibt wenige, die es nicht einmal werden können. Ich habe daher auch überall die Schwierigkeiten größer gefunden, unheilbare, halbwegs entlassungsfähige Pfleglinge wieder los zu werden, als gemeingefährliche Kranke gegen ihren Willen in der Anstalt festzuhalten."

Tatsächlich werden nicht zu viel, sondern zu wenig Geistesgestörte in Anstalten dauernd festgehalten. Es müssen eben möglichst alle kriminellen Psychopathen, die auf Grund ihres krankhaft veränderten Geisteszustandes vor Gericht straffrei ausgehen, durch Gerichtsbeschluß dauernd in Asyle eingewiesen werden können. Besonders wichtig ist es aber, daß diese Befugnis auch solchen Kranken gegenüber ausgedehnt wird, die zwar noch keine Verbrechen begangen haben, deren Geistesstörung aber, wie das besonders bei manchen Epileptikern und den Trunksüchtigen vorgeschrittenen Grades der Fall ist, kriminelle Handlungen mit großer Wahrscheinlichkeit voraussehen läßt. Selbst auch friedfertige Irre sollten nach Möglichkeit asylisiert werden, vorwiegend in ihrem eigenen Interesse, da sie häufig die Opfer einer unzweckmäßigen und rohen Behandlung werden. Aber die Anstaltsbedürftigkeit erstreckt sich weit über die Kreise der Geistesgestörten, die durch Gemeingefährlichkeit, störendes Wesen und auch dem Laien deutlich erkennbare Zeichen sich als krank erweisen, hinaus auf jene verschrobenen und von Wahnideen befallenen Personen, deren Geistesstörung nur dem Irrenarzte erkennbar ist. Sie laufen als Narren in großer Anzahl unter der normalen Bevölkerung umher, leiden selbst schwer unter der Verständnislosigkeit ihrer Mitmenschen und machen andererseits ihre Angehörigen dadurch unglücklich, daß sie den schwierigen Situationen des freien bürgerlichen Lebens nicht gewachsen sind. Diese Kranken kommen gegenwärtig erst in Anstaltsbehandlung, wenn sie unsägliches Leid über ihre Angehörigen gebracht haben und selbst durch unaufhörliche Konflikte bis zu einem auch dem Laienauge sichtbaren Grade von Verrücktheit fortgeschritten sind. Im öffentlichen und privaten Interesse muß gefordert werden, daß in Zukunft auch diese Unglücklichen einer frühzeitigen, dauernden Anstaltsfürsorge unterworfen werden

Die widerspruchslose und vollständige Internierung aller im weitesten Sinne gemeingefährlichen Irren wird sich bei uns erst dann durchführen lassen, wenn Presse, Publikum und überhaupt alles, was die öffentliche Meinung ausmacht, ihre Vorurteile bezüglich einer vermeintlich ungerechtfertigten Freiheitsberaubung Geistesgestörter fahren läßt. Diese Empfindlichkeit ist bei Irren ganz und gar nicht am Platze. Sie erklärt sich wohl daraus, daß die persönliche Freiheit eine uns vor gar nicht langer Zeit erkämpfte politische Errungenschaft ist, die uns immer noch der eifersüchtigen Wahrung wert erscheint. In den angelsächsischen und skandinavischen Ländern, in denen die persönliche Freiheit schon seit Jahrhunderten unantastbar, unverlierbar und ganz selbstverständlich geworden ist, trägt man keine Scheu, die gebotene Freiheit des Geistesgesunden von der ebenso gebotenen Bevormundung des Geisteskranken zu trennen und demgemäß dessen Freiheit erheblich einzuschränken oder völlig zu beseitigen.

Besonders den Privatirrenanstalten gegenüber ist in der

Bevölkerung das Mißtrauen tief eingewurzelt, daß hier ab und
zu in durch ihren Zustand nicht hinreichend gerechtfertigter
Weise Kranke festgehalten werden könnten. Deshalb dürfte es,
was auch schon aus anderen Gründen zweckmäßig ist, zu empfehlen
sein, in Zukunft nur die öffentlichen Irrenanstalten mit der
Verwahrung zwangsweise Internierter zu betrauen und die privaten
Anstalten lediglich mit solchen zu füllen, die freiwillig eine Anstalt aufsuchen.

Eine Regelung des Irrenwesens, die sowohl den Irren wie den
unter ihnen leidenden Mitmenschen leidlich gerecht werden will,
ist allerdings nicht einfach und muß von den verschiedensten
Gedankengängen befruchtet werden. Jedenfalls ist es grund-
falsch, die Irren nach den nämlichen Grundsätzen wie die Geistesgesunden zu behandeln und deshalb unbedingt zu fordern, daß
für diesen, in ganz eigenartiger Weise aus der Gesellschaft herausfallenden Teil besondere rechtliche Bestimmungen getroffen
werden, die in einem speziellen Irrengesetz zusammenzufassen
sind. Der Grundsatz der modernen Rechtsentwicklung des
,,gleichen Rechts für alle'' muß überall haltmachen, wo die
Voraussetzung dieses Grundsatzes, eine aus der Breite des Normalen nicht allzusehr herausfallende Geistesbeschaffenheit, nicht
erfüllt ist. Nur ein ins einzelne gehendes Irrengesetz, in dem
Zwang und Freiheit dem Kranken sorgfältig zugewogen wird
und die Indikationen für die Verbringung und die Entlassung
und besonders die dauernde Festhaltung der Irren in Anstalten
genau gestellt werden, kann dem Patienten sowohl wie der Gesamtheit das geben, was einem jeden zukommt.

Die rechtzeitige und dauernde Internierung würde auch den
schädigenden Einfluß der Irren aufheben, den sie auf die menschliche
Fortpflanzung ausüben, wenn sie sich in der Freiheit bewegen und so
die Möglichkeit der Ehe und Fortpflanzung behalten. Mit Recht sagt
KRAEPELIN (a. a. O.): ,,Die Anstaltsversorgung der Geisteskranken
bietet so ziemlich die einzige Möglichkeit, der vielleicht mächtigsten
Ursache des Irreseins entgegenzuarbeiten, der Vererbung. So allgemein bekannt es auch ist, daß geistige Störungen sich im weitesten
Umfange auf die Nachkommenschaft übertragen, so wenig pflegen
sich doch die Menschen beim Fortpflanzungsgeschäft von derartigen
Erwägungen beeinflussen zu lassen. Jeder Irrenarzt muß es immer
wieder erleben, daß man, wenn es hoch kommt, zwar seinen Rat
einholt, wo bei einem Heiratsplane psychiatrische Bedenken vorliegen,
daß man aber seine Warnung ohne weiteres in den Wind schlägt,
sobald irgendwelche andere Rücksichten eine Verbindung wünschenswert erscheinen lassen. Die Belehrung fruchtet hier gar nichts. Dagegen verhindert die Festhaltung in der Anstalt zahllose Kranke an
der Fortpflanzung ihrer bedenklichen Eigenschaften, zu der sie in
der Freiheit nicht nur die Neigung, sondern auch reichlich Gelegenheit

haben würden." Kommende Zeiten werden der Vererbung geistiger
Schwächezustände überhaupt nicht mehr so gleichgültig zusehen,
wie wir das leider gegenwärtig noch tun.

Daß das Irrenwesen in das Gebiet der ärztlichen Betätigung
hineingehört, und zwar ausschließlich in diese, ist eine Anschauung,
die sich erst im Laufe der letzten Jahrzehnte allmählich und
leider noch immer nicht vollständig durchgesetzt hat. Die Zeiten
in denen man die Irren, wenn man sie überhaupt behandelte,
nicht der irrenärztlichen, sondern einer moralisierenden und dabei
vor Anwendung harter Zuchtmittel nicht zurückschreckenden
Einwirkung unterstellte, liegen noch nicht gar zu weit zurück.
Noch frühere Zeiten sahen in den Irren teils Heilige, die man
verehrte, teils vom bösen Geist besessene Wilde, die man durch
Tötung oder Einkerkerung beseitigte. Jedenfalls hat sich eine
falsche Auffassung vom Wesen der krankhaften Zustände bei
keiner Gruppe von Kranken so durch eine verfehlte Behandlung
gerächt wie bei den Geisteskranken. Wenn die Ärzte auch heute
in den meisten Fällen nicht imstande sind, die Psychosen zu
heilen, so ist ihnen doch allein jene zweckdienliche und humane
Behandlung zu verdanken, die sich gegenwärtig immer mehr
durchsetzt. Wiederum ein Beweis, daß die medizinische Wissenschaft nicht lediglich nach ihrer Fähigkeit, kranke Menschen
gesund zu machen, sondern mehr noch nach ihrer aufklärenden
Eigenschaft gewertet werden muß.

Durch Besserung sozialer Zustände wird das Irresein schwerlich in nennenswertem Maße verhindert. Verhütend kann hier
nur die Eugenik wirken, deren Anwendung allerdings noch im
Schoße der Zukunft ruht. Allein durch ihre Maßnahmen kann
verhindert werden, daß Personen Nachkommen erzeugen, von
denen man mit Sicherheit oder an Sicherheit grenzender Wahrscheinlichkeit voraussagen kann, daß ihre Kinder geisteskrank
oder derartig seelisch regelwidrig sein werden, daß die Entstehung
des Irreseins in ihrem späteren Leben zu erwarten ist.

Wie schon oben erwähnt, wird eine weitgehende Verminderung
des Alkoholverbrauches die Geisteskrankheiten wesentlich einschränken und vor allen Dingen eine noch größere Zahl von ihnen
in milderen Formen verlaufen lassen, als das jetzt der Fall ist. So
waren nach VOCKE [1]) im Jahre 1905 124 Männer oder 18 % aller
männlichen Anstaltspfleglinge sicher allein infolge des Alkoholismus
in die Anstalt Eglfing bei München gekommen. Diese 124 Alkoholkranken erforderten insgesamt 26798 Verpflegungstage, was einem

---

[1]) KRAEPELIN, VOCKE und LICHTENBERG: Der Alkoholismus in
München. Berlin 1907.

Durchschnittsbestande von 74 Kranken entspricht. Die Kosten für die Verpflegung betrugen hier insgesamt 31194 Mk. Bei den Frauen waren es 10 Kranke mit 2389 Verpflegungstagen; die Verpflegungskosten betrugen hier 3430,50 Mk. Alle Alkoholkranken zusammen belegten das ganze Jahr hindurch ständig 80 Betten und erheischten einen Aufwand von 34624,50 Mk. allein an Verpflegungsgeldern. Davon hatten die Armenpflege München 62,5 % (21 570,80 Mk.), auswärtige Armenpflegen 10,5 %, Krankenkassen 8,5 %, die Staatskasse 1,7 % und Private 17 % (5883 Mk.) aufzubringen. Zu diesen Verpflegungsgeldern, die in dem Jahre gezahlt werden mußten, kommt nun noch der Anteil an dem Zuschuß, der der Kreis Oberbayern jährlich zur Erhaltung der Anstalt zu zahlen hat. Dieser beträgt, wie Vocke genauer ausrechnet, 29 890,80 Mk. Außerdem hat der Kreis die Verzinsung des Anlagekapitals zu tragen, das pro Bett in Eglfing rund 7000 Mk., für 80 Betten also 560000 Mk. beträgt, so daß zu 4 % 22400 Mk. resultieren. Die Gesamtaufwendungen für die Alkoholkranken betrugen also im Jahre 1895 86915,30 Mk. Dabei versichert Vocke, nur Kranke gezählt zu haben, die ohne Trunksucht oder bei Abstinenz der Anstaltspflege sicher nicht anheimgefallen wären, während bei einer größeren Zahl der nicht berücksichtigten Kranken höchstwahrscheinlich ebenfalls nur der Alkohol die Ursache der Geistesstörung und der Anstaltsverpflegung war. Alles, was also zur Bekämpfung des Mißbrauches alkoholischer Getränke geschieht, dient auch im hohen Grade der Verminderung der Geisteskrankheiten.

Der Angriffspunkte, an denen eine Verhütung der Geisteskrankheiten einsetzen kann, sind also sehr wenige, und diese wenigen beginnen erst seit kurzer Zeit die Aufmerksamkeit der Wissenschaft zu beschäftigen. Zunächst werden wir uns daher damit abfinden müssen, daß eine ansehnliche Zahl von Irren auf absehbare Zeit unsere Gesellschaft belasten und von uns in Anstalten versorgt werden muß.

Die einzig würdige Form der Irrenfürsorge ist die Übernahme aller Anstalten in einen öffentlichen, der behördlichen Verwaltung unterstellten Betrieb. Gegenwärtig sind sie vorwiegend für die Unbemittelten bestimmt, die von den Armenverwaltungen überwiesen werden. Doch geht man immer mehr dazu über, auch zahlreiche Kranke als Pensionäre aufzunehmen. Dieses Vorgehen ist unter der Voraussetzung, daß keine Klasseneinteilung in der Anstalt selbst getroffen wird, auch durchaus zu billigen, da durch die Anwesenheit von dem Mittelstande angehörigen Kranken die Anstalt und der in ihr herrschende Ton gehoben zu werden pflegt. Gegen die Aufnahme von Pensionären wird eingewandt, daß dadurch den unbemittelten Kranken Plätze fortgenommen würden. Das ist aber nur in der Übergangszeit der Fall und kann durch eine beschleunigte Errichtung von Anstalten, die auf jeden Fall angezeigt ist, vermieden werden.

Da die öffentlichen Anstalten gegenwärtig zur Deckung des
Bedarfes auch nicht entfernt ausreichen, kann auf die Privatirrenanstalten leider noch nicht verzichtet werden. Die Privatirrenanstalten sind geschäftliche Unternehmungen, die aus der
Beherbergung, Verpflegung und Behandlung Geistesgestörter
einen möglichst hohen Gewinn ziehen wollen. Gegen dieses
Geschäft ist nichts einzuwenden, solange es sich nur auf Wohlhabende erstreckt und solche, die freiwillig eine Anstalt aufsuchen und jederzeit sie auch freiwillig wieder verlassen können.
Denn bei zahlungsfähigen Kranken kann der Pensionspreis so
hoch angesetzt werden, daß alle Bedürfnisse befriedigt, ein gewisser Komfort geboten und trotzdem ein Reingewinn erzielt
wird. Die Versorgung von Irren, die von Armen- und Kommunal-
verbänden eingeliefert werden, sollte dagegen unter allen Umständen diesen privaten Anstalten entzogen und ausschließlich
den öffentlichen überlassen bleiben; denn das geringe Kostgeld,
das hier gezahlt wird, kann doch nur dann einen Gewinn ab-
werfen, wenn die Pfleglinge ungenügend verpflegt oder ihre
Arbeitskraft ohne Entgelt ausgenutzt wird. Ferner sollten alle
zwangsweise Internierten ausschließlich öffentlichen Anstalten
vorbehalten bleiben. Allein hierdurch kann in der Bevölkerung
das tief eingewurzelte Mißtrauen ausgerottet werden, daß in
Privatirrenanstalten aus Gefälligkeitsgründen oder aus Gewinn-
sucht in nicht gerechtfertigter Weise Kranke wider ihren Willen
festgehalten werden. Da es alles in allem überhaupt ein unerfreulicher Zustand ist, daß aus der Versorgung Geisteskranker ein
lohnendes Geschäft gemacht wird, so ist es wünschenswert, daß
die öffentlichen Anstalten fortgesetzt vermehrt werden und
durch die Aufnahme von zahlreichen Pensionären die privaten
Anstalten im Laufe der Zeit entbehrlich machen.

Wenn man den Privatirrenanstalten doch wenigstens eine vorübergehende Bedeutung auch noch für die Gegenwart einräumen
kann, so gilt selbst das nicht mehr von jenen Anstalten, die von
kirchlicher Seite gegründet und unterhalten werden. Sie sind
noch eine Erinnerung an Zeiten, in der die Fürsorge für die Kranken
und Siechen ausschließlich Aufgabe charitativer Liebetätigkeit
war. Es liegt in der Natur dieser Anstalten, daß sie der religiösen
Beeinflussung der Kranken einen großen Spielraum gewähren und
den modernen Anschauungen über das Wesen der Geisteskrankheiten
in der Krankenbehandlung nur zögernd und unvollkommen Rechnung
tragen.

Die vollständige Asylisierung der Geisteskranken ist nicht nur
eine Forderung, die zum Schutze der Gesellschaft, in der der frei
sich bewegende Irre so viel Unfug treibt, erhoben wird, sondern
ebenso sehr eine Maßnahme, die dem Wohle der Kranken

selbst dient, da diese in ihren eigenen Familien selbst fast ausnahmslos einer verständnislosen Behandlung begegnen. -Auch
wenn sie sich nicht durch Gemeingefährlichkeit, störendes Wesen
und selbst dem Laien deutlich erkennbare Zeichen von der übrigen
Bevölkerung abheben, leiden sie darunter, daß man unberechtigter-
weise von ihnen das Benehmen und die Besonnenheit des geistig
normalen Menschen erwartet. Derartige Personen laufen als Narren
noch gegenwärtig viel zu häufig unter der normalen Bevölkerung
umher, leiden unter der Verständnislosigkeit ihrer Mitbürger,
sind den verwickelten Situationen des freien Lebens nicht gewachsen und gelangen erst zur ˆAnstaltsbehandlung, wenn sich
ihr Zustand durch unaufhörliche Streitigkeiten und damit verbundene seelische Aufregungen erheblich verschlimmert hat. Es
liegt im Interesse dieser Kranken wie ihrer Angehörigen, daß die
Irrenanstalten so vermehrt werden, daß auch sie dauernd in
Anstaltspflege untergebracht werden. Diese Vermehrung geht
ja glücklicherweise auch vonstatten, so daß die Hoffnung auf
eine vollständige Asylisierung der Irren für absehbare Zeit in
Aussicht steht.

In Preußen gestalteten sich die Besitzverhältnisse der Irrenanstalten nach einer Zusammenstellung des statistischen Landes-
amtes im Jahre 1911 folgendermaßen. Es besaß:

der Staat . . . . 14 Anstalten mit 1180 Betten
die Provinzialverbände . . . . 74 „ „ 55487 „
die Städte . . . . 15 „ „ 7376 „
die kirchlichen Gemeinschaften . . 38 „ „ 7985 „
andere wohltätige Stiftungen . . 23 „ „ 7346 „
Privatpersonen, von denen 41 Ärzte
waren . . . . 84 „ „ 6055 „

Außerdem waren noch in 28 allgemeinen Heilanstalten 2671 Betten
für Irre vorhanden.

Man zählte in Preußen:

im Jahre 1875 . . . . 118 Irrenanstalten
„ „ 1902 . . . . 256 „
„ „ 1910 . . . . 335 „

Untergebracht waren im Jahre 1910 in den preußischen Anstalten 132982 Irre.

Vor den Kosten, die die Errichtung und Erhaltung der
Irrenanstalten erfordern, sollte man sich nicht scheuen; denn
auch die nicht in Anstaltspflege untergebrachten Geistesgestörten
erfordern seitens ihrer Angehörigen oder seitens der Armenverwaltungen große Opfer. Werden die Irren in Anstalten zu-
sammengezogen, so findet nur eine Abwälzung von der Individual-
wirtschaft auf die Kollektivwirtschaft statt, ein Vorgang, bei

dem der Volkswohlstand selbst nur steigen kann. Sollten die
Kosten dieses Kollektivhaushaltes gegenwärtig in vielen Fällen
noch unverhältnismäßig hoch sein, so liegt das eben an der mangelhaften Verwaltungstechnik [1]). Je vollständiger die Asylisierung
wird, desto billiger wird sie sich stellen. Manche der gegenwärtig
bestehenden Anstalten wirtschaften nur deshalb so teuer, weil
sie ausschließlich mit unruhigen und schwerkranken Irren belegt
sind. Sicherlich wird der Durchschnittsaufwand für einen An-
staltspflegling sinken, wenn alle Kranken, die wenig Beobachtung
erfordern, und die schon Verblödeten, die keiner Behandlung,
sondern nur noch der Pflege und der Überwachung bedürfen,
den öffentlichen Anstalten überliefert werden. Um dem Bedürfnis nach Anstaltspflege voll zu genügen, müssen auf 100000
Einwohner mindestens 300 Plätze in Irrenanstalten vorhanden
sein. Wir nähern uns diesem Zustande, da bereits an 200 in
Deutschland zur Verfügung stehen.

Aber es gibt noch einen Punkt, der uns hindern sollte, bei der
notwendigen Verallgemeinerung der Anstaltspflege die Kosten-
frage mit Besorgnis zu betrachten, das ist die allgemeine Einführung wirtschaftlich wertvoller Arbeit in den Betrieb
sämtlicher Irrenanstalten. Die große Mehrzahl aller Geisteskranken hat keineswegs ihre Arbeitsfähigkeit durch ihre Krankheit eingebüßt, ist vielmehr durchaus imstande, unter Aufsicht
und im Rahmen der Anstalt erhebliche Arbeitsleistungen auszuführen. Nichts ist außerdem für die Gemütsverfassung der
Kranken so heilsam wie eine regelmäßige Tätigkeit, je nach den
Umständen in Werkstätten oder in Feld und Garten. Auch die
Verblödung, mit der so viele Geisteskrankheiten enden, wird
durch regelmäßige Beschäftigung aufgehalten.

Seitdem es eine Irrenpflege gibt, wird auch Wert auf die Beschäftigung der Pfleglinge gelegt. Von der Pariser Irrenanstalt
Bicêtre wurde bereits im Jahre 1832 ein Landgut gekauft und mit
etwa 100 Geisteskranken belegt. In Deutschland gründete H. LAN-
DERER von seiner Anstalt Christophsbad bei Göppingen im Jahre 1859
die erste landwirtschaftliche Irrenkolonie „Freihof". Mit der Gründung der Kolonie Einum bei Hildesheim folgte die erste staatliche
Behörde, nämlich die hannoversche Regierung, diesem Beispiel.
Übrigens forderte in der ersten sozialmedizinischen Zeitschrift, die
es in Deutschland gegeben hat, der „Medizinischen Reform" VIRCHOWS,
bereits im Jahre 1848 H. LEUBUSCHER die Heranziehung der Anstaltsinsassen zur Arbeit in der neugegründeten Irrenabteilung des Charité-
krankenhauses. Er sagt in Nr. 18, S. 129: „Die Beschäftigung der
Kranken ist am fruchtbringendsten, wenn sie eine vorwaltend körper-

---

[1]) Vgl. GROTJAHN: Krankenhauswesen und Heilstättenbewegung.
Abschnitt: Irrenanstalten. 1908. S. 245ff.

liche ist. Eine regelmäßige, geordnete Muskeltätigkeit, die in der Gymnastik bei der Erziehung unserer Jugend hoffentlich mehr und mehr ihre Stelle einnehmen und unser verkrüppeltes Geschlecht zu einem gesunden Stamme umschaffen wird, vermag auch die Störungen der Nerventätigkeit bei einem Geisteskranken wenn auch nicht gänzlich zu heben, so doch wesentlich zu ihrer Heilung beizutragen; sie wirkt psychisch dadurch, daß sie den Kranken aus seinen abstrakten Ideenkreisen abzieht, ihm einen gesunden, tatsächlichen Stoff unterbreitet und in ihm die Freude des Gelingens, das beruhigende, ausgleichende Gefühl, etwas getan zu haben, seinen schwankenden Gefühlen und Gedanken gegenüberstellt. Um diesen Heilzweck zu erfüllen, fehlt es in der Charité an Werkstätten, deren keine wohlorganisierte Irrenanstalt entbehren kann und darf, oder zunächst an Raum dazu, da sich das dazu nötige Material mit sehr geringen Kosten beschaffen ließe. Noch belebender, wenn es irgendwie der Zustand des Kranken gestattet, wirkt die Arbeit in freier Luft, Erd- und Gartenarbeiten, Graben und Schaufeln usw. Es ist ein Stolz für die Kranken, ihre selbstgepflanzten Früchte blühen und reifen zu sehen und ihrer eigenen Hände Arbeit zu genießen."

Im Laufe der Zeit ist die Wertschätzung der Geisteskranken als landwirtschaftlichen Arbeiters immer mehr gestiegen, so daß gegenwärtig kaum eine größere Anstalt eingerichtet wird, die nicht mit einem umfangreichen landwirtschaftlichen Betriebe ausgestattet ist. Ein Kenner wie Pätz[1]) schätzt einen großen Teil der Geisteskranken für fähig zur regelmäßigen landwirtschaftlichen Arbeit und hält die Bestellung von 1,38 ha auf einen geisteskranken landwirtschaftlichen Arbeiter auch bei schwerem Boden und intensiver Kultur für erreichbar. Aber auch in zahlreichen handwerksmäßigen Betrieben sind die Irren zu verwenden, selbst in solchen, in denen er von Haus aus nicht unterrichtet worden ist. Es ist nur erforderlich, wie übrigens auch bei der land- und gartenwirtschaftlichen Betätigung, daß neben den Irren auch einige gesunde, in dem betreffenden Handwerk ausgebildete Arbeiter für die Aufsicht und die Vornahme der verwickelteren Handgriffe eingestellt werden.

Die Arbeitsfähigkeit und die Arbeitswilligkeit, die zahlreiche Geistesgestörte bei richtiger Behandlung in der Anstalt an den Tag legen, steht in einem merkwürdigen Gegensatz zu ihrem vollständigen Versagen als Arbeiter im freien bürgerlichen Leben. Es kommt eben hier mehr als auf die eigentliche mechanische Arbeitsleistung auf die Fähigkeit an, sich auf dem Arbeitsmarkte zu behaupten, die Arbeitsgelegenheit zu finden und gegenüber dem Konkurrenten festzuhalten. Diesen Aufgaben wird der Geistesgestörte immer hilflos gegenüberstehen. Es ist daher

---

[1]) Pätz: Die Kolonisierung der Geisteskranken. S. 61. Berlin 1892.

falsch, aus seiner Arbeitsfähigkeit im Rahmen der Anstalt, auch
wenn dieser Rahmen wie bei den Kolonien oder der Familienpflege
im Anschluß an eine Anstalt noch so locker sein sollte, auf eine
solche im freien Leben Schlüsse zu ziehen. Wenn nicht nur wie
gegenwärtig die schweren und unruhigen Fälle, sondern auch die
mittleren und leichten in Anstalten oder Kolonien untergebracht
sein werden, so wird für die Anstalten die Produktivkraft noch
erheblich steigen und sich damit auch eine erhebliche Verbilligung
der Kosten der Anstaltspflege erzielen lassen. Aber selbst wenn
sich der Ertrag der landwirtschaftlichen und handwerksmäßigen
Arbeit der Kranken nicht sofort durch Überschüsse im Guts-
und Werkstattbetriebe buchmäßig nachweisen lassen würde,
so liegt doch schon ein bedeutender volkswirtschaftlicher Wert
darin, daß die Arbeitskräfte von so vielen Tausenden von Menschen
nicht brach liegen, sondern produktive Verwendung finden.
Die Heranziehung der Irren zu Arbeitsleistungen im Rahmen
der Anstalt oder einer angegliederten Kolonie ist deshalb sowohl
vom ärztlichen wie vom volkswirtschaftlichen Standpunkte aus
in jeder Beziehung zu fördern. Auch die Einwendung, daß dieses
Vorgehen zur wirtschaftlichen Ausbeutung der Arbeitskraft ohne
Lohnzahlung führen könnte, ist wohl bedeutungslos, solange es
sich um Anstalten handelt, die in öffentlicher Verwaltung geführt
werden. Anders liegt es allerdings bei den Privatirrenanstalten,
die nicht nur Irre aus den höheren Ständen, sondern auch die
von den Behörden überwiesenen Kranken verpflegen. Diese
Patienten ohne Entgelt für die Zwecke der Anstalt arbeiten zu
lassen, ist in der Tat bedenklich; denn alle ärztlichen Gründe
für die Beschäftigung können nicht darüber hinwegtäuschen,
daß in diesen Fällen billige Arbeitskräfte ohne entsprechenden
Lohn in den Dienst eines auf Profit ausgehenden geschäftlichen
Unternehmens gestellt werden. Aus diesem Zwiespalt kommen
wir nur dadurch heraus, daß unbemittelte, auf Kosten der Behörde
verpflegte Patienten überhaupt nicht mehr privaten, sondern
ausschließlich öffentlichen Anstalten überwiesen werden und
allein diesen die Erlaubnis gegeben wird, Kranke ohne Lohnzahlung arbeiten zu lassen.

Dem Zuge der Zeit folgend, wird heute auch in den Irrenanstalten ein großer Wert darauf gelegt, daß Baulichkeiten
und Inventar dem jeweilig neuesten Stande der Technik entsprechen. Das ist bis zu einem gewissen Grade, der nicht überschritten werden sollte, auch objektiv notwendig. Aber man
sollte darüber nicht so häufig, wie das jetzt durchweg noch der
Fall ist, vergessen, daß für das subjektive Wohlbefinden

der Pfleglinge ein gutes Pflegepersonal, eine milde Hausordnung, eine Dezentralisation der Anlage, eine Vermeidung der Kasernen- und Schablonenhaftigkeit wichtiger ist als die Vereinigung technischer Errungenschaften in einem Anstaltsorganismus.

18. Die Psychopathen.

Die Auffassung des Volkes versteht unter Geisteskranken nur jene ·Personen, die ein leicht auch vom Laien erkennbares, auffallend regelwidriges geistiges Verhalten zeigen. Die Beziehungen dieser „Irren" zu den sozialen Zuständen sind oben besprochen. Die Beziehungen psychisch anormaler Personen zum sozialen Leben sind dadurch aber keineswegs erschöpft. Es erübrigt vielmehr, noch die eigentümliche soziale Stellung zu beleuchten, welche die leichten psychopathischen Zustände einnehmen. Die Gesamtheit der psychisch abnormen Personen ist zwar in ihrer Zusammensetzung sehr verschieden, aber in ihrer Wirkung auf die soziale Struktur und ihrer Abhängigkeit von den gesellschaftlichen Zuständen haben sie so vieles gemein-sam, daß es gerechtfertigt ist, sie unter einem Sammelbegriff besonders zu besprechen.

Als Mitglieder dieser Psychopathenarmee wollen wir solche Personen ansehen, die dem oberflächlichen Beschauer kein wesent-liches Abweichen von der psychischen Norm darbieten, aus dem gesellschaftlichen Leben deshalb auch nicht durch Festhaltung in Anstalten ausgesondert zu werden pflegen, sondern durch die Bande des Berufes, der Familie, des Lebensgenusses mit dem gesellschaftlichen Leben wie alle übrigen Menschen in unmittel-barer Verbindung stehen, sich von diesen aber infolge ihrer regel-widrigen geistigen Anlage durch eigenartige, der Gesetzmäßigkeit nicht entbehrende Reaktionsweise auf die aus der Außenwelt an sie gelangenden Reize unterscheiden und ihre Besonderheit vor-wiegend einer erblichen Belastung verdanken.

In psychiatrisch-klinischer Hinsicht rekrutiert sich diese Psychopathenarmee aus: 1. den leichten Formen der Epilepsie, 2. den leichten und mittleren Formen der Hysterie und ange-borenen Neurasthenie, 3. den leichten Fällen der Paranoia, 4. den leichten Formen des Schwachsinns, 5. den mittleren und schweren Formen des chronischen Alkoholismus und 6. den psychopathischen Zuständen im engeren Sinne, die in kein umschriebenes klinisches Krankheitsbild hineinpassen oder Züge von mehreren zeigen.

Im freien bürgerlichen Leben verhalten sich die nervösen und psychopathischen Personen sehr verschieden, so daß es nach

dem heutigen Stande unserer Kenntnis vom Wesen der psychopathischen Veranlagung schwer ist, hierüber Allgemeingültiges
auszusagen. Sicher ist nur, daß sie das gesellschaftliche Leben
in außerordentlich hohem Grade beeinflussen, ja vielleicht in
seinen Wandlungen mehr bestimmen als die Personen in der
Breite des geistig völlig Normalen. Und zwar gilt das im Bösen
wie im Guten. Die schweren Verbrecher auf der einen, die sich
freudig opfernden Heroen und Märtyrer auf der anderen Seite
sind die äußersten Pole der Wirksamkeit dieser geistig aus dem
Durchschnitt fallenden Individuen.

Das psychische Verhalten der Psychopathen hat MÖNKEMÖLLER [1])
überaus treffend in folgenden Worten geschildert: „Das Wesentliche
dieses dehnbaren und schillernden Krankheitsbegriffes ist die mangelhafte Widerstandsfähigkeit gegen die Schädigungen des Lebens und
die unregelmäßige Ausbildung ihrer gesamten psychischen Persönlichkeit. Sie kann sich auf einer sonst ganz guten verstandesmäßigen
Begabung entwickeln, verbindet sich aber stets mit einer gesteigerten
Ermüdbarkeit. Diese Psychopathen fassen leicht auf, vergessen aber
ebenso schnell und lassen sich leicht ablenken. Neben einer un-
begründeten Selbstüberschätzung haben sie das Bewußtsein der Wirklichkeit verloren, so daß bei ihnen eine allgemeine Lügenhaftigkeit
das Feld beherrscht; oder sie neigen zu Träumereien und Phan-
tastereien. Ihr Hang zu triebartigen Handlungen, der unvermittelte
Wechsel der Stimmungen, die übertriebene Wertschätzung des eigenen
Ich drängen sich in alle ihre Willensäußerungen hinein. Sie folgen
augenblicklichen Stimmungen und lassen sich durch die gering-
fügigsten äußeren Anlässe bestimmen. Weichmütigkeit und Überschwenglichkeit wechseln mit Jähzorn und Brutalität. Die geringe
Widerstandsfähigkeit des Gehirns gegen Alkohol, Strapazen, abnorme
Temperaturen setzt ihre Leistungsfähigkeit herab. Neben den verschiedensten körperlichen Symptomen findet sich bei ihnen die ganze
Skala der nervösen Reiz- oder Ausfallserscheinungen vor. Auffallend
ist oft ihre einseitige Begabung, die im grellen Gegensatze zu der
allgemeinen Leistungsfähigkeit steht. Die frühreifen Kinder, die
Wunderknaben, gehören oft in das Gebiet. Neben den Symptomen
der angeborenen verminderten Leistungsfähigkeit ist die Stimmung
bei ihnen immer gedrückt oder wird schwer empfunden. Das Selbst-
vertrauen fehlt, die Entschließungsfähigkeit ist gering, unbestimmte
Selbstvorwürfe stellen sich häufig ein. Meist kommen sie zu keinem
Entschlusse, alle Handlungen nehmen viel Zeit in Anspruch, das
ganze Leben verläuft energie- und tatenlos. Im Gegensatz zu diesen
konstitutionellen Verstimmungen stehen Zustände einer steten
leichten Erregung. Die Stimmung ist gehoben, das Selbstgefühl
kräftig entwickelt, die Unternehmungslust stark ausgeprägt vorhanden. Unstet und fahrig sind diese konstitutionell Erregten stets
im Gange, lassen sich leicht zu Seitensprüngen verleiten, wechseln

---

[1]) MÖNKEMÖLLER, O.: Art. „Psychopathische Konstitutionen" im
Handwörterbuch der sozialen Hygiene. Hrg. von A. GROTJAHN und
J. KAUP. Leipzig 1912.

Beruf und Stellung, haben große Pläne, erreichen aber nichts. Wieder bei anderen Psychopathen spielen krankhafte Triebe und Neigungen in die Gestaltung des ganzen Lebens hinein. Sie lösen ganz merkwürdige und widersinnige Handlungen aus, gegen deren Ausführung der meist gut entwickelte Verstand vergebens ankämpft. Meist handelt es sich um unvermittelte, plötzlich auftretende Antriebe, für die nachher eine gewisse Reue geäußert wird. Manchmal werden im Anschlusse an irgendein Ereignis große Wanderungen unternommen. Bei vielen Psychopathen finden wir eine gewisse Neigung für Zwangsvorstellungen und Zwangshandlungen."

In dieser Schilderung sind nur noch die sympathischen Züge nachzutragen, die dem Psychopathen keineswegs fehlen. Seine Begeisterungsfähigkeit und Opferfreudigkeit namentlich unterscheidet ihn ebensosehr wie seine unerfreulichen Sonderbarkeiten vom Durchschnittsmenschen. Die Psychopathen sind die eigentlichen „problematischen Naturen" und widerstehen daher auch durchaus einer knappen Kennzeichnung und Beschreibung. Alle können von sich dagen, was einer der größten Psychopathen, J. J. ROUSSEAU, in seinen „Bekenntnissen" ausspricht: „Ich bin nicht gemacht wie irgendeiner von denen, die ich gesehen habe; ich wage zu glauben, daß ich nicht bin wie irgendeiner von denen, die vorhanden sind. Bin ich nicht ein besserer als sie, so bin ich wenigstens ein anderer."

Die Psychopathen gewinnen weniger dadurch ein sozialpathologisches Interesse, daß ihre Existenz durch soziale Verhältnisse bedingt ist, als dadurch, daß sie durch die sozialen Verhältnisse zu ganz besonderen Handlungen naturnotwendig getrieben werden, die so eingreifend und häufig sind. daß sie dadurch das soziale Getriebe wesentlich beeinflussen.

Die Bedeutung der Psychopathen als Feinde und Förderer der menschlichen Gesellschaft ist erst im neunzehnten Jahrhundert erkannt worden. Die eingehende Beschäftigung mit dieser Frage knüpft sich an den Namen des bedeutenden italienischen Irrenarztes und Anthropologen C. LOMBROSO. Die ungemein anregende Wirkung der litararischen Tätigkeit dieses Feuergeistes, der mehr Dichter als Forscher war, muß auch anerkennen, wer die von ihm gesammelten Daten zur „Anthropologie" des Verbrechers, Genies, Politikers usw. weder als zuverlässig noch die darauf sich stützenden Hypothesen als richtig anerkennt. Wenn auch die Annahme einer besonderen anthropologischen Spezies des Verbrechers oder des Genies und die Beweiskraft seiner Lehre von deren körperlichen Eigentümlichkeiten heute nicht mehr aufrechterhalten werden kann, so ist doch Lombrosos Art und Weise, den Verbrecher, die Prostituierte, den genialen

Sonderling usw. naturwissenschaftlich zu nehmen, von Psycho
logie, Psychiatrie und Strafrechtswissenschaft aufgenommen und
weiter verfolgt worden.

Die unendlich verwickelten Beziehungen zwischen dem sozialen
Getriebe und den Psychopathen sind bisher erst zu einem geringen
Teile erforscht. Es kann daher im folgenden nur ein skizzenhafter
Überblick über das wenige gegeben werden, was trotz der vielen
Schriften, die über die einzelnen Seiten dieses Themas veröffent-
licht worden sind, schon jetzt wirklich als Tatbestand angesehen
werden darf.

a) Der Psychopath als Verbrecher.

Des gemeingefährlichen Geisteskranken ist oben bereits gedacht worden. Über die Notwendigkeit seiner dauernden Aussonderung aus der menschlichen Gesellschaft kann kein Streit
sein. Wohl aber über die Ausdehnung der beiden schwankenden
Begriffe „Gemeingefährlichkeit" und „Geisteskrankheit". Es
zeigt sich nämlich, daß weniger die mit auffallenden Störungen
der geistigen Funktionen behafteten Personen kriminell werden,
als jene Grenzfälle, die sich nur dem Auge des geschulten Nerven-
und Irrenarztes als psychisch regelwidrig offenbaren, und die
wir hier als Psychopathen im engeren Sinne von den eigentlichen
Irren unterschieden haben. Die Verbrecher bilden nicht, wie
LOMBROSO lehrte, eine auf Atavismus beruhende Abart des
Menschen, sondern sie sind Psychopathen, die infolge erhöhter
Impulsivität und gesteigerten Triebleben bei Mangel an Intellekt
und an' moralischen Hemmungen ungleich leichter den Weg zum
Verbrechen finden als die Durchschnittsmenschen. Es mag bei
dieser Gelegenheit daran erinnert werden, daß bereits viele Jahr-
hunderte vor LOMBROSO und der neuen strafrechtlichen Schule
von R. LEUBUSCHER eine Beurteilung und Bekämpfung der
Kriminalität nach psychiatrischen und psychologischen Gesichtspunkten gefordert worden ist. So sagt der letztere in Nr. 9 der
„Medizinischen Reform" vom 1. September 1848: „Die Kriminal-
gefängnisse (Besserungsanstalten, Korrektions- und Zuchthäuser)
gehören nach unserer Anschauung zu den Krankenhäusern.
Verbrechen gelten uns nur als der Ausdruck einer fehlerhaften
Entwicklung. Der Verbrecher ist demnach einem Geisteskranken
gleichzusetzen."

Die Betonung der psychopathischen Veranlagung als Ursache
des Verbrechens darf natürlich nicht so weit getrieben werden,
daß andere wichtige ursächliche Momente wie Erziehung, soziale
Umwelt u. a. in den Hintergrund gedrängt werden. Es soll nur

erklärt werden, weshalb unter gleichen äußeren Bedingungen nur ganz bestimmte Personen kriminell werden. Umgekehrt kann nicht geleugnet werden, daß, abgesehen von einigen Psychopathen, die ohne Rücksicht auf die Umwelt sich unter allen Umständen als Verbrecher betätigen, es doch die Mehrzahl nur dann wird, wenn zur Anlage noch die in äußeren Umständen liegenden wiederholten Anlässe kommen.

Das Verbrechen ist eben, wie v. Liszt[1]) sagt, „das Produkt aus der Eigenart des Verbrechers einerseits und den der Verbrecher im Augenblick der Tat umgebenden gesellschaftlichen Verhältnissen andererseits, also das Produkt des einen individuellen Faktors und der ungezählten gesellschaftlichen Faktoren". Dadurch wird das Problem der Ursachenforschung des Verbrechens überaus verwickelt und muß den Kriminalpsychologen von Fach überlassen werden.

Daß nicht selten erst der Alkoholismus das Bindeglied zwischen Psychopathie und Kriminalität werden muß und sich dadurch wieder zahlreiche Beziehungen zwischen beiden und den gesellschaftlichen Zuständen, mit denen der Alkoholmißbrauch so eng verknüpft ist, ergeben, ist schon im Abschnitt über Alkoholismus ausgeführt worden.

Die Einsicht, daß die Kriminalität der unverbesserlichen Verbrecher größtenteils auf psychopathischer Grundlage entsteht, ist im Laufe des 19. Jahrhunderts zu einem so gesicherten Bestandteil unseres Wissens vom menschlichen Seelenleben geworden, daß selbst die Rechtspflege nicht mehr an ihr vorübergehen konnte. Es kann keinem Zweifel obliegen, daß wir in absehbarer Zeit bei einer auf psychopathischem Boden erwachsenen Kriminalität der Geistesgestörten, Schwachsinnigen, Epileptiker, Alkoholiker usw. an Stelle der bisher die Gerichtspraxis beherrschenden Vergeltungsstrafe die Schutzstrafe in Anwendung bringen werden, d. h. die dauernde Aussonderung der kriminellen Psychopathen aus der übrigen Bevölkerung und ihre Festhaltung in eigens hierfür eingerichteten Asylen. Gegenwärtig sind diese Verhältnisse allerdings noch ungeklärt. Nur vollständig geisteskranke und in hohem Grade gemeingefährliche Kranke werden zurzeit dauernd in den wenigen Abteilungen der Irrenanstalten, die mit den hierfür erforderlichen Einrichtungen versehen sind, festgehalten. Die große Mehrzahl wird aber gegenwärtig noch mit sich wiederholenden kurzdauernden Gefängnis-

---

[1]) v. Liszt: Das Verbrechen als sozialpathologische Erscheinung. Dresden 1899.

und Zuchthausstrafen bestraft, die nur dazu dienen, ihre kriminelle
Veranlagung zur höchsten Blüte zu bringen, welche dann in den
Zwischenpausen der vollständigen Freiheit die bekannten Früchte
fortwährender Delikte zeitigt. Die Unhaltbarkeit dieses Zustandes,
der natürlich auch dadurch nicht besser wird, daß man derartige
Personen als unzurechnungsfähig freispricht und in der menschlichen Gesellschaft frei herumlaufen läßt, hat sich allmählich
so sehr den Behörden, der Richterwelt und auch der öffentlichen
Meinung aufgedrängt, daß in naher Zukunft hier Wandel ge-
schafft und sowohl Strafrecht wie Strafvollzug den Forderungen
der modernen Psychiatrie angepaßt werden dürfte. Die Lösung
dieser Fragen kann nur auf eine dauernde Asylisierung
zahlreicher krimineller Psychopathen hinauslaufen.

Die Kosten dieser Maßnahme, die gewiß nicht unterschätzt
werden sollen, dürfen nicht schrecken, denn auch ohnehin legen
uns die Kriminellen ja ungeheuere Opfer auf. Wurden doch in
Deutschland vor dem Kriege jährlich etwa 75000 Jahre Freiheitsstrafen verhängt, deren Verbüßung doch auch große öffentliche
Mittel in Anspruch nahm. Ungleich größere Mittel aber verschlingt der riesige Apparat, den wir in Polizei und Gerichten
nötig haben, um uns nur einigermaßen vor den Angriffen des verbrecherischen Teiles des Psychopathenheeres zu schützen.

b) Der Psychopath als Vagabund.

Die Verbrechernaturen erheben sich als heroische und mit
einem romantischen Schimmer umgebene Spitzen aus einem
Bevölkerungskonglomerat, das sich aus Vagabunden, Arbeitsscheuen, Hausierbettlern, Prostituierten, Zuhältern, Trunken-
bolden und sonstigen Verwahrlosten zusammensetzt. Dieser
Bodensatz der Bevölkerung, in der die Verbrecher nach ihrer
Entlassung aus der Haft untertauchen, und aus der sie sich erst
wieder durch ein Verbrechen bei passender Gelegenheit erheben,
ist eine Gefahr und eine Bürde für jedes Gemeinwesen. Auch
dieses Heer, dessen Glieder über das ganze Land zerstreut sind und
mit fast prozentualer Regelmäßigkeit in jeder Stadt und in jedem
Dorfe vorkommen, verdient nicht nur vom volkswirtschaftlichen
oder vom moralischen Gesichtspunkte, sondern auch vom ärztlichen näher geprüft zu werden, wie das auch in einzelnen Arbeiten,
besonders von nervenärztlicher Seite, bereits geschehen ist.
Es zeigt sich hierbei, daß der größte Teil dieser Personen geistig
oder körperlich krank ist [1]).

---

[1]) Bezeichnend ist u. a. folgende von der Krankenkassenzeitung
(Nr. 7, Jahrg. 1907) veröffentlichte Korrespondenz des Polizei-

K. Bonhoefer [1]) schätzt die geistig Minderwertigen unter den von ihm untersuchten Bettlern, Arbeitsscheuen, Landstreichern auf 75 %. Es litten mindestens die Hälfte an angeborenen psychischen Defektzuständen. Von den von ihm untersuchten 180 Arbeitsscheuen, die vor dem 25. Lebensjahre straffällig wurden, litten 31 % an angeborenem Schwachsinn und 16 % an Epilepsie. Auch ist er der Überzeugung, daß sowohl die Arbeitsscheu oder besser gesagt Arbeitsunfähigkeit, der Wandertrieb, die moralische Indifferenz und auch der Alkoholismus auf der Grundlage angeborener Veranlagung erwachsen ist. Auch Wilmanns [2]) hat in einer eingehenden Studie nachgewiesen, daß die Arbeitsscheu und der damit oft verbundene Wandertrieb in der Regel auf Psychopathie zurückzuführen ist. Wie unzweckmäßig gegenwärtig die Psychopathen behandelt werden, geht schon daraus hervor, daß die 52 Vagabunden, bei denen Wilmanns Dementia praecox nachweisen konnte, bereits 1682 Strafen erlitten hatten, ehe sie in die Anstalt gelangten.

Auch ohne Verbrecher großen Stiles zu werden, fristen innerhalb dieser Schicht unzählige Schwachsinnige, Epileptiker und Krüppel beiderlei Geschlechts ein Dasein, das für sie selbst wenig erfreulich, für den übrigen Teil der Bevölkerung aber eine stete Gefahr und zugleich eine fühlbare wirtschaftliche Last ist. Wenn sämtliche anstaltsreife Elemente dieser Schicht in Irrenhäusern, Epileptikeranstalten, Krüppelheimen, Trinkerasylen usw. rechtzeitig asylisiert würden, so wäre beiden Teilen geholfen. Sie selbst würden im Rahmen einer Anstalt noch ein bescheidenes Maß von Lebensgenuß zugeteilt erhalten, für das sie durch Arbeits-

---

präsidenten von Berlin mit dem Staatsanwalt am Kammergericht. Der Arzt am Berliner Stadtvogteigefängnis hatte sich bei dem Oberstaatsanwalt beschwert, weil dem Gefängnis aus dem Polizeigewahrsam eine Menge als arbeitsscheu aufgegriffener, in Wahrheit aber kranker Personen zugeführt werden. Der Oberstaatsanwalt wandte sich um Abhilfe an den Polizeipräsidenten. Dieser jedoch lehnte ab unter Bezug auf ein Gutachten des Polizeirats Dr. Z. Darin heißt es: „Sollten die Vorschläge des Stadtvogteigefängnisarztes Berücksichtigung finden, so würde ich ein Krankenhaus von der Größe eines Berliner städtischen Krankenhauses sehr wohl mit den Besuchern des Polizeigewahrsams füllen können, denn unter den Tausenden, welche dasselbe passieren, dürften kaum 10 % sein, welche nicht einem Krankenhaus, einem Tuberkuloseheim, einem Epileptikerheim, einer Nervenheilanstalt überwiesen werden müßten. Das Heer der Obdachlosen ist fast durchweg krank und einer Anstaltsbehandlung bedürftig." Diese offizielle Konstatierung ist wertvoll. Man begreift nur nicht die Schlußfolgerung, daß die bedauernswerten Patienten trotz ihrer Krankheiten einem Gefängnis statt einem Kranken- oder Siechenhaus überantwortet werden.

[1]) Bonhoefer, K.: Ein Beitrag zur Kenntnis des großstädtischen Bettel- und Vagabundentums. Berlin 1900.

[2]) Wilmanns, K.: Zur Psychopathologie der Landstreicher. Leipzig 1906.

leistungen Gegenwerte liefern können, und die in geordneten Verhältnissen lebende Bevölkerung würde von der allgemeinen Landplage eines überall herumvagierenden Lumpenproletariats befreit sein.

Der starke Anteil von Nervenkranken, Epileptikern und Alkoholikern, den die Welt der Vagabunden aufweist, interessiert auch den Arzt an den Maßnahmen, die man zur Bekämpfung der Vagabundage seitens der Behörde getroffen hat. Daß Nachsicht mit dem Straßenbettel, Abschiebung über die Landesgrenze, Gefängnisstrafe usw. nichts gegen das Landstreichertum nutzen, hat eine jahrhundertelange Erfahrung bewiesen. An die Stelle dieser Palliativmittel tritt in neuerer Zeit mehr und mehr die Organisation der Verpflegungsstationen und Wanderarbeitsstätten.

Die Wanderarbeitsstätten, die sich nur an einigen wenigen größeren Orten befinden, nehmen arbeitsuchende Wanderarme auf und verpflegen sie gegen Arbeitsleistungen so lange, bis sich eine Arbeitsgelegenheit findet. Finden sie auf die Dauer keine, so werden sie schließlich in eine Arbeitskolonie geschickt. Seine größte Durchbildung hat das System der Wanderarbeitsstätten in der Provinz Westfalen unter v. BODELSCHWINGHS Leitung erfahren. Eine gesetzliche Regelung nach westfälischem Muster strebt das preußische Wanderarbeitsstättengesetz vom Jahre 1906 an, das den Provinzen das Recht gibt, die Kreise zur Einrichtung von Wanderarbeitsstätten zu verpflichten.

In der Provinz Westfalen werden die gänzlich Herabgekommenen den beiden westfälischen Arbeiterkolonien überwiesen. Hierher gelangen auch die krüppelhaften, schwächlichen und bejahrten Leute, um ihren schwachen Kräften gemäß noch mit leichter Arbeit beschäftigt zu werden. Die völlig Siechen werden den Siechenhäusern und die Kranken den Krankenhäusern zugeführt.

Hätte in dieser bewährten Organisation der Arzt und insbesondere der Nervenarzt etwas mehr und der Geistliche etwas weniger zu sagen, so würde sie einen vorzüglichen Apparat abgeben, um die Psychopathen aus dem Vagabundenwesen abzufiltrieren und den Anstalten und Versorgungsheimen zuzuführen, in die sie gehören. Wie wir gesehen haben, können in diesen Anstalten — Alkoholiker in Trinkerasylen, Epileptiker, Nervöse, Lungenleidende usw. in den betreffenden Anstalten — derartige Kranke ein menschenwürdiges und auch für die Gesamtheit nicht verlorenes Dasein führen.

Das Problem des Landstreichertums kann man nicht verlassen, ohne auf eine besondere Art der feineren Vagabundage aufmerksam gemacht zu haben, die sich allerdings nur die Psychopathen der bemittelten Kreise leisten können. Es ist das Herumreisen der Neurastheniker, Hysterischen usw. von Sanatorium zu Sanatorium, von Pension zu Pension. Sind die Angehörigen der Kranken bemittelt, so tragen sie willig die Kosten, um nur die Patienten aus der Familie los zu sein. Dagegen ist ja auch

nicht viel einzuwenden, wenn man sich auch nicht verhehlen
darf, daß diese Art der Psychopathenversorgung, die iu den
Jahren vor dem Kriege sich zu einer förmlichen Industrie
ausgewachsen hatte, keineswegs eine vom volkswirtschaftlichen Standpunkte aus vorteilhafte genannt werden ·kann.
Denn auch der Mittelstand fühlt sich veranlaßt, diese Art der
Psychopathenversorgung mitzumachen, und wendet dafür unverhältnismäßig große Mittel auf. Alle diese Personen wären
ebenso wie die Psychopathen der unteren Bevölkerungsschichten
viel besser in Anstalten aufgehoben, in denen sie dauernd seßhaft
gemacht und zu einer nützlichen Arbeit angehalten werden
können. Jedes Vagantentum ist eben unsozial, weil unproduktiv,
und muß deshalb verhütet und unterdrückt werden, auch wenn
es in dieser harmlos ausschauenden Form des Vagierens innerhalb
der Sanatorien und Pensionen zutage tritt.

c) Der Psychopath in Schule und Erziehungswesen.

Um den kriminellen Psychopathen rechtzeitig unschädlich
machen zu können, ist vor allen Dingen nötig, ihn so früh wie
möglich als geistig regelwidrig zu erkennen. Das ist bei den
fließenden Übergängen zwischen Gesundheit und geistiger Ab-
normität nicht einfach, vielmehr in den meisten Fällen erst möglich, wenn der Betreffende längere Zeit von sachverständiger
Seite beobachtet worden ist. Der richtige Zeitpunkt ist hierfür
die Kindheit, in der sich das geistige Vermögen stufenweise entwickelt, und der Ort dafür ist die Schule, in der ja ohnehin das
geistige Verhalten des Kindes beobachtet werden muß. Es ist
daher sehr erfreulich, daß im Laufe der letzten Jahrzehnte gerade
bei den Lehrern namentlich der Elementarschulen, weniger leider
der höheren Schulen, das Verständnis für abnorme Seelenzustände
der Kinder gewachsen ist und sie sich im steigenden Maße im
Verein mit den Nervenärzten bemühen, solche zu erkennen
und entsprechend ihrer Eigenart zu behandeln.

Die psychisch regelwidrigen Kinder müssen getrennt von den
übrigen unterrichtet werden, und zwar nicht nur die Blödsinnigen
und Schwachsinnigen höheren Grades, die, wie schon oben ausgeführt wurde, in besondere Anstalten gehören, sondern auch die nur
kaum merklich defekten, die am besten in besonderen Hilfsklassen
oder Hilfsschulen gesammelt und unter nervenärztlicher Aufsicht
von besonders vorgebildeten Lehrkräften unterrichtet werden.
Diese Forderung ist bereits vor 50 Jahren erhoben, beginnt aber
erst jetzt allgemein durchzudringen und in den größeren Städten

verwirklicht zu werden, während das platte Land infolge der
mangelhaften Armenpflegegesetzgebung hier wie in so vielen
ähnlichen Dingen noch völlig versagt.

Unter einer größeren Anzahl Kinder namentlich in den Jahren
von 10—16 Jahren befinden sich immer einige mit verbrecherischen
Neigungen zu Gewalttätigkeiten, Brandstiftungen oder Dieb-
stählen. Der Nervenarzt sieht in diesen Elementen nicht nur die
Ergebnisse elterlicher Verwahrlosung, sondern vermag in der
Mehrzahl der Fälle psychopathische Minderwertigkeit festzustellen. Es ist deshalb erforderlich, daß man den Arzt auch in
der Behandlung jugendlicher Delinquenten sowohl während der
Gerichtsverhandlung als auch später, wenn sie der staatlichen
Fürsorgeerziehung überantwortet werden, mitwirken läßt.
Nur dann wird es gelingen, die hoffnungslosen Fälle rechtzeitig
von den besserungsfähigen zu trennen und dadurch den Betrieb
der Fürsorgeerziehung zu sanieren, der unter den ständig rückfälligen Elementen stark leidet.

Es ist nicht gesagt, daß sich die seelische Regelwidrigkeit
beim Kinde nur in Defekten äußert. Sie kann umgekehrt auch
in Gestalt phänomenaler Begabung oder als „Frühreife" in Erscheinung treten. Es gibt sich schon in der Kindheit und häufig
hier gerade sehr deutlich jene Verwandtschaft der besonderen
Begabung mit der Psychopathie zu erkennen, mit der wir uns
unten noch beschäftigen müssen. Derartige Kinder sind mit
besonderer Vorsicht in Schule, Haus und Erziehung zu behandeln.
Denn die Begabung ist zu pflegen, ohne daß sie Gefahr läuft,
hypertrophisch zu werden. Andererseits gilt es, auf die neben
der Begabung fast ausnahmslos einhergehenden Sonderbarkeiten
und nervösen Schwächezustände Rücksicht zu nehmen und günstig
zu beeinflussen.

Endlich sei noch der unerfreulichsten und aufsehenerregendsten
Erscheinung der Psychopathie in der Schule gedacht, der Schüler-
selbstmorde. Sie kommen immer, was der Anlaß dazu auch
sein mag, auf der Grundlage einer starken psychopathischen
Anlage zustande. Bedauerlich ist nur, daß es sich zum Unter-
schied von den Selbstmördern höheren Alters, an denen in der
Regel nichts verloren ist, häufig um hochbegabte Psychopathen
handelt, die vielleicht im späteren Leben außergewöhnliche
Leistungen vollbringen würden, wenn sie erst die Entwicklungs-
zeit überwunden haben. Eine größere Achtsamkeit auf die
Psychopathen unter den Schülern seitens der Lehrer der höheren
Unterrichtsanstalten, die der Psychopathologie noch immer

mit einer auffallenden Verständnislosigkeit gegenüberstehen, müßte diese Selbstmorde schließlich zum völligen Verschwinden bringen.

d) Der Psychopath als Kulturförderer.

Schon bei der Besprechung der sozialen Pathologie der einzelnen Nerven- und Geisteskrankheiten konnte von Männern berichtet werden, die als Heroen durch die Weltgeschichte gehen, obgleich sie nachweisbar nervenkrank waren oder doch an deutlichen psychischen Anomalien litten. Ihr krankhafter Seelenzustand hat sie nicht nur nicht gehindert, hervorragende geistige Leistungen zu vollbringen, sondern aller Wahrscheinlichkeit ihnen sogar erst diese aus jeder Normalität herausfallenden Leistungen ermöglicht. Auf diese Tatsache mit großem Nachdruck aufmerksam gemacht zu haben, ist ebenfalls eines der vielen Verdienste C. LOMBROSOS, wenn auch seine über den Zusammenhang von Genie und Irrsinn zusammengetragenen Daten nur zum kleinen Teile einer kritischen Betrachtung standhalten [1]).

Die Erforschung der sehr eigentümlichen Verbindung von Psychopathie und hervorragender Geistestätigkeit hat man sich leider dadurch sehr erschwert, daß man die Höchstleistungen des Genies, die doch nur zu den Ausnahmefällen gehören und jedenfalls an das Zusammentreffen sehr verschiedener Dinge individueller und sozialer Natur geknüpft sind, zum Ausgangspunkt der Untersuchungen gewählt hat. Eine ganze Literatur ist hier, eingeleitet durch LOMBROSOS „Genie und Irrsinn" vom Jahre 1864, entstanden, ohne daß man sagen könnte, daß sie unsere Kenntnisse tatsächlich bereichert hätte. LOMBROSOS Kritiklosigkeit in der Verwertung unzureichender Beobachtungen und seine unglückliche Manier, in ungefähren Analogien schon sichere Identitäten zu sehen, haben auch die späteren Autoren zum Teil angenommen und dadurch der Erörterung dieser wichtigen Frage mehr geschadet als genützt.

Will man auch das Wesen des Genies ergründen, so muß man mit dem Studium der einfachen „Begabung" beginnen und dann wie in allen anderen Forschungsgebieten vom Einfachen zum

---

[1]) Daß hochbegabte Individuen, die sich in Philosophie, Dichtkunst, Politik usw. hervortun, häufig psychische Abnormitäten zeigen, beobachtete übrigens schon ARISTOTELES: „Διὰ τί πάντες ὅσοι περιττοὶ γεγόνασιν ἄνδρες ἢ κατὰ φιλοσοφίαν ἢ πολιτικὴν ἢ ποίησιν ἢ τέχνας φαίνονται μελαγχολικοὶ ὄντες, καὶ οἱ μὲν οὕτως ὥστε καὶ λαμβάνεσθαι τοῖς ἀπὸ μελαίνης χολῆς ἀρρωστήμασιν, οἷον λέγεται τῶν τε ἡρωϊκῶν τὰ περὶ τὸν Ἡρακλέα" (Probl. 30, 1).

Verwickelten aufsteigen. Statt der äußersten Pole „Genie und
Irrsinn" sind weniger sensationelle Ausgangspunkte wie „Geistige
Begabung und abnorme Seelenzustände" dem Thema als Über-
schrift zu setzen, wodurch sofort manche Verstiegenheiten vermieden und andererseits zahlreiche vermittelnde Übergänge
gewonnen werden.

Schon in den triebartigen Befähigungen, die manche Idioten in
zeichnerischen, mechanischen oder musikalischen Leistungen oder in
einem fabelhaften mechanischen Gedächtnis für Worte oder Zahlen
aufweisen, kann man Berührungspunkte zwischen auffallender Begabung und Psychopathie sehen. Noch mehr Züge haben Imbezille
leichten Grades mit den Höherwertigen gemein. Gar nicht selten
wird bei den Schwachsinnigen künstlerische Begabung gefunden,
besonders für Musik, jener sinnfälligsten und am wenigsten intellektuellen Kunst. Aber auch auf rein intellektuellem Gebiet zeigt der
Imbezille häufig außergewöhnliche einseitige Begabung, so in der
Mathematik. Diese einseitigen Talente finden sich nur bei dem angeborenen, nie beim erworbenen Schwachsinn.

Wie von der offenkundigen Psychopathie zum Genie, so gehen
auch umgekehrt von diesem zu jener Fäden zurück. Ähnlich dem
Geisteskranken leidet auch der geniale Mensch an Unbeständigkeit,
an Einseitigkeit in Empfindung und Willensrichtung und einem Mangel
an Gleichmaß im Urteil. Auch die Fähigkeit und Vorliebe zu paradoxer
Redeweise haben beide gemeinsam.

Viele Hochbegabte leisten aber nicht nur durch ihre ungewöhnliche Intelligenz, sondern mehr noch durch eine eigentümliche
Perversion ihres Trieblebens der menschlichen Gesellschaft un-
schätzbare Dienste. Diese besteht in einer Umkehr des dem
Durchschnittsmenschen eigentümlichen Egoismus in einen bis
zur Selbstaufopferung gehenden Altruismus, der sie befähigt,
trotz aller Hemmungen und Gefahren für ihre einseitigen Ideen
heroisch zu kämpfen.

Die Wissenschaft von den Zusammenhängen der abnormen
Begabung mit der Psychopathie steckt noch in ihren ersten
Anfängen. Auch die Nachahmer Lombrosos bieten nur subjektive
Meinungen. Mit den beliebten Zitaten aus Dichtungen oder
Äußerungen von berühmten Männern über sich oder andere
berühmte Männer kann nichts erreicht werden. Dagegen gewährt
die von dem Neurologen J. P. Möbius in die Forschung ein-
geführte Pathographie, d. h. die sorgfältige Beschreibung der
krankhaften Erscheinungen, die sich bei bedeutenden Männern
vorfinden, einen Ausblick, endlich zuverlässiges Material zur
Beurteilung der Beziehungen besonderer Begabung zu abnormen
Seelenzuständen zu gewinnen. Doch ist es unbedingt notwendig,
daß diese Pathographie auf die Vorfahren der untersuchten
Persönlichkeit ausgedehnt wird, da sich erst dann wichtige Auf-

schlüsse ergeben werden. Denn Genie und Irrsinn finden sich nur selten an dem nämlichen Individuum, wohl aber fast immer am nämlichen Stamme. Es muß daher zur eigentlichen Pathographie sich noch die medizinische Stammbaumforschung gesellen, die auch erst in letzter Zeit begonnen hat, wissenschaftlichen Charakter anzunehmen. Ein dritter Weg zeigt sich in dem Studium bedeutender Männer ein und des nämlichen Forschungsgebietes, um aus ihrer psychischen Verschiedenheit und doch ähnlichen Leistungen in einem umgrenzten Gebiete das Wesen des genialen Schaffens zu erschließen. Diesen Weg hat mit besonderem Glück WILHELM OSTWALD[1]) beschritten. Endlich ist als vierter Weg die Beobachtung der besonders oder gar phänomenal begabten Schüler durch Pädagogen, die natürlich psychologisch und neurologisch vorgebildet sein müssen, zu erwähnen. Werden sich die Forscher auf diesen vier Wegen vorsichtig weitertasten, so dürfen wir hoffen, daß in absehbarer Zeit das noch dunkle Gebiet der Beziehungen zwischen genialem Schaffen und abnormen Seelenzuständen der wissenschaftlichen Durchdringung völlig zugänglich gemacht werden wird.

e) Die Reaktion der Gesellschaft auf die Psychopathen.

So wenig geklärt die Stellung sowohl der kulturfeindlichen wie der kulturfördernden Psychopathen im einzelnen auch ist, sicherlich bilden sie die wichtigste Schicht der mit krankhaften Erscheinungen behafteten Personen, die es überhaupt gibt. Die Gemeinschaft ihrer Mitmenschen, organisiert als Staat, Kirche, Verein usw., hat daher niemals umhin können, auf die Betätigung der Psychopathen in lebhafter Weise zu reagieren. Diese Reaktionen sind aber bis heute ebenso widerspruchsvoll und einer Regel spottend wie die Erscheinungsformen der Psychopathie selbst. Sie bewegen sich durchaus im Extremen und wechseln nicht selten nur zwischen Mißhandlung und Verherrlichung.

Eine ausschlaggebende Rolle hat der Psychopath im religiösen Leben gespielt. Paranoischer Eifer, hystero-epileptische Visionen, melancholischer Versündigungswahn, opferfreudiger Altruismus stehen an der Schwelle jeder religiösen Epoche, die diese eigenartigen Menschen dann entweder als Heilige verehrte oder als Ketzer grausam verfolgte.

Die Empfänglichkeit der Massen für religiöse Stimmungen ist im Laufe des letzten Jahrhunderts stark geschwunden. Dafür ist

---

[1]) OSTWALD, W.: Große Männer. (IX u. 424 S.) Leipzig 1909.

das politische Leben, das ehedem vorwiegend auf physischer
und materieller Kraftentwicklung beruhte, in die Sphäre der
Geisteskämpfe gezogen und dadurch auch der Tummelplatz
unserer Psychopathen geworden. Die Geschichte des Politikers
und Agitators schreiben hieße einen Beitrag zur Naturgeschichte
des hochwertigen und altruistisch gerichteten Psychopathen
liefern. Leider haben sich bis jetzt die Autoren, die sich mit
dem Psychopathen in der Politik befaßt haben, darauf beschränkt,
lediglich die unerfreuliche Erscheinung des politischen Verbrechers
zu schildern, der allerdings, wenn er nicht, wie häufig, geradezu
geisteskrank ist, stets auffallende psychopathische Züge darbietet.
Natürlich ist es nicht nur das politische öffentliche Leben, in
der gegenwärtig der altruistische Psychopath ein Feld seiner
Tätigkeit sucht, sondern alle möglichen Reformbewegungen
bis herab zu solchen in Medizin und Hygiene. Die häufig grotesken
Äußerungen dieser Bewegungen hängen mit den Eigentümlichkeiten der führenden Psychopathen zusammen. Diese Äußerlich-
keiten dürfen uns aber nicht vergessen lassen, daß sich in diesen
Reformbestrebungen ein guter Teil des Kulturfortschritts überhaupt vollzieht. Es wäre durchaus falsch, die Psychopathen
von dieser Betätigung fernhalten zu wollen, deren Verkehrtheiten
im Laufe der Entwicklung von selbst zerfallen, deren Kern aber
bleibt und häufig reiche Früchte trägt. Daher ist es nicht zu
beklagen, sondern zu begrüßen, daß die Bevölkerung sich der
von diesen Persönlichkeiten ausgehenden Suggestion nicht erwehren kann, sondern ihr folgt, mag es nun unmittelbar zum
Guten oder zuerst zum Schlechten, das später korrigiert wird,
führen.

Die Wechselwirkung zwischen genialer Einzelpersönlichkeit
und Masse ist für den menschlichen Fortschritt von größter Bedeutung. Leider steht das Wissen von den Einzelheiten dieses
Vorganges in gar keinem Verhältnis zu dieser Bedeutung, da die
Lehre von der Massenpsychologie noch in den ersten Anfängen
steckt.

Das Wirken des Psychopathen in Religion, Politik, Presse und
allen möglichen Reformbewegungen dürfte alles in allem genommen doch als segensreich und fruchtbringend zu bezeichnen
sein. Immerhin können darüber die Ansichten auseinandergehen,
weil ihr Wirken doch auch manche unfruchtbare Blüten treibt,
die als solche nicht gleich erkannt werden. Kein Zweifel aber
kann darüber entstehen, daß Personen mit seelischen Abnormitäten in Kunst, Wissenschaft und technischem Erfindungs-
wesen die eigentlichen Bahnbrecher sind. Die Reaktion ihrer

Mitmenschen beschränkt sich bei diesen Hochbegabten in der Regel so lange auf Nichtbeachtung, als keine ins Auge fallenden, auch dem Durchschnittsmenschen einleuchtenden Leistungen vorliegen. Die größere Anzahl dieser Hochbegabten reift daher trotz ihrer Begabung infolge dieser Gleichgültigkeit ihrer Mitmenschen gar nicht mehr zu den ihrer Begabung angemessenen Leistungen empor. Hieraus wird dann leicht gefolgert, daß Begabung überhaupt sehr selten ist, während diese Seltenheit vielleicht nur dadurch vorgetäuscht wird, daß zur Entwicklung einseitiger Begabung eine Reihe günstiger Bedingungen der Umgebung erforderlich ist, die gegenwärtig nur in Ausnahmefällen zusammentreffen. Wenn uns die angewandte Psychologie erst gelehrt haben wird, schon im Kinde die bestimmte Anlage zum Künstler, Gelehrten, Erfinder usw. zu entdecken, und uns die sozialen Einrichtungen gestatten, diese Hochbegabten, die jetzt mit ihren psychischen Sonderbarkeiten schutzlos einer verständnislosen Umgebung überlassen bleiben, besonders zu behandeln und ihre Gaben zu entwickeln, dann werden wir sicher das Zehnfache der heutigen Leistungen auf den genannten Gebieten hervorlocken können.

Wie die Reaktion der menschlichen Gesellschaft auf die sie überall durchsetzenden, entweder kulturhemmenden oder kulturfördernden Psychopathen auch immer sich zu erkennen gibt, sie ist unleugbar schwankend, widerspruchsvoll, ungenügend, häufig verfehlt und jedenfalls frei von einer Rationalität, die sich auf eine leidliche Kenntnis der zu beeinflussenden Personen und ihrer geistigen Eigentümlichkeiten stützt. Die Folge dieser Irrationalität ist, daß der soziale Wert oder Unwert der einzelnen Psychopathen nicht rechtzeitig erkannt wird, die genialen Sonderlinge in den meisten Fällen vor ihrer Entfaltung geknickt werden und auf der anderen Seite die kulturfeindlichen Psychopathen, wie wir bei der Besprechung der Kriminellen und Vagabunden gesehen haben, erst unschädlich gemacht werden, wenn sie bereits unsagbares Unglück angerichtet haben.

Hier kann nur Wandel geschaffen werden, wenn endlich diese verwickelten Fragen häufiger und nachdrücklicher als bisher zum Objekt wissenschaftlicher Forschung gemacht werden, an der sich Mediziner, Pädagogen, Psychologen und Soziologen mit gleichem Eifer beteiligen müssen. Sodann muß dafür gesorgt werden, daß die Ergebnisse dieser Forschung eine weite Verbreitung in der Durchschnittsbevölkerung finden. Nur dann werden wir im Laufe der Zeit zur richtigen Behandlung der Personen mit abnormen Seelenzuständen gelangen. Wir werden dann den

phänomenal begabten Psychopathen sofort an die Stelle setzen
können, an der er seine Gaben am besten im Dienste der menschlichen Gesellschaft anzuwenden vermag, und werden den kriminellen, vagabundierenden und sonstwie gemeingefährlichen durch
Entmündigung und dauernde Asylisierung rechtzeitig unschädlich
machen.

Die Psychopathen verdanken ihre Eigentümlichkeiten einer
angeborenen Anlage, die sie natürlich auch ihren Nachkommen
weiter vererben können, wenn auch in einer durch das Hinzutreten der zur Fortpflanzung nötigen zweiten Person überaus
verwickelten Weise, deren Gesetzmäßigkeit uns noch nicht
hinreichend bekannt ist. Hoffentlich bringt die Wissenschaft
hier bald die nötige Klärung, denn der Psychopath spielt in der
Fortpflanzung überhaupt eine sehr wichtige Rolle. Ihre Vermehrung wird dadurch hintangehalten, daß viele mit seelischen
Abnormitäten Behaftete entweder infolge Impotenz oder infolge
Perversion ihres Geschlechtstriebes zu Angehörigen des eigenen
Geschlechtes ohne Nachkommen bleiben oder infolge ihrer ab-
sonderlichen Stellung im Gesellschaftsleben keinen zur Aufzucht
von Nachwuchs erforderlichen Hausstand gründen oder erhalten
können. Diese natürliche Tendenz, die Vererbung der psychischen
Anomalien zu verhindern, ließe sich künstlich steigern durch
Maßnahmen, die die Nachkommenschaft zuverlässiger verhindern,
als die bisherige natürliche Entwicklung es vermochte. In der
Tat würde schon eine weitgehende Verallgemeinerung des Anstaltswesens mit ihrem Zwange zur Ehelosigkeit in dieser Richtung
wirken, aber man könnte auch daran denken, durch Präventivmaßnahmen den als solchen erkannten Psychopathen überhaupt
die Möglichkeit zu nehmen, Nachkommen zu erzeugen oder zu
gebären. Ohne Zweifel wird eine entwickelte Eugenik der Zukunft auch auf diesem Wege vorgehen, aber sie wird auch hier
vorsichtig sein müssen und nicht vergessen dürfen, daß durch
ein zu strenges Vorgehen auch die Entstehung der hochbegabten,
schöpferischen, genialen Psychopathen, auf die der menschliche
Fortschritt vielleicht angewiesen ist, leicht beeinträchtigt werden
könnte. Die Wissenschaft ist gegenwärtig noch außerstande,
anzugeben, unter welchen Voraussetzungen eine wahrhaft geniale
Veranlagung bei den Nachkommen erwartet werden darf. Nur
so viel ist sicher, daß die geniale Persönlichkeit, die eben durch
ihre Genialität seelisch abnorm ist, entweder unmittelbar der
Psychopathenarmee zuzurechnen ist oder doch wenigstens stets
in enger generativer Verbindung mit deren Mitgliedern steht.
Um dieser wenigen übersozialen Psychopathen willen müssen

wir wahrscheinlich einen gewissen Ballast von unsozialen Psychopathen (harmlosen Irren, Idioten usw.) oder gar von antisozialen Psychopathen (Verbrechern, Vagabunden usw.) ertragen. Der Psychopath spielt in der menschlichen Fortpflanzung eben nicht nur eine schädliche, sondern auch eine nützliche Rolle, die, wie alle seine Beziehungen zum gesellschaftlichen Oragnismus, erst genauer erforscht werden muß, ehe man daran denken kann, sie planmäßig zu beeinflussen.

19. Selbstmord.

Nicht nur im Leben, sondern auch im Sterben verhalten sich die Psychopathen anders als die übrige menschliche Gesellschaft; denn bei einer nicht geringen Anzahl der Psychopathen erhebt sich die Perversion des Trieblebens bis zur vollständigen Verneinung des Selbsterhaltungstriebes und der Betätigung dieser Verneinung durch die Selbstvernichtung, den Selbstmord. Dieses Phänomen, das von allen Lebewesen nur dem Menschen eigentümlich ist, hat von jeher die Aufmerksamkeit der Religionslehrer, Moralisten und Dichter erregt, während es eigentlich erst in unseren Tagen vor das Forum, vor dem es allein zuständig ist, das der Ärzte, gelangt ist.

Zwar erklärte schon der französische Irrenarzt Esquirol (gest. 1840) den Selbstmord für eine Geistesstörung, aber wie später Lombroso mit dem „Verbrecher als anthropologische Spezies", beraubte er diesen Satz durch seine einseitige Formulierung der Fruchtbarkeit, obwohl er ganz richtig den Selbstmord dadurch aus der moralischen Sphäre in die medizinische schob. Denn da höchstens bei dem dritten Teile aller Selbstmörder Geisteskrankheit festgestellt werden konnte, war man lange Zeit geneigt, mit der Übertreibung der Ansicht Esquirols auch den durchaus richtigen Weg abzuweisen, den der geniale Arzt gezeigt hatte. Dieser Weg liegt in einer genauen medizinischen Kasuistik, die uns allein das Wesen des Selbstmordes verständlich machen kann. Diese Kasuistik ist pathologisch-anatomischer Art, soweit es sich um vollendete, klinischer Art, wenn es sich um mißlungene Selbstentleibung handelt.

Die Sektionen der Selbstmordleichen im pathologisch-anatomischen Institut zu Kiel ergaben bei einem Material von 300 Leichen nach Heller [1] 43 %, deren pathologische Veränderungen im Gehirn auf verminderte oder aufgehobene Zurechnungsfähigkeit bei der Tat deuteten. Wenn man bedenkt, daß die geistigen Störungen nur

---

[1] Heller: Zur Lehre vom Selbstmorde nach 300 Sektionen. 1900.

zu einem geringen Teile sich nach dem Tode durch **pathologisch-anatomisch** nachweisbare Befunde aufzeigen lassen, so ist dieser Bruchteil staunenswert hoch und für die enge Verwandtschaft von abnormen Seelenzuständen mit Selbstmord von durchschlagender Beweiskraft. K. OLLENDORFF [1]) konnte auf Grund des Materials der Unterrichtsanstalt für Staatsarzneikunde in Berlin diese Ergebnisse bestätigen.

Die Methode, die Fälle des versuchten, aber mißlungenen Selbstmordes einer genauen psychiatrischen Analyse zu unterziehen, hat namentlich GAUPP [2]) mit gutem Erfolge angewandt. Von seinen 124 Fällen waren 44 geisteskrank; davon litten 11 an Dementia praecox, 17 an manisch-depressivem Irresein oder einem verwandten Depressionszustand, 4 an Alkoholwahnsinn, 4 an seniler Geistesstörung, 1 Frau an Paralyse, 7 Personen waren angeboren schwachsinnig und hatten die Tat in vorübergehender Erregung bzw. in angetrunkenem Zustande begangen. Von den nicht ausgesprochen geisteskranken Personen waren 5 Männer und 7 Frauen epileptisch, 10 Mädchen bzw. Frauen litten an Hysterie, 24 Männer und 4 Frauen an schwerem chronischen Alkoholismus, der in der Regel auf der Grundlage einer psychopathischen Konstitution erwachsen war und zu geistigen und ethischen Schwächezuständen geführt hatte. Die größte Gruppe endlich bildeten Persönlichkeiten von krankhafter Erregbarkeit, die in meist noch jugendlichem Alter aus geringfügigem Anlaß Selbstmord begingen. Als geistesgesund erwies sich nur eine einzige Person, ein Dienstmädchen, das sich im achten Monat der Schwangerschaft befand, also in einem Zustande, in dem auch normale Frauen einen Zustand erhöhter Reizbarkeit aufweisen.

Es würde vielleicht noch eine dritte Methode, die Beziehungen der Psychopathie zum Selbstmord zu erforschen, Ergebnisse liefern, die darin bestehen, daß man die Aufzeichnungen der Selbstmörder sammelt und psychologisch zergliedert.

Es starben in Preußen durch Selbstmord auf 100 000 Einwohner:

1907	. . . . .	20	1910	. . . . .	21
1908	. . . . .	21	1911	. . . . .	21
1909	. . . . .	22			

Am häufigsten waren die Selbstmorde bei den Männern in der Provinz Brandenburg mit 53, dann folgt Schleswig-Holstein mit 48, Sachsen mit 47, Landespolizeibezirk Berlin mit 47, Hessen-Nassau mit 37, Schlesien mit 35 und Hannover mit 33. Unter dem Staatsdurchschnitt bewegten sich Posen mit 14, Westpreußen mit 19, Rheinprovinz mit 21, Pommern und Ostpreußen mit 25.

Das Königreich Sachsen, der industriereichste Bundesstaat Deutschlands, weist eine ungewöhnlich große Zahl von Selbst-

---

[1]) OLLENDORFF, K.: Krankheit und Selbstmord. Beiträge zur Beurteilung ihres ursächlichen Zusammenhanges. Greifswald 1905.

[2]) GAUPP, R.: Über den Selbstmord. 2. Aufl. München 1910.

morden auf. Nach KÜRTEN kamen dort auf 100000 Lebende Selbstmorde [1]):

im Alter von	im Zeitraum	
	1892 –1902	1903—1907
10—15 Jahren	4,0	3,9
15—20 „	28,8	26,4
20—30 „	30,3	31,2
30—40 „	35,3	32,5
40—50 „	56,8	57,5
50—60 „	76,4	87,5
60—70 „	82,0	85,9
70—80 „	86,2	93,2
und darüber	98,1	129,8

Gegenwärtig ist die Beurteilung des Selbstmordes noch ganz
allgemein so sehr an Vorurteile geknüpft, daß der Anreiz zu seiner
Verheimlichung stark die statistischen Angaben beeinflußt und
sie mit großer Vorsicht aufzunehmen heißt. Besonders vor Vergleichen der aus den verschiedenen Ländern genommenen Zahlen
soll man sich hüten. Wer im Selbstmord lediglich eine aus dem
freien Willen hervorgehende, kausal psychologisch zu begründende
Handlung sieht, muß diesen Unterschieden eine große Bedeutung
beilegen. Wer dagegen den Selbstmord als eine besonders wunderliche Reaktion eines psychopathischen Gehirnes verstehen gelernt hat, wird es für wichtiger halten, die Zahl der Psychopathen
überhaupt zu kennen als die der Selbstmörder.

Die Selbstmorde sind bei den Männern etwa dreimal so häufig
als bei den Frauen. Sie sind verschieden nach Rasse und Terri-
torium, ohne daß man diese Verschiedenheit, die offenbar die
Resultante zahlreicher Komponenten ist, eingehend zu begründen
vermöchte. Sicher ist nur, daß in einer Bevölkerung, die kirchlich
stark gebunden ist, die Selbstmorde seltener sind als in der übrigen.
Dort entschließen sich eben die Psychopathen etwas weniger
leicht zu diesem Ausgang als hier. Dazu kommt, daß in jenen
Gegenden der Selbstmord als eine große Familienschmach gilt
und deshalb mit so großer Sorgfalt verheimlicht zu werden pflegt,
daß die Gesamtzahl in der Statistik erheblich herabgedrückt
erscheint. Auch der Umstand, daß die Selbstmorde gegen früher
zugenommen haben und in der städtischen Bevölkerung häufiger
sind als auf dem Lande, hängt mit diesen Vorurteilen bzw. ihrem
Schwinden zusammen. Umgekehrt ist in jenen Ländern, in denen
wie in Japan der Selbstmord der Männer, in Indien der der Frauen
durch religiöse Anschauungen gestützt wird, die Zahl der Selbstmorde noch erheblich höher als in der europäischen Bevölkerung.

---

[1]) KÜRTEN, O.: Statistik des Selbstmordes im Königreich Sachsen.
1913.

Daß wirtschaftliche Zustände auf die Häufigkeit des Selbstmordes einen großen Einfluß ausüben, kann man nicht sagen.
Jedenfalls ist er in den wohlhabenden Bevölkerungskreisen
häufiger als in den unbemittelten. Bei den letzteren gewinnt er
sozialpathologische Beziehungen über die Brücke des Alkoholismus,
namentlich des Branntweinalkoholismus, der in zahlreichen Fällen
mit der Selbstentleibung schließt.

In Sachsen fand KÜRTEN in den Jahren 1905—1908 auf
100000 Lebende Selbstmorde:

Landwirtschaft	39,2 Männer,	15,0 Frauen
Gewerbe	43,3 ,,	9,5 ,,
Handel und Verkehr . .	57,0 ,,	9,0 ,,

Auf die gesellschaftliche Struktur ist der Selbstmord ohne
Einfluß, denn er kommt nicht so häufig vor, daß er die Bevölkerungsquantität beeinflussen könnte. Besonders wertvolle Elemente gehen der Gesellschaft durch ihn auch nicht verloren.
Mit dieser sozialen Bedeutungslosigkeit steht im auffallenden
Gegensatz die Aufmerksamkeit, die ihm mehr noch von Moral-
statistikern und Soziologen als von den Ärzten entgegengebracht
wird. Das Geheimnisvolle und dabei Katastrophale, das den
Selbstmord begleitet, hat eben auch auf diese Kreise den nämlichen Einfluß ausgeübt wie auf die Dichter, die sich seiner so
gern zur Hervorrufung tragischer Wirkungen bedienen.

Die ärztliche Betätigung beschränkt sich natürlich auf die
Fälle, bei dem nur ein nicht zum Ziele führender Versuch unternommen worden ist. In München herrscht der Brauch, der für
alle übrigen Polizeiverwaltungen vorbildlich sein sollte, daß jeder,
der bei einem Selbstmordversuch ertappt oder von den Folgen
eines solchen errettet worden ist, zunächst einmal in die Irren-
klinik gebracht wird. An solchen Kranken hat auch R. GAUPP
seine erwähnten lehrreichen klinischen Beobachtungen gemacht.
Das Münchener Verfahren hat außer für das Studium des Selbstmordes noch für die Selbstmordkandidaten selbst den Vorteil,
daß diese nach nervenärztlicher Untersuchung in den geeigneten
Fällen den Anstalten (Trinkerasyle, Entbinaungsheime, Nervenheilstätten usw.) zugeführt werden können.

Die Einschränkung des Selbstmordes steht und fällt nicht
ohne weiteres mit der Verminderung der Psychopathen. Denn es
kommt bei seiner Häufigkeit weniger auf deren Zahl als auf das
Vorhandensein von Umständen an, die auf den Psychopathen
so einwirken, daß er zur Selbstentleibung schreitet. Derartige
Umstände werden sich aber schwerlich vermeiden lassen, und man
wird nicht schon deshalb, weil sie erfahrungsgemäß die Selbst-

mordhäufigkeit steigern, auf lebhafte kulturelle Aktivität, politische Beweglichkeit oder Befreiung kirchlicher Bevormundung verzichten wollen. Es empfiehlt sich daher, auch für die Zukunft nicht mit einem nennenswerten Rückgang der Selbstmordziffer zu rechnen oder über ihre Aufwärtsbewegung zu klagen, da nur auffallend wenig wirklich wertvolle Personen Selbstmord begehen.

XIV. Chirurgische Krankheiten.

Von

G. Wolff.

Die im vorhergehenden Kapitel besprochene Krankheitsgruppe hat die Eigentümlichkeit, der ärztlichen Einwirkung nur
in geringem Maße zugänglich zu sein. Im bemerkenswerten
Gegensatz dazu stehen die chirurgischen Krankheiten, die
namentlich seit der Einführung der Inhalationsnarkose und der
neueren Wundbehandlung das erfolgreichste Wirkungsfeld ärztlicher Betätigung geworden sind. Die großartigen Erfahrungen,
die während des Weltkrieges in allen kriegführenden Ländern
auf dem Gebiet der chirurgischen Massenbehandlung gesammelt
werden konnten, aufgebaut freilich auf der friedensmäßigen
Ausbildung des Arztes am chirurgischen Einzelfall, haben in
ungeahnter Weise dazu beigetragen, die Bedeutung der chirurgischen Krankenbehandlung auch in sozialhygienischer Hinsicht
erkennen zu lassen.

1. Wunden und Verletzungen.

Die bahnbrechende Reform der Wundbehandlung knüpft
sich an den Namen des englischen Chirurgen JOSEF LISTER, nachdem bereits zwanzig Jahre vorher der Wiener Frauenarzt IGNAZ
PHILIPP SEMMELWEISS, noch ohne genauere Vorstellung der
bakteriellen Ursachen, die infektiöse Natur des Kindbettfiebers
erkannt, aber vergebens bei seinen Fachgenossen um Gehör
für die Konsequenzen aus seinen wichtigen Beobachtungen am
Krankenbett nachgesucht hatte. Die von LISTER begründete
antiseptische Wundbehandlung wurde in der Folgezeit durch
die unausgesetzten Bemühungen namentlich deutscher Ärzte
weiter ausgebaut. Sie fand ihre Krönung schließlich in der
aseptischen Operationstechnik, die durch das Bestreben gekennzeichnet ist, die eitererregenden Keime von den Wunden
fernzuhalten.

Die Bedeutung der modernen Wundbehandlung erhellt, wenn man
sich die Häufigkeit der Verletzungen schon in Friedenszeiten vergegenwärtigt. Nach der Leipziger Krankheitsstatistik kamen unter
100000 ein Jahr lang beobachteten männlichen Versicherungspflichtigen 1476 Fälle von Wunden vor, von denen 4 tödlich endeten,
und die zusammen 21558 mit Arbeitsunfähigkeit einhergehende
Krankheitstage beanspruchten. Bei den weiblichen Versicherungs-

pflichtigen wurden 478 Fälle mit 2 Todesfällen und 7342 Krankheitstagen gezählt. Außerdem wurden 660 Fälle von Verbrennungen
mit 11452 Krankheitstagen, bei den weiblichen Versicherungspflichtigen 423 Fälle mit 7801 Krankheitstagen gezählt.
An Quetschungen und Zerreißungen wurden sogar 5229 Fälle,
von denen 12 tödlich endeten, und die zusammen 90 712 mit Arbeitsunfähigkeit einhergehende Krankheitstage beanspruchten, bei den
weiblichen Versicherungspflichtigen 1340 Fälle mit 26 863 Krankheitstagen gezählt. In diesem Zusammenhang darf erwähnt werden,
daß im Weltkrieg nach den bis Ende Mai 1919 veröffentlichten Verlustlisten im deutschen Heer 4 211 469 Verwundete gemeldet wurden.

Die septischen Wundkrankheiten sowie Rose, Hospital-
brand, Starrkrampf waren früher die gefürchtetsten Gegner
chirurgischer Betätigung. Diese Krankheiten gehören jetzt zu
den Seltenheiten.

Die Erfolge der Chirurgie wurden seit der antiseptischen
Wundbehandlung außerdem mächtig unterstützt durch die
Möglichkeit, schmerzfrei zu operieren, die der Erfindung der
Inhalationsnarkose durch die Amerikaner JACKSON und MORTON
im Jahre 1846 verdankt wird und seither namentlich durch die
Bemühungen deutscher Ärzte um neue Verfahren der allgemeinen
und örtlichen Narkose, so der Infiltrationsanästhesie nach SCHLEICH,
der Lumbalanästhesie nach BIER, verbessert worden ist. Man darf
wohl sagen, daß die Einführung der Anti- und Asepsis und die
Entdeckung der Narkose die beiden Grundpfeiler sind, auf denen
sich die achtunggebietenden Erfolge der modernen Chirurgie
bis in die jüngste Zeit aufgebaut haben.

2. Abszesse, Entzündungen und Eiterungen.

Die Abszesse oder Eiterbeulen gehören auch heute noch zu
den häufigsten Erkrankungen, wenn auch diese Tatsache in der
Statistik aus dem Grunde nicht zum Ausdruck kommt, weil
die größte Mehrzahl der Fälle durch ärztliche Eingriffe einer
vollständigen Heilung zugeführt wird. Die Eitererreger können
durch jede kleine Wunde einwandern. Daher ist auch kein Beruf,
kein Stand und kein Alter vor eitriger Zellgewebsentzündung
gänzlich geschützt. Aber natürlich leidet die handarbeitende
Bevölkerung, soweit sie mit schmutziger Arbeit in Berührung
steht, bedeutend mehr unter Abszessen als etwa Stubenarbeiter,
Kaufleute usw. Besonders häufig und bösartig sind die Abszesse
bei der landwirtschaftlichen Bevölkerung.

Infolge von Abszessen sind stets eine erhebliche Anzahl von
Personen arbeitsunfähig. Die Listen der Krankenkassen und
Krankenhäuser wissen davon zu erzählen. Auf die Sterblichkeit
sind sie wohl kaum mehr von Einfluß. Zwar gibt es Abszesse

an so verborgenen Stellen des Körpers, daß sie schwer zu ermitteln und zu eröffnen sind, aber die Fälle, die tödlich enden, gehören bei der gegenwärtigen Entwicklung der Chirurgie zu den Seltenheiten. Feststellung und Eröffnung von Abszessen ist seit den Anfängen der geschichtlichen Zeit ein Hauptfeld der Betätigung der Ärzte und Heilpersonen gewesen. Gegenwärtig ist Ermittlung und Behandlung zu einer großen Sicherheit ausgebildet. Es kommt nur darauf an, daß alle Fälle, auch die geringfügigen, rechtzeitig der ärztlichen Behandlung zugeführt werden. Die soziale Krankenversicherung hat in dieser Richtung außerordentlich segensreich gewirkt. Kamen doch nach der Leipziger Statistik unter 100000 ein Jahr lang beobachteten männlichen Versicherungspflichtigen 1375 Fälle von Zellgewebsentzündung vor, die zusammen 20953 mit Arbeitsunfähigkeit einhergehende Krankheitstage beanspruchten. Bei den weiblichen Versicherungspflichtigen wurden 863 Fälle mit 15230 Krankheitstagen gezählt.

Außerdem erforderten 584 Fälle von Furunkel 6443 mit Arbeitsunfähigkeit einhergehende Krankheitstage bei den Männern und 177 Fälle 2306 Krankheitstage bei den Frauen sowie 611 Fälle von Panaritium weitere 9130 mit Arbeitsunfähigkeit einhergehende Krankheitstage bei den männlichen Versicherten sowie 614 Fälle mit 10811 Krankheitstagen bei den Frauen.

Von Nagelbettentzündungen wurden nach der nämlichen Quelle 118 Fälle mit 1793 Krankheitstagen bei den männlichen, 114 Fälle mit 1691 Krankheitstagen bei den weiblichen Versicherungsmitgliedern gezählt und endlich von Sehnenscheidenentzündung und Sehnenschrumpfung 324 Fälle mit 4852 Krankheitstagen bei den Männern und 154 Fälle mit 2858 Krankheitstagen bei den Frauen.

Die Häufigkeit dieser Eiterungen aus geringfügiger Ursache läßt sich nur dadurch erklären, daß die Reinlichkeit und Hautpflege selbst in der vorgeschrittenen großstädtischen Bevölkerung noch vieles zu wünschen übrig läßt. Die ärztliche Behandlung dieser Erkrankungen macht allerdings gegenwärtig keine Schwierigkeiten mehr; aber wie die obigen Zahlen beweisen, erfordert sie doch einen großen Aufwand von Zeit und Mitteln, der sich schon in der großen Zahl von Tagen, in der diese Kranken arbeitsunfähig sind, offenbart. Schwerlich werden sich die Abszesse und Zellgewebseiterungen jemals gänzlich vermeiden lassen. Aber eine große Einschränkung ihrer Zahl ist zu erwarten, wenn die handarbeitende Bevölkerung noch achtsamer auf Reinlichkeit und Körperpflege wird.

3. Verletzungen der Knochen und Gelenke.

Das Einrichten und Einschienen gebrochener Knochen war schon von jeher ein dankbares Feld ärztlicher Betätigung. Eine Errungenschaft der Neuzeit ist aber die sorgsame Nachbehandlung,

durch die die gebrochenen Glieder und die Verstauchungen und
Verrenkungen der die Knochen verbindenden Gelenke mittelst
Massage, Elektrisieren, Heißluftbehandlung und Heilgymnastik
später wieder gebrauchsfähig gemacht werden. Belebend hat
auf diese Seite der chirurgischen Behandlung namentlich die
Unfallversicherung gewirkt, die ein großes Interesse daran hat,
daß die Unfallschäden möglichst ohne zurückbleibende Funktions-
störungen geheilt werden.

Die Verletzungen des menschlichen Bewegungsapparates sind
außerordentlich häufig, kamen doch nach der Leipziger Krankheitsstatistik unter 100000 ein Jahr lang beobachteten männlichen Versicherungspflichtigen 4910 Fälle von Erkrankungen der Bewegungs-
organe vor, von denen 11 tödlich endeten, und die zusammen 99530
mit Arbeitsunfähigkeit einhergehende Krankheitstage beanspruchten.
Bei den weiblichen Versicherungspflichtigen wurden 2742 Fälle mit
4 Todesfällen und 65675 Krankheitstagen gezählt. Davon fielen auf
Knochenbrüche 463 Fälle mit 21961 Krankheitstagen bei den
Männern, 97 Fälle mit 4854 Krankheitstagen bei den Frauen, auf
Verrenkungen 119 Fälle mit 3099 Krankheitstagen bei den Männern
und 32 Fälle mit 904 Krankheitstagen bei den Frauen, auf Verstauchungen 991 Fälle mit 15238 Krankheitstagen bei den Männern
und 294 Fälle mit 5021 Krankheitstagen bei den Frauen, auf Entzündungen und Eiterungen der Knochen 127 Fälle mit 3631
Krankheitstagen bei den Männern und 125 Fälle mit 3593 Krankheitstagen bei den Frauen, und auf Entzündungen und Eiterungen
der Gelenke 414 Fälle mit 9769 Krankheitstagen bei den Männern
und 283 Fälle mit 8230 Krankheitstagen bei den Frauen.

Der wichtigste Fortschritt in der ärztlichen Betätigung bei
den Verletzungen der Knochen und Gelenke liegt darin, daß
man gegenwärtig sich nicht mehr damit begnügen darf, die
Glieder schlecht und recht zusammenwachsen zu lassen, sondern
der höchste Wert auf ihre spätere Gebrauchsfähigkeit gelegt wird.
Die soziale Unfallversicherung, die die gesamte Lohnarbeiterschaft umfaßt, hat nach dieser Richtung bahnbrechend gewirkt.

In jüngster Zeit hat vor allem die durch den Krieg gezeitigte
Kriegsbeschädigtenfürsorge ihre Aufgabe darin gesucht, die
Kriegsverletzten wieder in den möglichst vollkommenen Besitz
ihrer Arbeitsfähigkeit zu bringen und damit aus Rentenempfängern
produktive Mitglieder der menschlichen Gesellschaft zu machen.
Das Weitere hierzu wird hinten in dem Abschnitt über Krüppelfürsorge zu sagen sein.

Mit welch gewaltigen Mengen allein von Prothesen bei den Aus-
maßen des Weltkrieges gerechnet werden muß, teilt FRITZ LOTSCH[1])
nach einer vorläufigen Statistik von THOMAS[2]), die sich auf die Zeit

---

[1]) Deutsche med. Wochenschr. 1922. Nr. 52.
[2]) Die Entwicklung der orthopädischen Versorgung der Kriegsbeschädigten. Arch. f. orthop. u. Unfall-Chirurgie 1922, Bd. 21, S. 1.

360   G. Wolff:

bis zum 1. September 1921 erstreckt, in einer Arbeit über „Die
Ergebnisse der Kriegsamputationen an den unteren Gliedmaßen
mit besonderer Berücksichtigung der Prothesenanwendung" mit:
„Danach sind allein über 56000 Beinamputierte zu versorgen, während
im Kriege 1870/71 überhaupt nur 3031 Amputationen an oberen und
unteren Gliedmaßen zusammengenommen ausgeführt wurden. Nur
657 Beinamputierte wurden nach dem Kriege 1870/71 mit Kunst-
gliedern versorgt. Der große Bedarf hat der Technik des Prothesen-
baues viele Anregungen zur Verbesserung, Vereinfachung und Vereinheitlichung gegeben."

4. Allgemeine Bemerkungen zur sozialen Pathologie der chirurgischen Erkrankungen.

Die Zahl der chirurgischen Erkrankungen ist auch im Frieden
sehr groß. Allein die Verletzungen und äußeren Erkrankungen
verursachten nach der Leipziger Statistik unter 100000 ein Jahr
lang beobachteten männlichen Versicherungspflichtigen 9283 Fälle,
von denen 52 tödlich endeten, und die zusammen 169511 mit
Arbeitsunfähigkeit einhergehende Krankheitstage beanspruchten.
Bei den weiblichen Versicherungspflichtigen wurden 2844 Fälle
mit 11 Todesfällen und 56345 Krankheitstagen gezählt.

Die typische Form, in der die meisten chirurgischen Affektionen
ihre sozialpathologischen Beziehungen gewinnen, ist der Unfall;
die in leider noch immer nicht überwundenen Entwicklungsstufen der Gesellschaft vorherrschenden Verwundungen im
Kampf und Krieg sind meist auf mehr oder weniger kurze Epochen
beschränkt und können jedenfalls wohl nicht als typische, sondern
nur als Ausnahmeerscheinungen angesehen werden.

Unfälle können den Menschen in jedem Alter und in jeder
Lebenslage treffen. An dieser Stelle erregen unsere Aufmerksamkeit am meisten die Verwundungen und Verletzungen
auf dem Schlachtfelde der Arbeit. Durch Unfälle gehen in
Deutschland auf 100000 Lebende jährlich etwa 38 Personen
zugrunde. Bei den Kindern sind leider die Unfälle noch beinahe
ebenso häufig wie im erwerbsfähigen Alter. Auf 100000 Lebende
der Altersklasse von 1—15 Jahren rechnet man 30, auf 100000
Lebende der von 15—60 Jahren 39 infolge Unfall Gestorbene.

In Preußen wurden an tödlichen Verunglückungen im Jahre 1911
16810 Opfer gezählt, also 41,5 Personen auf 100000 (gegenüber
38,2 im Jahre 1910).

Dem Alter nach verunglückten im Jahre 1911 in den Jahren von:

0—5	1458	männliche,	1107	weibliche Personen
5—15. . . .	1493	„	610	„ „
15—60. . . .	8881	„	1011	„ „
60 und mehr	1429	„	723	„ „
unbekannt . .	90	„	98	„ „
überhaupt	18851	männliche,	3459	weibliche Personen

Als Ursachen ergaben sich:

Ertrinken	3740	Vergiftung	266
Sturz	3404	Schlag u. Biß durch Tiere	281
Überfahren	2715	Stoß, Schlag, Anprall	175
Verletzungen durch Maschinen	542	Schießen und Explodieren	420
Verbrennen	1746	Erfrieren	184
Ersticken	687	Blitzschlag	124
Verschütten und Erschlagen	1405	Hitzschlag	602

Durch Mord und Totschlag endeten im Jahre 1911 491 männliche und 243 weibliche Personen. Außerdem wurden 19 Personen hingerichtet.

Nach der Leipziger Krankheitsstatistik entfielen auf 100000 ein Jahr lang beobachtete männliche Versicherungspflichtige insgesamt 9748 Unfälle, von denen 4177 als Betriebsunfälle gemeldet wurden. Von allen Unfällen dauerte die Arbeitsunfähigkeit mehr als 28 Tage in 1547 Fällen, von den Betriebsunfällen 963. Von letzteren waren 25 tödlich und dauerten außerdem 198 länger als 13 Wochen. Insgesamt erforderten die Unfälle 178425 Tage von Arbeitsunfähigkeit, von denen 85679 auf Betriebsunfälle fielen. Auf die nämliche Zahl weibliche Versicherungspflichtige entfielen insgesamt 2879 Unfälle, von denen 874 als Betriebsunfälle gemeldet wurden. Von allen Unfällen dauerte die Arbeitsunfähigkeit mehr als 28 Tage in 520 Fällen, von den Betriebsunfällen in 252. Von letzteren war 1 tödlich, und es dauerten außerdem 33 länger als 13 Wochen. Insgesamt erforderten die Unfälle 56869 Tage von Arbeitsunfähigkeit, von denen 22387 auf Betriebsunfälle fielen.

Nach der vom Reichsversicherungsamte veranstalteten Unfallstatistik stellt sich in Deutschland die Unfallgefährlichkeit der einzelnen Gewerbe um die Jahrhundertwende ungefähr folgendermaßen: Das Fuhrgewerbe steht in bezug auf Unfallhäufigkeit mit 16,97 entschädigungspflichtigen Unfällen auf 1000 Arbeiter an der Spitze; es folgen die Müllerei mit 13,51, die Spedition, Speicherei und Kellerei mit 12,36, der Bergbau mit 12,09, der Steinbaubetrieb mit 11,94, das Tiefbaugewerbe mit 11,85, die Holzindustrie mit 11,77, die Binnenschiffahrt mit 11,35, die Brauerei mit 11,31, das Baugewerbe mit 11,04, die Papierindustrie mit 9,27, die Seeschiffahrt mit 8,95, die Eisen- und Stahlindustrie mit 8,92, die Zuckerindustrie mit 7,89, die chemische mit 7,76, die Brennereiindustrie mit 7,67, die Fleischerei mit 7,03, die Nahrungsmittelindustrie mit 6,79, die Ziegelei mit 6,71, das Schornsteinfegergewerbe mit 6,14, die Privatbahnen mit 5,86, die Feinmechanik mit 5,38, die Lederindustrie mit 5,23, die Gas- und Wasserwerke mit 5,14, die Straßenbahnen mit 4,21, die Glasindustrie mit 4,07, die Musikinstrumentenindustrie mit 3,96, die Textilindustrie mit 3,41, die Papierverarbeitung mit 3,39, die Buchdruckerei mit 2,66, die Töpferei mit 2,33, die Bekleidungsindustrie mit 2,18, die Seidenindustrie mit 1,26 und die Tabakindustrie mit 0,42. Die Todesfälle verteilen sich, da die Schwere der Unglücksfälle bei den einzelnen Berufsarten verschieden ist, etwas anders. Es kamen auf 1000 Arbeiter an Todesfällen bei der Binnenschiffahrt 2,99, bei der Seeschiffahrt 2,77, bei dem Fuhrgewerbe 2,35, bei dem Bergbau 2,06. Am Ende der Reihe stehen die Tabak- und Seidenindustrie mit je 0,02, die Bekleidungsindustrie und das Buchdruckgewerbe mit je 0,08 Todesfällen infolge Unfall auf 10000 Versicherte. Auffallend ist in dieser Zusammenstellung, daß jene Berufe, die in der allgemeinen Anschauung ohne weiteres als ungemein gefährlich angesehen werden, in der Statistik nicht an erster Stelle stehen, z. B. die Schiffahrt auf den zahmen Binnengewässern mehr Opfer verlangt als die Fahrt auf hoher See.

Nach dem statistischen Jahrbuch für das Deutsche Reich über 1905 stellte PRINZING (Handbuch der medizinischen Statistik, S. 160) eine Tabelle zusammen, nach der auf 1000 Unfallversicherte entschädigte, d. h. längere Arbeitsunfähigkeit als 13 Wochen in Anspruch nehmende kamen:

In Gewerbe und Industrie:

	getötet	erwerbsunfähig dauernd ganz	erwerbsunfähig dauernd teilw.	erwerbsunfähig vorüber- gehend	ins- gesamt
1886—1890 . . .	0,72	0,49	2,31	0,75	4,27
1891—1895 . . .	0,68	0,24	3,64	1,38	5,94
1896—1900 . . .	0,72	0,09	3,55	2,76	7,12
1901—1903 . . .	0,66	0,08	3,75	3,59	8,08

In der Landwirtschaft:

1888—1890 . . .	0,15	0,03	0,34	0,31	0,83
1891—1895 . . .	0,18	0,05	1,16	0,89	2,28
1896—1900 . . .	0,23	0,05	2,11	1,86	4,25
1901—1903 . . .	0,24	0,05	2,41	2,55	5,25

Über die Art des Unfalles und die Gegenstände, bei deren Handhabung sich die Unfälle ereigneten, gibt folgende Aufstellung des Reichsversicherungsamtes für das Jahr 1909 Aufschluß, die die entschädigten Unfälle in den gewerblichen und landwirtschaftlichen Berufsgenossenschaften enthält. Es kamen Unfälle vor durch:

Motoren, Transmissionen, Arbeitsmaschinen . .	18299
Hebemaschinen, Aufzüge, Kranen . . . . . . ·.	3162
Dampfkessel, Dampfleitungen	210
Sprengstoffe	824
Feuergefährliche, heiße und ätzende Stoffe . . .	3118
Zusammenbruch, Einsturz, Herab- und Umfallen von Gegenständen	15152
Fall von Leitern, Treppen und Vertiefungen . .	28366
Auf- und Abladen von Gegenständen	15381
Eisenbahn- und Schiffsverkehr	4512
Tiere (Biß, Stoß, Schlag)	9868
Handwerkszeuge und sonstige Vorgänge . . .	17336
Fuhrwerksverkehr.	15998

Bei den gewerblichen Berufsgenossenschaften überwiegen die Unfälle an Motoren, Transmissionen und Arbeitsmaschinen; durch Zusammenbruch, Einsturz, Herab- und Umfallen von Gegenständen, Fall von Leitern, Treppen und beim Auf- und Abladen von Gegenständen. In den landwirtschaftlichen Berufs-

genossenschaften überwiegt das Fallen in Vertiefungen, Luken usw.
alle anderen Vorkommnisse, ein hoher Prozentsatz der Unfälle
passiert auch im Fuhrwerksverkehr und durch Biß, Stoß oder
Schlag von Tieren.

Namentlich die Unfälle in Bergwerksbetrieben haben von
jeher große Aufmerksamkeit gefunden. Ihre statistische Erfassung
reicht weit zurück, so daß hier untersucht werden kann, ob die
Verunglückungen in der letzten Zeit in Abnahme begriffen sind.
Nach den Berichten der britischen Bergwerksinspektoren sind
in den ihnen unterstellten Kohlengruben pro 1000 Arbeiter
tödlich verunglückt:

1861—1865 . . . 3,2	1896—1900 . . . 1,3
1866—1870 . . . 3,4	1901—1905 . . . 1,3
1886—1890 . . . 1,8	

In Preußens Kohlenbergbau verunglückten pro 1000 Arbeiter
tödlich:

1861—1866 . . . 2,7	1891—1900 . . . 2,5
1867—1880 . . . 2,9	1901—1905 . . . 2,0
1881—1890 . . . 2,9	

Die Verunglückungen und Verletzungen beeinflussen das gesellschaftliche Getriebe zunächst dadurch, daß sie für zahlreiche
Menschen vorzeitig zur Todesursache werden. In dieser Hinsicht imponieren uns namentlich die Verlustzahlen der Schlachten
und Kriege, obgleich die fortlaufenden Verluste durch Verunglückung und gewaltsame Todesarten, die im gewöhnlichen
friedlichen Leben vorkommen, als Todesursache ungleich größer
sind, wenn wir von den bis dahin unerhörten Verlusten während
des Weltkrieges (siehe später) absehen. Der jährliche Ausfall
an Menschen infolge von Unglücksfällen mit tödlichem Ausgang
betrug in Preußen während der letzten Jahrzehnte etwa 15000,
im Deutschen Reich etwa 20000 Personen jährlich.

In der Schlacht bei Austerlitz kämpften 154000 Mann;
die Verluste betrugen auf beiden Seiten zusammen 38000 Mann
an Toten und Verwundeten. Die Schlacht bei Jena weist folgende
Ziffern auf: 110000 Kämpfende und 31000 Verlust; die Schlacht
an der Moskwa: 245000 Kämpfende und 74000 Verlust; Leipzig:
471000 Kämpfende und 107000 Verlust; Waterloo: 194000
Kämpfende und 51000 Verlust; Solferino: 287000 Kämpfende
und 37000 Verlust; Königgrätz: 291000 Kämpfende und 33000
Verlust; Gravelotte: 396000 Kämpfende und 62000 Verlust;
Sedan: 314000 Kämpfende und 68000 Verlust; Liaujang:
285000 Kämpfende und 60000 Verlust. Der Deutsch-Fran-
zösische Krieg weist nach den Berechnungen des italienischen

Statistikers Bodio folgende Ziffern auf: Frankreich verlor 136000 Mann; davon wurden 80000 auf den Schlachtfeldern getötet oder starben in Frankreich an ihren Wunden, 36000 starben in Frankreich infolge von Krankheiten, und 20000 starben in der deutschen Gefangenschaft. Dazu kommen 477800 Mann, die während des Krieges dienstuntauglich wurden, und zwar 138000 durch Verwundungen in der Schlacht, 11400 durch Verletzungen auf den Märschen und 328000 durch Krankheit, Entbehrungen usw. Auf deutscher Seite wurden nach den Angaben des Großen Generalstabes auf den Schlachtfeldern 17255 Mann getötet, in den Lazaretten starben 21023 Mann, so daß das deutsche Heer durch den Tod 38278 Mann einbüßte.

Die Ausmaße des jüngst vergangenen Krieges lassen es gerechtfertigt erscheinen, auf die durch blutige Verluste entstandenen Menschenopfer, soweit das statistische Material darüber schon vorliegt, mit einigen Worten einzugehen. Mehr als in allen früheren Kriegen übertraf die Zahl der an Wunden Gestorbenen diejenige der Kriegsseuchen und anderen Kriegskrankheiten Erlegenen. Die Zahl der ersteren (1531048) verhielt sich im deutschen Heer zur Zahl der letzteren (155013) wie 10 zu 1. Man wird daraus und aus der ungeheuren Zahl der als verwundet Gemeldeten (4211469) wohl mit Recht folgern dürfen, daß die Hauptarbeit bei der Behandlung der Kriegskranken den Chirurgen zukam, wenn man auch diejenige der Internen keineswegs zurückzusetzen braucht. Aber es liegt schon im Wesen der durch die Waffen des Krieges verursachten Körperverletzungen, gewissermaßen der „Kriegsunfälle", daß an ihrer Behandlung in erster Linie chirurgisch geschulte Kräfte beteiligt sein werden; dies um so mehr, als das wichtigste Gebiet interner Krankenbehandlung durch die ausgedehnte und erfolgreiche Seuchenprophylaxe auf ein Mindestmaß beschränkt werden konnte.

Wie sich in den letzten Kriegen bis zum Weltkrieg diese Verhältnisse gestaltet haben, läßt sich aus der nebenstehenden Übersicht erkennen, die der bekannte Militärsanitätsstatistiker Schwiening [1]) veröffentlicht hat.

Aus dieser Zusammenstellung ist klar ersichtlich, daß es nur im Kriege 1870/71 schon gelungen war, die Kriegsseuchen so zu beherrschen, daß die Zahl der daran Gestorbenen (14904) niedriger war als die Zahl der ihren Verletzungen Erlegenen (28278). In den übrigen Kriegen seit der Mitte des ver-

---

[1]) Die deutschen Ärzte im Weltkrieg, Sanitätsstatistische Betrachtungen. Berlin 1920. S. 229.

Kriege	Armeen	Zahl der Gefallenen und an Wunden Gestorbenen	Zahl der an Krankheiten Gestorbenen	Es verhält sich die Zahl der Gefallenen usw. zu der Zahl der an Krankh. Gestorbenen wie
Krimkrieg 1854/56 .	Engländer	4602	17579	1:3,8
	Franzosen	18173	59273	1:3,3
Krieg in Italien 1859	Franzosen	5498	13788	1:2,5
Krieg in Böhmen 1866	Preußen	4008	5219	1:1,3
Krieg gegen Frankreich 1870/71 . .	Deutsche	28278	14904	1:0,53
Russisch-türk. Krieg 1877/78	Russen	16866	45969	1:2,7
Japan.-Chines. Krieg 1894/95	Japaner	965	3148	1:3,3
Spanisch - Amerikan. Krieg 1898/99 . .	Amerikaner	968	5438	1:5,6
Weltkrieg 1914/19 .	Deutsche	1531048	155013	1:0,10

gangenen Jahrhunderts starben viel mehr Menschen an Seuchen als an blutigen Verletzungen. Verhielt sich die Zahl der Gefallenen und an ihren Wunden Gestorbenen zur Zahl der an Krankheiten Gestorbenen 1870/71 wie 1:0,53, so ging dieses Verhältnis im Weltkrieg auf 1:0,1 herab, das heißt die Todesfälle durch Krankheit machten nur mehr ein Zehntel der Todesfälle durch Waffen aus. Ist dieses Ergebnis auf der einen Seite eine glänzende Bestätigung von der Wirksamkeit der durch wissenschaftliche Vertiefung und lange Friedensübung vorbereiteten Maßnahmen einer systematischen Seuchenbekämpfung, so zeigt es auf der anderen Seite, zumal bei der langen Ausdehnung des Krieges, die ungeheure Belastung der ärztlich-chirurgischen Tätigkeit.

Darüber unterrichten die von SCHWIENING an der gleichen Stelle nach den amtlichen Verlustlisten veröffentlichten Zahlen über die Gesamtverluste des deutschen Heeres, die zwar noch nicht ganz abgeschlossen sind, aber doch einen großen Annäherungswert besitzen. Danach wurden seit Kriegsausbruch bis Ende April 1919 (57 Monate) als gefallen 1531048, als vermißt 991340, als verwundet 4211469, als durch Krankheit gestorben 155013 Mann gemeldet, zusammen 6888870, davon 1686061 Todesfälle. Diese Zahl hat sich inzwischen auf mindestens 1800000 erhöht dadurch, daß eine Reihe von Verwundeten nachträglich ihren Wunden erlegen ist, ferner durch weitere Aufklärung über das Schicksal der Vermißten.

Auffallend niedrig ist die Zahl der an Krankheit Gestorbenen (155013), gewaltig die Zahl der Verwundeten (4211469). Man wird sogar behaupten dürfen, daß die großartigen Erfolge der Seuchenhygiene zusammen mit den überraschenden Resultaten der Wiederherstellungschirurgie die; lange Dauer der ununterbrochenen Kriegführung überhaupt erst ermöglichten. Ob damit die Hauptfortschritte

der ärztlich-hygienischen Wissenschaft in volkswirtschaftlichem
Sinne auf die Gewinnseite einer rationellen Menschenökonomie
zu buchen sind, ob sie nicht vielmehr auch, wie andere technische
Errungenschaften, der Verlängerung des Krieges und damit der
systematischen Vernichtung von Gut und Blut gedient haben, mag
hier unerörtert bleiben. Das ist die Kehrseite moderner Kriegführung
im Zeitalter der Hygiene.

Ein paar Zahlen mögen nach SCHWIENING auch noch darüber
unterrichten, wie viele der Lazarettkranken während des Krieges
wieder·bis zur Dienstfähigkeit hergestellt wurden. In den vier Kriegsjahren zusammen sind vom deutschen Heer in Abgang gekommen:

aus den Lazaretten	dienst-fähig	ge-storben	ander-weitig	Summe
des Heimatsgebiets. . . .	5 551 258	77 563	513 716	6 142 537
des Feld- u. Etappengebiets	3 652 459	224 156	61 324	3 937 939
insgesamt	9 203 717	301 719	575 040	10 080 476
in % der Summen. . . .	91,3	3,0	5,7	100,0

Von den mehr als 10 Millionen Heeresangehörigen, die während
der vier Kriegsjahre in Lazarettbehandlung gestanden haben, sind
97 % am Leben erhalten.

Nach den Berechnungen, die CHR. DÖRING [1]) im Auftrag der
Gesellschaft für soziale Folgen des Krieges veröffentlicht hat,
setzt sich der gesamte Menschenverlust in den hauptsächlich
am Kriege beteiligten europäischen Staaten in runden Ziffern,
wie folgt, zusammen:

	Geburten-verlust	Verlust durch Mehrsterb-lichkeit	darunter Kriegs-gefallene	Gesamt-verlust
Deutschland	3 600 000	2 700 000	2 000 000	6 300 000
Österreich-Ungarn. . .	3 800 000	2 000 000	1 500 000	5 800 000
Großbrit. u. Irland . .	850 000	1 000 000	800 000	1 850 000
Frankreich	1 500 000	1 840 000	1 400 000	3 340 000
Italien	1 400 000	880 000	600 000	2 280 000
Belgien	175 000	200 000	115 000	375 000
Bulgarien	155 000	120 000	65 000	275 000
Rumänien	150 000	360 000	159 000	510 000
Serbien	320 000	1 330 000	690 000	1 650 000
Europ.Rußland m.Polen	8 300 000	4 700 000	2 500 000	1 300 000
zusammen	20 250 000	15 130 000	9 829 000	35 380 000

---

[1]) Die Bevölkerungsbewegung im Weltkrieg. Bulletin der Studien-
gesellschaft für soziale Folgen des Krieges. Kopenhagen 1920.

Diese Zahlen sind ebenfalls noch nicht abgeschlossen, zum
Teil beruhen sie auf Schätzungen nach statistischen Unterlagen
(Rußland, Serbien, Frankreich); im ganzen werden sie aber der
Wahrheit sehr nahe kommen, wie inzwischen spezialstatistische
Studien aus den einzelnen Ländern bestätigt haben. Sie zeigen
noch einmal in gedrängter Übersicht, daß sich die blutigen Ver-
luste im Weltkriege innerhalb einer relativ kurzen Zeitspanne
auf viele Millionen beliefen, die zusammen mit den noch stärkeren
Ausfällen durch den Geburtenverlust schon einen Faktor darstellen,
der auf die Quantität und Qualität der Bevölkerung nicht ohne
Einfluß geblieben ist; betrugen doch die blutigen Verluste in
ganz Europa etwa 10 Millionen der kräftigsten Männer, die
Gesamtverluste in Europa einschließlich des Geburtenausfalls
mehr als 35 Millionen Menschen, das heißt beinahe so viel, wie
Frankreichs Gesamtbevölkerung zurzeit beträgt.

Für das Verständnis des später zu besprechenden Völkertodes
ist es wichtig, im Auge zu behalten, daß Völker dennoch niemals
auf gewaltsame Weise zum Verschwinden gebracht werden können,
weder durch die auf kurze Zeit zusammengedrängten Verluste
eines vorübergehenden Kriegszustandes noch durch die dauernden
Verluste, die sich aus den Unglücksfällen im gewöhnlichen Leben
alljährlich ergeben.

Die ärztliche Versorgung der Verletzungen und Verunglückungen ist gebunden 1. an rechtzeitige erste Hilfe, 2. an die
chirurgische Behandlung, 3. an die Nachbehandlung der Unfall-
folgen und 4. an die Ausgleichung der etwa verbleibenden Verkrüppelung durch geeignete Bandagen und Prothesen.

Die richtige Gewährung der ersten Hilfe beruht auf einem gewissen Verständnis der gesamten Bevölkerung für das Wesen der
chirurgischen Verletzungen, die Handgriffe der dringendsten
Blutstillung und die Schädlichkeit der Anwendung alther-
gebrachter, die Wunden nur verunreinigender Mittel, sodann
auf der gleichmäßigen Durchsetzung des gesamten Landes mit
Ärzten und Krankenhäusern. Namentlich die letzteren müssen
jederzeit dazu eingerichtet sein, als Unfallstationen zu dienen.
Durch ein stets zur Verfügung stehendes Transportmittel (Fuhr-
werk oder Automobil) können sie einen hinreichend großen
Aktionsradius gewinnen. Das erforderliche Meldewesen kann
im Anschluß an die Feuerwachen geregelt werden.

Die eigentliche chirurgische Betätigung steht gegenwärtig
auf einer kaum noch zu überbietenden Höhe. Diese Stellung
hat sie sich nur dadurch erringen können, daß sie sich immer
mehr aus dem Tätigkeitsgebiete des frei praktizierenden Arztes

zurückzog und zu einem Sonderfach entwickelte, das einen großen Apparat an Operationsräumen, Instrumentarium und geschultem Personal benötigt, wie es nur ein Krankenhaus bieten kann. Die Bevorzugung des Krankenhauses seitens der Chirurgie hat auf den Bau von Krankenhäusern überaus segensreich eingewirkt und dem gesamten Anstaltswesen eine Entwicklung gegeben, die auch anderen als chirurgischen Krankheiten zugute gekommen ist.

Die ärztliche Versorgung der Verunglückungen hat in allen ihren Phasen bisher die größte Durchbildung in jenem Teile der Bevölkerung erfahren, der der obligatorischen Unfallversicherung untersteht.

Die Zahl der Unfälle ist in den letzten Jahrzehnten ständig in die Höhe gegangen, nicht nur entsprechend der Zunahme der Bevölkerung, sondern auch auf 1000 Versicherte berechnet; sie ist bei den gewerblichen Berufsgenossenschaften immer höher als bei den landwirtschaftlichen. Diese Zunahme der Unfallerkrankungen hängt mit der Intensivierung und Industrialisierung der Arbeit zusammen. Erst in den letzten Jahren vor dem Kriege ist eine geringe Verminderung der Unfälle eingetreten, die jetzt weitere Fortschritte zu machen scheint. Im Jahre 1918 kamen nach dem Statistischen Jahrbuch für das Deutsche Reich (1921/22) auf 1000 Versicherte 4,26 entschädigungspflichtige Unfälle, davon 0,44 mit tödlichem Ausgang; 1919 nur 3,98 Unfälle, davon 0,39 mit tödlichem Ausgang. Die absolute Zahl der entschädigungspflichtigen Unfälle betrug in diesen beiden Jahren 107001 und 103439, während im ganzen 657277 und 575474 Unfallanzeigen erstattet wurden. Die Zahl der tödlichen Unfälle, berechnet auf 1000 Versicherte, aber hat sich seit Einführung der Unfallversicherung nach den Zahlen der amtlichen Statistik seit dem Jahre 1889 nicht wesentlich verändert, obschon in den ersten beiden Jahrzehnten die Zahl der Gesamtunfälle erheblich zunahm. Man wird diese Tatsache als ein Zeichen dafür ansehen dürfen, daß die Unfallverhütungsmaßnahmen auf der einen Seite, die ärztliche Versorgung der Unfallverletzten auf der anderen im Laufe der Jahre mit zunehmender Erfahrung immer bessere wurden.

Diese Besserung geht besonders deutlich hervor, wenn man die prozentuale Beteiligung der tödlichen Unfälle an den Gesamtunfällen in den einzelnen Jahren vergleicht. So kamen im Jahre 1889, dem ersten Jahre der amtlichen Unfallstatistik, bei den gewerblichen Berufsgenossenschaften des Deutschen Reiches auf 100 Unfälle 15,93 mit tödlichem Ausgang, 1899 nur 10,24, 1909 nur 8,18 und 1919, soweit hier die Unfallbeurteilung schon abgeschlossen ist, 11,15 Unfälle mit tödlichem Ausgang. Mit Beginn des ersten Kriegsjahres 1914 war wieder eine Steigerung der tödlichen Unfälle eingetreten, wahrscheinlich darauf zurückzuführen, daß eine ganze Reihe jugendlicher, weiblicher und anderer ungeübter Kräfte wahllos in alle möglichen Betriebe eingestellt werden mußten. 1914 waren von 100 Unfällen 9,00 tödlich, 1915 11,17, 1916 11,58, 1917 12,99, 1918 12,21 und 1919 11,15. Es macht sich also schon jetzt wieder ein Rückgang der tödlichen Unfälle bemerkbar, nachdem

wieder alte und erfahrene Kräfte ihre Stellen eingenommen haben
bzw. die jugendlichen und weiblichen Hilfskräfte auf weniger ge-
fährdete Posten zurückgezogen wurden.

5. Das Krüppelwesen.

Noch erheblich größer als bei den durch Unfallschäden dauernd
ganz oder teilweise arbeitsunfähig gewordenen Arbeitern, die
der sozialen Unfallversicherung unterstehen, ist die Schwierigkeit
der Versorgung bei jenen Bedauernswerten, die ohne jeden Ent-
schädigungsanspruch die Gebrauchsfähigkeit eines oder mehrerer
Glieder einbüßen. Das führt uns auf das Krüppelwesen überhaupt,
in dem Chirurgie und Orthopädie wohl ihre wichtigsten sozialpathologischen Beziehungen erreichen. Zu den Krüppeln gehören
natürlich nicht nur die durch Verunglückungen Verstümmelten,
sondern alle Personen, die an wesentlichen angeborenen oder
erworbenen Defekten ihrer Gliedmaßen leiden. Ihre Zahl ist
sehr groß. Allein an jugendlichen Krüppeln ergab die auf Anregung von BIESALSKI veranlaßte Krüppelzählung vom Jahre 1906
im Deutschen Reich ohne Bayern, Baden und Hessen[1]):

eine Gesamtzahl von 75 183
    davon befanden sich im vorschulpflichtigen Alter . 14 865
                    im schulpflichtigen Alter . . 60 318
Nach ärztlichem Urteil waren von ihnen der Behandlung
    oder Erziehung in einer Anstalt bedürftig 42 249
    davon befanden sich im vorschulpflichtigen Alter . 945
                    im schulpflichtigen Alter . . 33 204

Es haben Aufnahme in eine Anstalt selbst gewünscht 9388. Die
Zahl der verfügbaren Betten betrug 1908 aber nur 3125, 1911 4188,
1916 erst 7234.

Rechnet man die Ermittelungen aus Bayern, Baden und Hessen,
dazu, so ergeben sich für das Deutsche Reich allein 98 263 jugendliche
Krüppel unter 15 Jahren, von denen 56 325 anstaltsbedürftig waren,
also 150 Krüppelkinder auf 100 000 Einwohner.

Die Arten der Krüppelleiden sind nach der nämlichen Quelle
folgende:

Hochgradige Verkrümmung der				
Wirbelsäule	9 167,	davon anstaltsbedürftig		3 965
Knochen- u. Gelenktuberkulose	11 303	,,	,,	5 326
Fehlen eines Gliedes	1 109	,,	,,	822
a) angeboren	459	,,	,,	354
b) erworben	650	,,	,,	468
Fehlen eines Gliedabschnittes .	3 810	,,	,,	1 669
a) angeboren	1 701	,,	,,	1 101
b) erworben	2 109	,,	,,	568

---

[1]) BIESALSKI: Artikel „Krüppelwesen" im Handwörterbuch der
sozialen Hygiene. Hrsg. von A. GROTJAHN und J. KAUP. Leipzig 1912;
derselbe, Leitfaden der Krüppelfürsorge, Leipzig 1922.

Verunstaltung eines Gliedes, Gelenkes, Körperteils . . .	7614,	davon anstaltsbedürftig	3111
a) angeboren	1858	„ „	970
b) durch Verletzung	3794	„ „	1232
c) durch Entzündung . . .	1962	„ „	909
Verrenkung eines Gelenkes, einschließl. der angeborenen Verschiebungen	8401	„ „	3057
a) angeboren	7202	„ „	2581
b) erworben	1199	„ „	476
Überzählige Finger und Zehen .	298	„ „	75
Verwachsung von Fingern und Zehen	664	„ „	306
Starre Beugestellung von Fingern und Zehen	443	„ „	178
Hochgradiges Schlottergelenk .	403	„ „	316
Starke Ausbiegung des Knies nach hinten	77	„ „	63
Allgemeine Rachitis, rachitischer . Zwergwuchs	2367	„ „	1814
Hochgradige rach. Verkrümmung einzelner Glieder .	4724	„ „	2907
Hochgradiges bewegungshemmendes X-Bein	2367	„ „	1437
Hochgradiges bewegungshemmendes O-Bein	1776	„ „	923
Verkrüppelter Fuß	2393	„ „	4658
Wasserkopf	680	„ „	809
Progressive Muskelatrophie . .	364	„ „	320
Muskelunruhe, Athethose, Tic .	384	„ „	348

Die Krüppelfürsorge hat in jüngster Zeit durch die gewaltige Zahl der Kriegsbeschädigten, die aus dem Weltkrieg heimgekehrt sind und einen gesetzlichen Anspruch auf Versorgung haben, einen starken Anstoß erhalten. So ist endlich das „Preußische Gesetz, betreffend die öffentliche Krüppelfürsorge, vom 6. Mai 1920", zustande gekommen. Es ermöglicht durch eine gesetzliche Meldepflicht die Erfassung aller Krüppel und wird damit zur Grundlage einer geordneten Krüppelfürsorge. Die Krüppelfürsorge soll in sich die Tätigkeit des Facharztes, der das Gebrechen so weit als möglich heilt und den Krüppel erwerbsfähig macht, des Lehrers, der für seine allgemeine Schulausbildung sorgt, und des Handwerksmeisters, der die passende Berufsausbildung vermittelt, vereinen und wird dadurch auch eine volkswirtschaftlich höchst bedeutungsvolle Aufgabe zu erfüllen haben.

1911 bestanden in Deutschland bereits rund 50 Krüppelheime mit insgesamt 4188 Betten, 1916 64 Heime mit 7234 Betten, deren Zahl aber bei weitem nicht zur Aufnahme der heimbedürftigen Krüppel ausreicht.

Die wirtschaftliche Lage der Krüppel ist in den meisten Fällen sehr ungünstig. Nach Rosenfeld [1]) waren „nur 70 % der erwachsenen Krüppel in der Lage, überhaupt selbständig irgendeinem Erwerb, und sei es auch dem geringsten, nachzugehen. Von diesen 70 % erwerbenden Krüppeln hatten nicht einmal die Hälfte, nämlich 32·%, d. h. etwa ein Drittel aller erwachsenen Krüppel, ein gutes Einkommen. Über zwei Drittel (68 % aller Krüppel) leben unter durchaus ungünstigen Verhältnissen. Von diesen 68 % fristen beinahe die Hälfte (30 % aller Krüppel) ihr Leben durch selbständigen ärmlichen Verdienst, ein Sechstel (8 % aller Krüppel) auch dieses nur mit Unterstützungen, ein weiteres Drittel (23 % aller Krüppel) fallen Eltern und Verwandten zur Last und werden von diesen vollständig ernährt, der Rest (7 % aller Krüppel) wird durch die öffentliche Armenpflege erhalten. Auch bei den jugendlichen Krüppeln ist das Elend nicht geringer. Auch hier findet nur beinahe ein Drittel (30 %) guten Unterhalt durch vermögende Eltern und Verwandte; weitaus die Überzahl (64 %) lebt von frühester Jugend an in größter Dürftigkeit, schon 6 % der Krüppelkinder fallen der öffentlichen Armenpflege zur Last. Setzen wir diese prozentualen Verhältnisse in greifbare Zahlen um, so leben von den 370000 Krüppeln Deutschlands nur etwa 150000 in annehmbaren Verhältnissen, 250000, darunter 50000 Krüppelkinder, in Armut und Elend". Aber nicht nur sind diese Zustände für die betroffenen Personen selbst trostlos, sie schädigen auch das Volksganze durch den Ausfall der Arbeitsleistungen, die diese Krüppel ausüben würden, wenn sie rechtzeitig chirurgisch und orthopädisch behandelt worden wären und eine ihren Fähigkeiten angepaßte Ausbildung genossen hätten und nicht, wie gegenwärtig in der Mehrzahl der Fälle, der Verwahrlosung, dem Bettel, der Vagabondage und dem Verbrechen überlassen blieben.

Zögernd und widerwillig ist seinerzeit Gesetzgebung und Verwaltung daran gegangen, für Irre, Epileptiker, Blinde und Taubstumme die sowohl für diese defekten Personen als auch für den gesunden Teil der Bevölkerung dringend erforderliche Obsorge zu regeln. Wenn auch diese Maßnahmen noch völlig unzulänglich sind, so gewähren sie doch die Aussicht, daß die Zukunft diese Ansätze ausbauen und weiter entwickeln wird. Aber auf dem Gebiet der Krüppelfürsorge ist bisher nichts Hinreichendes geschehen und alles lediglich der unzureichenden privaten oder kirchlichen Wohltätigkeit überlassen geblieben.

Über den Nutzen, den eine bis zur Deckung des Bedürfnisses verallgemeinerte Krüppelfürsorge in rein volkswirtschaftlicher Hinsicht haben würde, stellt Rosenfeld folgende Berechnung an: „Die ganze Frage ist von hohem nationalökonomischen Interesse. Wir wissen, daß in Deutschland 250000 Krüppel sich nicht entsprechend selbständig ernähren; wir wissen anderer-

---

[1]) Rosenfeld, L.: Fürsorge für Krüppel, ein neues Arbeitsgebiet der Volksgesundheitspflege. Deutsche Vierteljahrsschr. f. öffentl. Gesundheitspflege. 1907. H. 3.

seits nach den in der Münchener staatlichen Anstalt in 75 Jahren
gesammelten Erfahrungen, daß 90 % der durch die Anstalt
hindurchgegangenen Krüppel vollständig erwerbsfähig geworden
sind. Es könnten also von den in Frage kommenden 250000
Krüppeln mindestens 200000 zu normal Verdienenden gemacht
werden. Der Verdienst eines voll arbeitsfähigen Krüppels ist
mit 500 Mk. zu bewerten, die Kosten für den nicht arbeitsfähigen
Krüppel betragen etwa 600 Mk. (in der Münchener Anstalt 760 Mk.);
es erleidet demnach das Nationalvermögen Deutschlands durch
den Mangel geeigneter Fürsorgeeinrichtungen jährlich eine Einbuße von 200 Millionen Mark. Was könnte durch den einmaligen
Aufwand dieser Summe nicht alles in der Krüppelfürsorge geleistet werden!"

Diese Zahlen, die sich auf die Verhältnisse vor dem Kriege
beziehen, also Goldmark darstellen, brauchen nur mit dem jeweiligen Entwertungsfaktor multipliziert zu werden, um den
Ausfall an produktiver Arbeit bzw. Mehreinnahme erkennen
zu lassen, den wir heute noch viel weniger als in der Zeit unseres
wirtschaftlichen Reichtums tragen können. Freilich bedarf es
auch hier einer gewissen Zeit, bis sich das investierte Kapital
selbst zu erhalten und sogar Zinsen zu tragen vermag. Daher
muß die Krüppelfürsorge nach weitsichtigen Grundsätzen organisiert werden, soll sie ihren Zweck erreichen und die volkswirtschaftlichen, ethischen und hygienischen Aufgaben erfüllen,
deren Grundlage die jetzt kunstvoll ausgebildete orthopädisch-
chirurgische Technik geliefert hat.

XV. Krebs.

Von

R. Lewinsohn.

Die bösartigen Geschwülste bilden in allen Ländern eine häufige Todesursache. Es starben daran auf je 10000 der mittleren Bevölkerung im Jahre 1912 [1]) in:

Deutsches Reich	. . . 9,0	Belgien	7,1
Österreich (1911)	. . . 10,0	Norwegen	10,5
Schweiz.	12,4	Spanien	5,6
Niederlande	10,9	Vereinigte Staaten . .	7,7
England	10,2	Brasilien (1911). . . .	3,7
Schottland	10,4	Argentinien (1911) . .	4,9
Irland	8,5	Chile	3,3
Frankreich (1911) . . .	8,0	Australien	7,6
Italien	6,5	Japan (1910)	6,5

Unter den bösartigen Geschwülsten ist weitaus am häufigsten der Krebs. In Deutschland starben im Jahre 1912 an Krebs 52865 Personen = 8,1 auf 10000 Einwohner und 6072 Personen = 0,9 $^0/_{000}$ an anderen Neubildungen [2]). Die Sterblichkeit an Krebs wie an anderen Neubildungen hat in Deutschland nach der Statistik in den letzten Jahren und Jahrzehnten nicht unbeträchtlich zugenommen. So kamen Todesfälle an Krebs auf 10000 Einwohner in:

Württemberg [2])	Deutschland [3])
1892—1895 . . . 7,2	1905 7,3
1896—1899 . . . 8,7	1909 7,6
1900—1903 . . . 9,6	1912 8,1

Doch dürfte darin weniger eine Zunahme der Krankheits- und Todesfälle zum Ausdruck kommen als die Verbesserung der Krebsdiagnostik. Der Einfluß der feineren Erkennung und des Zustroms von Krebskranken in die großen Kliniken spiegelt

---

[1]) Ergebnisse der Todesursachenstatistik im Deutschen Reiche während des Jahres 1913. Beilage zu den Veröffentlichungen des Kaiserlichen Gesundheitsamtes. 1915. Nr. 33. S. 554ff.

[2]) PRINZING: Der Krebs in Württemberg. Berlin 1914. S. 7.

[3]) Ergebnisse der Todesursachenstatistik usw. für 1912. Med.-statist. Mitt. a. d. Kais. Gesundheitsamt. Bd. 18. S. 130.

sich auch in der auffallend hohen Krebsmortalität der Großstädte wieder.

So starben unter 10000 Einwohnern im Jahre 1912[1]):

	mit Ortsfremden	ohne Ortsfremde
in Berlin	11,3	9,8
„ Breslau	12,8	9,7
„ Stuttgart	10,6	9,1
„ Budapest	13,0	9,4
„ Petersburg	9,2	8,0
„ Warschau	7,7	6,4
„ Kopenhagen	17,2	15,1

Die im Publikum vielfach verbreitete Angst vor einer Zunahme
des Krebses kann also als unbegründet gelten.

Während die bösartige Bindegewebsgeschwulst, das Sarkom,
öfter bei jüngeren Leuten vorkommt, ist die bösartige Geschwulst
des Deckgewebes, das Karzinom oder der Krebs, vorwiegend eine
Krankheit des vorgerückten Alters. So verteilten sich 313 Fälle
von Brustdrüsenkrebs, die in der Poliklinik für Geschwulstkranke der Berliner Charité in den Jahren 1916—1919 zur Behandlung kamen, also Krankheitsfälle verhältnismäßig frühen
Stadiums, folgendermaßen: Es erkrankten Frauen im Alter von [2])

unter 30 Jahren	31—35 J.	36—40 J.	41—45 J.	46—50 J.	über 50 J.
14	26	48	53	44	122

Nach der deutschen Reichsstatistik starben auf je 10000 Personen
gleichen Alters und Geschlechts im Jahre 1912[3]):

	an Krebs			an anderen Neubildungen	
im Alter von	Männer	Frauen	im Alter von	Männer	Frauen
15—30 Jahren	0,2	0,3	15—30 Jahren	0,4	0,4
30—60 „	9,2	12,2	30—60 „	1,2	1,6

über 60 Jahren (Krebs und Neubildungen) 65,4 Männer, 59,4 Frauen.

In Württemberg war die Zahl der Krebstodesfälle in den Jahren
1905—1912[4]):

im Alter von	überhaupt	auf 10000 Lebende im Jahr
0—15 Jahren	34	0,05
15—30 „	129	0,27
30—35 „	244	1,76
35—50 „	2529	8,1
50—60 „	4260	28,9
60—70 „	6460	55,5
70 und mehr Jahren	4101	69,6

---

[1]) Beilage zu den Veröff. d. Gesundheitsamtes. 1915. Nr. 33.
S. 572ff.
[2]) LEWINSOHN, R.: Karzinom und Trauma. I.-D. Berlin 1919. S. 14.
[3]) Med.-statist. Mitt. a. d. Kais. Gesundheitsamt. Bd. 18. a. a. O.
[4]) PRINZING: a. a. O. S. 9.

Männer und Frauen haben, im Endergebnis, merkwürdigerweise, annähernd die gleiche Krebsmortalität. Doch sind bei den Frauen die am häufigsten betroffenen Organe die Brustdrüse und die Gebärmutter, während bei den Männern die Geschwülste des Verdauungskanals, besonders Magen- und Darmkrebs, vorherrschen. Berücksichtigt man aber, daß der fast ausschließlich bei Frauen vorkommende Brustdrüsenkrebs am ehesten der erfolgreichen Behandlung zugänglich ist, so ergibt sich eine weit höhere Krankheitsziffer des weiblichen Geschlechts. Die Frage, welchen Einfluß soziale Faktoren auf die Entstehung und Verschlimmerung des Krebsleidens haben, ist wie die Ätiologie der Geschwülste überhaupt noch wenig geklärt. Sieht man von dem verhältnismäßig seltenen und sozialpathologisch nicht bedeutsamen „Gewerbekrebsen" ab, dem Hodenkrebs der Schornsteinfeger, dem Krebs der Teer-, Paraffin- und Petroleumarbeiter und dem Röntgenkrebs, so bleiben kaum mehr als Vermutungen übrig. Stadt und Land zeigen, wenn man die bessere ärztliche Versorgung der Städte berücksichtigt, keine wesentlichen Unterschiede, ebenso industrielle und landwirtschaftliche Arbeiten. Auffallend häufig findet sich Krebs bei Berufen, die mit Alkohol zu tun haben, wie Bierbrauern, Gastwirten u. ä. Nach THEILHABER [1]) waren unter 100 Krebsen des Gebärmutterhalses 21 Fälle bei Ehefrauen von Gastwirten und Metzgern. WEINBERG [2]) hat die Gefährdung der Ehefrauen in den verschiedenen Berufsschichten berechnet und kommt zu dem Ergebnis, daß die Sterblichkeit der ärmeren Frauen gegenüber den Wohlhabenden an Gebärmutterkrebs sich verhält wie 235:100, also mehr als doppelt so hoch ist, während beim Brustkrebs kaum „Klassenunterschiede" sich geltend machen und an Krebs der übrigen Organe wiederum ärmere Frauen relativ häufiger erkranken als reiche (165 : 100). Auch HOFMEIER [3]) kommt bei einem Vergleich der poliklinischen und Privatpatienten der Würzburger Universitäts-Frauenklinik zu ähnlichen Resultaten. Danach hatten unter

16800 poliklinischen Kranken Gebärmutterkrebs 603 = 3,6 %
9400 Privatkranken   „   209 = 2,1 %

Der Grund hierfür kann aber weder in bestimmten gewerblichen Schädigungen gesucht werden, noch in der Tatsache, daß die

---

[1]) Die Entstehung und Behandlung der Karzinome. Berlin 1914.
[2]) Krebs und soziale Stellung bei der Frau. Ztschr. f. Krebsforschung 1912. Bd. 11. S. 302.
[3]) Handbuch der Frauenkrankheiten. Leipzig 1920. S. 376.

ärmeren Frauen kinderreicher zu sein pflegen. Denn auch die von zahlreichen Gynäkologen aufgestellte Behauptung, daß Frauen, die oft geboren haben, häufiger von Gebärmutterkrebs befallen werden als sterile oder wenig fruchtbare, kann einer näheren statistischen Nachprüfung nicht standhalten.

Auf Grund der von WEINBERG und GASTPAR [1]) bearbeiteten Stuttgarter Krebsstatistik für 1873—1902 hat PRINZING [2]) berechnet, daß auf je 100 verheiratete krebskranke Frauen die Zahl der Kinder folgende war:

Zahl der Kinder	bei Brust- krebs	bei Gebärmutter- krebs	bei Krebs anderer Organe
0	21,5	12,3	11,9
1—3	37,2	32,8	35,2
4—6	24,0	28,8	27,5
7—9	10,7	18,0	18,6
10 und mehr .	6,6	8,1	6,8

 Auch die vielerörterte, besonders für die Unfallmedizin wichtige Frage, welchen Einfluß Verletzungen auf die Entstehung des Krebses haben, ist noch ungeklärt. Fest steht nur, daß in etwa 10—15 % aller Krebsfälle, bei Brustkrebs in etwa 20 % einigermaßen glaubwürdig das Vorhergehen einer Verletzung angegeben wird [3]). Wie sehr wir noch in der Krebspathologie und dementsprechend auch in der Krebsstatistik im Dunkeln tappen, geht daraus hervor, daß man nicht einmal weiß, ob im Kriege die Zahl der Krebserkrankungen zugenommen hat oder nicht [4]).

Nichtsdestoweniger bietet sich der sozialen Hygiene schon jetzt auf dem Gebiete der Krebsbekämpfung ein aussichtsreiches Betätigungsfeld. Gleichmäßige Besetzung des ganzen Landes mit Ärzten, Errichtung von Polikliniken für Geschwulstkranke in großen Städten, allgemeine Volksbelehrung können viel dazu beitragen, die Krebskranken rechtzeitig der Operation, der Röntgenbestrahlung oder anderen Behandlungsmethoden zuzuführen und sie dadurch zu einem erheblichem Teil auf Jahre hinaus lebens- und arbeitsfähig zu erhalten.

---

[1]) Die bösartigen Neubildungen in Stuttgart 1873—1902. Ztschr. f. Krebsforschung. 1904. Bd. 2. S. 195 ff.
[2]) A. a. O. S. 74.
[3]) Vgl. LEWINSOHN a. a. O.
[4]) Vgl. RAU, W.: Eine vergleichende Statistik der in fünf Kriegsjahren (1914—1919) und fünf Friedensjahren (1909—1914) sezierten Fälle von Krebs usw. Ztschr. f. Krebsforschung 1921. Bd. 18. S. 142.

XVI. Augenkrankheiten.

Von

C. Hamburger.

Unter den Erkrankungen der Sinnesorgane nehmen in sozialer
Hinsicht die Augenleiden die erste Stelle ein, denn kein Sinnes-
organ ist zum Erwerb unentbehrlicher als das Auge.

A. Äußere Erkrankungen.

I. Bindehautentzündungen.

Die akute Bindehautentzündung beruht gewöhnlich auf
Übertragung. Ein in sozialer Hinsicht lehrreiches Beispiel stellt
die sog. „Schwimmbad-Konjunktivitis" dar, welche speziell in
Berlin seit mehreren Jahren durch die öffentlichen Schwimmbäder
(nur in den geschlossenen Hallen!) übertragen wird. Diese Krankheit sei zuerst genannt, weil sie ein Beispiel dafür ist, daß einfache
akute Bindehautentzündungen, so bedrohlich sie oft aussehen,
harmloser zu sein pflegen als die chronischen. Diese, besonders
häufig anzutreffen in den Berufen mit Staubentwicklung (Stein-
schläger, Maurer, Holzarbeiter, Bäcker und Landleute), sind
weit ernster, weil die chronische Bindehautentzündung oft auf
die Hornhaut übergreift und an deren Rand tiefe, schlecht
heilende Geschwüre hervorruft. Die Betroffenen sind oftmals
wochenlang arbeitsunfähig. Die Behandlung ist schwierig und,
solange der Kranke seine Arbeit nicht aussetzt, manchmal mit
Erfolg kaum durchführbar. — Bedrohlich ist von den akuten
Bindehautentzündungen besonders die durch Tripper veranlaßte.

1. Augeneiterung der Neugeborenen.

Die echte, d. h. gonorrhöische Augeneiterung der Neugeborenen
ist von sozialer Bedeutung, weil sie noch heute das relativ größte
Kontingent der Blinden stellt, wenigstens in den mitteleuro-
päischen Kulturländern.

Nach CRZELLITZER [1] leben in Deutschland 6000 Blinde, die

---

[1] GROTJAHN und KAUP: Handwörterbuch der sozialen Hygiene.
1912. Artikel: Augenerkrankungen.

ihr Augenlicht an dieser Krankheit verloren haben. Dies ist um
so schrecklicher, als die Krankheit bei rechtzeitiger Behandlung
zur Heilung kommt. Freilich nur dann, wenn die Behandlung
beginnt, bevor die Hornhaut ergriffen ist. In den Anstalten
(Kliniken, Hebammeninstituten usw.) ist die Krankheit ausgetilgt,
seit Einführung des Credéschen Verfahrens: Einträufelung einer
schwachen Höllensteinlösung in das Auge des Kindes. Der
obligatorischen Einführung der Credéschen Methode stehen
allerdings erhebliche Bedenken gegenüber; denn wird das
Medikament längere Zeit nicht benützt und schließt die Flasche
undicht, so wird die Lösung durch Verdunstung konzentrierter,
und es können schwere Ätzungen der Hornhaut vorkommen.
Man sollte daher die obligatorische Einführung auf die Gebär-
anstalten beschränken, wo das Personal bezüglich dieser — in
ihrer Schwierigkeit nicht zu unterschätzenden — Handgriffe
geschult und ständig in Übung ist. Die Blenn. neon. ist in den
Städten weit häufiger als auf dem Lande — in den Städten
aber gibt es jetzt fast überall Augenärzte. Man sorge durch
Aufklärung der jungen Ehepaare usw. bei jeder standesamtlichen
Geburtsanmeldung dafür, daß die Aufmerksamkeit durch kurze
Merkblätter auf diese Erkrankung gelenkt, ihre furchtbaren Folgen
und andererseits ihre Heilbarkeit dargelegt werde. So wird allmählich diese wichtigste Ursache der Erblindungen beseitigt werden.

2. Augentripper der Erwachsenen.

Er ist weit gefährlicher als beim Neugeborenen und endet
oft auch bei bester Behandlung mit Erblindung; seit dem Kriege
hat er nicht unerheblich zugenommen. Und doch genügt zur
Verhütung sorgfältiges Händewaschen!

3. Trachom.

In sozialer Hinsicht am wichtigsten von allen chronischen
Bindehautentzündungen ist das Trachom, auch ägyptische
Augenentzündung genannt, weil es in Ägypten endemisch ist
und wahrscheinlich erst von dort her, im Anschluß an die Kriege
Napoleons, sich über Europa verbreitete. In Ägypten ist diese
Krankheit fast die einzige in Betracht kommende Erblindungsursache. Im englischen Heere wurden 1818 mehr als 5000 an
Trachom erblindete Invaliden gezählt. Auf dem Kontinent
grassiert die Krankheit besonders in Rußland; in Deutschland
werden hauptsächlich die östlichen Provinzen befallen. Verschont sind nur die Hochgebirgsgegenden sowie Schweden und

Norwegen; im allgemeinen kann man sagen, daß mit Ausbreitung der Kultur die Häufigkeit und Schwere des Trachoms abnimmt. Die Erkrankung besteht in einer chronischen, Jahre und Jahrzehnte dauernden Bindehautentzündung. Im Anfang bilden sich zahlreiche Körner (daher auch der Name „Körnerkrankheit" oder „Granulose").

Werden Kinder befallen, so können sie mit ihren triefenden, lichtscheuen Augen die Schule nicht genügend besuchen und müssen periodisch sogar ausgeschlossen werden. Noch schlimmer wird der Erwachsene betroffen; denn hat die Krankheit einen ernsteren Charakter gewonnen, so heilt sie selten ohne empfindlichen Verlust an Sehvermögen und Erwerbsfähigkeit.

Für die Verhütung ist der wichtigste Grundsatz: jeder muß eigenes Bett, eigene Waschschüssel, eigenes Handtuch haben. Leider ist gerade jetzt diesen Ansprüchen sehr schwer zu entsprechen, und es steht daher eine große Zunahme der Krankheit [1]) von den östlichen Nachbarländern aus zu erwarten. Mehr als je ist es nötig die Bekämpfung des Trachoms in der Art weiterzuführen, wie sie bis 1914 in den östlichen Provinzen Ostpreußens vorgenommen wurde. Kurse zur Ausbildung von Ärzten, sodann Einteilung der gefährdeten Kreise in kleinere Bezirke, in denen regelmäßig Sprechstunde für Augenkranke abgehalten wird. Im Einzelfalle ist die Behandlung so lange durchzuführen, bis Absonderung und Reizzustand aufgehört haben [2]).

II. Hornhautentzündungen.

Die Entzündungen der Hornhaut pflegen mit Narbenbildung zu heilen. In diesem Bereich verliert die Hornhaut an Durchsichtigkeit. Liegt die Narbe im Gebiet der Pupille, so leidet daher je nach Größe und Dichtigkeit der Narbe die Sehschärfe und dadurch oft die Erwerbsfähigkeit.

---

[1]) Die Erhebungen hierüber sind, laut brieflicher Mitteilung seitens des Direktors der Königsberger Univ.-Augenklinik Prof. BIRSCH-HIRSCHFELD, noch nicht abgeschlossen.

[2]) Wieviel durch Sorgfalt erreichbar ist, lehrt die Statistik des preußischen Heeres: hiernach ist von 1873 bis 1906 die Zahl der Trachomkranken von 7 auf 0,34 % sämtlicher Krankenzugänge gesunken. — In neuester Zeit wird vom Reichsgesundheitsamt in dessen „Veröffentlichungen" eine wöchentliche Übersicht mitgeteilt über sämtliche Meldungen, betr. anzeigepflichtiger Krankheiten, darunter auch das Trachom. In den ersten 9 Monaten 1922 wurden im ganzen Reich 1245 Trachomerkrankungen gemeldet, hiervon 1146 in Preußen; die Krankheit kommt also fast nur noch hier vor; fast alle Fälle betreffen die östlichen Provinzen.

Der furchtbarste Feind der Hornhaut sind die Pocken.
Vor Einführung der obligatorischen Impfung waren in Deutschland wie in Frankreich 35 % aller Blinden pockenblind. Aus
Deutschland ist die Krankheit so gut wie verschwunden; erst
der Krieg hat einige Fälle gezeitigt, auch im Innern; dank
Impfung und Wiederimpfung des Personals usw. blieb alles
streng lokalisiert. Von Bedeutung sind ferner für die Hornhauterkrankungen die beiden wichtigen Konstitutionskrankheiten Skrofulose und Syphilis. Durch soziale Maßnahmen
bekämpfbar ist vor allem die erstere. Die Syphilis ist für
die Hornhaut mindestens ebenso gefährlich, die zurückbleibenden Flecke sind ganz besonders dicht; diese geschlechtliche
Erkrankung des Auges pflegt selten „erworben", meist „ererbt" zu werden. Die Behandlung ist langwierig und sehr kostspielig, die Prognose in jedem Falle zweifelhaft. Ob energische
Salvarsanbehandlung der Eltern die zweite Generation schützen
wird, bleibt abzuwarten. — Zahlenmäßig noch weit bedeutsamer
ist die berufliche Schädigung der Hornhaut durch Unfälle
im Betriebe. Nach einer Statistik HERMANN COHNS [1] büßten
von 1000 Metallarbeitern 28 durch Betriebsunfälle einen Teil
ihres Sehvermögens ein, 16 verloren ein Auge völlig. Es gibt ein
fast sicheres Mittel der Verhütung: Schutzbrillen, die in jeder erdenklichen Art, zum Teil sehr sinnreich, konstruiert sind; die
Arbeiter benützen sie aber nur ungern, weil sie bei der Arbeit
angeblich hinderlich sind.

B. Innere Erkrankungen des Auges.

Die inneren Erkrankungen des Auges (Regenbogenhaut-,
Netzhaut-, Sehnerventzündung usw.) sind seltener als die
äußeren. Nach einer Zusammenstellung von CRZELLITZER a. a. O.
kamen in der Leipziger Krankheitsstatistik auf 100000 versicherungspflichtige Männer:

Zahl der Fälle	Krankheitstage
279 Krankheiten der Hornhaut	4407
39 Liderkrankungen	330
10 Tränenapparaterkrankungen	130

zus. 328 Fälle äußerer Augenleiden mit insgesamt 4867 Krankheitstagen;

---

[1] COHN, HERMANN in seinem grundlegenden Lehrbuch „Die
Hygiene des Auges", 1892. Ferner „Berufskrankheiten des Auges"
von LUDWIG HIRSCH (1910, Verlag Bergmann-Wiesbaden). Vgl.
auch den Artikel „Augenerkrankungen (gewerbliche)" (im Handwörterbuch der soz. Hygiene von GROTJAHN und KAUP) von C.
HAMBURGER.

dem stehen im ganzen 114 Fälle innerer Augenleiden gegenüber (einschließlich Sehnervleiden und Glaukom) mit insgesamt 4017 Krankheitstagen: äußere Erkrankungen also fast dreimal so viel wie innere; allerdings erfordern die inneren eine längere Dauer entsprechend ihrer geringen therapeutischen Zugänglichkeit. Neben Syphilis und Tuberkulose spielen berufliche Schädigungen die größte Rolle. Erinnert sei an das Augenzittern der Bergleute, den Star der Glasbläser und die Sehnerv- sowie Netzhauterkrankungen der Blei- resp. Schwefelkohlenstoffarbeiter. Die wichtigsten Verhütungsmaßregeln (in gefahrvollen Betrieben) sind Verkürzung der Arbeitszeit, Belehrung und das Verbot der Zulassung Jugendlicher. Trotz der hohen Preise sind jetzt auch die alkoholischen Sehnervschädigungen wieder im Steigen. Ihre Verhütung fällt mit dem über den Alkoholismus im allgemeinen Gesagten zusammen. Erwähnt seien ferner die Erblindungen durch Methylalkohol oder Holzgeist. Da er weit billiger ist als der Weingeist, kommen diese trostlosen, oft unheilbaren Fälle immer wieder vor; Holzgeist sollte bezüglich des Verkaufes den schwersten Giften gleichgestellt werden.

C. Brechungsfehler des Auges.

Eine sehr verbreitete Brechungsanomalie ist die Übersichtigkeit; Beeinträchtigung der Erwerbsmöglichkeiten aber hat sie nur bei den höchsten, nicht häufigen Graden zur Folge. Störender ist Astigmatismus (Stabsichtigkeit), hervorgerufen durch unregelmäßige Krümmung der Hornhaut oder Linse. Der Verhütung ist keiner dieser Fehler zugänglich. Von Bedeutung im Signaldienst ist die sog. Farbenblindheit, welche fast nur bei Männern, etwa in 3 %, vorkommt. Im Schiffs- und im Außendienst der Eisenbahn muß der Farbensinn des Personals vor der Einstellung und später in regelmäßigen Zwischenräumen immer wieder kontrolliert werden.

Der bedeutsamste Fehler des Auges in sozialer Beziehung ist die Kurzsichtigkeit. Die Arbeiten HERMANN COHNS und seiner Schule lassen keinen Zweifel, daß in allen Ländern die Kurzsichtigkeit zunimmt von den niederen zu den höheren Schulen und innerhalb der Schulen von Klasse zu Klasse. Die Zunahme betrifft die Zahl der Kurzsichtigen und den Grad der Kurzsichtigkeit. Mit den höheren Graden ist fast immer eine Herabsetzung der Sehschärfe verbunden, auch neigen solche Augen zu Erkrankungen des Augeninnern, insbesondere zu Netzhautablösung, womit der Tod des Auges besiegelt zu sein pflegt.

Es ist richtig,. daß die meisten Fälle von Kurzsichtigkeit mit dem
Aufhören des Körperwachstums nach Erreichung eines nur
mittleren Grades dieser Anomalie zum Stillstand kommen,
manche aber schreiten unaufhaltsam weiter. Da man nun keinem
Auge prophezeien kann, wann dieses Längerwerden — dies ist
anatomisch das Wesen der Kurzsichtigkeit — aufhören wird,
so haben Staat und Gesellschaft die Pflicht, alles zu tun, die
Kurzsichtigkeit zu verhüten. Eine angeborene Disposition,
ihrer Natur nach unbekannt, ist anzuereknnen, Naharbeit aber
unter ungünstigen Lichtverhältnissen und an falsch konstruierten
Bänken befördert die Entstehung und Verschlimmerung.
Die modernen Schulgebäude tragen diesem Umstand Rechnung,
jedoch geht immer noch enorm viel Licht durch falsch konstruierte
Fenster verloren. Vor allem aber muß der Lernstoff bedeutend
eingeengt und ganz anders verteilt werden. Nirgends gibt es
so viel Kurzsichtige und so einseitige ,,Gehirnhypertrophie'' wie
in Deutschland. Daß man den Unterricht noch vielfach mit
Schreiben nnd Lesen beginnt und das sechsjährige Auge auf die
Unterschiede von ∫ und ∫ hinweist, ist unverantwortlich. Nach
Ansicht der besten Schulmänner lernen die Kinder dies weit
rascher und leichter, wenn sie in späteren Jahren damit anfangen;
erst Handfertigkeit, dann buchstabieren. Völlig zu beseitigen
wäre die fälschlich so genannte deutsche Schrift, die nichts anderes
als eine verschnörkelte lateinische Mönchsschrift darstellt.

Ähnlich, wenn auch nicht im entferntesten so verhängnisvoll
wie die Schulen, wirken späterhin schlecht belichtete Werkstätten.
Besonders bedroht sind Berufe, welche am bewegten Objekt sich
vollziehen: die Arbeit des Nähens, des Schriftsetzens, des Litho-
graphierens. Dagegen disponieren Gewerbe wie das des Graveurs,
des Uhrmachers und des Musikers usw. viel weniger zur Kurzsichtigkeit, vermutlich weil sie an ruhenden Objekten vor sich gehen [1]).

Ob die ,,Vollkorrektion'' der Kurzsichtigen, d. h. das dauernde
Benutzen vollkorrigierender Gläser von Jugend an für nah und
fern die Zunahme des Leidens aufzuhalten vermag, ist zweifelhaft. Sicher aber ist, daß der Staat die Pflicht hat, am Ende
der Schulzeit durch Berufsberatung Kurzsichtige vor gewissen
Berufen zu warnen.

_____

Bezüglich der Berufswahl hat Radziejewski (Ztschr. f. soz.
Med., Bd. 1, Leipzig 1906) die Berufe nach der erforderlichen

_____

[1]) Nach Hirsch, L.: a. a. O. 1910, S. 89, ist die Ursache der relativ
geringen Kurzsichtigkeit bei den Uhrmachern eine andere; auf die
Kontroverse kann hier nicht eingegangen werden.

Sehschärfe zusammengestellt. „Sehschärfe" bedeutet Sehleistung unter den besten Bedingungen, d. h. bei Über- oder Kurzsichtigkeit mit korrigierenden Gläsern.

I. Jedes Auge ²/₃ Sehschärfe und mehr	II. Ein Auge ²/₃ Sehschärfe und mehr, das andere ¹/₃ Sehschärfe und mehr	III. Sehschärfe weniger als II

Männliche Berufsarten.

Achatschleifer	Anstreicher	Arbeiter (gewöhnl.)
Bahnmeister	Aufseher	Bäcker
Bahnwärter	Bandagist	Blumenbinder
Bernsteinschnitzer	Barbier	Buchbinder
Bildhauer für Holz,	Bautechniker	Bürstenbinder
Gips, Elfenbein	Bereiter	Färber
Bremser	Bildhauer	Flaschenspüler
Brillantschleifer	Böttcher	Gärtner
Buchdrucker	Brauer	Gerber
Büchsenmacher	Bremser	Glasbläser
Bootsmann	Bronzeur	Gepäckträger
Brückenwärter	Brunnenbauer	Hausdiener
Chirurgischer Instru-	Bureauarbeiter	Heizer
mentenmacher	Diener	Instrumenten-
Dachdecker	Eisenhohler	stimmer
Dekorateur	Elektrotechniker	Kammacher
Drechsler	Friseur	Koch
Feilenhauer	Former	Konditor
Feuerwehrmann	Fuhrmann (gewöhnl.)	Korbmacher
Förster	Gasarbeiter	Kranzbinder
Glasschleifer	Galvaniseur.	Laternenanzünder
Goldarbeiter	Gelbgießer	Landwirtschaft
Graveur	Glaser	Laufbursche
Haltepunktwärter der	Gürtler	Möbelpolierer
Bahn	Handschuhmacher	Müller
Kupferstecher	Hutmacher	Ofenarbeiter
Kunstschmied	Kaufmann	(Ziegeleien usw.)
Kutscher (herrschaftl.)	Kellner	Packer
Lithograph	Klempner	Rohrleger
Lokomotivführer	Lackierer	Schmied
Maler	Lehrer	Seifensieder
Marine¹)	Maschinist	Seiler
Maschinenbauer	Metalldreher	Steinsetzer
Maurer	Militärfelddienst¹)	Stubenbohner
Mechaniker	Monteur	Straßenreiniger
Messerschmied	Musiker	Strumpfwirker
Modelleur	Musikinstrumenten-	Tabakarbeiter
Optiker	Nadler [macher	Tafeldecker

¹) Seit 1921 sind diese Bestimmungen verschärft. Bei der Marine sind Brillenträger ausgeschlossen, im Landheer nur dann zugelassen, wenn die Bewerberzahl nicht ausreicht. Auch die Ansprüche an die Sehschärfe sind vergrößert.

I. Jedes Auge ²/₃ Seh- schärfe und mehr	II. Ein Auge ²/₃ Sehschärfe und mehr, das andere ¹/₃ Sehschärfe und mehr	III. Sehschärfe weniger als II
Photograph Porzellanarbeiter Retoucheur Schaffner Schiffbauer Schlosser Schneider Schwertfeger Seemann Stationsbeamter (Außendienst) Steinmetz Stereotypeur Stuckateur Tapezierer Telegraphist Tischler Uhrmacher Unteroffizierschule Weichensteller Xylograph Zahntechniker Zimmerer Ziseleur	Orgelbauer Postdienst Putzer für Glas und Miniaturarbeiten Sattler Schlächter Schornsteinfeger Schreiber Schriftsetzer Schuhmacher Schutzmannschaft Segel- und Tuch- [macher Stationsbeamter (im Innendienst) Stallbediensteter Steinschleifer Stellmacher Tierausstopfer Töpfer Vernickler Wagenbauer Wächter Weber Zinngießer	Weinküfer Ziegelstreicher

Weibliche Berufsarten.

Bildhauerin für Holz, Gips, Elfenbein Graveurin Kupferstecherin Lithographin Malerin Modelleurin Photographin Retoucheuse Schneiderin Schreibmaschinen- schreiberin Spitzenklöpplerin Telegraphistin Weißzeugnäherin Xylographin Zahntechnikerin	Bandagistin Dienstmädchen Friseurin Handschuhmacherin Hutmacherin Kaufmännisches Ge- Kellnerin [werbe Kindergärtnerin Krankenpflegerin Lehrerin Musikerin Postdienst Putzmacherin Schreiberin Weberin	Arbeiterin (gewöhn- liche) Blumenbinderin Buchbinderin Fabrikarbeiterin Gärtnerin Glasbläserin Hausmädchen für gröbere Arbeiten Köchin Korbflechterin Kranzbinderin Landwirtschaft Packerin Plätterin Straßenreinigerin Stubenbohnerin Tabakarbeiterin Wäscherin

D. Blindenwesen.

Die wichtigsten Beziehungen zum sozialen Leben gewinnen die Augenleiden dadurch, daß sie zur Erblindung führen können. Bei der Volkszählung vom 1. Dezember 1910 wurden auf 100000 Einwohner des preußischen Staates 52 Blinde gezählt gegen 83 im Jahre 1880 und 93 im Jahre 1871.

In Preußen wurden ermittelt Blinde:

in den Jahren	im ganzen	auf 100000 Einwohner
1880	22677	83
1895	21442	67
1900	21571	62
1905	21019	56
1910	20953	52

In England ist die Zahl von 106 in der Mitte bis auf 79 am Ende des vorigen Jahrhunderts gefallen. Im Morgenlande rechnet man, soweit sich die Verhältnisse überhaupt beurteilen lassen, mindestens 300 Blinde auf 100000 Einwohner.

Für die deutschen Bundesstaaten gibt CRZELLITZER a. a. O. folgende Zahlen aus dem Jahre 1900:

Hamburg	33	Lübeck	59
Oldenburg	36	Württemberg	60
Schaumburg-Lippe	38	Preußen	63
Anhalt	48	Sachsen	65
Lippe	45	Mecklenburg-Strelitz	69
Bremen	45	Sachs.-Koburg-Gotha	72
Hessen	48	Mecklenb.-Schwerin	76
Sachsen-Meiningen	49	beide Reuß	80
Braunschweig	53	Sachsen-Altenburg	83
Baden	54	Sachsen-Weimar	92
Bayern	56	beide Schwarzburg	98
Elsaß-Lothringen	58	Waldeck	100

Die Zahl der Blinden war in früheren Jahrzehnten bedeutend größer. BÜCHER [1]) sagt darüber: „Im mittelalterlichen Frankfurt, wo sich für zehn verschiedene Jahre zwischen 1399 und 1499 die Zahl der Blinden annähernd ermitteln ließ, war dieselbe so hoch, daß die Rechnung auf 100000 Menschen 200—420 Blinde ergeben würde (heute nur 50). Diese Höhe erreicht die Blindenhäufigkeit gegenwärtig nur noch bei einem Volke in Europa, dem finnisch-estnischen; in Finnland kommen auf 100000 Einwohner 690, in Estland 460 Blinde."

E. RÖSLE [2]) hat auf Grund früherer Volkszählungen folgende

---

[1]) BÜCHER, K.: Die Entstehung der Volkswirtschaft. Frankfurt a. M. 1890.

[2]) Handbuch der Soz. Hyg. von GROTJAHN und KAUP, 1912. — Die Zahlen für 1920—1921 liegen noch nicht vor.

internationale Zusammenstellung der auf je 100000 Einwohner
fallenden Blinden gemacht:

Island	(1890)	385	Niederlande	(1889)	47
Eigentliches Rußland	(1897)	214	Dänemark	(1901)	43
Spanien	(1877)	147			
Bulgarien	(1905)	132	Ägypten	(1907)	1314
Finnland	(1900)	119	Mauritius	(1901)	158
Italien	(1901)	118	Kapland	(1901)	116
Portugal	(1900)	109	Oranjestaat	(1901)	101
Ungarn	(1900)	101	Natal	(1901)	33
Bosnien	(1901)	97			
Irland	(1901)	95	Argentinien	(1895)	100
Serbien	(1900)	94	Mexiko	(1900)	96
Frankreich	(1901)	85	Ver.Staat. v. N.-A.	(1900)	85
Norwegen	(1900)	84	Kanada	(1901)	61
Rumänien	(1899)	83			
England	(1901)	78	Formosa	(1905)	516
Polen	(1897)	75	Sibirien	(1897)	303
Schottland	(1901)	73	Kaukasien	(1887)	162
Schweiz	(1895)	72	Britisch-Indien	(1901)	120
Schweden	(1900)	66	Ceylon	(1901)	105
Sachsen	(1900)	65	Russisch-Zentral-		
Deutsches Reich	(1900)	61	asien	(1897)	103
Württemberg	(1900)	60	Tasmania	(1901)	101
Elsaß-Lothringen	(1900)	58	Viktoria	(1901)	90
Österreich	(1900)	57	Südaustralien	(1901)	87
Preußen	(1905)	56	Neusüdwales	(1901)	65
Bayern	(1900)	56	Neuseeland	(1901)	50
Baden	(1900)	54	Westaustralien	(1901)	44
Belgien	(1905)	48	Queensland	(1901)	42
Hessen	(1900)	48			

Hiernach hatte die bei weitem höchste Blindenziffer überhaupt
das trachomreiche Ägypten, von den Ländern des kontinentalen
Europa Rußland.

HERMANN COHN teilt a. a. O. die Erblindungen, unter sorgfältiger
Berücksichtigung ihrer Ursachen, ein in 1. unvermeidliche
(z. B. Netzhaut- und Sehnervenentartung unbekannter Ätiologie,
Geschwulstbildung, Mißbildungen usw.); 2. in vielleicht vermeidbare (z. B. mißglückte Operationen, schwere Entzündungen
der Iris oder Hornhaut, die zu spät in Behandlung kamen); 3. in
sicher vermeidbare (z. B. alle Fälle von Blennorrhöe, Pocken
und Trachom sowie den größten Teil der gewerblichen Verletzungen). Ergebnis: nur 225 (von tausend Erblindungen)
waren unabwendbar, 449 vielleicht, 326 sicher vermeidbar!
Zu noch etwas höheren Zahlen bezüglich der vermeidbaren Erblindungen kamen, unabhängig voneinander, HIRSCHBERG sowie
BRENNER und MAGNUS. Die Abhängigkeit der Blindenzahl von
der Kultur des Landes erhellt deutlich aus einer Tabelle, welche

KERSCHENBAUMER über die Erblindungsursache speziell des kindlichen Alters in Niederösterreich einer-, Bosnien andererseits aufstellte [1]. Von 100 Blinden hatten die Sehkraft verloren:

	in Bosnien	in Niederösterreich
durch angeborene Blindheit	1,5	1,5
„ Retinitis pigmentosa	3,0	1,8
„ Blennorrhöe der Neugeborenen	30,0	6,0
„ Blattern	30,0	0,5
„ Masern	1,0	1,0
„ Scharlach	1,0	1,0
„ Diphtherie	0,5	0,5
„ Skrofulose.	6,0	0,5

73 % 12,8 %

Man beachte die ungeheuren Verluste durch Blennorrhöe der Neugeborenen und durch Blattern in Bosnien, zusammen 60 %, während in Niederösterreich die Summe der hierdurch Erblindeten nur den zehnten, der durch Blattern allein Erblindeten sogar nur den sechzigsten Teil beträgt. —

Der Rückgang der Blindenzahl in den Kulturländern ist erfreulich, jedoch wird diese Freude dadurch eingeschränkt, daß nur ein kleiner Teil (etwa 22 %) vor dem Kriege berufstätig war, alle andern aber ein parasitäres Dasein führten [2]. Die Blindenfürsorge beschränkte sich im wesentlichen auf die Unterweisung in den üblichen Blindenberufen: Korbflechten, Bürstenbinderei, Massage und Klavierstimmen.

Die gesamte Blindenfürsorge kristallisiert sich um das Blindenanstaltswesen, das in Frankreich allerdings schon im Mittelalter von kirchlicher Seite vereinzelt gepflegt worden war, seine planmäßige Ausgestaltung jedoch erst der Neuzeit verdankt. Christian Niesen in Mannheim sowie seine Schüler Weißenbourg und Frl. v. Paradies bewiesen zuerst die Bildungsfähigkeit der Blinden. Im Jahre 1783 gründete Hany in Paris auf Anregung der blinden deutschen Klaviervirtuosin Therese von Paradies die erste Blindenerziehungsanstalt, die nach einigen Jahren in mehreren englischen Städten, im Jahre 1806 unter Zeune in Berlin und im Jahre 1808 in Wien Nachahmung fand. Bis dahin wuchsen, mit Ausnahme der aus den wohlhabenden Kreisen stammenden Blinden, die in frühester Jugend erblindeten oder blind geborenen Personen unter einer derartigen Verwahrlosung auf, daß man sie ganz allgemein für überhaupt bildungsunfähig hielt. Man war daher nicht wenig über die Ergebnisse erstaunt, die ausdauernde Blindenlehrer mit ihren Zöglingen erreichten. Seit Einführung der Blindenschrift — erfunden von

---

[1] KERSCHENBAUMER: Die Blinden des Herzogtums Salzburg nebst Bemerkungen über die Verbreitung und die Ursachen der Blindheit im allgemeinen. 1886.
[2] Der Sachverständige erkennt den unbeschäftigten Blinden schon an der Hand: sie ist von eigentümlichem matten Glanze und fast völlig faltenlos.

dem französischen Blindenlehrer Braille — hat sich gezeigt, daß
die Ausbildungsfähigkeit der Blinden ganz ähnlich ist wie die der
Sehenden; auch gibt es zahlreiche Handwerke, in denen die Blinden
sich vervollkommnen können. In jeder Blindenanstalt geht daher
im Stundenplan neben dem Bildungsunterricht auch der Arbeits-
unterricht nebenher. Wie sorgfältig man im einzelnen den Blinden-
unterricht aber auch entwickelte, die Verallgemeinerung auf alle,
die seiner bedurften, lag vor dem Kriege noch sehr im Argen, und der
Gedanke ist unerträglich, daß die weitaus meisten Blinden darauf
angewiesen sein sollten, ihr Leben mit Betteln anstatt in nützlicher
Arbeit zu verbringen. In dieser Hinsicht scheint nun doch durch
die Erfahrungen mit den Kriegsblinden, deren Not und deren Anblick das soziale Gewissen aufrüttelten, eine Wandlung zum Besseren
einzutreten. — Nach Ausscheidung von Doppelzählungen und von
nicht Vollblinden stellt sich zurzeit die Zahl der in Deutschland
lebenden Kriegsblinden auf 2547[1]). Die durch den Krieg neu belebte
Blindenfürsorge hat eine sorgfältige individualisierende Berufsberatung und Arbeitsvermittlung geschaffen und hat erreicht, daß
außer den althergebrachten, wenig einträglichen Berufen eine große
Anzahl neuer den Blinden zugänglich wurden. Die statistischen
Ergebnisse stimmen bei FEILCHENFELD und STREHL zwar nicht
genau überein, aber beide Autoren kommen zu dem Ergebnis, daß
mehr als 90 % der Kriegsblinden erwerbstätig, dem Leben also
gleichsam zurückgewonnen sind. Erblindete Geistesarbeiter[2]) konnten
sich im alten Beruf durchsetzen (86 = 3 %), als Kaufleute und Ähnliches sind 315 = 11 % tätig, und von besonderem Interesse erscheint
das Eindringen der Erblindeten in die industriellen Maschinenbetriebe
mit ihren guten Verdienstmöglichkeiten. Diese Versuche und Erfahrungen sind der Initiative des um diesen Fürsorgezweig hoch-
verdienten Direktor PERLS (Siemens-Schuckert-Werke) zu verdanken[3]).

Wenn trotz dieser Erfahrungen die Zahl derer, die den althergebrachten, schlecht bezahlten Blindenberufen zugeführt werden,
noch immer überwiegt, so ist das wohl auf die allzu „konservativ"
gerichtete Arbeitsrichtung vieler Blindenanstalten und -lehrer zu
beziehen und auf die immer wieder von Neuem zu machende Beobachtung, daß Fachleute sich von Außenstehenden nur schwer
und ungern belehren lassen. Man bedenke, daß viele der Kriegsblinden, vielleicht die meisten, schon von Hause aus Industriearbeiter
sind, die Einstellung auf diese Tätigkeit ihnen also nahe liegt; man
bedenke ferner, daß psychische Hemmungen, wie wohl sonst bei
„Unfallverletzten", hier nicht entgegenstehen, denn laut Reichsgesetz

---

[1]) Vgl. „Reichsstatistik über Kriegsblinde" von Dr. W. FEILCHEN-
FELD in „Klin. Monatsbl. f. Augenheilk. 1922, August/September-Heft;-
die daselbst angegebene Zahl von 2547 ist nicht unerheblich kleiner
als die von UHTHOFF 1921 berechnete; vgl. ferner STREHL: Die Kriegs-
blindenfürsorge, Verlag Jul. Springer, 1922.

[2]) Für Kriegs- und Zivilblinde gebildeter Stände ist die Blinden-
studienanstalt in Marburg (Syndikus Dr. STREHL) die zurzeit
wichtigste Zentralstelle.

[3]) Vgl. dessen Schrift: Kriegsblindenbeschäftigung. 4. Aufl.,
1922, Verlag von Siemens-Schuckert.

ist jeder Kriegsblinde „100 % erwerbsunfähig", unbeschadet seiner
etwaigen Privateinkünfte oder Nebenverdienste; man bedenke
ferner, daß die Ausbildung in den früheren Blindenberufen 3 Jahre
zu dauern und oft genug Anstaltszwang zu erfordern pflegte, während
eine geeignete industrielle Tätigkeit in Wochen, ja selbst Tagen er-
lernbar ist; und zwar im Betriebe selbst.

Durch die Ermöglichung des Verdienens in der Industrie ist
für die Blinden ein ganz außerordentlicher Fortschritt erzielt;
er wird bei uns um so mehr zur Geltung kommen, als in Preußen
(seit 1907) ein Gesetz besteht, welches für Blinde den Schulzwang
fordert, zum selben Zeitpunkt wie für Sehende; andere deutsche
Staaten waren mit diesem wertvollen Gesetz schon vorangegangen.
Auf diese Weise wird der Blinde in dem Anspruch erzogen, daß
er das gleiche Recht auf Entwicklung seiner Fähigkeiten hat wie
andere Menschen.

Was die Frage anlangt, wo hochgradig schwachsichtige
Kinder erzogen werden sollen, jene zahlreichen Grenzfälle, deren
es weit mehr gibt als Blinde, so gehören diese wohl nicht
in die Volksschulen, sondern in die Blindenanstalt [1]), denn nur
hier wird der Rest von Sehkraft geschont für den Zweck, für den
er am unentbehrlichsten: zum Umhergehen. In den verschwindend
wenigen Orten, wo es — wie in Berlin — eine besondere Schule für
Schwachsichtige gibt, kommt diese Spezialschule in Frage.

Unerwünscht ist in sozialer Hinsicht, daß Blinde so häufig
einander heiraten. Diese Ehen sind in wirtschaftlicher Hinsicht
durchaus verfehlt, besonders wenn sich Nachwuchs einstellt;
denn wie soll eine blinde Frau Ordnung halten, selbst wenn der
Mann angemessen verdient? Aber ein Verbot ist unmöglich;
in jedem Betriebe, in jeder Anstalt wird immer wieder beobachtet,
wie sehr Blinde sich zueinander hingezogen fühlen. Solange
eugenische Gründe nicht allgemeine Geltung haben, kann nur
durch Belehrung Einfluß versucht werden. Glücklicherweise
spielen die Blinden-Ehen quantitativ nicht annähernd dieselbe
Rolle wie etwa die Ehe der Schwindsüchtigen oder der Geschlechtskranken,

---

[1]) Vgl. C. Hamburger: „Wann gehören schwachsichtige Kinder
in die Schule, wann in die Blindenanstalt?" Zeitschr. f. ärztl. Fortb.
1907.

XVII. Hals-, Nasen-, Ohrenleiden.

Von

A. Peyser.

Krankheiten der oberen Luftwege und des Gehörs werden in Entstehung und Verlauf durch soziale Verhältnisse vielfach entscheidend beeinflußt. Die Erforschung und Vertiefung dieser Zusammenhänge nimmt sowohl in der fachärztlichen Literatur als auch in der schul- und gewerbehygienischen sowie in der Familienforschung einen von Tag zu Tag zunehmenden breiten Raum ein[1]).

1. Krankheiten der oberen Luftwege.

Die n o r m a l e Atmung erfolgt durch die Nase, wo die Luft filtriert, angefeuchtet und erwärmt wird, die r e g e l w i d r i g e durch den Mund derart, daß mehr eingeatmete Infektionskeime abgelagert werden und durch Kälte und Trockenheit eine Schädigung der Schleimhäute erfolgt, die damit, zumal in ihrer Eigenschaft als Abwehrorgane, funktionsuntüchtiger werden. Mundatmer neigen zu Halsleiden mit häufigen Rückfällen und werden dadurch in ihrer A r b e i t s f ä h i g k e i t geschädigt. Ferner sind sie körperlichen Anstrengungen weniger gewachsen, sie leiden unter Schwächezuständen, denn die Nasenatmung ist eine langsamere, gleichmäßigere, tiefere und schont die Herzkraft; die bei ihr entstehenden Druckschwankungen im Brustkorb regeln den Zufluß des venösen Blutes zum Herzen, während die Mundatmung oberflächlicher und schneller ist und diesen Vorgang stört.

Die Nase kann schon beim Neugeborenen durch B i l d u n g s - f e h l e r verschlossen sein. Im Laufe des Wachstums können Verbiegungen der Scheidewand eine oder beide Seiten verlegen, entzündliche Prozesse zu Schleimhautschwellungen und Polypen-

---

[1]) Ein „Grundriß der sozialen Ohrenheilkunde", den der Verfasser vorbereitet, soll dies Gebiet ausführlich behandeln und statt der kurzen Literaturangaben ein lückenloses Literaturverzeichnis bringen.

[2]) HENRICI: Nasen- und Mundatmung bei körperlichen Anstrengungen. Zeitschr. f. Ohrenheilk. Bd. 77. H. 1. S. 31.

bildungen führen. Von besonderer sozialer Bedeutung sind die
entstellenden Lippen- und Gaumenspalten (Hasenscharte,
Wolfsrachen), der sogenannte Spitzbogengaumen und die
Vergrößerung der Rachenmandel (adenoide Vegetationen).
Alle diese Affektionen sind bei rechtzeitiger und sachgemäßer
Behandlung heilbar. Aufgabe der ärztlichen Jugendaufsicht ist
es, in weniger bemittelten oder schlecht unterrichteten Kreisen
auf Durchführung einer solchen zu dringen. Wenn überhaupt,
so darf man hier von einer sozialen Indikation sprechen,
wo es sich um eine Rüstung für den Lebenskampf handelt.

Die Lippen-Kieferdefekte bedürfen beim Säugling der sofortigen operativen Behandlung wegen der gestörten Nahrungsaufnahme; Gaumenspalten werden am besten am Ende des ersten
Lebensjahres operiert. Nach HELBINGS Schätzung kommt eine
Gaumenspalte auf 2000—2400 Geburten. Erfolgt Operation erst
später, beim bereits sprechenden Kinde, so ist vor Schuleintritt
nach GUTZMANN methodische Sprachverbesserung zu treiben, damit
auch hier soziale Minderwertigkeit möglichst vermieden wird.

Die Rachenmandel, beim Neugeborenen physiologisch
vorhanden, soll normalerweise die hintere Nasenöffnung (Choanen)
nicht so verlegen, daß der Luftdurchtritt gehemmt wird; tut sie
es dennoch, so handelt es sich um eine konstitutionell, z. B. durch
Status thymolymphaticus, oder konditionell, z. B. Skrofulose,
Entzündungen, entstandene Vergrößerung. Wir sprechen dann
von adenoiden Vegetationen. Klinische Erscheinungen, etwa
in Form von häufigem Absetzen beim Trinken, können schon die
ersten Lebenswochen bieten. Befallen sind jedoch hauptsächlich
Kleinkinder und Schulkinder. Das Leiden ist ziemlich
gleichmäßig über alle Gesellschaftsschichten verteilt; auch klimatische Einflüsse scheinen von nur geringer Bedeutung zu sein,
doch hängt erfolgreiche Behandlung von der Organisation der
Jugendfürsorge und der Erreichbarkeit fachärztlicher Hilfe ab.

Vorhanden sind Rachenmandeln, die den oberen Choanalrand
überragen, sehr häufig („Physiologische Ubiquität"); NADOLECZNY
fand sie bei 94,7 % Knaben und 85,7 % Mädchen im Alter von
6—7 Jahren, pathologische Folgen, die sich schon äußerlich
kundgaben, fand BURGER-Amsterdam bei einer staatlichen Massen-
untersuchung an 800000 Schulkindern nur in 6 %, RABASSE, Chef-
inspektor der Pariser Schulen, bei achtjährigen Kindern in 8%, die
sich jedoch bei Vervollständigung durch häusliche Untersuchung
auf 25 % erhöhten. Nur bei nachgewiesenen Schädlichkeiten,
die in Mundatmung, Kopfschmerz, Ermüdung, Gedächtnisschwäche
und mangelnder Konzentrationsfähigkeit (Aprosexie), stumpf-
sinnigem Gesichtsausdruck, häufigen Katarrhen, Entwicklungsstörungen des Brustkorbes, Ohrenleiden oder auch Reflexwirkungen,
wie z. B. Bettnässen bestehen, soll die, übrigens völlig gefahrlose,
Operation unternommen werden. Zugrunde liegende Allgemein-

leiden bedürfen der Behandlung, zu der vorzugsweise die Mittel
sozialer Fürsorge (Walderholungsstätten, Waldschulen, See-
hospize, Ferienkolonien) geeignet sind. Nach Rückkehr haben
Kontrolluntersuchungen seitens der Fürsorgestellen und Schulärzte das Ergebnis zu prüfen und gegebenenfalls für Wiederholung
der gleichen oder Anwendung anderer Heilmaßnahmen zu sorgen.

Die Stinknase, Ozaena, die ihren Träger infolge des unerträglichen Fötors, den er verbreitet, von gewissen Berufen
ausschließt, das Zusammensein erschwert, in manchen Ländern
sogar als gesetzlicher Scheidungsgrund anerkannt wird
und zu berufstörender beständiger Reinigung, Spülung usw.
der Nase nötigt, befällt, wie es scheint, vorzugsweise die ärmere
Bevölkerung und erwiesenermaßen hauptsächlich das weibliche Geschlecht. Wahrscheinlich ist eine Krankheitsbereitschaft des knöchernen Nasengerüstes auf Grund angeborener
Syphilis vorgebildet, und kommt das Leiden durch Infektionskrankheiten, lokale Entzündungen später zum Ausbruch.
Die geographische Verbreitung zeigt Verschiedenheiten. In
Deutschland schätzt man 5—6 %, in Spanien soll bis zu 30 % der
Bevölkerung befallen sein. Bei einer dänischen Schuluntersuchung
an 17655 Kommunalschülern fanden sich 4,3 %, Knaben 3,1 %,
Mädchen 3,5 %.

Akute und chronische Entzündungen der Gaumenmandeln können gleichfalls in sozialer Hinsicht wesentlich
werden. Die ersteren wegen der Ansteckungsgefahr (Angina
follicularis), die durch Inanspruchnahme stark besetzter öffentlicher Verkehrsmittel und infolge des, wie es scheint, un-
ausrottbaren, unmanierlichen Sichanhustens gesteigert wird.
Die akuten Entzündungen belasten stark die Etats der Krankenkassen. Patienten dieser Art sind bis zum Verschwinden des
Fiebers und der Beläge Betrieben fernzuhalten, in denen sie
Mitarbeiter gefährden. Familieninfektionen sind oft beobachtet und deuten bei regelmäßiger Wiederholung auf die
gleiche ererbte Konstitutionsschwäche. Die chronische Entzündung der Gaumenmandeln, die eigentlich nach voll-
endeter Pubertät zur allmählichen Involution bestimmt sind,
hat bisher noch viel zu wenig allgemein gekannte Folgen. In
der Tiefe des Mandelgewebes, seinen Buchten, den sogenannten
Krypten, verweilen latente Entzündungserreger. Sie werden
von Zeit zu Zeit manifest und verursachen habituelle Nachschübe
(oft Abszesse) mit häufigen Berufsstörungen sowie Erkrankungen
anderer Organe (Nieren, Herz, Gelenke).
Die Tuberkulose der oberen Luftwege begleitet die der

Lungen in etwa 30 %. Die Versorgung der Kehlkopftuberkulösen ist noch völlig unzureichend [1]). Heilstätten und Spezialbehandlung müssen hier im Sinne der Leitsätze Hand in Hand gehen, wie sie von der Kommission der Gesellschaft deutscher Hals-, Nasen-, Ohrenärzte 1922 ausgearbeitet worden sind. Da die Behandlung aussichtsreich ist, wenn sie in der Hand eines mit endolaryngealer Chirurgie vertrauten Arztes liegt, sollten die großen Universitäts-Halskliniken Abteilungen für Lungenkrankheiten schon zu Ausbildungszwecken angegliedert erhalten. Die Kehlkopftuberkulose bildet einen Grund für die frühzeitige Schwangerschaftsunterbrechung. Statistisch ist erwiesen (A. KUTTNER, SOKOLOWSKI u. a.) [2]), daß hier die Mortalität 85—92 % beträgt. Von manchen Seiten wird sogar völlige Sterilisierung gefordert (G. WINTER).

Stimmstörungen äußern sich in Heiserkeit, verzögertem Stimmwechsel, Sprechen in falscher Stimmlage, leichter Ermüdbarkeit bei Stimmgebrauch mit begleitenden Beschwerden mannigfacher Art, Husten, Heiserkeit, Schmerz der Umgebung; Sprachstörungen in Form des Stammelns, z. B. Lispelns, nasaler Sprache, und des Stotterns. Aus Skandinavien liegen Ergebnisse behördlicher Schuluntersuchungen vor. 1913/14 fand WEINBERG [3]) (Stockholm) unter 800 Kindern nur 278 (34,7 %) mit klarer Sprechstimme, unter den 65,8 % mehr oder weniger Heiseren auf Grund laryngoskopischer Untersuchung 27 % mit chronischen Veränderungen der Stimmorgane (Alter 12—14 Jahre!). 1909 kamen auf 25513 Kinder 256, 1911 auf 25404 Kinder 181 Stotterer. Außer stimm- und sprachärztlicher Einzelbehandlung kommen hier Gruppenkurse in Frage. Auch Sonderklassen für sprachkranke Kinder sind eingerichtet worden.

2. Krankheiten des Gehörorgans.

Die zunehmende Einsicht in die soziale Bedeutung der Ohrenleiden drückt sich in einigen Neuerungen aus. In das preußische Hebammenlehrbuch wurde § 504 aufgenommen, der kurz Symptome und Verlauf der Säuglingsotitis schildert und die

[1]) BALLIN: Krankheiten der oberen Luftwege und Tuberkulosefürsorgestellen. Dtsch. med. Wochenschr. 1922. Nr. 45. S. 1518.
[2]) KUTTNER, A.: Lungentuberkulose und Gravidität. Arch. f. Laryngolog. Bd. 12. H. 3., und Berl. klin. Wochenschr. 1905. Nr. 29/30.
[3]) WEINBERG: Studium über das Stimmorgan der Volksschulkinder. Hygiea 1915. Nr. 5.

Notwendigkeit betont, „ohne Säumen einen Arzt zuzuziehen, wenn auch nur der Verdacht dieser Erkrankung auftritt". Die Ohrenheilkunde wurde obligatorisches Prüfungsfach im medizinischen Staatsexamen. Die „Dienstanweisung des Preuß. Ministers für Volkswohlfahrt vom 17. Juni 1922 für Gewerbemedizinalräte" ermöglicht im § 3 ärztliche Mitwirkung bei Bekämpfung gewerblicher Geräuschbelästigungen. Schließlich bahnt sich, wenn auch noch zögernd, eine Ergänzung des schulärztlichen Dienstes durch den schulohrenärztlichen an. Die Gesellschaft deutscher Hals-, Nasen-, Ohrenärzte [1]) hat den städtischen Schulbehörden folgende Leitsätze zur Kenntnis gebracht:

1. Jede schulärztliche Organisation, in der nicht für eine fachärztliche Untersuchung auf dem Gebiete der Hals-, Nasen-, Ohren- und Spracherkrankungen gesorgt ist, ist als unvollständig zu bezeichnen.
2. Der Schulohrenarzt hat die ihm von den Schulärzten überwiesenen Kinder mit Erkrankungen der in 1. genannten Organe fachärztlich zu untersuchen und deren Behandlung zu veranlassen.
3. Es ist wünschenswert, daß mindestens einmal während der Schulzeit jedes Kind vom Schulohrenarzt untersucht wird. In diesem Falle wäre das erste Schuljahr der geeignetste Jahrgang.
4. Unheilbar schwerhörige Kinder, welche dem gewöhnlichen Unterricht nicht folgen können, sind Absehkursen zu überweisen, die durch hierzu ausgebildete Lehrkräfte veranstaltet werden.
5. In Großstädten mit über 300000 Einwohnern sind außer den Absehkursen oder an deren Stelle vollklassige Schwerhörigenschulen aufzubauen.
6. Schüler, die an Sprachfehlern (Stammeln und Stottern) leiden, sind Sprachlehrkursen einzureihen.
7. Die ärztliche Aufsicht über die Abseh- und Sprachlehrkurse, ebenso über die Schwerhörigenschule führt der Schulohrenarzt.
8. Kinder, welche zur eventuellen Aufnahme in Taubstummenschulen in Frage kommen, sollen nicht durch den Kreisarzt, sondern durch den Schulohrenarzt untersucht werden.

Nach fachärztlichen Statistiken der letzten 5 Jahre fanden sich bis zu 25 % Schulkinder mit Hals-, Nasen-, Ohrenleiden (Einzelzahlen s. u.). Nach früheren Statistiken der Leipziger Ortskrankenkasse kamen bei Erwachsenen in einem Jahre 195 Fälle mit 3748 Krankheitstagen Arbeitsunfähiger auf 100000 Versicherungsmitglieder.

Die Mittelohrentzündung kann geradezu als Gradmesser der Kultur eines Volkes und seiner einzelnen Schichten gelten. Nicht allein, daß unzulängliche Gesundheitspflege zur Verbreitung

dieses Leidens beiträgt: auch der Aberglaube, der besonders
auf dem Lande das „Ohrenlaufen" der Kinder für einen ge-
sundheitsfördernden Vorgang hält, sorgt für Konservierung.
Dabei ist die Mittelohrentzündung ein durchaus ernstes
Leiden, welches durch Zerstörung funktionswichtiger Teile das
Hörvermögen beeinträchtigt, ja aufhebt und durch Übergang
auf die benachbarten Hirnpartien das Leben gefährden kann.
Die Ohrenheilkunde vermag einem hohen Prozentsatz selbst der
schwersten Komplikationen erfolgreich zu begegnen; deswegen
ist die Bereitstellung leicht erreichbarer und geeigneter Hilfe
eine soziale Pflicht[1]).

Auf die Bedeutung der ohrenärztlichen Schuluntersuchungen wurde bereits hingewiesen; gerade die Mittelohrentzündung
erfordert hier Berücksichtigung. MAILAND fand unter 843 Schulkindern in Kopenhagen 58 mit chronischer Mittelohrentzündung
(6,9 %), 103 mit Residuen derselben (12,2 %), 159 mit Mittelohr-
katarrhen (18,9 %), HANSBERG[2]) (Dortmund) bei seinen Klassen-
untersuchungen unter 600 ohr-, nasen-, halsleidenden Kindern nur
ein einziges, DREYFUSS (Frankfurt a. M.)[3]) unter 500 behandlungsbedürftigen Volksschülern des ersten Jahrganges nur 6, die zurzeit
in ärztlicher Behandlung standen.

Mittelohrentzündungen durch gewerbliche Schädlichkeiten entstehen zumeist auf dem Wege über obere Luftwege,
Ohrtrompete, durch Witterungs-, Staubeinflüsse und Infektionen
seitens der Mitarbeiter. Freiluftarbeiter neigen verhältnismäßig
wenig zu akuten Entzündungen, plötzliche Abkühlung und
Staubwirkung scheinen dagegen besonders gefährlich. Hier treten
die Krankenkassen durch Gewährung ohrenärztlicher Hilfe ein.
Zur Invalidität führen Mittelohrentzündungen nur selten, nach
meiner Statistik[4]) von 1908 bildeten unter 3668 Fällen Ohrenleiden überhaupt 18 mal Haupt-, 81 mal Nebenursachen. — Von
sozialer Bedeutung sind die durch Behandlung der Mittelohrleiden
erzielten Resultate sowohl betreffend Herabsetzung der Sterblichkeit als auch Wiederherstellung der Hörfunktion.

---

[1]) PEYSER, A.: Soziale Fürsorge bei Hals-, Nasen-, Ohrenleiden
vom Säuglingsalter bis zur Schulentlassung in: PEYSER, A.: Die Mitarbeit des Arztes an der Säuglings- und Jugendfürsorge. Leipzig 1910.
Verlag Ärzteverband.
[2]) JAUQUET: Bullet. d'oto-rhino-laryngologie. Vol. XX. Nr. 2.
1922.
[3]) II. Jahresversammlung der Gesellschaft deutscher Hals-,
Nasen-, Ohrenärzte zu Wiesbaden, 1922, Verhandlungsbericht.
München-Berlin, Bergmann, Springer.
[4]) PEYSER, A.: Die gewerblichen Erkrankungen des Gehörs. Arch.
f. soz. Hyg. 1911. Bd. 6.

Hierüber liegen in der Fachliteratur neuerdings genauere Untersuchungen mit Wertung der einzelnen Krankheitstypen vor,
deren Wiedergabe zu weit führen würde [1] [2]).

3. Schwerhörigkeit und Taubheit.

Vergleicht man mit den bisherigen Ergebnissen der verfeinerten
ohrenärztlichen Untersuchungstechnik und der modernen Erblich-
keits- und Konstitutionsforschung die rückständigen Verhältnisse der alltäglichen Praxis, so ergibt sich, daß fast nie die
Anfangsstadien der oben erwähnten Leiden, sondern fast ausnahmslos die späteren zur Kenntnis gelangen, daß Ehen ahnungslos
ohne Rücksicht auf Eugenik geschlossen, Berufe unter unfehl-
barer Aufopferung des Gehörs ergriffen werden. Es scheinen
also für eine Vertiefung sozialer Pathologie und ihren Ausbau
zu einer sozialen Ohrenheilkunde noch Aufgaben vorzuliegen,
die umfangreich genug sind, um das Jahrhundert auszufüllen.
Die hier zu besprechenden Formen der Schwerhörigkeit stehen
im Gegensatz zu den Folgen der vorher erwähnten Mittelohr-
affektionen (Schalleitungskrankheiten), die meist therapeutisch
beeinflußbar sind und selten progressiven Charakter tragen. Sie
betreffen das innere Ohr: die Otosklerose die Labyrinth-
kapsel und — entweder zugleich oder im späteren Verlauf —
das häutige Labyrinth und die den Schall aufnehmenden Sinneszellen, die anderen Gruppen von vornherein diese letzteren.
Die Otosklerose — darüber herrscht kaum noch ein Zweifel —
ist ein ausgesprochenes Erbleiden. Körner [3]) und Hammerschlag [4]) haben Stammbäume von Otosklerotikern veröffentlicht,
die sich auf 3—4 Generationen erstrecken. Bezold fand in 52 %,
Siebenmann in 35 % erbliche Belastung. Die Blutsverwandt-
schaft der Ehegatten spielt eine bedeutende Rolle, ähnlich wie
bei der hereditär degenerativen Taubstummheit (s. u.). Die
Heredität kann nach der Weismannschen Determinantentheorie

---

[1]) Scheibe: Die Lebensgefährlichkeit der verschiedenen Formen
von Mittelohreiterung mit Berücksichtigung ihrer Behandlung sowie
des Lebensalters. Zeitschr. f. Ohrenheilk. Bd. 75. S. 196.

[2]) Wertheim: Zur Frage der Radikaloperation des Mittelohres
vom militärärztlichen Standpunkt aus. Arch. f. Ohrenheilk. Bd. 102.
H. 1/2.

[3]) Körner: Das Wesen der Otosklerose im Lichte der Vererbungs-
lehre. Zeitschr. f. Ohrenheilk. Bd. 50. S. 98.

[4]) Hammerschlag: Vererbbarkeit der Otosklerose. Monatsschr.
f. Ohrenheilk. 1906. Bd. 40. S. 443.

latent bleiben und Generationen überspringen. Man vermutet, daß **hereditäre Lues** ätiologische Bedeutung hat. **Das weibliche Geschlecht** ist mehr befallen, nach BEZOLDS Zahlen 60,2—66,1 %, nach denen DENKERS 58 %, nach HEIMANN sogar doppelt so häufig wie das männliche. Die **Schwerhörigkeit** beginnt oft fast unmerklich, zumeist zwischen dem 20. und 30. Lebensjahr, vielfach nach Krankheiten, Überanstrengungen, seelischen Aufregungen. **Schwangerschaft und Laktation** sind vorzugsweise auslösende Momente. Nun tritt die Verschlechterung des Gehörs meist erst im zweiten oder dritten Wochenbett auf. So ergeben sich komplizierte Verhältnisse wegen der Entscheidung über Konzeptionsverhütung, Schwangerschaftsunterbrechung, Sterilisation, Fragen, die BLOHMKE [1]) zusammenfassend bearbeitet hat. Hier interessiert, daß in seinen Schlußfolgerungen die **kombiniert-soziale Indikation** zur Schwangerschaftsunterbrechung deswegen abgelehnt wird, weil sie „medizinisch nicht anerkannt" werde. Im Gegensatz dazu halte ich diese für durchaus berechtigt, wo eine erwerbstätige Frau derart vor wirtschaftlichem Ruin infolge Hörverlustes geschützt werden kann, wie sich auch andere Autoren [NELLE [2])] sozialen Gesichtspunkten nicht verschließen. Die **Berufsberatung** hat sorgfältig auf Otosklerose in der Aszendenz und auf etwa vorliegende erste Anzeichen zu achten sowie Anwärter von ohrgefährdenden, insbesondere lärmenden Berufen fernzuhalten, die Eugenik vor Heiraten Blutsverwandter zu warnen, besonders wenn Ohrenleiden in einer der beiden Familien oder gar beiden nachgewiesen sind. Bezüglich der **Erblichkeit** setzt sich immer mehr die Anschauung durch, daß nicht nur für das eine oder das andere Ohrenleiden dieser Art eine Krankheitsbereitschaft angeboren sein kann, sondern eine gemeinsame für labyrinthäre Schwerhörigkeit, sei es in dieser, sei es in jener Form. Beziehungen zwischen **Konstitution und Gehörorgan** werden unter diesen Gesichtspunkten neuerdings erforscht [u. a. CONRAD STEIN [3])]. Es versteht sich von selbst, daß hier die **Familienforschung** nicht zu entbehren ist, ebensowenig die Wertung der sozialen Verhältnisse, unter denen die

---

[1]) BLOHMKE: Otosklerose und Schwangerschaft. Arch. f. Ohrenheilk. Bd. 102. H. 1, 2.
[2]) NELLE: Ist die Unterbrechung der Gravidität bei Otosklerose gerechtfertigt? Passow-Schäfers Beiträge z. Ohrenheilk. Bd. 9. H. 3, 4.
[3]) STEIN, CONRAD: Konstitution und Gehörorgan. Zeitschr. f. Ohrenheilk. 76.

Familie lebt. Kinder mit angeborener labyrinthärer Schwerhörigkeit bedürfen ja besonders sorgfältiger Überwachung.

Endemische Schwerhörigkeit und Taubheit tritt in
Kropfgegenden insbesondere bei Kretinen [1]) auf (dysthyre Schwer-
hörigkeit nach BLOCH), nach ESCHERICH häufiger in älteren Erd-
formationen als in jüngeren „mit derselben Abgrenzung am Jura wie
beim Kretinismus". Kaum ein Viertel der Kretinen hört normal.
Nach C. STEIN zeigen 20—30 % hochgradige Höreinschränkung,
5 % Taubheit. Die wahrscheinlich im Wasser, vielleicht aber im
Boden oder in der Luft befindlichen Erreger kennen wir nicht.
Wesentlich für unseren Zweck ist, daß nach Angaben J. BAUERS
Individuen mit allgemeiner degenerativer Konstitution leichter
Kropf bekommen, selbst solche, die aus kropffreien Gegenden
einwandern. Bekannt sind die Bemühungen der Schweiz, durch
Joddarreichung an Schulkinder dem Übel zu begegnen.

Gewerbliche Schädigungen des inneren Ohres äußern
sich manchmal in Giftwirkungen, besonders Blei- und Queck-
silberintoxikation, aber auch solche durch Benzol, Benzin,
Petroleum, Zyankali, Phosphor, Anilin, Arsenwasserstoff, Phos-
phorwasserstoff, Nitrobenzol, Schwefelsäure, Kohlensäure, Kohlen-
oxyd, Terpentindämpfe, Schwefelkohlenstoff, Pyridin, Naphtha-
gase, Alkohol, Methylalkohol, Tabak (O. Voss). — Zum andern Teil
wirkt der adäquate Reiz, überwertig nach Dauer oder Intensität,
als Schallschädigung auf die Sinneszellen des inneren Ohres
[WITTMAACK, VOSS, PEYSER [2])]. Luftschall, besonders durch
Resonanzverstärkung, wie in Kesseln, Tanks, Luftstoß, wie
bei Sprengungen, Bodenschall durch den Gang schwerer nicht
gedämpfter Maschinen sind die drei Schädigungsarten, die
natürlich in mancherlei Kombinationen auftreten und da besonders
wirken, wo entweder lokale bzw. allgemeine Konstitutionsschwäche, Ermüdung, Unterernährung, Rekonvaleszenz oder
gleichzeitige Staub-, Hitze-, Kältewirkung vorliegt.

Im Verkehrswesen stellt das Lokomotivpersonal eine nicht
unerhebliche Anzahl Ohrgeschädigter, was aber durch Dissimulation
der Beamten bei den Kontrolluntersuchungen verschleiert wird, die
immer noch nach unzulänglichen Methoden vorgenommen werden.
1912 kamen beim Lokomotivpersonal (PEYSER nach behördlichen
Angaben) auf 10000 Männer 38 Ohrenleiden mit Durchschnitts-

---

[1]) ALEXANDER, G.: Das Gehörorgan der Kretinen. Arch. f.
Ohrenheilk. Bd. 68.
[2]) WITTMAACK, VOSS, PEYSER bei: Teleky Schriften des III. internat. Kongresses f. Gewerbekrankh. H. 2. Schädigung des Gehörs
durch den Beruf. Wien 1917. Alfred Hölder.

dauer von 37 Tagen, bei der großen allgemeinen Ortskrankenkasse
Leipzig nur 19,5 Ohrenleiden mit 20,6 Krankheitstagen. Darin
sind aber nur die schweren Fälle enthalten. Hörstörungen fand
POLLNOW bei Lokomotivpersonal in 5,24—7,43 %. TIA ROHRER
hat das geradezu gesetzmäßige Herabsinken der Hörschärfe mit den
Dienstjahren nachgewiesen. Telephonbeamte leiden seltener an
Hörstörungen als an subjektiven Ohrgeräuschen und durch das
angestrengte Hören veranlaßter allgemeiner Abspannung, Tele-
phonistinnen häufig zur Zeit der Menstruation. In der Industrie
steht als' lärmschädigend die der Metalle obenan, dann folgen
Weberei, Stein- und Zementverarbeitung (Sprengungen, Preß-
lufthämmer, Kugelmühlen). Sozialhygienische Aufgabe ist
es, für regelmäßige Betriebsuntersuchungen, ruhige Wohnungen,
Schichtwechsel zu sorgen, in schweren Fällen kommt Berufswechsel
in Frage, gewerbehygienisch wird Schallschutz durch Ohr-
verstopfung und Bodendämpfung nach Lösung einiger noch strittiger
Probleme auszubauen sein.

Angeborene oder vor dem vierten Lebensjahre erworbene
Taubheit oder hochgradige Schwerhörigkeit hindert die Sprach-
entwicklung und führt zu Taubstummheit. Die Sprache
kann noch bei Kindern bis zum siebenten, ja in Einzelfällen
bis zum fünfzehnten Lebensjahre wieder verloren gehen. Angeborene Taubstummheit hat ihre Ursache entweder in krankhafter Beschaffenheit des elterlichen Keimmaterials oder beruht auf
intrauterin erworbenen Veränderungen (Lues, Infektionskrankheiten, Unterernährung, Alkoholismus). Erblichkeit spielt eine
größe Rolle [1]). Nach MYGINDS europäischen Statistiken hat jedes
sechzehnte taubstumme Kind einen taubstummen Verwandten. Bei
angeborener Taubstummheit fanden sich in 50 % taubstumme
Geschwister. Unter Taubstummen überhaupt waren 9 %, unter
taubstumm Geborenen 23 % aus konsanguinen Ehen hervorgegangen. SCHÖNLANK [2]) gab in 21 % Verwandtschaftsehen an.
Je enger die Verwandtschaft unter Eheleuten, desto zahlreicher
Taubstummheit in der Deszendenz. — Unter den Ursachen er-
worbener Taubstummheit ist zu nennen epidemische Genickstarre. Nach der großen Epidemie in Oberschlesien wurde
deutliche Zunahme an taubstummen Kindern festgestellt, in der
Schweiz 37 % auf Grund dieser Krankheit gefunden (SCHÖNLANK).
Hereditäre Syphilis (14 %) und Affektionen, die zu Mittelohrentzündung (18 %) disponieren oder zu Hörnervenschädigung
führen können, spielen eine große Rolle. Es besteht nicht immer

---

[1]) GROTJAHN-KAUP: Handwörterbuch d. soz. Hyg. Art.: „Taubstummheit".
[2]) SCHÖNLANK: Ergebnisse einer zweiten Untersuchungsreihe von
Taubstummen in Zürich. Schweiz. Rundschau f. Med. 1920. S. 33.

völliger Hörverlust, vielfach noch ein Hörrest (Schönlank 82,7 %).
Vergesellschaftet finden sich Stigmata der Degeneration, Schwach-
sinn, Kropf. Eine besonders beklagenswerte Kategorie bilden die
Taubstumm-Blinden. Die Ursache ist meist kongenitale Lues.
Der Unterricht der Schwerhörigen geschieht in besonderen
Kindergärten, Schwerhörigenklassen und Schwerhörigenschulen,
der von Taubstummen gleichfalls in Kindergärten, Taubstummen-
schulen, Taubstummenanstalten. Vollhörende Kinder tauber
Eltern sind möglichst frühzeitig in vollhörende Umgebung zu
bringen. Das Prinzip des Schulzwanges, das in anderen deutschen
Staaten schon früher bestand, hat Preußen am 1. April 1912
eingeführt. Je nach dem Vorhandensein und Grade von Hör-
resten, die zur Ausnützung durch Unterricht nicht immer ausreichen, nach Intelligenz, Kombination mit anderweitigen
Leiden richten sich Ausbildungsmöglichkeiten, Methoden und
Resultate. Die wesentlichsten Erfolge zeitigt das sogenannte
deutsche, das Absehsystem; daneben besteht noch das französische, die Gebärdensprache als unvollkommener Ersatz,
hauptsächlich zum Verkehr der Tauben untereinander. Für
geeignete Fälle wird Ausnutzung des Restgehörs (Urbantschitsch-
Betzold) angewandt. Die Berufsberatung der Schwerhörigen
und Ertaubten ist neuerdings Gegenstand erfolgreicher Bemühungen [1]. Je nach den Erfolgen des Unterrichtes, dem Grade
der Intelligenz der optischen Schulung und den Charaktereigen-
schaften können von Schwerhörigen, Ertaubten und Taubstummen
viele aussichtsreiche Berufe ergriffen werden. In Berlin besteht
ein Pflegeamt für die wissenschaftliche Weiterbildung
der Schwerhörigen. Taubstumme und Schwerhörige haben sich
zu Vereinen zusammengeschlossen und vertreten gemeinsam
ihre wirtschaftlichen, politischen und sozialen Interessen. Auch
an Taubstumm-Blinden sind namhafte Erfolge in beruflicher
Hinsicht erzielt.

Während plötzlicher Hörverlust im Frieden relativ selten
ist, hat der Krieg zahlreiche Fälle von akut entstandener Taubheit
durch feindliches, einige durch eigenes Feuer (Rohrkrepierer)
gebracht, in denen sich als soziale Maßnahme Rentenabfindung
und vor allem Berufsumleitung als nötig erwies.

---

[1] Schorsch: Inspizient der Berliner Schwerhörigenschulen,
Berufswahl und Berufsberatung der Schwerhörigen. Berlin, Wilhelm
Pilz. 1920.

B. Allgemeiner Teil.

I. Die soziale Wertung der Krankheitsgruppen und ihre soziale Bedingtheit.

A. Grotjahn.

Eine soziale Betrachtung der krankhaften Zustände des Menschen kann sich der Aufgabe nicht entziehen, die an den einzelnen Krankheiten gemachten empirischen Beobachtungen unter allgemeine Gesichtspunkte zu ordnen und wenigstens den Versuch zu machen, einige Entwicklungstendenzen festzustellen. Bei der Verwicklung der beobachteten Vorgänge ist hier mit Vorsicht zu verfahren oder wenigstens die Subjektivität der Anschauungen so lange zu betonen, als nicht reichere, vielseitigere und eindeutigere Beobachtungen vorliegen. Auch die folgenden Ausführungen beanspruchen nicht Wahrheiten letzter Instanz zu geben, sondern nur Ansichten, die sich dem Verfasser und wohl auch manchem Leser beim Rückblick über den zurückgelegten Weg, der ihn eilenden Fußes durch alle Gebiete der Pathologie führte, aufdrängen.

Eine Durchdringung der Pathologie mit sozialen Erörterungen dürfte auf die Wertung der einzelnen Krankheitsgruppen von entscheidender Bedeutung sein. Es werden jene Krankheiten in den Vordergrund geschoben, die wirklich häufig vorkommen und auf das soziale Getriebe und damit auf zahlreiche Personen von Einfluß sind, und dadurch jener Sucht in unserer Wissenschaft entgegenarbeitet, die sich an den seltenen Fall anklammert und ihn mit besonderer Vorliebe zum Gegenstande eines Scharfsinnes und eines Fleißes macht, der in gar keinem Verhältnis zur Bedeutung der betreffenden Krankheit steht.

Eine soziale Betrachtung der Krankheiten läßt ferner die Bedeutung der heute so stark im Vordergrunde stehenden Infektionskrankheiten erheblich sinken. Dafür hebt sie andere Krankheitsgruppen, so besonders die des Zentralnervensystems und die des Kindesalters, aus ihrer stiefmütterlichen Behandlung zu einer immer mehr wachsenden Bedeutung empor. Namentlich

sind es die akuten allgemeinen Infektionskrankheiten, die durch
eine sozialpathologische Betrachtung verlieren. Es ist hohe Zeit,
daß der öffentlichen Meinung und den maßgebenden Faktoren
in Gesetzgebung und Verwaltung die nur geschichtlich begründete
Vorstellung von den aus diesen Krankheiten drohenden Gefahren
genommen werden. Pocken, Flecktyphus und Cholera sind so
gut wie völlig vertrieben, Typhus, Ruhr, Rückfallfieber im
raschen Rückzuge begriffen.

Dagegen lenkt die sozialpathologische Betrachtung unsere
Aufmerksamkeit auf die chronischen allgemeinen Infektionskrankheiten, indem sie zugleich feststellt, daß die bei der Bekämpfung der akuten Epidemien so erfolgreiche bakteriologische
Richtung der Seuchenbekämpfung hier nur beschränkte Erfolge
davongetragen hat und dringend durch eingreifende Maßnahmen
sozialer Natur ergänzt werden muß. Auch für die Geschlechtskrankheiten, die ebenfalls zu den chronischen Infektionskrankheiten gehören, hat es sich bestätigt, daß die bakteriologische
Kenntnis des Krankheitserregers zwar zur Erklärung des Wesens
der Krankheit unentbehrlich ist, für die Behandlung und Verhütung aber nicht das leistet, was man sich davon versprochen
hat. Weit höher aber als die Infektionskrankheiten stellt eine
sozialpathologische Wertung die Krankheiten der Säuglinge,
Kinder und Frauen. Das ist insofern von großer Wichtigkeit,
weil gerade Frauen und Kinder zurzeit nur ausnahmsweise in
die soziale Versicherung eingeschlossen sind und somit deren
Ausbau im Sinne einer Volksversicherung vom sozialpathologischen
Standpunkte aus mit guten Gründen gefordert werden kann.
Keine Krankheitsgruppe kommt aber an sozialpathologischer
Bedeutung den Nerven- und Geisteskrankheiten gleich,
womit sonderbar die Tatsache kontrastiert, daß diese Erkrankungen erst im Laufe der Neuzeit in den Bereich der Pathologie
hineinbezogen worden sind, nachdem Jahrtausende sie einer
metaphysisch orientierten und deshalb unfruchtbaren Betrachtungsweise überlassen haben. Die Gehirn- und Nerven-
erkrankungen gewinnen ihre überragende soziale Bedeutung
nicht in ihren ausgeprägten Formen, den eigentlichen Geisteskrankheiten, sondern in den leichten Abnormitäten und
Psychopathien, deren Kenntnis und Deutung erst spät vor
das Forum der medizinischen Wissenschaft gezogen worden ist.

Auch in den übrigen Krankheitsgruppen sind die ausgebildeten
Krankheitsfälle, wie wir gesehen haben, sozialpathologisch nicht
die wichtigsten. Sie sind sozusagen extrasozial, da sie durch Tod,
Verwahrlosung, Anstaltsverbringung, Genesung usw. in der Regel

aus den vielgestaltigen Verschränkungen des sozialen Lebens bald ausgeschieden werden. Ungleich wichtiger sind die wenig ausgeprägten Fälle, die Abortivformen, die nur Andeutungen des betreffenden Krankheitszustandes zeigen. Die von ihnen Befallenen werden durch ihr Leiden nicht ausgeschieden, sondern nehmen an allen sozialen Geschehnissen teil, und zwar häufig in einer Weise, die diese in ihrem Verlaufe wesentlich beeinflußt. Die sozialpathologische Bedeutung der Abortivfälle gegenüber den ausgebildeten Fällen ist so groß, daß man die soziale Bedeutung einer Krankheit geradezu danach einschätzen kann, ob bei ihr die nur angedeuteten Fälle häufig sind oder nicht. So sind schon aus diesem Grunde die Nerven- und Geisteskrankheiten als die sozial wichtigsten Krankheiten zu bezeichnen, weil hier das Verhältnis der Abortivformen, die das soziale Leben sowohl im verhängnisvollen wie im guten Sinne so überaus stark beeinflussen, so groß ist wie bei keiner anderen Krankheitsgruppe.

Bezüglich der Rückwirkung der Krankheiten auf die gesellschaftliche Struktur sind zu unterscheiden Krankheiten, die, wie namentlich die Säuglings-, Kinder- und Frauenkrankheiten, sowohl sozial bedingt sind als auch ihrerseits wieder die sozialen Zustände stark beeinflussen, ferner Krankheiten, die zwar, wie besonders die Infektionskrankheiten, ursächlich wichtige soziale Beziehungen haben, aber selbst nicht erheblich das gesellschaftliche Getriebe beeinflussen, und endlich krankhafte Zustände, die wie die verbreiteten Nerven- und Geisteskrankheiten als im wesentlichen erblich überkommen und nicht sozial bedingt sind, dabei doch einen ganz hervorragenden Einfluß auf die soziale Struktur haben.

Die zunächst ins Auge fallende Wirkung der Krankheiten beruht darauf, daß sie die wichtigste Ursache des vorzeitigen Todes bilden. Daß selbst in der Gegenwart, in der die gewaltsamen Todesursachen infolge Krieg, Mord und Totschlag nicht mehr ausschlaggebend sind, verhältnismäßig wenige Menschen erst nach vollständig zurückgelegter Lebensbahn sterben, verdanken wir fast ausschließlich den Krankheiten.

Aus der nebenstehenden Tafel der Überlebenden, die F. Prinzing [1]) zusammengestellt hat, läßt sich deutlich sehen, wie verhältnismäßig wenig Personen in den höheren Jahrzehnten übrigbleiben, und wie verschieden hoch bei den einzelnen Völkern dieser Bruchteil ist.

Deutlich gibt sich hier die günstige Stellung der skandinavischen Länder zu erkennen, die überhaupt die günstigsten demographischen

---

[1]) Prinzing, F.: Artikel „Sterbetafel" im Handwörterbuch der sozialen Hygiene. Herausg. v. A. Grotjahn und J. Kaup. Leipzig 1912.

Verhältnisse aufweisen. Überaus lehrreich sind auch die Angaben aus Indien, die uns die traurigen Zustände in einem sogenannten „alten Kulturlande" zeigen. Hier erreichen zwanzigmal weniger Menschen das achtzigste Lebensjahr als in Norwegen.
Es ist für ein Volk auch wirtschaftlich ein großer Nachteil, wenn die Glieder, die es zusammensetzen, vorzeitig sterben.

Alter	Deutschland 1891—1900	Frankreich 1898—1903	England 1891—1900	Schweden 1891—1900	Norwegen 1891—1901	Österreich 1900—1901	Ungarn 1900—1901	Italien 1899—1902	Indien 1901
Männliches Geschlecht:									
0 Jahre	100 000	100 000	100 000	100 000	100 000	100 000	100 000	100 000	100 000
5 „	69 194	77 692	75 028	82 968	84 132	68 039	65 930	71 222	56 081
10 „	67 369	75 944	73 429	80 561	82 070	65 915	62 560	69 136	51 034
15 „	66 462	74 818	72 537	79 189	80 576	64 772	61 060	68 054	48 128
20 „	65 049	72 948	71 171	77 358	77 698	63 161	59 210	66 524	45 161
25 „	63 168	70 230	69 389	74 805	73 659	60 800	56 690	64 318	41 776
30 „	61 274	67 653	67 320	72 367	70 263	58 526	54 660	62 188	38 151
40 „	56 402	61 641	61 596	67 362	64 503	48 552	54 660	57 874	29 766
50 „	49 002	53 818	53 089	61 088	58 264	42 041	50 180	52 124	20 678
60 „	38 308	43 199	40 952	51 951	49 845	32 455	43 880	43 408	12 297
70 „	23 195	27 465	24 663	37 334	36 802	19 244	34 620	28 377	5 273
80 „	7 330	8 774	8 230	16 168	17 887	5 675	21 010	9 401	916
90 „	492	728	772	1 630	2 685	446	6 640	647	15
100 „	2	11	7	11	88	—	—	8	—
Weibliches Geschlecht:									
0 Jahre	100 000	100 000	100 000	100 000	100 000	100 000	100 000	100 000	100 000
5 „	72 623	80 496	78 214	84 952	86 159	69 656	68 950	72 232	58 577
10 „	70 646	78 616	76 527	82 457	83 972	67 265	65 320	69 915	52 668
15 „	69 562	77 248	75 550	80 910	82 237	65 809	63 320	68 609	48 906
20 „	68 201	75 246	74 177	79 005	79 971	63 955	60 840	66 782	45 195
25 „	66 467	72 732	72 539	76 771	77 493	61 635	57 960	64 510	41 202
30 „	64 385	70 068	70 582	74 449	74 745	59 105	55 270	62 103	37 055
40 „	59 467	64 585	65 301	69 499	68 979	53 594	49 770	57 171	28 918
50 „	53 768	58 385	58 032	63 995	63 103	42 931	43 990	51 974	20 947
60 „	44 814	49 441	47 304	56 399	55 691	32 558	35 190	44 551	13 274
70 „	28 917	34 053	30 917	42 764	43 077	20 894	21 020	29 706	6 127
80 „	9 773	12 789	11 807	20 392	22 606	6 316	6 510	9 549	1 128
90 „	821	1 452	1 433	2 797	4 248	602	—	683	21
100 „	8	59	24	32	162	—	—	10	—

In einer sorgfältigen Arbeit, deren Einzelheiten im Original nachzulesen sind, kommt JENS [1]) zu dem Endergebnis, daß allein im Stadt- und Staatsgebiet Hamburg für die Erhaltung aller körperlich und geistig Kranken, Siechen und Minderwertigen

---

[1]) JENS: Was kosten die schlechten Rassenelemente den Staat und die Gesellschaft? Arch. f. soziale Hyg. 1913. Bd. 8. S. 295.

vor dem Kriege jährlich insgesamt 31,6 Millionen Mark, nämlich von der Wohlfahrtspflege 5,8, von den Staats- und Stadtbehörden 16, von den sozialen Versicherungskörperschaften 16 Millionen Goldmark, gezahlt werden müssen.

Es sei daran erinnert, daß allein in der Krankenversicherung des Deutschen Reiches jährlich vor dem Kriege etwa 115 Millionen mit völliger Arbeitsunfähigkeit einhergehende Krankheitstage gezählt wurden. Dabei handelt es sich hier doch um den rüstigsten und kräftigsten Teil der Bevölkerung und um Krankheiten, die nicht länger als 26 Wochen währen.

Größer noch als die unmittelbaren Krankheitskosten sind die wirtschaftlichen Nachteile, die dadurch entstehen, daß zahlreiche krankhafte Zustände nicht in Tod oder Heilung übergehen, sondern dauerndes Siechtum und Verkrüppelung beim Kranken selbst oder seinen Nachkommen hervorrufen. Es ist ein ungeheurer Ballast, den ein Volk an derartigen Personen zu tragen hat.

Es gibt wenig Erhebungen, die uns über die Zahl der Gebrechlichen einen Aufschluß geben. Als zuverlässig gilt die Gebrechenzählung des australischen Staates Neuseeland, deren Ergebnisse PRINZING [1]) (nach dem Census of the British Empire, 1901, London) in folgender Tabelle zusammengestellt hat:

Auf je 10 000 Lebende kommen Gebrechliche:

infolge von	0—15 Jahre	15—30 Jahre	30—40 Jahre	40—50 Jahre	50—60 Jahre	60—70 Jahre	über 70 Jahre	zusammen
Männliches Geschlecht:								
Krankheiten, genannte .	5,4	20,9	20,5	32,7	58,7	158,3	344,4	34,7
„ ungenannte	10,7	28,2	39,1	50,1	91,1	240,9	380,8	50,7
Unfall	7,2	30,9	26,3	38,8	53,0	88,3	121,4	30,3
Taubstummheit	3,9	3,5	3,3	2,7	2,7	1,3	1,1	3,3
Blindheit	1,5	2,5	5,4	5,2	16,5	32,6	81,6	7,3
Geisteskrankheit	1,1	16,2	53,0	95,6	126,4	107,8	101,5	39,4
Idiotie	0,9	2,5	1,3	1,0	0,3	1,3	2,1	1,4
Epilepsie	0,9	2.1	3.0	0,5	1,7	2,6	3,3	1,7
Lähmung	0,9	2,3	2,8	5,6	8,6	40,0	58,5	6,1
Verkrüppelung	1,9	4,8	4,2	4,7	10,7	17,4	18,8	5,2
Schwäche	0,4	0,8	1,3	2,2	9,0	70,8	429,4	15,0
Taubheit allein	0,7	3.7	4,8	4.9	12,0	23,9	56,3	6,0
Überhaupt	35,5	118,4	165,0	244,0	390,7	785,2	1598,3	201,1

---

[1]) PRINZING, F.: Über die neuesten medizinisch-statistischen Arbeiten, ihre Methoden und ihre Ergebnisse. CONRADS Jahrbücher für Nationalökonomie und Statistik. 1909. Bd. 37.

infolge von	0—15 Jahre	15—30 Jahre	30—40 Jahre	40—50 Jahre	50—60 Jahre	60—70 Jahre	über 70 Jahre	zu- sammen
Weibliches Geschlecht:								
Krankheiten, genannte .	5,5	25,3	31,6	38,3	54,6	116,7	276,9	29,8
ungenannte	9,0	26,2	38,8	41,9	69,6	123,9	139,2	31,4
Unfall	2,7	5,1	6,2	8,3	10,1	20,6	45,8	6,3
Taubstummheit	2,4	2,6	3,3	1,9	2,8	1,4	3,2	2,5
Blindheit	1,3	1,6	1,9	6,1	9,1	25,6	60,6	4,3
Geisteskrankheit	0,9	12,7	44,5	81,8	102,8	112,5	86,8	29,3
Idiotie	0,7	1,5	2,1	1,9	0,9	1,4	1,5	1,3
Epilepsie	0,8	1,5	1,2	1,0	2,3	1,4	—	1,2
Lähmung	0,9	0,9	1,4	2,2	13,7	34,2	49,1	4,0
Verkrüppelung	0,9	1,5	2,0	1,6	3,7	4,3	3,2	1,6
Schwäche	0,1	1,9	2,7	4,4	15,5	49,1	272,0	8,7
Taubheit allein	0,5	3,1	4,1	6,7	13,3	19,2	50,7	4,6
Überhaupt	25,7	83,9	139,0	196,1	298,4	510,3	989,0	125,0

Diese Zahlen dürften noch Mindestzahlen sein, da Neuseeland sich durch günstige klimatische und soziale Bedingungen auszeichnet, so daß man für die europäischen Länder mit ihrer dichten Bevölkerung und in den proletarischen Schichten tiefstehenden Lebenshaltung jedenfalls erheblich höhere Zahlen annehmen muß.

Das Heer der an Körper oder Geist Siechen und Verkrüppelten scheidet sich bezüglich ihrer Wirkung auf das soziale Leben in zwei Gruppen. Die eine ist die Schar der passiv Hilflosen, die einfach von ihren Mitmenschen mit durchgeschleppt werden muß, in un- und halbkultivierten Ländern in Form des Bettelwesens, in höher kultivierten in Form des Anstaltswesens, das besonders bezüglich der Versorgung der geistig Siechen und Verkrüppelten bereits eine große Ausdehnung gewonnen hat. Die zweite, sozial wichtigere Gruppe bilden Personen mit solchen dauernden krankhaften Zuständen, die nicht genügen, sie einfach dem sozialen Leben gegenüber passiv zu machen, die aber doch hinreichen, sie auf die Reize des gesellschaftlichen Getriebes anders antworten zu lassen als die Durchschnittsmenschen. Diese Reaktion ist in der Regel antisozial gerichtet, indem die Halbkrüppel und Halbsiechen, wie wir gesehen haben, in der Vagabundage, der Prostitution und der Kriminalität eine für diese Übelstände ausschlaggebende Rolle spielen. Namentlich sind es die geistig Minderwertigen, die nach dieser Richtung von ungeheuerem Einfluß sind.

Aber bei diesen psychisch regelwidrig veranlagten Personen dürfen wir nie vergessen, daß zu ihnen nicht nur die antisozialen

Psychopathen, sondern auch jene gehören, die wir als hochbegabte, talentierte und geniale Naturen schätzen, und denen wir überhaupt jeden Kulturfortschritt verdanken. Unter der Voraussetzung, daß zukünftige Forschungen den nach den bisherigen Erfahrungen wahrscheinlichen Zusammenhang von geistiger Regelwidrigkeit und hoher Begabung bestätigen, würden wir also zu dem zunächst befremdlichen Schluß genötigt sein, daß gewisse krankhafte Zustände auch einen Segen für die soziale Struktur und die kulturelle Entwicklung bedeuten können, und wir eine Anzahl Psychopathen ertragen müssen, weil aus ihnen oder aus den Familienstämmen, die sie bilden, die wertvollen Kulturträger hervorgehen. Es muß der Zukunft überlassen bleiben, diese Frage mit Hilfe der gegenwärtig noch in den Anfängen steckenden medizinischen Stammbaumforschung zu klären.

Es gibt noch einen weiteren Dienst, den die Krankheiten der menschlichen Gesellschaft leisten, und der sich ebenfalls bisher dem öffentlichen Bewußtsein und leider auch der wissenschaftlichen Forschung entzogen hat. Er besteht darin, daß die Krankheiten einen großen Teil der Schwächlichen und Minderwertigen vor dem fortpflanzungsfähigen Alter hinraffen und so auf die menschliche Fortpflanzung reinigend wirken. Dieser Entartung verhütende Nutzen der Krankheiten ist nicht zu leugnen, aber er ist durch zweckmäßigere und humanere Mittel ersetzbar. Indes führen uns diese Erwägungen auf die Frage der Entartung im allgemeinen, dem wir weiter unten noch einen besonderen Abschnitt einräumen müssen, da hier der Gipfelpunkt aller sozialpathologischen Betrachtungen überhaupt liegt.

Die Wirksamkeit sozialer Faktoren in dem Ursachenkomplex der meisten Krankheiten hat sich aus unserer Darstellung ohne weiteres ergeben, wenn auch bei den einzelnen Krankheitsgruppen bemerkenswerte Unterschiede bestehen. Namentlich wirkt die soziale Umwelt auf Krankheitsentstehung und Krankheitsverlauf bei den chronischen Infektionskrankheiten, den Stoffwechselkrankheiten, den Gewerbekrankheiten, den Säuglings- und Kinderkrankheiten, während die akuten Infektionskrankheiten und die Geschlechtskrankheiten weniger, die Nerven- und Geisteskrankheiten am wenigsten ursächliche Beziehungen zur sozialen Umwelt unterhalten. Ohne Einfluß ist diese allerdings bei keiner Krankheitsgruppe. Selbst wenn die Ursachen ganz unabhängig von den sozialen Verhältnissen sind, ist doch der Verlauf, die Erscheinungsform und der Ausgang durch diese in erheblichem Maße mitbestimmt. Es ist deshalb auch nicht verwunderlich,

wenn die Sterblichkeit je nach dem Stande der wirtschaftlichen
Verhältnisse in den einzelnen Gesellschaftsschichten überaus
verschieden ist. Bei den einzelnen Krankheiten sind dafür genug
Beispiele angeführt, so daß an dieser Stelle bezüglich der allgemeinen Sterblichkeit nur auf die medizinalstatistischen Veröffentlichungen aller Kulturländer hingewiesen zu werden braucht,
deren Zahlenmaterial an dieser Stelle wiederzugeben zu weit
führen würde.

Nur aus der Bremischen Statistik [1]), die gerade nach dieser
Richtung hin einen hohen Grad von Zuverlässigkeit besitzt, mögen
in nebenstehender Tabelle die hauptsächlichsten Daten wiedergegeben
werden. In der Arbeit selbst werden diese Zahlen folgendermaßen
kommentiert: ,,Die Gesamtsterblichkeit der Kinder von weniger als
einem Jahre ist also in der sozialen Unterschicht vergleichsweise
ganz enorm. Sie ist rund fünfmal so groß wie bei den Wohlhabenden
und beinahe dreimal so groß wie beim Mittelstand. Als Todesursache
stehen bei den Ärmeren die Atrophie sowie Magen- und Darmkatarrh
weitaus im Vordergrunde. Bei den wohlhabenden und mittleren
Schichten treten diese Todesursachen gegenüber der angeborenen
Lebensschwäche, bei der mittleren Gruppe auch gegenüber den
Krankheiten der Atmungsorgane zurück. Fast ebenso ungünstig
gestaltet sich die Sterblichkeit der ärmeren Kinder von 1 bis
5 Jahren. Ja, gegenüber den wohlhabenden ist hier der verhältnis-
mäßige Vorsprung noch größer. Er beläuft sich fast auf das Zehnfache. Besonders auffällig ist die außerordentlich hohe Sterblichkeit
der ärmeren Kinder an Masern und Keuchhusten und an Krankheiten der Atmungsorgane. Tuberkulose tritt auch bei den Kindern
des Mittelstandes häufiger auf, während bei denen der Wohlhabenden
nur ein Fall vorkam. Bei der Altersgruppe von 5 bis 15 Jahren
haben wir es mit derjenigen zu tun, bei der Todesfälle überhaupt am
seltensten sind. Ihre Gesamtzahl betrug in dem zehnjährigen Zeitraum 79, die sich ziemlich gleichmäßig auf die beiden Geschlechter
verteilten. Der Unterschied in der Sterblichkeit ist hier bei den
einzelnen sozialen Klassen weit geringer als in den beiden ersten
Altersgruppen. Die Verhältniszahl beträgt bei den wohlhabenden
Kindern 17, bei den Kindern des Mittelstandes 25, bei den ärmeren 40.
In der Altersstufe von 15 bis 30 Jahren nehmen die Todesfälle
wieder langsam zu. Die Gesamtzahl beträgt in der beobachteten
Gruppe während des ganzen Zeitraums 172, d. h. auf 10000 Lebende
pro Jahr 32. Die Stufenfolge ist hier 12 bei den Wohlhabenden,
27 beim Mittelstande und 66 bei den Ärmeren. Die Differenz zuungunsten der letzteren ist also wieder größer. Besonders tritt bei
diesen die Lungentuberkulose in den Vordergrund. Sie hat fast die
Hälfte aller Todesfälle verursacht. In der nächsten Altersstufe
von 30 bis 60 Jahren ist die Gesamtzahl der Todesfälle auf 509
gestiegen. Auf je 10000 Lebende starben im Jahr bei der wohlhabenden Gruppe 62, bei der mittleren 86 und bei der ärmeren 136.
Auch hier steht die Lungentuberkulose als Todesursache weitaus an

---

Auf je 10000 Lebende jeden Geschlechts und jeder Altersstufe kommen Gestorbene:

Altersstufen und Todesursachen	Wohl-habende	Mittel-stand	Ärmere	Ins-gesamt
Gesamtzahl der Gestorbenen	73	107	196	125
davon 0 bis 1 Jahr:				
Gestorbene	489	909	2558	1676
davon:				
Angeborene Lebensschwäche	192	233	489	356
Atrophie, Magen- und Darmkatarrh .	64	188	921	540
Masern und Keuchhusten.	21	—	163	86
Tuberkulose	21	55	121	83
Krankheiten der Atmungsorgane . .	21	211	347	248
Krämpfe	85	67	269	173
Übrige und unbekannte Ursachen . .	85	155	248	190
1 bis 5 Jahre:				
Gestorbene	28	92	262	156
davon:				
Magen- und Darmkatarrh usw. . . .	4,0	2,8	17	9,8
Masern und Keuchhusten.	4,0	5,6	60	30
Tuberkulose	4,0	28	52	34
Sonstige Infektionskrankheiten . . .	12	17	29	21
Krankheiten der Atmungsorgane . .	—	14	60	32
Übrige und unbekannte Ursachen .	4,0	25	43	29
5 bis 15 Jahre:				
Gestorbene	17	25	40	29
davon:				
Tuberkulose	5,3	4,5	12	7,7
Sonstige Infektionskrankheiten . . .	2,6	8,9	11,9	8,4
Übrige und unbekannte Ursachen .	9,2	11	16	13
15 bis 30 Jahre:				
Gestorbene	12	27	66	32
davon:				
Kindbettfieber	—	—	—	—
Lungentuberkulose	1,8	10	32	13
Sonstige Infektionskrankheiten . . .	3,5	3,0	11	5,5
Selbstmord	0,9	3,0	5,2	2,7
Sonstiger gewaltsamer Tod	1,3	2,4	6,6	3,1
Übrige und unbekannte Ursachen .	4,4	8,5	11	7,7
30 bis 60 Jahre:				
Gestorbene	62	86	136	94
davon:				
Kindbettfieber	—	—	—	—
Lungentuberkulose	5,8	15	43	21
Sonstige Infektionskrankheiten . . .	4,0	3,7	6,9	4,8

Altersstufen und Todesursachen	Wohl-habende	Mittel-stand	Ärmere	Ins-gesamt
Lungenentzündung und sonstige Krankheiten der Atmungsorgane	5,8	9,0	17	10
Herz- und Blutgefäßkrankheiten . . .	11	11	17	13
Gehirnschlag und sonstige Krankheiten des Nervensystems	5,8	10	12	10
Krankheiten der Verdauungsorgane .	5,2	7,8	6,9	6,7
Krebs und sonstige Neubildungen . .	15	13	12	13
Selbstmord	1,7	5,7	5,7	4,5
Sonstiger gewaltsamer Tod	—	2,6	5,2	2,6
Übrige und unbekannte Ursachen . .	7,5	8,4	10	8,7
über 60 Jahre:				
Gestorbene	507	561	509	526
davon:				
Altersschwäche.	80	83	71	78
Tuberkulose	16	15	33	20
Lungenentzündung und sonstige Krankheiten der Atmungsorgane	61	121	116	97
Herz- und Blutgefäßkrankheiten . . .	132	111	86	112
Gehirnschlag und sonstige Krankheiten des Nervensystems	68	90	45	70
Krankheiten der Verdauungsorgane .	20	23	21	21
Nierenentzündung und sonstige Krankheiten der Harn- und Geschlechtsorgane	18	23	3,0	15
Krebs und sonstige Neubildungen . .	57	68	71	65
Selbstmord	4,6	7,5	21	10
Übrige und unbekannte Ursachen . .	50	20	42	38

erster Stelle. Ihr erlagen von 10000 Ärmeren 43, von derselben
Zahl des Mittelstandes 15 und bei den Wohlhabenden 5,8. Bei den
letzteren sind aber andere Todesursachen wichtiger. So insbesondere
Herz- und Blutgefäßerkrankungen, die in der letzten Altersstufe bei
ihnen noch mehr in den Vordergrund treten. Auch Krebs ist bei den
Wohlhabenderen eine häufigere Todesursache als Tuberkulose. Er
tritt übrigens in allen sozialen Klassen annähernd in gleicher Häufigkeit auf. Auch Lungenentzündung und Krankheiten der Atmungsorgane sind hervorzuheben. Die Gesamtzahl der Todesfälle in der
letzten Alterstufe beträgt für den gesamten Zeitraum 617. Da
jedoch diese Altersstufe bei weitem am wenigsten Mitglieder zählt,
so ist die relative Todesrate wieder wesentlich größer. Sie beträgt
auf 10000 Lebende und aufs Jahr berechnet bei den Wohlhabenden
507, beim Mittelstande 561, bei den Ärmeren 509 und bei allen drei
Gruppen zusammen 526. Hier sind also die Unterschiede in der
Sterblichkeit so gut wie ganz verschwunden."

Endlich mögen hier noch die äußersten Extreme angeführt
werden, nämlich die Sterblichkeit in den Familien der europäischen

Fürsten und des englischen Hochadels auf der einen, der Insassen eines Gefängnisses auf der anderen Seite.

In den Fürstenfamilien war nach den Erhebungen SUNDBÄRGS nach dem Material der Jahre 1841—1890 und im englischen Hochadel nach den Ermittlungen von BAILEY und DAY nach dem Material der Jahre 1841—1890 die fernere mittlere Lebensdauer [1]):

Alter	in Fürstenfamilien		in der British Peerage	
	männlich	weiblich	männlich	weiblich
20 Jahre . . .	40,9	42,2	41,46	43,48
30 „ . . .	33,8	35,8	35,51	36,82
40 „ . . .	26,7	29,1	28,33	29,93
50 „. . . .	19,1	21,2	21,40	23,08
60 „ . . .	12,8	14,7	14,56	16,42
70 „ . . .	7,6	9,0	8,77	11,28

Dagegen betrug nach GEISSLER [2]) die fernere mittlere Lebensdauer:

Alter	bei den Waldheimer Sträflingen
20 Jahre	27,4
30 „	23,7
40 „	18,9
50 „	13,0
60 „	8,6
65 „	6,6

Es ergibt sich also ein bedeutender Unterschied zwischen Sterblichkeit auch bei den Erwachsenen, je nachdem die Umwelt günstig oder ungünstig ist. Der Unterschied würde noch größer. sein, wenn es sich nicht um Männer, sondern um Kinder und jugendliche Personen handelte, deren Sterblichkeit nach den bei den Säuglings- und Kinderkrankheiten angeführten Beispielen in noch höherem Grade von der wirtschaftlichen Lage der Eltern abhängig ist.

Aus alledem geht hervor, daß alle Maßnahmen einer wirkungsvollen Sozialpolitik mittelbar auch eine Verminderung von Krankheit, Siechtum und frühzeitigem Tod zur Folge haben müssen. Denn wie wir gesehen haben, gibt es Krankheiten, die ohne wesentliches Zutun der Ärzte oder der Gesundheitsbehörden allein durch Hebung der wirtschaftlichen Lage der Bevölkerung zum Verschwinden gebracht worden sind. Andere Krankheiten

---

[1]) Zit. nach WESTERGAARD, H.: Die Lehre von der Mortalität und Morbidität. 2. Aufl. Jena 1901. S. 488.

[2]) GEISSLER: Über die Morbiditäts- und Mortalitätsverhältnisse der Sträflinge im Männerzuchthause zu Waldheim. 25. Jahresber. d. Sächs. Landesmedizinalkollegiums. Leipzig 1894.

werden wieder durch die wirtschaftliche Hebung wenigstens ihrer
Bösartigkeit entkleidet, und noch andere — und diese dürften
wohl in der Mehrzahl sein — lassen stark in ihrer Häufigkeit nach.

Aus dem verschlungenen Knoten der sozialen Faktoren hebt
sich vor allem die Art und Weise der Wohnung als für Krankheits-
häufigkeit und Krankheitsbösartigkeit wichtig hervor.
Die neuzeitliche Entwicklung mit der ihr eigentümlichen
Betonung der Handels- und Industrietätigkeit zeigt eine un-
widerstehliche Neigung, die Bevölkerung auf kleinem Flächen-
raum zusammenzudrängen und städtische Siedlungen, die oft
ein Jahrtausend lang nur ein bescheidenes und ständig auf der
nämlichen Bevölkerungszahl verharrendes Dasein führten, bis
zur Großstadt oder darüber hinaus wachsen zu lassen. Mag diese
Entwicklung auch für Industrie, Handel und Verkehr günstig
gewesen sein, so gibt sie doch für die Gesundheit unserer Bevölkerung zu mannigfachen Bedenken Anlaß.
Die Wohnung diente dem Menschen ursprünglich dazu, die
der Gesundheit drohenden klimatischen Gefahren abzuwenden.
Dieser Zweck wurde durch die geringe Technik des Wohnungsbaues
früherer Jahrhunderte nur unvollkommen erreicht. Man hätte
annehmen sollen, daß die hohe Entwicklung aller nur denkbaren
technischen Möglichkeiten uns Vollkommenes in hygienischer
Beziehung gebracht hätte. Leider hat sie das aber nur ausnahmsweise getan, ist vielmehr der großen Masse unserer Bevölkerung
dadurch zum Unsegen geworden, daß sie die Zusammendrängung
einer nach Hunderttausenden oder gar Millionen zählenden
Bevölkerung auf kleinem Raume ermöglichte. Ein großer Teil
des Volkes und namentlich die Kinder unserer Städte sind infolgedessen von der frischen Luft und den übrigen für die kräftige
Entwicklung des Körpers ganz unersetzlichen Lebensreizen, die
die Natur und nur diese bietet, abgedrängt.
Die große Verbreitung der Rachitis und der allgemeinen
Blutarmut, die unsere gesamte städtische Kinderwelt und den
größten Teil der erwachsenen Städter schon äußerlich kennzeichnet, ist auf diese Absperrung der Menschen von der Natur
zurückzuführen und wird nicht eher nachlassen, als bis wir gelernt haben, auch die Stadtbevölkerung wieder in enge Verbindung mit frischer Luft zu bringen, was keineswegs außerhalb
des Bereiches des Möglichen liegt. Glücklicherweise regt sich gegenwärtig überall das Bestreben, den durch verfehlte Bauordnungen
begünstigten Mietskasernentypus wenigstens in den Vororten der
Großstädte durch die weiträumige Wohnweise abzulösen.

Alle Bestrebungen, die gemeinnützigen Baugenossenschaften zu stärken und die Erbbaupacht an die Stelle des Bodenkaufes zu setzen sowie durch andere bodenreformerische Maßnahmen den Grund und Boden der Eigenschaft als Handelsware, die er erst im letzten Jahrhundert angenommen hat, wieder möglichst zu entkleiden, verdienen durchaus die Unterstützung der Hygieniker, damit wir endlich zu einer zusammenfassenden Gesetzgebung über den Wohnungsbau gelangen, die Terrainspekulation und Bodenwucher unmöglich macht, Landes- und Gemeindebehörden zum Erlaß gesundheitlich einwandfreier Bauordnungen und Baupläne zwingt und die Baupolizei veranlaßt, ihre Tätigkeit nicht schematisch, äußerlich oder lediglich aus Rücksichten auf Verkehr und Feuersicherheit auszuüben, sondern nach allseitig durchdachten und gesundheitlich orientierten Regeln. Erst dann werden wir erzielen, was uns bei zunehmender Industrialisierung und Urbanisierung unbedingt notwendig ist: einen wachsenden Ausgleich von Stadt und Land, indem die städtische Siedlung verländlicht und die ländliche, die gegenwärtig nicht selten auch den einfachsten Regeln der Behaglichkeit, Geräumigkeit und Gesundheit Hohn spricht, verstadtlicht wird.

In England und Belgien ist ein solcher Ausgleich im Verlauf der geschichtlichen Entwicklung entstanden und hat die Bevölkerung vor gesundheitlicher Verkümmerung bewahrt, — in Deutschland müssen wir ihn mit Bewußtsein anstreben und dürfen nicht der Entwicklung vertrauen, die uns sonst vielleicht dauernd der Mietskaserne ausliefern würde.

Immer wieder drängt sich dem Hygieniker bei der Betrachtung der Sterblichkeit von Stadt und Land folgender Gedankengang auf: An und für sich ist gewiß Land gesünder als Stadt; dazu braucht es keines zahlenmäßigen Beweises; in früheren Jahrhunderten war sogar die Stadt geradezu mörderisch, und der Fortbestand der Bevölkerung gründete sich ausschließlich auf das Land; durch Städteassanierung, Verbesserung der Armenpflege, Krankenhausvermehrung und soziale Fürsorge sind die Gesundheitsschädigungen der Stadt bereits so stark ausgeglichen oder gar überkompensiert, daß die Sterblichkeit in der Stadt besser zu werden anfängt als auf dem Lande. Das zwingt denn doch zu der Schlußfolgerung: Wie herrlich müßte sich erst der Gesundheitszustand des gesamten Volkes entwickeln, wenn die hygienischen und sozialen Maßnahmen der Städte auch auf das Land wanderten.

Der eigentliche Wohnungsbau kann sehr wohl durch Bauordnungen, die bis in alle Einzelheiten nicht nur den Interessen der Grund- und Hausbesitzer, sondern mehr noch den Bedürfnissen des Mieters und Wohnungsbenutzers angepaßt sein müssen, in gesundheitlich richtige Bahnen gelenkt werden. Die Zahl der Stockwerke ist zu beschränken, die Straßenbreite hinreichend, aber nicht übertrieben groß zu bestimmen und für jedes Grundstück ein reichlicher Hof- oder Gartenraum anzuordnen.

Manche Städte des nördlichen und westlichen Deutschland liefern den Beweis, daß auch für die großstädtische Bevölkerung das Einfamilienhaus als Bautypus durchführbar ist. Leider nehmen die zurzeit geltenden Bauordnungen viel zu viel Rücksicht auf untergeordnete Dinge, wie Feuersicherheit, Straßenpflasterung und Durchgangsverkehr, während sie das eigentliche Wesentliche — die Unterdrückung der Mietskaserne und die Bevorzugung des Kleinwohnungsbaues — gar zu sehr vernachlässigen.

Die Bauordnungen dürfen nicht wie jetzt ihren Geltungsbereich nur auf den kleinen Bezirk einer einzelnen Gemeindeverwaltung beschränken, sondern müssen am besten als Landesbauordnungen allgemeine, wohldurchdachte Grundsätze gleichmäßig zur Geltung bringen. Nur auf diese Weise wird es möglich sein, die weiträumige Bauweise mit kleinen Häusern zur Regel, die großen Mietskasernen zur Ausnahme werden zu lassen. Ein Hochbau von drei Geschossen ohne Rück- und Flügelbauten dürfte den gesundheitlich einwandfreien Übergang zwischen Kernstadt und landhausmäßiger Vorstadt abgeben.

Außer den Bauordnungen sind namentlich für die Inangriffnahme von bisher unbebautem Gelände die Stadtbaupläne von Bedeutung. Schon bei ihrer ersten Aufstellung bedarf es der denkbar größten Umsicht, da die hier gemachten Fehler später kaum je wieder gutgemacht werden können. Staat und Gemeinde müssen bei ihrer Aufstellung Hand in Hand gehen.

Die tiefen Baublöcke, in die wir das großstädtische Bauland zu zerschneiden pflegen, haben dazu geführt, die meisten kleinen Wohnungen in hohe Seiten- und Quergebäude zu verlegen, denen die Höfe nur brunnenschachtartig Luft und Licht zuführen. In Zukunft sollten tiefe Grundstücke, wenn sie sich nun einmal nicht vermeiden lassen, nur so bebaut werden, daß in ihrer Mitte ein größerer, von der Straße unmittelbar zugänglicher Platz mit Bepflanzung und Spielraum ausgespart wird, auf dem die Kinder aus den Wohnungen der nur den Rand des Bauplatzes einnehmenden Häuser sich tummeln können. Manche gemeinnützige Baugenossenschaften haben nach dieser Richtung hin bereits vorbildliche Anlagen geschaffen.

Nicht die Straßen sind die Hauptsache einer Stadt, sondern die Wohnungen. Diesem Grundsatz muß sich alles übrige unterordnen, nicht etwa dem Verkehr oder dem einseitigen Bodenbesitzinteresse. Nur wenige große Verkehrsstraßen sind erforderlich, alle übrigen Straßen können in mäßiger Breite, womöglich blind endend oder in ein Häuserviereck einmündend angelegt werden, damit Ruhe, Sammlung und Raum für Spielplätze bleibt. Was an Straßenland gespart wird, kommt dem Bauland zugute und vermindert zugleich die gegenwärtig ungebührlich hohen Anliegerkosten. Die grundsätzliche Scheidung von breiten Verkehrsstraßen und schmalen Wohnstraßen ist in Zukunft unerläßlich. Selbst bei teurem Grund und Boden muß die Aufteilung des Geländes so vorgenommen werden, daß die viergeschossige Bauweise nur am Rande der großen Quartiere zur Umsäumung der wenigen breiten Verkehrsstraßen zugelassen werden darf, und zwar unter Verbot der Seiten- und Querflügel, während im Inneren der Bauquartiere nur schmale Wohnstraßen mit niedrigen Ein- oder Zweifamilienhäusern erlaubt werden. Es steht jetzt einwandfrei fest, daß diese Bauart nicht nur gesundheitlich, sondern auch wirtschaftlich und finanziell am vorteilhaftesten ist selbst für die Erweiterung von Städten, in denen man bisher allein den Mietskasernenstil für rentabel hielt.

Die Stadtteile, die nun einmal bereits in geschlossener, mehrgeschossiger Bauweise gebaut sind, müssen wenigstens durch geräumige Plätze unterbrochen werden. Zwar ist das bereits in manchen neueren Stadtvierteln der Fall. Aber gerade in den „hochherrschaftlichen" Vororten unserer Großstädte, bei deren Anlage man doch von vornherein hygienischen Rücksichten entgegenkommen könnte, feiert der Schmuckplatzunfug unserer Gartenkünstler noch wahre Orgien. Ihr Ehrgeiz würde sich nach dieser Richtung allerdings nicht so ausleben können, wenn er nicht der Oberflächenkultur, die sich namentlich in den letzten Jahren vor dem Kriege breitmachte, und zugleich auch den Bedürfnissen der Bauunternehmer und Grundstückspekulation entgegenkäme. Wir alle müssen erst wieder lernen, eine Schar von Kindern, die am Sandkasten fröhlich spielen, schöner zu finden, als einen Fleck unnatürlich grünen Rasens mit Zierblumen. Mehr Wert aber als auf den ornamentalen Charakter sollte man in Zukunft auf Plätze für Spiel und Sport legen. Kaum eine unserer Städte bietet in ihrer Mitte einen geräumigen Platz, auf dem von Jugendlichen und Erwachsenen Turn- und Ballspiele ausgeführt werden können.

Die Lebensreize, die der Aufenthalt in frischer Luft bietet,
sind ganz unersetzlich für die Gesundheit des Menschen. Daran
ändert der Umstand nichts, daß sich ihre Wirkung mit Hilfe
der „exakten" Laboratoriumswissenschaft bisher nicht ergründen
ließ. Die Tatsache steht fest, und hieraus müssen wir unsere
Folgerungen namentlich im Städtebau und Wohnungswesen
ziehen. Die Behörden aller Städte, deren Bevölkerung nun einmal in dicht mit Mietskasernen bebauten Wohnquartieren hausen
muß, haben daher die Pflicht, wenigstens dafür zu sorgen, daß
den Kindern überall eine bescheidene Gelegenheit zum Aufenthalt im Freien auch im Stadtinnern zur Verfügung steht. Bei
einigem guten Willen ließen sich noch an mancher Straßenkreu-
zung, manchem toten Winkel und in manchem Hofe öffentlicher
Gebäude umgatterte Spielplätze mit geschütztem Zugang, die
Erwachsene nur in Begleitung von Kindern betreten dürften,
herrichten. Sandhaufen, Unterkunftshäuschen und eine von der
städtischen Verwaltung angestellte weibliche Aufsicht müßte
überall vorgesehen werden. Die Spielplätze bräuchen nicht
groß zu sein und können auch auf allen Schulhöfen und leeren
Bauplätzen sowie in manchen noch erhaltenen Hintergärten
eingerichtet werden [1]).

Nächst der Wohnungsweise übt die Art der Arbeit den größten
Einfluß auf Entstehung, Verlauf und Häufigkeit der Krankheiten
aus. Namentlich sind Nebenumstände und Dauer der Arbeit
von großem Einfluß auf die gesundheitlichen Verhältnisse der
Arbeitenden. Seit langem bekannt und bis in die Einzelheiten
erforscht sind die unmittelbaren Schädigungen, die die sogenannten
gesundheitsschädlichen Industrien mit sich führen. Mögen diese
Schädlichkeiten in einzelnen Fällen auch sehr erheblich sein,
und mögen gewiß auch alle Vorsichtsmaßregeln, die sie verhüten
.oder beseitigen können, mit Recht das größte Interesse der Sozialpolitiker und Sozialhygieniker erregen, so muß doch immer wieder
betont werden, daß nur ein verhältnismäßig kleiner Bruchteil
der arbeitenden Bevölkerung unter diesen Schädlichkeiten zu
leiden hat, daß dagegen die große Mehrzahl viel mehr durch

---

[1]) Vgl. Kapitel VII von C. FLÜGGES „Grundriß der Hygiene" und
den Artikel „Wohnungswesen und Städtebau" von J. KAUP im
GROTJAHN-KAUPschen Handwöterrbuch der sozialen Hygiene, 1912;
FLÜGGE, C.: Großstadtwohnungen und Kleinhaussiedelungen in
ihrer Einwirkung auf die Volksgesundheit, 160 S., 1916. Fortlaufende
Literatur vgl. alljährlich in Abschnitt VI der GROTJAHN-KRIEGELschen
bibliographischen Jahresberichte über soziale Hygiene.

die **mittelbaren** Gefahren der Arbeitsleistungen bedroht wird, die noch verhängnisvoller wirken, wenn es sich nicht um vollkräftige **Männer,** sondern um **Frauen, Kinder,** Jugendliche, **Kranke und Altersschwache** handelt.

Nach der Leipziger Krankheitsstatistik sind folgende Berufe durch Krankheiten am meisten gefährdet.

Es fielen Krankheitsfälle auf 100 Mitglieder im Alter von:

	15—34 Jahren	35—54 Jahren
Bei den Zinngießern	90	64
Papier- und Pappefabriken	80	78
Zement- und Kalkfabriken	52	69
Bierbrauer	49	64
Metallschleifer und -polierer	53	56
Holzbearbeitungsfabrikarbeiter	52	56
Steinmetzen	50	58
Im Handel mit Hadern und Abfällen Beschäftigte	47	60
Straßenarbeiter	49	59
Böttcher	47	62
Feilenhauer	45	62
Bleigießer	52	30

Die oben genannten Berufe haben neben einer hohen Erkrankungshäufigkeit auch eine hohe Sterblichkeit. Von Berufen, die zwar erstere aufweisen, letztere aber nicht, hat E. PRINZING [1] aus dem Material der Leipziger Ortskrankenkasse folgende Berufe zusammengestellt.

Es kamen auf 100 Mitglieder Erkrankungsfälle im Alter von:

	15—34 Jahren	35—54 Jahren
Tiefbauarbeiter	62	84
Hilfsarbeiter bei den Maurern	66	77
Asphaltwerkarbeiter	59	73
Gasarbeiter	76	61
Steinsetzer	48	65
Ziegeleiarbeiter, Tonröhrenmacher	55	65
Eisengießer und Maschinenarbeiter	61	61
Schlosser	46	46
Schmiede	47	60
Sägewerks- und Holzspältereiarbeiter	60	59

Eine verhältnismäßig kleine Sterblichkeit hatten nach der Leipziger Morbiditätsstatistik in der Zusammenstellung von PRINZING folgende

---

[1] PRINZING, F.: Artikel „Morbiditätsstatistik, spezielle" im Handwörterbuch der sozialen Hygiene. Herausg. von A. GROTJAHN und J. KAUP. Leipzig 1912.

Berufe, in denen auf 100 Krankenkassenmitglieder Erkrankungsfälle
kamen im Alter von:

	15—34 Jahren	35—54 Jahren
Bureau- und Kontorarbeiter	20	23
Müller	27	30
Bäcker	22	36
Metzger	31	30
Sattler	32	35
Maurer	36	40
Schreiner	36	38

Die Nebenumstände, die die Arbeit für den Körper mühevoll
und schädigend gestalten, bestehen hauptsächlich in der Entwicklung von Staub und regelwidrigen Temperaturen im
Arbeitsraum.

Die Werkstatthygiene verfügt bereits über Einrichtungen,
die die Staubentwicklung außerordentlich einschränken. Ihre
allgemeine Einführung ist jedoch mit Kosten verknüpft, die von
den Unternehmern häufig gescheut werden. Es ist die Aufgabe
einer tatkräftigen Gewerbeaufsicht und der Arbeiterorganisationen,
auf die Anbringung aller dieser Apparate und Vorkehrungen zu
dringen. Was von der Verhütung des Staubes gesagt ist, gilt
auch von der Abmilderung exzessiver Temperaturen,
deren nachteilige Folgen durch gute Durchlüftung und Beheizung
der Arbeitsräume oder Bereitstellung von Unterkunftsräumen
bei den im Freien zu leistenden Arbeiten vermieden werden
können.

Besonders unzuträglich für den Körper ist die Einförmigkeit
der Arbeit. Leider hat ja gerade die moderne Industrie mit ihrer
bis ins kleinste gehenden Arbeitsteilung die Neigung, an die
Stelle der wechselvollen handwerkerlichen Tätigkeit die einförmige der Manufaktur oder der Fabrik zu setzen. Daraus ergibt
sich eine schnellere Ermüdung des Arbeiters selbst bei leichter
Arbeit.

Endlich vermag auch eine überlange Arbeitszeit selbst
dann gesundheitsschädigend zu wirken, wenn die Arbeit an und
für sich leicht und zuträglich ist. Ohne Übertreibung kann man
sagen, es gibt keine Arbeit, die nicht durch eine bis an die Grenze
der individuellen Leistungsfähigkeit ausgedehnte Arbeitszeit zur
Qual gemacht und zu einem die Gesundheit schwer schädigenden
Faktor gestaltet werden kann. Umgekehrt kann manche schwere
und mit widrigen Umständen verknüpfte Leistung dadurch vieler
den Körper schädigenden Einflüsse entkleidet werden, daß man
sie nur kurze Zeit oder im Wechsel mit anderen Arbeiten vor-

nehmen läßt. Aus diesen Erwägungen geht schon hervor, daß die
Regelung der Arbeitszeit nicht nur den Sozialpolitiker, sondern
auch den Sozialhygieniker im höchsten Grade angeht. Es mag
in diesem Zusammenhang auch daran erinnert werden, daß die
Forderung „acht Stunden Arbeit, acht Stunden Schlaf und acht
Stunden Erholung" keineswegs auf politischem Gebiete, das sich
dieses Ausspruches erst nachträglich bemächtigte, seinen eigentlichen Ursprung hat, sondern von keinem geringeren als dem
Arzte HUFELAND zum erstenmal gestellt worden ist. In der Tat
muß man zugestehen, daß die Formulierung der Achtstunden-
forderung für die menschliche Arbeitsleistung eine ungemein
glückliche ist, zumal sie nicht ausschließt, daß für besondere
Personenkreise, wie Frauen und Jugendliche, oder für besonders
gefährliche Arbeitsleistungen, wie solche im Bergbau, auch noch
unter dieses Maß gegangen werden kann.

Es kann keinem Zweifel unterliegen, daß bei einer sorgfältigen
Ausgestaltung der Hygiene der Arbeit es gelingen wird, diese sich
in einer Form abspielen zu lassen, die jede vorzeitige Konsumption,
jede gesundheitliche Schädigung und eine große Zahl von Unfällen
vermeidet. Von diesem Ziel sind wir allerdings noch weit entfernt.
Wissenschaftliche Erörterungen und praktische Forderungen
arbeiten hier noch lange nicht genug Hand in Hand. Wahrscheinlich wird dieser Zustand nicht eher besser werden, bis nicht die
Zusammenarbeit der Physiologen, Psychologen, Hygieniker und
Volkswirte uns eine Art Naturgeschichte der Arbeit oder eine
Dynamik der gewerblichen Arbeitsleistung geschaffen hat, die
der sozialen Praxis als Richtschnur dienen kann. Ansätze liegen
dazu bereits in der Lehre von der Ermüdung vor, die unter den
Psychologen und den Schulhygienikern bereits gegenwärtig mit
regem Eifer betrieben wird. Es wäre wünschenswert, wenn diese
Untersuchungen, die am schwierigsten Ende, nämlich bei der
geistigen Arbeit, begonnen haben, zunächst einmal mit ihren
Beobachtungen bei den einfachen gewerblichen Betätigungen
anfingen und von da aus schrittweise zu den verwickelteren
Arbeitsleistungen aufstiegen. Vorbildlich kann für diese Forschung
noch immer der Bericht sein, in dem der Jenenser Großindustrielle
und Volkswirt E. ABBE seine Erfahrungen über die von ihm durch-

---

[1]) ABBE, E.: Sozialpolitische Schriften. Jena 1906. Herausg. von
CZAPSKI. Zwei Vorträge über die volkswirtschaftliche Bedeutung der
Verkürzung des industriellen Arbeitstages. — Vgl. auch GERSON, A.:
Die psychologischen Grundlagen der Arbeitsteilung, Zeitschr. f.
Sozialwiss., 1908, Bd. 10, und das Buch von H. MÜNSTERBERG,
Psychologie und Wirtschaftsleben. Leipzig 1913.

geführte Einschränkung der Arbeitszeit bei gleichzeitiger Steigerung der Arbeitsleistung niedergelegt hat [1]).

Einen neuen Anreiz erhält diese Forschung über das Wesen
der Arbeit durch die Art und Weise, in der der amerikanische
Ingenieur TAYLOR [1]) den Arbeitsvorgang nach rationellen Grundsätzen regeln und so die Grundlagen einer gesteigerten Rentabilität
und eines neuen Lohnsystems schaffen will. Denn die von ihm
erdachte und in zahlreichen amerikanischen Großbetrieben eingeführte Art der Arbeitsteilung, Arbeitsbeaufsichtigung und
Lohnzahlung stützt sich auf eine überaus sorgfältige Beobachtung
des Arbeitsvorganges und eine planmäßige haushälterische Verwertung der menschlichen Arbeitskraft. Wenn es auch dem
,,Taylorismus'' zunächst nur um Steigerung der Produktivität
und Erhöhung des Mehrwertes, der vom Unternehmer aus der
Beschäftigung zahlreicher ,,Hände'' herausgewirtschaftet werden
soll, zu tun ist, so enthält er doch einen wertvollen Kern, der verdient, von dem zeitlichen Profithunger amerikanischer Unternehmer losgetrennt und als Baustein zur ,,Lehre von der Arbeit''
im oben angedeuteten Sinne objektiv wissenschaftlich verwandt
zu werden.

Eine solche Naturgeschichte der menschlichen Arbeit wird uns
auch erst die heute noch gänzlich fehlende Grundlage schaffen,
von der aus wir die Möglichkeit und Zulässigkeit der Arbeitsleistungen der Frauen und jugendlichen Personen beurteilen
können. Auch die für das Invalidenwesen so überaus wichtige
Beurteilung der Arbeitskraft kranker, siecher und verletzter
Personen, also der Bruchteile von normalen Arbeitskräften, und
die Möglichkeit ihrer Verwertung würde sich auf diese Wissenschaft von der menschlichen Arbeit stützen können.

Es bedarf keiner näheren Ausführungen, daß die großen
gesundheitlichen Gefahren der gewerblichen Arbeit noch bedeutend
stärker auf die jugendlichen und namentlich die weiblichen Arbeiter
einwirken als auf die erwachsenen. Mit Sorge sieht daher der Arzt,
daß die Einbeziehung weiblicher Arbeitskräfte in Handel und
Gewerbe immer größer wird.

Nach einer Zusammenstellung von CHAJES (Kompendium der
sozialen Hygiene, 1921, S. 124) wurden Erwerbstätige im Hauptberuf
gezählt:

	männliche		weibliche	
1882:	13372905	= 60,38 %	4259103	= 18,46 %
1895:	15506482	= 61,03 %	5264393	= 19,97 %
1907:	18583864	= 61,01 %	8243498	= 26,37 %

---

[1]) TAYLOR, F. W.: Die Grundsätze wissenschaftlicher Betriebs-
führung. Übers. von R. ROESLER. München 1913.

Eine besondere Zunahme zeigten die in der Industrie tätigen weiblichen Arbeiter; es gab dort

1882

männliche Arbeiter . . . 3551014 = 86,69 %
weibliche Arbeiter . . . 545229 = 13,31 %

1895

männliche Arbeiter . . . 4963409 = 83,35 %
weibliche Arbeiter . . . 992302 = 16,65 %

1907

männliche Arbeiter . . . 7030427 = 81,81 %
weibliche Arbeiter . . . 1562698 = 18,19 %

Demnach hat sich die Zahl der männlichen Industriearbeiter von 1882 bis 1907 verdoppelt, die der weiblichen dagegen verdreifacht, während die gesamte erwerbstätige Bevölkerung in der gleichen Zeit nur von 18,46 auf 26,37 % gestiegen ist.

Nur die Gesetzgebung ist imstande, diesen Hunger der Frauen nach Geldlohn und der Unternehmer nach williger und billiger Arbeitskraft in den vom Standpunkte der öffentlichen Gesundheitspflege noch erträglichen Schranken zu halten. Medizin und Hygiene müssen daran festhalten, daß Kinder und Mütter kleiner Kinder von jeder Lohnarbeit frei bleiben. Diese müssen ihre Zeit ausschließlich dem Spiel, der Schule und dem Schlafe, jene der Pflege der Kinder und dem Hauswesen widmen. Nach dieser Richtung können dem nach billigen Arbeitskräften trachtenden Unternehmertum keine Zugeständnisse gemacht werden. Zur Abwendung der gesundheitlichen Gefahren der jugendlichen Arbeiter und der Frauen, soweit diese überhaupt zur Lohnarbeit zugelassen werden sollen, ist eine Erweiterung der Arbeiterschutzgesetzgebung zu fordern, deren Ausführung durch eine mit ausreichenden Vollmachten versehene Gewerbeaufsicht überwacht werden muß. Zu der Gewerbeaufsicht müssen Gewerbeärzte hinzugezogen werden, wie das in den letzten Jahren auch in zunehmendem Maße geschehen ist [1]).

Von noch größerem sozialpathologischen Einfluß als Wohnung und Arbeit ist jedoch die Ernährung. Zwei Faktoren — ein biologischer und ein sozialer — bestimmen ausschlaggebend beim

---

[1]) Vgl. die zahlreichen Abhandlungen über die Hygiene der Arbeit im GROTJAHN-KAUPschen Handwörterbuch der sozialen Hygiene, 703 und 943 S., 1912; LEHMANN, K. B.: Kurzes Lehrbuch der Arbeits- und Gewerbehygiene, 1919, 468 S.; CHAJES, B.: Grundriß der Berufskunde und Berufshygiene, 273 S., 1919; MOEDE, W.: Die Experimentalpsychologie im Dienste des Wirtschaftslebens, 1920. Fortlaufende Literatur vgl. alljährlich Abschnitt IV der GROTJAHN-KRIEGELschen bibliographischen Jahresberichte über soziale Hygiene.

Menschen die Auswahl der Nahrungsmittel, einmal der dem
Menschen innewohnende Trieb, sodann die Bedingtheit
durch die Außenwelt, die diesen Trieb nur nach ganz bestimmten Richtungen hin Befriedigung finden läßt. Der Trieb
zur Nahrungsaufnahme wird zunächst durch organische Vorgänge ausgelöst, die die Gemeingefühle des Hungers, des Durstes
und der Ermüdung hervorrufen, weiterhin aber durch das Bestreben ergänzt, bei der Nahrungsaufnahme unter Vermittlung
des Geschmacksinnes Lustempfindungen zu genießen. Im
Nahrungstriebe vereinigt sich also das Streben nach objektiv
zureichender Nahrung mit dem nach subjektiv schmack-
hafter Kost. Für den normalen Menschen ist dieser Trieb ein
genügender Wegweiser; denn überläßt man dem Gesunden die
freie Wahl seiner Nahrungsmittel, so nimmt er unwillkürlich
mindestens so viel Nahrung zu sich, daß Menge und Beschaffenheit der Ausgabe an Wärme, Arbeit und Körpersubstanz entsprechen, und zwar in einer Form, die ihm dauernd gut schmeckt.
Es ist nun zum Verständnis der Ernährungsfrage unerläßlich,
zu untersuchen, wie die Verschiedenheit der sozialen Lage, die
doch nur bei einer Minderheit der Bevölkerung eine vollständig
objektive und subjektive Befriedigung zuläßt, die Ernährung in
der Wirklichkeit gestaltet. Der Verfasser hat diese Untersuchung
vor einer Reihe von Jahren an der Hand der bis zu jener Zeit
in der Nationalökonomie überlieferten Arbeiterhaushaltrech-
nungen unternommen. Die Ergebnisse dieser Untersuchung,
die seither durch den Lauf der Entwicklung keine Widerlegung
gefunden haben, mögen im folgenden kurz wiedergegeben werden,
da ihre Kenntnis für das Verständnis der Unterernährung und
der unzähligen auf ihrer Grundlage sich entwickelnden krankhaften Erscheinungen, Schwächezuständen und konstitutionellen
Verkümmerungen von Wichtigkeit ist. Bezüglich des Beweis-
materials muß auf die Arbeit [1]) selbst verwiesen werden.

Den physiologischen Anforderungen genügen die Kostsätze der
Wohlhabenden natürlich vollkommen. Keineswegs äußert sich aber
ihre Wohlhabenheit, wie man annehmen könnte, darin, daß das zum
Leben physiologisch Notwendige erheblich überschritten wird. Denn
die Menge hat ihre physiologisch scharf abgesteckte Grenze, während
hinsichtlich der Beschaffenheit eine unbegrenzte Möglichkeit der
Differenzierung und Verfeinerung besteht, die in der bei den wohlhabenden Bevölkerungsschichten in Blüte stehenden Kochkunst
ihren Ausdruck findet. Entwicklungstendenz und Entwicklungs-

---

[1]) GROTJAHN, A.: Über Wandlungen in der Volksernährung.
Bd. 20, H. 2 von Schmollers staats- und sozialwissenschaftlichen
Forschungen. Leipzig 1902.

unterschiede in der Kost der Wohlhabenden richten sich nicht mehr auf die Menge der Speisen, deren Verringerung im Gegenteil angestrebt wird, sondern auf ihre Beschaffenheit. Denn die Kochkunst erstrebt nur eine subjektiv zusagende, schmackhafte Ernährung, indem sie dabei das allgemein menschliche Bedürfnis nach objektiv ausreichender Nahrung absichtslos mitbefriedigt. Aus den Angaben über die Nahrung von Personen, denen die Mittel nicht fehlen, ihre Nahrungsmittel leidlich nach Belieben zu wählen, ist zu ersehen, daß die beliebtesten Nahrungsmittel sich in drei große Gruppen einteilen lassen, die beständig wiederkehren. Zerealien und Kartoffeln, Molkereiprodukte und Fleisch. Das individuelle Belieben bei der Auswahl der Nahrungsmittel scheint sich bei den Völkern des europäischen Kulturkreises ganz allgemein innerhalb dieser Gruppen zu halten. Den physiologischen Kostmassen entsprechen diese Nahrungsmittel auch insofern, als Zerealien und Kartoffeln Stärkemehl, die Molkereiprodukte vorwiegend Fett und daneben Eiweiß, das Fleisch vorwiegend Eiweiß und daneben Fett enthält. Sehr beachtenswert ist, daß beim Haushalt der Wohlhabenden die Proportion unter diesen drei Gruppen ungefähr die gleiche bleibt, wie verschieden auch die Beobachtungen nach Ort und Zeit sind. Der Zucker ist bei den wohlhabenden Bevölkerungsschichten eine wichtige Ergänzung der übrigen Stärkemehlnahrung. Die reinen Fette genießt der Bemittelte in der Regel in Gestalt der Butter. Der hohe Fleischverbrauch der besser gestellten Kreise ist bekannt.

Der Kost der wohlhabenden Bevölkerungsschichten nähert sich als zweiter wohlcharakterisierter Typus die der kleinbürgerlichen Kreise in den Städten und der bessergestellten Arbeiter, soweit diesen ihr Lohn erlaubt, erhebliche Aufwendungen für die Nahrung zu machen. Zwar ist in diesen Kreisen der Aufwand für Nahrung im Verhältnis zum Gesamtaufwand bedeutend größer als bei den Angehörigen der bemittelten Klassen, auch Zubereitung und Beschaffenheit der Speisen weniger gut, aber in der für eine zweckmäßige Ernährung so überaus wichtigen Proportion von Zerealien, Kartoffeln, Molkereiprodukten und Fleisch herrscht eine auffallende Anlehnung an den oben geschilderten Ernährungstypus. Die Angaben der hierher gehörenden Haushaltrechnungen zeigen große Ähnlichkeit mit jenen aus den Haushaltungen der Wohlhabenden. Das Verhältnis der Zerealien zu den Kartoffeln, die Gesamtmenge beider zu den Fetten und dem Fleisch ist hier dem vorigen ähnlich, wenn auch der Fleischkonsum nur ausnahmsweise die Höhe des Verbrauches bei den gutgestellten Familien erreicht. Der Hauptunterschied in der Kost dürfte in der aus den Haushaltrechnungen nicht ersichtlichen Zubereitungsweise liegen.

Weiter hat drittens die Kost der bäuerischen Bevölkerung, des Gesindes, der ländlichen Handwerker, der Fischer, Hirten und jener Arbeiter, die für den Hausbedarf ein wenig Landwirtschaft und Viehmast treiben können, etwas Gemeinsames, was um so auffallender ist, als diese Bevölkerungskreise in den meisten anderen Punkten die denkbar größte Verschiedenheit zeigen. Bei ihnen hat sich nämlich der lokale Charakter der Kost erhalten, da diese in ihren wesentlichen Bestandteilen an Ort und Stelle hergestellt und, ohne den Markt oder den Zwischenhandel zu passieren, verzehrt wird. Mögen die Haushaltungsvorstände Bauern sein oder Arbeiter mit

landwirtschaftlichem Nebenbetriebe, mögen sie ganz oder nur teilweise selbst bauen, was sie essen, stets ist die Verbindung mit dem
Grund und Boden der Heimat, deren Gebräuchen und wirtschaftlicher
Struktur noch so eng, daß die freie Wahl der Nahrungsmittel außerordentlich beschränkt und der Ernährung ein bestimmtes lokales
Gepräge aufgedrückt wird. Die Zerealiennahrung steht im Vordergrund. Hinter ihr tritt die Kartoffel selbst dort zurück, wo sie stark
angebaut wird, weil sie dann mehr zur Schweinemast als zur unmittelbaren Ernährung verwandt wird. Fett und Fleisch sind infolge
der Schweinemast zureichend vorhanden. Wo die natürlichen Bedingungen diese hindern, ermöglicht die Kuhhaltung stärkere Heranziehung der Molkereiprodukte zur Fettversorgung. Leguminosen,
Gemüse und Früchte werden reichlich genossen, Zucker dagegen nur
ausnahmsweise. Selbstverständlich liegt in der Erhaltung des
lokalen Kosttypus noch nicht an und für sich eine Gewähr für
reichliche Ernährung. Die rationelle Proportion von Zerealien,
Molkereiprodukten und Fleisch wird nicht selten durch lokale Widrig-
keiten gestört. Besonders verhängnisvoll wird die Ernährung der
Kleinbauern, Landarbeiter und ländlichen Handwerker durch die
örtlichen (z. B. im Gebirge) oder auf wirtschaftlichen (Mangel an
Kartoffelacker) Verhältnissen beruhende Unmöglichkeit, Schweine
zu mästen und für den Hausbedarf zu schlachten. Hier findet sich
dann bei Mangel an Fleisch und Fett eine überreichliche Zufuhr
von Zerealien oder Kartoffeln, durch die der Mangel an leicht verdaulicher Nahrung auszugleichen versucht wird.

Einen ganz besonderen Charakter weist viertens die
Kost der von jeder Naturalwirtschaft losgelösten, nur
auf Geldlohn angewiesenen industriellen Arbeiter auf.
Zu dieser Schicht gehören eigentlich auch die hochbezahlten großstädtischen Industriearbeiter, deren Ernährung oben schon im Anschluß an die der wohlhabenden Bevölkerungskreise hervorgehoben
worden ist. Wir werden jedoch sehen, daß es sich rechtfertigt, die
Nahrung der Elite der Arbeiterschaft von jener zu trennen, die das
Gros aufweist. In der Kost der wohlhabenden sowohl wie in der der
kleinbürgerlichen Kreise in den Städten, der niederen Beamten und
der gut gelohnten Arbeiter zeigt sich die Neigung, von den voluminösen und wenig geschmackvollen Hauptnahrungsmitteln
der ländlichen Bevölkerung (Roggenbrot, Leguminosen, Mehlspeisen,
Pflanzenfetten) abzugehen und den Nahrungsbedarf mehr durch
konzentrierte, leicht verdauliche und schmackhafte Produkte (Fleisch, helles Brot, Zucker) zu decken. Dieses vom hygienischen Standpunkte aus verständige Bestreben findet seine Grenze
in der Unzulänglichkeit der zur Verfügung stehenden Geldmittel.
Nur die bestbezahlten Arbeiter können den Übergang zu einer
rationellen Fleisch-Weizenbrot-Zucker-Kost vollziehen. Weite
Schichten der industriellen Arbeiterschaft bleiben in diesem Über-
gange stecken; sie essen nicht mehr genug grobes Brot,
Kartoffeln, Leguminosen, Mehlspeisen und Fett und
noch nicht genug Fleisch, helles Brot, Butter und Zucker,
so daß ein Zustand der chronischen Unterernährung entsteht, selbst
wenn das Nahrungsbudget sich qualitativ vorteilhaft von den vorhin
besprochenen lokalen Konsumtypen unterscheidet. Die große Verbesserung, die die Ernährung der handarbeitenden Bevölkerung
nach weitverbreiteter Anschauung im Verlaufe des 19. Jahrhunderts

erfahren haben soll, ist häufig weiter nichts als eine Umwandlung
zureichender, derber, Lokalcharakter tragender Landkost in eine
Ernährung, die qualitativ die der wohlhabenden Klassen nachahmt,
aber sie quantitativ doch nicht erreicht.

Bei der noch in Naturalwirtschaft lebenden Bevölkerung
spielt die Größe der Familie für die Ernährung keine erhebliche
Rolle: Ausdehnung der Wirtschaft, örtliche und klimatische Faktoren
geben den Ausschlag, ob die Ernährung ausreichend und gut ist. Bei
den auf reinen Geldlohn angewiesenen Arbeitern ist aber die Zahl
der Familienmitglieder für die qualitative und quantitative Gestaltung
der Nahrung von ausschlaggebendem Wert. Familien, welche zahlreiche Kinder in jüngerem Lebensalter zählen, ernähren sich verhältnismäßig schlechter als kinderarme.

Der ursprüngliche dieser vier Typen ist der dritte; aus ihm
haben sich im Laufe der Zeit die übrigen entwickelt. Das Beruhen
der Volksernährung auf dem Verbrauch der an Ort und Stelle
in eigener Wirtschaft erzeugten Nahrungsmittel hat seine Vorzüge
und seine Nachteile. Letztere treten merkwürdigerweise gerade
dann in Erscheinung, wenn der lokale Konsumtypus ausschließlich
herrscht. In ganz akuter Weise wird hier nicht selten die in
gewöhnlichen Zeiten reichliche Nahrung durch lokale Störungen
der Nahrungsmittelherstellung, wie Mißernten und darauf folgende
Teuerung und Hungersnot, plötzlich beeinträchtigt.

Den höchsten Stand der Volksernährung weisen jene Länder
auf, die sich bei vorwiegend bäuerlicher Bevölkerung noch eine
Kost von ausgeprägt lokalem Charakter erhalten haben und dabei
auch die Vorteile der modernen Verkehrsmittel genießen. Es
sind hier besonders die skandinavischen Länder zu nennen.
Bezüglich der Volksernährung genießen sie die Vorzüge der
Naturalwirtschaft ohne deren Nachteile.

Die auf reinen Geldlohn gestellten Industriearbeiter, die in
den Industrieländern einen wachsenden Bruchteil der Gesamtbevölkerung bilden, sind in ihrer Ernährung nicht mehr gebunden
an die lokalen Konsumtypen, die durch die Art der eigenen
Ackerwirtschaft und einer bescheidenen Viehzucht ihr Gepräge
erhalten und dem persönlichen Geschmacke bestimmte, häufig
sehr enge Grenzen stecken. Vielmehr können sie für ihren Lohn
sämtliche Nahrungsmittel kaufen, die ihnen der durch die moderne
Verkehrs- und Handelsentwicklung auf das mannigfachste aus-
gerüstete Markt darbietet. Ihre Kost ist also bis zu einem gewissen Grade frei gewählt. Es ist nun lehrreich, zu sehen, wie
diese Wahl nach einer ganz bestimmten Richtung sich gleichmäßig bewegt, die jener gleicht, die die wohlhabenden Bevölkerungsschichten eingeschlagen haben, die also wohl einem allgemein
menschlichen Entwicklungsbedürfnisse entspricht: Die ein-

förmige Nahrung wird durch verschiedenartige, die
schwerverdauliche durch leichtverdauliche, die ge-
schmacklose durch würzige Kost zu ersetzen versucht.

Aus einer Vergleichung der Haushaltrechnungen kann man etwa
folgende Verschiebung der Nahrungsmittel erkennen, die auch eines
gewissen massenpsychologischen Interesses nicht entbehren:

a) Das Fleisch erfreut sich allgemeiner Beliebtheit, und zwar das
magere mehr als das fettreiche.

b) Die Pflanzenfette (Oliven-, Hanf-, Lein- und Rüböl) haben
an Bedeutung verloren und werden, wenn irgend angängig,
durch tierische Fette ersetzt. Speck und Schmalz sind beliebt,
müssen aber, wo es die Geldmittel nur irgend erlauben, der
Butter weichen. Diese erfreut sich ausnahmslos der höchsten
Wertschätzung.

c) Hafer, Gerste, getrocknete Linsen, Bohnen und Erbsen drohen
ganz aus der Volksnahrung zu verschwinden. Das helle Brot
wird in steigendem Maße dem reinen Roggenbrot vorgezogen.
Der Genuß von feinem, frisch geröstetem Weizengebäck als
Morgenspeise wird fast allgemein Bedürfnis. Der Zucker wird
aus einem Genußmittel zu einem Nahrungsmittel.

Entspricht nun diese Entwicklung des Geschmackes, die sich
überall zeigt, wo die Verhältnisse dem einzelnen eine leidliche
Freiheit in der Wahl der Nahrungsmittel gestatten, nur einem
Zuge der Naschhaftigkeit und Genußsucht? Oder gelangt darin
ein richtiger, einem allgemeinen Fortschritt in der menschlichen
Ernährung zugerichteter Trieb zum Ausdruck? Letzteres dürfte
der Fall sein. Denn die Bevorzugung der leichtverdaulichen
vor der schwerverdaulichen, der konzentrierten vor der voluminösen
Nahrung ist vom hygienischen Standpunkte als rationell zu bezeichnen. Auch bei der Wahl seiner Nahrungsmittel scheint sich
der durch äußere Verhältnisse nicht allzusehr eingeengte Mensch
in seinem dunklen Drange des rechten Weges wohl bewußt zu
sein. Den Arbeitern der Großstädte und der Industriegegenden
kann man es um so weniger verdenken, zu dieser Kost überzugehen,
als sie infolge ihrer Tätigkeit im geschlossenen Raume und bei
sitzender Körperhaltung unter der Geschmacklosigkeit und Un-
verdaulichkeit vieler Nahrungsmittel des Massenverbrauches
mehr zu leiden haben als die im Freien tätigen Landarbeiter.
Leider können nur die bestbezahlten Arbeiterschichten oder
Arbeiterfamilien, die entweder kinderarm sind oder mehrere
jugendliche, mitverdienende Glieder haben, den Übergang zu
einem Kosttypus vollziehen, wie ihn die bemittelten Kreise
längst besitzen.

Die Hoffnung, daß eine stetige Erhöhung des Lohnes diese
Neigung zur Unterernährung eindämmen und schließlich voll-

ständig zum Verschwinden bringen wird, ist gering, denn die Lohnerhöhung folgt meistens erst sekundär einer mit der Industrialisierung verbundenen Verteuerung der wichtigsten Nahrungs- und Genußmittel, kann auch immer nur von dem bestgestellten Teile der Arbeiterschaft erzielt werden und hat in jedem Falle eng gezogene Grenzen. Von Grund aus helfen kann hier nur das Bestreben, auch den Industriearbeiter wieder etwas mit der Naturalwirtschaft in Verbindung zu bringen. Dieser Weg ist selbst in hochentwickelten Industrieländern durchaus gangbar. Einen Fingerzeig bilden die Hunderttausende von Laubenkolonien, die die Arbeiter der norddeutschen Großstädte in der unmittelbaren Nähe der Großstadt unterhalten, und das Bestreben der Fabrikarbeiter in manchen Industriegegenden, etwas Feldwirtschaft und Geflügelzucht nebenbei zu treiben. Es ist nur erforderlich, diese Ansätze öffentlich-rechtlich auszubauen und den Arbeiterfamilien überall ein Stück Pachtland zur Verfügung zu stellen, auf denen sie nicht gar zu sehr wie gegenwärtig von der Laune des Grundbesitzers abhängig sind. Auch die dem Lohnarbeiter unbedingt notwendige Bewegungsfreiheit läßt sich damit durchaus vereinen, wenn die Form der Pachtung unter behördlicher Pachtfestsetzung gewählt wird. Die Verlegung zahlreicher Fabriken aus den Großstädten auf das Land und die steigende Verwendung der über weite Strecken leitbaren Elektrizität als motorischer Kraft werden das Bestreben mächtig unterstützen, den Industriearbeiter wieder der Natur und der Naturalwirtschaft näher zu bringen. Vom Gelingen dieser Versuche hängt nicht nur eine bessere Volksernährung, sondern auch weitere große hygienische Vorteile namentlich für das heranwachsende Geschlecht der Arbeiterbevölkerung ab.

Die hier angedeuteten Wandlungen der Volksernährung bei dem Übergang eines Agrarstaates zu einem Industrielande werden besonders scharf und verhängnisvoll in Erscheinung treten, wenn dieser Übergang mit dem vollen Niedergange des Bauerntums und der Nahrungsmittel erzeugenden Landwirtschaft verbunden ist. Auch wer die Begünstigung der Großgrundbesitzer durch die Gesetzgebung und Verwaltung in Deutschland für zu weitgehend hält, muß doch zugeben, daß es in hygienischer Hinsicht ein großes Glück für Deutschland ist, daß uns neben der sich aus eigenen Kräften stark entwickelnden Industrie doch noch eine leistungsfähige Landwirtschaft erhalten geblieben ist. Für das physische Substrat unserer Kultur würde es geradezu verhängnisvoll sein, wenn wir uns zu einem reinen Industriestaate wie England entwickeln würden. Die Schädigungen würden

noch viel größer sein, als sie dort schon sind, da wir der hygienisch
so günstigen Wohnweise, der Küstenentwicklung und der Lebensmittel produzierenden Kolonien Englands entbehren. Es liegt
deshalb durchaus im Sinne der Verhütung einer Unterernährung,
daß die landwirtschaftliche Bevölkerung und namentlich die
bäuerische in ihrem Bestande nicht nur erhalten, sondern durch
innere Kolonisation ständig vermehrt wird.

Es mag auffällig erscheinen, daß die Ernährungsphysiologie zur
Erklärung der beobachteten Tatsachen der Volksernährung hier
so wenig herangezogen ist. Das hat darin seinen Grund, daß
bei aller staunenswerten Entwicklung der Kenntnis des tierischen
Stoff- oder, besser gesagt, Energiewechsels die exakte Physiologie
so viele Lücken und so manche Widersprüche enthält, daß sie
die verwickelten Erscheinungen der Volksernährung noch nicht
erklären kann. Ist sie doch zurzeit noch völlig außerstande,
auf die für die Volksernährung so wichtige Frage eine einigermaßen befriedigende Antwort geben zu können, ob die Eiweiß-
stoffe und damit eine reichliche Fleischnahrung von ausschlaggebendem Wert für den Menschen ist. Die ältere Ernährungsphysiologie war unter Führung von Voit dieser Ansicht, während
nach den Untersuchungen Hirschfelds in Deutschland und
neuerdings Chittendens in Nordamerika, die durch die praktischen Versuche des dänischen Arztes Hindhede ergänzt wurden,
diese Frage ebenso nachdrücklich verneint wird [1]).

Eine kulturhistorische und soziale Betrachtung deutet allerdings nach wie vor auf den Wert der Fleischnahrung hin, so daß
die Ansichten derer, die diesen bestreiten, erst noch der Bestätigung bedürfen, ehe die Wissenschaft das Recht hat, das
Fleischbedürfnis der Menschen, das in allen Zonen und allen
sozialen Schichten sehr lebhaft ist, als einen überflüssigen, für
die Ernährung bedeutungslosen Gaumenkitzel anzusprechen.
Es ist immerhin auffällig, daß alle aufsteigenden Völker, innerhalb
der Völker wieder alle aufsteigenden Schichten und innerhalb
der einzelnen Bevölkerungsklassen wieder alle, die sich eine
irgendwelche bevorzugte Stellung erringen, sofort einem erhöhten
Fleischgenuß zuwenden. Es wäre möglich, daß lediglich die im

---

[1]) Hirschfeld, F.: Untersuchungen über den Eiweißbedarf des
Menschen. Pflügers Archiv. 1887. Bd. 41. — Derselbe: Betrach-
tungen über die Voitsche Lehre vom Eiweißbedarf des Menschen.
Ebenda. 1889. Bd. 44. — Chittenden: Physiological Economy in
Nutrition. 1905. — Hindhede: Die neue Ernährungslehre. Dresden
1922.

Fleisch vorhandenen Extraktivstoffe eine so belebende und euphorische Wirkung ausüben, daß sich allein dadurch die allgemeine Vorliebe erklärt. Aber bewiesen ist dieses noch nicht, und ebenso nahe liegt die Annahme, daß der Genuß von Fleisch neben den ja doch immer vorwiegenden Vegetabilien von Nutzen für Leistungsfähigkeit und Gesundheit des menschlichen Körpers ist. Dafür spricht auch das gesunde Aussehen, dessen sich alle Personen'erfreuen, die jahrelang in Fleischereien beschäftigt sind, obgleich in diesem Gewerbe sehr anstrengende Arbeit unter ungünstigen Arbeitsbedingungen gefordert wird. Dieses vollblütige Aussehen haben sowohl die weiblichen wie die männlichen Angestellten, solange sie in den Geschäften selbst verköstigt werden. Sie verlieren es aber, sobald sie in Stellungen kommen, wo sie, wie in Großbetrieben, Warenhäusern usw., keine Kost erhalten, sondern sich außerhalb des Geschäftes wie andere Arbeiter und Angestellte ernähren müssen.

Andererseits geben die ausschließlich von Pflanzenkost lebenden Völker vieler asiatischer Landstriche in Indien und China das Bild einer körperlich als minderwertig zu bezeichnenden Bevölkerung. Man wird also so lange an der Forderung einer Fleischbeigabe zur vegetabilen Ernährung, die ja mit Ausnahme einiger zahlenmäßig nicht ins Gewicht fallender Nomadenvölker überall das Rückgrat der Volksernährung bildet, festhalten müssen, bis die Ernährungsphysiologie zu eindeutigeren und sichereren Ergebnissen im gegenteiligen Sinne gekommen ist, als das heute der Fall ist.

Der Fleischverbrauch steht und fällt in den rein industriellen Ländern mit der Höhe des Lohnes, in den mehr Ackerbau treibenden aber mit der Möglichkeit, Haustiere und namentlich Schweine in eigener Wirtschaft mästen und für den Hausbedarf schlachten zu können.

Die Ungewißheit darüber, ob überhaupt und, wenn ja, in welchen Mengen das Fleisch der Schlachttiere für die menschliche Ernährung unbedingt notwendig ist, enthält einen schweren Vorwurf gegen unsere angeblich so vorgeschrittene Physiologie und Hygiene der Ernährung. Für unser Volk, das auf engem Raume 60 Millionen Menschen ernähren und sich vermehren lassen muß, ist es von größter Tragweite, genau zu wissen, wieviel Schlachttieren es Futtermittel, Äcker und Personal gewähren darf, ohne einem überflüssigen Gaumenkitzel von seinen knappen Ernten an Getreide und Kartoffeln zu opfern. Es mag übertrieben sein, wenn HINDHEDE (Die neue Ernährungsweise, Leipzig 1922) berechnet, daß Deutschland bei laktovegetabilischer Er-

nährung das Dreifache seiner gegenwärtigen Einwohnerzahl
ernähren könnte, aber es unterliegt doch keinem Zweifel, daß
wir unseren Nahrungsspielraum durch die Beschränkung der
Schlachttierhaltung auf das physiologisch unbedingt zum Leben
Notwendige sehr erweitern könnten. Deshalb ist es von aktuellstem
Interesse, dieses Maß zu kennen, das bis jetzt weder Physiologie
noch Hygiene auch nur einigermaßen zuverlässig angeben können.
Sollte es wirklich so schwer sein, durch Versuche großen Maßstabes an einer Personenschar, die in nach Körperbeschaffenheit,
Alter, Geschlecht und Arbeitsleistung gesonderten Gruppen zu
verköstigen und zu beobachten wäre, diese Frage wenigstens
annäherungsweise richtig zu beantworten? Hier erwächst dem
Reichsgesundheitsamt und den hygienischen und physiologischen
Universitätsinstituten eine Aufgabe, die wie keine andere zeit-
gemäß und national wichtig ist.

Trotzdem Deutschlands Bevölkerung jetzt schon zum überwiegenden Teile industriell beschäftigt ist, hat es doch die verbreitete Schweinezucht ermöglicht, daß dem durch die Bevölkerungszunahme bedingten größeren Fleischverbrauch vorwiegend durch inländische Produktion genügt wird. Das ist
vom Standpunkte der Volksernährung eine erfreuliche Tatsache.
Denn das Schwein ist deshalb so wichtig für die Volksernährung,
weil es nicht nur Fleisch, sondern das in noch höherem Grade
wichtige Fett liefert. Das Fett ist wiederum die beste Beigabe
zur Kartoffelnahrung, die gerade dadurch sehr nahrhaft und
vor allen Dingen wohlschmeckend wird. Da die Schweinemast
nun auch vorwiegend durch Kartoffeln bewirkt wird, stehen
Kartoffelacker und Schweinemast in einem erfreulichen har-
monischen Verhältnis, das sie gerade für den landwirtschaftlichen
Nebenbetrieb in der Hauswirtschaft geeignet macht. Die Behörden und Gemeindeverwaltungen können durch nichts die
Volksernährung dauernd so sehr auf hoher Stufe erhalten, als
daß sie darauf achten, daß überall den Familien der unteren
Bevölkerungsschichten, mögen sie sich industriell oder land-
wirtschaftlich betätigen, genügendes Land zu angemessener·
Pacht und eine Behausung zur Verfügung stehen, mit der sich
die Haltung eines Hausschweines verträgt.

In normalen Zeiten ist bei uns in Deutschland die Kartoffel-
ernte so groß, daß sie sowohl für den Tisch von reich und arm
als auch zur Mast von etwa 20 Millionen Schweinen ausreicht,
namentlich wenn immer mehr dazu übergegangen wird, den zu
gewerblichen Zwecken zwar notwendigen, zu Genußzwecken
jedoch überflüssigen Spiritus aus anorganischen Stoffen (Sulfit-

spiritus, Karbidspiritus) herzustellen und zu diesem Zwecke keine Nahrungsmittel mehr zu verwüsten. In Zeiten großer Ernährungsschwierigkeiten, wie sie gegenwärtig herrschen, ist dagegen das Schwein bei der bestehenden Knappheit an Kartoffeln ein sehr ernst zu nehmender Konkurrent des Menschen. In solchen Zeiten sollte daher zur Sicherstellung der unbedingt notwendigen Menge von 10 Pfund Kartoffeln auf die Woche und den Kopf der Bevölkerung, soweit diese nicht aus Selbstversorgern besteht, die Zahl der Schweine kontingentiert werden. Überhaupt sollte die Viehhaltung auf das zulässig niedrigste Maß zurückgeschraubt werden, da sie immer mit einer Verschwendung von Nahrungsmitteln einhergeht. Gibt doch der tierische Körper nur den achten bis zehnten Teil der ihm einverleibten pflanzlichen Nahrungsmittel als tierische wieder heraus. Das wenige Fleisch und tierische Fett, das in solchen Teuerungszeiten produziert werden darf, sollte man dann aber wenigstens durch ein Rationierungssystem so verteilen, daß nicht einige wenige reiche Erwachsene das animalische Eiweiß wegessen, sondern es denen, die es wahrscheinlich am nötigsten brauchen, den Kindern und der heranwachsenden Jugend, zugeführt wird.

Leider droht die moderne Entwicklung der Volks- und Weltwirtschaft auch die Ernährung der ländlichen Bevölkerung in einer Weise zu verschlechtern, die die ernsteste Beachtung der sozialen Hygiene verdient. Die Ausbreitung der Industrie, das Wachstum der Städte, die Entwicklung der Geldwirtschaft und die Vervollkommnung der Verkehrsmittel haben auch jenen ländlichen Erzeugnissen, die früher zu nichts anderem als zum eigenen Verbrauch verwandt werden konnten, einen Marktwert verliehen. Ihr Verbrauch wird deshalb im eigenen Hause auf das Notwendigste,beschränkt, weil sie an den Zwischenhändler verkauft werden können. In Ermangelung eines besseren Ausdruckes habe ich diesen Vorgang als eine ,,Merkantilisierung" der Nahrungsmittel bezeichnet. Wie verhängnisvoll diese Merkantilisierung auf die Volksernährung mancher Gegenden gewirkt hat, hat zuerst und besonders anschaulich der eidgenössische Gewerbeinspektor und Arzt SCHULER [1]) an dem Beispiele der Schweiz geschildert.

Früher wurden in der Schweiz, wo die Molkereiprodukte im Vordergrund der landwirtschaftlichen Produktion stehen, große Mengen von Käse, Milch und Butter verzehrt. Die Bevölkerung aß also zwar eine einförmige, aber im Verein mit dem groben Schwarzbrot überreichliche und in bezug auf das Verhältnis von Eiweiß, Fett und Stärkemehl durchaus zweckmäßig zusammengesetzte Kost. Jetzt wird die Milch ganz allgemein von den Bauern in die mit aller technischen Vollkommenheit des Großbetriebes eingerichteten Molkereien eingeliefert. Die Erzeugnisse der Molkereien gehen größten-

---

[1]) SCHULER: Über die Ernährungsverhältnisse der arbeitenden Klassen der Schweiz. 1884.

teils als Schweizerkäse oder als Schweizerbutter in die Städte und
in das Ausland. Für die einheimische Bevölkerung bleiben in erheblicher Menge nur die minderwertigen Produkte, Magermilch
und Magerkäse, zurück. Zwar besitzen diese einen nicht unerheblichen
Nährwert, sind aber wenig schmackhaft und fettarm und werden
erfahrungsgemäß nicht in Mengen genossen, ohne Widerwillen zu
erregen. Die Ernährung der schweizerischen Landbevölkerung würde
noch schlechter sein, wenn nicht in vielen Kantonen die Molkereien
verpflichtet wären, Milch an die Ortsbewohner zu behördlich festgesetzten Preisen abzugeben. Aber die Milch muß doch immerhin
erst gekauft werden, und es fällt ins Gewicht, ob ein Familienmitglied
täglich ein oder zwei Liter trinkt, was in früheren Jahren von geringer
Bedeutung war, als Milch und Molkereiprodukte noch keinen hohen
Marktwert hatten.

Was hier von der Schweiz berichtet wird, finden wir in manchen
Gegenden Deutschlands ebenfalls, und zwar im steigenden Maße, je
mehr das Molkereigenossenschaftswesen zunimmt. Es ist das Verdienst von J. Kaup, in einer umfangreichen Veröffentlichung das
Material für diese Entwicklung gesammelt zu haben [1]). Er macht eine
Reihe von Maßnahmen namhaft, von denen die wichtigsten sind: Beseitigung aller Klauseln in den Milchlieferungsverträgen der
Molkereien und Milchverkaufsgenossenschaften, die für die Milch-
lieferanten ein Verkaufsgebot für Milch an die Ortsbewohner aus-
sprechen, sodann Einwirkung auf die Milchproduzenten zur Abgabe einer genügenden Menge von Vollmilch, je nach der Kinderzahl,
an das verheiratete Gesinde und an die verheirateten Tagelöhner
als kostenlose Deputatmilch oder zum Genossenschaftspreise
und endlich die Erleichterung der Einfuhr von Butter und Käse
aus dem Auslande, soweit die deutsche Landwirtschaft den Bedarf
nicht decken kann.

Durch die Entstehung ausgedehnter Gewerbe innerhalb der ländlichen Bevölkerung und das starke Wachstum der Städte wurde eben
die Merkantilisierung auch der minderwertigen Erzeugnisse an
gebahnt. Aber auch dadurch werden die ländlichen Konsumtypen
untergraben, daß auf ausgedehnten Flächen des besten Ackers
Früchte gezogen werden, die hauptsächlich für die Ausfuhr bestimmt
sind. Man denke z. B. an den Zuckerrübenbau, den wir für das Ausland treiben, während der Zuckerverbrauch im eigenen Lande
hintenan steht.

Am bedenklichsten wird jedoch die moderne Entwicklung mit
ihrer ausschließlichen Produktion für den Markt, wenn sie zu gewerblichen Zwecken Nahrungsmittel verwüstet. So benutzt man Kartoffeln
in der Form des Spiritus zur Beleuchtung und Lokomobilenheizung,
statt sie auf dem Umwege der Schweinemast in das so wertvolle
Fleisch und Fett zu verwandeln, und verkauft die Kaseinrückstände
als Rohmaterial für Drechslerwaren.

Daß außer Wohnungsweise, Art der Arbeitsleistungen
und Ernährung noch zahlreiche andere Faktoren den be-

---

[1]) Kaup, J.: Ernährung und Lebenskraft der ländlichen Bevölkerung. Tatsachen und Vorschläge. Schriften der Zentralstelle für
Volkswohlfahrt. N. F. Berlin 1910. H. 6.

deutenden Einfluß der sozialen Lage auf Entstehung und Verlauf der krankhaften Zustände des menschlichen Körpers begründen helfen, braucht wohl kaum erwähnt zn werden. Dennoch kann dieses Kapitel nicht geschlossen werden ohne das Eingeständnis, daß die soziale Bedingtheit der Krankheiten eine ganz bestimmte Grenze in der ererbten Anlage findet, die den Einfluß der natürlichen und sozialen Umwelt an Wirksamkeit doch noch übertrifft. Aus einem minderwertig angelegten Körper kann die günstigste Umwelt nichts Normalwertiges schaffen. Anderseits kann ein vorzüglich angelegter Körper auch sehr ungünstigen äußeren Einflüssen widerstehen.

Aber nicht nur um diese Begrenzung der Wirksamkeit sozialer Faktoren genau kennen zu lernen, besteht auch auf sozialpathologischer Seite das Bedürfnis nach eingehendem Studium der Erblichkeit, sondern auch noch aus anderen Gründen, die namentlich aus dem Ineinandergreifen des sozialen und des erblichen Momentes in der Verursachung der Krankheiten sich herschreiben. Der erste Grund liegt darin, daß man beim Studium der sozialen Einflüsse fast regelmäßig auf einen Punkt geführt wird, wo Erblichkeit in Fagre kommt, da die soziale Umwelt sehr häufig erst durch das Mittel der allgemeinen Körperkonstitution wirkt und diese ja hauptsächlich durch die erblich überkommene Veranlagung bedingt ist. Der zweite Grund liegt darin, daß ein genaueres Bestimmen der Bedingtheit eines krankhaften Zustandes durch die Heredität uns die Verschleuderung von Mitteln, mit denen wir eine baldige Heilung zu erzielen hoffen, erspart. Denn wenn wir erst mit Sicherheit die hoffnungslos Belasteten erkennen können, so werden wir an sie z. B. nicht mehr eine vorbeugende Heilbehandlung verschwenden, sondern solche Kranke besser gleich einer dauernden Asylpflege zuführen. Am wichtigsten aber erscheint ein dritter Gesichtspunkt: Sozialpathologie treiben heißt nicht nur die Bedingtheit der Krankheiten durch soziale Einflüsse ermitteln und darstellen, sondern auch die Beeinflussung sozialer Zustände durch Krankheiten. Und bei dieser Untersuchung zeigt sich, daß häufig gerade die Krankheiten, die die Menschen in ihren gesellschaftlichen Beziehungen stark beeinflussen, nicht auf die soziale Umwelt, sondern auf erbliche Ursachen zurückzuführen sind. Es sei nur an die Geisteskrankheiten und überhaupt an die psychischen Abnormitäten erinnert, die ja in Gestalt der Kriminalität, Vagabundage usw. eine so außerordentliche soziale Bedeutung erlangen. Die soziale Pathologie hat also ein großes Interesse daran, daß die endogenen Krankheitsursachen sorgfältiger und häufiger zum

Gegenstande der Forschung gemacht werden, als das bisher in Deutschland unter dem herrschenden Einflusse der VIRCHOWschen Schule mit ihrer einseitigen Betonung der sedes morbi geschehen ist. Um ein Beispiel aus der Geographie zu brauchen: man hat eine Küste nur dann genau studiert, wenn man nicht nur das feste Land, sondern auch das Meer beobachtet hat, bei welchem Vergleich natürlich das feste Land mit den sozialen, das balkenlose Meer mit den in unserer Erkenntnis noch sehr schwankenden erblichen Faktoren in Vergleich gesetzt sei.

II. Der soziale Wert der ärztlichen Betätigung.

Von

A. Grotjahn.

Solange es Ärzte und Heilpersonen gibt, verlangt man von ihnen, daß sie Krankheiten heilen. Diesem seit den Anfängen der Kultur sich geltend machenden Bedürfnis verdankt die gesamte Heilkunde ihre Entstehung und ihren Bestand durch die Jahrtausende, in denen ihre Wirksamkeit mangels der elementaren Kenntnis vom Bau und Leben des menschlichen Körpers gering war und vorwiegend in der durch die zahlreichen Naturheilungen gewährten Selbsttäuschung bestand, diesem keine geschichtlichen und geographischen Grenzen kennenden Standesübel aller Heilbeflissenen. Von einer wirklich heilenden Tätigkeit der Ärzte in einem sozial bedeutungsvollen Umfange kann erst seit Beginn oder gar Mitte des neunzehnten Jahrhunderts gesprochen werden. Unsere Wanderung durch die einzelnen Sondergebiete zeigte uns zudem, daß selbst gegenwärtig der im eigentlichen Sinne heilenden Betätigung des Arztes recht enge Grenzen gezogen sind. Und zwar sind es gerade die zahlenmäßig und zugleich sozial ausschlaggebenden Erkrankungen der inneren Organe und des nervösen Apparates, von denen das gesagt werden muß. Bedeutungsvoller und von keiner Krankheitsgruppe auszuschließen ist schon der lindernde Einfluß der ärztlichen Betätigung, der leider gegenwärtig weder beim Publikum noch bei den Ärzten die verdiente höchste Aufmerksamkeit genießt. Da dieser euphorische Einfluß aber ein vorwiegend subjektiver und individueller ist, kann er an dieser Stelle trotz seines großen Wertes mit einem kurzen Hinweis übergangen werden. Als dritte ärztliche Betätigungsform, die, wie wir sehen werden, gerade in sozialer Hinsicht von steigender Wichtigkeit ist, ist die begutachtende zu nennen. Während diese früher auf wenige gerichtsärztliche Funktionen beschränkt war, hat sie namentlich durch das soziale Versicherungswesen eine große Ausdehnung erreicht.

Die heilende, lindernde und begutachtende Tätigkeit des Arztes können sich vereint oder unter Vorwiegen einer dieser

28*

Funktionen in bemerkenswert verschiedenen Formen ausüben
lassen. Die gegenwärtig noch vorherrschende ist die der freien
Praxis. Neben ihr gewinnt immer mehr die an die Krankenkassen gebundene und daher nur sehr bedingt freie Praxis
und die völlig gebundene Krankenhaus- und Anstaltspraxis
an Boden.

Das soziale Versicherungswesen ist eine bleibende, vorbildliche
und originelle Schöpfung des preußisch-deutschen Beamtentums,
entstanden unter dem Einfluß von staats- und kathedersozialisti-
schen Gedankengängen und der Besorgnis vor dem radikalen
Sozialismus der jungen Arbeiterpartei Deutschlands. Einmal
durchgeführt, ist sie besonders für Medizin und Hygiene von
einer Bedeutung geworden, die von ihren Vätern weder beabsichtigt noch auch nur geahnt worden war. Sie beruht auf
Gegenseitigkeit und Selbstverwaltung, umfaßt Personen, welche
ihre Arbeitskraft gegen Lohn verwerten, und gewährt bei Krankheit, Unfall, Invalidität oder Alter einen Rechtsanspruch auf
gesetzlich bestimmte Leistungen.

Die Krankenversicherung besteht seit 1885. Sie gewährt
im Erkrankungsfall auf die Dauer von 26 Wochen und darüber
eine Verpflegung im Krankenhaus oder ärztliche Behandlung,
Arznei und Krankengeld, außerdem Sterbegeld und Wöchnerinnen-
unterstützung.

Bei der größten Krankenkasse Deutschlands, der Allgemeinen
Ortskrankenkasse der Stadt Berlin, wurden im Jahre 1920 auf
100 Mk. Einnahme verausgabt für die Bezahlung der Ärzte 11,90,
der Apothekerrechnungen 7,70, der Krankenpflege 10,50, des
Krankengeldes 37,0 und der Verwaltung 15,40.

Bei den Vorbereitungen der Krankenversicherungsgesetz-
gebung in den achtziger Jahren des vergangenen Jahrhunderts
hat man sich vorwiegend an das Vorbild gehalten, das die Organisation der schon seit Jahrzehnten bestehenden freien
Kassen abgab, während die Erfahrungen, die an dem in Bergbau
treibenden Provinzen eingebürgerten Knappschaftssystem hätten
gewonnen werden können, leider nicht ausgenutzt worden sind.
So ist es denn gekommen, daß sich bei der Inaugurierung der
Kassengesetzgebung vier Fehler eingeschlichen haben, an denen
noch heute unser gesamtes soziales Versicherungswesen krankt:
Erstens hat man nicht den Mut gehabt, die Versicherung gegen
Krankheit zusammen mit der gegen Unfall und Invalidität in
einer gemeinsamen Organisation von vornherein zu vereinigen,
wie das in den Knappschaften bereits seit langem geschehen war.
Zweitens hat man es verabsäumt, dem Territorialprinzip vor

der Abgrenzung der Kassen nach Berufen den Vorrang zu geben,
so daß eine Zersplitterung und Buntscheckigkeit der Krankenkassen entstanden ist, die auch eine spätere Reform nur unvollkommen hat einschränken können. Drittens hat man die
Versicherungspflicht auf die in Lohn und Arbeit stehenden
Personen beschränkt und somit jene Personen, die, wie die Ehefrauen und Kinder, am meisten der ärztlichen Obsorge bedürfen,
von den Wohltaten der Versicherung ausgeschlossen. Viertens
endlich hat man es nicht verstanden, die Ärzte in den Beamten-
körper der Krankenkassen einzubauen, und damit zu dem un-
glückseligen Interessengegensatz Veranlassung gegeben, der sich
im Laufe der Jahre zwischen den Kassenvorständen als Arbeitgebern und den Ärzten als Arbeitnehmern herausgebildet und
zu den erbittertsten Lohnkämpfen geführt hat.

Jede Reform, die nicht, wie die einige Jahre vor dem Kriege
erfolgte Neukodifizierung, eine Scheinreform sein soll, muß an
diese vier Unterlassungssünden anknüpfen.

Die Unfallversicherung besteht ebenfalls seit 1885. Sie
entschädigt Betriebsunfälle und leistet unentgeltliches Heil-
verfahren, Verletzten- und Hinterbliebenenrenten sowie Sterbegeld.

Im Jahre 1910 wurden im Geltungsbereich der gesamten Unfallversicherung rund 670000 Unfälle angemeldet; erstmals entschädigt
wurden im nämlichen Jahre 130000.

Von besonderem sozialpathologischem Interesse ist folgende
Tabelle über die Häufigkeit der Unfälle nach Berufsgenossenschaften
und Gruppen im Jahre 1909.

Es fielen Verletzte auf 300000 geleistete Arbeitstage = 1000 Voll-
arbeiter:

Berufsgenossenschaften	überhaupt	Tod
Fuhrwerks-Berufsgenossenschaft	19,96	2,00
Steinbruchs-Berufsgenossenschaft	15,83	1,67
Tiefbau-Berufsgenossenschaft	15,44	1,32
Knappschafts-Berufsgenossenschaft	15,38	2,14
Müllerei-Berufsgenossenschaft	14,20	1,05
Binnenschiffahrts-Berufsgenossenschaften	13,69	2,92
Brauerei- und Mälzerei-Berufsgenossenschaft . . .	12,07	1,04
Holz-Berufsgenossenschaften	11,75	0,38
Staatsbetriebe für Schiffahrt, Baggerei, Flößerei .	10,92	1,37
Bauwesen (Privatbetriebe)	10,58	0,81
Eisen- und Stahl-Berufsgenossenschaften	10,45	0,52
Papiermacher-Berufsgenossenschaft	9,16	0,58
Zucker-Berufsgenossenschaft	9,08	0,91
Ziegelei-Berufsgenossenschaft	9,07	0,89
Lagerei-Berufsgenossenschaft	9,02	0,67
Fleischerei-Berufsgenossenschaft	8,93	0,34
Berufsgenossenschaft der chemischen Industrie . .	8,63	0,65
Berufsgenossenschaft der Molkerei-, Brennerei- und Stärke-Industrie	8,19	0,49

Berufsgenossenschaft	überhaupt	Tod
Öffentliche Baubetriebe (Staatliche, Provinzial- und Kommunal-Bauverwaltungen)	7,53	0,68
Staatseisenbahnen, Post und Telegraphen	7,23	1,00
Berufsgenossenschaft der Gas- uhd Wasserwerke	7,17	0,54
Berufsgenossenschaft der Schornsteinfegermeister des Deutschen Reichs	6,97	1,87
Metall-Berufsgenossenschaften	6,58	0,13
Straßen- und Klein-Bahn-Berufsgenossenschaft	6,43	0,80
Berufsgenossenschaft der Musikinstrumentenindustrie	6,06	—
Lederindustrie-Berufsgenossenschaft	5,86	0,35
Berufsgenossenschaft der Feinmechanik und Elektrotechnik	5,76	0,22
See-Berufsgenossenschaft	5,59	1,09
Privatbahn-Berufsgenossenschaft	5,35	0,72
Nahrungsmittelindustrie-Berufsgenossenschaft	4,96	0,23
Glas-Berufsgenossenschaft	4,65	0,30
Marine- und Heeresverwaltung	4,32	0,17
Papierverarbeitungs-Berufsgenossenschaft	4,15	0,09
Töpferei-Berufsgenossenschaft	3,04	0,15
Deutsche Buchdrucker-Berufsgenossenschaft	2,96	0,06
Textil-Berufsgenossenschaften	2,86	0,11
Bekleidungsindustrie-Berufsgenossenschaft	2,00	0,05
Tabak-Berufsgenossenschaft	0,52	0,02
Gewerbe-, Bau- und See-Unfallversicherung	8,79	0,72
Unfallversicherung für Land- und Forstwirtschaft	11,50	0,55

Die Invalidenversicherung besteht seit 1891 und bezweckt die Gewährung von Invaliden- und Altersrenten und übernimmt vorbeugend die Krankenfürsorge in Krankheitsfällen, welche Erwerbsunfähigkeit befürchten lassen.

Die Invaliditätsursachen verteilten sich in den Jahren 1896 bis 1899:

	Männer	%	Frauen	%
Entkräftung, Blutarmut, Altersschwäche	30385	15,0	20018	22,1
Krankheiten der Lunge, ausschl. Tuberkulose	33810	16,7	8097	8,9
Tuberkulose der Lungen	30353	15,0	8573	9,5
Gelenkrheumatismus, Gicht	12425	6,2	7732	8,5
Krankheiten des Herzens und der großen Blutgefäße	12090	6,0	7781	8,6
Krankheiten der Bewegungsorgane	10074	5,0	4664	5,2
Krankheiten der Augen	7708	3,8	4464	4,9
Krankheiten der Atmungswege	7410	3,7	2033	2,2
Krankheiten des Magens	5954	3,0	2838	3,1
Krebs usw.	5006	2,5	2400	2,7
Gehirnschlagfluß usw.	4953	1,5	1577	1,7
Krankheiten einzelner Nerven und Nervenbezirke	3842	1,9	2256	2,5
Geisteskrankheiten	3639	1,8	1870	2,1
Krankheiten der Haut und des Unterhautzellgewebes	3412	1,7	1969	2,2

	Männer	%	Frauen	%
Folgen mechanischer Verletzungen . .	4133	2,0	1148	1,3
Krankheiten des Rückenmarks . . .	4326	2,1	878	1,0
Unterleibsbrüche	3975	2,0	855	0,9
Muskelrheumatismus	3450	1,7	1269	1,4
Krankheiten der Harn- und Geschlechts-				
organe	1299	0,6	3199	3,5
Sonstige Krankheiten der Blutgefäße,				
Lymphgefäße und Lymphdrüsen . .	2317	1,1	1576	1,7
Krankheiten der Nieren	2374	1,2	921	1,0
Krankheiten des Darms, der Leber oder				
Milz	1996	1,0	917	1,0
Tuberkulose anderer Organe	1953	1,0	898	1,0
Epilepsie und verwandte Formen . .	1805	0,9	1142	1,3
Sonstige Allgemeinleiden	1383	0,7	767	0,9
Krankheiten des Brustfells	1026	0,5	242	0,3
Krankheiten der Ohren	649	0,3	402	0,4
Krankheiten der sonstigen Verdauungs-				
organe	232	0,1	71	0,1

Es ist leicht begreiflich, daß mit der Einbürgerung des sozialen Versicherungswesens unzählige Fragen verwaltungstechnischer und medizinischer Natur auf Lösung drängten, von denen frühere Zeiten nichts wußten. Auch gegenwärtig ist hier noch alles im Werden, aber es ist kein Zweifel mehr möglich, daß sich auch auf diesem verwickelten Gebiete eine Theorie bilden wird, die der vielgestaltigen Praxis des sozialen Versicherungswesens Leit- sätze des Handelns liefern kann.

Ein wichtiger Ausgangspunkt für derartige Betrachtungen, der bis jetzt noch nicht hinreichend gewürdigt worden ist, ist die Unterscheidung der ärztlichen Leistungen in solche, die von der Notlage der Versicherten objektiv erheischt werden, und solche, die geeignet sind, die Versicherten subjektiv zu befriedigen. Das objektiv Notwendige der ärztlichen Leistungen ist bestimmt durch den jeweiligen Stand der medizinischen Wissenschaft und der Verbreitung des ärztlichen Könnens. Die Grenzen sind hier also genau abgesteckt. Anders verhält es sich mit der subjektiven Befriedigung jener, auf die sich die ärztliche Betätigung bei der Unfall-, Invaliden- und Krankenversicherung erstreckt. Irgend- welche natürliche Grenzen gibt es für diese subjektiven Be- dürfnisse nicht; sie können daher ins Grenzenlose wachsen, wenn nicht feste gesetzliche Schranken aufgerichtet werden. Es ist nun lehrreich, zu sehen, wie grundverschieden sich in jeder der drei Versicherungsarten die Gebiete des objektiv Erforderlichen und des subjektiv Befriedigenden zueinander verhalten.

Bei der Invalidenversicherung ist der Arzt verhältnis- mäßig leicht in der Lage, nach objektiven Gesichtspunkten dem

Rentenanwärter durch ein Gutachten die Rente zu verschaffen.
Die Zahl der strittigen Fälle ist nicht so groß, daß sie sich nicht
durch eine größere Routine in der sozialen Gutachtertätigkeit
vermindern ließe. Man darf daher annehmen, daß nach längerem
Bestehen der Gesetze, deren Bestimmungen erst allmählich den
Ärzten in Fleisch und Blut übergehen werden, alle objektiv Be-
rechtigten zuverlässig herausgesucht werden können und die
Nichtigkeit der zurückgewiesenen Ansprüche so deutlich begründet
werden kann, daß daraus keine subjektive Mißstimmung in den
Kreisen der Versicherten entsteht. Auch auf dem Gebiete der
Unfallversicherung kann der Arzt, besonders aber der fach-
lich vorgebildete Unfallsachverständige seine entscheidenden
Gutachten nach objektiven Merkmalen ausstellen und begründen.
Subjektiv befriedigen werden sie allerdings nur in den wenigsten
Fällen, da der durch den Unfall dauernd Geschädigte seinen Verlust an Arbeitskraft stets höher einschätzen wird, als das durch
die Rente gebotene Äquivalent beträgt. Aber diese psychische
Verfassung des Unfallverletzten ist, wie die Haftpflichtprozesse
in den wohlhabenden Kreisen ergeben, eine so allgemeine, von der
sozialen Lage unabhängige menschliche Eigenschaft, daß an ihre
Beseitigung überhaupt nicht zu denken ist und der Gesetzgeber
sie deshalb notgedrungen unberücksichtigt lassen darf. Wir haben
demnach als Ergebnis unserer Betrachtungen den Satz gewonnen,
daß die subjektive Befriedigung des Versicherten bei der Invaliden-
und Altersversicherung zugleich mit der Gewährung des objektiv
Erforderlichen eintritt, bei der Unfallversicherung aber als fast
aussichtslos vernachlässigt werden darf. Bei beiden Versicherungsarten hat der ärztliche Begutachter sein Augenmerk nur auf den
objektiven Tatbestand zu lenken, auf Grund dessen dann die
Versicherungsstellen die Leistungen erstatten. Die Folge davon
ist ein befriedigendes Arbeiten des Verwaltungsapparates, das
schon jetzt nach wenigen Jahrzehnten des Bestehens der Versicherungsgesetzgebung erkennbar ist und sich nach weiteren
Jahrzehnten voraussichtlich noch erheblich vervollkommnen
wird.

Ganz anders verhält es sich mit der Krankenversicherung.
Erschwerend wirkt hier zunächst der Umstand, daß es sich nicht
wie bei der Unfallversicherung um einige wenige, dafür aber
eingehende Gutachten, sondern um zahlreiche kurze, nicht selten
hunderte von Malen bei der nämlichen Person sich wiederholende
Begutachtungen der Arbeitsfähigkeit usw. handelt. Die Anord-
nungen, die der Arzt bei der Behandlung und Beurteilung der
erkrankten Kassenmitglieder trifft, müssen in jedem einzelnen

Falle sowohl die objektive Notwendigkeit als auch die subjektive Befriedigung des Kranken berücksichtigen. Auch hier wird natürlich das objektiv Notwendige durch den jeweiligen Stand des medizinischen Wissens und des ärztlichen Könnens bestimmt. Dagegen sind die subjektiv befriedigenden Leistungen außerordentlich fließender Natur, so daß es geboten ist, hier feste Schranken zu ziehen, wenn nicht eine Vergeudung von Geldmitteln Platz greifen soll. Als Lösungen dieser schwierigen Aufgabe bietet sich zunächst der Ausweg, die Mindestleistungen, die das Gesetz allen Kassen vorschreibt, grundsätzlich auf das objektiv Notwendige an ärztlicher Hilfe und Heilmitteln zu beschränken und die Befriedigung auch der bescheidensten subjektiven Bedürfnisse der jeder Kasse zustehenden freiwilligen Ausdehnung ihrer Leistungen zu überlassen. Dieser Weg würde vom verwaltungstechnischen und gesetzgeberischen Gesichtspunkte aus der bequemste sein; leider ist er aus dem einfachen Grunde nicht gangbar, weil sich in der überwiegenden Mehrzahl der Fälle, in denen ärztliche Hilfe in Anspruch genommen wird, die ärztliche Maßnahme nicht reinlich in einem objektiv notwendigen und subjektiv befriedigenden Teil trennen läßt. Bei den meisten Arzneimitteln, die die Ärzte verschreiben, ja selbst bei zahlreichen chirurgischen Eingriffen ist kaum von vornherein zu sagen, ob sie objektiv geboten sind und eine berechenbare Heilwirkung ausüben oder nur auf die subjektive Befriedigung des Individuums abzielen. Vielmehr ist die ganze ärztliche Behandlung darauf gerichtet, beiden Anzeigen durch ein und dieselbe Maßnahme oder durch eine Gruppe einander ergänzender Maßnahmen gerecht zu werden. Das Krankenversicherungsgesetz hütet sich daher wohl, eine derartige Trennung vorzunehmen, indem es als Mindestleistungen außer dem Krankengelde vom Beginn der Krankheit ab freie ärztliche Behandlung, Arznei, Brillen, Bruchbänder und ähnliche Heilmittel zusagt.

Diese dehnbaren Bestimmungen haben sich aber in der jahrzehntelangen Praxis nicht bewährt, sondern zu Auswüchsen geführt. Man wird allerdings nach wie vor nicht umhin können, außer den objektiv notwendigen Leistungen auch auf die subjektive Befriedigung gerichtete zugestehen zu müssen, aber letztere müssen genau umschrieben werden, damit nicht mehr wie gegenwärtig für Bagatellsachen Mittel aufgebracht werden, die für die wichtigen Aufgaben fehlen. Zu den objektiv notwendigen Leistungen gehört ein ausreichendes Krankengeld, ärztliche Behandlung und Heilmittel in allen ernsten Krankheitsfällen. Dagegen erscheint es von zweifelhaftem Nutzen, daß das

Gesetz den Krankenkassen angewöhnt hat, den Versicherten
sämtliche Hausmittel, Einreibungen, Bäder usw. umsonst zu
liefern. Diese Verpflichtung hat sehr viel dazu beigetragen,
das Verhältnis zwischen Kassenarzt und Kassenkranken einerseits,
zwischen Arzt und Kassenvorstand andererseits zu vergiften.
Die Bewilligung dieser ganz auf Befriedigung der subjektiven
Bedürfnisse der Bevölkerung gerichteten Anforderungen nach
Hustenpillen, Bleichsuchtsmitteln, Rheumatismuseinreibungen
Milchlieferung und Landaufenthaltsgewährung usw. würde sich
auch gar nicht durchführen lassen, wenn nicht die Kassenvorstände
mit allen möglichen kleinen Verwaltungstriks und besonders
durch Druck auf den Arzt, nicht viel hiervon zu verschreiben,
die Gewährung wieder einzuschränken oder zu verhindern wüßten.

Die mit Recht erfolgte Bevorzugung der natürlichen Heilfaktoren
in der inneren Medizin kann ohnehin auf die Dauer nicht ohne Rückwirkung auf die Wertschätzung der pharmazeutischen Heilmittel und
Stellung der Apotheke bleiben, die noch vor einigen Jahrzehnten
die fast ausschließliche Bezugsquelle der üblichen Mittel bildete. Die
geringere Wertschätzung der Arzneimittel und die wohl dauernde
Einbuße ihrer Monopolstellung äußert sich allerdings noch nicht in
einer Verminderung des Verbrauchs dieser Mittel. Im Gegenteil ist
dieser sogar noch beträchtlich gestiegen. Das hat seine Ursache
hauptsächlich in der immer weiteren Ausdehnung der Krankenkassen, die zur freien Lieferung der Arzneimittel gesetzlich verpflichtet
sind. Auch das ungeheure Inseratenwesen, das die mächtige und
blühende chemische Großindustrie unterhält, sorgt wohl noch für
Jahrzehnte dafür, daß mit immer neu auf den Markt geworfenen
Mitteln starke und stets wiederkehrende Suggestionen über den Wert
der Heil- und besonders der Nährmittel der urteilsunfähigen Bevölkerungsmenge eingeprägt werden. Doch dürfte sich dieser Zustand schwerlich auf die Dauer erhalten lassen, da der Arzneimittel-
verbrauch und die Nährmittelwertschätzung schließlich doch auf
ihren bescheidenen wahren Wert zurückgeführt werden wird.

Der Grundzug der neueren Apothekengesetzgebung bezweckt
einen allmählichen Ersatz der zum Apothekenhandel führenden
Realkonzession durch die Personalkonzession. Diese Tendenz ist
zu begrüßen. Doch darf nicht übersehen werden, daß auch diese
Lösung der Apothekenfrage nur als eine vorläufige angesehen werden
kann. Auch die Personalkonzession ist und bleibt ein Privilegium,
und Privilegien sollten im modernen Wirtschaftsleben niemals Privatpersonen, sondern immer nur öffentlichen Institutionen zur Ex-
ploitation überlassen werden. Gerade der Apothekenbetrieb dürfte
sich vorzüglich entweder zur Verstaatlichung oder noch besser zur
Kommunalisierung eignen, zumal die Apotheke in neuerer Zeit
immer mehr den Charakter einer Produktionsstätte verliert und sich
zu einer reinen Distributionsstätte von Heilmitteln entwickelt. Vorbildlich dürfte nach dieser Richtung sein, daß in Hessen die neu-
erteilten Konzessionen größtenteils an Gemeinden vergeben sind,
so daß hier bereits 13 Kommunalapotheken entstanden sind, mit
denen man nur gute Erfahrungen gemacht hat.

Unter den Argumenten, mit denen gegen die Erweiterung der sozialen Versicherung gestritten wird, spielt auch der Hinweis eine Rolle, daß damit die Sozialisierung des Heilwesens eingeleitet und die angeblich wertvolle „Berufsfreiheit" des Arztes bis zur Unerträglichkeit eingeengt werde. Dieser Vorwurf dürfte sich für den, der die Zeichen der Zeit und die Entwicklungstendenz des sozialen Versi:.herungswesens zu deuten weiß, zu einem Lobe der Maßnahme wandeln, falls er wirklich als den Tatsachen entsprechend angesehen werden könnte. Denn eine Sozialisierung des genannten Heilwesens liegt sowohl im Interesse der ärztlichen Versorgung der Kranken als auch der gesamten sozialen Hygiene[1]. Sie ist keineswegs unverträglich mit einer angemessenen Regelung der Bezahlung und der sonstigen Berufsbedingungen des ärztlichen Standes. Auch die freie Ärztwahl ist mit einer weitgehenden Sozialisierung vereinbar, wenn sie auch nicht, wie einige ihrer eifrigsten Lobredner behaupten, mit dieser identifiziert werden darf. Gewiß muß der Kranke, falls mehrere Ärzte am Orte sind, die Möglichkeit haben, sich den Arzt seines Vertrauens wählen zu dürfen. Eine Sozialisierung des Heilwesens kann an diesem Bedürfnis des Versicherten keineswegs vorübergehen. Die freie Arztwahl muß daher, wenn die Sozialisierung nicht subjektiv unerträglich werden soll, zugebilligt werden und kann das auch, ohne die zurzeit von vielen Kassen-

---

[1] In diesem Zusammenhange darf daran erinnert werden, daß die deutsche Sozialdemokratie auf dem Augsburger Parteitag im Jahre 1922 nach einem Referat des Verfassers beschlossen hat, durch Einfügen folgender Sätze in das Görlitzer Parteiprogramm zum erstenmal ein sozialistisches Gesundheitsprogramm aufzustellen, welches lautet: Übernahme des gesamten Heil- und Gesundheitswesens in den Gemeinbetrieb. Vereinheitlichung des sozialen Versicherungswesens und dessen Ausdehnung auf alle Volksangehörigen. Planmäßige Verteilung aller der Gesundheitspflege dienenden Einrichtungen auf Stadt und Land. Ausbau der Krankenanstalten und aller anderen gesundheitlichen Heil- und Fürsorgeeinrichtungen. Elternberatungsstellen zwecks Heranbildung eines an Körper und Geist gesunden Nachwuchses. Eingliederung der Ärzte, Hebammen und des übrigen Heil- und Krankenpflegepersonals in die Gesamtorganisation des Heil- und Gesundheitswesens. Gemeinwirtschaftlicher Betrieb der Apotheken und aller Stätten der Herstellung, des Handels und des Vertriebs von Heilmitteln und Sanitätswaren. Durchgreifende Gewerbehygiene und Unfallverhütung unter Erweiterung der ärztlichen Mitarbeit. Regelung der Irren- und Minderwertigenfürsorge. Sorgfältiger Gesundheitsdienst in Stadt und Land durch von den Selbstverwaltungskörpern gewählte Amtsärzte. Gipfelung des gesamten Gesundheitsdienstes in einer Reichszentralbehörde für Volksgesundheit, soziale Versicherung und Bevölkerungspolitik.

verwaltungen gefürchtete Verschleuderung von Heilmitteln oder
kostspielige Vielgeschäftigkeit hervorzurufen, wenn nur Sorge
getragen wird, daß sie nicht die einzige Form der ärztlichen
Versorgung bleibt. Vielmehr muß der Gesetzgeber die Möglichkeit
schaffen, daß es den Krankenkassen auch freisteht, die fixierte
ärztliche Versorgung daneben ausüben zu lassen, die im Anschluß
an die immer mehr sich verfeinernden diagnostischen und therapeutischen Methoden in Zukunft ohnehin eine Notwendigkeit
werden wird. Die Bezeichnung „fixiert" stehe hier in des Wortes
eigenster Bedeutung und bezeichne die ärztliche Betätigung,
die an Krankenanstalten, Fürsorgestellen, diagnostischen und
therapeutischen Instituten aller Art, Ambulatorien, Polikliniken
und schließlich auch an von den Krankenkassen einzurichtenden
Zentralberatungsstellen geknüpft ist. Bisher hat die Ärzteschaft
es noch verstanden, die Ausdehnung einer solchen an einen
Betrieb gefesselten kassenärztlichen Betätigung hintanzuhalten,
obgleich kaum ein Zweifel mehr daran erlaubt ist, daß sie sich
in Zukunft durchsetzen wird. Müssen die Kassen die freie Arztwahl zugestehen, so müssen auf der anderen Seite die Ärzte ihren
bisherigen Widerstand dagegen fallen lassen, daß die Kassen
Fürsorge- und Beratungsstellen einrichten, in denen im zentrali-
sierten Großbetrieb und in Vereinigung mit diagnostischen und
therapeutischen Instituten den Kassenpatienten Gelegenheit
gegeben wird, an allen technischen Fortschritten teilzunehmen,
die der einzelne Arzt ihm in seiner Sprechstunde nicht bieten kann.
Die Patienten mögen dann je nach ihrer Individualität oder der
Art ihres Leidens wählen, ob sie den einzelnen Arzt frei wählen
oder sich der an einen Zentralbetrieb geknüpften ärztlichen Hilfe
anvertrauen wollen. Der Prozentsatz von Einnahmen, den die
Kassen bestimmungsgemäß für ärztliche Behandlung aufwenden
können, muß nach beiden Richtungen hin, je nach der Inanspruchnahme durch die Kranken, geteilt werden. Der zukünftigen
Entwicklung bleibt es überlassen, welche Richtung dereinst
dominieren wird.

Auch in anderer Weise ließe sich der freien Wahl des Arztes
für jene Patienten, die darauf großen Wert legen und bei jenen
krankhaften Zuständen, bei denen wirklich der Erfolg der Behandlung mit der Persönlichkeit des Arztes steht und fällt, trotz
größerer Bindung der ärztlichen Hilfe Rechnung tragen. Es ist
nicht ausgeschlossen, daß die überaus ungleichmäßige Verteilung
der Ärzte, die sich in den Städten zusammendrängen und auf dem
Lande fehlen, bald dazu führt, daß die Niederlassung gesetzlich
geregelt werden muß und neben festen Bezirksärzten — ähnlich

wie neuerdings bei den Hebammen in Preußen — frei niedergelassene Ärzte praktizieren. Um letztere nicht völlig von den Kassenpatienten auszuschließen und diesen die Wohltat der Wahl unter den zur Verfügung stehenden Ärzten nicht zu versagen, könnte dann die Bargeldzahlung seitens der Kasse auf Antrag des einzelnen Patienten, die dieser dann zur Bezahlung des von ihm gewählten Arztes zu verwenden hätte, zugelassen werden.

Alle diese und ähnliche Möglichkeiten werden erörtert werden müssen, wenn erst, wozu die Zeit drängt, eine grundlegende Reform des sozialen Versicherungswesens in die Wege geleitet wird. Die Losung darf nicht sein, entweder strenge Bindung der kassenärztlichen Hilfe an Bezirksärzte oder Kassenambulatorien oder freie Arztwahl, sondern ein sich ergänzendes System beider Arten, das wohl im Bereiche des Möglichen liegt.

III. Der soziale Wert der hygienischen Betätigung und die soziale Hygiene.

Von

A. Grotjahn.

Eine sozialpathologische Betrachtung führt mit zwingender Notwendigkeit zu der Erkenntnis, daß uns die erstaunliche Entwicklung der Gesundheitstechnik nichts helfen kann, wenn es uns nicht gelingt, diese Maßnahmen zu verallgemeinern. Medizin und Hygiene bedürfen, falls sie nicht durch Hypertrophie der Technik in Luxusmedizin und Komforthygiene ausarten sollen, eines kräftigen sozialen Einschlages. Ihr Ziel ist nicht die Gesundheit einiger Bevorzugter, sondern die Verallgemeinerung hygienischer Kultur.

Ein großer, numerisch wahrscheinlich der bei weitem größte Teil aller krankhaften Zustände ist unheilbar. Vermeidbar sind aber sämtliche Krankheiten. Drei Wege müssen verfolgt werden, um dieses Ziel zu erreichen, von dem wir gegenwärtig trotz des großen Aufschwunges unserer pathologischen Kenntnisse noch weit entfernt sind.

Erstens muß der einzelne die Lehren der individuellen Gesundheitspflege, der Orthodiätetik, befolgen [1]). Dieses kann nur dadurch geschehen, daß er sie zum Inhalt seines sittlichen Bewußtseins und damit zu einem wesentlichen Motiv in seiner Lebensführung macht.

Zweitens muß die soziale Umwelt aller jener Bedingungen entkleidet werden, die gegenwärtig noch krankheitserregend, verkümmernd und entartend einwirken. Dieses kann durch eine Verallgemeinerung der hygienischen Obsorge, also durch eine weitgehende soziale Hygiene, bewirkt werden.

Endlich muß die menschliche Fortpflanzung durch die Eugenik in einem Grade der ärztlichen und hygienischen Überwachung unterstellt werden, daß die Erzeugung und Fortpflanzung von konstitutionell körperlich oder geistig Minderwertigen möglichst verhindert wird.

---

[1]) Vgl. als Versuche nach dieser Richtung: GROTJAHN, A.: Die hygienische Forderung. Königstein i. T. 1920; GROTJAHN, A.: Das Gesundheitsbuch der Frau. Berlin 1922.

Ärzte und Hygieniker müssen lernen, über das handgreifliche
naturwissenschaftliche Detail hinweg den Blick auf die Tatsachen
und Wandlungen im sozialen Getriebe der Stände, Schichten,
Klassen, Völker und Rassen zu richten. Hierzu nötigt außerdem
die eigenartige Erscheinung, die sich auf dem Gebiete der Hygiene
und öffentlichen Gesundheitspflege erst im Laufe des 19. Jahrhunderts gezeigt hat, daß nämlich geradezu ,,Bewegungen"
aus der Mitte des Volkes entstehen, um entweder zur Bekämpfung
einer Volkskrankheit oder zur Erreichung irgendeines gesundheitlichen Zieles die öffentliche Meinung aufmerksam und die
Organe der Gesellschaft mobil zu machen.

Die älteste dieser Bewegungen ist wohl die zur Bekämpfung
des Alkoholismus. Es folgten dann in unseren Tagen und in
unserem Lande die Bewegung zur Bekämpfung der Geschlechtskrankheiten, der Kurpfuscherei, ferner die Bewegungen zur Erhaltung der Wälder, zur Reform der Frauenkleidung, zur Wohnungsreform, zur Säuglingsfürsorge und für Mutterschutz und
ähnliches mehr. Diese Bewegungen dürfen nicht nach den Auswüchsen, die sie hier und da gezeitigt haben, und die sich naturgemäß dem oberflächlichen Betrachter am deutlichsten zu erkennen
geben, beurteilt werden, da solche durch die freie Beweglichkeit,
die die Vereinsbildung unserer Zeit auszeichnet, im Laufe des
Wachstums der Bewegung in der Regel ausgeglichen werden.
An und für sich leisten diese Bewegungen Großes: sie klären das
Publikum auf, schaffen zahlreiche Vereine, bringen große Summen
auf, unterhalten Zeitschriften, wagen sich an Experimente großen
Stiles und nötigen schließlich staatliche und kommunale Behörden,
erprobte Maßnahmen auf dem Wege der Gesetzgebung und der
Verwaltung zu verallgemeinern. Dem Arzt ist dringend zu raten,
aus der ihm anerzogenen Zurückhaltung in öffentlichen Angelegenheiten herauszutreten und sich im Rahmen dieser Bewegungen
nachdrücklich zu betätigen. Jeder Arzt wird hier schon je nach
Begabung, Neigung und Ehrgeiz ein Betätigungsfeld finden
können.

Es ist auch kein Fehler, wenn diese sozialhygienischen Bewegungen in sich wieder eine gewisse Mannigfaltigkeit in der Auffassung ihrer Ziele und in der Art und Weise, wie sie sie vertreten,
aufweisen. Es ist vielmehr ein Zeichen für die Lebensfähigkeit und
Kraft einer derartigen Bewegung, wenn sie im Laufe ihres Wachstums in verschiedene Richtungen zerfällt, und wenn insbesondere
sich ein gemäßigter und ein radikaler Flügel herausbildet. Ist
in diesem Falle erst das unerquickliche Stadium, in dem beide
Richtungen ihre Kräfte in Selbstzerfleischung verzehren, über-

wunden, so ist jede von ihnen zur Verfolgung des gemeinsamen Zieles in einer ganz besonderen Weise befähigt. Die radikale Richtung leistet mehr in der Agitation, in der Aufwühlung des noch unfruchtbaren Bodens und in der Beseitigung der Teilnahmslosigkeit, während die gemäßigte ihre Stärke in dem positiven Aufbau der notwendigen Maßnahmen und in der Eingliederung der speziellen Bestrebung in das organische Gefüge der gesellschaftlichen und staatlichen Institutionen hat. Dies zeigt wohl am deutlichsten die älteste dieser Bewegungen, die Bekämpfung des Alkoholismus, die sich in die bekannten beiden Richtungen der Enthaltsamkeits- und der Mäßigkeitsbewegung gabelt.

Die Bewegung zur Bekämpfung des Alkoholmißbrauches ist auch dadurch bemerkenswert, daß sie von moralpädagogischer und geistlicher Seite begonnen worden ist und dann erst in den Gesichtskreis der Ärzte und Hygieniker geriet. Diese Entwicklung läßt sich bei verschiedenen anderen derartigen Bewegungen feststellen, so bei der Versorgung der Geisteskranken, der Entwicklung der Rettungshäuser und Fürsorgeanstalten, der Regelung des Wanderarmenwesens usw. Es ist erfreulich, daß sich das ärztliche Element im steigenden Maße in den letzten Jahrzehnten an diesen Bestrebungen beteiligt und in einigen bereits die ihm zukommende Führung gewonnen hat. Die Zukunft wird diese Entwicklung voraussichtlich noch deutlicher zutage treten lassen.

Endlich müssen hier auch noch jene Volksbewegungen genannt werden, die sich in einem gewissen Gegensatz zu der ärztlichen Wissenschaft der Gegenwart herausgebildet haben. Hier ist in erster Linie die Bewegung zur Verbreitung der angeblich natürlichen Heilweise, des Vegetarismus u. dgl. mehr zu erwähnen. Auch diese Bewegungen sollten von den Ärzten nicht mit Verachtung und Geringschätzung, sondern mit aufmerksamem Verständnis verfolgt werden. Gewiß haftet ihnen mancher Art Kurpfuscherei, Schwindel und Hochstaplertum an; aber es verrät sich in ihnen bei eingehender Betrachtung doch ein gesunder Kern, der sich vielleicht einmal benutzen läßt, um den echten sozialhygienischen Bewegungen aus der Tiefe des Volkes stammende Kräfte zuzuführen, ohne die sie schwerlich jemals ihre Aufgaben werden erfüllen können.

Die Erörterungen, wie die krankhaften Zustände durch die sozialen Verhältnisse ursächlich beeinflußt werden, und wie sie andererseits diese stetig beeinflussen, sind, wie wir gesehen haben, überaus verwickelt und nicht überall eindeutig. Zum Glück ist aber die planmäßige Einwirkung auf Grund sozialpathologischer Erwägungen bedeutend einfacher, da in den meisten Fällen ein und dieselbe Maßnahme sozialer Natur, wenn sie nur am richtigen Hebel ansetzt, auf den verschiedensten Gebieten wie mit einem Schlage die bisher verzweifelte Sachlage zum Guten wenden kann. Könnten wir, um nur ein Beispiel zu nennen, den unglücklichen Kasernentypus, in dem unsere Großstädte gebaut sind, durch die weiträumige Bauweise ersetzen, so würden wir mit einem Schlage unzählige gesundheitsstörende und die körperliche Entwicklung hemmende Bedingungen ausschalten, gegen die wir gegenwärtig mit Palliativmitteln einen schwierigen Kleinkrieg führen.

Immerhin hat die Assanierung der Wohngemeinschaft schon einige Fortschritte gemacht. Vollständig vernachlässigt von der sozialen Hygiene ist aber zurzeit noch die Assanierung von Gemeinschaftsgebilden, die zwar besonders schwierig gesundheitlich zu beeinflussen sind, aber für die Volksgesundheit den Ausschlag geben. Hierher gehörten die Familiengemeinschaft und die Schulgemeinschaft.

Noch immer sehen wir kaltblütig zu, wie ein schwindsüchtiges Mitglied eine Infektion nach der anderen innerhalb seines Familienkreises anstiftet oder ein geistig Abnormer das gesamte Familienleben dauernd vergiftet. Auch im Schulbetriebe fallen noch unerhörte Menschenopfer, da gerade die so überaus differenzierte Jugend einem unangebrachten bureaukratischen Schematismus unterworfen wird.

Gewiß hat die Familie ihre Rolle als Stätte der Güterherstellung im wesentlichen ausgespielt und dadurch an wirtschaftlicher Bedeutung erheblich verloren. Dafür sind jedoch ihre übrigen Aufgaben an Umfang und Anspruch auf Verantwortlichkeit gewachsen, namentlich die der Kinderaufzucht, die wir nicht mehr so leicht nehmen dürfen, wie das unsere Vorfahren in ihrer Ahnungslosigkeit zu tun pflegten. Besonders die Familien der städtischen Bevölkerung müssen der Familienhygiene und der gesundheitlich einwandfreien Aufzucht der Kinder die größte Sorgfalt angedeihen lassen.

Bisher wurden die größten Aufwendungen an Mitteln und Arbeitskraft für die Bekämpfung der ansteckenden Krankheiten gemacht, und zwar mit solchem Erfolg, daß nicht nur in Friedenszeiten die Zahl der Todesfälle an diesen Krankheiten von Jahr zu Jahr sank, sondern auch während des Krieges, trotz häufiger Einschleppung vereinzelter Fälle, niemals eine eigentliche Seuche zum Ausbruch gekommen ist. Diese Erfolge

geben jetzt der Hygiene den Rücken frei, so daß sie sich neuen
Zielen zuwenden kann. Der gesunde Mensch — nicht mehr
bloß eine möglichst ansteckungsfreie Umgebung — muß das
Ziel sein, nach dem sich in Zukunft die Hygiene zu orientieren
hat. Dieser Gedankengang führt ohne weiteres zu einer Betonung der Gesundheitspflege des Nachwuchses. Leider sind
dadurch, daß die soziale Versicherungsgesetzgebung gegen
Krankheit, Unfall und Invalidität sich an das Arbeitsverhältnis
knüpfte, ihre gesundheitlichen Wohltaten fast ausschließlich den
erwachsenen, in Lohnarbeit stehenden Personen zugute gekommen,
während Familienmütter und Kinder leider unversorgt blieben.
Eine sozialpathologische Betrachtung weist darauf hin, daß
hier ein Ausgleich geschaffen und vor allem das Kindesalter
mehr als bisher zum Gegenstand der sozialen Hygiene gemacht
werden muß. So ist das Säuglingsalter von allen Lebensabschnitten
des Menschen ohne Zweifel das empfindlichste. Kaum gibt es
eine noch so leichte Erkrankung, als daß sie nicht bei mangelhafter Pflege dem Säugling lebensgefährlich werden könnte.
Umgekehrt ist aber auch der Säugling außerordentlich leicht im
günstigen Sinne zu beeinflussen.

Sollten die Kinderärzte auf ihrem Axiom verharren, daß
die Brustnahrung der gesunden Mutter unter allen Umständen
der künstlichen Nahrung vorzuziehen ist, so muß dem Kinde
auch ein Recht auf Muttermilch gesetzlich eingeräumt werden,
das ihm nötigenfalls mit Hilfe des Staatsanwaltes zu sichern ist.
Anderseits kann aber das Stillen auch nur dann als allgemein
verbindliche Forderung aufgestellt werden, wenn gleichzeitig
dafür Sorge getragen wird, daß den Müttern die Ausübung der
Stillpflicht nicht durch die Ungunst wirtschaftlicher Zustände
unmöglich gemacht wird.

Die Erwerbstätigkeit der Mutter muß überhaupt auf das
durch die besonderen Umstände der Mutterschaft gebotene
geringe Maß zurückgeführt werden. Die weitgehende Einbeziehung der verheirateten Frauen in eine außerhäusliche berufliche Tätigkeit kann auf die Dauer unmöglich ohne tiefgreifende
Wirkung auf die Gebär-, Still- und Aufzuchtsleistungen der
Frauen bleiben. Selbst ein Verbot der außerhäuslichen Erwerbstätigkeit der Mütter würde sich hier mit der Rücksicht auf den
großen Zweck der Sicherung eines gesunden Nachwuchses rechtfertigen lassen. Allerdings muß den Frauen der handarbeitenden
Bevölkerungsschichten dann wenigstens ein teilweiser Ersatz
für den entgangenen Lohn geboten werden. Am besten läßt sich
dieser Ausgleich im Rahmen einer Mutterschafts- oder

Elternschaftsversicherung erreichen, zu deren Einführung die sinkende Geburtenzahl ohnehin bald zwingen dürfte.

Das spätere Kindesalter, in den Jahren von sechs bis sechszehn, hat im Gegensatz zu dem Säuglings- und Kleinkinderalter eine auffallend geringe Sterblichkeit. Es ist das Alter der größten Widerstandsfähigkeit des menschlichen Körpers. Leider verführt das dazu, dem Kinde in diesem Alter Anstrengungen zuzumuten, denen es zwar anscheinend gewachsen ist, die jedoch auf die Dauer dem Körper schädlich sind. Ganz allmählich bringen sie dann nicht selten angeborene Schwächezustände zur vollen Entfaltung, hemmen die Wachstumsentwicklung und versetzen die gesamte Körperkonstitution in den Zustand einer mehr oder minder ausgeprägten Verkümmerung. Es gibt kein Alter, in dem sich so viele Sehstörungen, Hörfehler, Knochenverkrümmungen und andere schleichende Erkrankungen ausbilden wie in diesem Lebensalter.

Es kann kaum einem Zweifel unterliegen, daß die Erziehung in Schule und Haus das kindliche Schulalter nicht, wie es wohl möglich wäre, dazu benutzt, vorhandene körperliche Mängel auszugleichen und die allgemeine Körperkonstitution so günstig zu beeinflussen, daß sie den Stürmen des späteren Lebens gewachsen ist, sondern vielmehr dazu beiträgt, daß manche kleine Schwäche etwa des Knochenbaus oder der Sinnesorgane verschlimmert und unzählige Schädigungen neu gesetzt werden.

Leider gründet sich das Schulwesen noch ganz allgemein auf Voraussetzungen, denen die ärztliche Erfahrung und die hygienische Wissenschaft nicht beitreten können. Zu diesen Vorurteilen gehört vor allem die Ansicht, daß der Mensch gerade im Kindesalter am leichtesten Wissensstoff in sich aufnehmen könne, während die Beobachtung lehrt, daß nicht in den Jahren von sechs bis sechszehn, sondern in den folgenden von sechzehn bis Mitte zwanzig der Mensch zur Aufnahme von Wissen am fähigsten und kräftigsten ist. Auch findet der Schulunterricht bei uns immer noch zu frühzeitig statt. Vorbildlich sind in diesem Punkte die skandinavischen Länder, die nicht vor dem vollendeten siebenten Jahre die Kinder einschulen und trotzdem eine anerkannt gute Schulbildung erzielen. Ferner ist Zahl und Dauer der Schulstunden einzuschränken, und die unvermeidlichen sind durch reichliche Pausen zu unterbrechen. Mit dem geringsten Maße von Schulbesuch den Schulzweck erreichen, das ist die wichtigste Gesundheitsregel, deren Erfüllung aber mehr Sache der Schulordnung als der eigentlichen Schulgesundheitspflege ist. Insbesondere sollte der Unterricht der Kinder unter zehn Jahren

immer mehr den Charakter einer unlustvollen Arbeitsleistung
abstreifen und dem des lustbetonten Spieles angenähert, dabei
möglichst aus dem geschlossenen Raume ins Freie verlegt werden.
Statt dessen wird gerade in den ersten Schuljahren das Kind
mit den langweiligsten Dingen belastet; es sei nur an die Erlernung
von acht verschiedenen Arten der Schreib- und Druckweise
jedes einzelnen Buchstabens erinnert, während doch die Ein-
übung der kleinen Altschrift vorläufig genügen würde.

Ein mächtiger Bundesgenosse erwächst der Gesundheitspflege
in der steigenden Verbreitung der elektrischen Kraft. Mit
der im Laufe der Zeit eintretenden Durchelektrisierung aller
ländlichen und städtischen Siedlungen wird überhaupt ein neues
Zeitalter der Hygiene anbrechen. Wenn es erst möglich sein wird,
aus den Wänden auch der kleinsten Wohnung Elektrizität zu
zapfen, um damit zu beleuchten, kochen, lüften, heizen, kühlen,
wenn alle Maschinen durch Elektrizität getrieben werden und an
ihnen automatisch wirksame und elektrisch betriebene Schutz-
vorrichtungen angebracht sind, wenn aller Transport von Mensch
und Gütern auf saubere elektrische Weise erfolgt, wenn überhaupt die alles verschmutzende Kohle nicht mehr im Lande
herumgefahren, sondern am Orte ihrer Förderung in die rein-
liche und hurtige Kraft für alles verwandelt sein wird, dann
erst wird der hygienische Zukunftsstaat anbrechen.

Für solche und andere grundlegende Verbesserungen reicht
die Kraft des einzelnen oder kleinerer Gruppen von Interessierten
nicht aus. Es müssen dazu die Mittel der großen Gemeinschaftsorgane aufgeboten werden — des Staates, der Gemeinden, der
sozialen Versicherungskörperschaften und zahlreicher Ver-
einigungen, die sich zur Verfolgung hygienischer Ziele zusammengeschlossen haben.

Eine Hauptaufgabe der Gemeinden ist die Bekämpfung der
Säuglingssterblichkeit, der namentlich die Säuglingsfürsorgestellen dienen. Besondere Maßnahmen sind außerdem noch
bei den unehelichen Kindern erforderlich. Amtsvormund-
schaft und Ziehkinderüberwachung haben sich sehr bewährt und werden durch das kürzlich erlassene Jugendwohl-
fahrtsgesetz obligatorisch gemacht. Ferner hat wohl fast jede
Stadt und bald wohl auch jeder Landkreis eine Fürsorgestelle für Lungenkranke. Auch für Alkohol- und Nervenkranke hat man besondere Fürsorgestellen eingerichtet wie auch
Beratungsstellen für Geschlechtskranke. Was das Fürsorgewesen
anbetrifft, so ist das kommunale Gesundheitswesen dem staat-

lichen bereits vorausgeeilt. Doch geht die Entwicklung zurzeit
dahin, die in den Städten auf den Gebieten der Schulhygiene,
der Bekämpfung der Säuglingssterblichkeit und des gesamten
Fürsorgewesens überhaupt gemachten Erfahrungen auf die
ländliche und kleinstädtische Bevölkerung auszudehnen. Hoffentlich führt diese Entwicklung zu einer Verschmelzung der staats-
ärztlichen und kommunalärztlichen Tätigkeit; sie erfolgt am
besten durch die Kommunalisierung der Kreisärzte, die vom
gerichtsärztlichen Dienst zu befreien und als Leiter besonderer
Gesundheitsämter von der Stadt- oder Kreisvertretung anzustellen
sind. Der staatliche Gesundheitsdienst beginnt am besten erst
in der höheren Verwaltungsinstanz und endet zweckmäßig in
einem Ministerium für Volksgesundheit, soziale Versicherung
und Bevölkerungspolitik.

IV. Der soziale Wert des Krankenhaus- und Anstaltswesens.

Von

A. Grotjahn.

Die wichtigste Form der Obsorge für Kranke und Gebrechliche ist die an Krankenhäuser und Anstalten überhaupt gebundene.

Es erscheint uns heute ganz selbstverständlich, daß Krankenhäuser in erster Linie deshalb notwendig sind, weil dort in zahlreichen Fällen eine gründlichere ärztliche Behandlung geboten werden kann als in den Wohnungen selbst. Das gilt nicht nur für die minderbemittelten, sondern auch schon für die wohlhabenden Bevölkerungsschichten, die entweder bei größeren operativen Eingriffen oder bei der Behandlung chronischer Krankheiten durch physikalische Heilmittel die Sanatorien und Kliniken ebenso gern aufsuchen wie die Angehörigen unterer Volksschichten die allgemeinen Krankenhäuser. Tatsächlich ist das Aufsuchen solcher Anstalten der ärztlichen Behandlung wegen aber erst eine Erscheinung der neueren Entwicklung des Anstaltswesens. Noch bis ins 19. Jahrhundert baute man Krankenhäuser nur, um ein Obdach für die Opfer der Seuchen und die ganz hilflosen, der öffentlichen und privaten Wohltätigkeit anheimgefallenen Personen zu schaffen.

Die Eigenart der ärztlichen Tätigkeit beruht in einer Verbindung der auf wissenschaftliche Erkenntnisse gegründeten planmäßigen Erwägung mit mechanischer Fertigkeit im Gebrauche der Hände, Instrumente oder komplizierter Apparate. Beide Seiten haben im Laufe der letzten Jahrzehnte eine ungewöhnliche Bereicherung erfahren und sind in so eigentümlicher Weise entwickelt worden, daß sich daraus eine Begünstigung der Behandlung im Krankenhause gegenüber der in der Privatwohnung ergab.

Zunächst hat sich die Chirurgie aus dem Tätigkeitsgebiete des frei praktizierenden Arztes zu einem Sonderfach entwickelt, das einen großen Aufwand an Operationsräumen und Instrumenten erfordert, wie er sich nur im Anschluß an ein Krankenhaus zureichend bereitstellen läßt. Von der operativen Frauenheilkunde und der Orthopädie gilt das nämliche. Aber auch andere medizinische Sonderfächer können, falls es sich um bettlägerige Kranke handelt, nirgends bequemer auf ein und denselben Kranken konzentriert werden als im Anstaltsorganismus, wie ihn in dieser Beziehung wohl am vollständigsten und frühsten die Universitätskliniken ausgebildet haben.

Der Bevorzugung des Krankenhauswesens auf dem Gebiete der chirurgischen Heilkunde gesellte sich einige Jahrzehnte später eine weitere Begünstigung insbesondere dadurch zu, daß die bis dahin ziemlich gleichartig vorwiegend mit Arzneien behandelten inneren Krankheiten eine Behandlung durch natürliche Heilmethoden, die für die einzelnen Krankheiten in sehr verschiedener Weise angewendet werden mußten, verlangten. Die Anwendung dieser Kuren übt volle Wirksamkeit erfahrungsgemäß erst dann aus, wenn der Kranke seiner Umgebung, Familie und Beschäftigung entzogen und in einer besondere, für seine Krankheit passende Umgebung gebracht wird. Das läßt sich nur in eigens dafür eingerichteten Anstalten bewerkstelligen. Die bessergestellten Bevölkerungsschichten begannen mit ihren Sanatorien. Es folgte Staat, Gemeinde, private und soziale Wohlfahrtspflege mit den Volksheilstätten für Lungen-, Nerven- und Herzkranke, den Kinderheilstätten und den Säuglingsheimen.

Die Befriedigung der überall ärztlicherseits auftauchenden Forderung nach Anstaltsbehandlung erscheint um so einleuchtender, als die früher so gefürchteten Gefahren, die aus der Anhäufung zahlreicher Kranker auf den engen Raum eines Krankenhauses sich ergeben können, dank der Entwicklung der Technik und der Kenntnis der Entstehung und Verhütung der ansteckenden Krankheiten als fast vollständig vermeidbar angesehen werden müssen. Ist man doch jetzt sogar imstande, im zartesten Alter stehende Kinder unter Vermeidung der früher ganz selbstverständlichen hohen Sterblichkeit im Säuglingsheim und Kinderkrankenhaus zu behandeln.

Auffallend ist, daß eine besondere Art medizinischer Obsorge, die im Mittelalter das Krankenhauswesen geradezu beherrschte, erst wieder in allerjüngster Zeit als eine das Krankenhauswesen fördernde Tendenz in Erscheinung tritt. Es ist dieses die Absicht, Seuchen dadurch zu bekämpfen, daß man einen möglichst großen Teil der Erkrankten aus der allgemeinen Bevölkerung und dem Verkehr herausnimmt und in besonderen Anstalten vereinigt. Durch dieses Verfahren wird sowohl einer medizinischen als auch einer hygienischen Anzeige entsprochen; denn einmal lassen sich Pflege und Behandlung der Erkrankten in diesen Sonderabteilungen der Krankenhäuser zweckmäßiger gestalten, sodann werden aber auch die Ansteckungsquellen erheblich beschränkt. Diese Art, Seuchen zu bekämpfen, ist schon uralt. Es sei hier nur erinnert an die Absonderungsmaßregeln, die im Alten Testamente vorgeschrieben sind, an die Pestkrankenhäuser des Mittelalters und an die Pockenkrankenhäuser der späteren Jahrhunderte. In unserer Zeit hat besonders die Cholera zu derartigen Maßnahmen Anlaß gegeben. Es mehren sich aber auch die Stimmen, die die Bekämpfung chronischer Infektionskrankheiten wie der Tuberkulose oder der bösartigen Kinderinfektionskrankheiten in die nämlichen Bahnen leiten wollen. Jedenfalls zeigt gerade dieser Gedankengang, daß das Krankenhauswesen nicht nur vom Standpunkte der Krankenfürsorge, sondern auch von dem der sozialen Hygiene eine steigende Bedeutung gewinnt.

Wenn die Krankenhäuser ihre wichtige sozialhygienische Rolle in der Bekämpfung der Seuchen ausfüllen sollen, so ist nicht nur erforderlich, daß sie mit den technischen Einrichtungen der Absonderung und Desinfektion ausgerüstet sind, sondern daß die Bevölkerung vernünftig genug ist, die Krankenhäuser auch aufzusuchen, oder daß gesetzliche Bestimmungen vorhanden sind, die den widerstrebenden Teil der betreffenden Bevölkerung mit sanftem Druck in die Krankenhäuser hineindrängen. Bei aller Achtung vor der persönlichen Freiheit und dem individuellen Selbstbestimmungsrechte muß doch verlangt werden, daß der einzelne sich auch hier dem Wohle des Ganzen unterordnet oder diese Unterordnung sich nötigenfalls aufzwingen lassen muß.

Es ist erfreulich, daß die neuere Seuchengesetzgebung diesem Gesichtspunkte insoweit Rechnung getragen hat, als die auf die Absonderung gemeingefährlicher Kranken noch nicht hinreichend vorbereitete öffentliche Meinung nur immer zuließ.

Je mehr die Erinnerung an die teilweise grauenerregenden Zustände, die in früheren Zeiten in den Krankenhäusern herrschten, dem Volksbewußtsein entschwindet, desto mehr werden die Kranken freiwillig und gern die Krankenhäuser aufsuchen. Eine Vorbedingung ist allerdings, daß noch mehr wie bisher Wert darauf gelegt wird, den Kranken nicht nur eine objektiv mustergültige Behandlung zuteil werden zu lassen, sondern auch ihrem subjektiven Behagen Zugeständnisse zu machen. Denn es darf nie vergessen werden, daß das subjektive Wohlbefinden der Insassen einer Anstalt nur zum kleinsten Teile von der äußeren Technik abhängt, die wir bei dem Bau und der Einrichtung unserer Krankenhäuser anzuwenden pflegen; vielmehr wirken andere,

häufig in ihrer Wichtigkeit unterschätzte Dinge, wie namentlich
eine sorgfältige Abwägung und Zumessung von Zwang und Freiheit, nach dieser Richtung ungleich stärker.

Eine **Verallgemeinerung** der **Krankenhäuser** bis zur
vollständigen Deckung der Nachfrage ist ein dringendes Gebot
unserer Zeit. Diese Verallgemeinerung liegt nicht nur im Interesse
der Kranken selbst, sondern auch in dem der gesunden Bevölkerung.
Von diesem Gesichtspunkte aus lassen sich auch alle Kosten
rechtfertigen, die für Bau und Betrieb der Krankenhäuser bereits
aufgewendet werden und in Zukunft in erhöhtem Maße noch
aufgewendet werden müssen.

Daß jede Stadt, auch die kleineren, ein dem Stande der
medizinischen Wissenschaft entsprechendes allgemeines Krankenhaus besitzen muß, dürfte ein Grundsatz sein, der, wenigstens
theoretisch, längst anerkannt worden ist. Kassen- und Privatpatienten, Stadtverwaltungen, Versicherungsorganisationen und
besonders die Bevölkerung des die Stadt umgebenden platten
Landes haben das größte Interesse an der Verwirklichung dieses
Grundsatzes bis zur völligen Deckung des Bedürfnisses.

Leider haben die großen Krankenhausbauten der Neuzeit,
die durch ihre glänzende Einrichtung die Aufmerksamkeit auf
sich lenken, vielfach vergessen lassen, daß man auch **kleine
Krankenhäuser** bauen kann und solche in medizinischer
Hinsicht ebenfalls durchaus genügen. Ihre Einrichtung sowie
ganz besonders ihr Betrieb sind billiger als der der riesigen
Kliniken der Groß- und Universitätsstädte.

Von größerer Wichtigkeit als Bau und Inventar ist für das
Wohlbefinden die Heranbildung eines geeigneten **Pflege-
personals**. Die kirchlichen Orden, denen wir auch auf diesem
Gebiete die Pionierarbeit verdanken, dürften bereits an der Grenze
ihrer Leistungsfähigkeit angelangt sein. Die immer mehr sich
durchsetzende Verallgemeinerung des Anstaltswesens wird den
Pflegedienst in steigender Ausdehnung zum Beruf weiblicher
Kräfte auch außerhalb der kirchlichen Gemeinschaften machen.
Wir müssen uns nur ein für allemal des Gedankens entschlagen,
daß wir berechtigt sind, von diesen Angehörigen eines schwierigen
und wichtigen Berufes die Entsagung von den Freuden dieser
Welt und ein Sichbescheiden mit kärglicher Entlohnung zu verlangen. Um ein Pflegepersonal von zureichender Güte in genügender Zahl zu gewinnen, ist es nötig, daß eine vernünftige
Arbeitszeit zur Regel erhoben, für eine anständige Bezahlung
Gewähr geleistet und wie im sonstigen Berufsleben von jeder
außerdienstlichen Bevormundung abgesehen wird. Sind diese

Vorbedingungen erst erfüllt, so wird sich der Pflegeberuf zu dem
gesuchtesten weiblichen Berufe entwickeln.

Die zahlreichen allgemeinen Krankenhäuser, die in den letzten
Jahrzehnten gebaut worden sind, reichen keineswegs aus, das
vorhandene Bedürfnis zu befriedigen. Sie leiden deshalb dauernd
an einer Überfüllung, die den Betrieb erschwert und zahlreichen
Schwerkranken den Eintritt verschließt. Es ist deshalb nötig,
sie ganz allgemein mit großen Ambulatorien zu versehen, in denen
jene Kranken weiterbehandelt werden, die aus dem Krankenhause
nach Erledigung einer Operation oder des bettlägerigen Stadiums
entlassen werden können. Gegenwärtig sind immer noch zu viele
Plätze mit Kranken belegt, die weniger ihres Zustandes als der
Nachbehandlung wegen im Krankenhause verbleiben. Durch
die Verbindung mit Ambulatorien sowie durch Verfügung
über ein Krankenautomobil kann das Betätigungsfeld jedes
Krankenhauses außerordentlich erweitert werden.

Endlich hat man im letzten Jahrzehnt begonnen, Anstalten zur
„vorbeugenden Heilbehandlung", wie der etwas wunderliche Ausdruck lautet, zu gründen. Man versteht darunter die Verbringung
Leichterkrankter, eigentlich noch nicht anstaltsbedürftiger Patienten in Sonderkrankenhäuser, in denen sie einer intensiven
und langwährenden Behandlung unterzogen werden, um ihr
Leiden schon im Anfangsstadium zu beheben und so ein Siechtum
zu vermeiden.

Aber die medizinische Wissenschaft hat nicht nur das Anstaltswesen dadurch gefördert, daß sie für ganze Gruppen von Kranken,
die früher der Anstaltspflege entbehrten, Krankenhausbehandlung
durchgesetzt hat, sie hat auch im Laufe des neunzehnten Jahrhunderts mit steigendem Nachdruck die Forderung erhoben,
daß Anstalten, deren Leitung jahrhundertelang als der Kompetenz
von Geistlichen, Pädagogen usw. zugehörig betrachtet wurde,
ärztlicher Leitung unterstellt wurden. Diese Forderung ist zwar
noch nicht überall anerkannt, ist aber im siegreichen Vordringen
begriffen, so daß es nur eine Frage der Zeit ist, daß sämtliche
Irren-, Epileptiker-, Idioten-. Blinden- und Taubstummenanstalten unter ärztlicher Leitung stehen.

In der Entwicklung des Krankenhauswesens in der zweiten
Hälfte des neunzehnten Jahrhunderts haben wir es mit einem
gleichmäßig verlaufenden, aber sich immer mehr verallgemeinernden Vorgang zu tun, der, ohne in das Volksbewußtsein getreten
zu sein und dadurch eine bewußte Förderung erfahren zu haben,
doch seinen unaufhörlichen Fortgang nimmt. Dieser Prozeß

läßt sich kurz so kennzeichnen: das moderne Krankenhaus-, Heil- und Pflegestättenwesen strebt überall nach Hospitalisierung der an akuten, heilbaren Krankheiten oder Unfallverletzungen Erkrankten und nach Asylisierung der an chronischem und unheilbarem Siechtum Leidenden, während die vorbeugende Anstaltsbehandlung sich als ein Zwischenglied einschiebt für jene Kranken, bei denen erst längere Beobachtung und ausgedehnte Behandlung erweisen kann, zu welcher Schicht sie gehören. Es ist nötig, sich dieser Entwicklungsrichtung bewußt zu werden. Denn wenn dieser Prozeß als solcher erst klar erkannt und in das öffentliche Bewußtsein übergegangen ist, so kann er durch die verschiedensten Maßnahmen mehr gefördert, beschleunigt, verallgemeinert, überhaupt rationeller gestaltet werden, als wenn er seinem natürlichen, ungeregelten Entwicklungsgange überlassen bleibt.

Das gesamte Krankenanstaltswesen verdankt auch während der zweiten Hälfte des 19. Jahrhunderts der kirchlichen und privaten Wohltätigkeit wichtige Anregungen. Sowohl sind eine große Anzahl von Krankenhäusern auf charitativem Wege entstanden, als auch ist vor allen Dingen von dieser Seite der für den Krankenhausbetrieb so wichtige Pflegepersonenstand geschaffen worden. Aber für eine weitgehende Verallgemeinerung des Anstaltswesens hat sich die freiwillige Liebestätigkeit als zu schwach erwiesen; sie hat zwar anfeuernd, bahnbrechend und experimentell gewirkt, aber die Anpassung des Anstaltswesens an das vorhandene Bedürfnis hat sie den auf gesetzlicher Grundlage fußenden Maßnahmen der öffentlichen Fürsorge überlassen müssen.

Namentlich die soziale Versicherungsgesetzgebung hat auf die Entwicklung des Krankenkassenwesens einen sehr großen Einfluß ausgeübt und die Krankenhauspflege erst in Deutschland volkstümlich gemacht. Die Krankenversicherung hat zur Vermehrung und Verbesserung der allgemeinen Krankenhäuser beigetragen und ihnen den Charakter der Armenanstalten abstreifen helfen. Die Unfallversicherung hat die Vermehrung und Verbesserung der chirurgischen Abteilungen der allgemeinen Krankenhäuser angebahnt und sie genötigt, neben der chirurgischen auch die funktionelle Heilung der Unfallverletzten mit Nachdruck zu betreiben, und die Invalidenversicherung hat eine ganz neue Art von Krankenhausfürsorge, die bereits erwähnte vorbeugende Anstaltsbehandlung, geschaffen.

Leider steht zu der großen Bedeutung, die das Krankenhaus- und Asylwesen bereits gegenwärtig hat, in sonderbarem Gegensatz

die fragwürdige Stellung, die die Ärzte selbst in den Anstalten einnehmen, in denen sie die unbestrittene Führung haben. Wie die
frei praktizierenden Ärzte darauf Wert legen, ihre Stellung möglichst
frei von bureaukratischer Beschränkung und allein sich stützend
auf das Vertrauen der Hilfesuchenden zu erhalten, so liegt es umgekehrt im Interesse der Anstaltsärzte wie auch der Anstalt und ihrer
Insassen, daß sie ein festes Beamtenverhältnis mit gesicherter Zukunft, auskömmlichen Anstellungsbedingungen und Aussicht auf
angemessene Beförderung gewinnen. Hier ist gegenwärtig noch
alles erst im Werden. Die Regel ist leider noch immer bei zahlreichen
Krankenhäusern ein ärztlicher Direktor, der nur wenige Stunden
der Anstalt widmet und in der übrigen Zeit des Tages das Prestige,
das ihm seine Stellung gewährt, dazu ausnutzt, durch Wahrnehmung
einer großen Privatpraxis das unzureichende Gehalt, das er als
Anstaltsleiter erhält, zu vergrößern. Ihn unterstützt eine Schar
junger Assistenzärzte, die sich dem Anstaltsorganismus nur deshalb
zuwenden, weil sie sich an dem sich darbietenden Krankenmaterial
für die kommende Privatpraxis vorbereiten wollen. Erst in neuester
Zeit bildet sich zwischen diesen beiden Gruppen von Anstaltsärzten
die mittlere der Oberärzte aus, die mit dem Krankenhause oder
sonstigen Anstalt auf das engste zu verwachsen pflegen. Auf ihnen
beruht die Zukunft des sich allmählich bildenden Standes von auskömmlich besoldeten, hauptamtlichen Anstaltsärzten, die der Anstalt
ihre ganze Tätigkeit und langjährige Erfahrungen widmen.

Eine gewisse Zentralisation des gesamten Anstaltswesens
ist deshalb erforderlich, weil nur eine Zentralinstanz in der Lage
ist, aus einem größeren Bevölkerungskreise gleichartige Kranke
auszusondern und so für eine gleichartige Besetzung der Anstalten
zu sorgen. Die Spezialisierung der Krankenanstalten muß nach der
Art der Kranken erfolgen, nicht aber, wie heute noch vielfach als
Ausdruck der geschichtlichen Entwicklung beobachtet wird, nach
der Art der die Anstalten betreibenden Instanzen.

Es pflegt nicht allgemein bekannt zu sein, daß das Gesetz
über den Unterstützungswohnsitz jedem hilfsbedürftigen Deutschen
Obdach, den unentbehrlichen Lebensunterhalt und die erforderliche Pflege in Krankheitsfällen ausdrücklich als ein Recht zusichert. Eine gesetzliche Verpflichtung, allen Hilfsbedürftigen
ein Asyl zu bieten, liegt also durchaus vor. Leider entziehen sich
aber besonders die kleinen, finanziell schwachen Gemeinden so viel
als möglich der Versorgung ihrer hinfälligen Armen in Asylen
und Spezialpflegeanstalten. Ein Wandel, der auch vom Standpunkte der sozialen Hygiene zu begrüßen wäre, kann nur dadurch
geschaffen werden, daß große leistungsfähige Armenverbände
gebildet werden. Das ist um so wichtiger, als diese Versorgung
nicht von der gesamten Anstaltsfürsorge für Geisteskranke,
Idioten, Blinde, Taubstumme und Krüppel getrennt werden
kann. Es war natürlich, daß sich zunächst die Heilkunde besonders
gern mit jenen Krankheitszuständen befaßte, die man mit Glück

ärztlich zu behandeln und zu heilen hoffen durfte. Erst in den letzten Jahrzehnten hat man erkannt, daß es auch eine dankbare Aufgabe ist, sich jener Kranken anzunehmen, bei denen Heilungsversuche von vornherein aussichtslos, denen aber zahlreiche Maßnahmen der Pflege Linderung zu bringen imstande sind.

So wurden die Geisteskranken zunächst von den Ärzten vollständig vernachlässigt; dann erstaunte man bei Beginn der Beschäftigung mit diesen Kranken freudig darüber, daß eine Reihe von Fällen geheilt werden kann, und diese Beobachtung führte in der Folge zu Illusionen, die wieder in Enttäuschungen umschlugen, als man einsah, daß doch die bei weitem größere Mehrzahl der Patienten keiner oder nur einer Pseudoheilung zugänglich ist. Nun endlich beruhigten sich die Anschauungen auf eine mittlere Linie in der Einsicht, daß die ärztliche Betätigung auch bei der Pflege der unheilbaren Irren nutzbringend, unerläßlich und Befriedigung schaffend sich erweist. Das Irrenwesen hat diese Entwicklung bereits in allen ihren Abschnitten durchlaufen. Dagegen sehen wir in der Lungenheilstättenbewegung unserer Tage noch eine der mittleren Phasen vor uns. Nachdem die ursprüngliche Teilnahmlosigkeit gegenüber der für unheilbar gehaltenen Lungenschwindsucht einer mit großem Eifer begonnenen Bewegung zur Behandlung zahlreicher Tuberkulöser aus den unteren Bevölkerungsschichten Platz gemacht hatte, zeigte sich, daß die hochgespannten Erwartungen nicht in Erfüllung gingen. Es dürfte auch hier mehr Wert auf die Asylisierung der vorgeschrittenen als auf die Hospitalisierung der Leichterkrankten zu legen sein.

Hoffentlich wird die Zeit bald überwunden sein, wo die ärztliche Betätigung im Asylwesen zu den langweiligen und den von ersten Kräften gemiedenen Arbeitsgebieten gehört. Steht doch das Asylwesen in einem so engen Zusammenhang mit den wichtigsten Verhältnissen des sozialen Lebens, daß man ohne Übertreibung sagen kann, daß die Asylisierung der körperlich und geistig Minderwertigen auf die wichtigsten Grenzgebiete der Medizin und Volkswirtschaft übergreift.

Es ist zweckmäßig, daß tunlichst alle Blödsinnigen und möglichst zahlreiche Schwachsinnige dauernd asylisiert bleiben, denn nur im Rahmen einer Anstalt können sie sich eines bescheidenen Lebensgenusses erfreuen und andrerseits durch Ausnutzung ihrer Arbeitskraft der menschlichen Gesellschaft eine Gegenleistung bieten. Auch von den epileptischen Personen kann ein erheblicher Bruchteil nicht lange eine Stellung im freien bürgerlichen Leben ausfüllen, ohne in Konflikte mit der Umgebung oder dem Strafgesetz zu kommen. Ferner müssen die Trunksüchtigen, die weder geheilt noch dauernd gebessert werden können, dauernd in Asylen festgehalten werden, da sie im freien bürgerlichen Leben doch nur groben Unfug treiben und ihrer Familie oder der Armen-, Strafrechts- und Irrenpflege zur Last fallen.

Endlich kann es keinem Zweifel unterliegen, daß wir in absehbarer

Zeit bei einer auf psychopathischem Boden erwachsenen Behandlung der Geistesgestörten, Schwachsinnigen, Epileptiker, Alkoholiker usw. an Stelle der bisher die Gerichtspraxis beherrschenden Vergeltungsstrafe die Schutzstrafe in Anwendung bringen werden, d. h. dauernde Aussonderung der kriminellen Psychopathen aus der übrigen Bevölkerung und ihre Festhaltung in hierfür eingerichteten Asylen.

Das nämliche gilt von der Welt der Vagabunden. Auch diese Armee, deren Glieder über das ganze Land zerstreut sind, verdient nicht nur vom volkswirtschaftlichen oder moralischen Gesichtspunkte, sondern auch vom ärztlichen und hygienischen näher geprüft zu werden. Es zeigt sich dann, daß der größte Teil dieser Personen geistig oder körperlich krank ist. Unzählige Schwachsinnige, Epileptiker und Krüppel beiderlei Geschlechts fristen innerhalb dieser Schicht ein Dasein, das für sie selbst wenig erfreulich, für den übrigen Teil der Bevölkerung aber eine stete Gefahr und zugleich eine fühlbare wirtschaftliche Last ist. Wenn sämtliche anstaltsreife Elemente dieser Schicht in Irrenhäusern, Epileptikeranstalten und Trinkerasylen rechtzeitig asylisiert würden, so wäre beiden Teilen geholfen. Sie selbst würden im Rahmen einer Anstalt noch ein bescheidenes Maß von Lebensgenuß zugeteilt erhalten, für das sie durch Arbeitsleistungen Gegenwerte liefern können, und andererseits würde die in geordneten Verhältnissen lebende Bevölkerung von der allgemeinen Landplage eines überall herumstreichenden Lumpenproletariats befreit sein.

Die an und für sich traurige Tatsache, daß ein erheblicher Bruchteil weiblicher und noch mehr männlicher Personen in der Form der Vagabundage oder Verbrechertums von dem gesellschaftlichen Organismus ausgeschieden wird, hat für diesen Organismus insofern die heilsame Folge, als dadurch zahlreiche Personen aus den für die Fortpflanzung und die Aufzucht der Nachkommenschaft erforderlichen geordneten Verhältnissen endgültig hinausgeworfen werden. Während das eigentliche Proletariat, d. h. die in Arbeit und Lohn stehende handarbeitende Bevölkerung, zahlreiche Kinder hervorbringt und damit außer durch ihrer Hände Arbeit für das Bevölkerungsganze von unberechenbar großem Werte ist, entbehrt das Heer der Vagabunden, Verbrecher, Bettler und Prostituierten infolge ihrer unsteten Lebensweise und dank den krankhaften Zuständen, an denen sie leiden, einer nennenswerten Nachkommenschaft. Es ist nun ein beruhigendes Gefühl, zu wissen, daß der Prozeß der Asylisierung, der in seiner Verallgemeinerung in der erwähnten Weise mit diesen Elementen aufräumen würde, die gleiche Wirkung bezüglich des Ausfalls der körperlich und geistig Minderwertigen aus der Fortpflanzung herbeiführen wird, wie ihn schon heute die Existenz einer Welt von Verwahrlosten mit sich bringt. Eine Verallgemeinerung des Asylwesens könnte der Reinigung der menschlichen Gesellschaft von der Fortpflanzung ungeeigneter Elemente in humanerer und trotzdem zielbewußterer Weise dienen als die jetzige unvollkommene Selbstregulierung, wie sie die Ausscheidung zahlreicher Minderwertiger durch Verwahrlosung und Verelendung darstellt. Die Nation, der es zuerst gelänge, das **gesamte Krankenhaus- und Anstaltswesen in den Dienst der Ausjätung der körperlich und geistig Minderwertigen zu stellen**, würde einen von Jahrzehnt zu Jahrzehnt wachsenden Vorsprung vor allen übrigen Völkern gewinnen. Das Gespenst der Entartung, das schließlich auch die noch im vollen Safte stehenden Kulturvölker schreckt, würde für diese Nation zum Teil seinen Schrecken verloren haben.

Um einen Überblick zu gewinnen, wieviel Asylbedürftige etwa der gesunden Bevölkerung zur Last fallen würden, wenn das Asylwesen eine ebenso große Verallgemeinerung findet, wie das beim Krankenhauswesen bereits der Fall ist oder doch in absehbarer Zeit der Fall sein wird, empfiehlt es sich, schätzungsweise zusammenzustellen, wieviel Individuen etwa auf 100000 der Bevölkerung als asylbedürftig anzusehen sind. Es dürften für deutsche Verhältnisse etwa in Frage kommen:

Geisteskranke und Idioten	300
Epileptiker	150
Alkoholiker	200
Blinde	60
Taubstumme (nämlich sämtliche schulpflichtige Kinder und die hilfsbedürftigen Erwachsenen, zusammen etwa ein Drittel sämtlicher Taubstummen)	30
Krüppelkinder und hilfsbedürftige erwachsene Krüppel (nämlich 130 schul- und ausbildungspflichtige Krüppelkinder und die hilfsbedürftigen Erwachsenen)	260
Invalide verschiedener Art	200
	Demnach zusammen: 1200

auf das Hunderttausend der Bevölkerung.

Man kann nicht sagen, daß das Durchbringen dieser Personen mittels Anstaltspflege eine unerschwingliche Last ist. Denn auch im freien bürgerlichen Leben kosten sie erhebliche Summen, die sich aus den Leistungen ihrer Familienmitglieder, den Almosen der kirchlichen und privaten Wohlfahrtspflege, den Unterstützungen der kommunalen Armenpflege, dem Ertrage der Bettelei und der Delikte zusammensetzen. Sicher sind diese Summen bedeutend größer als die Kosten, die eine Verallgemeinerung des Asylwesens mit sich brächte. Auch würden die Anstaltspfleglinge in den Asylen keineswegs müßig zu gehen brauchen. Denn die meisten jener Individuen, die durch einen körperlichen Defekt daran gehindert sind, als vollwertige Menschen

den Kampf ums Dasein aufzunehmen, verfügen an gewissen
Stellen ihres Körpers doch nicht selten über große überschüssige
Kräfte, die nach Entladung streben und solche nur in einer zweckmäßigen Arbeit finden können. Man kann wohl ohne Übertreibung behaupten, daß es kaum einen Zustand von Verkrüppelung
gibt, der nicht irgendeine mehr oder weniger leichte Arbeitsleistung ermöglichte.

Bis jetzt ist es üblich, in diesem Stadium den Blinden, Taubstummen oder psychisch Defekten dem Getriebe des bürgerlichen
Erwerbslebens wieder auszusetzen, dem er in der Regel dann
doch nicht gewachsen ist. Man halte diese Elemente in den Anstalten fest, nicht durch Zwang, sondern durch Vorteile, die man
ihnen bietet. Zahlreiche Mißverständnisse und Vorurteile sind
dadurch entstanden, daß man die Arbeitsfähigkeit mit der Erwerbsfähigkeit verwechselte. Denn manche Kategorien siecher,
kranker und verstümmelter Personen können arbeitsfähig sein
und sind es auch in der Tat, während sie erwerbsunfähig im
juristischen, nationalökonomischen und bürgerlichen Sinne sind,
da ihre körperliche Minderwertigkeit ihnen jede Behauptungs-
fähigkeit im Konkurrenzkampfe um den Arbeitsplatz geraubt
hat und sie nur unter besonderen, von ihnen unabhängigen Bedingungen die ihnen verbliebenen beschränkten Arbeitskräfte
zu einer relativen Erwerbsfähigkeit verwenden können.

Diese weitreichenden Aufgaben des Asylwesens lassen sich
natürlich nicht lösen, solange sich das gesamte Anstaltswesen
vorwiegend auf kirchliche Liebestätigkeit, wie in den katholisch-
romanischen Ländern, oder nach dem Vorbilde von England
und Amerika auf die privaten Zuwendungen reicher Philanthropen
stützt. Beide Systeme haben in den erwähnten Kulturländern
Achtungswertes geleistet, aber sie haben das Anstaltswesen nicht
in einer Weise zu verallgemeinern vermocht, die über die Linderung
des augenfälligsten und trostlosesten Elends der ärmeren Bevölkerung hinauskäme. Obgleich sowohl das kirchliche Hospital-
wesen der romanischen und katholischen Länder als auch das
philanthropische private Anstaltswesen der angelsächsischen
Länder älter ist als das deutsche, für dessen Einzelheiten sie vielfach vorbildlich wurden, haben sie doch jene Aufgaben, die sich
das deutsche Anstaltswesen zu stellen anschickt, kaum gestreift.
In Deutschland ist die staatliche und kommunale Fürsorge im
Begriff, das Anstaltswesen so auszubreiten, wie es weder die kirchliche Organisation noch die private Wohltätigkeit jemals wird
tun können. Es ist dringend zu wünschen, daß Staat und Gemeinde
auf diesem Wege fortfahren.

Es ist unwahrscheinlich, daß spätere Zeiten so duldsam oder besser gesagt so indolent gegen Kranke sein werden, die infolge körperlicher oder geistiger krankhafter Zustände für ihre unmittelbare Umgebung gefährlich werden können, wie wir es sind. Unserer Generation ist die persönliche Freiheit, die in nicht weit zurückliegender Zeit als wichtiges politisches Ziel erkämpft worden ist, noch ein viel zu eifersüchtig gehütetes Gut, als daß wir nicht bei jedem Versuch, sie einzuschränken, schon mißtrauisch werden, auch wenn es sich um die Beseitigung eines Auswuchses dieser Freiheit handelt. Es verdient daher in diesem Zusammenhange daran erinnert zu werden, daß Nationen, bei denen die Unantastbarkeit der individuellen Bewegungsfreiheit seit Jahrhunderten selbstverständlich ist — sei es nur an die Schweiz, die Vereinigten Staaten von Nordamerika und an die skandinavischen Länder erinnert —, sich durch ihre freiheitlichen Überlieferungen nicht haben abhalten lassen, die persönliche Freiheit der Alkoholiker, Psychopathen und anderer Kranken ganz erheblich einzuschränken. Auch bei uns ist es zwar gesetzlich möglich, Personen von erwiesener Gemeingefährlichkeit zwangsweise zu asylisieren. Leider sind Behörden und öffentliche Meinung aber für den Begriff der Gemeingefährlichkeit nicht halb so feinfühlig, wie sie es etwa bei einer Antastung des persönlichen Eigentums zu sein pflegen. Während die geringste Übertretung der Grenze, die das persönliche Eigentum umzieht, schonungslos geahndet wird, müssen schon grobe Exzesse vorliegen, wenn die Gemeingefährlichkeit eines Geistesgestörten oder Alkoholikers im Sinne der gesetzlichen Bestimmungen angenommen wird. Die Zukunft wird darüber ohne Zweifel anders denken und die Gemeingefährlichkeit auch auf andere Patienten, z. B. die akut Infektiösen (Syphilitiker, Tuberkulöse vorgeschrittener Stadien usw.) ausdehnen.

Allerdings muß die dauernde Anstaltsverbringung mit gesetzlichen Kautelen umgeben werden. Es ist das eine der wichtigsten Pflichten gegen jene, deren persönliche Bewegungsfreiheit hier so stark eingeschränkt wird. Eine allen Bedürfnissen gerecht werdende Regelung kann nur eine Sondergesetzgebung schaffen, der merkwürdigerweise Behörden und öffentliche Meinung trotz aller Forderungen der Sachverständigen immer noch einen wirksamen passiven Widerstand entgegensetzen. Auch die Redensart vom gleichen Recht für alle spukt hier noch in den Köpfen, die Presse und Parlamente beherrschen. Wenn wir aber eine ausgebreitete Gesetzgebung für die wirtschaftlich Schwachen haben, warum sollen wir keine für die physisch Schwachen schaffen, die ihrer so dringend bedürfen? Die geistig und körperlich Minderwertigen bilden eine Welt für sich. Sie bedürfen einer auf sie zugeschnittenen Gesetzgebung, deren allgemeiner Teil erfüllt sein muß von der Rücksichtnahme auf den gesunden Teil der Bevölkerung, deren besonderer Teil aber der Eigenart jeder einzelnen Kategorie der Irren, Idioten, Epileptiker, Alkoholiker usw. genau angepaßt werden kann. Nur so ist ein billiger Ausgleich zwischen Zwang und Freiheit auch diesen Volksgenossen gegenüber möglich.

Es ist anzunehmen, daß auch der Gedanke an einen dauernden Asylaufenthalt dereinst ebenso seine Schrecken einbüßen wird, wie der an einen Krankenhausaufenthalt ihn in wenigen Jahrzehnten verloren hat. Es kommt nur darauf an, daß die Asyle so gestaltet werden, daß sich die Individuen daselbst wohlfühlen, und daß der Eintritt ohne entwürdigende Prozeduren vor sich geht. Man errichte Asyle und lade die Asylbedürftigen ein, sie zu benutzen. Eine gewisse Entsagung gehört allerdings dazu, auf seine Bewegungsfreiheit zu verzichten. Aber verlangen wir nicht vom Gesunden und Starken ein Eintreten für das Gemeinwohl unter Hintenansetzung persönlicher Bequemlichkeit, ja unter Umständen des Lebens? Sollte uns nicht auch der Krüppel, der Schwache, der Lungenkranke geradezu dankbar sein, wenn wir ihm mit der Aufforderung, freiwillig aus Gründen des Gemeinwohle sein Asyl aufzusuchen, einen Weg zeigen, auf dem er seine altruistischen Tugenden, die häufig gerade bei diesen Individuen sehr ausgeprägt sind, bis zum Heroismus betätigen kann?

Zwischen dem direkten Zwange und der absolut freien Entschließung des Individuums gibt es noch einen Mittelweg, auf dem man zu einer weitgehenden Asylisierung des körperlich oder geistig defekten Teiles der Bevölkerung kommen kann. Manche Behörden, Armenämter, Versicherungs- und Fürsorgeorganisationen haben die Wahl, ob sie Unterstützungsbedürftige oder Rentenberechtigte durch Geldzuwendungen oder durch Gewährung von Anstaltsfürsorge befriedigen wollen. Wie aus den bisherigen Ausführungen hervorgeht, liegt das letzte durchaus und in fast allen Fällen im Interesse der Volkswohlfahrt und der sozialen Hygiene.

Nicht genug kann betont werden, daß die Ausscheidung und Festhaltung des defekten Teiles der Bevölkerung, wie sie ein ausgedehntes Asylwesen mit sich bringt, eine Amortisation der Minderwertigen überhaupt darstellt, die Jahr für Jahr die

Armee der Verarmten, Arbeitsscheuen, Vagabunden und Kriminellen dezimieren und schließlich aufreiben muß und gerade von diesem Gesichtspunkte die größte Förderung verdient. Die **Asylisierung der Minderwertigen** ist also eine schon jetzt durchführbare wichtige Maßnahme einer zielbewußten Hygiene der menschlichen Fortpflanzung und der Verhütung der Entartung.

V. Die qualitative Rationalisierung der menschlichen Fortpflanzung.

Von

A. Grotjahn.

Das Wort „Entartung" in der hier gebrauchten Bedeutung ist natürlich wohl zu unterscheiden von der „Degeneration", Entartung im eigentlich pathologisch-anatomischen oder klinischen Sinne als Bezeichnung der degenerativen Veränderungen der Zellen, Gewebe und Organe des Menschen. Entartung in unserem Sinne setzt vielmehr stets eine Vielheit von blutsverwandten Menschen und die Beziehung von Vorfahren zu Nachkommen voraus. Sie läßt sich umschreiben als eine körperliche oder geistige Verschlechterung der Nachkommen im Vergleich zu dem als vollkommen oder doch wenigstens nach dem Durchschnitt gemessen als im wesentlichen fehlerfrei vorgestellten Vorfahren.

Leider haben die Soziologen, die man deshalb auch die organizistischen nennt, seit fünfzig Jahren die Öffentlichkeit daran gewöhnt, von Stämmen, Völkern, Nationen, Rassen, überhaupt von allen Gruppen gesellschaftlich zusammengehöriger Individuen zu sprechen, als wären es Organismen im eigentlichen Sinne des Wortes. Sie tragen die Schuld, daß wir gedankenlos von Wachstum, Blüte, Altern, Entartung und Tod dieser Gemeinschaften sprechen, als ob hier Identitäten vorlägen und nicht lediglich Analogien. Demgegenüber kann nicht scharf genug betont werden, daß das natürliche Altern, das auf Entartungsvorgängen der Zellen eines Organismus beruht und seinen Abschluß im Tode findet, zwar für das Individuum unausbleiblich, also ein normaler Vorgang ist, daß dieser Tod aber bei einer Gruppe von generativ zusammenhängenden Artgenossen einen durchaus anormalen Zustand bedeutet, der in keine Weise naturgemäß begründet ist. Handelt es sich hier doch um ein Konglomerat von Individuen, das eine unerschöpfliche Anzahl neuer Individuen aus sich heraus entstehen lassen kann, so daß eine ewige Fortdauer nicht nur nicht ausgeschlossen, sondern als naturgemäß vorausgesetzt werden muß.

Besonders von Völkern, die eine weltgeschichtliche Bedeutung erlangt haben, ist es uns geläufig, die Phasen des Wachstums, der Blüte und des Absterbens zu unterscheiden. Wir halten es für selbstverständlich, daß ein kulturell führendes Volk schließlich einmal vollständig verschwinden und einer, wie der Sprachgebrauch so irreführend sagt, „jungen" Nation weichen müsse. Wir machen uns selten klar, daß dieser Vorgang an und für sich nichts weniger als natürlich ist.

Ein weiterer Irrweg war es, die Erforschung des Entartungsproblems mit der Untersuchung zu beginnen, ob das kulturelle Absinken dieser Völker zunächst, wie die meisten Geschichtsforscher behaupten, ein moralisch, politisch oder ökonomisch bedingtes gewesen sei, dem die körperliche erst sekundär nachfolgte. Da uns von den großen Kulturvölkern des Altertums vorwiegend Daten aus ihrer politischen und kulturellen Betätigung erhalten sind, so ist diese Ansicht begreiflich, darf aber keineswegs als bewiesen oder überhaupt beweisbar angesehen werden. Weil die ärztliche, anthropologische und bevölkerungsstatistische Beobachtung erst seit kaum einem halben Jahrhundert zuverlässige Ergebnisse gibt, wissen wir über die Einzelheiten der mit dem Kulturverfall einhergehenden körperlichen Entartung zu wenig, um nachweisen zu können, daß diese Verschlechterung des körperlichen Substrates etwa das Primäre des Verfalles gewesen sei. Aber das Wenige genügt zu der Feststellung, daß der physische Verfall mindestens mit dem kulturellen und politischen Hand in Hand ging. Und das genügt vollkommen, um auch der Medizin und der Hygiene das Recht und die Pflicht zu geben, die Ursachen dieses Verfalles mit den ihnen eigenen Methoden zu untersuchen.

Von beachtenswerter Seite ist der Versuch unternommen worden, von der Zuchtwahllehre Darwins aus sozusagen deduktiv das Wesen der Entartungsvorgänge zu erschließen. Namentlich W. SCHALLMAYER und A. PLOETZ haben die menschliche Fortpflanzung unter dem Einflusse von Auslese, Anpassung und Zuchtwahl betrachtet[1]). Aber weder diese ausschließliche Orientierung am Darwinismus noch die Bezeichnung „Rassenhygiene", die PLOETZ in den Sprachgebrauch eingeführt hat, sind ohne Bedenken[1]). Denn den Objekten der Zoologie ist der Mensch doch gar zu sehr entwachsen, als daß Auslese und Zuchtwahl, deren spezielle Wirkung übrigens

---

[1]) SCHALLMAYER, W.: Die drohende körperliche Entartung der Kulturmenschheit. Neuwied 1891. — PLOETZ, A.: Die Tüchtigkeit unserer Rasse und der Schutz der Schwachen. Berlin 1895. — SCHALLMAYER, W.: Vererbung und Auslese in ihrer soziologischen und politischen Bedeutung. Studie über Volksentartung und Volkseugenik. 2. Aufl. Jena 1912.

zurzeit selbst hier noch Gegenstand der heftigsten Kontroverse ist, zur Erklärung seines generativen Verhaltens ausreichen oder gar zur Richtschnur des generativen Verhaltens gemacht werden könnten. Es dürfte richtiger sein, die darwinistische Betrachtungsweise ihrem eigentlichen Felde, den Naturwissenschaften, zu überlassen und das Studium der körperlichen Entartung eines Bevölkerungskonglomerates von Menschen auf eine rein empirische Grundlage zu stellen, wozu gerade eine sozialpathologische Betrachtung zahlreiche Bausteine liefert, da sie, wie wir gesehen haben, überall auf den erblichen Faktor stößt.

Damit soll nicht bestritten werden, daß die Auslese auch bei der menschlichen Fortpflanzung eine große, vielleicht entscheidende Rolle spielt. Nur ist diese Auslese keine natürliche mehr im Sinne des Darwinismus, sondern eine solche, die vorwiegend durch die Macht der sozialen Verhältnisse ausgeübt wird. Gerade dadurch wird aber die Fortpflanzungshygiene mit der sozialen Hygiene untrennbar eng verbunden.

Unsere sozialpathologischen Betrachtungen kamen mit Notwendigkeit zu dem Schluß, daß eine günstige soziale Umwelt auch auf die körperlichen Zustände günstig wirkt. Damit steht im Widerspruch die unleugbare Tatsache, daß die Familien der Wohlhabenden die Neigung zeigen, allmählich auszusterben, und die von ihnen gebildeten Bevölkerungsschichten verschwinden würden, wenn sie nicht aus den unteren Volksschichten Zuzug erhielten. Durch ein Sinken der Qualität, durch Entstehen einer von Geschlecht zu Geschlecht wachsenden Minderwertigkeit der einzelnen Familienmitglieder kann dieses Erlöschen nicht bewirkt werden. Denn wir sahen, daß depravierende und degenerierende Krankheiten in den Familien der Wohlhabenden bedeutend seltener sind als in den unbemittelten Schichten, und wissen auch, daß die einzelnen Individuen der bemittelten Bevölkerung größer, kräftiger, langlebiger und gesünder sind. Tatsächlich wird das Erlöschen dieser Familien und das langsame Verschwinden jener

---

[1]) Die von A. PLOETZ eingeführte Bezeichnung „Rassenhygiene" hat deshalb zu Mißverständnissen und Verwirrung namentlich bezüglich der Problemstellung geführt, weil gleichzeitig die arische Rassentheorie GOBINEAU'S eine Wiederbelebung erfuhr und manche Köpfe zu einer Verquickung mit der PLOETZschen Rassenhygiene verführte. Bei aller Wertschätzung des nordischen Rassenbestandteils unseres Volkes ist diese Verquickung ganz verschiedener Ideenkreise, die auf das mehrdeutige Wort „Rasse" zurückzuführen ist, abzulehnen und demgegenüber zu betonen, daß die Eugenik, wie die Engländer nach dem Vorgange GALTONS, oder die Fortpflanzungshygiene, wie wir sie am besten nennen, eine objektive, für jede Gruppe von generativ miteinander verbundenen Individuen gültige Wissenschaft ist, ganz gleich, welcher Rasse im völkerkundlichen Sinne sie angehören.

Schicht, die sich aus diesen Familien zusammensetzt, lediglich verursacht durch das Sinken der Quantität infolge der in diesen Familien sich herausbildenden Sitte oder Notwendigkeit, das Heiratsalter bei den Männern hinaufzurücken oder völlig ehelos zu bleiben oder die Geburten willkürlich zu beschränken. Das hat in einer von Medizinern noch nicht hinreichend gewürdigten Arbeit der schwedische Statistiker FAHLBECK am Beispiele des schwedischen Adels nachgewiesen [1]). Auch von den städtischen Geschlechtern steht es wohl fest, daß sie ohne frischen Zuzug nach einer Anzahl von Generationen verschwinden. Mit guten Gründen ist sogar behauptet worden, daß die gesamte städtische Bevölkerung in kurzer Zeit ausstirbt und ihren Bestand oder ihr Wachstum der Zuwanderung, nicht aber eigener Kraft verdankt.

Das führt auf den Gegensatz von Stadt und Land in ihren Beziehungen zu den Gesundheitsverhältnissen der Bevölkerung. Daß ceteris paribus der Aufenthalt auf dem Lande der Gesundheit zuträglicher ist als der in der Stadt, bedarf kaum noch eines besonderen Beweises. Nur liegt hier auf den Worten ceteris paribus der Nachdruck. Die gesundheitlichen Gefahren, die das Zusammenströmen so vieler Menschen auf einen engen Raum mit sich bringen, können wohl dadurch aufgehoben werden, daß diese Vereinigung vieler Individuen und die dadurch ermöglichte Arbeitsteilung und Arbeitssteigerung eine bei der zerstreuten ländlichen Bevölkerung ganz unmögliche hohe Kultur hervorbringt, die wieder zur Verbesserung der gesundheitlichen Zustände führt. Nach allem, was man über die Bevölkerungsbewegung der mittelalterlichen Städte in Erfahrung gebracht hat, war das in der Stadt gebürtige Volk allerdings nirgends in der Lage, aus eigenen Kräften seine Zahl zu erhalten. Sie bedurften vielmehr der fortwährenden Zuwanderung. Die Schuld an diesem Zustande trugen die Seuchen, die Hungersnöte und die überaus große Kindersterblichkeit.

Noch an der Schwelle der Neuzeit ist die Sterblichkeit in den Städten sehr groß. Nur mit großer Mühe hält sich die Bevölkerung auf ihrem normalen Stand. Im Laufe der Neuzeit besserten sich die Verhältnisse ein wenig; aber immer überstieg in den Städten doch die Zahl der Gestorbenen mehr oder weniger die der Geborenen. Erst die großartigen Assanierungsarbeiten, die Niederlegung der Festungswerke und die aufblühende Hygiene führten im neunzehnten Jahrhundert einen Umschwung herbei. Gegenwärtig haben zahlreiche europäische Städte sogar einen Überschuß der Geburten über die Gestorbenen; sie würden also auch aus eigener Kraft wachsen, wenn sie nicht fortwährend aus der Umgebung Zuwandernde anzögen. Eine hohe Sterblichkeit trägt jedenfalls gegenwärtig nicht die Schuld daran, daß die Städte nicht aus sich selbst ihren Bestand ersetzen oder einen Bevölkerungszuwachs vermissen lassen. Es liegt dies vielmehr an dem starken Geburtenrückgang infolge der besonders in den Städten schnell um sich greifenden Geburtenprävention.

---

[1]) FAHLBECK, P. E.: Der Adel Schwedens. Jena 1903.

Daß mit der Entwicklung zum Industriestaat durchaus nicht
notwendigerweise eine körperliche Verkümmerung Hand in Hand
gehen muß, zeigt uns vor allem das Beispiel Englands, des ältessten
und einseitigsten Industrielandes, in dem gegenwärtig kaum noch
25 % der Bevölkerung auf dem Lande leben. In beneidenswertem
Maße ist es in England geglückt, den unleugbaren Gefahren durch
Assanierung der Städte, unwandelbarem Festhalten an weit-
räumiger Bauweise und durchgreifende Arbeiterschutzgesetzgebung zu begegnen. Obgleich England im Laufe des neunzehnten
Jahrhunderts große Menschenmassen durch Auswanderung nach
allen Teilen der Welt verloren hat und diese Auswanderer gewiß
nicht die schwächsten Elemente waren, trotzdem ein beispiel-
loser Aufschwung der gewerblichen Tätigkeit das Land ent-
völkerte und die Bewohner in die Fabriken, Werkstätten und
Kontore der Stadt trieb, rechtfertigt der körperliche Zustand
der Bewohner Großbritanniens keineswegs die Behauptung, daß
die Bevölkerung körperlich minderwertig sei.

In den letzten Jahrzehnten hat die Kontroverse ,,Stadt und
Land" in hygienischer Beziehung deshalb an Wichtigkeit verloren, weil die Grenzen sich immer mehr verwischen, indem die
Städte ländlichen und die Dörfer städtischen Charakter annehmen.
Die Unterschiede verlieren in hohem Maße dadurch an Deutlichkeit. Deshalb können allein die Zahlen der allgemeinen Bevölkerungsstatistik uns einen leidlich festen Anhaltspunkt für
das Vorhandensein depravierender Tendenzen bieten.

Aber auch die Bevölkerungsstatistik gibt uns noch keinen
hinreichenden Aufschluß. Denn es wäre wohl denkbar, daß eine
Bevölkerung zwar eine geringe Sterblichkeit aufwiese und trotzdem
in der Qualität der sie zusammensetzenden Individuen nachläßt.
Über die Güte der durchschnittlichen Konstitutionen sagt eine
günstige Bevölkerungsbilanz noch nichts aus. Um über diese
ein Urteil zu gewinnen, bedürfen wir einer umfassenden Statistik
der Körperfehler. An einer solchen Gebrechenstatistik fehlt
es leider noch überall. Deshalb muß bei jeder Volkszählung die
Forderung erhoben werden, eine solche vorzunehmen. Bereits
oben wurde daran erinnert, daß nach vorsichtigster Schätzung
auf 100000 der Bevölkerung in Deutschland etwa 400 Geisteskranke und Idioten, 150 Epileptiker, 200 Trunksüchtige, 60 Blinde,
30 Taubstumme, 260 Verkrüppelte und 500 Lungenkranke im
vorgeschrittenen Stadium angenommen werden müssen und
wohl zwei Drittel dieser Kranken die Grundlage ihres Leidens
erblich überkommen haben. Die schulhygienischen Untersuchungen ergeben, daß mindestens der dritte Teil aller Schul-

kinder an mehr oder weniger ausgeprägter körperlicher oder geistiger Minderwertigkeit leidet, und von den gesamten Krankenkassenmitgliedern dürften höchstens zwei Drittel Rüstige sein, während die andern aus Kränklichen und Minderwertigen bestehen. Aber selbst wenn wir außer der Bevölkerungsbewegung noch die in der Volksmasse vorhandenen Gebrechen der Zahl und Art nach kennen würden, so hätten wir immer noch kein zutreffendes Bild von der physischen Beschaffenheit eines Volkes gewonnen, das wir mit einem ähnlichen späteren oder früheren Bilde vergleichen können. Es wäre möglich, daß sowohl die Sterblichkeit wie die Gebrechen abnehmen und doch die Beschaffenheit der Durchschnittsbevölkerung sänke, z. B. indem die durchschnittliche Körpergröße oder der durchschnittliche Brustumfang, diese beiden wichtigsten Kennzeichen einer günstigen Konstitution, in der Abnahme begriffen wären. Um dieses festzustellen, ist außer der Bevölkerungs- und Gebrechenstatistik noch die Anthropometrie oder Körpermessung in großem Umfange heranzuziehen [1]). Allein durch sie würde es möglich sein, endlich einmal festzustellen, ob bei den gegenwärtig führenden Kulturvölkern die Maße für Körpergröße und Brustumfang abnehmen oder zunehmen, und wie sie sich überhaupt nach geographischen oder wirtschaftlichen Verschiedenheiten der Bevölkerung unterscheiden. Bis heute sind wir uns noch vollkommen darüber im unklaren. Diese Frage kann erst entschieden werden, wenn große Teile der Bevölkerung anthropometrisch aufgenommen und die Ergebnisse dieser Aufnahme statistisch verarbeitet worden sind. Auch die Einbeziehung eines immer mehr wachsenden Teiles der Gesamtbevölkerung in das soziale Versicherungswesen führt uns zu einer fortlaufenden Beobachtung des körperlichen Zustandes breitester Volksschichten, die hoffentlich bald ihren Niederschlag in einer systematischen Registrierung vielleicht in Gestalt eines Gesundheitsbogens oder Gesundheitspasses finden wird.

Der Ausbau solcher und ähnlicher Untersuchungen und die Anordnung ihrer Ergebnisse unter fortpflanzungshygienische Gesichtspunkte werden uns im Verein mit der medizinischen Stammbaumforschung [2]) voraussichtlich dereinst die zurzeit noch ausstehenden zuverlässigen Aufschlüsse über das Vorhandensein und den Umfang degenerativer Tendenzen bringen.

---

[1]) Vgl. Abschnitt „Biometrie" von A. GOTTSTEIN im GOTTSTEIN-TUGENDREICHschen sozialärztlichem Praktikum. Berlin 1920.

[2]) Vgl. CRZELLITZER, A.: Art. „Familienforschung" im Handwörterbuch der sozialen Hygiene. Hrsg. von A. GROTJAHN und J. KAUP. Leipzig 1912.

Die Art dieser Untersuchungen weist sie aber vorwiegend dem
Gebiete der sozialen Hygiene zu, die selbstverständlich die
Verhütung der körperlichen Entartung in ihr Gebiet einbeziehen
muß, · weil sie nicht nur die Verallgemeinerung hygienischer
Kultur auf eine Gruppe nebeneinander stehender, gesellschaftlich
unter sich verbundener Individuen bezweckt, sondern auch auf
deren Nachkommen, mit denen sie generativ verbunden sind.
Aber nicht nur um des Zieles willen, sondern auch der Forschungsmethode nach fügen sich diese Untersuchungen zwanglos der
sozialen Hygiene ein. Bewegen sie sich doch zum größten Teil
auch auf einem Gebiete, das sich in verwickelter Weise zwischen
Medizin und Naturwissenschaften auf der einen, Statistik und
Sozialwissenschaften auf der anderen Seite ausdehnt.

Noch liegen diese Studien in ihren Anfängen, aber auch in
unserer sozialpathologischen Betrachtung konnte doch schon bei
den wichtigsten Krankheiten auf ihre Beziehungen zur menschlichen Fortpflanzung wenigstens in großen Zügen hingewiesen
werden. Wir können nach dieser Richtung unterscheiden: 1. Krankheiten, die jugendliche und kräftige Personen dahinraffen und
dadurch die Fortpflanzung unter allen Umständen .ungünstig
beeinflussen; hierher gehören zahlreiche Krankheiten der Säuglinge und der Kinder, namentlich die akuten Infektionskrankheiten und außerdem die tödlichen Unfälle; 2. Krankheiten, die
wahllos Rüstige und Minderwertige dahinraffen und dadurch
ebenfalls für die Fortpflanzung ungünstig sind. Hier sind besonders die akuten allgemeinen Infektionskrankheiten der Erwachsenen, ferner die auf Ernährung oder klimatische Einflüsse
zurückzuführenden Krankheiten zu nennen; 3. Krankheiten,
die vorwiegend minderwertige Personen vor dem fortpflanzungsfähigen Alter dahinraffen und dadurch die Fortpflanzung günstig
beeinflussen; 4. Krankheiten, die rüstige Personen zwar nicht
dahinraffen, aber unfruchtbar machen und dadurch die Fortpflanzung ungünstig beeinflussen, wie namentlich Syphilis und
Gonorrhöe; 5. Krankheiten, die Rüstige so schwächen, daß sie
zwar zur Fortpflanzung gelangen, aber Minderwertigkeit der
Nachkommen bedingen; doch ist es fraglich, ob dadurch wirklich erbfeste Minderwertigkeit entsteht oder eine solche nur
vorgetäuscht wird.
    Wie bei den einzelnen Krankheitsgruppen gezeigt worden ist,
werden bei ein und derselben Krankheit je nach den Umständen
und dem Alter der Kranken mehrere dieser Wirkungen beobachtet.
Die Frage der Beeinflussung der menschlichen Fortpflanzung

durch die Krankheiten ist ungemein verwickelt, und es ist kein Wunder, daß die Wissenschaft sich erst so spät damit beschäftigt. Trotzdem wäre es falsch, dem Walten entartender und verkümmernder Faktoren gegenüber die Hände in den Schoß zu legen. Obgleich wir hier erst in den Anfängen der Erkenntnis stehen, kennen wir doch schon manche Maßnahmen, die Fortpflanzung zu regeln und rationell zu beeinflussen. Gewiß gibt es Krankheiten, die die starken Konstitutionen verschonen, während sie die Schwächlinge dahinraffen, so daß eine weitgehende Verhütung dieser Krankheiten die Fortpflanzung ungünstig beeinflussen würde. Aber dieser Widerstreit läßt sich vermeiden, wenn man in das Gebiet der sozialen Hygiene eine sich sowohl auf genaue Kenntnis des Vererbungsvorganges als auch der bevölkerungsstatistischen Gesetzmäßigkeiten stützende sexuelle und generative Hygiene einbegreift. Zwar liegen auf diesem Gebiete gegenwätig noch keine Leistungen vor, die den Anspruch auf Allgemeingültigkeit erheben können; aber wir dürfen doch hoffen, daß auch dieser Zweig der Hygiene, der nur in enger Verknüpfung mit der Erforschung der wirtschaftlichen und kulturellen Zustände ausgebildet werden kann, in Zukunft ein fruchtbares Gebiet gemeinsamer Tätigkeit der Ärzte und Soziologen sein wird.

Anzeichen körperlicher Entartung treiben auch im blühendsten Volke ihr Unwesen. Es ist deshalb wichtig, ihre Überwindung und Beseitigung nicht dem Zufall, sondern einem planmäßigen Vorgehen zu überlassen, ganz gleich, ob diese verschiedenen degenerativen Tendenzen — jede körperliche oder geistige Minderwertigkeit, die sich über mehrere Geschlechter fortsetzt, ist bereits ein dem Laien sichtbares Anzeichen einer solchen Tendenz — bei unseren Kulturvölkern schon so wirksam und schon so verbreitet sind, daß sie einer allgemeinen Degeneration entgegengehen, oder ob das, wie wahrscheinlicher ist, noch nicht der Fall ist.

Selbst wenn man die Summe aller, die in irgendeiner Weise minderwertig sind, auf ein volles Drittel unserer Gesamtbevölkerung schätzt, braucht dieser betrübende Zustand noch nicht den Eintritt einer allgemeinen Entartung zu bedeuten. Es kommt alles darauf an, zu wissen, ob dieser Bruchteil der Minderwertigen in den einzelnen Kulturländern abnimmt oder zunimmt, und deshalb ist es so überaus wichtig, daß Bevölkerungsstatistik, Gebrechenstatistik, medizinische Stammbaumforschung und Anthropometrie nach der Richtung hin ausgebaut werden, daß wir diese Frage beantworten können.

Lehrt uns die Bevölkerungsstatistik, daß ein Volk sich in normaler Weise vermehrt, die Gebrechenstatistik, daß die Körperfehler von Jahrzehnt zu Jahrzehnt abnehmen, und endlich die Anthropometrie, daß Körpergröße, Brustumfang und andere für Beurteilung der Körperkonstitution wichtige Maße mindestens nicht sinken, so kann man von dieser Bevölkerung sagen, daß in ihr die Entartungserscheinungen keine Neigung haben, sich zu einer verhängnisvollen allgemeinen Entartung auszuwachsen. Ehe aber dieser Beweis nicht zahlenmäßig geführt ist, sollten wir uns doch vor jedem Optimismus hüten. Gerade weil wir heute wissen, daß die verschwundenen Kulturvölker der Vergangenheit keineswegs sich einer größeren Gesundheit und Körperkraft erfreut haben als wir, sondern ebenso sehr oder gar noch mehr von krankhaften Zuständen und Gebrechen geplagt worden sind, sollten wir uns an ihrem Schicksal ein Beispiel nehmen und uns nicht mit der Vorstellung beruhigen, daß ihr Verfall lediglich politischen und kulturellen Ursachen zuzuschreiben ist. Es ist höchstwahrscheinlich, daß bei ihnen auch eine weitgehende Verschlechterung des physischen Substrates stattgefunden hat und es deshalb erst einer vollständigen Erneuerung der Bevölkerung bedurfte, um auch eine neue Kultur hervorzubringen.

Zahlreiche Minderwertige haben ihren Defekt von den Eltern ererbt und werden, da diese Fehler in den meisten Fällen nicht ausreichen, sie unfruchtbar zu machen, ihre Minderwertigkeit auf ihre Nachkommen weitervererben. So sind unendliche Reihen von entarteten Konstitutionen denkbar, deren Ende nicht abzusehen ist, die aber doch einmal ihren Ursprung aus vollwertigen Personen genommen haben müssen. Neben der angeerbten muß es also eine frei entstandene, aber sich forterbende Minderwertigkeit geben, deren Zustandekommen uns allerdings noch vollkommen unklar ist.

Jedenfalls stehen wir gegenwärtig vor unendlichen Reihen schwacher Konstitutionen, die in der Vergangenheit aus unbekannter Ursache entstanden sind und ihre Minderwertigkeit auf dem Wege des Erbganges in eine ferne Zukunft weitergeben können. Sozialpolitik und Hygiene wirken mittelbar nicht auf die Verkleinerung dieses Kontingentes hin. Es wäre im Gegenteil möglich und ist auch mit guten Gründen behauptet worden, daß der durch soziale Fürsorge gewährleistete Schutz der Schwächlinge diese vor einem für die Verhütung der Entartung wünschenswerten schnellen Dahinsterben bewahre und so die Entartungstendenz begünstige.

Dieser Einwurf ist durchaus berechtigt. Denn wenn wir oben

sahen, daß es Krankheiten gibt, die unmittelbar eine Entartung rüstiger Personen hervorrufen und deren Beseitigung auch entartungsverhütend wirkt, so dürfen wir doch auch nicht übersehen, daß es weitverbreitete Krankheiten gibt, zu denen die Individuen infolge ihrer schwachen Konstitution veranlagt sind, daß diese Krankheiten die Neigung haben, derartige Individuen aus der Fortpflanzung auszuschalten, und daß wir daher diese ungünstig beeinflussen, wenn wir durch Heilkunde, Hygiene und soziale Fürsorge solche Krankheiten zurückdämmen oder beseitigen. Das gilt namentlich von den Nerven-, Herz- und Lungenkrankheiten.

Andererseits können wir unmöglich diesen Personen die hygienische Obsorge nur deshalb entziehen, damit sie vielleicht ein paar Jahre früher sterben und etwas weniger Nachkommen haben, zumal auch dieses Ergebnis noch fraglich wäre, da sie ja auch gegenwärtig, wo der Schtuz der Schwachen noch wenig ausgebildet ist, schon massenhaft minderwertige Nachkommen in die Welt setzen. Daher muß diese zweite Wurzel der Entartungserscheinungen von einem ganz anderen Punkte angefaßt werden: von dem der unmittelbaren Beeinflussung des Fortpflanzungsgeschäftes, das wir nicht mehr der Naivität und dem Zufall überlassen dürfen, sondern durch eine sorgfältige generative Hygiene rationell gestalten müssen. Der Inhalt dieser Fortpflanzungshygiene, die man nach dem Vorgange GALTONS treffend auch mit dem Worte Eugenik bezeichnen kann, läßt sich gegenwärtig nur in großen Zügen voraussehen; es wird natürlich hauptsächlich darauf ankommen, die Minderwertigen durch die Maßnahmen der Geburtenprävention an der Erzeugung von unerwünschten Nachkommen zu hindern. Hoffentlich wird uns eine nähere Kenntnis der Vererbungsgesetze, die uns Biologie, Vererbungsstatistik und medizinische Stammbaumforschung zu liefern anschicken, bald in den Stand setzen, hierfür bestimmte Regeln aufzustellen.

Aus der biologischen Erblichkeitsforschung, die insbesondere seit der Wiederentdeckung der MENDELschen Kreuzungsregeln außerordentliche Fortschritte gemacht hat und weitere in naher Zukunft erwarten läßt, haben sich leider bis jetzt noch keine klaren, eindeutigen und einfachen Regeln für eine Hygiene der Fortpflanzung gewinnen lassen. Zweifellos wird die Zukunft uns von dieser Seite her einmal eine exakte biologische Unterlage für die Erkenntnis des Wesens der Entartung bringen, namentlich soweit unerwünschte Kreuzungen in Frage kommen. Solange das jedoch noch nicht der Fall ist, dürften wir doch wohl in erster

Linie auf statistische und medizinische Ermittelungen einiger
komplexer Erscheinungsformen der Entartung angewiesen sein.
Das Wichtigste, das die Vererbungsbiologie der Fortpflanzungshygiene bisher gelehrt hat, ist der Grundsatz, der den Soziologen
und Sozialpolitikern so schwer verständlich ist, daß nämlich **die
vom Individuum während seines Lebens erworbenen
Eigenschaften sich nicht vererben**, eine Besserung der
Erbwerte einer Generation also nur dadurch - entstehen kann,
daß sich die Tüchtigen stärker vermehren als die Schwächlinge
oder letztere gänzlich aus der Fortpflanzung ausgeschaltet werden.
Die „Ertüchtigung" des einzelnen, so wertvoll sie an sich vom
hygienischen Gesichtspunkte ist, macht den Nachkommen, falls
seine Erbwerte nicht dementsprechend sind, ebensowenig tüchtig
als die seit Jahrtausenden bei manchen Völkern übliche Beschneidung die Knaben ohne Vorhaut auf die Welt kommen läßt.
Eine zweite negative, aber doch auch sehr wichtige Feststellung ist die Erkenntnis, daß man aus den **Eigenschaften
eines Individuums nur sehr unbestimmt auf seinen
generativen Wert schließen kann**, weil zahlreiche gute
oder schlechte Anlagen nur in verdeckter Form vererbt werden.
Die Fortschritte der Vererbungsbiologie haben uns zunächst gelehrt, daß die Kreuzungsregeln viel zu verwickelt sind, als daß
man — von einigen selten vorkommenden Anlagen abgesehen —
bereits angeben könnte, welche Anlagen voraussichtlich bei der
Paarung bestimmter Individuen bei deren Nachkommen vorherrschen werden. Durch eine arztliche Eheberatung im einzelnen
Falle, deren Vorzüge zunächst noch mehr auf anderem Gebiete
als dem der Eugenik liegen, kann also beim gegenwärtigen Stande
der menschlichen Erbkunde noch nicht sehr viel im Sinne der
Vermeidung minderwertiger Nachkommen erzielt werden. Doch
wird sich gewiß im großen und ganzen sagen lassen können,
ob die betreffenden Paare zu den fortpflanzungstüchtigen Individuen gehören oder nicht. Und wenn tausend solcher Paare
sich stärker vermehren als tausend Paare, bei denen man bei
einem oder beiden Partnern ererbte Minderwertigkeiten vorfindet, so wird das generativ einen großen Unterschied ausmachen.
Wenn auch nur schwer für einzelne Individuen, so doch für
Gruppen wird es also auch gegenwärtig schon möglich sein,
zu sagen, ob ihre Fortpflanzung erwünscht ist oder nicht. [1]

---

[1] Über menschliche Erbkunde vgl. BAUR, E., FISCHER, E., und
LENZ, F.: Grundriß der menschlichen Erblichkeitslehre und Rassenhygiene, Band I: Menschliche Erblichkeitslehre, 305 S., 1921,

Wie bereits ausgeführt, haben wir auch in der Verallgemeinerung des Asylwesens ein humanes und wirksames Mittel, den menschlichen Artprozeß durch Abhaltung ganzer Gruppen von Minderwertigen von der Fortpflanzung in großem Maßstabe günstig zu beeinflussen. Auch wäre es denkbar, daß die freiwillige Ehelosigkeit nicht mehr wie bisher vorwiegend aus religiösen oder wirtschaftlichen, sondern aus fortpflanzungshygienischen Gründen übernommen würde; aber es hieße doch dem springenden Punkte ausweichen, wenn man verschwiege, daß die Geburtenprävention alles in allem doch das wichtigste Mittel der Fortpflanzungshygiene sein wird. Hier ergibt sich aber die große Gefahr, daß die Präventivmaßnahmen zugleich auch von jeher das Mittel sind, die Bevölkerungsvermehrung zu hemmen und die Quantität der Bevölkerung unabhängig von der Sorge für die Qualität zu beeinflussen. In der Tat wird denn ja auch bei den Völkern des europäischen Kulturkreises bereits seit Jahrzehnten die Prävention in einer Ausdehnung angewandt, die den Bevölkerungsauftrieb, der zur kulturellen Behauptung erforderlich ist, beeinträchtigt und schließlich Bevölkerungsstillstand oder gar Bevölkerungsrückgang verursacht. Ganz abgesehen von den wirtschaftlichen und politischen Gefahren, die mit einer Verminderung der Bevölkerungsquantität verknüpft sind, kann diese auf die Dauer aber auch nicht ohne Rückwirkung auf die Qualität bleiben, wirkt also an sich wieder entartend; denn einmal wird, wenn die auf eine Familie fallende Zahl von Kindern nur gering ist, die Rate der Erstgeborenen, die anscheinend im Durchschnitt geringwertiger ausfallen als die späteren Früchte, viel größer werden als bei einem Volke mit kinderreichen Familien, sodann wird aber auch die Anspannung der schwächlichen Volksglieder zur Behauptung der Kulturstellung eine viel größere sein als bei den Völkern mit wachsender Bevölkerungszahl. Es ist also auch vom Standpunkte der Erhaltung der Qualität unbedingt erforderlich, daß die Bevölkerung einen gewissen Auftrieb, d. h. einen Überschuß der Geburten über die Todesfälle aufweist, und deshalb bedeutet es allerdings eine Gefahr, wenn die Methoden der Geburtenprävention dazu mißbraucht werden, die Zahl der

---

Band II: Menschliche Auslese und Rassenhygiene, 250 S., 1921; LAQUER, B.: Eugenik und Dysgenik, 62 S., 1914; SIEMENS, H. W.: Die biologischen Grundlagen der Rassenhygiene, 80 S., 1917; SIEMENS, H. W.: Einführung in die allgemeine Konstitutions- und Vererbungspathologie, 229 S., 1921. — Vgl. fortl. Lit. allj. in Abschnitt VIII der GROTJAHN-KRIEGELschen Jahresberichte über soziale Hygiene.

Kinder ganz unabhängig von ihrem konstitutionellen Werte erheblich zu vermindern.

Diesen Mißbrauch der Geburtenprävention finden wir gegenwärtig in einigen Bevölkerungsschichten sehr weit verbreitet, und zwar wird es hier ausschließlich aus privatwirtschaftlichen und Bequemlichkeitsgründen angewandt, fast niemals aus eugenischen Rücksichten, die der Massenpsyche gegenwärtig leider noch völlig fern liegen.

Bei der Anwendung der Präventivmittel zu eugenischen Zwecken ist in Zukunft nach ganz bestimmten Regeln zu verfahren, deren Befolgung auf der einen Seite die naive Produktion zahlreicher und minderwertiger, sich überstürzender, zur unpassenden Zeit erscheinender Früchte verhindert und auf der anderen Seite eine den Bevölkerungsauftrieb sichernde Anzahl rüstiger, vollwertiger, in richtigen Zeitabständen folgender, in der zur Aufzucht günstigsten Zeit geborener Kinder gewährleistet. Die Geburtenprävention als Mittel der Fortpflanzungshygiene kann daher nicht fortan dem subjektiven Belieben jedes Elternpaares freigegeben werden. Sie muß vielmehr sorgfältig in allen Einzelheiten ausgebildet werden als eine Art generativer Diät, die den Bedürfnissen des Individuums und denen der Art möglichst in gleichem Maße gerecht wird, im Falle eines Widerstreites jedoch die letzteren bevorzugen muß. Diese generativen Diätregeln liegen zur Zeit erst in groben Umrissen vor und harren noch ihrer sorgfältigen Durcharbeitung. Aber der zurzeit noch geringe Bestand allgemein gültiger Erkenntnisse auf diesem jungen Wissensgebiet mehrt sich von Jahr zu Jahr und läßt schon heute mit Sicherheit erkennen, daß in absehbarer Zeit die Menschen durch den Fortschritt der Wissenschaft in den Stand gesetzt werden, nicht nur den im Volke umgehenden Entartungstendenzen wirksam zu begegnen, sondern sogar die menschliche Fortpflanzung im Sinne einer Aufartung positiv zu beeinflussen.

Die Entwicklung der Technik der Prävention unerwünschter Nachkommen wird hier noch weitere Triumphe feiern. Der eugenische Wert der von richtiger Stelle angewandter Präventivmittel rechtfertigt daher schon allein ihre Existenz und Verbreitung.

Außer diesen eugenischen und im weiteren Sinne rassenhygienischen Zwecken ist die Prävention auch berufen, der Rassenhygiene im engeren Sinne der Bedeutung dieses Wortes insofern zu dienen, als durch ihre systematische Anwendung als minderwertig vorauszusehende Kreuzungen der Angehörigen einander fernstehender Rassen und die Bildung unerwünschter Mischlingsrassen verhindert werden kann. Gegenwärtig sind diese Mischlinge eine große Ver-

legenheit der kolonisierenden Völker und zugleich eine Quelle der
Verderbnis für die rassenreinen Eingeborenen der Kolonien. Namentlich in den tropischen Ländern, die nie von den weißen Kolonisatoren
wirklich besiedelt, sondern nur vorübergehend besetzt werden können,
liegt ein großes Interesse vor, daß die eingeborene Bevölkerung rasse-
kräftig erhalten bleibt, weil nur sie die zur Kultivierung und Ex-
ploitation erforderlichen Arbeiten ausführen können. Nur allzu häufig
bildet sich aber gegenwärtig in den tropischen und subtropischen
Kolonialländern eine Zwischenschicht von Mischlingen, die nicht
fähig sind, die Kultur der Weißen zu verdauen, und nur dazu beitragen, die eingeborenen Stämme und ihre bodenständigen Organisationen zugrunde zu richten.

Es ist daher erfreulich, daß in den letzten Jahrzehnten das von
dem englischen Soziologen Galton eingeführte Wort „Eugenik" sich
auch in Deutschland neben dem Ausdruck „Rassenhygiene" durchsetzt. Durch eine Vermeidung des mißverständlichen Wortes „Rasse"
wird zum Ausdruck gebracht, daß die Lehren der Eugenik sich auf
Betrachtungen gründen, die auf jede generativ zusammenhängende
Gruppe anwendbar sind, mögen sie nun eine „Rasse" betreffen,
welche sie wollen, hier natürlich das Wort im ursprünglichen völkerkundlichen Sinne genommen.

Vielleicht ist es überhaupt zweckmäßig, das Wort „Rassenhygiene" der Völkerkunde zu überweisen und damit die Wertung der
Veränderungen zu bezeichnen, die ethnische Einheiten durch innere
oder äußere Bevölkerungsverschiebungen, Wanderungen, Vermischung
mit Nebenvölkern, Siedelungswesen usw. erfahren. Denn auch diese
Wandlungen drängen immer mehr auf eine wissenschaftliche Erfassung. Eine solche müßte sich von allen Gefühlsbetonungen, die
gegenwärtig die Ansichten über diese Dinge ausschließlich beherrschen,
frei machen und sich lediglich auf Tatsachen stützen, die bereits
vorliegen und in der Gegenwart durch empirische Beobachtung
jederzeit nachgeprüft werden können. So könnten namentlich die
bisherigen unfruchtbaren Diskussionen über die „Reinheit" einer
Rasse, soweit diese aus der Vergangenheit bewiesen oder wegdispu-
tiert werden soll, füglich unterbleiben. Denn es ist ganz gleichgültig, ob eine Rasse rein oder nicht rein ist, wenn nur die Merkmale
des dauernden generativen Zusammenhanges und der Vererbbarkeit
körperlicher und geistiger Eigentümlichkeiten vorhanden sind. Die
Verfänglichkeit der Beschäftigung mit der Rassenfrage wird aufhören, wenn erst der an aller Verwirrung schuldige Begriff der Reinheit nicht nur aus der Definition, sondern auch aus der Wertung
ser Rassen ausscheidet. Die volle Gleichwertigkeit der Rassen
war ein Traum, den die Völkerkunde wohl endgültig als solchen
kennen gelehrt hat. Allerdings ist zuzugeben, daß es unendlich
schwer ist, ein Maß für die Wertung zu finden.

Objektiv gewertet werden kann eine Rasse nur nach ihren kulturellen Leistungen, wie die Geschichte sie überliefert hat. Dieser
Maßstab läßt von den jetzt noch lebenden drei Rassen oder besser
Rassengemische von besonders hohem Werte erkennen: die jüdische, die
germanische und die romanische. Diese drei, allen voran die jüdische,
haben durch ihre Geschichte ihre hohe Kulturfähigkeit bewiesen,
ganz gleich, ob sie reine oder, was wohl sicher ist, stark gemischte
Rassen sind. Wie sie also sind, so sind sie gut und bewährt. Für diese

drei großen Kulturrassen liegt jedenfalls kein Bedürfnis vor, sich mit Rassen zu vermischen, deren Kulturfähigkeit zwar bis zum Beweise des Gegenteiles subjektiv anzunehmen, aber objektiv doch immer erst noch abzuwarten ist. Wenn solche Vermischungen trotzdem vorkommen, sei es nun aus individueller Erotik oder aus geographischen oder sozialen oder nationalen Gründen, so ist damit noch nicht ohne weiteres gesagt, daß sie zweckmäßig sind. Hier liegen in der Tat Fragen, die der voraussetzungslosen Forschung wert sind. Es wäre zweckmäßig, diese Forschungen als Rassenbiologie und Rassenhygiene zu bezeichnen und damit deutlich von der Eugenik oder allgemeinen menschlichen Fortpflanzungshygiene zu unterscheiden.

Rassenhygiene und Eugenik gehören noch nicht zu den festfundierten Wissenschaften, aber schon heute läßt sich erkennen, daß sie in absehbarer Zeit solche sein werden und dann auch mit ganz bestimmten Forderungen an Ärzte, Volkswirte und überhaupt an die gesamten Elternpaare herantreten werden, Forderungen, in denen die Anwendung der Präventivmittel eine große Rolle spielen wird.

Die Möglichkeit jedoch, daß dieses wichtige Mittel der Rationalisierung der Fortpflanzung, angewandt an falscher Stelle und im falschen Ausmaße, die Fortpflanzung nach der quantitativen Seite in verhängnisvoller Weise beeinträchtigen kann, erfordert im folgenden eine besondere Betrachtung, zumal die Erscheinung des Geburtenrückganges unter den Völkern der westeuropäischen Kulturkreise ohnehin zu dem Zentralproblem der sozialen Hygiene zu werden verspricht.

VI. Die quantitative Rationalisierung der menschlichen Fortpflanzung.

Von
A. Grotjahn.

Für die Hebung der Qualität der Menschen könnte, wie wir im vorigen Abschnitt gesehen haben, die Anwendung der empfängnisverhütenden Methoden das wichtigste Mittel sein. Bisher haben sie aber leider vorwiegend nur dazu geführt, die Quantität der Bevölkerung zu verringern. Hier liegt in der Tat die große Gefahr vor, daß diese Mittel ausschließlich zur Verminderung der Quantität angewandt werden, ohne daß die Qualität sich bessert.

Im Laufe des neunzehnten Jahrhunderts hat sich die Bevölkerung Europas ungeheuer vermehrt. Von den europäischen Staaten zeigte das größte Wachstum Rumänien, wo die Bevölkerung vor dem Kriege jährlich 1,94 % zugenommen hat; dann folgten Bosnien mit 1,60, Bulgarien mit 1,54, Griechenland mit 1,52 und Serbien mit 1,51 %. Nicht weit zurück steht Deutschland mit einer jährlichen Zunahme von 1,46 %. Dann kommt Rußland mit 1,37, Polen mit 1,38, Finnland mit 1,37 % Zunahme. Die übrigen europäischen Staaten stehen in folgender Reihe: Niederlande 1,23, Dänemark und Norwegen 1,11, Schweiz 1,09, Ungarn 0,98, Belgien 0,98, Großbritannien 0,90, Österreich 0,90, Spanien 0,83, Luxemburg 0,87, Schweden 0,71, Italien 0,69 und Frankreich 0,15 %.

Die alten Hemmungen der Bevölkerungsvermehrung — Krieg, Seuche, Hungersnot — sind im Laufe des neunzehnten Jahrhunderts in den Hintergrund getreten, und die bewußte Regelung durch Anwendung von Präventivmitteln hat sich erst in den letzten Jahrzehnten verbreitet, so daß ihre Wirksamkeit gegenüber dem schnellen Sinken der Sterblichkeit noch nicht allgemein ins Gewicht fallen konnte. Dieser Bevölkerungszuwachs ist also durchaus einer eigenartigen und sicher bald vorübergehenden Konstellation zu verdanken. Er darf deshalb nicht zu Ableitung einer Gesetzmäßigkeit, die auf Vergangenheit und Zukunft angewendet werden könnte, benutzt werden.

Es ist nicht verwunderlich, daß angesichts dieser außerordentlichen Bevölkerungszunahme die Volkswirte und Statistiker eine gewisse Zeit gebraucht haben, um überhaupt einen Geburtenrückgang anzuerkennen oder, nachdem sie nicht umhin konnten, ihn zuzugeben, diesen Rückgang als etwas anderes als eine der früher schon beobachteten vorübergehenden Senkungen in der wellenförmigen Bevölkerungsbewegung anzusehen.

Der Statistiker pflegt unter Fruchtbarkeitsziffer die Zahl der Geburten zu verstehen, die innerhalb eines Jahres auf 1000 Frauen im gebärfähigen Alter, das in der Regel als die Jahre von 15 bis 50 während angenommen wird, gezählt werden. Solange noch der naive Typus der Fruchtbarkeit herrscht, konnte diese Zahl wohl auch als der natürliche Ausdruck der Fähigkeit zum Hervorbringen von Nachkommen gelten. Seit dem Eindringen des Präventivverkehrs ist das jedoch nur noch bei einem in seiner Ausdehnung nicht bekannten Bruchteile der Ehefrauen der Fall. In Zukunft dürfte bei uns ebenso wie in den Ländern gleicher Kulturstufe das, was die Statistiker „Fruchtbarkeitsziffer" nennen, nicht der Ausdruck der natürlichen Fruchtbarkeit, sondern vorwiegend der des Willens zum Kinde sein.

Die Fruchtbarkeitsziffer der Statistiker bezieht sich auf 1000 weibliche Personen ohne Rücksicht, ob sie verheiratet sind oder nicht. Für unsere Beobachtung ist die Zahl wichtiger, die angibt, wieviel Nachkommen die verheirateten Frauen zur Welt bringen. Denn gerade die Feststellung des Rückganges der ehelichen Geburten ist für den Gang der Untersuchung von ausschlaggebendem Werte.

Nach HINDELANG [1]) kamen auf 1000 verheiratete Frauen im Alter von 15—50 Jahren durchschnittlich:

		1876/85	1886/95	1896/1905	also Rückgang um
in	Deutschland . .	268	258	243	24 Geburten
„	England	250	229	203	47 „
„	Belgien . . .	264	236	213	51 „
„	Holland	294	286	272	21 „
„	Dänemark . . .	244	235	217	27 „
„	Frankreich . .	167	150	130	37 „

Eine Zusammenstellung von M. KAHLE [2]) gewährt von dem Geburtenrückgang bei den europäischen Völkern folgendes Bild:

---

[1]) HINDELANG: Die eheliche und,uneheliche Fruchtbarkeit mit besonderer Berücksichtigung Bayerns. Heft 71 der Beiträge zur Statistik des Königreichs Bayern. München 1909.

[2]) KAHLE, M.: Geburten und Säuglingssterblichkeit im Lichte der Fortpflanzungsökonomie. Eine sozialstatistische Studie. Leipzig 1916. Die Zusammenstellung stützt sich für 1861—1900 auf die

Im Durch-schnitt der Jahres-strecken	Deutsches Reich Geburtenziffer	Österreich Geburtenziffer	Ungarn Geburtenziffer	Schweden Geburtenziffer	Norwegen Geburtenziffer	Dänemark Geburtenziffer	England Geburtenziffer	Schottland Geburtenziffer	Holland Geburtenziffer	Italien Geburtenziffer	Schweiz Geburtenziffer	Frankreich Geburtenziffer
1861/70	37,2	38,2	43,0	31,4	30,9	30,7	35,2	35,0	30,7	37,6	29,7	26,3
1871/80	39,1	39,0	43,4	30,5	30,9	31,9	35,5	34,9	31,5	36,9	30,8	25,4
1881/90	36,8	38,0	44,2	28,3	31,0	32,0	32,5	32,3	32,0	37,6	28,2	23,9
1891/1900	36,1	37,1	40,5	27,2	30,3	30,2	29,8	30,3	30,2	34,9	28,2	22,2
1901/02	35,4	37,0	38,3	26,7	29,2	29,5	28,5	29,3	32,0	32,9	28,9	21,8
1903/04	33,9	35,5	36,8	25,7	28,3	28,8	28,2	29,2	31,5	32,3	27,3	21,0
1905/06	33,0	34,6	36,3	25,7	27,0	28,4	27,2	28,6	30,6	32,4	26,9	20,5
1907/08	32,2	34,0	36,8	25,6	26,4	28,4	26,6	27,9	29,8	32,7	26,3	19,9
1909/10	30,4	33,0	36,7	25,1	26,3	27,8	25,4	26,7	28,8	33,0	25,2	19,5
1911/12	28,4	31,4	35,6	23,8	25,7	26,7	24,1	25,7	27,9	31,9	24,1	18,8
1920	26,8						25,5					21,3
1921	26,1						22,4					

Sehr anschaulich bringt auch den allgemeinen Geburten-rückgang eine Tabelle zum Ausdruck, in der OLDENBERG [1]) die von NEWSHOLME [2]) und STEVENSON nach der Altersbesetzung korrigierten Fruchtbarkeitsziffern im Zeitraum von 1880—1903 (die eheliche und uneheliche Fruchtbarkeit) wiedergibt. Diese fiel in den Jahren 1880 bis 1903:

in Österreich . . . . bis 1 %		in Dänemark . . . bis 18 %
„ Norwegen . . . . „ 6 %		„ Schottland . . „ 18 %
„ Schweden . . . . „ 6 %		„ England . . . . „ 22 %
„ Italien . . . . . „ 9 %		„ Neu-Seeland . . „ 24 %
„ Preußen . . . . . „ 12 %		„ Sachsen . . . . „ 31 %
„ Bayern . . . . . „ 13 %		„ Belgien . . . . „ 31 %
„ Deutschland . . . „ 14 %		„ Viktoria . . . . „ 33 %
„ Frankreich . . . . „ 16 %		„ Neusüdwales . . „ 47 %

Die Wucht dieser Zahlen macht es unmöglich, in dem Be-völkerungsrückgang etwas Zufälliges oder Vorübergehendes zu sehen. Es handelt sich vielmehr um eine hochbedeutsame Er-scheinung in der Bevölkerungsbewegung der Völker des west-

Statistique intern. d. mouv. d. l. popul., ergänzt nach: JURASCHECK: Entwicklung der Fruchtbarkeit der Völker Europas, XIV. Kongr. f. Hyg. u. Demogr.; für 1901—1912 berechnet nach Statistik des Deutschen Reiches, Bd. 223 und 266; 1920/21 ergänzt vom Verf.

[1]) OLDENBERG, P.: Über den Rückgang der Geburten- und Sterbeziffer. Arch. f. Sozialwiss. u. Sozialpolitik. Septemberheft 1911. S. 461.

[2]) NEWSHOLME und STEVENSON: The decline of human fertility in the United Kingdom and other countries, as shown by corrected birth-rates. Journ. of the Statistical Society. London 1906.

europäischen Kulturkreises, vielleicht der wichtigsten, über die
je die Bevölkerungsstatistik zu berichten hatte. Es ist ohne weiteres klar, daß ein so großer Unterschied, wie
er z. B. im Verhältnis Frankreichs zu den Nachbarstaaten zutage
tritt, auf die Dauer nicht ohne Einfluß auf die Stellung eines
Volkes bleiben kann. Zählte doch zu Beginn des neunzehnten
Jahrhunderts Frankreich 27 Millionen, das gegenwärtig von
Deutschland eingenommene Gebiet 23 Millionen und England
mit Wales nur 9 Millionen Einwohner, während am Ende des
neunzehnten Jahrhunderts trotz der großen Auswanderung
England mit Wales 31 Millionen, Deutschland 53 und Frankreich
nur 39 Millionen zählte.

Wenn in früheren Jahrhunderten die Bevölkerung abnahm, so
war das die Schuld der Kriege, Seuchen und Hungersnöte, also
äußerer Ursachen, die auch äußerer Einwirkung zugänglich waren,
oder deren Wirksamkeit durch die Tüchtigkeit des betreffenden
Volkes und durch die Kulturentwicklung behoben werden konnte.
Bei dem Bevölkerungsstillstand oder Bevölkerungsschwund in
unserer Zeit handelt es sich um innere, die Familie angehende
Verursachungen, die durch die kulturelle Überwindung der
äußeren Ursachen unberührt bleiben. Die Überwucherung
durch Nachbarvölker kann bei den Kulturvölkern
also nur durch die eigene Bevölkerungsbewegung
bekämpft werden. Damit ist das Kampffeld eines
Volkes um seine Behauptung unter den Nachbar-
völkern von Grund aus verschoben. Nicht mehr
Kriegsrüstungen stehen in erster Linie, sondern im Schoß
der Familie, die allein die Aufzucht der hinreichend großen
Schar von Nachkommen ermöglichen kann, ruht die Zukunft eines Volkes.

Warum verschwindet der Adel, wenn er keinen Zuzug aus den
unteren Kreisen erhält? Nicht weil er entartet, sondern weil er
aus zahlreichen Gründen keine hinreichend große Zahl Kinder
hervorbringt.

Warum pflanzt sich die städtische Bevölkerung auf die Dauer
nicht aus sich selbst fort, sondern müßte ohne fortwährende,
reichliche Zuwanderung vom Lande aussterben? Nicht weil die
städtische Lebensweise entartend wirkt, sondern nur weil sie der
Aufzucht reichlicher Nachkommen hinderlich ist.

Warum sind die Griechen und Römer verschwunden, während
die Juden das Kommen und Gehen aller Völker des geschichtlichen
Altertums und Mittelalters überdauert haben? Nicht weil sie
qualitativ entarteten, sondern weil sie ihre Bevölkerungszahl

nicht mehr durch eigene Fortpflanzung, sondern nur durch Heranziehen von Sklaven und Fremden erhielten, während es den Juden
bis in unser Jahrhundert gelang, sich durch Sitte, Gesetz, Kon-
vention und Wirtschaftsführung eine alle ·Einbußen über-
kompensierende quantitativ ergiebige Fortpflanzung zu sichern.
Dauernde Verminderung der Bevölkerungsmenge
kann also nicht nur, sondern muß mit Sicherheit
zum Untergange eines Volkes, zum Völkertode
führen. Die Geburtenprävention an unrechter Stelle und im großen
Maßstabe kann die Klippe werden, an der Kulturnationen zer-
schellen.

Die Bevölkerungsbewegung des Deutschen Reiches zeigt
äußerlich seit der Reichsgründung ein durchaus erfreuliches Bild,
das von Volkszählung zu Volkszählung steigende Zahlen aufweist.
Werden aber die Verhältniszahlen zum Ausgangspunkt der Beobachtung gemacht, so ergeben sich sofort Bedenken gegen die
Annahme, daß diese absolute Zunahme durch etwas anderes
verursacht sein könnte als durch einen vorübergehenden, von
besonderen Zeit- und Kulturzuständen bedingten Abfall der
Sterblichkeit.

Denn bezogen auf das Tausend der Bevölkerung wurden
gezählt:

im Jahre	Geburten	Todesfälle	Überschuß der Geburten über die Sterbefälle
1872	41,09	30,62	10,47
1873	41,30	29,89	11,41
1874	41,75	29,39	13,36
1875	42,31	29,32	12,99
1876	42,61	28,06	14,55
1877	41,64	28,05	13,59
1878	40,45	27,84	12,61
1879	40,47	27,21	13,26
1880	39,12	27,52	11,60
1881	38,50	26,92	11,57
1882	38,71	27,21	11,49
1883	38,03	27,30	10,73
1884	38,72	27,45	11,27
1885	38,51	27,16	11,35
1886	38,50	27,63	10,87
1887	38,33	25,62	12,71
1888	37,96	25,12	12,84
1889	37,74	25,02	12,72
1890	36,97	25,59	11,38
1891	38,25	24,67	13,58
1892	36,94	25,31	11,63

im Jahre	Geburten	Todesfälle	Überschuß der Geburten über die Sterbefälle
1893	37,99	25,82	12,17
1894	37,09	23,52	13,57
1895	·37,34	23,38	13,96
1896	37,53	22,06	15,46
1897	37,17	22,52	14,65
1898	37,31	21,74	15,57
1899	37,02	22,63	14,39
1900	36,77	23,21	13,56
1901	36,89	21,81	15,09
1902	36,19	21,86	15,63
1903	34,94	21,07	13,87
1904	35,18	20,65	14,53
1905	34,00	20,84	13,16
1906	34,08	19,20	14,88
1907	33,20	18,98	14,22
1908	32,97	19,01	13,97
1909	31,91	18,07	13,84
1910	30,72	17,10	13,62
1911	29,48	18,16	11,33
1912	29,12	16,42	12,70
1921	26,1	14,8	11,3

Aus diesen Zahlen erhellt ohne weiteres, daß der Überschuß lediglich dem Sinken der Sterblichkeit verdankt wurde, der das Sinken der Geburtlichkeit bisher noch bei weitem überkompensierte.

Am deutlichsten tritt der Geburtenrückgang in der großstädtischen Bevölkerung in Erscheinung und hier wieder besonders in Berlin. Denn H. SILBERCLEIT [1]) stellte fest, daß 1911 trotz der Verdoppelung der Bevölkerung seit 1876 in Berlin dennoch 1464 Kinder weniger geboren wurden als in jenem genannten Jahre, nämlich 44834 gegen 46298. Die Geburtenziffer fiel innerhalb der gedachten 37 Jahre von 47,19 auf 21,64 auf das Tausend der mittleren Bevölkerung, also um 54,1 %! Die kleinste Geburtenzahl haben aber die westlichen Vororte Berlins, die vorwiegend von den wohlhabenden Bevölkerungsschichten bewohnt werden. Es wurden auf das Tausend der Einwohner gezählt Lebendgeborene:

	1909	1910	1911
in Charlottenburg	20,7	19,4	18,9
„ Wilmersdorf	18,5	16,3	15,6
„ Schöneberg	18,3	16,4	15,3

Wenn man bedenkt, daß gerade in diesen Städten ein besonders hoher Prozentsatz von im mittleren Lebensalter stehenden Personen lebt, so erhellt, daß hier die französischen Zustände bereits erreicht, wenn nicht übertroffen sind.

---

[1]) SILBERGLEIT, H.: Der Geburtenrückgang in Berlin. Statistische Monatsberichte Groß-Berlins. 3. Jahrg. 1912. H. 7.

Das Verhalten Berlins und der Großstädte überhaupt hat aber eine mehr als örtliche Bedeutung, da es bis zu einem gewissen Grade für die übrigen Bewohner Deutschlands vorbildlich ist. Es ist nicht undenkbar, daß sich hier nur abspielt, was wir im größeren Maßstabe in Zukunft auch bei der Gesamtbevölkerung zu erwarten haben, zumal gegenwärtig schon jeder fünfte Deutsche ein Großstädter ist, während es bei der Reichsgründung erst jeder zwanzigste war.

Deutschland stand vor Kriegsbeginn mit einer Geburtenzahl von 29 in der Mitte zwischen seinem östlichen Nachbar Rußland mit 45 und seinem westlichen Frankreich mit 19; aber es hat namentlich nach dem Weltkrieg die Neigung, sich nach der französischen Zahl hin zu entwickeln. Es ist also mit den Maßnahmen, den Geburtenrückgang zum Halten zu bringen, in der Tat keine Zeit zu verlieren.

Da die Ursache des Geburtenrückganges, die Anwendung der Präventivmittel, sich nicht aus der Welt schaffen läßt, was auch aus medizinischen und eugenischen Gründen bedauerlich wäre, so gibt es nur eine Möglichkeit, den großen Gefahren des Geburtenrückganges zu begegnen: die Regelung der menschlichen Fortpflanzung im Sinne einer bewußten Produktion einer genügend großen Anzahl rüstiger Nachkommen.

Gelingt es, diese Regelung durch einen billigen Ausgleich zwischen den Interessen der einzelnen Paare und den nationalen und sozialen Bedürfnissen des Volksganzen zu finden, so wird sich die Geburtenprävention aus einem Instrument des Gattungsselbstmordes, das sie gegenwärtig zu werden droht, in ein solches der Rassen- und Volksverbesserung umwandeln lassen.

Um in der Frage der Geburtenprävention richtig entscheiden zu können, empfiehlt es sich, zwei Typen der Volksvermehrung zu unterscheiden: den naiven und den rationellen.

Der naive Typus besteht darin, daß die Elternpaare so viele Kinder kommen lassen, als immer nur kommen wollen. Das Leben der Frau ist hier völlig ausgefüllt von Schwangerschaft, Wochenbett, Stillzeit, die sich, nur durch Fehl- und Frühgeburten unterbrochen, immer wiederholen. Erträglich ist dieser Zustand unter rein ländlichen Verhältnissen, bei denen die Aufzucht der Kinder keine besonderen Schwierigkeiten macht, und bei allgemein üblichem Selbststillen der Säuglinge, das dem schnellen Konzipieren nach der Geburt eine gewisse Schranke auferlegt. In den früheren Epochen der Geschichte, in denen die Völker nur von Hungersnot, Seuche und Krieg ständig großen Verlusten an Menschenleben ausgesetzt waren, konnte allein dieser Typus das Weiterbestehen eines Volkes verbürgen. Sitte, Sittlichkeit und Recht taten daher wohl, wenn sie — meistens im Gewande religiöser Vorschriften — diesen Typus stützten. In der Tat ist ihm das Verdienst zuzuerkennen, daß es fähig ist, ein Volk auch über die denkbar schwersten Einbußen von Menschenleben fortzuhelfen. Auf der anderen Seite hat dieser Fortpflanzungstypus aber Härten, die mit steigender Kultur schwer empfunden werden. Er läßt sich nur aufrechternalten durch eine rücksichtslose Ausbeutung der Kräfte der Frauen, die in der Regel mit dem Ausschluß der Frauen von den Kulturgütern überhaupt einhergehen wird. Ferner liefert er stets eine große Anzahl Minderwertiger, deren Ausmerzung dann dem Kampfe ums Dasein überlassen bleiben muß.

Als europäisches und zugleich zeitgenössisches Beispiel für den naiven Typus sei hier die Bevölkerungsbewegung wiedergegeben, die OTH [1]) für das im europäischen Rußland liegende Gouvernement Kaluga festgestellt hat. Um die Jahrhundertwende zeigt dieses Gouvernement eine Sterblichkeit von 42 und eine Geburtlichkeit von 54 Lebendgeborenen auf das Tausend der Bevölkerung bei einer Säuglingssterblichkeit von 40 % der Geborenen. Welch eine ungeheuere Verschwendung von Menschenleben, Frauenkräften und auch materiellen Werten aus diesen Zahlen zu ersehen ist, lehrt ein Vergleich mit Schweden, das zur nämlichen Zeit eine Sterblichkeit von 16 und eine Geburtlichkeit von 27 Lebendgeborenen auf das Tausend der Bevölkerung bei der geringen Säuglingssterblichkeit von 10 % der Geborenen aufwies, also ohne diese Verschwendung von Volkskraft bei genau der Hälfte an Geburten doch mehr als ein Drittel der Geborenen als reinen Bevölkerungszuwachs buchen konnte.

Soweit die kulturgeschichtliche Überlieferung reicht, sind Bestrebungen im Gange gewesen, den Härten des naiven Typus auszuweichen. Entweder haben das die Individuen selbst von Fall zu Fall durch freiwillige Enthaltsamkeit vom Geschlechtsverkehr oder durch Abtreiben der Leibesfrucht oder durch Aussetzen und Töten der neugeborenen Kinder versucht, oder die höheren Schichten haben ihrerseits durch Zurückhaltung ihrer Frauen vom Sexualverkehr und Verlegung des unvermeidlichen männlichen Geschlechtsverkehrs in die unteren Bevölkerungsschichten die Hauptlasten auf letztere abgeschoben, die deshalb ja auch die Römer die ,,proletarischen'', d. i. die den Nachwuchs des Volkes schaffenden Schichten nannten.

Endlich lernte der Mensch auch den Geschlechtstrieb in einer Weise zu befriedigen, daß dabei Befruchtung ausblieb.

---

[1]) OTH, F.: Induktives und Deduktives zum Bevölkerungsproblem. Conrads Jahrbücher f. Nationalökonomie. 1912. F. III. Bd. 43.

Doch diese Methoden der Geburtenprävention waren so geschmacklos in der Form, daß man sie mit Recht unter die Laster und Verbrechen zählen konnte, und so unzuverlässig in der Wirkung, daß sie für die Bevölkerungsbewegung als solche wohl bedeutungslos waren. Aber die hochentwickelte Technik der Geburtenprävention, über die wir seit einigen Jahrzehnten verfügen, ist mit der früherer Jahrhunderte gar nicht zu vergleichen. Sie wirkt nicht geschmacklos, denn sonst würden sich nicht ästhetisch verfeinerte und kulturell hochstehende Bevölkerungsschichten ihrer bedienen, und sie ist nicht erfolglos, denn sonst würden diese nicht einen solchen Rückgang der Geburtenziffer erzielen. Diese bewußte Regelung der Geburten wird allerdings zunächst als ein Zurückgehen der Zahl in Erscheinung treten. Aber dem Wortsinne nach heißt Geburtenregelung noch nicht ohne weiteres Geburtenverminderung. Würde jede weibliche Person so häufig befruchtet, wie es ihre natürliche Beschaffenheit zuläßt, so würde nach dem von FRANKLIN zuerst ausgesprochenen, von MALHTUS später in mißverständlicher Weise auf die Kulturmenschheit übertragenen Gesetz, daß die Lebewesen von Natur aus sich über die Grenzen ihrer Unterhaltsmittel zu vermehren pflegen, ohne Zweifel eine absolute Übervölkerung mit unerträglichen Begleiterscheinungen entstehen. Denn die natürliche Tendenz richtet sich ohne weiteres auf blinde Vermehrung. Regelung kann deshalb zunächst nur Verminderung bedeuten, und in diesem Sinne ist jede Beschränkung einer ungezügelten Fortpflanzung, also auch die Ehegesetzgebung und die geschlechtliche Ordnung überhaupt, eine Form der Geburtenregelung. Diese Art der Geburtenregelung ist allen Völkern eigen, bis zu den unzivilisiertesten herab. Aber diese Form hat nirgends genügt, sondern überall ist man bestrebt gewesen, auch innerhalb der Geschlechtsgemeinschaft die Kinderzahl nach ihren wahren oder vermeintlichen Bedürfnissen einzurichten, zunächst mit barbarischen, dann fortschreitend in der Gegenwart mit humanen, der medizinischen Technik entlehnten Mitteln, die wir uns mit dem Ausdruck Präventivmittel zu bezeichnen gewöhnt haben. Und das führt nun zu der Geburtenregelung im engeren Sinne. Sie ist im Wesen allerdings eine Geburtenverminderung, gemessen an der natürlichen Vermehrungstendenz. Aber sie bedeutet keineswegs, wie gegenwärtig so häufig unterstellt wird, ein Verminderung bis an oder gar unter die Grenze des Bevölkerungsgleichgewichtes! Wenn die Anwendung der neueren Präventivmittel in einzelnen Bevölkerungsschichten bis

zu diesem Grade ausgedehnt wird, so liegt eben keine Geburtenregelung vor. **Denn der Begriff der Regelung setzt die
Aufstellung und die Beobachtung von vernünftigen
Regeln voraus.** Nur weil solche Regeln fehlen oder die vorhandenen Regeln unrichtig oder halbrichtig oder unzureichend
sind, können aus der Prävention jene Gefahren entstehen, die
dem einzelnen nützen und doch die soziale und nationale Gemeinschaft, an die die einzelnen Menschen geknüpft sind, bis
an die Grenze der Vernichtung zu führen vermögen. **Geburtenregelung heißt vielmehr, die natürliche Vermehrungstendenz
unmittelbar durch Anwendung von Präventivmitteln
und mittelbar durch richtige Gestaltung der sozialen
Umwelt für die zur Fortpflanzung Berufenen je nach
den Zwecken regeln, die durch einen billigen Ausgleich zwischen den Interessen des einzelnen und
denen der Gesellschaft** vorgeschrieben werden, also ihr an
bestimmten Stellen Schranken zu setzen und an anderen wieder
sie zu fördern.

Eine solche Geburtenregelung hat es bis zu einem gewissen
Grade bei allen Völkern gegeben. Sie war nur roh, barbarisch und
unvollkommen. Bei differenzierten Völkern sind ihre feineren
Methoden an die höheren Klassen gebunden. **Was wir jetzt
durchmachen, ist der Übergang zu einer allgemeinen,
allen Klassen gemeinsamen, humanen, in jeder Beziehung rationellen Regelung.** Sie wird kommen, ob wir
wollen oder nicht. Denn sie liegt im Zuge der Entwicklung.
Was wir aber bewußt zu ihrer Entwicklung beitragen können,
ist eine zweckmäßige Unterstützung durch rechtzeitige Maßnahmen, die verhindern, daß sich dieser Kulturfortschritt wie
zahlreiche frühere erst durch **Vernichtung ganzer Völker**
durchsetzt. Es liegt daher im höchsten **nationalen** Interesse,
aus der geschilderten Übergangszeit schnell herauszukommen
und eine Regelung herbeizuführen, die den hygienisch-medizinischen, kulturellen und privatwirtschaftlichen Interessen der
einzelnen Elternpaare Rechnung trägt, ohne das wichtige **nationale Erfordernis einer ausreichenden Bevölkerungsdichtigkeit** zu gefährden.

Die Geburtenregelung durch Anwendung der Präventivmittel
ist aus dem Volke selbst hervorgegangen. Aber es ist höchste
Zeit, daß die Wissenschaft die Führung übernimmt.
Die Geburtenregelung nach bestimmten Grundsätzen ist **ganz
sicher für unser Volk die Frage von heute,** nicht die von
morgen oder gar übermorgen. Die Beschäftigung mit dieser

Frage darf auch nicht im engsten Gelehrtenkreise erfolgen, sondern muß in weitester Öffentlichkeit geschehen, damit die öffentliche Meinung, die Behörden und namentlich die Ehepaare selbst genau wissen, auf welchen wissenschaftlichen Grundlagen sich die Forderungen an den einzelnen und jene an die Organe der Gesellschaft aufbauen.

In Sachen der Fortpflanzung handeln wir gegenwärtig noch völlig „gewissenlos". Weder hat sich nach dieser Richtung hin ein individuelles noch gar ein öffentliches Gewissen gebildet. Zu einem „Gewissen" gehört aber zunächst ein „Wissen", an das dann die Motive, ihre Hemmungen und ihre Gefühlsbetonungen anknüpfen können, um dann das „gewissenlose" oder „gewissenhafte" Tun zu veranlassen. Dieses Wissen und Gewissen in Sachen der Geburtenprävention bilden zu helfen, gehört zu den Aufgaben des Arztes.

Zwar ist zwischen Werten und Wissen ein großer Unterschied, der stets beachtet werden sollte. Aber es ist ein besonderes Werten, das sich auf das Wissen stützt, und ohne Wissen ist auch kein Gewissen im Sinne des sittlichen Handelns möglich.

Das gilt von den Ehepaaren, die die Entscheidung über das Maß der Kinderbeschränkung als ein unbeabsichtigtes Geschenk der hygienisch-medizinischen Technik unserer Zeit erhalten haben, und das gilt von den Ärzten, die die Nächsten dazu sind, diese Entscheidung maßgebend zu beeinflussen. Aber auch das „Gewissen" der beratenden Ärzte hat sich erst an den Tatsachen und Erfahrungen zu bilden, die sich nicht nur auf die medizinischen, sondern auch auf die sozialwissenschaftlichen Einzelheiten erstrecken müssen. Erst wenn der Arzt sich nach beiden Seiten orientiert hat, darf er sich ein Urteil erlauben und nach diesem seine Maßnahmen treffen.

Für das Verständnis des gesamten Fragenkomplexes, der sich an die Erscheinung des Geburtenrückganges knüpft, ist also die Präventivtechnik zum Ausgangspunkt zu nehmen. Die Tatsache, daß es zahlreiche empfängnisverhütende Mittel gibt, genügt jedoch nicht, vielmehr müssen die einzelnen Verfahren nach medizinischen und fortpflanzungshygienischen Gesichtspunkten geprüft werden.

1. Das Stillen. Im Volke ist allgemein der Glaube verbreitet, daß das Stillen der Säuglinge an der Brust der Mutter vor einer neuen Befruchtung schützt. Auch die alltägliche Erfahrung, daß diese Regel durch viele Ausnahmen unterbrochen wird, hat jenen Glauben bisher nur wenig erschüttern können. Als ein in erheb-

lichem Maße wirksames Mittel zur Empfängnisverhütung muß aber
das Stillen ausscheiden, auch wenn ein geringer Einfluß auf die
Folge der Geburten nicht zu bestreiten ist.

2. Die völlige Enthaltsamkeit. Die dauernde Unterlassung
des Geschlechtsverkehrs ist natürlich das sicherste Mittel, eine
Empfängnis zu vermeiden. Aber der Geschlechtstrieb ist so stark,
daß die Forderung unbedingter Enthaltsamkeit besonders seitens
des geschlechtlich aktiveren männlichen Geschlechtes niemals in
nennenswertem Umfange verwirklicht worden ist.

3. Die Enthaltsamkeit an bestimmten Tagen während,
nach und vor der Menstruation der Ehefrau. Diese Vorschrift stützt sich auf die Beobachtung, daß die Empfängniswahr-
scheinlichkeit in gewissen Zeitabschnitten verschieden, namentlich
in den ersten Tagen nach der Menstruation wohl sicher erhöht ist
und deshalb in diesem Zeitraum unterbleiben soll. Dieses bereits
von dem Römer SORANUS empfohlene, zwar unsichere, wenn auch
nicht völlig unwirksame Mittel, die Schwangerschaft zu verhüten,
ist insofern beachtenswert, als es außer der völligen Enthaltsamkeit
und dem Stillen das einzige Präventivmittel ist, das die Billigung
von kirchlicher Seite erfahren hat. In Deutschland namentlich hat
sich der Arzt C. CAPELLMANN [1]), der Vertreter der katholischen
Pastoralmedizin, dafür ausgesprochen. In Frankreich billigte ein
Diözesanerlaß des Kardinals GOUSET, Erzbischofs zu Reims, vom
22. Februar 1866 auf eine Anfrage des Dr. AVRARD „Num licitus
est matrimonii usus in periodo agenesico solummodo?" das Verfahren ausdrücklich.

Der Rat CAPELLMANNS geht dahin, die dem Beginn der Menstruation folgenden beiden Wochen und die letzten drei oder vier
Tage vor dem Einsetzen des Unwohlseins die Beiwohnung zu unterlassen. Eine begrenzte Wirksamkeit der Maßnahme kann nicht bestritten werden, sodaß die Vorschrift alle wesentlichen Merkmale eines
Präventivmittels hat.

Der Umstand, daß die Urlaubszeit verheirateter Soldaten im
Kriege nicht selten den Konzeptionstag mit leidlicher Sicherheit
zu bestimmen gestattet, hat in jüngster Zeit einige Gynäkologen [2])
veranlaßt, sich mit dieser Frage näher zu befassen. Auch hier hat
sich gezeigt, daß die Konzeptionshäufigkeit sehr stark abhängt von
der Zeit, die nach der Menstruation verflossen ist, und daß die
CAPELLMANNSche Regel im wesentlichen richtig ist. Es ist nicht
ausgeschlossen, daß fortgesetzte Beobachtungen uns in absehbarer
Zeit die Tage kennen lehren werden, in denen der Kohabitation
voraussichtlich keine Konzeption folgen wird.

4. Die Interruptio. Für das im ersten Buch der Genesis
38, 8 und 9 angegebene Verfahren der Unterbrechung der Beiwohnung
vor der Ejakulation braucht die Bevölkerung bei uns die Bezeichnung

---

[1]) CAPELLMANN, C.: Fakultative Sterilität ohne Verletzung der
Sittengesetze. Aachen. Vierzehntes Tausend. 1897.

[2]) SIEGEL,P. W.: Bedeutung des Kohabitationstermines für die
Befruchtungsfähigkeit der Frau und für die Geschlechtsbildung des
Kindes. Münch. med. Wochenschr. Nr. 21, 1916, und PRYLL, W.:
Kohabitationstermin und Kindsgeschlecht. Münch. med. Wochenschr.
Nr. 45, 1916.

„das Sichinachtnehmen". Daß die Maßnahme zur Verhütung der Empfängnis tauglich ist, kann nach allgemeiner Erfahrung nicht zweifelhaft sein. Ist sie doch wahrscheinlich das zu diesem Zwecke gegenwärtig noch am häufigsten angewandte Mittel. Die Frage, ob die Unterbrechung der Beiwohnung, nach WILLIAM GOODWELL im wissenschaftlichen Sprachgebrauch als Coitus interruptus bezeichnet, auf der Höhe der Erregung dicht vor der Samenentleerung gesundheitsschädlich ist oder nicht, dürfte bisher noch nicht völlig einwandfrei zu beantworten sein. Die Gesundheitsschädlichkeit ist von zahlreichen Autoren, namentlich von nervenärztlicher Seite, behauptet, von anderen ebenso nachdrücklich verneint worden. Weiterhin fragt es sich, ob das Verfahren auch nur einigermaßen zuverlässig den gewollten Zweck erfüllt. Hier ist es nun wieder wichtig, die Sicherheit bei der Anwendung im einzelnen Falle zu trennen von seiner Wirksamkeit in sozialer Hinsicht, wenn große Massen der Bevölkerung dem Verfahren dauernd huldigen. Die erstere muß ebensosehr bezweifelt wie die letztere durchaus anerkannt werden. Wenn auch das einzelne Paar keine unbedingte Sicherheit gewinnt, so unterliegt es doch keinem Zweifel, daß die Geburtenziffer einer Bevölkerung, in der der „Onanisme conjugal" allgemein verbreitet ist, außerordentlich zu sinken vermag. Die bäuerliche Bevölkerung Frankreichs beweist das; denn hauptsächlich unter der Anwendung dieses sich jeder äußeren Einwirkung entziehenden Präventivmittels soll sie seit fast einem Jahrhundert das Zweikindersystem zur Durchführung bringen.

5. Die Abtreibung. Sie ist bei den primitiven und halbzivilisierten Völkern ein häufig gebrauchtes Mittel, die Geburtenzahl zu beschränken. Aber auch bei den antiken Kulturvölkern, den Griechen und Römern, galt sie als legaler Weg, unerwünschten Zuwachs von der Familie abzuwenden. Erst die christliche Anschauungsweise hat die Gesetzgebung aller Staaten veranlaßt, schwere Strafen für die Vornahme anzudrohen und zu verhängen. Sowohl diese Infamierung als aber auch die Gefährlichkeit der älteren Abtreibungsmethoden für Leib und Leben der Frau haben bis in die Neuzeit die Abtreibung zwar nicht völlig unterdrücken, aber doch so weit einzuschränken vermocht, daß sie als eigentlich bevölkerungsvermindernd wohl kaum ernstlich bei einem Volke des europäischen Kulturkreises wirksam geworden ist. In den letzten Jahrzehnten hat sich aber auch das geändert. Die hochentwickelte ärztliche Technik, die selbst einer von Laienhand bei einer Schwangeren eingeleiteten „Blutung", wenn sie rechtzeitig in sachverständige Hände gelangt, noch zu einem guten Ausgang zu verhelfen vermag, hat im Verein mit der dem Arzt obliegenden Schweigepflicht gegenwärtig in manchen Ländern und namentlich in allen Großstädten die Zahl der absichtlichen Unterbrechungen der Schwangerschaft außerordentlich vermehrt, so daß die kriminelle Abtreibung gegenwärtig in der Tat erheblich am Geburtenrückgang beteiligt ist. Nach der ärztlichen Erfahrung dürften wohl die Hälfte bis drei Viertel aller Fehlgeburten künstlich hervorgerufen sein. Die häufigsten Methoden sind der Eihautstich und besonders die Einspritzung in die Gebärmutter, neuerdings auch das Einlegen eines Uterinpessars.

Selbst unter den günstigsten Bedingungen handelt es sich auch bei der von ärztlicher Hand vorgenommenen Abtreibung um keinen ganz leichten Eingriff. Auch ist keineswegs jeder junge Arzt, wenn er sein Studium vollendet und seine Approbation erlangt hat, nun schon imstande, die Operation mit sicherer Hand auszuführen. Vielmehr gehört eine längere Übung dazu, bis schließlich jene erstaunliche Sicherheit erreicht ist, die sich alte Praktiker mit ausgedehnter großstädtischer Praxis erworben haben.

Es ist daher verständlich, wenn die in der Wissenschaft der Frauenheilkunde zurzeit führenden Ärzte lehren, daß man die Unterbrechung der Schwangerschaft durch die Hand des Arztes nur auf triftige Gründe hin ausführen soll und nicht einfach auf die Bestimmung der Frau oder ihrer Umgebung hin. Die große Mehrzahl der Ärzte in Stadt und Land hält sich zurzeit noch an diese, von den Führern auf dem Gebiete der wissenschaftlichen Frauenheilkunde vertretenen Regeln. Die Zahl derer, die auf anderem Standpunkte stehen und diesen öffentlich verteidigen, ist verhältnismäßig gering. Häufiger sind schon jene Ärzte, die in den einzelnen Fällen gegen ihre wissenschaftliche Überzeugung teils aus Mitgefühl mit ihren Patientinnen, teils aus Gründen der Erhaltung ihrer Beliebtheit, den Wünschen keinen erheblichen Widerstand leisten. Die Zahl dieser Ärzte würde außerordentlich wachsen, wenn man ihnen mit der völligen Aufhebung der Bestimmungen, mit denen das Strafgesetz die Abtreibung bedroht, auch den letzten eindrucksvollen Gegengrund nehmen würde.

Es unterliegt keinem Zweifel, daß namentlich in jenen Ländern, in denen eine individualistische Weltanschauung und ein verstiegener Kapitalismus ohne das Gegengewicht sozialer Tendenzen zur ausschließlichen Herrschaft gelangt ist, die Abtreibung unter ärztlicher Beihilfe trotz gesetzlicher Verbote in besonders großem Umfange ausgeübt wird.

Auch bei uns gibt es schon Auskratzerspezialisten, deren Vorkommen sich allerdings zurzeit noch auf Berlin und einige andere Großstädte beschränkt. Die völlige Freigabe der Abtreibung würde dazu beitragen, daß die Unsitten der amerikanischen und französischen Bourgeoisie mit deutscher Gründlichkeit auch auf unsere Bevölkerung verpflanzt und bis in die letzten Schichten auch der ländlichen Bevölkerung ausgedehnt würde.

Jene Ärzte, die nur auf zwingende Gründe medizinischer Art hin die Unterbrechung der Schwangerschaft für angezeigt halten, würden dem Ansinnen auf Abtreibung gegenüber den jetzt doch immer noch wirksamen Grund der Strafbarkeit des Eingriffes nicht mehr anführen können. Die weniger gewissenhaften Ärzte werden sich mit Eifer dem neuen Tätigkeitsgebiet zuwenden. Der Zwang sich in einem überfüllten Berufe finanziell zu behaupten, wird das übrige tun. Der gewandte und skrupellose Auskratzer — bisher bei uns nur eine vereinzelte großstädtische Erscheinung — wird sich auch in kleineren Orten etablieren. In den Großstädten aber werden sich große Institute auftun, die mit der uns eigenen Gründlichkeit und organisatorischen Großzügigkeit die Frauen des In- und Auslandes zwecks Ausschabung an sich ziehen werden: Deutschland als Abtreibungszentrale Europas wäre das unerfreuliche, aber schnell erreichte Ziel der Entwicklung.

Es fragt sich doch auch sehr, ob der Frauenwelt im allgemeinen mit der Freigabe ein besonderer Dienst geleistet werden wird. Jeder Arzt von größerer Erfahrung weiß, daß sich gar nicht selten Frauen zur Abtreibung entschließen, die die Frucht lieber austragen würden, wenn nicht Schwängerer oder Ehemann oder andere Angehörige stürmisch auf Beseitigung drängten. Diese Frauen würden in Zukunft, wenn sie sich nicht einmal mehr auf die Strafbarkeit der angesonnenen Handlung berufen können, des letzten und wichtigsten Abwehrmittels gegen eine solche Zumutung beraubt sein.

Vielleicht darf in diesem Zusammenhange noch einmal auf den großen Umfang aufmerksam gemacht werden, in dem die ehelichen Rechte von den Verlobten bereits vor der Verheiratung vorweggenommen werden. Aus den oben Seite 172 mitgeteilten Zahlen geht hervor, daß der Verlobtenverkehr in unserem Volke nicht nur ein ländlicher Gebrauch kulturell zurückgebliebener Landesteile, sondern eine allgemein verbreitete Sitte ist. Es ist zu befürchten oder vielmehr mit Sicherheit anzunehmen, daß die völlige Straflosigkeit der Abtreibung die Angehörigen und namentlich den Schwängerer veranlassen würde, in noch zahlreicheren Fällen als bisher auf die Schwangere einen Druck auszuüben, demgegenüber sie völlig wehrlos sein würde. Die Abtreibung würde beim Verlobtenverkehr an die Stelle der jetzt üblichen baldigen Eheschließung treten und damit die Braut zum Verhältnis herabsinken. Der Verlobtenverkehr ist aber der sicherste Pfeiler der Frühehe, diese wiederum eine Schranke gegenüber der Verwilderung im Geschlechtsleben und damit der Ausdehnung der Geschlechtskrankheiten. Heute genügt in unzähligen Fällen die einfache Tatsache, daß die Abtreibung strafbar ist, daß Schwängerer oder Angehörige die Zumutung auf Beseitigung der Frucht an die Geschwängerte gar nicht erst stellen; diese wünscht sich im Innersten ihres Herzens doch lieber die Ehe mit eigenem Haushalt als eine Kette von Operationen und eine Ausdehnung der Brautzeit unter Bedingungen, die sie dem Verhältnis gleichsetzen.

Es ist vorgeschlagen worden, die Straflosigkeit auf die ersten drei Monate der Schwangerschaft zu beschränken, weil innerhalb dieser Frist die Frucht noch als ein Organ der Mutter anzusehen sei und in der Tat ihre Entfernung durch den Arzt leichter ist als in den späteren Monaten. Dagegen ist zu sagen, daß sich ein nur annäherungsweise abschätzbarer Zeitpunkt schwerlich zu der so überaus wichtigen Abgrenzung einer straflosen von einer strafbaren Handlung eignet. Ein Organ der Mutter ist übrigens die Frucht nicht; vom physiologischen Standpunkte aus ist die Frucht selbständig in Form und Verhalten, so daß hieraus ein Bestimmungsrecht der Mutter nicht hergeleitet werden kann.

Mit dem freien Selbstbestimmungsrecht der Frau ist es überhaupt eine eigene Sache. Ist es gerade zu einer Zeit, in der, wie bei der Schwangerschaft, Gefühle mannigfaltigster und heftigster Art auf die Frau einstürmen und sie zum Spielball der Suggestionen ihrer Angehörigen machen, wirklich "frei"? Ist es nicht vielmehr zu keiner Zeit unfreier, dem impulsiven Handeln, der Ausschaltung der ruhigen Überlegung unterworfener, als gerade in dieser Situation? Und da soll sich die Geschwängerte ganz schnell entscheiden, etwa innerhalb Monatsfrist, um nicht den Termin der Straflosigkeit zu überschreiten! Gerade diese Terminsetzung in Verbindung mit der Straflosigkeit dürfte zu zahlreichen übereilten Entschlüssen über die Vernichtung keimenden Lebens führen.

Endlich ist es auch wenig glücklich, die Straflosigkeit der Abtreibung an die Mitwirkung eines approbierten Arztes zu knüpfen, denn die Approbation als solche gewährleistet noch keineswegs die erforderliche Geschicklichkeit, den Eingriff gefahrlos auszuführen. Dazu gehört außer einer gewandten ärztlichen Hand noch ein reinliches, von ansteckenden Keimen freies Operationsfeld, das in der Wohnung der Unbemittelten sehr häufig fehlen wird. Wünscht man wirklich besondere Vorsichtsmaßnahmen gesetzlich festgelegt zu sehen, so muß man schon den Eingriff an die Vornahme in einem öffentlichen Krankenhause binden.

Wenn auch die Freigabe der Abtreibung nicht befürwortet werden kann, so muß doch ohne weiteres zugegeben werden, daß die Dinge so, wie sie jetzt liegen, nicht bleiben können. Das geltende Strafgesetz, das voraussichtlich bald einem neuen Platz machen wird, bestraft eine Schwangere, die ihre Frucht vorsätzlich abtreibt oder im Mutterleibe tötet, mit Zuchthaus bis zu fünf Jahren; selbst bei Zubilligung mildernder Umstände kann nicht unter sechs Monaten Gefängnis verhängt werden. Damit noch nicht genug, hat die im alten Polizeistaat übliche Strafsucht die Gerichte sogar noch zu der Auslegung veranlaßt, daß auch der Versuch mit ur tauglichen Mitteln, also etwa das Einnehmen harmloser Tränklein, schon strafbar sei. Das ist in der Tat eine Rechtspflege, die ihren mittelalterlichen Ursprung nicht verleugnet. In den letzten Jahren vor dem Kriege sind in ganz Deutschland jährlich im Durchschnitt etwa sechshundert Frauen verurteilt worden, eine hohe Zahl, wenn man das Unglück bedenkt, das durch die verhängten Strafen überflüssigerweise geschaffen worden ist, eine niedrige Zahl, wenn man das unendlich viel häufigere Vorkommen der Abtreibung ins Auge faßt.

Auch wer die Abtreibung als strafbare Handlung im künftigen Strafgesetzbuch aufgeführt wissen will, muß verlangen, daß das Strafmaß bedeutend herabgesetzt werde. In Zukunft mögen einige Tage Haft genügen, deren Verbüßung unter Bewährungsfrist gestellt, also nur im Wiederholungsfalle vollstreckt werde. Auch kommt es gar nicht darauf an, daß eine größere Zahl von Abtreibungen wirklich zur Aburteilung gelangt. Wichtig ist nur, daß die Abtreibung auf der Verbotstafel, als welche das Strafrecht noch immer eine wichtige und unentbehrliche Rolle spielt, aufgeführt wird und die Strafbarkeit als Rückhalt gegen unberechtigte Zumutungen den Schwangeren und den Ärzten gegenüber erhalten bleibt. Die Beihilfe zur Abtreibung muß natürlich unter empfindlichere Strafen gestellt werden, namentlich wenn sie gegen Entgelt und nicht von ärztlicher Hand ausgeführt ist. Allein die Vorstellung, daß bei Fortfall der Strafbarkeit keimendes Leben ohne stichhaltigen Grund lediglich aus Laune oder Bequemlichkeit der Schwangeren oder mehr noch ihrer Umgebung hingeopfert werden könnte, sollte hinreichen, um der Frucht den strafgesetzlich festgelegten Schutz auch fernerhin angedeihen zu lassen.

6. Die künstliche Fehlgeburt. Die Einleitung der Fehlgeburt durch den geübten Arzt unter allen aseptischen Vorsichtsmaßregeln wurde in den letzten Jahrzehnten immer mehr als ein Mittel erkannt, die Verschlimmerung mancher Krankheitsvorgänge bei der Mutter zu verhindern. Aber leider finden sich stets einige Elemente unter den Ärzten, die unter dem Deckmantel leichtherzig erweiterter Indikation zur künstlichen Unterbrechung der Schwanger-

schaft den Wünschen der Frauen nach Abtreibung der Leibesfrucht gegen Bezahlung entgegenkommen. Um dem zunehmenden Mißbrauch dieses Verfahrens zu begegnen, kann seine Anwendung nicht jedem Arzte freigegeben werden, sondern muß an die Vornahme in einer Anstalt nach vorheriger Einholung einer amtsärztlichen Erlaubnis gesetzlich gebunden werden.

7. **Die operative Sterilisation.** Die Kastration, das ist die Entfernung der Geschlechtsdrüsen, der Hoden beim Manne, der Eierstöcke bei der Frau, macht am sichersten jede Fortpflanzung unmöglich, aber sie ist auch in anderer Hinsicht nicht ohne Folgen für den Körper. Denn Hoden und Eierstock gehören zu den Organen mit „innerer Sekretion", d. h. abgesehen von ihrer Hauptleistung, der Lieferung von Samenfäden bzw. Eiern, sondern sie Stoffe in den Säftestrom des menschlichen Körpers ab, die für das allgemeine Wohlbefinden, die Wahrung der Geschlechtseigentümlichkeiten und wahrscheinlich auch noch für manche andere, uns noch unbekannte Funktionen des Körpers durchaus notwendig sind. Die Kastration ist also keineswegs ein harmloser Eingriff und deshalb nicht ohne weiteres als Mittel der dauernden Unfruchtbarmachung zu empfehlen. Trotzdem ist sie in Nordamerika in einer Schwachsinnigenanstalt des Staates Kansas [1]) im Jahre 1898 an 48 jungen Leuten ausgeführt worden, um diese zu verhindern, ihre geistige Minderwertigkeit auf dem Wege der Vererbung weiterzugeben. Im Staate Kalifornien wurde sie sogar im Jahre 1909 gesetzlich eingeführt [2]). Weniger eingreifend ist das Verfahren des amerikanischen Gefängnisarztes H. O. Sharp, nach dem lediglich die Samenleiter durchschnitten, vernäht und das vom Hoden ausgehende Stück im Bindegewebe versenkt wird. Diese „Vasektomie" ist zuerst im Jahre 1899 in Jeffersonville im Staate Indiana und seither in einigen tausend Fällen, meistens bei Gewohnheitsverbrechern, ausgeführt worden.

Bei der Kastration der Frauen werden die Eierstöcke auf beiden Seiten vollkommen entfernt. Diese Entfernung ist jedoch für die Frauen insofern nicht gleichgültig, als die Eierstöcke ebenfalls wichtige Körperdrüsen mit innerer Sekretion sind, deren völlige Entfernung aus dem Körper mit Ausfallerscheinungen einhergeht. Entsprechend der Sharpschen Vasektomie beim Manne, die die männliche Kastration ersetzt, ist daher beim Weibe an Stelle der völligen Entfernung der Eierstöcke, der weiblichen Kastration, die Durchschneidung der Eileiter vorzuziehen. Die „tubare Sterilisation" besteht darin, daß das der Gebärmutter am nächsten gelegene Stück des Eileiters herausgeschnitten und die Stümpfe vernäht und im Bauchfell versenkt werden. Die erste Tubensterilisation von dem vorderen Scheidengewölbe aus hat der Frauenarzt Kehrer [3]) ausgeführt. Um sicher zu gehen, wird die Operation auch so ausgeführt, daß beide Tuben in ganzer Länge herausgenommen werden.

---

[1]) Maier, H. W.: Die Nordamerikanischen Gesetze gegen die Vererbung von Verbrechen und Geistesstörung und deren Anwendung. Bd. 8, H. 1/3 der Juristisch-psychiatrischen Grenzfragen. 1911.

[2]) Vgl. Hoffmann, G. v.: Die Rassenhygiene in den Vereinigten Staaten von Nordamerika. 1913.

[3]) Kehrer: Sterilisation mittelst Tubendurchschneidung nach vorderem Scheidenschnitt. Zentralbl. f. Gynäkol. 1897, Nr. 31.

Von zwei Seiten aus dringen die Methoden der Unfruchtbarmachung auf operativem Wege vor, einmal von der Frauenheilkunde aus medizinischen Gründen und sodann von der Irrenheilkunde aus eugenischen Rücksichten mit dem Ziele der Vermeidung
von Nachkommen verbrecherischer Irren.

Die Unfruchtbarmachung auf operativem Wegen kann gewiß aus
medizinischen oder besonders aus eugenischen Gründen angezeigt
sein, niemals aber lediglich aus wirtschaftlichen; denn die
hierher gehörigen Methoden schalten die betreffende Person dauernd
aus der menschlichen Fortpflanzung aus, sollten also nur angewandt
werden, wenn sie mit unheilbaren krankhaften Zuständen behaftet
ist. Wirtschaftliche Not und ungünstige Umwelt können behoben
werden; hier ist also niemals operative Unfruchtbarmachung, sondern
höchstens eine der zahlreichen zeitlichen Mittel der Empfängnisverhütung anzuwenden. Das muß namentlich den Frauenärzten
gegenüber betont werden, die zurzeit eine bedenkliche Neigung
haben, die Methoden der operativen Sterilisation auszudehnen.

8. Die Behandlung mit Röntgenstrahlen hat ebenfalls
die Möglichkeit gezeigt, Unfruchtbarkeit zu erzielen. Im Jahre 1903
entdeckte ALBERS-SCHÖNBERG, daß durch Röntgenbestrahlung die
Samenbildung im Hoden, im Jahre 1905 HALBERSTAEDTER, daß
die Eibildung im weiblichen Eierstocke ausgeschaltet werden kann.
Immerhin bedarf es noch gründlicher Untersuchung, um ein ab-
schließendes Urteil über den Wert der Bestrahlung für Präventiv-
zwecke zu gewinnen. Denn es darf nicht übersehen werden, daß
auch bei dieser Art der Sterilisierung ebenso wie bei den operativen
Methoden eine Zerstörung von Körpergewebe eines wichtigen Drüsen-
organs vorgenommen wird und allen solchen Methoden doch die
harmlosen, dabei fast ebenso sicheren Präventivmittel in allen Fällen,
in denen nicht, wie etwa beim verbrecherischen Irren, eine besondere
Indikation vorliegt, entschieden vorzuziehen sind.

9. Die Scheidenspülung. Sie wird in der Regel unter Benutzung von desinfiziorenden, keimtötenden Zusätzen angewandt,
wirkt aber auch, und vielleicht noch viel mehr, durch die mechanische
Schwemmwirkung, die sie entfaltet. Die Scheidenspülung, die
schon den Römern bekannt war, ist in der Neuzeit erst wieder im
Jahre 1832 von dem amerikanischen Arzte CHARLES KNOWLTON
empfohlen worden. Er riet, die Scheide unmittelbar nach der Beiwohnung mit einer Lösung von schwefelsaurem Zink oder Alaun
auszuspritzen. Gegenwärtig legt man wohl mit Recht mehr Wert
auf die mechanische als auf die chemische Wirkung, obgleich die
Wahrscheinlichkeit des Erfolges durch einen keimtötenden Zusatz
erhöht wird. Man bedient sich wohl allgemein jetzt der aufhängbaren
Spülkannen, der mit Schlauch und gebogenem Glasrohr versehenen
Irrigatoren, die in allen Apotheken, Drogenhandlungen, Sanitäts-
geschäften zu billigen Preisen vorrätig gehalten werden. Eine besonders große Verbreitung haben sie in Deutschland dadurch gewonnen, daß sie von den Krankenkassen auf Verschreiben der Ärzte
den Kassenmitgliedern unentgeltlich und mit Schlauch und Mutterrohr versehen geliefert werden müssen. Die Unsicherheit im einzelnen
Falle macht das Mittel durchaus nicht unwirksam in sozialer Hinsicht.
Namentlich bei der städtischen Bevölkerung in Deutschland ist die
allgemeine Verbreitung des Irrigators eine der wichtigsten Ursachen
des Geburtenrückganges. Die Ausdehnung der obligatorischen

Krankenversicherung auf die landwirtschaftliche Bevölkerung hat die Spültechnik dann auch bei unserer Landbevölkerung eingeführt. Die einfache, zweckmäßige Form des Irrigators mit Schlauch und Mutterrohr genügte natürlich der auf Neuigkeiten erpichten Industrie nicht; es mußten auch ganz unzweckmäßige Spülapparate erfunden und in den Handel gebracht werden. In zahlreichen Gummiwaren- und Sanitätsartikel-Versandkatalogen werden sogar Spritzen verkauft, die nicht nur mit Scheiden-, sondern auch mit Gebärmutteransatzrohr versehen sind, auch solche, die ihrer Konstruktion nach gar nicht sauber gehalten werden können. Sehr verbreitet sind auch Spritzen aus Gummi ohne Schlauch von der Form einer großen Birne mit dickem Ansatz. Ihre mechanische Spülwirkung ist geringer als die des Irrigators, aber ihre die Empfängnis verhütende oder, besser gesagt, erschwerende Wirkung beruht mehr auf dem keimtötenden Einfluß ihres Inhaltes, der nur aus körperwarmem Wasser mit einem Zusatz von einem halben Eßlöffel von Speise- oder Toilettenessig zu bestehen braucht. So unsicher sie auch im einzelnen Falle sind, dürfte bei ihrer großen Verbreitung die Massenwirkung nicht zu unterschätzen sein.

Die soeben erwähnten Spritzen teilen mit dem Irrigator, den sie ersetzen sollen, wenigstens noch den mechanischen Effekt einer, wenn auch schwachen Spülung und bringen die chemische Wirkung auf einer größeren Fläche der Scheidenschleimhaut zur Geltung. Andere, sog. „Medikamentenspritzen", verlassen sich lediglich auf eine völlig unbewiesene chemische Wirksamkeit von noch dazu örtlich geringfügiger Ausdehnung. Es sind kleine Spritzen aus Glas oder Hartgummi, denen in der Regel eine halbflüssige Salbenmasse beigegeben ist, die eingespritzt werden soll.

10. Die Scheidenpulverbläser. Sie sind ebenso unzweckmäßig wie die Scheidenmedikamentenspritzen. Häufig sind sie sogar mit Spreizvorrichtungen versehen, die nach Einführung in die weibliche Scheide in Tätigkeit treten. Einige dieser Spreizvorrichtungen, die angeblich die Entfaltung des ausgetriebenen Pulvers gewährleisten sollen, umklammern sogar, was in den Prospekten als besonderer Vorzug gerühmt wird, den Muttermund und den in die Scheide vorragenden Teil der Gebärmutter. Es braucht wohl kaum erst betont zu werden, daß einzig und allein, abgesehen vom einfachen Mutterrohr des Irrigators, alle Instrumente, mit denen die Frau in der eigenen Scheide, also in einer ihren Blicken völlig entzogenen Körperhöhle, manipulieren soll, als gesundheitsgefährlich verworfen werden müssen.

11. Die Scheidensuppositorien. Der englische Drogenhändler RENDELL verfertigte im Jahre 1886 zuerst Suppositorien (Zäpfchen) aus Kakaobutter und Chinin, die vor der Beiwohnung in die Scheide gebracht und durch die keimtötende Wirkung empfängnisverhütend wirken sollten. Die Dauer der Wirkung soll angeblich mehrere Stunden betragen. Der Übereifer der Technik hat auch besondere Apparate zur Einführung der Scheidensuppositorien konstruiert, die völlig überflüssig, aber wie alle Instrumente, mit denen die Frauen selbst in der Scheide hantieren sollen, nicht ungefährlich sind. Einige Frauenärzte, wie z. B. L. KLEINWÄCHTER [1]) in Czernowitz, der die

---

[1]) KLEINWÄCHTER, L.: Die wissenschaftlich berechtigte Konzeptionsverhütung. Der Frauenarzt 1892, H. 9.

Borsäure als Agens des Suppositoriums einführte, haben die Scheidensuppositorien empfohlen, die Mehrzahl aber hält sie für unzuverlässig in der Wirkung. Der Verbrauch dieser Suppositorien ist namentlich in der großstädtischen Bevölkerung sehr verbreitet und wächst ständig. Im einzelnen Falle kann aber für die Sicherheit keine Gewähr geleistet werden, weshalb sie auch vom Arzt aus medizinischen oder hygienischen Gründen nicht verordnet zu werden verdienen. Weniger im Gebrauch als die Suppositorien sind gegenwärtig Schwämme oder auch poröse Einlagen in die Scheide, die zum Aufsaugen der Samenflüssigkeit bestimmt sind und eventuell auch mit einer keimtötenden Flüssigkeit getränkt werden können. An Stelle der Schwämme werden auch Wattetampons verwendet.

12. Die Scheidenokklusivpessare. Bereits im Jahre 1838 empfahl der Berliner Arzt WILDE [1]) das Einlegen eines Pessars zum Zwecke der Empfängnisvorbeugung. Zu einer brauchbaren Methode hat es aber erst der Flensburger Arzt MENSINGA erhoben. Die kleine Schrift „Fakultative Sterilität", in der er zum ersten Male das Pessarium occlusivum empfahl, erschien in erster Auflage im Jahre 1881 unter dem Pseudonym C. HASSE. Das Mensinga-Pessar besteht in seiner gegenwärtig verbreitetsten Form aus einer hohlen Halbkugel von Gummi mit ringförmigem Rande und wird so in die Scheide gelegt, daß es den äußeren Muttermund nach der Scheide zu absperrt. Das Aussuchen der richtigen Größe und das Einlegen ist Sache des Arztes, wenigstens in der ersten Zeit. Später lernen es die Frauen nicht selten selbst. Manche Frauen tragen es mit Ausnahme der Menstruationszeit fortwährend, während andere, die damit umzugehen wissen, es vor der Beiwohnung einlegen und später wieder entfernen. Sind die Frauen dazu nicht imstande, so kann auch das Pessar bis zum Eintritt der Menstruation liegenbleiben, wird dann von der Frau herausgenommen und nach beendeter Menstruation, nachdem noch einige Spülungen vorausgegangen sind, vom Arzt für die folgenden Wochen eingelegt. Überhaupt ist eine ärztliche Kontrolle der pessartragenden Frauen in jedem Falle erforderlich, also auch bei denen, die selbständig damit umzugehen gelernt haben. Wenn die Frauen gewohnt sind, am Tage nach der Beiwohnung das Okklusivpessar herauszunehmen, so ist zu empfehlen, daß sie zunächst eine Scheidenausspülung vornehmen, ehe das Pessar herausgenommen ist, und nach der Herausnahme eine zweite folgen lassen. Als Spülflüssigkeit ist eine schwache Lösung von hypermangansaurem Kalium rätlich, da diese Lösung dem Gummi nicht schadet. Wir haben im Scheidenokklusivpessar ein brauchbares und sicheres Mittel der Empfängnisverhütung. Die einfachen halbkugelförmigen Pessare aus gutem dünnen Gummi mit einem elastischen, eine leichte Uhrfeder bergenden Ringe sind die zweckmäßigsten Formen. Manche Sorten sind mit einer Spiralfeder im Rande versehen, die haltbarer sein soll als die Uhrfeder, vielleicht aber zu stark drückt. Brauchbar sind auch Pessare, die einen starken Luftring aus Gummi an Stelle des federnden Ringes tragen. Andere Muster wieder haben einen massiven Vollgummirand. Alle weiteren Modifikationen sind teils überflüssig, teils gesundheitsschädlich.

---

[1]) WILDE, F. A.: Das weibliche Gebärvermögen. Berlin 1838.

Letzteres gilt namentlich von jenen zahlreichen Variationen, die sich nicht mit der eigentlichen Aufgabe des Okklusivpessars begnügen, eine Scheidewand vor dem hinteren Teil der Scheide auszuspannen, sondern danach streben, zugleich einen festen Verschluß des Muttermundes selbst hervorzurufen. Sowohl die Angabe der Versand-kataloge, die Frauen könnten sich diese häufig recht komplizierten Pessare selbst einsetzen, als auch die Unschädlichkeit eines fest auf dem äußeren Muttermund aufsitzenden oder in ihn hineingedrückten Gummipessars muß bezweifelt werden. Von allen bisher besprochenen Mitteln der Empfängnisverhütung hat das Mensinga-Pessar den großen Vorteil der Sicherheit im einzelnen Falle voraus. Es eignet sich also vorzüglich dazu, um vom Arzte angewandt zu werden, wenn es gilt, aus medizinischen oder hygienischen Gründen eine Frau dauernd oder für eine gewisse Zeit vor Empfängnis zu bewahren.

13. Die Gebärmutterobturatoren. Die Gebärmutterobtura-toren, auch als „Sterilett" im Handel, sollen den Eintritt der Samen-fäden in die Gebärmutter verhindern. Ihr dauerndes Verweilen im Gebärmutterhalse und dem unteren Teile der Gebärmutter selbst kann unmöglich auf die Dauer ohne Folgen für die Schleimhaut dieser Organe bleiben. Zahlreiche Geschwüre und Entzündungen dürften auf ihre Verwendung zurückzuführen sein, ohne daß die Ärzte, die später zur Behandlung dieser Leiden zugezogen werden, von der eigentlichen Ursache der Erkrankungen etwas zu hören bekommen. Die Obturatoren sind wegen ihrer Gefährlichkeit also in jedem Falle zu verwerfen. An Sicherheit übertreffen sie die Scheidenokklusivpessare nicht, an Umständlichkeit der Einführung und Gefahr der Hervorrufung von Reizzuständen dagegen bedeutend. Dazu kommt, daß ihre Anwendung Frauen und Hilfspersonen zur Manipulation an Muttermund und Gebärmutter veranlaßt, was erfahrungsgemäß den Schritt zur Abtreibung der Frucht bei sich bietender Gelegenheit erleichtert. Die Gebärmutterobturatoren und Intrauterinpessare sind tatsächlich in den Großstädten nach L. Bürger [1]) zu beliebten Abtreibungsmitteln geworden. Frauen, bei denen die Menstruation infolge Empfängnis fortgeblieben ist, lassen sich gegen Zahlung diese Stifte einlegen, ohne daß von der bestehenden Schwangerschaft gesprochen wird. In der Regel erfolgt dann eine Blutung und Abort, den man dann vom Arzt behandeln läßt.

Einwandfrei sind dagegen die von dem Wiener Frauenarzt Koffka angegebenen Saugkappen aus Metall, die über den äußeren Muttermund gestülpt werden und sich hier ansaugen. Sie können allerdings nur von einem Frauenarzt angepasst werden, der zunächst von der Portio einen Gipsabdruck herstellt, über den dann die Kappe gearbeitet wird. Diese muß vor der Menstruation vom Arzt entfernt und nach derselben wieder angelegt werden. Die Vorbedingung ist eine von Erosionen freie Portio.

14. Der Kondom aus tierischer Haut. Die in den vorher-gehenden Kapiteln beschriebenen Präventivmittel nahmen ihren Angriffspunkt in den weiblichen Geschlechtsteilen, was immerhin

---

[1]) Bürger, L.: Über Abtreibung mit Intrauterinpessaren. Medizinische Klinik 1912, Nr. 41.

504   A. Grotjahn:

insofern mißlich ist, als diese in einer Körperhöhle eingebettet sind
und sich bei allen Manipulationen der Kontrolle des Auges entziehen.
Dieses Bedenken fällt bei den Kondomen fort, da sie an dem leicht
zugänglichen männlichen Gliede angebracht werden. Sie beruhen
sämtlich auf dem Grundsatz, durch Überziehen mit einer feinen,
der Form des Gliedes angepaßten Hülle den entleerten Samen vor
dem Eindringen in die weiblichen Befruchtungsorgane aufzufangen.
Sie zerfallen in die beiden großen Gruppen der „Kondome aus
tierischer Haut" (Blasen) und der „Gummikondome". Schon mit
den Benennungen verbinden sich verwirrende Mißverständnisse.
Das Wort „Fischblase" oder kurzweg „Blase" ist im Handel und
beim kaufenden Publikum zwar sehr gebräuchlich, aber insofern
falsch, als der Gegenstand mit Fisch- oder Hausenblase nichts zu
tun hat, vielmehr aus feiner tierischer Darmhaut besteht und mit
dem „Goldschlägerhäutchen" identisch ist. Der Ursprung der Bezeichnung Kondom, häufig populär auch „Kordon" gesprochen,
ist dunkel und müßte nach FERDY [1]) eigentlich Condus heißen.
Die Geschichte des Kondoms ist dank den verdienstlichen Bemühungen FERDYS geklärter als früher. Er soll bereits im Altertum
bekannt und von ANTONIUS LIBERALIS [2]) in dessen 41. Metamorphose
erwähnt sein. Doch muß diese Kenntnis später dem Mittelalter
verlorengegangen sein. Denn im Jahre 1555 empfiehlt erst wieder
GABRIEL FALLOPIUS [3]) den Gebrauch einer Art Leinenkondom
(Lintei involucrum, linteolum ad mensuram glandis praeparatum,
linteolum imbutum medicamento). Dann nennt der Londoner Arzt
DANIEL TURNER [4]), dem die Erfindung des FALLOPIUS bekannt war,
das „Condum" als das „beste, wenn nicht einzige" Vorbeugungs-
mittel, und die berühmte Abhandlung des Pariser Arztes JOHANNES
ASTRUC über die Geschlechtskrankheiten vom Jahre 1738 [5]) gibt
eine Schilderung des Verfahrens und weist seinen Ursprung auf England zur Zeit der Regierung des Königs Karl II., der im Jahre 1685
starb. In der medizinischen Literatur Deutschlands erscheint das
Mittel zuerst in einer Schrift des Göttinger Arztes GIRTANNER [6]).
Die Blasen werden in Frankreich aus dem Blinddarm der Schafe
hergestellt, und zwar aus der Bindegewebeschicht dieser Darmhaut.
Es handelt sich also um feine tierische Häute, deren Stärke und Größe
nach dem Alter der Tiere wechselt. Am dünnsten sind die von den
drei Monate alten Tieren gewonnenen Membranen. Doch sind selbst
jene der alten Tiere noch zu verwenden. Ebenfalls ist der Blinddarm

---

[1]) FERDY, H.: Die Mittel zur Verhütung der Konzeption. Eine
Studie für Ärzte und Geburtshelfer. 8. Aufl. Teil I. Leipzig.
[2]) HELBIG: Ein Kondom im Altertume. Reichs-Medizinal-Anzeiger
1900, Nr. 1.
[3]) FALLOPIUS, G.: De morbo gallico liber absolutissimus. Cap. 89.
De praeservatione a carie gallica. Batavii 1564. Zit. nach FERDY,
a. a. O.
[4]) TURNER, D.: A practical dissertation on the venereal disease.
London 1717.
[5]) ASTRUC, G.: De morbis venereis libri sex. Lit. III, cap. II.
Parisiis 1738.
[6]) GIRTANNER, CHR.: Abhandlung über die venerische Krankheit.
Bd. I. Göttingen 1788. Zit. nach FERDY, a. a. O.

der Ziege brauchbar. Die Bearbeitung des Rohmaterials geschieht durch Abschaben und Einlegen in Laugenbäder. Hierbei werden in der Regel zahlreiche Exemplare schadhaft und gelangen dann als minderwertige Sorten mit künstlich verklebten Löchern und Fehlstellen in den Handel. Diese Stellen sind jedoch im durchscheinenden Lichte sichtbar. Derartige geflickte Zökalkondome müssen als unreelle Ware zurückgewiesen werden.

Diese Warnung vor geklebter Ware gilt jedoch nicht für jene Kondome aus tierischer Haut, die neuerdings in den Sanitätswarengeschäften als heimische Ware geführt werden. Denn das Kleben feiner Darmhäute ist im Kriege zur Herstellung gasdichter Ballonhüllen in sehr zuverlässiger Weise ausgebildet worden, so daß zurzeit bei uns eine Ware von geklebten Kondomen aus tierischer Darmhaut in den Handel kommt, die die aus dem Blinddarm der Schafe gefertigte französische Ware nicht nur an Wohlfeilheit, sondern auch an Haltbarkeit erheblich übertrifft.

In der Tat haben wir hier unter der Voraussetzung, daß das richtige Material in der richtigen Weise angewandt wird, das einzige Mittel der Empfängnisverhütung vor uns, das allen Anforderungen genügt, und das in erster Linie vom Standpunkte der Medizin, Hygiene und Eugenik empfohlen zu werden verdient. Denn einmal stört seine Anwendung in keiner Weise die Empfindungen, da es sich um eine zarte tierische Haut handelt, die lose aufliegt und sich im mit Wasser befeuchteten Zustande trotzdem hinreichend anschmiegt, noch ist eine Gesundheitsschädigung durch den Blasenkondom denkbar. Im Gegenteil besitzen wir in ihm zugleich auch noch das einzig zuverlässige Mittel gegen die Ansteckung mit Geschlechtskrankheiten. Es unterliegt gar keinem Zweifel: Wenn jede Beiwohnung, die nicht zur Erzeugung von Nachkommen dienen soll, unter Benutzung von „Blasen" vorgenommen würde, dürften die Geschlechtskrankheiten binnen kurzem völlig verschwinden.

Die Sicherheit als empfängnisverhütendes Mittel ist eine nahezu vollkommene, wenn zwei Exemplare übereinander gezogen werden. Die Feinheit der Membran erlaubt das bei den besseren Sorten durchaus. Das Verfahren gehört zu den wenigen, die auch die Sicherheit im einzelnen Falle gewährleisten, worauf gerade aus ärztlichen und hygienischen Gründen der größte Wert gelegt werden muß. An und für sich können die meisten Blasen mehrmals benutzt werden, aber selbst bei den besseren Arten kann nicht mit Sicherheit vorausgesehen werden, wie lange die einzelnen Exemplare völlig unbeschädigt bleiben. Deshalb ist es in jedem Falle ratsam, zwei Exemplare nach folgender Gebrauchsanweisung zu benutzen: Man befeuchte eine Blase reichlich mit Wasser und ziehe sie über das Glied, wiederhole das nämliche mit einer zweiten Blase und fette das mit den beiden faltig und bequem, nicht straff angelegten Blasen bedeckte Glied mit einer dünnflüssigen Creme, Fett oder Öl ein. Nach dem Gebrauch oder einige Stunden später wasche man die beiden Blasen mit kaltem Wasser aus, wobei man sie gleich auf Durchlässigkeit prüfen kann, stopfe jede einzelne mit einem glattfaserigen Tuche aus und lasse sie in dieser ausgespannten Lage trocknen.

15. Der Gummikondom. Es lag nahe, daß die moderne Technik sich mit dem Kondom aus tierischer Haut, der „Blase", nicht begnügen konnte, sondern den Versuch machen mußte, den Kondom

aus dünnem Gummi herzustellen, obgleich kein Zweifel darüber
besteht, daß auch der beste und zarteste Gummistoff niemals die
Vorzüge der tierischen Haut aufweisen kann. Der Gummikondom
ist aber auch unsicher in der Wirkung. Er platzt nicht selten, und
es ist unmöglich, dieser Gefahr wie bei der Anwendung des Zökal-
kondoms durch Übereinanderziehen zweier Exemplare zu begegnen.
Der Gummikondom hat stark dazu beigetragen, den Gebrauch des
Kondoms überhaupt in Mißkredit zu bringen. Es kann keinem Zweifel unterliegen, daß der Gummikondom
als Präventionsmittel von den Ehepaaren viel benutzt wird und zur
Herabminderung der Geburtenziffer wesentlich beiträgt. Aber es
muß betont werden, daß er ärztliche Empfehlung nicht verdient,
und daß überall dort, wo Empfängnisverhütung vom Arzt angeordnet werden muß, der Kondom aus tierischer Haut und nicht
der Gummikondom empfohlen werden sollte.

Abschließend kann man sagen, daß im Einlegen von Scheiden-
okklusivpessaren bei der Frau und der Anwendung von Kondomen aus tierischer Haut beim Manne die beiden Präventiv-
methoden gegeben sind, die allen Indikationen genügen, und daß
alle übrigen als unsicher oder schädlich abgelehnt werden müssen [1].
Vervollständigt könnte allerdings in einer vorurteilsloseren Zeit die
Beherrschung der Folgen des Sexualaktes mittelst der Präventivtechnik noch dadurch werden, daß, wie bei den Chinesen, die Zerstörung des Hymens und, wie bei den Juden, die Beseitigung des
Präputiums schon bald nach der Geburt vorgenommen würde,
wie das an einer anderen Stelle dieses Buches (S. 173) auch aus
anderen triftigen Gründen vorgeschlagen worden ist.

Die nicht mehr aufzuhaltende und deshalb am besten nach
vernünftigen eugenischen und bevölkerungspolitischen Überlegungen einzurichtende Geburtenregelung wird uns in wenigen
Jahrzehnten dahin führen, daß die Kinder, die geboren werden,
in ihrer weitaus größten Mehrzahl von den Eltern mit Bewußtsein
hervorgebracht werden, ihr Dasein also ein von den Eltern „ge-
wolltes" ist. Damit stehen wir vor einer von Grund aus veränderten Sachlage. Denn nun ist eins der wichtigsten Erforder-
nisse, die Erhaltung der Gesellschaft, der Nation, überhaupt
des gesamten physischen Substrates unserer Kultur nicht mehr
von selbst gegeben, sondern abhängig vom Willen der einzelnen
Elternpaare. Wir haben daher alle Veranlassung, uns mit dem
Wesen, der Stärke und der Festigkeit dieses „Willens zum Kinde"
zu befassen. Denn auf diesen Eigenschaften baut sich die Möglichkeit auf, etwaige bestimmte Fortpflanzungsregeln auch allgemein
zur Geltung zu bringen.

---

[1] Vgl. GROTJAHN, A.: Geburtenrückgang und Geburtenregelung
im Lichte der individuellen und sozialen Hygiene. Berlin 1914.

Zunächst ist mit Nachdruck zu betonen, daß es wohl einen Geschlechtstrieb von gar nicht zu überschätzender Stärke gibt, daß dieser aber gegenwärtig mit dem Willen zum Kinde nicht mehr untrennbar verknüpft ist und es in Zukunft immer weniger sein wird; denn Kenntnis und Gebrauch der Präventivmittel lösen diese Verknüpfung, die übrigens unbeschränkt nur im Tierreich besteht und beim Menschen schon seit den ersten geschichtlichen Anfängen gelockert worden ist.

Überhaupt dürfte nur bei den Tieren der Zusammenhang zwischen triebartiger Notdurft und Genuß bei Befriedigung dieser Notdurft noch unzertrennlich sein. Bei den Menschen hat er sich je mehr gelockert, desto mehr mit der kulturellen Entwicklung sich das des Genußlebens verselbständigte. Vielleicht besteht ein gutes Stück des Wesens der Kultur überhaupt in dieser Trennung. Die elementaren Regungen des Selbsterhaltungstriebes, der wohl eigentlich eine Vielheit von Trieben ist, können nur in barbarischen Zuständen der Menschheit sich auswirken und sind dann gleichzeitig wohl auch wichtige Quellen des Lebensgenusses gewesen.

Um diese Wandlung klar zu erkennen, sieht man am besten zunächst von der Fortpflanzung und dem Geschlechtstrieb ab und betrachtet den Vorgang von der Lösung des ursprünglichen Zusammenhanges von Lebensnotdurft und Lebensgenuß schlechthin. Die Lustempfindungen, die durch unsere Sinnesorgane übermittelt und in unserer Großhirnrinde empfunden werden, bilden ursprünglich den größten Reiz zu Handlungen, die für unsere Lebenshaltung notwendig oder für die Übung unserer Organe nützlich sind. So nehmen wir bei der Aufnahme von Speise und Trank nicht nur Nahrungsmittel zu uns, die zum Aufbau und Ersatz der Körperelemente und zur Unterhaltung der Lebenserscheinungen dienen, sondern auch noch Stoffe, die in uns Lustgefühle hervorrufen und uns so den Vorgang des Essens und Trinkens, der zu unserer Erhaltung nötig ist, besonders angenehm empfinden' lassen. Das Auge und der damit verbundene nervöse Apparat ermöglichen uns das Sehen, das zu unserer Erhaltung dringend nötig ist; doch die Fülle der Lustempfindungen, die uns das Auge übermittelt, läßt es uns auch unablässig da gebrauchen, wo unsere Erhaltung nicht gerade in Frage steht. Ebenso ist der Atmungsvorgang für den mensch-, lichen Organismus unbedingt notwendig; um die Atmungsorgane zu möglichst ausgiebiger Tätigkeit zu reizen, ist das Geruchsorgan eingeschaltet, das uns Lustempfindungen übermittelt, deren Genuß an und für sich für unsere Erhaltung überflüssig ist.

Besonders ausgesprochen ist das Nebeneinander von notwendiger Funktion und begleitender Lustempfindung bei der menschlichen Fortpflanzung: Der für die Erhaltung der Art unerläßliche Akt ist von einem starken Lustgefühl begleitet, das die Menschen und namentlich die männlichen Personen veranlaßt, die Gelegenheit zum Geschlechtsverkehr zu suchen.

Bei höherer Kulturentwicklung löst sich nun diese unsere Verwandtschaft mit dem Tierreich bekundende Verknüpfung. Der Mensch ißt und trinkt, damit es ihm schmecke, nicht nur, damit er überhaupt vegetiert. Er braucht sein Auge auch ohne jede Notdurft, um sich an den Herrlichkeiten der Natur und der Kunst zu erfreuen; sein Hörorgan lauscht nicht nur auf Gefahren andeutende Geräusche, sondern auch auf die genußreichen Tonfolgen der Musik.

Neben die Befriedigung der Notdurft stellt sich also selbständig
der Genuß, und diese Trennung wird immer bewußter, je mehr mit
der kulturellen Entwicklung das Genußleben ausgebildet, verfeinert
und verallgemeinert wird. Diese Trennung von Notdurft und Genuß ist auch im Geschlechtsleben des Menschen eingetreten. Die Einbürgerung der Präventiv-
mittel wird sie zum Allgemeingut machen. Ganz gleich, ob wir diese
Entwicklung kulturell hochschätzen oder bedauern, sie ist unwider-
ruflich, und wir müssen uns klarmachen, daß durch diese Entwicklung
der Geschlechtstrieb und seine Befriedigung von der Fortpflanzung
dauernd und endgültig getrennt ist und infolgedessen die Fortpflanzung nicht mehr durch den stärksten natürlichen Trieb, sondern
durch den auf vernünftiger Überlegung sich stützenden „Willen
zum Kinde" erfolgt. Für die Erhaltung der Art hat das seine zwei
Seiten: einmal können wir nun alle vernünftigen Überlegungen
der Eugenik in den Fortpflanzungsvorgang eingehen lassen, anderseits
können Hemmungen der Fortpflanzung, die früher von dem Ansturm
des gewaltigen Geschlechtstriebs spielend genommen wurden, jetzt
genügen, den Willen zum Kinde zu erschlaffen oder wenigstens
an seiner Betätigung zu hindern.

Es wird also ganz darauf ankommen, ob es gelingt, für das Auswirken des Willens zum Kinde die günstigsten inneren und äußeren
Bedingungen zu schaffen.

Da die äußeren Zwangsmittel der Natur der Sache nach zur
Bekämpfung der Geburtenvorbeugung an unrechter Stelle versagen müssen, sind wir vorwiegend auf die inneren moralischen
Hemmungen, auf die durch das Gewissen diktierten Beweggründe, Prävention zu treiben oder zu unterlassen, angewiesen.
Hier liegt der Angriffspunkt des großen Problems, das nicht
negativ als Bekämpfung der Geburtenvorbeugung, sondern unmittelbar positiv als Geburtenregelung aufzufassen ist. Sie
ist eine moralische Forderung und durch die einfache Tatsache
geboten, daß ein Gemeinschaftsleben nicht möglich ist, wenn
die Gemeinschaft im Bestande ihrer physischen Substanz erschüttert ist, und sie dauernd nur bestehen kann, wenn bezüglich
der Fortpflanzung Regeln befolgt werden.

Ursprünglich vielleicht hervorgegangen aus den Urtrieben des
Herdenwesens, hat sich das moralische Bewußtsein des Menschen
bereits in vorgeschichtlicher und daher uns unbekannter Zeit durch
die zahlreichen Stufen der Vergesellschaftung hindurch bis zur
heutigen Feinheit entwickelt. Aber die Ausprägung der besonderen
moralischen Forderungen, die der Befriedigung dieses Bewußtseins
dienen, hat dessen Ursprung aus der Vergesellschaftung der einzelnen
zur Herde, Stamm und Sippe fast überall verwischt, zumal sie seit
den Anfängen der geschichtlichen Zeit noch von überweltlichen
Vorstellungen geleitet und in enger Verbindung mit Religion und
Kirche in Erscheinung trat. Erst in unseren Tagen löst sich diese
Verknüpfung auch bei der großen Masse der Bevölkerung; das
moralische Bewußtsein nicht nur hervorragender Einzelpersonen,

sondern auch das der Menge sieht sich nach einer anderen als außerweltlichen Orientierung um. Nach einer Übergangszeit unsicheren Tastens kann eine solche schließlich nur in der wissenschaftlichen Erkenntnis der natürlichen und sozialen Bedingungen des Menschen und seiner Umwelt gefunden werden. Die historisch gegebene enge Verknüpfung von Moral und Religion hat das moralische Bewußtsein auch in Hinsicht auf die Pflichten zur Fortpflanzung und Kinderaufzucht ganz wesentlich bestimmt. Unzähligen Stämmen, Völkern, Rassen haben religiöse Vorstellungen, deren Ursprung zwar dunkel, deren Verknüpfung mit wirtschaftlichen Notwendigkeiten aber sehr wahrscheinlich ist, erlaubt oder gar geboten, durch Tötung, Aussetzung und Verkauf der Kinder sowie durch Abtreibung der Leibesfrucht die Zahl ihrer Mitglieder zu regeln. Anderen Völkern wieder gebot die Moral im Gewande der Religion, unter allen Umständen „fruchtbar zu sein und sich zu mehren". Es war entscheidend für die gesamte menschliche Kulturentwicklung, daß zu diesen Völkern das jüdische gehörte, das nicht nur aus dieser Lehre selbst die Kraft gewann, die unerhörtesten nationalen Katastrophen zu überwinden, sondern auch durch die Vermittelung des in seinem Schoße entstandenen Christentums die Lehre vom Segen des Kinderreichtums und der Verwerflichkeit aller Kinds- und Fruchtvernichtung auf die europäischen Völker übertrug; denn diese vermochten allein durch Befolgung einer solchen Lehre den ungeheueren Menschenverbrauch, der ihren kulturellen Aufstieg begleitete, auszugleichen.

Auch wer zugibt, daß religiöse Vorschriften in einer kirchlichen Bevölkerung eine hohe Geburtenzahl begünstigen und in Deutschland namentlich die katholische Kirche sich nach dieser Richtung hin auszeichnet, muß hinzufügen, daß diese Tatsache für die zukünftige Gestaltung der Geburtenzahl nicht von erheblichem Belang ist. Ob Ausdehnung und Tiefe des religiösen Gefühles oder des kirchlichen Kulturbedürfnisses im Schwinden oder Wachsen begriffen ist, dürfte für die vorliegende Frage kaum ausschlaggebend sein. Im Schwinden ist jedenfalls überall, wenn auch vielleicht nach den einzelnen Bekenntnissen in verschiedener Schnelligkeit und Stärke, die Bereitwilligkeit, sich auch für die Gestaltung der Lebensführung von kirchlicher Seite Vorschriften machen zu lassen in Dingen, die als außerhalb der eigentlich religiösen Sphäre liegend in steigendem Maße erkannt werden.

Dem moralischen Bewußtsein der Gegenwartsmenschen können weder die klaren Vorschriften der katholischen noch die erheblich unklareren der protestantischen Kirche in Sachen der Geburtenprävention auf die Dauer genügen, da die Anschauungen, denen die kirchlichen Moralgebote entstammen, in Zeiten wurzeln, welchen sowohl die hochentwickelte Technik der Prävention als auch die durch das Sinken der Sterblichkeit gekennzeichnete große Änderung in der Bevölkerungsbewegung als auch namentlich die materielle Beengung der Elternschaft noch fremd war. Die Eltern der Gegenwart sehen sich daher nach anderen Lehrmeistern um, nach deren Ratschlägen sie sich richten können, um ihrem Pflichtbewußtsein hinsichtlich der Fortpflanzung Rechnung zu tragen. Daß ein solches Bewußtsein vorhanden ist, kann gar nicht bezweifelt werden. Es ist gerade, wie jeder Arzt durch taktvolles Befragen feststellen kann, bei jenen Elternpaaren entwickelt, die die Präventivmittel kennen und anwenden. Die Erkenntnis, daß sie selbst es in der Hand haben, die Zahl der Kinder zu regeln, belastet ihr Gewissen und, da Gegenvorstellungen sozialer und nationaler Art noch nicht zu bestimmten Regeln hinsichtlich der Zahl geführt haben, beschränken sie diese, weil ihrem Vorstellungskreise die privatwirtschaftlichen Vorteile, die den wenigen Kindern zugute kommen, am nächsten liegen.

Die wohlhabenden Eltern halten sich für „verpflichtet", wenigen Kindern größere Wohlhabenheit zu hinterlassen, als durch hohe Kinderzahl die materielle Stellung des einzelnen Kindes zu beeinträchtigen. Die unbemittelten Eltern halten sich für „verpflichtet", die bescheidenen Aufwendungen, die sie für Pflege und Erziehung der Kinder machen können, nicht durch eine größere Zahl von Kindern zu vermindern. Durchaus verkehrt ist die Annahme, daß die Elternpaare ohne moralisches Bewußtsein, frivol und gewissenlos Prävention treiben. Mangels jeder anderen Regel ist ihr Pflichtbewußtsein allerdings nur privatwirtschaftlich orientiert. Sollen die Gefahren der Geburtenregelung vermieden werden und diese selbst nur in segensreicher Form sich abspielen, so müssen der Bevölkerung als Nahrung für ihr Pflichtbewußtsein Richtlinien gezogen werden, die von der Wissenschaft, und zwar von der Medizin und Hygiene auf der einen, der Volkswirtschaftslehre und den Sozialwissenschaften auf der anderen Seite gezogen werden.

Weiterhin ist es aber auch erforderlich, daß diese Richtlinien überall bekannt werden. Die überwiegende Zahl der Ehepaare ist sich gegenwärtig nicht darüber im klaren, daß sie überhaupt Pflichten der Fortpflanzung gegenüber haben, und welcher Art diese sind. Es ist nötig, daß es ihnen deutlich gesagt und ihrem Bewußtsein als unverlierbares Eigentum eingeprägt wird.

Bevor wir jedoch zu diesen Richtlinien übergehen, müssen zunächst die unzweckmäßigen Versuche, solche Regeln aufzustellen, besprochen werden.

Um die Wende des 18. zum 19. Jahrhundert hat der englische Volkswirt T. R. MALTHUS behauptet und mit großem Fleiße zu beweisen gesucht, daß das Elend und die Armut innerhalb der Kulturvölker vorwiegend durch den allzu großen Kinderreichtum, also durch Übervölkerung, verschuldet sei. Nach MALTHUS wird die Volkszahl durch die Menge der zur Verfügung stehenden Nahrungsmittel bedingt. Da die Menschen, wie alle Lebewesen, die Neigung haben, sich bedeutend schneller zu vermehren als die Nahrungsmittel, entsteht Mangel und Elend. Wie bei allen Theorien, die der Übertragung von Erfahrungen, welche aus der Tierwelt gewonnen sind, auf die zu Stämmen, Völkern, Nationen und Rassen vergesellschafteten Menschen ihren Ursprung verdanken, verstrickt sich in MALTHUS' Bevölkerungslehre das Richtige mit dem Falschen, das Schiefe mit dem Geraden, das Sichere mit dem Fraglichen in ein Knäuel, an dessen Entwirrung sich unzählige Volkswirte abgearbeitet haben.

An dieser Stelle ist die Lehre des MALTHUS nur insofern zu berühren, als sich auf sie die Propaganda der „Neomalthusianer" beruft, die die Beschränkung der Nachkommen aus wirtschaftlichen Gründen predigt, weil sie in der allzu großen Zahl der Bevölkerung überhaupt die Quelle der Armut, des Elends und der sozialen Mißstände sieht und vornehmlich aus diesen, weniger aus medizinischen hygienischen oder privatwirtschaftlichen Gründen die Verbreitung und Anwendung der Präventivmittel fordert. Mit MALTHUS selbst hat der Neomalthusianismus eigentlich nur den mißverständlichen Namen gemein. Für den aus dem geistlichen Stande hervorgegangenen MALTHUS waren die wenigen Präventivmittel, die seine Zeit kannte, „Laster", die er verabscheute. Auch hat MALTHUS die Zuverlässigkeit der modernen Mittel nicht voraussehen können. Aber die Verquickung der Lehren des MALTHUS mit der Geburtenprävention ließ nicht lange auf sich warten; sie setzt ein Jahrzehnt nach seinem Tode als Neomalthusianismus ein. Es ist falsch, unter „Neomalthusianismus" schlechthin die Anwendung der Geburtenprävention zu verstehen, wie das leider gang und gäbe ist. Das Wesen dieser Bewegung besteht vielmehr darin, daß sie in der Bevölkerungszunahme die Quelle alles sozialen Unglücks sieht und aus diesem Grunde die Geburtenzahl unter allen Umständen herabdrücken will. Sie will in erster Linie Geburtenverminderung, nicht Geburtenregelung. Geburtenregelung ist aber mit Geburtenüberschuß keineswegs unverträglich. Im Gegenteil, Geburtenregelung unter Gewähr eines Bevölkerungsauftriebes ist gerade das, was durch die eugenischen, nationalen und sozialen Belange geboten ist.

Die neomalthusianistische Bewegung muß abgelehnt werden, weil ohnehin die Geburtenzahl eine starke Tendenz hat, zu sinken. Diese Tendenz ist nicht vorübergehend, sondern wird sich voraussichtlich im Laufe der nächsten Jahrzehnte bis in die äußersten Winkel des westeuropäischen Kulturkreises ausdehnen. Eine besondere Agitation, wie die Neomalthusianer wollen, ist dazu nicht erforderlich. Vielmehr müssen wir darauf ausgehen, die bereits bestehende Tendenz zur Beschränkung der Geburten zu leiten und zu zügeln. Die Tendenz zur Verminderung der Geburten ist vorhanden, die Mittel, ihr zu folgen, sind allgemein bekannt; es ist also unnötig, noch eine besondere Propaganda für die Verminderung der Geburtenzahl zu machen.

Keineswegs sind übrigens die Neomalthusianer, auch wenn sich einige von ihnen dieses anmaßen, für das allgemeine Sinken der Geburtenzahl verantwortlich zu machen. Dazu war die Bewegung denn doch zu schwach, zu ungleichmäßig und zu unsicher. Man kann sie sich völlig fortdenken, und der Geburtenrückgang würde genau der nämliche sein, denn er ist das Produkt der Entwicklung der Gesundheitstechnik, des Handels, der Medizin und der mit kulturellem Aufstieg verknüpften Berechnung der Folgen des geschlechtlichen Verkehrs. Vornehmlich ist er bedingt: 1. durch den Umfang der Verbreitung der Kenntnis der Technik der Geburtenvorbeugung, 2. durch die bei den kulturell aufsteigenden Schichten erhöhte Besonnenheit und Selbstzucht, die zur Anwendung der Präventivmittel erforderlich ist, 3. durch den ungewöhnlich hohen Anreiz zur Benutzung dieser Mittel, den die gegenwärtig der Elternschaft besonders ungünstigen sozialen und privatwirtschaftlichen Bedingungen abgeben, und 4. durch die völlige Ahnungslosigkeit der Bevölkerung über Folgen einer regellos angewandten Geburtenprävention.

Es fehlt den Paaren, die bereits im Besitze von Kenntnis und Übung der Präventivmittel sind, jede Führung durch Sitte, Gewohnheit und Belehrung, da die Geistlichen in steigendem Maße als Ratgeber abgelehnt werden, die Behörden sich indifferent verhalten und selbst die Ärzte, die die nächsten zu dieser Führerschaft wären, diesen Fragen bis auf wenige Ausnahmen noch völlig ratlos gegenüberstehen. Infolge dieser Führerlosigkeit hat sich der Durchschnittsbürger das Zweikindersystem geschaffen, von der naheliegenden, aber grundfalschen Voraussetzung ausgehend, daß zum Ersatz eines Elternpaares zwei Kinder ausreichen und damit der Volksvermehrung Genüge geschehen sei. Das Zweikindersystem würde aber bei seiner Ausbreitung über das ganze Land, wie Fahlbeck [1]) ausrechnet, „selbst unter der utopischen Annahme, daß 88 % aller Frauen im gebärenden Alter verheiratet seien, jährlich eine Verminderung von ungefähr 9 auf das Tausend der Volksmenge herbeiführen, wodurch sie, wenn sie sich selbst überlassen wäre, schon nach 77 Jahren auf die Hälfte reduziert sein würde".

Außer dem Zweikindersystem gibt es noch eine andere volkstümliche Fortpflanzungsregel, die vielleicht noch verbreiteter und sicher noch erheblich verhängnisvoller in ihrer sozialen und nationalen Wirkung ist. Sie lautet: Ein Ehepaar soll nicht mehr Kinder haben, als es ernähren kann. Hier ist also das ganz unsichere privatwirtschaftliche, egoistische Interesse zum Leitsatz erhoben, ohne daß bestimmt ist, was denn unter dem „ernähren können" zu verstehen ist. Einen Schimmer von Brauchbarkeit könnte diese bedauerlich häufig gehörte Regel nur gewinnen, wenn sie etwa dahin formuliert würde, daß jedes Ehepaar eine Kinderzahl vermeiden solle, die sie voraussichtlich der Inanspruchnahme öffentlicher Mittel auf Grund des Armenrechtes aussetzen würde. Aber diese Regel würde für denkende, gewissenhafte und im Besitz der Kenntnis der Präventivmittel befindliche Eltern selbstverständlich und deshalb überflüssig sein. Diese Regel ist also ebenso wie das Zweikindersystem zu verwerfen, da es die Bevölkerung auf den Aussterbeetat setzt und somit die Verneinung der Gesellschaft selbst bedeutet. An seine Stelle ist eine andere Regel zu setzen, die den erforderlichen Geburtenüberschuß gewährleistet und doch die Rationalisierung der Fortpflanzung, die Anwendung der Eugenik und die Befreiung des gesamten Sexuallebens von qualvollen Fesseln ermöglicht. Leitend müssen bei der Aufstellung dieser Regel volkswirtschaftliche und medizinisch-hygienische Gesichtspunkte sein.

---

[1]) Fahlbeck, P.: Der Adel Schwedens. Jena 1903.

Die Existenz des Zweikindersystems und sein immer weiteres
Umsichgreifen ist ein schwerer Vorwurf gegen alle Personen und
Institutionen, die für die moralische Erziehung der Bevölkerung
verantwortlich sind, gegen die Gelehrten, die aus dem Lager der
Medizin und Hygiene auf der einen, aus dem der Volkswirtschaftslehre und Sozialwissenschaft auf der anderen Seite nicht deutlich
genug Regeln für den allgemeinen Gebrauch abstrahiert haben,
und gegen alle geistig führenden Kreise, daß sie solche Regeln
nicht provoziert und propagiert haben. Es ist höchste Zeit, daß
dieses Versäumnis nachgeholt und damit der wachsenden Ausdehnung des gemeingefährlichen Zweikindersystems vorgebeugt
wird. Dazu ist erforderlich, daß Fortpflanzungsregeln, die dieses
System ersetzen können, nach wissenschaftlichen Grundsätzen
gewonnen, in eine kurze, klare, eindeutige und gemeinverständ-
liche Fassung gebracht und dann allen Bedingungen einer Verallgemeinerung innerhalb aller Bevölkerungsschichten angepaßt
werden.

Man könnte zunächst daran denken, an die Stelle der Zwei-
kinderregel die Forderung von drei Kindern zu setzen. Aber auch
das würde nicht genügen. Denn die Zahl von durchschnittlich
drei Kindern auf eine Ehe würde selbst bei der Voraussetzung,
daß der zehnte Teil der Ehen unfruchtbar bleibt, nur die nicht
völlig zureichende Geburtenzahl von 16 Lebendgeborenen auf
das Tausend Einwohner ausmachen.

Unter denkbar günstigsten Sterblichkeitsverhältnissen würde
nach OTH [1]) sich eine Bevölkerung mit einer Geburtlichkeit von
17 auf das Tausend gerade noch erhalten können. Dabei ist nun
aber schon eine so günstige Säuglings- und Kindersterblichkeit
angenommen worden, wie wir sie in absehbarer Zeit kaum erwarten
können. Die Zahl 20 auf das Tausend dürfte daher auch für ein
Kulturvolk die Grenze bedeuten, unter die die Zahl der Geburten
nicht sinken darf, ohne dem Dahinsiechen oder der Überflügelung
durch die Nachbarvölker ausgesetzt zu werden.

Zu der nämlichen Maßzahl für die sozial, national und eugenisch
befriedigende Entwicklung der Geburtlichkeit führt uns folgende
Überlegung: Die durchschnittliche Lebensdauer des Menschen
innerhalb der europäischen Kulturvölker beträgt etwa 50 Lebensjahre oder dürfte wenigstens in absehbarer Zeit durch die Fortschritte der Hygiene auf diesen Stand zu bringen sein. Eine

---

[1]) OTH, FR.: Induktives und Deduktives zum Bevölkerungsproblem. Conrads Jahrbücher für Nationalökonomie und Statistik.
1912. Bd. 43. 3. Fol.

Grotjahn, Soziale Pathologie. 3. Aufl.   33

stationär gedachte Bevölkerung, die sich aus Menschen von solcher durchschnittlichen Lebensdauer zusammensetzt, würde unter normaler Altersbesetzung und abgesehen von Wanderungen eine durchschnittliche Sterblichkeit von 20 auf das Tausend der Bevölkerung haben. Eine Geburtlichkeit von 20 auf das Tausend würde also die Mindestzahl sein. Selbst ein höheres Heraufrücken des Durchschnittsalters dürfte an diesen Zahlen nicht viel ändern. Denn selbst unter der utopischen Voraussetzung, daß in einer stationär gedachten Bevölkerung das Durchschnittsalter 70 Jahre betrüge, so würde in dieser Bevölkerung doch eine Sterblichkeit von 14,3 auf das Tausend bestehen.

Die zutreffendste Berechnung über die zur Erhaltung der Art notwendige Kinderzahl hat wohl GRASSL [1]) gegeben. Er berechnet „die Zahl der Kinder, die jede verheiratete Frau gebären müsse", wie folgt:

a) 1 Kind als Nachkomme und Ersatz für die Mutter,

b) 0,3 Kind als Ersatz der vor dem Eintritt der optimalen Gebärzeit Gestorbenen,

c) 0,25 Kind als vikariierende Tätigkeit für den Ausfall der Gebärfähigkeit der nicht verheirateten Frauen,

d) 0,12 Kind als Vikariierung für die durch Krankheit unterfrüchtig gewordenen Ehen.

Summe: 1,67 Kind. Diese Zahl doppelt genommen in Hinsicht auf die Erhaltung der Männer gibt also pro Weib 3,34 Geburten, dazu den erforderlichen Überschuß an Knaben, um die stärkere Absterbeordnung der Knaben auszugleichen, mit 0,05, somit im ganzen 3,39 oder 3,4 Kinder pro verheiratete Frau." Aber auch bei dieser Leistung würde nur der Bestand erhalten bleiben, während ein Bevölkerungsauftrieb dadurch noch nicht gewährleistet wird.

Auch SCHLOSSMANN (Dtsch. med. Wochenschr. 1922, Nr. 28) hat eine Berechnung darüber angestellt, wieviel Kinder in einer Ehe geboren werden müssen, damit der Bevölkerungsstand gesichert ist: „Wir gehen wieder davon aus, daß wir mit einer normalen Sterblichkeit von 20 $^0/_{00}$ rechnen müssen, also mit einem durchschnittlichen Lebensalter von 50 Jahren. Das bedeutet, daß jährlich auf je 10000 der Bevölkerung 200 Menschen absterben, an deren Stelle 200 Kinder lebend geboren werden müssen. Von diesen 200 sind etwa 10 % außerehelich. Es müssen daher

---

[1]) GRASSL: Das zeitliche Geburtsoptimum. Soziale Medizin und Hygiene. Hamburg. Jahrg. 1907.

auf je 10000 der Bevölkerung 180 Kinder in der Ehe lebend zur Welt kommen. Nun ergibt sich aus den Ermittelungen der Volkszählung, wie viele verheiratete Frauen auf je 10000 der Bevölkerung kommen. Ich benutze, weil wir damals stabilere Verhältnisse hatten, die Ergebnisse des Jahres 1910. Damals waren es 1789 Ehefrauen. Es kommen somit auf 180 Kinder, die in der Ehe geboren werden müssen, um den Bevölkerungsstand zu erhalten, 1789 Ehefrauen, d. h. 0,1006 Geburten je Ehefrau und Jahr. Im Jahre 1913 betrug nach meinen Berechnungen die durchschnittliche Ehedauer der durch den Tod gelösten Ehen 25,94 Jahre, somit beträgt bei Zugrundelegung der Dauer der durch den Tod gelösten Ehen die Zahl der Kinder, welche zur Erhaltung des Volksbestandes notwendig sind, 0,1006 × 25,94 = 2,6056 oder rund 2,6 Kinder. In jeder Ehe müssen somit mindestens 2,6 Kinder durchschnittlich lebend geboren werden, nur um den heutigen Volksstand zu erhalten. Diese Zahl erfährt eine ganz kleine, aber für die Rechnung nicht mehr in Betracht kommende Minderung dadurch, daß die durch Scheidung gelösten Ehen eine weit kürzere durchschnittliche Dauer haben. Dagegen erhöht sich die Zahl der notwendigen Geburten, wenn wir die Totgeburten mit in Betracht ziehen. Da diese ungefähr 3 % der Geburten überhaupt ausmachen, kommen wir auf 2,7 notwendige Geburten für jede verheiratete Frau, um den natürlichen Bevölkerungsabgang auszugleichen." In der Arbeit von SCHLOSSMANN ist dann weiter eine Berechnung von TELEKY mitgeteilt, der folgendermaßen rechnet: Von 10000 Personen waren 1910 über 15 Jahre alt 7130, davon 1315 verheiratete Frauen zwischen 15 und 45 Jahren. Die Sterblichkeit der über 15 Jahre alten war 13,2 $^0/_{00}$, es starben also von 10000 Personen jährlich 94,1. Von 1000 Geborenen überlebten das 15. Lebensjahr je 757. Damit 94,1 ins 16. Lebensjahr eintreten, müssen 120,7 geboren werden. Davon sind 7,6 unehelich, folglich müssen 111,5 ehelich geboren werden. Somit müssen 1315 verheiratete Frauen jährlich 111,5 Kinder gebären, in 30 Jahren der Ehe somit 2,54. Jede Ehe muß also 2,54 lebende Kinder nur zur Erhaltung der Volkszahl produzieren.

Immerhin dürfte es mißlich sein, eine feste Zahl für jede Ehe zu fordern; vielmehr ist es richtiger, eine gleitende Regel aufzustellen, die nur eine Mindestzahl angibt, aber zugleich ein Hinaufgehen mit der Kinderzahl als wünschenswert hinstellt. Eine solche Regel hat der Verfasser dieser Zeilen bereits in der ersten, im Jahre 1912 erschienenen Auflage dieses Buches aufgestellt. Sie kann hier unverändert wiedergegeben werden, da seither keine Kritik oder Erfahrung dem Verfasser bekannt geworden ist, die ihn veranlassen könnte, sie zu ändern. In dieser Regel ist die wirtschaftliche Bevorzugung jener Elternpaare, die über das unerläßliche Mindestmaß hinausgehen, eingefügt, da nicht die Minimalforderung, sondern gerade die Mehrleistung zahlreicher rüstiger Elternpaare unter der moralischen und materiellen Anerkennung der Gesellschaft das Wesentliche in dieser Regel darstellt.

Die allgemeine Befolgung dieser Regel würde den jeweilig erforderlichen Geburtenüberschuß sicher gewährleisten und dabei doch die Rationalisierung der Fortpflanzung und die Anwendung der Eugenik ermöglichen. Sie lautet:

1. **Jedes Elternpaar hat die Pflicht, eine Mindestzahl von drei Kindern über das fünfte Lebensjahr hinaus hochzubringen.**

2. **Diese Mindestzahl ist auch dann anzustreben, wenn die Beschaffenheit der Eltern eine unerhebliche Minderwertigkeit der Nachkommen erwarten läßt, doch ist in diesem Falle die Mindestzahl auf keinen Fall zu überschreiten.**

3. **Jedes Elternpaar, das sich durch besondere Rüstigkeit auszeichnet, hat das Recht, die Mindestzahl um das Doppelte zu überschreiten und für jedes überschreitende Kind eine materielle Gegenleistung in Empfang zu nehmen, die von allen Ledigen oder Ehepaaren, die aus irgendwelchen Gründen hinter der Mindestzahl zurückbleiben, beizusteuern ist.**

Die wichtigste Regel ist die erste. Wenn jedes Elternpaar wirklich drei Kinder hervorbringt, nicht mitgerechnet die Säuglinge und Kleinkinder, die vor zurückgelegtem fünften Lebensjahr sterben, und außerdem eine Anzahl von rüstigen Ehepaaren, veranlaßt durch Bevorzugung und Zuwendungen wirtschaftlicher Natur, über die Mindestzahl hinausgehen, so bleibt dem Volke ein Bevölkerungszuwachs gesichert.

Die zweite Regel ist wichtig, um den zahlreichen Elternpaaren, die nicht zu den ganz rüstigen gehören, den Vorwand zu nehmen, sich der Kinderaufzucht zu entziehen. Auch kennen wir gegenwärtig noch zu wenig die Vererbungsregeln, um bestimmt entscheiden zu können, welche Ehepaare wir überhaupt vom Fortpflanzungsgeschäft gänzlich fernhalten dürfen, da häufig die Sonderbarkeiten oder Minderwertigkeiten des einen Partners durch die entgegengesetzten des andern Partners ausgeglichen werden oder Eigenschaften der Vorfahren so durchschlagen, daß auch aus schwächlichen Eltern rüstige oder gar hervorragend

leistungsfähige Nachkommen entstehen. Der eugenische Gesichtspunkt kommt noch genügend zur Geltung, wenn man fordert,
daß Ehepaare, gegen deren Rüstigkeit Bedenken vorliegen, sich
auf die angegebene Mindestzahl beschränken sollen. Auf die
eigentliche Verbesserung der Bevölkerungsqualität zielt die
dritte Regel ab, die die rüstigen Ehepaare zur Mehrproduktion
über die Mindestzahl hinaus anregt und ihnen dafür die Anerkennung der Gesamtheit für diese besondere Leistung in Gestalt
einer erheblichen materiellen Vergütung gesetzlich zusichert,
damit sie die gesteigerten Familienlasten auch tragen können.
Die Mittel hierfür wird man ohne weiteres allen Personen auf-
erlegen können, die entweder überhaupt nicht verheiratet sind
oder kinderlos oder nicht die Mindestzahl von Kindern haben,
nach welchen Gesichtspunkten die Steuer oder der Versicherungsbeitrag abgestuft werden kann. Dabei kann ganz gleichgültig
bleiben, ob diese Personen aus Absicht oder aus Unvermögen,
aus Frivolität oder aus wohlerwogenen Gründen die normale
Beteiligung an der Fortpflanzung unterlassen; denn die Steuer
oder der Versicherungsbeitrag ist nicht als Strafe gedacht, sondern
lediglich als Ausgleich für die generative Leistung, die andere
mehr und sie weniger, als der Norm entspricht, erfüllen.
    Es ist hier nicht Raum, das kurz skizzierte „System" in den
Einzelheiten auszumalen. Es sei nur bemerkt, daß in seinem
Rahmen schon die gegenwärtige bescheidene Kenntnis der generativen Hygiene zur praktischen Anwendung gebracht werden
könnte und zugleich Raum für alle diesbezüglichen Erkenntnisse
der Zukunft und dadurch bedingte Modifikationen bleiben würde.
Voraussetzung der Anwendung dieses Systems ist allerdings die
allgemeine Kenntnis und Beherrschung der Präventivmaßnahmen,
die ja ohnehin von Tag zu Tag unaufhaltsame Fortschritte macht.
Es ist nur noch nötig — wie das oben geschehen ist —, von den
unzähligen Mitteln jene durch ärztliche Empfehlung heraus-
zuheben, die ungefährlich und dabei zuverlässig sind.

    In allen Ländern, in denen sich die Präventivmittel und
damit der Geburtenrückgang verbreiten, erfolgt dieses bezüglich
der sozialen Schichtung in der Richtung von oben nach unten.
Das täuscht zunächst den Zustand vor, als ob überhaupt die
proletarischen Schichten den Präventivmitteln unzugänglich
seien und die Gefahr auch für die oberen Bevölkerungskreise
deshalb nicht erheblich sei, weil ihr Ersatz durch die von unten
aufsteigenden Individuen gesichert werden könne. Demgegenüber
muß betont werden, daß die Beschränkung des Geburtenrückgangs

auf die oberen Klassen infolge der Einbürgerung der Präventiv-
mittel stets nur einen Übergangszustand darstellt, dem das
Übergreifen auf die unteren im Laufe der Jahrzehnte in allen
Kulturstaaten unabänderlich folgt.

Aber auch wenn es gelänge, die Anwendung der Präventivmittel und damit den Geburtenrückgang auf die oberen Schichten
zu beschränken, so wäre auch das keineswegs ein gleichgültiger
Vorgang. Denn dann verschwänden gerade die gesündesten und
unter guten hygienischen Bedingungen lebenden Individuen
und würden im Laufe der Zeit von den Nachkommen der sozial
zurückgebliebenen Schichten ersetzt. Wenn nun einmal ein
Volk infolge seiner geschichtlichen Entwicklung und der wirtschaftlichen Verhältnisse in voneinander getrennte Stände und
Kasten zerfällt, so ist sowohl für jede dieser Kasten als auch für
das Volk das vom fortpflanzungshygienischen Standpunkte aus
einzig Richtige, daß jede Bevölkerungsgruppe auch aus sich selbst
den erforderlichen Bevölkerungsauftrieb hervorbringt. Denn
der zurzeit bestehende Zustand, daß die Ergänzung der oberen
Kreise weniger durch eigene Vermehrung als durch Aufsteigen
einzelner tüchtiger Individuen aus den unteren Schichten, die
dann auch wieder ihr Aufsteigen mit Kinderarmut oder Kinderlosigkeit bezahlen, muß schließlich zur Verarmung des Volkes
an Tüchtigen, Begabten und Willensstarken führen.

Der Geburtenrückgang birgt also dadurch, daß er innerhalb
der Schichten eines Volkes ungleichmäßig auftritt, große Gefahren auch bezüglich der Verschlechterung der Qualität der
Gesamtbevölkerung mit sich. Diese werden noch dadurch vermehrt, daß die aufsteigenden Individuen und die höheren Schichten
in der Regel im späteren Lebensalter Kinder haben als die unteren,
die Generationsdauer also eine längere ist. Eine nur wenig geringere Kinderzahl und eine nur wenig längere Generationsdauer
bringt eine Bevölkerungsschicht schneller, als die meisten ahnen,
generativ in das Hintertreffen. So berechnet LENZ [1]), daß, wenn
eine Gruppe sich mit je drei Kindern und einer Generationsdauer von 33 Jahren und eine andere mit je vier Kindern und einer
Generationsdauer von 25 Jahren fortpflanzt, das urspürnglich
gleiche Verhältnis nach 100 Jahren 17,5:82,5, nach 300 Jahren
gar 0,9:99,1 sein wird.

Einige Zahlen mögen illustrieren, wie sehr bereits heute das
Einnehmen einer sozial gehobenen Stellung mit Kinderarmut
und baldigem Erlöschen verbunden ist. Nach H. KLEINE [2])

---

[1]) LENZ, F.: Menschliche Auslese und Rassenhygiene. 1921. S. 6.
[2]) KLEINE, H.: Verfall der Adelsgeschlechter. 2. Aufl. 1880.

kamen 1870 auf 2062 verheiratete Grafen 704 ledige, die über 36 Jahre alt waren. Nach P. FAHLBECK [1]) erloschen seit 1626 in Schweden von 2474 Familien des einfachen Adels 1965, also 80 %, und von den 559 Grafen- und Freiherrenfamilien 359, also 64 %. Nach L. FLÜGGE [2]) zählte 1913 der Adel Deutschlands 64000 Köpfe mit einer Geburtenziffer von 13,7 auf das Tausend, während die Ziffer 20 betragen müßte, wenn er stationär bleiben soll. Der Geneologe KEKULÉ VON STRADONITZ schätzt die Zahl der ritterlichen Geschlechter in Deutschland um das Jahr 1200 auf etwa 20000, von denen gegenwärtig nur noch 800 erhalten sind. Was sich hier vom Adel in Zahlen nachweisen läßt, spielt sich auch im bürgerlichen Leben ab; nur läßt es sich mangels einer diesbezüglichen Statistik nicht in so durchschlagender Weise zum Ausdruck bringen. Namentlich bildet die Beamtenschaft eine Bevölkerungsgruppe, in die unzählige Individuen aufsteigen, um dort kinderlos oder kinderarm zu werden. So hatten 92000 preußische Lehrer 1911 nur 159000 Kinder. Im Jahre 1913 blieben von 22264 höheren Lehrern nicht weniger als 70 % hinter der normalen Fruchtbarkeit zurück, denn 4778, also 21 %, waren ledig, 2994 kinderlos, 3259 hatten nur ein Kind, 4699 nur zwei Kinder. Im Jahre 1912 waren von 191000 deutschen Postbeamten 19,3 % ledig; hinreichenden Nachwuchs hatten bei den höheren Postbeamten nur 25 %, bei den mittleren 27 % und bei den unteren 39 %. Im Jahre 1906 betrug nach dem Statistischen Jahrbuch für Frankreich die Kinderzahl der abgeschlossenen Ehen bei den Ärzten 1,9, den Rechtsanwälten 2, den Bankbeamten 2,2, den Monteuren 2,3, den Metallarbeitern 2,8, den Erdarbeitern 3,0 und den Textilarbeitern 3,4. Also selbst innerhalb der Arbeiterklasse zeigt es sich, daß die gehobenen Arbeiterschichten weniger Kinder haben, als zu ihrem Ersatz erforderlich sein würde.

Der städtischen und industriellen Lohnarbeiterschaft, denen man früher eine unversiegbare, manche Volkswirte geradezu beängstigende Fruchtbarkeit zuschrieb, konnte¡ die Präventivtechnik auf die Dauer auch nicht fremd bleiben. Die ursprüngliche Indifferenz gegenüber den Folgen des Geschlechtsverkehrs ist im raschen Schwinden begriffen. In nicht ferner Zukunft dürfte auch hier weniger die natürliche Fruchtbarkeit als der Wille zum Kinde die Kinderzahl bestimmen. Nahm doch z. B.

---

[1]) FAHLBECK, P.: a. a. O.
[2]) FLÜGGE, L.: Die rassenbiologische Bedeutung des sozialen Aufsteigens. 1920.

noch SILBERGLEIT [1]) in den wenigen Jahren von 1906 bis 1911 die
Zahl der Lebendgeborenen in den Berliner Arbeitervierteln ab
wie folgt: im äußeren Königstadtviertel um 30, in der Tempel-
hofer Vorstadt um 27,9, im Stralauer Viertel um 25,9, im Wedding
um 24,4, in Moabit um 22,8, in der jenseitigen Luisenstadt um
20,9 %.

Der naive Typus der Fortpflanzung, der die Kinder kommen
läßt, wie es der Natur gefällt, dürfte bei den westeuropäischen
Kulturvölkern selbst von den unbemittelten Schichten nicht mehr
festgehalten werden, die von den Römern deshalb mit Recht die
proletarischen genannt wurden, weil aus ihnen die Nachkommenschaft des Volkes als selbstverständliche Leistung hervorgebracht
wird. Das ist ein Novum in der Weltgeschichte, dessen
Tragweite sich gar nicht überschätzen läßt. Ein für allemal werden die höheren Schichten darauf verzichten müssen,
daß ihnen hier dauernd ein unerschöpfliches Menschenmaterial
zur Verfügung steht.

Aber auch der Arbeiterschaft selbst, deren Stärke doch besonders auf ihrer Masse beruht, bringt ein ungeregelter Geburtenrückgang große Gefahr. Die zahlenmäßig schwachen oberen
Klassen können, wie die Geschichte aller Zeiten und Länder
lehrt, schließlich aus der unteren jeder Zeit so viele Personen
aufrücken lassen, wie sie zur Erhaltung ihres Bestandes brauchen.
Die unteren Schichten sind dazu nicht imstande, sondern werden
durch einen starken Geburtenrückgang an Zahl und damit an
Kraft einbüßen. Welche Verschiebungen innerhalb der De-
völkerungsgruppen eines Volkes allein durch Unterschiede in
der Geburtenzahl hervorgerufen werden können, lehren folgende
Zahlen: Die Anzahl der Schulkinder stieg in Preußen von 1886
bis 1911 um 35,8 %; aber dieser Zuwachs verteilte sich insofern
ungleichmäßig, als die evangelischen Volksschüler infolge des
bei der evangelischen Bevölkerung größeren Geburtenrückganges
nur um 26,4 %, die katholischen dagegen um 53,2 % zugenommen
haben; der Anteil der Katholiken an der Gesamtmenge der Schulkinder stieg von 35,5 % im Jahre 1886 auf 40,7 % im Jahre 1911
während die Evangelischen von 66,3 auf 58,9 % sanken. Wenn
also die Arbeiterschaft im großen Maßstabe sich der ungeregelten
Beschränkung der Kinderzahl hingeben würde, so müßte sie
gar bald gegenüber anderen Bevölkerungsschichten ins Hintertreffen geraten, während die Gegenseite durch Herbeiziehen

---

[1]) SILBERGLEIT, H.: Der Geburtenrückgang in Berlin. Jg. 3
H. 7 der Statist. Monatsberichte Groß-Berlin. 1912.

kulturell tiefer stehender Schichten des Inlandes und weiterhin
des Auslandes sich zu helfen wissen würde. Zwar kann man vom
industriellen Proletariat nicht mehr verlangen, daß es wie im
neunzehnten Jahrhundert stumpfsinnig und gedankenlos einen
so großen Bevölkerungsüberschuß aus sich heraus erzeugt, daß
alle sozial übergeordneten Schichten davon zehren können, aber
ebensowenig darf es sich der gedankenlosen Geburtenprävention
ergeben, sondern muß sich obige oder diesen ähnliche Fortpflanzungsregeln zur Richtschnur nehmen.

Der Wille zum Kinde lebt in jedem Menschen. Leider sind die
Hemmungen so zahlreich, daß er sich nicht voll auswirken kann.
Zum größten Teil sind diese Hemmungen zu beseitigen, aber der
klaffende Gegensatz zwischen dem Interesse des einzelnen Ehepaares, das bei der gegenwärtigen Wirtschaftsordnung zur Beschränkung auf wenige Kinder anregt, und dem Interesse des
Staates und der Gesellschaft und überhaupt jeder Gemeinschaft,
in der die einzelnen untereinander generativ verbunden sind,
an Erhaltung und Auftrieb der Bevölkerung ist nicht wegzuleugnen.
Ein wichtiges Mittel, diesen Gegensatz zu überbrücken, dürfte
der Appell an starke Gemeinschaftsgefühle bieten, die in
der Leitung des moralischen Bewußtseins des einzelnen stets mehr
oder weniger wirksam sind.

Als ein solches Gemeinschaftsgefühl, das gegenwärtig wohl das
stärkste und wirkungsvollste ist, bietet sich das Nationalgefühl dar. Gewiß wird es des Eindruckes nicht verfehlen, wenn
die Bevölkerung immer wieder darauf aufmerksam gemacht wird,
daß die Gewährleistung eines ausreichenden Nachwuchses die
erste „nationale“ Forderung ist, und daß alle, die dieser Forderung
nicht nachkommen und trotzdem die landläufigen patriotischen
Reden führen, sich der Heuchelei schuldig machen. Leider verstehen manche im „Nationalen“ nur ein nach außen gekehrtes,
sich gegen andere Nationen richtendes Verhalten. Gerade die
Rationalisierung der Fortpflanzung ist geeignet, das Nationalgefühl von seiner Veräußerlichung zurückzuführen.

Wie weit außer dem Nationalgefühl auch noch andere Gemeinschaftsgefühle heranzuziehen sind, bleibe dahingestellt. Die um-
fassenderen, wie etwa das Gefühl der Zusammengehörigkeit aller
Kulturvölker oder der Zugehörigkeit zu einer Rasse, das durchaus
nicht mit dem Haß gegen andere Rassen einherzugehen braucht,
dürfte zurzeit nicht lebhaft genug sein, um sich als Stütze zur
Innehaltung einer Fortpflanzungsregel wirksam zu erweisen.
Gar das Gefühl der Zugehörigkeit zu einer Sippe, Kaste, zu

einem Stande oder zu einer Klasse dürften hierzu noch weniger
geeignet sein, da diese Gemeinschaften überhaupt der Ein-
gleichung zustreben.

Was aber vor allem das Nationalgefühl zu einer Hauptstütze
macht, ist seine Fähigkeit, nicht nur die Triebkräfte des einzelnen
im Sinne der Erweckung des Fortpflanzungspflichtgefühles in
Bewegung zu setzen, sondern auch die mit dem Nationalgefühl
eng verknüpften Gemeinschaftsorgane der Staatsbehörden,
Kommunalverwaltungen, gesetzgebenden Körperschaften und
Organe der öffentlichen Meinung zur Forträumung aller Hemmungen mobil zu machen, die sich der Erfüllung der Fort-
pflanzungspflicht bewußt oder viel mehr noch unbewußt ent-
gegenstellen.

Wenn das Moralische die Leistungen bestimmt, die der einzelne
der Gesellschaft schuldet, so umfaßt das Soziale alles, was die
Gesellschaft dem einzelnen darbieten muß. Gerade auf dem
Gebiete der bewußten Geburtenregelung kann das
eine nicht ohne das andere wirksam sein. Gewiß gibt
Ungunst der Umwelt dem einzelnen noch nicht das Recht, trotz
vorhandener Rüstigkeit von der Fortpflanzung und der Aufzucht der Nachkommen in zahlenmäßig ausreichender Weise abzusehen, und in der Tat wird ein starker moralischer Wille zum
Kinde imstande sein, trotz widrigster äußerer Verhältnisse diesen
Willen in Verwirklichung umzusetzen. Aber die Gesellschaft
und ihre Organe müssen vermeiden, diesem Willen zur Elternschaft besondere Schwierigkeiten zu bereiten. Sie sind vielmehr
verpflichtet, ihn zu pflegen, die Lasten der Elternschaft zu ver-
kleinern und nach Maßgabe der vorhandenen vollwertigen Kinder
sowohl materiell wie ideell nach dem Wert, den sie durch diesen
Kinderreichtum in sozialer und nationaler Hinsicht repräsentieren,
zu behandeln. Denn als selbstverständlich können diese
generativen Leistungen nicht mehr angesehen werden,
seitdem die Präventivmittel allgemeine Verbreitung gefunden
haben. Glücklicherweise gibt es aber auch unzählige Mittel,
durch die die gesellschaftlichen Organe diese für sie wichtigen
generativen Leistungen anerkennen, fördern, hervorlocken und
erleichtern können.

Ein Blick auf die oben geschilderte Mannigfaltigkeit der Präventivtechnik lehrt uns ohne weiteres, daß eine polizeiliche oder
strafrechtliche Unterdrückung dieser Mittel nicht mehr möglich
ist und die Gefahren des Geburtrückganges nicht durch die
kleinlichen Zwangsmaßnahmen des Polizeistaates abgewandt
werden können, sondern nur dadurch, daß für das Auswirken

des bei jedem normalen Ehepaar vorhandenen Willens zum Kinde und der Freude am Kinde möglichst günstige äußere Bedingungen geschaffen werden. Die wirtschaftliche Bevorrechtung der Elternschaft mit ihren unzähligen Möglichkeiten — das ist die einzige, aber auch wirkungssichere Waffe im Kampfe gegen einen allzu großen Geburtenrückgang. Die zahlreichen und drückenden Erschwerungen der Elternschaft, die Kapitalismus, Profitwirtschaft und verstiegener Individualismus aufgehäuft haben, müssen beseitigt werden. An ihre Stelle muß eine planmäßige Begünstigung jeder Eltern- und Mutterschaft, besonders aber eine der kinderreichen Familien treten.

Besteuerung, Erbschaftsbestimmungen, Versicherungsleistungen und Rentenzahlungen können und müssen so abgestuft werden, daß kinderreiche Familien auf Kosten der ledigen, kinderlosen und kinderarmen Personen eine fühlbare Erleichterung erfahren. Wie das im einzelnen anzustellen ist, ist nicht Sache des Arztes, zu entscheiden, sondern die des Versicherungs- und Steuersachverständigen. Ansätze sind bereits nach dieser Richtung hin vorhanden, so daß es nur des nachdrücklichsten Weiterbaues bedarf.

Auch die Berücksichtigung der Kinderzahl bei der Bemessung des Gehaltes der Beamten hat in letzter Zeit große Fortschritte gemacht, nachdem der Widerstand der Beamtenorganisationen überwunden war. Der viel gehörte Einwand, der Beamte müsse nach seiner Leistung bezahlt werden, ist nicht stichhaltig, da die Gehaltsabstufung unabhängig von der individuellen Leistungsfähigkeit nach Vorbildung und Dienstalter abgestuft zu werden pflegt, zu der ohne Schwierigkeit eine Stufung nach dem Familienstande hinzutreten kann. Auch hier liegen nur erst Anfänge vor. Die Erkenntnis der Gefahren des gerade im Beamtenstande großen Geburtenrückganges wird in Zukunft dazu führen, in ganz anderem Maße als gegenwärtig die Gehaltsbemessung nach der Kinderzahl durchzuführen.

Der Gehaltsabstufung bei den Beamten und den beamtenähnlichen Angestellten würde bei der Arbeiterschaft die Lohnzahlung nach dem Familienstande entsprechen. Auch hier liegen beachtenswerte Ansätze bei den Bergarbeitern, Metallarbeitern und anderen geschlossenen Gruppen von Industriearbeitern vor, die noch ausbaufähig sind. Um die ungleiche Belastung des Arbeitgebers bei Einstellung kinderreicher Familienväter zu verhindern, sind bereits an einigen Orten Ausgleichskassen gegründet worden, in die die Arbeitgeber gleichmäßig Beiträge einzahlen, die dann als Kinderzuschläge zur Auszahlung

kommen. Immerhin dürfte eine Lohnzahlung nach dem Familienstande sich vorwiegend für Arbeiter eignen, deren Stellung sich
wie in manchen Großbetrieben der der Angestellten wenigstens
nähert, während es für die im freien wirtschaftlichen Leben
stehenden, dem Wechsel der Arbeitsstelle stets ausgesetzten
Arbeiterschaft doch näher liegt, den erprobten Weg der obligatorischen sozialen Versicherung zu gehen. In der Tat
ließe sich mit einigem guten Willen das gesamte Versicherungswesen nach der Richtung hin ausbauen, daß rüstigen Elternpaaren ein zahlreicher Nachwuchs zum Vorteil gereicht, und daß
die schwer drückenden Familienlasten, die gegenwärtig zur übermäßigen Geburtenprävention verleiten, von der einzelnen Familie
auf die Gesamtheit abgewälzt werden. In der Krankenversicherung und namentlich der mit ihr verbundenen Reichswochenhilfe
finden sich bereits Ansätze zu einer finanziellen Unterstützung
der Mutterschaft, die ohne große Schwierigkeit sich zu einer regel-
rechten Mutterschaftsversicherung ausbauen ließe. Auch die
Renten der Unfallversicherung lassen eine kräftige Abstufung
nach der Kinderzahl zu. Bei der Invaliden- und Altersversicherung
sollten die verdienenden ledigen Kinder gezwungen sein, auch für
ihre Eltern Marken zu kleben, damit auf diese Weise dem Rentenempfänger die Zahl seiner Kinder zum Nutzen gerät.

Außer dieser Begünstigung im Rahmen der bereits bestehenden
Versicherungszweige wird uns die ungleiche Belastung der
einzelnen Familien durch die Kinderzahl in Zukunft auch eine
besondere Elternschaftsversicherung oder Kinderrenten-
versicherung aufzwingen. Denn allein eine solche ist imstande,
einen schon der Billigkeit entsprechenden Lastenausgleich zu
schaffen und die wirtschaftliche Privilegierung der Elternschaft
im Kampf gegen einen zu weit getriebenen Geburtenrückgang
zur vollen Wirkung zu bringen. In dieser obligatorischen Elternschaftsversicherung würden die Beiträge der Ledigen, Kinderlosen und Kinderarmen zusammenfließen und den Kinderreichen
zuströmen. Es erübrigt sich, die Einzelheiten auszumalen, da
es keinem Zweifel unterliegt, daß die zu zahlenden Kinderrenten
sich viel leichter berechnen ließen als die Renten jeder anderen
bestehenden Versicherung. Nicht ihre Organisation wird Schwierigkeiten bereiten, sondern nur die Vorbereitung der öffentlichen
Meinung auf diese noch ungewohnten Gedankengänge. Aber
der zunehmende Geburtenrückgang wird schon nach dieser
Richtung hin erziehlich wirken. Eine solche Elternschaftsversicherung würde außer ihren materiellen Vorteilen für die
Kinderreichen auch noch den großen ideellen Nutzen mit sich

führen, daß dadurch gesetzlich und öffentlich der besondere nationale und soziale Wert der Elternschaft ausdrücklich anerkannt werden würde. Die Gründung zahlreicher „Bünde der Kinderreichen" in den letzten Jahren, die sich bereits zu einem Reichsverband (Geschäftsstelle Frankfurt a. M., Stiftsstraße 30) zusammengeschlossen haben, wird hoffentlich dem Gedanken der wirtschaftlichen Bevorrechtung der Elternschaft den Hochdruck einer Volksbewegung verleihen.

Wenn erst einmal durch wirtschaftliche, steuerliche und erbrechtliche Begünstigung der kinderreichen Familien, durch Einführung einer wohl abgestuften Elternschaftsversicherung, durch Gehaltszahlung nach der Kinderzahl und zahlreiche andere Mittel der Privilegierung der Elternschaft die Quantität der Bevölkerung durchaus sichergestellt ist, dann kann die rationelle Anwendung der Präventivmittel im Sinne der Verhütung voraussichtlich minderwertiger Nachkommen von den Ärzten mit ruhigem Gewissen und in größerem Umfange als gegenwärtig empfohlen werden. Dann erst kann eine gesundheitlich wertvolle Pause zwischen zwei Geburten zur Volkssitte werden. Dann wird überhaupt erst jene Trennung des beabsichtigt folgenlosen von dem beabsichtigt fruchttragenden Geschlechtsverkehr verwirklicht werden, die allein das gesamte sexuelle Leben zu sanieren berufen ist.

Nachdem nun einmal die Kenntnis der Präventivmittel Gemeingut der Bevölkerung geworden ist, wird ihre Anwendung auch durch den unglücklichen Wohntypus des größten Teiles der städtischen Bevölkerung stark begünstigt oder geradezu herausgefordert. Denn nichts macht die Kinderaufzucht schwieriger und für alle Beteiligten freudloser als der Zwang, in einer Mietskaserne zu wohnen.

Die Kinderbeschränkung wird in der städtischen Bevölkerung immer mehr sich ausdehnen, wenn wir nicht den unglücklichen Kasernentypus durch die weiträumige Bauweise wenigstens von jetzt ab abzulösen beginnen. Durch diese Maßnahmen könnten wir mit einem Schlage unzählige der Aufzucht der Kinder hinderliche Faktoren ausschalten, gegen die wir jetzt mit Aufwendung großer Mittel einen aussichtslosen Kleinkrieg führen. Daß England die Urbanisierung und Industrialisierung bei völliger Einbuße des Bauernstandes überstanden hat, ist vorwiegend auf das dort geschichtlich entwickelte und durch die Gesetzgebung sorgfältig unterstützte Wohnen in kleinen Häusern zurückzuführen. Noch heute erzielen infolgedessen die englischen Großstädte aus sich selbst heraus einen befriedigenden Geburtenüberschuß.

Ferner ist es überaus wichtig, daß uns in der Landbevölkerung eine unerschöpfliche Quelle an gesunden Menschen erhalten bleibt, die in solchem Überfluß strömt, daß sie abgeben kann, ohne daß ihre eigene Umgebung wasserarm wird. Das ist nun leider nicht mehr von der Landbevölkerung namentlich

des deutschen Ostens zu sagen. Das Wachstum unserer Städte
und die Bevölkerungsverdichtung unserer Industriegegenden erfolgt
bedauerlicherweise nicht nur durch Abgabe überschüssiger Menschen,
sondern durch Abwanderung von Landarbeitern und Bauern, die
in der Heimat gar nicht oder durch schollenfremde Wanderarbeiter
ersetzt werden.

Der verhängnisvolle Zug in unserer Bevölkerungsbewegung entsteht dadurch, daß die Landbevölkerung in die Städte ab-
wandert, hier infolge unzureichender Beteiligung an der
Fortpflanzung verschwindet und an seine Stelle die
slawische Bevölkerung tritt.

Das beste Mittel aber gegen die Landflucht und gegen die Ent-
völkerung des Landes ist die Neuansetzung von landwirtschaftlicher Bevölkerung durch das Siedlungswesen. Ganz unabhängig von den übrigen Zwecken, die man in wirtschaftlicher
oder nationaler Hinsicht mit dieser „inneren Kolonisation" verbindet, verdient sie auch unter die wichtigsten Mittel vom Standpunkte der Eugenik für die Erhaltung eines körperlich kräftigen
Volkstums und als Mittel gegen den Geburtenrückgang hier
angeführt zu werden.

Aber es darf auch nicht darauf gerechnet werden, daß rein
automatisch die Landbevölkerung uns für alle Zukunft einen großen Geburtenüberschuß sichern wird.
Vielmehr müssen wir auch hier alle Minen springen lassen,
um die kinderreichen Elternpaare vor den kinderlosen
und kinderarmen zu bevorzugen. Die richtigste Form des
Ausgleiches, die Elternschaftsversicherung, ist deshalb auch
keineswegs auf dem Lande zu entbehren. Es ist ein großes Glück
für Deutschland, daß wir die sozialpolitische Leistungsfähigkeit
des obligatorischen Versicherungswesens bereits erprobt haben
und nun zur Lösung der bevölkerungspolitischen Frage des
Geburtenrückganges heranziehen können. Die furchtbare Feuerprobe des Bevölkerungsstillstandes, die in den nächsten Jahrzehnten sämtliche Nationen des europäischen Kulturkreises zu
bestehen haben werden, dürfen wir uns durch die rechtzeitige
Verwendung des Versicherungszwanges zwecks Ausgleichs
der Verschiedenheiten der Kinderbelastung erheblich zu
erleichtern hoffen.

Von besonderem Werte ist, daß diese materielle Begünstigung
der Elternschaft auch, abgesehen von ihrer Wirkung auf die
Bevölkerungsbewegung, noch andere erfreuliche Wirkungen
auf die Volksgesundheit ausübt: Die wirtschaftliche Begünstigung der Kinderreichen gegenüber den Ledigen, Kinderlosen und Kinderarmen wird unmittelbar einer besseren Hygiene
der Mütter und Kinder zugute kommen. Die Begünstigung
der Frühehe wird nicht nur dem Geburtenrückgang, sondern
ebenso die Verbreitung der Geschlechtskrankheiten

mächtig einschränken. Die Wohnungsreform, die im wesentlichen auf eine Verländlichung der städtischen und eine Verstädtischung der ländlichen Wohnungen hinausläuft, wird nicht nur die Kinderaufzucht stark erleichtern, sondern unzähligen Indikationen der sozialen Hygiene Genüge leisten.

Der Mensch als solcher wird wieder wertvoll. Nicht mehr die „Güter", sondern die Menschen geraten in den Mittelpunkt der öffentlichen Anteilnahme. Nicht mehr die Finanz- und die Gewerbepolitik werden die erste Stelle in den politischen Diskussionen und Maßnahmen einnehmen, sondern die Bevölkerungspolitik, die Einsparung von Menschen wird zur zwingenden nationalen Forderung, die auf die Bekämpfung und Verhütung aller wichtigen Krankheiten, auf den Säuglingsschutz und die Fürsorge der Unehelichen mächtig fördernd einwirken muß.

In Zukunft wird ein Volk nur so lange leben, als es versteht, sich trotz allgemeiner Kenntnis der Präventivmittel einen namhaften Geburtenüberschuß dauernd zu erhalten. Das Gewissen jeder einzelnen geschlechtsreifen Person muß nach dieser Richtung hin geschärft, die sittlichen Forderungen daraufhin formuliert und alle privatwirtschaftlichen, sozialen und politischen Maßnahmen unter den Gesichtspunkten der Begünstigung der Erfüllung dieser Forderungen gestellt werden.

Gegen die unleugbar drohenden Schäden der Rationalisierung der Fortpflanzung gibt es nur ein Mittel: Noch mehr rationalisieren! Ganz statt halb rationalisieren! Und das führt zu einer Auslese unter den Völkern je nach der Größe des Willens zum Kinde bei den einzelnen Volksgenossen und den Fähigkeiten der gesellschaftlichen Organe des Volkes, diesen Willen zu pflegen und zur Geltung zu bringen. Die Regelung der Geburtenzahl ist die Feuerprobe, die in naher Zukunft jedes Kulturvolk zu bestehen hat. Der Berufsstand aber, der bei dieser Regelung in erster Linie tätig und für sie mit verantwortlich ist, ist ohne Zweifel der ärztliche, dessen größte soziale Zukunftsaufgabe hier überhaupt liegt. Aus diesem Grunde mußte auch das Problem des Geburtenrückganges und der Geburtenregelung an dieser Stelle eine ausführliche Besprechung finden.

Das Diktat von Versailles hat in bezug auf Grenzen und Rechte der meisten europäischen Nationen Zustände geschaffen, die bestimmt nicht als endgültig angesehen werden können. Es fragt sich nur, ob ihre Umänderung in erträgliche, dem Selbstbestimmungsrechte der Völker Rechnung tragende Verhältnisse noch einmal durch kriegerische oder, wie wir hoffen und erstreben

wollen, durch völkerrechtliche Entscheidungen erfolgen wird.
Ganz gleich, von welchem dieser beiden Gesichtspunkte man aus-
geht, die jeweilige bevölkerungspolitische Lage wird auf jeden
Fall mit gespanntester Aufmerksamkeit verfolgt werden müssen.
Denn wer der Ansicht ist, daß nur neue Kriege das europäische
Gleichgewicht wiederherstellen können, dem wird dieser Krieg
gezeigt haben, daß heute und in Zukunft nur ungeheuere Massen
von Soldaten, hinter denen wieder große Massen von Arbeitenden
stehen, die Kriegslage entscheiden, also nur volkreiche Nationen
sich militärisch zur Geltung bringen können.

Wer aber mit dem Verfasser hofft, daß Völkerrecht und gegen-
seitige nationale Duldsamkeit zu einer Kriege ausschließenden
Praxis des Völkerlebens führen werden, der wird besonders
deutlich empfinden, daß nach Beschränkung der militärischen
Eingriffe auf die Fälle äußerster Notwehr in Zukunft die Ver-
teidigung des Volkstums in erster Linie durch die
Erhaltung der Volkszahl geführt werden muß und die
Gefahr der Überflügelung durch schnell wachsende Völker niederer
Kulturstufen nur dadurch abgewehrt werden kann, daß die Zahl
des eigenen Volkes unter allen Umständen erhalten, womöglich
aber ein Bevölkerungsauftrieb erzielt wird, der zur größtmöglichen
Verdichtung im Innern und zu einem gelinden Überdruck nach
außen genügt.

Mit Genugtuung darf der Verfasser feststellen, daß seine in
den ersten Auflagen dieses Buches vor dem Kriege zum Ausdruck
gebrachten Grundansichten durch den Krieg und seine Folgen
keineswegs erschüttert, vielmehr in allen wesentlichen Punkten
bekräftigt worden sind. Nach wie vor muß betont werden, daß
fortan die Präventivtechnik zum Ausgangspunkt jeder Erörterung
des Geburtenrückganges nicht nur von medizinischer, sondern
auch von sozialwissenschaftlicher Seite genommen werden muß,
wenn wir sein Wesen erkennen und eine Handhabe für seine Beeinflussung gewinnen wollen. Nach wie vor ist die Tatsache,
daß die minderbemittelten Volksschichten mehr und mehr aufhören, „Proletariat" zu sein — d. h. aufhören, die Nachkommenschaft (proles) des Volkes in einem solchen Maße sicherzustellen,
daß alle übergeordneten Klassen daraus zehren können —, von
einer Bedeutung für die Völker des Abendlandes, die gar nicht
überschätzt werden kann. Nach wie vor besteht zu Recht, daß
der Geburtenrückgang nur durch eine Geburtenregelung
überwunden werden kann, und zwar mittelst Aufstellung von
Regeln, deren Befolgung durch wirtschaftliche Privilegierung
der Elternschaft sicherzustellen ist. Der Verfasser, der wohl

als Erster und nicht selten Belächelter mit Nachdruck die wirtschaftliche Bevorzugung kinderreicher Familien in jeder nur
dankbaren Form seit Jahrzehnten gefordert hat, darf mit Genugtuung feststellen, daß inzwischen der Anspruch der Eltern auf
ausgleichende Fürsorge in die neue Verfassung des deutschen
Reiches aufgenommen worden ist.

Diese bereits vor dem Kriege ausgesprochenen Grundansichten werden dadurch nicht erschüttert, daß die wirtschaftliche und bevölkerungspolitische Lage Deutschlands sich seither
verändert hat. Mußte schon damals der Friedensgeburtenrückgang
bedenklich stimmen, um wieviel mehr sind solche Befürchtungen
gerechtfertigt, nachdem der Krieg uns eine Einbuße an Menschen
gebracht hat, die mit 2 Millionen Gefallener, einem Geburtenausfall von 4 Millionen und einer erheblichen Mehrsterblichkeit
innerhalb der Zivilbevölkerung insgesamt etwa 7 Millionen beträgt.

Auch der Einwand, daß die inzwischen eingetretene Vernichtung unseres Wohlstandes uns zwänge, eine Geburtenverminderung
herbeizuwünschen oder geradezu herbeizuführen, ist unrichtig,
da der unaufhaltsam fortschreitende Geburtenrückgang ein
solches Beginnen überflüssig macht. Der jährliche Bevölkerungsüberschuß von 800000, den wir vor dem Kriege zu verzeichnen
hatten, dürfte endgültig der Geschichte angehören. Auch kann
es keinem Zweifel unterliegen, daß der Ausgang des Krieges
auf Jahrzehnte hinaus alle Bedingungen der Kinderaufzucht so
sehr verschlechtert hat, daß sicherlich noch mehr Elternpaare
als vor dem Kriege diese Erschwerung der Elternschaft durch
Beschränkung der Kinderzahl auszugleichen bestrebt sein werden.

Der unglückliche Ausgang des Krieges sollte uns also über die
großen Gefahren eines stetigen Geburtenrückganges nicht hinweg-
sehen lassen. Er erlaubt uns höchstens, sie mit etwas weniger
Besorgnis anzusehen, als wir sie hegen müßten, wenn wir noch
ein Volk mit weit ausholenden, expansiven, bevölkerungspolitisch
sehr angespannten und, wie das Beispiel der antiken Völker zeigt,
nicht ungefährlichen imperialistischen Tendenzen wären, etwa
nach Analogie der Angelsachsen. Versucht haben wir uns ja
auch nach dieser Richtung hin, aber der Versuch ist in einer Weise
ausgegangen, die hinreichend deutlich macht, daß der Übersee-
imperialismus schwerlich unsere nationale Bestimmung sein
kann. Auch der deutsche Überlandimperialismus in Gestalt
des Habsburgertums ist im Weltkriege zugrunde gegangen. Da
aber die Kraft unseres Volkstums selbst durch diesen Krieg
nicht gebrochen werden konnte, wird sie nach einer anderen
Richtung hin sich zu entfalten suchen müssen. Es liegt nahe,

diese historische Bestimmung im Streben nach einer Intensität
der Kultur statt nach ihrer Extensität zu vermuten.

Man braucht nicht Pangermane zu sein, kann die Ariertheorie
Gobineaus und seiner Epigonen ablehnen und dabei doch der
Ansicht sein, daß die Völker mit vorwiegend germanischen Rasse-
bestandteilen zurzeit die kulturell führenden sind. Selbst das
große Ringen zwischen England und Deutschland im Weltkrieg,
diese echt germanische Selbstzerfleischung, spricht nicht gegen,
sondern für diese Anschauung. Die Geschichte dürfte jedem der
beiden großen germanischen Kulturvölker eine besondere Aufgabe
gestellt haben. Daß Expansion, Entwicklung in der Horizontalen
über die Erde hinweg mit den Mitteln des Kapitalismus, des
Großhandelt, der Dampfmaschine und der Schiffahrt die Mission
der Angelsachsen ist, ergibt der Augenschein. Wir Deutschen
haben eine Zeitlang geglaubt, ihnen auf diesem Wege folgen und
mit ihnen wetteifern zu müssen, obgleich wir mit starker Ver-
spätung und arger Belastung durch überholte Staatsformen
in diesen von vornherein aussichtslosen Wettkampf eintraten.
Erst der Ausgang des Weltkrieges hat uns eines besseren belehrt
und uns auf unsere wahre geschichtliche Aufgabe hingewiesen,
die der Intensivierung der Kultur, ihrer Vertiefung nach der
vertikalen Richtung der Struktur des Volkes, was Verfasser
sich nicht anders als mit in fortschreitender Sozialisierung
verknüpft vorstellen kann. Nichts könnte der Verwirklichung
dieser Mission hinderlicher sein als ein Bevölkerungsrückgang,
der, eingeleitet durch den Geburtenrückgang vor dem Kriege
und verstärkt durch den Geburtenausfall während des Krieges,
sich zu einer Dauererscheinung auswachsen würde, wenn die
Bewohner der deutschen Sprachgebiete die Kinderzahl unter
die Grenze eines Überschusses der Geburten über die Sterblichkeit
einschränken zu dürfen oder gar zu müssen wähnten, um vorübergehender Ernährungsschwierigkeiten Herr zu werden und den
geschwundenen Wohlstand wiedereinzuholen.

Man mag die Frage nach der zukünftigen Entwicklung unserer
Volkszahl wenden, wie man will: sie läßt sich keinesfalls mehr
ohne Besorgnis beantworten. Denn wenn die Geburtenzahl auch
nur in dem verhältnismäßig geringen Maße weiter sinken würde
wie in den letzten Jahrzehnten vor dem Kriege, nämlich in jedem
Jahrzehnt etwa um drei auf das Tausend der Bevölkerung, so
würde in weiteren drei Jahrzehnten ein Bevölkerungsstillstand
wie in Frankreich erreicht sein. Mit Sicherheit ist aber anzunehmen
daß er in erheblich stärkerem Maße sinken wird. Es würde also
mit Maßnahmen, ihn zum Halten zu bringen, selbst dann keine

Zeit mehr zu verlieren gewesen sein, wenn der Krieg nicht gekommen wäre, geschweige denn, daß uns nicht die mittelbaren und unmittelbaren Verluste jetzt dazu zwängen. Da die Grenze unseres Volkstums im Osten nirgends mit geographisch markanten Linien zusammenfällt, hängt sie ganz vom Bevölkerungsdruck innerhalb der benachbarten Sprachgebiete ab. Das ist für uns nur so lange ungefährlich, als eine sinkende Sterblichkeit auch bei niedriger Geburtenzahl noch einen ausreichenden Geburtenüberschuß gewährleistet. Wird jedoch ein solcher nicht mehr erreicht, so wird keine noch so feste Grenzsperre verhindern können, daß aus dem Lande des hohen Bevölkerungsdruckes Fremde in einer Zahl eindringen, die ausreicht, um im Laufe der Jahrzehnte und Jahrhunderte das Volkstum auszuhöhlen. Im Hinblick auf den Kinderreichtum unserer östlichen Nachbarn haben wir daher alle Ursache, uns den einzig zuverlässigen Grenzschutz, wie ihn ein Geburtenüberschuß bietet, mit allen nur denkbaren Mitteln zu erhalten. Daß endlich auch für die Erhaltung der im Osten abgesprengten Teile deutscher Zunge ein Bevölkerungsauftrieb sowohl aus ihnen selbst heraus als durch Zuwanderung der .aus dem Reiche. überquellenden Bevölkerung unerläßlich ist, dürfte näher auszuführen überflüssig sein.

Die Unverwüstlichkeit des deutschen Volkstums stützt sich auf zwei starke Pfeiler. Der eine ist die Sprache, die fünfundsiebzig Millionen zusammenhängend siedelnder Volksgenossen eint, mögen sie es wollen oder nicht. Dieses Sprachgebiet ist in seiner räumlichen Ausbreitung im Herzen Europas gegen jede Einbuße gesichert. Auch bei den abgesprengten Volksteilen wird, wenn nicht alle Zeichen trügen, der auf ihnen als nationalen Minderheiten lastende Druck zu einer sorgfältigen Wachsamkeit bezüglich der Bewahrung des Sprachgutes führen. Über die Tragfähigkeit und granitne Unzerstörbarkeit dieser Säule unseres Volkstums können wir also beruhigt sein.

Der zweite Pfeiler ist der Stock der Bevölkerung selbst, die Masse der nebeneinander lebenden, gesellschaftlich miteinander verbundenen und generativ zusammenhängenden Volksgenossen, das physische Substrat unserer Kultur. Zwar vermag kein noch so jäher und opferreicher militärischer und wirtschaftlicher Zusammenbruch dieser kompakten Masse etwas Wesentliches anzuhaben, aber es ist nicht zu leugnen, daß dieser zweite Pfeiler unserer Volkskraft bereits manche Sprünge und Risse zeigt, die den Soziologen und Hygienikern Anlaß zum Nachdenken geben müssen.

Nicht nur für das deutsche Volkstum, sondern auch für alle

34 *

Völker des westeuropäischen Kulturkreises ist die ungezügelte Geburtenbeschränkung eine ungeheure Gefahr, da deren Bevölkerung an Kopfzahl ohnehin nicht stark ist und bei einem Fortschreiten des Geburtenrückganges auch nur im Zeitmaß der Vorkriegszeit von den Völkern des Ostens bald überflügelt werden müßte. Der Untergang des Abendlandes, zurzeit noch eine Phrase unsachlicher Dekadenzschriftstellerei, könnte auf diese Weise leicht zur Tatsache werden.

Über den Geburtenrückgang zur Geburtenregelung — das gilt in besonderem Maße für das durch die Kriegsfolgen eingeschnürte Deutschland. Als Ziel dieser Regelung muß uns eine mäßige Vermehrung vorschweben zur Bestreitung jeder noch möglichen Bevölkerungsverdichtung und eines steten Überquellens in die Außenbezirke des deutschen Sprachgebietes, die uns umgeben. Im Rahmen der oben aufgestellten drei Fortpflanzungsregeln ließe sich ein solches Ziel ohne starke Belastung der Frauenwelt und bei Ausnutzung aller Vorzüge der Präventivtechnik erreichen. Denn die Befolgung dieser Regel verbindet die Gewähr einer zureichenden Quantität mit dem Beginn einer qualitativen Verbesserung. Wenn die Bevölkerung der natürlichen Fruchtbarkeit nun einmal nicht mehr die Zügel schießen lassen will und kann, so muß wenigstens veranlaßt werden, daß die Beschränkung der Zahl nicht mehr wie bisher ohne Rücksicht auf den Wert der zu erwartenden Früchte vor sich geht. Es muß dafür gesorgt werden, daß die rüstigen Ehen ihre Nachkommenschaft weniger zu beschränken brauchen als jene, von denen voraussichtlich minderwertige Früchte zu erwarten sind. Nach dieser Richtung hin wird die soziale Hygiene der Fortpflanzung in Sitte, Gesetzgebung und Verwaltung ein entscheidendes Wort mitzusprechen haben.

Die Erscheinung des Geburtenrückganges und seine Bekämpfung rückt in der Gegenwart für die Völker des westeuropäischen Kulturkreises geradezu in den Mittelpunkt der sozialen Hygiene. Denn einmal wird der Mensch durch das Aufhören der bisherigen Massenproduktion sehr viel wertvoller und damit den Maßnahmen der sozialen Hygiene näher gerückt, sodann wird aber auch dieser selbst im Verein mit wirtschaftlichen Reformen die Aufgabe zufallen, die Rationalisierung der menschlichen Fortpflanzung aus der verhängnisvollen Übergangszeit herauszuführen und sie aus einem Instrument der Selbstvernichtung des physischen Substrates unserer Kultur, das sie zu werden droht, zu einem solchen der Läuterung der menschlichen Art von Minderwertigen umzubilden.

Sachverzeichnis.

Abdominaltyphus 29.
Abolitionismus 124.
Abort 184, 495.
Abszeß 357.
Abtreibung 187, 495.
Achtstundentag 419.
Adenoide Wucherungen 391.
Ägyptische Augenkrankheit 378.
Alkoholismus 263, 363.
— und Arbeit 275, 285.
— und Entartung 281.
— und Herzerkrankungen 270.
— und Irresein 270, 329.
— und Pauperismus 281.
— und Selbstmord 280.
— und Strafgesetz 278, 291.
— und Steuergesetzgebung 291.
— und Vagabundage 281.
Alkoholkonsumstatistik 266, 293.
Apothekenwesen 442.
Appendizitis 149.
Ammenwesen 224.
Anilinvergiftung 164.
Ankylostomiasis 150.
Anthrakose 144.
Anthropometrie 473.
Arbeiterversicherung 436.
Arbeitszeit 418, 467.
Artefizieller Abort 184.
Artefizielle Frühgeburt 197.
Arteriosklerose 138.
Arthritis pauperum 167.
— urica 168.
Asylwesen 287, 321, 340, 459.
Augenerkrankungen 377.
Augenfehler 381.
Augenhygiene 381.
Aussatz 132.

Badewesen 133.
Basedowsche Krankheit 309.
Begriffsbestimmungen 1.
Berufsmorbidität 417.
Berufsvormundschaft 452.
Bevölkerungstabelle 484.
Bierverbrauch 266.

Blase 504.
Blattern 24.
Blennorrhöe 377.
Bleikrankheit 160, 186.
Bleichsucht 155.
Blindenwesen 375.
Blinddarmentzündung 149.
Blödsinn 316.
Blutarmut 154.
Branntweinmonopol 291.
Branntweinverbrauch 267.
Brausebäder 134.
Brechungsfehler 381.
Bronchitis 141.
Bronchopneumonie 145.
Brustumfang 473.

Carcinom 181, 373.
Chirurgische Krankheiten 356.
Chiningesetz 95.
Cholera 39.
Chlorose 155.
Chromvergiftung 164.
Condom 503.

Darmerkrankungen 146.
Darwinismus 470.
Degeneration 433, 461, 468.
Delirium 270.
Dementia praecox 312.
Defloration 172.
Depravation 17.
Desinfektion 106.
Diabetes 151.
Diphtherie 240, 275.
Domestikation 247.
Drüsentuberkulose 244.

Eiweißbedarf 428.
Ekzem 125.
Elternschaftsversicherung 451, 524.
Emphysem 142.
Endokarditis 136.
Englische Krankheit 246.
Entartung 433, 461, 468.

Entbindungsheim 201, 208.
Enthaltsamkeitsbewegung 289.
Entjungferung 172.
Epilepsie 295.
Epileptikeranstalten 302.
Ernährung 421.
Eugenik 446, 468.

Fallsucht 395.
Familieninfektion 449.
Familienversicherung 524.
Farbenblindheit 381.
Fehlgeburt 184, 194.
Fettherz 137.
Fettsucht 153.
Flaschennahrung 216.
Fleckfieber 35.
Flecktyphus 35.
Fleischnahrung 428.
Fluorwasserstoffvergiftung 164.
Fortpflanzungsregel 516.
Frauenarbeit 244, 251, 421.
Frauenkrankheiten 168.
Freie Arztwahl 443.
Frühgeburt 197.
Fürsorgestellen für Säuglinge 227.
— für Krüppel 371.
— für Schwangere 228.
— für Alkoholkranke 289.
— für Tuberkulöse 78.
Fürsorgewesen 5.
Furunkel 357.

Gebärmutterverlagerungen 180.
Geburtsanomalien 199, 203.
Geburtenprävention 479, 493.
Geburtenrückgang 118, 483.
Gebrechenstatistik 405, 472.
Geisteskrankheiten 256.
Genickstarre 38.
Gelenkrheumatismus 97, 167.
Geschlechtskrankheiten 102.
Gewerbearzt 166.
Gewerbehygiene 383.
Gewissensklausel 28.
Gesundheitsprogramm 443.
Gicht 168.
Goldschlägerhäutchenkondom 503.
Gonorrhöe 108.
Granulose 378.
Grippe 41.

Halserkrankungen 390.
Hautkrankheiten 125.
Hebammenwesen 209.
Heilpersonal 457.
Herzerweiterung 136.
Herzklappenfehler 136.
Herzkrankheiten 136.
Herzneurosen 136.
Hornhauterkrankungen 379.
Hospitalisierung 447, 459.
Hörfehler 393.
Hungerkrankheiten 156.
Hungertyphus 36.
Hyperfertilität 176.
Hysterie 303.

Idiotenanstalten 317.
Idiotie 316.
Imbezillität 319.
Impfgegner 27.
Impfwesen 24.
Impfzwang 24.
Indikation, soziale 11.
Influenza 41.
Infektionskrankheiten 29, 47.
Invalidenversicherung 438.
Irrenwesen 320.

Kartoffelnahrung 430.
Keuchhusten 243.
Kindbettfieber 204.
Kinderfehler 249.
Kinderkrankheiten 236.
Kinderlosigkeit 174.
Kindersterblichkeit 178.
Kindertuberkulose 244.
Kleinwohnungen 412.
Knochenbrüche 358.
Kohlenlunge 144.
Kondom 503.
Kohlenoxydvergiftung 164.
Körnerkrankheit 378.
Körpermessung 473.
Krankenhauswesen 455.
Krampfadern 139.
Krätze 127.
Krankenversicherung 436, 440, 449.
Krebs 181, 373.
Kretinismus 96, 339.
Kriegsopfer 365.
Kriminalität 338.
Krimineller Abort 187.

Krüppelwesen 369.
Künstlicher Abort 184.
Künstliche Fehlgeburt 194.
Künstliche Frühgeburt 197.
Kurzsichtigkeit 381.

Lähmungen 257.
Lebererkrankungen 151.
Leberzirrhose 151.
Lepra 132.
Leprosarium 133.
Lues 102, 346.
Luftröhrenentzündung 141.
Lungenentzündung 142.
Lungenemphysem 142.
Lungenheilstätten 76.
Lungentuberkulose 47.
Lupus 131.
Lyssa 42.

Malaria 93.
Male della miseria 153.
Magenerkrankungen 146.
Magengeschwüre 146.
Manie 314.
Manisch-depressives Irresein 314.
Masern 238.
Mäßigkeitsbewegung 289.
Mäßigkeitsregeln 289.
Mehrlingsgeburt 208.
Merkantilisierung der Nahrungs-
    mittel 431.
Melancholie 313.
Menstruation 182.
Milchnot 431.
Milzbrand 43.
Morphinismus 294.
Muskelrheumatismus 168.
Mutterberatungsstellen 227.
Muttermilch 222.
Mutterschaftsversicherung 450.
Myokarditis 136.

Neomalthusianismus 142.
Nervenkrankheiten 256.
Neurasthenie 306.
Neubildungen 373.
Normalgewicht 156.

Okklusivpessar 502.
Ohrerkrankungen 393.
Orthodiätetik 446.
Otitis 395.

Paralyse 310.
Paranoia 315.
Pellagra 153.
Pflanzenkost 429.
Phosphornekrose 163.
Pneumonie 142.
Pocken 22.
Prohibition 292.
Prophylaktischer Abort 194.
Prophylaktische Frühgeburt 197.
Prostitution 122.
Präventivmittel 479, 493.
Psychopathen 335.
Puerperalfieber 204.

Quecksilbervergiftung 164.

Rachenerkrankungen 390.
Rachitis 246.
Rassenhygiene 470, 480.
Rationierung 431.
Rentenhysterie 309.
Rekurrens 37.
Rheumatismus 167.
Rückfalltyphus 37.
Rückenmarksleiden 258.
Ruhr 37.

Sammelvormundschaft 452.
Säuferwahnsinn 270.
Saufleber 153.
Säuglingskrankheiten 211.
Säuglingsheime 219.
Säuglingsfürsorgestellen 227, 452.
Säuglingssterblichkeit 177.
— und Frauenarbeit 219.
— und Wohnungswesen 211.
Säuglingstuberkulose 232.
Schanker 113.
Scharlach 238.
Schwachsinn 319.
Schwangerenfürsorgestellen 228.
Schwangerschaftsverhütung 479,
    493.
Schwangerschaftsunterbrechung
    194, 197.
Schwangerschaftsbeschwerden
    138.
Schwefelkohlenstoffvergiftung
    165.
Schwerhörigkeit 396.
Schularzt 252.

Schulhygiene 252, 343, 449.
Schutzpockenimpfung 24.
Selbstmord 351.
Sehnenscheidenentzündung 357.
Sexuelle Aufklärung 119.
Skabies 127.
Skorbut 154.
Skrofulose 244.
Sozialversicherung 436.
Staatschinin 95.
Stadt und Land 413.
Statistik, medizinische 13.
Sterbetafel 404.
Sterilität 174, 499.
Stillfrage 222, 493.
Stillpflicht 223.
Stoffwechselkrankheiten 146.
Suicidium 351.
Syphilis 102.

Taubheit 396.
Taubstummenwesen 399.
Tollwut 42.
Totgeburt 199.
Trachom 378.
Traumatische Neurose 307.
Trinkerheilstätten 287.
Trinksitten 289, 290.
Trunksucht 269.
Tripper 109.
Tuberkulose 47.
Tuberkulosesterblichkeit 48.
Tuberkulose und Arbeit 53, 89.
— und Ehe 73.
— und Entartung 72.
— und Eugenik 72, 91.
— und Invalidität 71.
— der Kinder 244.
— und Schwangerschaft 73.
— und Wohnung 59.
Tuberkuloseveranlagung 69.

Typhus 29.
Typhlitis 149.

Überfruchtbarkeit 176.
Unfälle 248, 360.
Unfallhysterie 306.
Unfallversicherung 368, 437.
Unfruchtbarkeit 174.
Ulcus molle 113.
Unterernährung 154.
Unterleibstyphus 29.

Vagabundage 340, 462.
Vaginismus 172.
Variola 22.
Varizen 139.
Vegetarismus 429.
Venerismus 107.
Verbrecher 338.
Verdauungserkrankungen 146.
Vergiftungen, gewerbliche 160.
Verkümmerung 17.
Vielgebärerei 176.
Vitamine 158.
Volksbäder 133.

Wechselfieber 93.
Weinverbrauch 267.
Weißphosphorverbot 163.
Weitsichtigkeit 381.
Wöchnerinnenheim 201, 208.
Wohnungswesen 59, 215, 412.
Wundbehandlung 356.
Wundkrankheiten 357.
Wurmkrankheiten 150.

Zellgewebsentzündungen 357.
Ziehkinderwesen 452.
Zweikindersystem 512.
Zwillingsgeburt 208.
Zuckerkrankheit 151.

Product Safety Representative team

In case Publisher is established outside the EU,
the EU, send us an email request to:
Springer Nature Customer Service Center GmbH
Harterstr. 3, 69126 Heidelberg, Germany

Printed in the United States
by Bookmasters

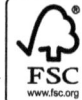